Cirurgia Plástica
ESTÉTICA E RECONSTRUTORA

Cirurgia Plástica
ESTÉTICA E RECONSTRUTORA

Henk Giele
Consultant Plastic, Reconstructive and Hand Surgeon, Oxford Radcliffe NHS Trust, UK and Nuffield Orthopaedic Centre NHS Trust, UK and Honorary Clinical Senior Lecturer, University of Oxford, UK

Oliver Cassell
Consultant Plastic and Reconstructive Surgeon, Oxford Radcliffe NHS Trust, UK and Honorary Clinical Senior Lecturer, University of Oxford, UK

Revisão Técnica
Ronaldo Pontes
Geísa Louzada Balote
Antonio Juliano Trufino

REVINTER

Cirurgia Plástica – Estética e Reconstrutora
Copyright © 2015 by Livraria e Editora Revinter Ltda

ISBN 978-85-372-0550-1

Todos os direitos reservados.
É expressamente proibida a reprodução deste livro, no seu todo ou em parte, por quaisquer meios, sem o consentimento, por escrito, da Editora.

Revisão Técnica:

RONALDO PONTES (Caps. 1 a 7)
Membro Titular da Sociedade Brasileira de Cirurgia Plástica (SBCP)
Membro Titular do Colégio Brasileiro de Cirurgiões (CBC)
Membro da Sociedade Internacional de Cirurgia Plástica e Estética (ISAPS)
Livre-Docente em Cirurgia Plástica pela Universidade Federal Fluminense
Membro da Academia Fluminense de Medicina (AFM)
Regente do Serviço Credenciado de Residência Médica da Clínica Fluminense de Cirurgia Plástica S.A.

GEÍSA LOUZADA BALOTE (Caps. 1 a 7)
Graduação pela Escola de Medicina da Santa Casa de Misericórdia de Vitoria, ES (EMESCAM)
Residência em Cirurgia Geral no Hospital Orêncio de Freitas (FMS) – Niterói, RJ
Residência em Cirurgia Plástica no Hospital Fluminense – Niterói, RJ
Assistente do Professor Dr. Ronaldo Pontes
Staff da Residência Médica do Hospital Niterói D'Or, RJ

ANTONIO JULIANO TRUFINO (Caps. 8 a 23)
Diretor da Clínica Trufino – Londrina, PR

Cirurgião Plástico do Hospital Niterói D'Or, RJ
Cirurgião Plástico do Hospital Araucária – Londrina, PR
Cirurgião Plástico do Hospital Evangélico de Londrina, PR
Membro da Sociedade Brasileira de Cirurgia Plástica (SBCP)
Membro da Associação dos Ex-Alunos do Professor Ivo Pitanguy (AExPI)
Membro da International Confederation for Plastic Reconstructive and Aesthetic Surgery (IPRAS)
Membro da International Society for Plastic Regenerative Surgery (ISPRES)
Residência Médica em Cirurgia Plástica no Hospital Fluminense – Serviço do Professor Ronaldo Pontes (MEC e SBCP)
Residência Médica em Cirurgia Geral no Hospital Universitário Regional da Universidade Estadual de Londrina (UEL)
Título de Especialização em Cirurgia Plástica pela Sociedade Brasileira de Cirurgia Plástica (SBCP), Associação Médica Brasileira (AMB) e Conselho Federal de Medicina (CFM)
Graduação em Medicina pela Universidade Estadual de Londrina (UEL)

Tradução:

LUIZA MALLET
(Caps. 1, 2, 11, 15, 18, 19 e 21)
Tradutora Especializada na Área da Saúde, RJ

EDIANEZ CHIMELLO
(Caps. 3 a 10)
Tradutora Especializada na Área da Saúde, SP

SILVIA SPADA
(Caps. 12 a 14, 16, 17, 20, 22 e 23)
Tradutora Especializada na Área da Saúde, SP

CIP-BRASIL. CATALOGAÇÃO NA PUBLICAÇÃO
SINDICATO NACIONAL DOS EDITORES DE LIVROS, RJ

G386c

Giele, Henk
Cirurgia plástica: estética e reconstrutora / Henk Giele, Oliver Cassell ; tradução Ronaldo Pontes ... [et al.]. - 1. ed. - Rio de Janeiro : Revinter, 2015.
il.
Tradução de: Oxford specialist handbooks in surgery: plastic and reconstructive surgery
Inclui índice
ISBN 978-85-372-0550-1

1. Cirurgia plástica. I. Cassell, Oliver. II. Título.

14-10014
CDD: 616.5
CDU: 616.5

Nota: A medicina é uma ciência em constante evolução. À medida que novas pesquisas e experiências ampliam nossos conhecimentos, são necessárias mudanças no tratamento clínico e medicamentoso. Os autores e o editor fizeram verificações junto a fontes que, se acredita, sejam confiáveis, em seus esforços para proporcionar informações acuradas e, em geral, de acordo com os padrões aceitos no momento da publicação. No entanto, em vista da possibilidade de erro humano ou mudanças nas ciências médicas, nem os autores e o editor, nem qualquer outra parte envolvida na preparação ou publicação deste livro garantem que as instruções aqui contidas são, em todos os aspectos, precisas ou completas, e rejeitam toda a responsabilidade por qualquer erro ou omissão ou pelos resultados obtidos com o uso das prescrições aqui expressas. Incentivamos os leitores a confirmar as nossas indicações com outras fontes. Por exemplo e em particular, recomendamos que verifiquem as bulas em cada medicamento que planejam administrar para terem certeza de que as informações contidas nesta obra são precisas e de que não tenham sido feitas mudanças na dose recomendada ou nas contraindicações à administração. Esta recomendação é de particular importância em conjunto com medicações novas ou usadas com pouca frequência.

Título original:
Oxford Specialist Handbooks in Surgery –
Plastic and Reconstructive Surgery
Copyright © by Oxford University Press

Livraria e Editora Revinter Ltda.
Rua do Matoso, 170 – Tijuca
20270-135 – Rio de Janeiro – RJ
Tel.: (21) 2563-9700 – Fax: (21) 2563-9701
livraria@revinter.com.br – www.revinter.com.br

Prefácio

A série de Manuais da Oxford estabeleceu-se, por si só, como um exemplo de qualidade em educação médica, e *Cirurgia Plástica Estética e Reconstrutora* e superou este conceito.

Assim como o jornal de domingo, o formato comprovado familiar é feito para uma leitura intuitiva, fácil e de rápida familiarização com os assuntos de interesse. Este estilo de receita de livro tem um sabor britânico diferente dos pratos básicos americanos e o menu foi escrito por dois *chefs* renomados em cirurgia plástica, Henk Giele e Oliver Cassell. Eles apontam que isto é uma colação de pensamentos correntes reunidos a partir de diversos autores e artigos; "mais pesquisa do que plágio" e, desta forma, não é uma *nouvelle cuisine*, mas uma refeição leve e rica em vitaminas e minerais essenciais.

Do mesmo modo que os antepassados da cirurgia plástica tinham fortes ligações antípodas, estes dois professores contemporâneos também as têm. Giele é australiano e formado na Austrália, enquanto Cassell é britânico com *fellowship* (especialização) e possui formação em pesquisa na Austrália. Tive o privilégio de conhecê-los pessoalmente, pois ambos escolheram fazer residência comigo no St Vincent's Hospital e no Bernard O'Brien Institute, em Melbourne, e concluir a pós-graduação pela Universidade de Melbourne. Eu me teria vangloriado de que os ensinei tudo o que sabem até folhear este manuscrito. Que embaraçoso. Isto é uma verdadeira enciclopédia, totalizando quase 1.000 páginas em formato de bolso, um computador para os amantes de livro. A obra não só será útil para as necessidades de estudantes de medicina, de cirurgia plástica e cirurgiões formados, mas também para aqueles que ainda têm a humildade de perceber o quão pouco conhecemos.

Os dois autores são, apropriadamente, cirurgiões plásticos consultores nos hospitais Oxford NHS Trust e cada um possui qualidades especiais para a tarefa. Giele é um professor carismático com perícia especial em reconstrução musculoesquelética da mão, e Cassell é igualmente um bom comunicador com vasto interesse em cirurgia plástica incluindo câncer de pele, cabeça e pescoço e reconstrução microcirúrgica de seios. Ambos possuem treinamento acadêmico e interesses em comum.

Os capítulos sobre ciência da cirurgia plástica, anatomia, medicamentos e ferramentas são excepcionais, e este conhecimento específico raramente é apresentado em um formato tão acessível em textos de cirurgia plástica de revistas, tão difíceis de serem compreendidos. As seções que abrangem outras disciplinas também são inovadoras e convenientes. Patologia da pele e dermatologia, cabeça, pescoço e otorrinolaringologia e cirurgia de queimaduras são áreas em que foram admitidas, por algumas unidades cirúrgicas, que estariam perdidas e sem futuro, mas o cirurgião plástico completo deve estar apto a participar, com discernimento, do processo de tomada de decisão das orientações e não simplesmente ser um trabalhador manual contratado para preencher buracos cavados por outros. A inclusão do punho na cirurgia da mão reconhece que o cirurgião de membros superiores derivados da cirurgia plástica deve ser igual à reprodução ortopédica.

Ao ler este livro confirmo a crença de que a cirurgia plástica é, verdadeiramente, a cirurgia geral de agora. De maneira nenhuma uma atividade trivial, mas a plataforma na qual toda cirurgia deve estar apoiada. Meu velho chefe da cirurgia geral costumava zombar dizendo que "a única diferença entre a cirurgia plástica e a cirurgia geral eram

10 dias", a diferença entre um bom e um mau corte de cabelo ou, mais claramente declarado, a diferença entre uma cicatrização primária e uma secundária. Bom desenho com base na compreensão do suprimento sanguíneo, aliado a um reparo meticuloso são os pilares da cicatrização primária. Esta é a ação e o comércio do bom cirurgião plástico, e este livro, em seu primeiro capítulo, refere-se a uma doutrina dos cirurgiões plásticos – as regras de ouro de Gillies, que mais tarde foram difundidas por Millard.

Correndo o risco de ser acusado de plágio, cito o que acredito ser um comentário de Oscar Wild, apesar de não ter conseguido encontrar a fonte: "Eu conheço muitos colecionadores de livros que procuram somente a primeira edição; eu prefiro esperar pela segunda edição para ter certeza de que vale a pena lê-lo". O manual de Giele e Cassell é novo, mas tenho certeza de que está fadado a muitas edições. Esta obra é demasiadamente boa e interessante para não se tornar um dos manuais da linhagem da Oxford regularmente premiada.

Wayne Morrinson

Professor of Surgery,
St Vincent's Hospital,
University of Melbourne and Head of
Plastic and Reconstutive Surgery
Director, Bernard O'Brien Institute of Microsurgery,
Melbourne

Colaboradores

Suzy Adams
(illustrations), London

Lucy Cogswell
Specialist Registrar in Plastic Surgery,
Radcliffe Infirmary, Oxford

Dominic Furness
Specialist Registrar in Plastic Surgery,
Radcliffe Infirmary, Oxford

Simon Heppell
Specialist Registrar in Plastic Surgery,
Radcliffe Infirmary, Oxford

Daniel Morritt
Specialist Registrar in Plastic Surgery,
Radcliffe Infirmary, Oxford

Greg O'Toole
Specialist Registrar in Plastic Surgery,
Radcliffe Infirmary, Oxford

Ankur Pandya
Specialist Registrar in Plastic Surgery,
Radcliffe Infirmary, Oxford

Yu Sin Lau
Specialist Registrar in Plastic Surgery,
Radcliffe Infirmary, Oxford

Marc Swan
Specialist Registrar in Plastic Surgery,
Radcliffe Infirmary, Oxford

Steve Wall
Consultant Plastic & Craniofacial Surgeon,
Oxford Craniofacial Unit

Agradecimentos

"Copiar a obra de uma pessoa é plágio, copiar o trabalho de várias pessoas é pesquisa."

Para produzir este livro "copiamos" as obras de muitas pessoas. Como muito em medicina, pouco é original, e onde expressamos nossas experiências e preferências que são oriundas de lições aprendidas de pacientes, enfermeiros, terapeutas, residentes e, é claro, das críticas sempre construtivas dos nossos colegas. Agradecemos aos nossos pacientes, estagiários, residentes cirúrgicos e colegas na Austrália, em Paris (HG) e no Reino Unido que nos puseram no caminho certo, aperfeiçoaram e desenvolveram nossas habilidades.

Os cirurgiões plásticos possuem grande benefício por trabalharem perto de outros especialistas. Em nosso caso, somos gratos pelo conhecimento e estímulo oferecidos por nossos colegas na ortopedia, doenças infecciosas, oncologia, dermatologia, cabeça e pescoço, cirurgia geral, neurociências, anestesia, radiologia e patologia.

Gostaríamos de agradecer aos nossos pais pelo incentivo e apoio a todos os nossos esforços, e às nossas esposas por seu amor e paciência (elas sabiam onde estavam se metendo quando o livro começou a receber mais atenção do que elas)!

Agradecemos a todos os que contribuíram e levaram adiante a seleção dos tópicos quando nossa energia começou a falhar. Pedimos desculpas por editarem as contribuições em alguns casos além do reconhecimento. Aceitamos toda a responsabilidade pelos erros no livro e seríamos gratos se os leitores pudessem apontar os erros em errors@what-about.me.uk.

Obrigado a Josephine (Srta. Moneypenny), Alison, Jocelyn, Jenny e Sue por todo o apoio de secretaria e pela organização. Somos agradecidos, também, à ilustradora Suzy Adams que interpretou, muitas vezes, meus desenhos mal feitos e os transformou em claridade digital. Agradecemos ainda à equipe editorial e de produção da OUP *(Oxford University Press)*, que demonstraram uma paciência inacreditável. Sem eles, obviamente, o livro não existiria.

Nossa gratidão, principalmente, aos leitores. Esperamos que eles achem este livro tão educacional para ler como achamos ao escrevê-lo.

Henk Giele
Oliver Cassell

Sumário

	Sumário detalhado	xi
1	Ciência da cirurgia plástica	1
2	Embriologia	61
3	Avaliação e anatomia clínica	71
4	Instrumentos e drogas	105
5	Anomalias congênitas	133
6	Pele	233
7	Pálpebra	283
8	Nariz, orelha, face e boca	305
9	Cabeça e pescoço	339
10	Tórax	363
11	Abdome e tronco	383
12	Membro superior	389
13	Trauma de membro	429
14	Vascular	449
15	Infecção	465
16	Tumores	479
17	Trauma	505
18	Metabólico, endócrino, degenerativo	631
19	Distúrbios diversos	643
20	Estética	655
21	Reconstrução	727
22	Retalhos	735
	Apêndices	907
	Índice remissivo	931

Sumário detalhado

Símbolos e abreviações	xxiii
Introdução	xxxi
1 Ciência da cirurgia plástica	**1**

Princípios de Gillies da cirurgia plástica *2*

Outros aforismos na cirurgia plástica *3*

Cicatrização: geral *5*

Cicatrização: fatores que afetam *8*

Estrutura básica da pele *11*

Cicatrização da pele *13*

Enxertos de pele *15*

Cicatrizes: sintomáticas, hipertróficas e queloide *19*

Osso e cicatrização do osso *23*

Enxerto ósseo *25*

Osteogênese por distração *27*

Cartilagem *31*

Cicatrização do tendão *33*

Cicatrização do nervo periférico *35*

Enxertos compostos *37*

Enxerto de gordura *38*

Cicatrização de feridas em fetos *41*

Expansão do tecido *42*

Fenômeno de autonomização *45*

Pressão negativa tópica *46*

Fundamentos de patologia *48*

Princípios da radioterapia *49*

Danos solares *52*

Microbiologia *55*

Clostridia *57*

2 Embriologia — 61
Embriologia da genitália externa *62*
Embriologia da face *63*
Embriologia do nariz *65*
Embriologia do lábio e do palato *66*
Embriologia da orelha *67*
Embriologia da mão *68*

3 Avaliação e anatomia clínica — 71
Anatomia vascular da pele *72*
Anatomia de cabeça e pescoço *74*
Anatomia do nariz *78*
Anatomia e fisiologia da pálpebra *82*
Anatomia da orelha externa *84*
Anatomia do nervo facial *87*
Anatomia básica da mão *90*
Suprimento neural para a mão *97*
Anatomia e exame do punho *99*
Anatomia do pênis *101*
Sistema nervoso parassimpático *103*

4 Instrumentos e drogas — 105
Anestesia local *106*
Transfusão de sangue *108*
Drogas utilizadas na artrite inflamatória *110*
Drogas oncológicas *111*
Injetáveis *112*
Profilaxia antibiótica em cirurgia plástica *114*
Tromboprofilaxia em cirurgia plástica *116*
Curativos *118*
Implantes *120*
Tabagismo e cirurgia plástica *123*
Terapia com sanguessugas *125*
Microcirurgia *127*
Lasers 130

5 Anomalias congênitas — 133

Hipospadia *134*

Epispadia – complexo de extrofia *138*

Craniossinostose *141*

Craniossinostose não sindrômica *142*

Craniossinostose sindrômica *144*

Plagiocefalia sem sinostose (PWS) *146*

Cirurgia para craniossinostose *147*

Microssomia hemifacial *148*

Síndrome de Treacher Collins *150*

Síndrome de Pierre Robin *152*

Microtia *154*

Fendas braquiais *155*

Fenda labial e palatina: introdução *156*

Reparo de fenda labial: unilateral *162*

Reparo de fenda labial: bilateral *166*

Reparo de fenda palatina *168*

Rinoplastia de fenda *175*

Incompetência velofaríngea *178*

Fístula palatal *182*

Ortodontia *184*

Enxertia de osso alveolar *187*

Anomalias congênitas do membro superior *189*

Displasia radial *191*

Displasia ulnar *195*

Mão fendida *197*

Camptodactilia *200*

Clinodactilia *202*

Polegar em garra *204*

Dedo em gatilho *205*

Sindactilia *206*

Polidactilia *209*

Duplicação de polegar *210*

Deslocamento congênito da cabeça do rádio *211*

Sinostose radioulnar *212*

Hipoplasia do polegar *214*

Braquidactilia *216*

Simbraquidactilia *218*

Macrodactilia *220*

Síndrome da banda amniótica *223*

Artrogripose *224*

Deformidade de Madelung *226*

Síndrome de Poland *228*

Transferência não vascularizada da falange do dedo do pé *230*

Policização *231*

Deformidade da parede torácica *232*

6 Pele *233*

Epidermólise bolhosa *234*

Albinismo *236*

Lesões melanocíticas pigmentadas *238*

Tumores da pele: classificação *239*

Lesões melanocíticas *240*

Lesões dérmicas *241*

Lesões de células névicas *242*

Nevos especiais *243*

Pré-maligno *245*

Melanoma *246*

Não melanoma *250*

Maligno *258*

Cistos *268*

Tumores fibro-histiocíticos *270*

Tumores epidérmicos *272*

Tumores das glândulas sudoríparas *274*

Tumores dos folículos pilosos *276*

Tumores vasculares *277*

Tumores dos mastócitos *278*

Mancha em vinho do Porto *279*

Piodermia gangrenosa *281*

7 Pálpebra — 283

Ectrópio *284*
Entrópio *288*
Síndrome de blefarofimose, ptose e epicanto inverso (BPES) *290*
Anoftalmia e microftalmia *291*
Hipertelorismo, epicanto, telecanto e hipotelorismo *293*
Ptose *295*
Reconstrução das pálpebras *297*
Reconstrução da pálpebra em paralisia de nervo facial *302*

8 Nariz, orelha, face e boca — 305

Reconstrução nasal *306*
Rinofima *314*
Reconstrução da orelha *315*
Paralisia de nervo facial *318*
Reconstrução da bochecha *323*
Salivação *327*
Reconstrução do lábio *329*
Deglutição *336*

9 Cabeça e pescoço — 339

Tumores da cavidade nasal, seios e nasofaringe *340*
Tumores da cavidade oral, orofaringe e hipofaringe *344*
Reconstrução de cabeça e pescoço após um câncer *351*
Tumores da glândula salivar *354*
Parotidectomia superficial *357*
Dissecção do pescoço *359*

10 Tórax — 363

Câncer de mama *364*
Reconstrução da mama *367*
Reconstrução do complexo areolopapilar *373*
Reconstrução da parede do tórax *375*
Reconstrução do esterno *378*

11 Abdome e tronco — 383
Reconstrução da parede abdominal *384*
Fechamento espinhal *387*

12 Membro superior — 389
Anatomia do mecanismo extensor dos dedos *390*
Defeitos e avaliação do mecanismo extensor digital *392*
Infecções da mão *394*
Distonia *400*
Tumores da mão *401*
Tumores de tecido mole *405*
Tumores vasculares *409*
Tumores ósseos *412*
Tumores metastáticos *417*
Amputações de membro superior *418*
Amputação do raio *420*
Amputações proximais do membro superior *421*
Próteses *422*
Artrodese digital *423*
Exame do punho *425*

13 Trauma de membro — 429
Trauma de membro inferior *430*
Ulceração do membro inferior *433*
Laceração pré-tibial *435*
Pés diabéticos *437*
Reconstrução do membro inferior *442*
Amputação abaixo do joelho *445*
Amputação acima do joelho *448*

14 Vascular — 449
Fenômeno de Raynaud *450*
Linfedema *453*
Anomalias vasculares *457*
Hemangiomas *459*
Malformações vasculares *461*

15 Infecção — 465
Microbiologia *466*
Clostridia *468*
Osteomielite *471*
Infecção ou exposição de prótese *475*
Infecção necrosante dos tecidos moles *476*

16 Tumores — 479
Fibromatoses *480*
Sarcoma de tecido mole *481*
Neurilemoma (schwannoma benigno) *488*
Neurofibroma *490*
Neurofibromatose *492*
Lipoma *495*
Dissecção axilar *497*
Dissecção inguinal *500*
Biópsia de linfonodo sentinela *503*

17 Trauma — 505
Extravasamento *506*
Congelamento *508*
Tatuagem traumática *510*
Lesões em *degloving* ("desenluvamento") *511*
Lesões por esmagamento *513*
Síndrome do compartimento *515*
Fasciotomia *518*
Lesões por projétil de arma de fogo e explosão *522*

Trauma facial
Lacerações faciais *524*
Lesões faciais do terço médio *527*

Trauma da mão
Avaliação da mão no trauma *533*
Lesões de leito ungueal e perioniquiais *537*
Lesões do tendão flexor *540*
Reparo do tendão flexor *542*
Avulsão do tendão flexor *544*

Reabilitação do tendão flexor *546*
Lesão de avulsão do anular *548*
Deformidade em botoeira *549*
Deformidade em pescoço de cisne *551*
Lesão de ligamento colateral ulnar da AMCF do polegar *553*
Fraturas da mão *555*
Complicações nas fraturas metacarpianas e falangianas *570*
Fratura do escafoide *573*
Instabilidade carpiana *576*
Fraturas do rádio distal *579*
Distúrbios da articulação radioulnar distal (DRUJ) *582*
Instabilidade da DRUJ *583*
Procedimentos de cabeça da ulna *584*
Distúrbios do complexo da fibrocartilagem triangular (TFCC) *585*
Síndrome do impacto ulnocarpal *587*
Lesões do plexo braquial *589*
Paralisia obstétrica do plexo braquial *593*
Sequelas de paralisia braquial obstétrica *595*
Contratura isquêmica de Volkmann *596*

Nervo periférico
Lesão de nervo periférico *598*
Transferências de tendão *600*

Queimaduras
Cuidados emergenciais de queimaduras *602*
Ressuscitação de queimaduras com fluidos *604*
Avaliação de queimaduras *606*
Escarotomia *610*
Patologia fisiológica da ferida de queimadura *613*
Infecção da queimadura *616*
Tratamento da queimadura *618*
Reconstrução da queimadura *620*
Queimaduras no tronco, genitália, cabeça e pescoço *621*
Queimaduras na mão *623*
Queimaduras no pé *625*
Queimaduras químicas *626*
Queimaduras elétricas *628*
Lesões não acidentais em queimaduras *630*

18 Metabólico, endócrino, degenerativo — 631
Artrite reumatoide *632*
Escleroderma, síndrome de CREST, esclerose sistêmica *636*
Osteoartrite *638*
Gota *640*

19 Distúrbios diversos — 643
Lesões por pressão *644*
Síndrome complexa da dor regional *647*
Hidradenite *649*
Hiperidrose *651*
Mudança de sexo *653*

20 Estética — 655
Cirurgia estética *656*
Avaliação de um paciente para cirurgia estética *657*
Envelhecimento facial *660*

Mama
Tamanho do sutiã e da mama *661*
Avaliação em cirurgia estética da mama *662*
Cirurgia de redução da mama *664*
Aumento da mama *670*
Ptose da mama *674*
Mamilos invertidos *677*
Mama tuberosa *678*
Ginecomastia *679*

Pele
Técnicas estéticas não cirúrgicas *682*
Toxina botulínica *684*
Métodos de clareamento da pele *685*

Facial
Blefaroplastia *686*
Lifting da sobrancelha *692*
Rinoplastia *694*
Ressecção submucosa *698*
Lifting facial *700*

Aumento do esqueleto facial *704*
Genioplastia *706*

Contorno Corporal
Contorno corporal *709*
Redução do braço *711*
Abdominoplastia *713*
Contorno da coxa e das nádegas *717*
Lifting da coxa medial *719*
Aumento da panturrilha *720*
Lipoaspiração *722*

21 Reconstrução — 727
A escada reconstrutora *728*
Fechamento direto (intenção primária) *729*
Intenção secundária *734*

22 Retalhos — 735
Retalhos *736*
Terminologia do retalho *739*
Classificação dos retalhos *741*
Transferência de tecido livre *743*
Lições de transferências de retalho livre *746*
Monitoração e cuidados com o retalho *748*
Retalhos de avanço *750*
Retalhos pivô *756*
Retalhos de rotação *758*
Retalhos distantes *760*
Retalhos fasciocutâneos *762*
Retalhos musculares *764*
"Enxerto" ósseo vascularizado *766*
Drenagem venosa em retalhos com fluxo reverso *769*
Retalhos venosos *771*
Z-plastia *773*
W-plastia *776*
Retalho de Dufourmental *780*

Retalho bilobado *781*
Retalho em forma de corno *783*
Retalho de Banner *785*
Retalho nasal dorsal *787*
Retalho nasal *789*
Retalho nasolabial *791*
Retalho cervicofacial *793*
Retalho jejunal *795*
Retalho omental *797*
Retalho lateral do braço *799*
Retalho medial do braço *801*
Retalho radial do antebraço *803*
Retalho ulnar do antebraço *806*
Retalho ulnar dorsal *808*
Retalho de artéria interóssea posterior *810*
Retalhos da ponta do dedo *813*
Retalho "em pipa" *816*
Retalho em bandeira *819*
Retalho do polegar ulnar dorsal de Brunelli *821*
Retalho em ilha neurovascular *823*
Retalho cruzado de dedo *826*
Retalho de Moberg *828*
Retalho tênar *830*
Retalhos dorsais do dedo *832*
Retalhos da testa *835*
Retalho temporal *839*
Retalho temporoparietal *841*
Retalho auriculotemporal *843*
Retalho deltopeitoral *845*
Retalho do peitoral maior *847*
Retalho escapular *850*
Retalho paraescapular *853*
Retalho do trapézio *855*
Retalho do glúteo máximo *858*
Retalho do reto abdominal *861*

Retalho miocutâneo do reto vertical abdominal (VRAM) *863*

Retalho miocutâneo transverso do reto abdominal (TRAM) *865*

Retalho DIEP (perfurante epigástrico inferior profundo) *868*

Retalho do grande dorsal (latíssimo do dorso) (e retalho perfurante da artéria toracodorsal – TAP) *870*

Retalho do serrátil anterior *873*

Grácil *876*

Retalho da virilha *878*

Retalho DCIA (artéria ilíaca circunflexa profunda) *880*

Retalho TFL (tensor da fáscia lata) *882*

Retalho da coxa anterolateral *884*

Retalho do bíceps femoral *886*

Solear *888*

Retalhos do gastrocnêmio medial e lateral *890*

Retalho plantar medial *892*

Transferência do dedo do pé *894*

Retalho do envoltório do hálux *896*

Retalho da fíbula *898*

Retalho sural *901*

Retalhos fasciocutâneos da perna *903*

23 Apêndices *907*

Classificações *908*

Estadiamento e sobrevida nos cânceres comuns *914*

Síndromes epônimas *915*

Procedimentos epônimos *923*

Bibliografia de retalho *924*

Bibliografia *925*

Conjunto principal de plástica *927*

Índice remissivo 931

Símbolos e abreviações

📖	referência cruzada
>	maior que
≥	maior ou igual a
<	menor que
≤	menor ou igual a
=	igual a
#	fratura
~	aproximadamente
5-FU	fluorouracil
5-HT	serotonina
ABCD	vias aéreas, respiração, circulação e incapacidade
ABG	enxerto ósseo alveolar
ABG	gás do sangue arterial
ABPI	índice de pressão tornozelo-braquial
ACE	enzima conversora da angiotensina
ACh	acetilcolina
AD	autossômico dominante
ADH	hormônio antidiurético
ADM	abdutor do dedo mínimo
AER	crista ectodérmica apical
AH	abdutor do hálux
AIA	artéria interóssea anterior
AJCC	*American Joint Committee on Cancer*
AKA	amputação acima do joelho
AMC	artrogripose múltipla congênita
AP	anteroposterior
APB	abdutor curto do polegar
APL	abdutor longo do polegar
APPT	tempo de tromboplastina parcial ativada
APS	anais de cirurgia plástica
APUD	captação de precursor de amina e descarboxilase
AR	autossômico recessivo
ARDS	síndrome da angústia respiratória aguda

Símbolos e abreviações

ASA	*American Society of Anesthesiologists*
ASAP	assim que for possível
ASD	defeito septal atrial
ASIS	espinha ilíaca anterossuperior
ATA	artéria tibial anterior
ATLS	suporte avançado de vida em trauma
ATN	necrose tubular aguda
ATP	adenosina trifosfato
AV	arteriovenoso
AVN	necrose avascular (osso)
BAPN	beta-aminopropionitrila
BAPRAS	*British Association of Plastic, Reconstructive and Aesthetic Surgeons*
BAPS	*British Association of Plastic Surgeons* (atualmente BAPRAS)
BCC	carcinoma de células basais
BKA	amputação abaixo do joelho
BMI	índice de massa corporal
BOA	*British Orthopaedic Association*
BP	pressão sanguínea
BPB	bloqueio plexobraquial
BPI	lesão plexobraquial
BR	braquiorradial
BSA	área da superfície do corpo
CABG	enxertos de desvio de artéria coronária
cAMP	3'-5' adenosina monofosfato cíclico
CEA	autoenxerto da epiderme cultivada
CIA	instabilidade adaptativa do carpo
CIC	instabilidade combinada do carpo
CID	instabilidade dissociativa do carpo (fileira proximal)
CIND	instabilidade não dissociativa do carpo
CL	fenda labial
CLP	fenda labial e palatina
CMCJ	articulação carpometacárpica
CMV	citomegalovírus
CN	nervo craniano
CNS	sistema nervoso central
COC	contraceptivo oral combinado
COPD	doença pulmonar obstrutiva crônica
CP	pressão do compartimento

CP	fenda palatina
CPP	pressão de perfusão capilar
CPR	ressuscitação cardiopulmonar
CRP	proteína C reativa
CRPS	síndrome dolorosa complexa regional
CT	tomografia computadorizada
CVP	pressão venosa central
CXR	radiografia de tórax
DCIA	artéria ilíaca circunflexa profunda
DCIS	carcinoma ductal *in situ*
DDH	displasia do desenvolvimento do quadril
DEB	epidermólise distrófica bolhosa
DFSP	dermatofibrossarcoma protuberante
DIA	artéria interóssea dorsal
DIC	coagulação intravascular disseminada
DIEP	perfurador epigástrico inferior profundo
DIPJ	articulação interfalângica dorsal
DISI	instabilidade do escafoide intercalado dorsal
DMSA-V-^{99m}Tc	ácido dimercaptossuccínico
DMSO	dimetilsulfóxido
DRUJ	articulação radioulnar distal
DVT	trombose de veias profundas
EAM	meato auditivo externo
EBS	epidermólise bolhosa simples
EBV	vírus Epstein-Barr
ECG	eletrocardiograma
ECRB	extensor radial curto do carpo
ECRL	extensor radial longo do carpo
ECU	extensor ulnar do carpo
EDC	extensor comum dos dedos
EDM	extensor do dedo mínimo
EDQ	extensor do quinto dedo
EGF	fator de crescimento da epiderme
EI	intercostal externo
EIP	extensor próprio do indicador
EJV	veia jugular externa
ENT	orelha, nariz e garganta
EPB	extensor curto do polegar

Símbolos e abreviações

EPL	extensor longo do polegar
ESR	taxa de sedimentação de eritrócitos
FBC	Contagem das células sanguíneas
FCR	flexor radial do carpo
FCU	flexor ulnar do carpo
FDB	flexor curto do dedo
FDG-PET	tomografia com emissão de pósitrons com [^{18}F]– fluorodeoxiglucose
FDI	primeiro interósseo dorsal
FDM	flexor do dedo mínimo
FDMA	primeira artéria metatarsal dorsal
tFDP	flexor profundo do dedo
FDS	flexor superficial do dedo
FGF	fator de crescimento do fibroblasto
FLPD	luz pulsada intensa (*laser*)
FNA	punção aspirativa por agulha fina
FNAC	citologia da punção aspirativa por agulha fina
FPB	flexor curto do polegar
FPL	flexor longo do polegar
FTSG	enxerto de pele de espessura total
GA	anestesia geral
GIST	tumor estromal gastrointestinal
GIT	trato gastrointestinal
GKI	glicose, potássio e infusão de insulina
GTN	trinitrato de glicerina
i0Hb	hemoglobina
HBV	vírus da hepatite B
HIV	vírus da imunodeficiência humana
HLA	antígeno leucocitário humano
HP	palato duro
HPV	papilomavírus humano
HRT	terapia de reposição hormonal
ICU	Unidade de cuidados intensvos
IEA	artéria epigástrica inferior
IFSSH	*International Federation of Societies for Surgery of the Hand*
IHD	doença isquêmica do coração
IJV	veia jugular interna
IL	interleucina
ILVEN	*nevus* epidérmico verrucoso inflamatório linear

IMA	artéria mamária interna
INF	interferon
INR	relação normalizada internacional
IPJ	articulação interfalângica
IPPV	ventilação com pressão positiva intermitente
ITU	unidade de terapia intensiva
IUCA	artéria colateral ulnar inferior
IV	intravenoso
IVF	fertilização *in vitro*
JEB	epidermólise bolhosa juncional
JXG	xantogranuloma juvenil
K	potássio
KGF	fator de crescimento do queratinócito
LA	anestesia local
LCIS	carcinoma lobular *in situ*
LEN	*nevus* epidérmico linear
LFT	teste de função hepática
LMWH	heparina de baixo peso molecular
LN	nódulo linfático
LNC	*nevus* comedônico linear
LSN	*nevus* sebáceo linear
MABP	pressão arterial média
MACS	*Lift suspension cranial access minimal*
MAGPI	avanço do meato e glanduloplastia incorporada
MCPJ	articulação metacarpofalângica
MDT	equipe multidisciplinar
MED	dose mínima eritematosa
MFD	disostose mandibulofacial
MM	melanoma maligno
MPNST	tumor maligno de bainha de nervo periférico
MPS	mucopolissacarídeos
MRI	imagem por ressonância magnética
MS	esclerose múltipla
MTPJ	articulação metatarsofalângica
MVA	acidente com veículo a motor
Na	sódio
NAC	complexo mamilopapilar
NAI	lesão não acidental

Símbolos e abreviações

ND	dissecção do pescoço
NF1 (2)	neurofibromatose tipo 1 (2)
NG	nasogástrico
NGF	fator de crescimento do nervo
NICH	hemangioma congênito não involutivo
NSAID	Medicamentos anti-inflamatórios não esteroides
NTOM	macrodactilia orientada pelo território nervoso
NVB	feixe neurovascular
OA	osteoartrite
OBPP	paralisia obstétrica do plexo braquial
OCP	pílula anticoncepcional oral
OPG	pantomografia oral
ORIF	redução aberta e fixação interna
ORL	ligamento retinacular oblíquo
PD	doença de Parkinson
PDGF	fator de crescimento derivado de plaquetas
PE	embolia pulmonar
PEG	gastrostomia endoscópica percutânea
PIA	artéria interóssea posterior
PIPJ	articulação interfalângica proximal
PL	palmar longo
PMN	leucócitos polimorfonucleares
POP	gesso de Paris
PQ	pronador quadrado
PTA	artéria tibial posterior
PTT	tempo de protrombina
PUCA	artéria colateral ulnar posterior
PVD	doença vascular periférica
PWS	mancha em vinho do porto
PWS	plagiocefalia sem sinostose
qds	4 vezes ao dia
RCL	ligamento colateral radial
RICH	hemangioma congênito rapidamente involutivo
ROM	variação do movimento
RP	fenômeno de Raynaud
RSTL	linhas de tensão da pele relaxada
RTA	acidente de trânsito em estrada
SCC	carcinoma de células escamosas

SCIA	artéria circunflexa ilíaca superficial
SCIV	veia circunflexa ilíaca superficial
SCM	esternocleidomastóideo
SFS	sistema fáscia superficial
SGAP	retalho perfurante de artéria glútea superior
SLE	lúpus erimatoso sistêmico
SLNB	biópsia do linfonodo sentinela
SMAP	plano musculoaponeurótico superficial
SMAS	sistema musculoaponeurótico superficial
SMCP	fenda palatina submucosa
SMR	ressecção submucosa
SP	palato mole
SSD	sulfadiazina de prata
SSG	enxerto de espessura parcial
SUCA	artéria colateral ulnar superior
SVC	veia cava superior
TAP	perfurante da artéria toracodorsal
TAR	síndrome de trombocitopenia com ausência de rádio
TATA	artrólise total do tendão anterior
TB	tuberculose
TBSA	área da superfície corporal total
TCL	ligamento carpal transverso
tds	3 vezes ao dia
TES	simpatectomia endoscópica transtorácica
TFCC	complexo da fibrocartilagem triangular
TFL	tensor da fáscia lata
TGF	fator de crescimento de transformação
THR	substituição total do quadril
TKR	substituição total do joelho
TMJ	articulação temporomandibular
TNF	fator de necrose tumoral
TNM	tumor, nódulos, metástase
TPFF	retalho da fáscia temporoparietal
TRAM	miocutâneo transverso do retoabdominal
TS	timidilato sintase
TVP	profilaxia da trombose venosa
U&E	eletrólitos e canal 12
UCL	fenda labial unilateral

Símbolos e abreviações

UCL	ligamento colateral ulnar
US	ultrassonografia
UTI	infecção do trato urinário
VACTERAL	anomalias vertebral, atresia anal, fístula traqueoesofágica, renal e nos membros
VATER	anomalias vertebral, atresia anal, fístula traqueoesofágica e renal
VBG	enxerto ósseo vascularizado
VCs	veias concomitantes
VEGF	fator de crescimento endotelial vascular
VFTF	fluxo venoso através de retalho
VISI	instabilidade do escafoide intercalado volar
VPC	fechamento velofaríngeo
VPI	incompetência velofaríngea
VRAM	miocutâneo vertical do retoabdominal
VSD	defeito do septo ventricular
VTE	evento de trombose venosa
WCC	contagem das células brancas
WHO	World Health Organization
XM	prova cruzada (sangue)
XR	radiografia
ZPA	zona de atividade polarizada

Introdução

A cirurgia plástica e reconstrutora é uma especialidade cirúrgica excitante. Diferente de outras áreas, a cirurgia plástica é uma especialidade fundamentada, em grande parte, em técnicas e não em patologias ou zonas anatômicas. Isto faz com que a cirurgia plástica seja difícil de definir e compreender. Fica a última verdade da especialidade da cirurgia geral no tratamento de pacientes de todas as idades, em todas as áreas anatômicas, com toda a gama de patologias desde adquiridas até zoonóticas (congênita, degenerativa, traumática, infecciosa e neoplástica são as principais fornecidas pelos pacientes). Esta diversidade significa que a cirurgia plástica se conecta com mais especialidades médicas, cirúrgicas e de áreas da saúde do que qualquer outro campo. Esta diversidade também ocorre em um nível em que muitas soluções são possíveis para o problema de cada paciente, permitindo uma seleção de procedimentos analíticos, melhoria constante e inovação.

Este livro busca dar informações úteis sobre distúrbios e tratamentos geridos pelos cirurgiões plásticos. O formato segue o da Série de Manuais de Oxford, com cada assunto abordado em formato de nota. Técnicas de cirurgia e preferências podem fazer a diferença dentre os demais cirurgiões e, em muitos casos, não há respostas certas; no entanto, o desafio para cada cirurgião é pensar criticamente de forma contínua, usar todas as faculdades perceptivas para diagnosticar um paciente e selecionar cada cirurgia tendo como base experiências pessoais e a evidência mais recente, sempre tentando fazer o melhor para cada paciente. Esperamos que este manual una as informações centrais e estimule os leitores a se aprofundarem mais.

A obra é organizada para ajudar no aprendizado. As doenças são discutidas com base nos seguintes temas: **D**efinition (Definição), **I**ncidence (Incidência); **A**etiology (Etiologia); **G**eneral clinical presentation and classification (Classificação e apresentação da clínica geral); **N**atural history (História natural); **O**ptions (Opções); **S**urgery (Cirurgia); **E**ffect of treatment/surgery (Efeito do tratamento/cirurgia). Você pode notar que as letras iniciais das palavras em inglês produziram o acrônimo DIAGNOSE. As técnicas cirúrgicas são apresentadas por descrição, princípio, técnica, complicação e resultado.

Capítulo 1

Ciência da cirurgia plástica

Princípios de Gillies da cirurgia plástica 2
Outros aforismos na cirurgia plástica 3
Cicatrização: geral 5
Cicatrização: fatores que afetam 8
Estrutura básica da pele 11
Cicatrização da pele 13
Enxertos de pele 15
Cicatrizes: sintomáticas, hipertróficas e queloide 19
Osso e cicatrização do osso 23
Enxerto ósseo 25
Osteogênese por distração 27
Cartilagem 31
Cicatrização do tendão 33
Cicatrização do nervo periférico 35
Enxertos compostos 37
Enxerto de gordura 38
Cicatrização de feridas em fetos 41
Expansão do tecido 42
Fenômeno de autonomização 45
Pressão negativa tópica 46
Fundamentos de patologia 48
Princípios da radioterapia 49
Danos solares 52
Microbiologia 55
Clostridia 57

Princípios de Gillies da cirurgia plástica

Uma lista das regras de senso comum estabelecidas em um guia filosófico para a cirurgia plástica (D. R. Millard, *Principilisation of Plastic Surgery*).
- Faça um plano (mas tenha flexibilidade com o plano).
- Tenha estilo.
- Privilegie o que é normal e retorne-o à posição normal.
- Não jogue fora algo vivo.
- Não testemunhe contra teu defeito.
- Trata teu defeito primário antes de importar-se com um secundário.
- Fornece a ti mesmo um bote salva-vida.
- Não faça hoje o que pode adiar para amanhã (princípio da procrastinação).
- Não tenha rotina.
- Não cobice a unidade plástica alheia, empregados, retalhos da fronte, enxertos de Thiersch, cartilagem ou qualquer outra coisa alheia.

Estes princípios são, em grande parte, válidos até hoje exceto pelo princípio da procrastinação que foi amplamente suplantado pelo princípio "faça de uma vez" – particularmente para um trauma e para uma extensão muito pequena e até para a reconstrução de câncer.

Outros aforismos na cirurgia plástica

- A vida é curta, e a arte é longa; a crise é passageira; a experiência é perigosa, e a decisão é difícil. O médico deve estar preparado não somente para que ele sozinho faça o que é certo, mas também para fazer o paciente, atendentes e pessoas externas cooperarem.
- É a parte vital do retalho que resulta em necrose completa.
- A visibilidade da cicatriz não é determinada pela extensão, mas pelo local da incisão.
- Um pequeno corte cirúrgico acaba tornando-se, muitas vezes, longo.
- Um enxerto não tem irrigação sanguínea, mas deve atingi-la; um retalho tem irrigação e deve mantê-la.
- O cirurgião que remove um seio com um tumor maligno deve ser inimigo mortal do cirurgião que está perto da lesão (Halstead).
- Trate o paciente e não as radiografias.
- Diagnosticamos somente algo que pensamos; pensamos sobre algo que conhecemos e só conhecemos algo que estudamos.
- Pode-se, sempre, cortar mais, nunca menos.
- Uma cirurgia é um assalto à pessoa, legalizado, mas ainda assim um assalto (Walt).
- Até em uma cirurgia plástica, em que um meticuloso talento artístico deve ser premeditado, os melhores resultados são obtidos por aqueles que pensam, planejam e preparam, e não por aqueles que a desempenham com as habilidades conscientes de um trapezista (Ogilvie).
- Preocupe-se com a perda de sangue que viu.
- Não há condição que não possa agravar-se pela cirurgia.
- O que os medicamentos não curam o ferro pode curar.
- É melhor ver o exterior de uma artéria antes de ver seu interior.
- Nunca prometa a um paciente nada que esteja fora do seu alcance.
- Um paciente nem sempre está certo, mas nunca está errado (talvez desinformado, não instruído ou ignorante, mas não errado).
- Observe cuidadosamente o que você faz. Função antes da beleza (ou estilo).
- Quanto menor a indicação, maior a complicação.
- O paciente é a pessoa mais importante na sala de cirurgia.
- Trate todo paciente como você gostaria de ser tratado.
- Uma cirurgia rápida não significa a melhor cirurgia.
- Há três tipos de cirurgião: os cirurgiões bons e rápidos, os cirurgiões rápidos e ruins e os cirurgiões lentos e ruins.
- O plural de anedota não é dados.
- A probabilidade de infecção será determinada antes de o último ponto ser dado.
- Junte, não necrose.
- Rotina/protocolo é apenas um substituto do pensamento.
- Atenção as insignificâncias conduzem à perfeição, e perfeição não é insignificante.
- O bom julgamento é proveniente da experiência. A experiência é proveniente do mau julgamento.
- A experiência é o que permite que você reconheça um erro pela 2ª vez.
- O sangramento sempre para.
- A pele é o melhor curativo (Lister).
- Sabão, água e bom senso são os melhores desinfetantes (Osler).
- Quando o talento falhar, triunfe com o esforço.
- É melhor ser sortudo do que bom.

- Quanto mais trabalho, mais sortudo fico.
- Quanto melhor você for, mais sortudo ficará.
- Sorte é quando a oportunidade encontra a preparação.
- Planeje-se para o pior e lide com o melhor.
- A aptidão deve determinar a especialização.
- Reconheça suas limitações para que não faça nenhum mal e aumente suas habilidades para fazer o melhor.
- Ponha para quebrar (sempre vá para fazer o melhor, não importa o que aconteça!).
- Sem coragem, sem glória.
- A fortuna favorece os bravos.
- Tome cuidado, porque quando você tem um martelo tudo se parece com um prego.
- Não adeque um procedimento a um paciente só para aumentar seus valores estatísticos.
- Rosa como mau cheiro (a cor preferida dos retalhos na nossa unidade).
- Quando os tecidos devem ser cortados, é melhor a faca (Ogilvie).
- Corte, não arranhe, apalpe ou empurre.
- Os cirurgiões são julgados por três qualidades: habilidade, disponibilidade e amabilidade (Reznikof).
- Os operadores mais qualificados não são, necessariamente, os melhores cirurgiões, mas os melhores cirurgiões são raramente técnicos medíocres.
- O ego clínico é o inimigo do paciente. Saiba quando se afastar e quando pedir ajuda.
- Quando você pensar que já a domina, ela se vira e te morde.
- Cirurgiões de verdade fazem o que for necessário, somente o indeciso, inapto ou egoísta se fortifica com mais retardo, investigações e curativos.

"Os princípios devem ser questionados, examinados, testados e modificados. Um princípio não deve ser aceito com base no que alguém disse ou como parece. É imperativo para um cirurgião competente entender a diferença entre princípios bons e sólidos e princípios que parecem ser bons!" (Chase).

Cicatrização: geral

Definição
A cicatrização da lesão envolve três fases de transição da inflamação, proliferação de células e reconstrução. Isto produz uma cicatriz, resultando em uma lesão cicatrizada.

Fases da cicatrização
- Inflamatória.
- Proliferativa (fibroplasia).
- Remodelagem (maturação).

Tipos de cicatrização
- Primária: ocorre em uma lesão diretamente fechada.
- Secundária: a lesão é mantida aberta e sua cicatrização é permitida pela contração e epitelização.
- Terciária (ou cicatrização/fechamento primário retardado): uma lesão que foi mantida aberta por muitos dias é fechada da forma primária. O retardo permite que o inchaço e o sangramento diminuam.

Sistemas envolvidos na cicatrização
- Alterações vasculares.
- Coagulação.
- Inflamação.
- Fatores de crescimento.
- Síntese de colágeno e reconstrução.
- Contração.

Mecanismo da cicatrização

Alterações vasculares
A lesão provoca hemorragia, vasoconstrição inicial e, em seguida, vasodilatação com a liberação de mediadores inflamatórios (histamina, bradicinina, prostaglandina, leucotrienos) e eritrócitos, leucócitos e plaquetas. Começa a neovascularização com produção de tecido granular.

Coagulação (Fig. 1.1)
Hematoma e fibrina se ligam à lesão, estabilizando a lesão, aderindo plaquetas e auxiliando a migração de fibroblastos. A coagulação e a cascata do complemento são condutores importantes da inflamação e da cicatrização. A fibronectina é uma glicoproteína encontrada em associação à fibrina nas primeiras 24-48 horas da cicatrização o que ajuda o processo leucocitário e forma o substrato para organização e deposição de colágeno.

Inflamação
Os leucócitos polimorfonucleares (PMNs) e monócitos migram para a lesão em horas e os macrófagos após 24-36 horas. Os PMNs fagocitam corpos estranhos e bactérias. Os macrófagos realizam e modulam a produção de colágeno pelo fibroblasto mediante uma enorme variedade de fatores que podem atuar em uma relação dose-dependente. Os linfócitos podem inibir ou estimular a síntese ou a degradação do colágeno.

Capítulo 1 ▪ Ciência da cirurgia plástica

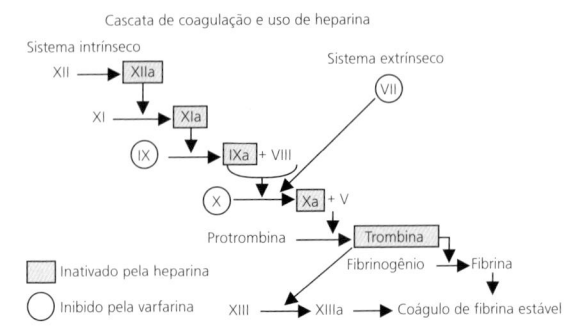

Fig. 1.1 Cascatas de fibrinólise e coagulação.

Fatores de crescimento

Os fatores quimiotáticos como PDGF (fator de crescimento plaquetário) liberado na degranulação de plaquetas atrai os fibroblastos e, outras células liberam substâncias do tipo PDGF para prolongar o efeito. Os fatores de crescimento dos fibroblastos (FGFs) transformam o fator de crescimento beta (TGFβ) e fator de crescimento epidérmico (EGF), entre outros, atraem e estimulam mitoses nos ceratinócitos, fibroblastos e outras células inflamatórias. As interleucinas (ILs) e os fatores de necrose tumoral (TNFs) ativam outras células a sintetizar os fatores de crescimento. O fator de crescimento endotelial vascular (VEGF) faz justamente isso, estimulando a angiogênese.

Síntese, depósito, ligação cruzada e remodelagem do colágeno

Sob influência de tudo que foi descrito acima, os fibroblastos em volta (geralmente do endotélio de vasos pequenos) se proliferam e produzem colágeno que substitui o coágulo e a fibrina. O colágeno é constituído por três cadeias de polipeptídeos em arranjos complexos. O colágeno é produzido por fibroblastos como uma cadeia repetida de tripeptídeo de glicina-prolina-hidroxiprolina (ou hidroxilisina), que é secretada como procolágeno e depois organizada em uma hélice tripla de tropocolágeno. Depois que as ligações da amina e carboxi se soltam, as moléculas do colágeno se ligam a fibrilas e fibras com 1/4 do comprimento revestido, e se unem em fibras e fibrilas de estrutura quaternária. O tipo de configuração determina o tipo de colágeno. Há pelo menos 10 tipos dos quais o 1 e o 3 são importantes para a cicatrização. O tipo 1 engloba 80% do colágeno na pele e no tendão. O tipo 3, que é mais elástico, engloba os 20% restantes do colágeno, em sua maior parte na pele, e é principalmente encontrado na derme papilar e nos vasos.

A hidroxilação da prolina é interrompida na hipóxia e na deficiência de vitamina C e ferro. A hidroxilação da lisina é interrompida em uma forma de síndrome de Ehlers-Danlos. Outras formas estão relacionadas com outros aspectos da síntese de colágeno. A colchicina inibe a clivagem das terminações do tropocolágeno, BAPN (beta-aminopropionitrila) e D-penicilamina previnem a ligação cruzada de feixes de colágeno.

O colágeno, inicialmente, é desordenado, oferece pouco com relação à força; ele é ligado e reconstruído em resposta às tensões da lesão. A remodelagem é responsável pela restauração da força de tensão. A força aumenta em 3-8 semanas, mas nunca atinge o normal (somente 80% normal). Até a conclusão da cicatrização ocorre uma contínua modificação do colágeno com um equilíbrio entre depósito e remoção, assim como na pele normal. A remoção do colágeno é influenciada por colagenases, peptidases e proteinases. Isto pode ser estimulado por corticosteroides, hormônio paratireoide e colchicinas e inibido por progesterona.

Além do colágeno, os fibroblastos produzem substâncias fundamentais como os glicosaminoglicanos. Ácido hialurônico, sulfato de condroitina e sulfato de dermatina são produzidos em ordem e têm função, juntamente, com a fibronectina na organização das fibras de colágeno.

O tipo de colágeno e a substância fundamental se alteram conforme o processo de cicatrização amadurece. Os números de PMNs, macrófagos e fibroblastos diminuem. Inicialmente o colágeno de tipo 3 predomina, mas mais tarde o tipo 1 passa a ser o predominante. A substância fundamental, inicialmente rica em mucopolissacarídeos e glicosaminoglicanos retorna ao normal. A cicatrização está completa.

Cicatrização: fatores que afetam

A regulação precária do reparo da lesão conduz a uma "cicatrização em excesso" e formação excessiva de cicatriz (consulte cicatriz de queloide e hipertrófica). No entanto, há também outros fatores que podem prejudicar a cicatrização, provocando retardo no reparo e debilitando a cicatriz eventual.

Fatores locais

Tratamento da lesão cirúrgica: fechamento sob tensão, manuseio dos tecidos e cauterização excessiva são prejudiciais.
Denervação: estas áreas são mais suscetíveis à ulceração; a taxa de atividade da colagenase também é elevada.
Infecção: a infecção local prolonga a fase inflamatória e retarda a cicatrização. Previne a epitelização, estimula atividade colagenolítica e conduz ao tecido de granulação hemorrágico.
Radiação: provoca endarterite obliterante nos vasos sanguíneos locais, danifica os linfáticos, resultando em edema local e causa dano permanente ao fibroblasto.
Oxigenação da lesão: breve e baixa tensão do oxigênio estimula o mecanismo de cicatrização, especialmente a angiogênese. No entanto, hipóxia prolongada é prejudicial. A hiperoxigenação pode estimular a mitogênese epidérmica.
Isquemia do tecido local: causada pela radiação, doença vascular periférica, diabetes, tabagismo (vasoconstrição local) e edema ou hematoma local. A hipóxia resultante impede a síntese do colágeno.
Cobertura da lesão: a cicatrização melhora em um ambiente quente e úmido.

Fatores gerais

Medicamentos: agentes quimioterapêuticos e antimitóticos. Os esteroides inibem os macrófagos e, por conseguinte, a fibrogênese, a angiogênese e a contração da lesão. NSAIDs reduzem a síntese de colágeno.
Idade: geralmente a cicatrização é mais lenta e mais fraca em idosos.
Tabagismo: reduz os níveis de oxigênio arterial em razão dos altos níveis de CO.
Deficiência de vitamina: a vitamina A estimula a epitelização e a rigidez da lesão. A deficiência de vitamina C resulta em fibroblastos imaturos e capilares defeituosos no tecido de granulação, provocando hemorragia local.
Zinco: é um componente da maior parte das enzimas; a deficiência de zinco retarda a cicatrização.
Condição nutricional: baixos níveis de albumina (< 30) são prejudiciais. A cicatrização queima calorias. A síntese de colágeno precisa de vitaminas A, C, D e zinco.
Temperatura: temperaturas ambientais mais quentes resultam em uma cicatrização mais rápida e lesões mais rígidas.
Distúrbios herdados: pseudoxantoma elástico, síndrome de Ehlers-Danlos, cútis flácida, progeria, síndrome de Werner, epidermólise bolhosa, entre outros, prejudicam a cicatrização.
Distúrbios adquiridos: diabetes (reduz a irrigação sanguínea local e a inervação, mas também afeta a atividade das células brancas), distúrbios inflamatórios autoimunes.

Fatores de crescimento e cicatrização

Definição: os fatores de crescimento são polipeptídeos que agem em células individuais para estimular o crescimento celular, a proliferação e a migração de células.

CICATRIZAÇÃO: FATORES QUE AFETAM

Classificação e nomenclatura: isto pode ser confuso. Os fatores de crescimento são chamados pelo nome das células de origem (p. ex., fator de crescimento derivado de plaqueta [PDGF]), a célula na qual elas agem (p. ex., fator de crescimento de fibroblasto [FGF]), ou sua função biológica [p. ex., fatores de crescimento de ceratinócito [KGFs]).

Mecanismo de ação
- Endócrino: produzido por uma célula em uma parte do corpo e transportado na circulação para uma célula distante onde produz seu efeito.
- Parácrino: age nas células adjacentes.
- Autócrino: é liberado e age na mesma célula.
- Intrácrino: não é liberado, mas age na mesma célula.

Função
Geral. Os fatores de crescimento podem produzir um efeito significante na cicatrização com esta podendo ocorrer até mesmo em minutos. Eles atuam como quimiotáticos para os macrófagos, neutrófilos, fibroblastos e células endoteliais. Estimulam o crescimento das células e a mitose mesmo em células quiescentes. Eles têm uma função na diferenciação das células-tronco como fibroblastos das células-tronco endoteliais.
Futuro. Foram realizados testes com adição de fatores de crescimento à lesão. Tanto o PDGF quanto o EGF reduzem o tempo de cicatrização quando adicionados a uma lesão muito bem tratada. Isto sugere que os fatores de crescimento sejam componentes intrínsecos, porém não independentes da lesão. A advertência mais comum com relação ao uso de fatores de crescimento é que eles trabalham juntos para manifestar um efeito combinado sobre a lesão. Pode ser que o uso de fatores de crescimento individuais produzam cicatrização inadequada ou deficiente ao invés do efeito fisiológico de sua ação combinada. O aumento da taxa de um aspecto da cicatrização pode não ter nenhum efeito ou pode ter um efeito prejudicial em outros aspectos, como a força e a maturação.

Fatores de crescimento na cicatrização
PDGF: quimiotático potente; mitogênese para fibroblastos, células musculares lisas e células inflamatórias. Produzido pelas plaquetas, macrófagos, células endoteliais vasculares e fibroblastos, e estimula a produção da fibronectina, ácido hialurônico e colagenase. Amplamente estudado em úlceras diabéticas e de decúbito; acelera as sequências normais da cicatrização. PDGF recombinante foi aprovado para uso clínico nos EUA.
TGF-β: potente quimiotático produzido pelas plaquetas, macrófagos, fibroblastos, ceratinócitos e linfócitos com uma ampla variedade de ações. Estimula o crescimento dos fibroblastos. Melhora a cicatrização de úlceras diabéticas.
VEGF: mitógeno potente produzido para células endoteliais. A função na cicatrização pode ser encontrada nas propriedades angiogênicas.
EGF: mitógeno para fibroblastos produzidos em grandes quantidades em uma fase anterior da cicatrização pelas plaquetas. Estimula a produção da fibronectina. Estudos anteriores sobre lesões crônicas são encorajadores, mas são necessários mais dados para obter confirmação.
FGF: fatores de crescimento ligados à heparina produzidos pelos fibroblastos, células endoteliais, células musculares lisas e condrócitos que são mitógenos para células endoteliais e funcionam como fatores angiogênicos. Não há nenhum teste clínico que aborde FGF.
Fatores de crescimento plaquetários: os fatores de crescimento que normalmente são produzidos e liberados pelas plaquetas na fase aguda (p. ex., PDGF, TGF-β, FGF,

EGF, fator plaquetário 4, fatores angiogênicos derivados de plaqueta, β-tromboglobulina) podem ser purificados do sangue periférico e armazenados. Inconvenientemente incluem transmissão da infecção (menos as colhidas do paciente) e a presença de fatores de inibição em fatores de crescimento. Os resultados dos estudos clínicos foram inconsistentes.

Taxa de cicatrização
Melhora se há um pequeno intervalo entre as margens da lesão, nenhum espaço morto, nenhum hematoma (menos lesão), nenhum edema (menos distância para migração), boa irrigação de sangue e oxigênio, um paciente bem nutrido, nenhuma infecção, nenhum material necrótico a ser removido pelo corpo (nenhum prolongamento da fase inflamatória).

Minimização da cicatriz
- A cicatriz é o colágeno remodelado produzido pelo processo de cicatrização.
- A quantidade de cicatriz gerada corresponde diretamente ao grau e à duração das fases inflamatórias e proliferativas.
- Inflamação e proliferação mínimas resultam em uma pequena cicatriz. Por conseguinte, o manuseio de tecidos não traumáticos e o fechamento de todos os espaços mortos, com boa aproximação das superfícies que devem ser cicatrizadas, minimizam a extensão e a duração da resposta inflamatória, minimizando assim a produção de colágeno e a proliferação do fibroblasto, resultando em cicatrizes melhores.

Estrutura básica da pele

A pele é a barreira impermeável que mantém a água dentro e as toxinas fora do corpo; ela regula a temperatura corporal e mantém consciência de seu ambiente por meio de um sistema de receptores sensoriais. Contém glândulas que secretam feromônios para atrair ou repelir o sexo oposto (doce), lágrimas para umedecer os olhos e fluido para alimentar a prole (leite). Além disso, possui aprimorado mecanismo autorreparador bem desenvolvido.

Camadas da pele
- Epiderme:
    - Estrato córneo (ceratina contendo células mortas, cimentadas).
    - Estrato granuloso (grânulos basófilos e cerato-hialina).
    - Estrato lúcido (pele glabra).
    - Estrato espinhoso (células com filamentos/dendritos/desmossomos).
    - Estrato basal (também conhecido como estrato germinativo) (camada basal).
- Derme:
    - Derme reticular.
    - Derme papilar.

Epiderme
Epitélio escamoso estratificado em sua maior parte constituído de ceratinócitos com algumas outras células. Os ceratinócitos produzem ceratina. A epiderme que possui camadas: a basal e a espinhosa formam a camada de Malpighian. A melanina é encontrada neste local.

Ceratina
- Ligação cruzada de proteínas ligadas à cistina que são hidrofílicas. Elas são insolúveis em água, ácidos, base alcalina e solventes e resistentes à tripsina e pepsina.
- Os distúrbios de ceratina estão associados à rápida passagem das células epiteliais através da epiderme ou, de maneira anormal, com um ciclo curto de células basais. Estão incluídos nos distúrbios de ceratina a paraqueratose (células ceratinizadas retêm seu núcleo), disqueratose (células individuais são ceratinizadas de maneira prematura) e hiperceratose (há um aumento na densidade do estrato córneo com uma grossa camada de células contendo ceratina) e acantose (aspecto pseudogranular para a epiderme).

Células da pele
- Inclui as células epidérmicas (ceratinócitos), melanócitos, células de Langerhans, de Merkel e as anexas. As células de Langerhans e as células dendríticas móveis são importantes para a função de imunizar; apresentam antígenos para os linfócitos T. Elas diminuem em áreas expostas ao sol e em pacientes que estão em tratamento com esteroides e citotóxicos.
- Os melanócitos estão na camada basal da epiderme. Eles possuem dendritos longos e que se estendem aos ceratinócitos envoltos. Os melanócitos produzem melanina e a transferem para os ceratinócitos. O número de melanócitos é o mesmo em todas as raças, porém a produção e a transferência de melanina são diferentes.
- As células de Langerhans também possuem dendritos. As células de Merkel estão envolvidas na sensação.

Derme

- A derme é constituída de colágeno, fibras de elastina e de substância estrutural e possui um rico suprimento de sangue. A derme tem camadas: a camada papilar da subepiderme contém corpúsculos de Meissner palpáveis, e sob isto a derme reticular contendo folículos pilosos, glândulas anexas. Corpúsculos de Pacini e músculo liso do eretor do pelo.
- A camada de Grenz normalmente é uma camada superficial de colágeno que tem origem em fibroblastos hiperplásicos tão profundos à membrana basal, que tenta reparar a destruição da luz ultravioleta. Esta região é responsável pelas mudanças regenerativas vistas no *lixamento* e no *peeling* químico.

Pele danificada pelo sol

Radiação ultravioleta:
- UVC 100-280 nm, bloqueado pelo ozônio.
- UVB 280-320 nm, bloqueado pela epiderme.
- UVA 320-400 nm, bloqueado pela derme e tecido subcutâneo.

A luz visível tem extensão de onda > 400 nm. As mudanças causadas pelos danos solares são paralelas às vistas na pele envelhecida, mas são aceleradas e mais graves; elas consistem em mudanças degenerativas na epiderme e na derme.

Mudanças na derme

- A elastose, segundo a qual o colágeno dérmico é substituído por uma massa grossa enrolada de fibras elásticas alteradas, de forma que o conteúdo de fibras elásticas é maior que o normal em 5%. Esta alteração resulta em um aumento do estiramento da pele.
- Aumento da substância fundamental, principalmente ácidos mucopolissacarídeos.
- Redução da vascularidade substituída por vasos dilatados; evidenciada pela telangiectasia.
- Inflamação crônica com linfócitos perivasculares, histiócitos e mastócitos desiguais.

Mudanças na epiderme

Elas ocorrem desordenadamente, proporcionando, de modo variável, uma epiderme desigual e uma membrana basal também desigual, irregular e embaçada. Os melanócitos podem apresentar aumento no número de células (hiperplasia) em uma distribuição irregular, resultando em uma pele manchada.

Glândulas

- **Glândulas sudoríparas.** Podem ser écrinas ou apócrinas; as écrinas aparecem no corpo e liberam sais inorgânicos líquidos; as apócrinas tendem a estar nas axilas e nas virilhas e liberam matéria celular orgânica. Compare isto à secreção merócrina e secreção halócrina das glândulas sebáceas. As glândulas sudoríparas possuem células mioepiteliais que contraem para liberar o suor a partir do controle neurológico.
- As glândulas sebáceas *produzem sebo, uma descarga oleosa de lipídio e células degeneradas.*

Folículos pilosos

Consistem em hastes do pelo que crescem a partir da raiz, cercados por folículo epitelial associados à glândula sebácea e músculos do eretor do pelo.

Cicatrização da pele

Definição
A cicatrização de lesões na pele envolve epitelização, contração da ferida e regeneração da matriz extracelular em três fases de transição de inflamação, proliferação de células e remodelação. Isto produz reparo na lesão, resultando na formação de uma cicatriz.

Fases da cicatrização
- Inflamatória.
- Proliferativa (fibroplasia).
- Remodelação.

Tipos de cicatrização cutânea da lesão
Primária: ocorre diretamente na lesão fechada.
Secundária: esta lesão permanece aberta e a cicatrização é permitida pela contração e epitelização.
Terciária: (também conhecida como fechamento/cicatrização primária retardada). Uma ferida que foi deixada aberta é fechada, primariamente, após vários dias de atraso, normalmente depois que o inchaço ou o sangramento diminuiu.

Fisiologia da cicatrização cutânea

Epitelização
O primeiro estágio é a *mobilização* quando as células na margem da lesão aumentam, achatam e perdem ligação com as células contíguas e com a membrana basal. Esta perda da inibição de contato permite que as células na margem da lesão *migrem* a caminho da lesão. As células atrás delas também sofrem estas mudanças e circulam pela ferida. A migração é interrompida quando elas encontram as células do lado oposto, e a inibição de contato é restabelecida. As células são substituídas pela *mitose* das células basais fixadas longe da borda da lesão. Quando a lesão constrói pontes, a *diferenciação celular* ocorre, e as camadas normais da epiderme retornam. A epitelização começa aproximadamente 12 horas após suturar lesão fechada de modo direto e continua por 7 dias.

Reparo dérmico
Ocorre pela deposição de colágeno, conforme descrito na cicatrização de lesão geral.

Contração
Esta é uma função dos miofibroblastos. Eles são mais proeminentes em lesões granuladas. A extensão da contração da lesão depende do número de miofibroblastos presente. A contração da lesão é mantida pelo depósito de colágeno e ligação cruzada.

Força da lesão
Ela alcança em aproximadamente 50% em 6 semanas, chegando, finalmente, a 70-80% dos níveis de pré-lesão em 8 semanas após a mesma. A força total pode ser recuperada em 12 semanas.

Minimização da cicatriz

A cicatriz é o colágeno remodelado produzido pelo processo de cicatrização.
- A quantidade de cicatriz gerada é inversamente proporcional ao grau e à duração das fases inflamatória e proliferativa.
- Inflamação e proliferação mínimas resultam em uma cicatriz pequena. Por conseguinte, manuseio atraumático dos tecidos e do fechamento de todos os espaços mortos com boa aproximação das superfícies que devem ser cicatrizadas, minimiza a extensão e a duração da resposta inflamatória, minimizando, assim, a produção de colágeno e a proliferação de fibroblastos, resultando em cicatrizes melhores.

Enxertos de pele

Definição
Um enxerto de pele é uma remoção (depilação) da epiderme incluindo uma densidade da derme. Este enxerto pode ser transferido para um local distante (leito), onde, uma vez aplicado, estabelece um suprimento de sangue. Um enxerto de pele parcial (SSG) deve deixar alguma derme remanescente no local doador. Os elementos epidérmicos na derme remanescente se multiplicam e reepitelizam o local doador. Um enxerto de pele de espessura total (FTSG) abrange toda a derme e, então, o local doador deve ser fechado diretamente ou enxertado com a própria pele para cicatrização.

Classificação
- Autoenxerto: enxerto removido de um local e colocado em outro local no mesmo indivíduo.
- Isoenxerto: enxerto retirado de um doador geneticamente idêntico.
- Aloenxerto: enxerto de um indivíduo da mesma espécie.
- Xenoenxerto: enxerto retirado de outra espécie.

Usos
Cobertura da pele, curativo biológico.

Indicações
Defeito na pele com leito bem vascularizado.

Local doador

Áreas doadoras comuns
- SSG:
  - Coxa.
  - Região medial do braço.
  - Nádegas (especialmente de crianças).
  - Parte ou pele amputada (caso de trauma).
  - Eminência hipotênar ou peito do pé (pele glabra).
- FTSG:
  - Virilha.
  - Região medial do braço.
  - Prega cubital.
  - Prega distal do pulso.
  - Pré ou pós-auricular.
  - Supraclavicular.

Anestesia
GA, LA (pequena), regional, cremes anestésicos locais.

SSG

Métodos para coletar enxerto
- Dermátomo.
- Faca de enxerto, por exemplo, faca Humby (com rolo), bisturi de Watson.
- Bisturi.

Técnica
Certifique-se da tensão adequada e uniforme na pele ao redor. Lubrifique a pele (parafina líquida, Cetavlon, água). Verifique a espessura avançando o bisturi ou dermátomo. Use um movimento de corte bidirecional (para frente e para trás) se utilizar um bisturi para remover o enxerto. O dermátomo elétrico faz o movimento para frente e para trás automaticamente, assim você somente precisa avançar o dermátomo igualmente sobre a pele com pressão constante, mantendo a tensão na pele com sua mão na frente do avanço da máquina. Posicione o enxerto, superfície da pele para baixo (lado brilhante para cima), na tule gordurosa na prancha. Certifique-se da distensão por toda a extensão. A profundidade do enxerto depende da colocação do bisturi, do grau de pressão exercida quando remover o enxerto, da tensão e da espessura da pele.

Tipos de enxerto
Laminar (sem perfurações), perfurado (perfurações múltiplas de bisturi) ou em malha. *Enxerto em malha:* é a colocação controlada de furos para permitir que a pele se distenda sobre uma grande superfície. A proporção é de 1:1,5 a 1:6. *Vantagens:* permite livre drenagem de sangue e exsudato, cobre uma grande superfície, menor área doadora relativa, bordas aumentadas para reepitelização, mais fácil sobre área receptora problemática. *Desvantagens:* maior área de cicatrização por segunda intenção, aparência menos estética, mais difícil para aplicação sobre ferida. Pode unir a pele, mas não expandir, obtendo, dessa forma, alguns benefícios sem os problemas.

Aplicação de enxerto de pele parcial
O enxerto de pele parcial é aplicado ao ferimento que deve estar o mais seco (hemostaticamente) possível. É aplicado o lado brilhante para baixo (lado epitelial para cima). Deve ser cortado para se encaixar de forma a ficar com mínima saliência. A saliência no enxerto de pele parcial cobre epitélio impermeável e não consegue revascularizar e, assim, torna-se úmido e necrótico – um ambiente perfeito para proliferação de bactérias! As margens do enxerto de pele parcial, já cortado para encaixe, são presas às bordas da ferida usando suturas, grampos ou cola de cianoacrilato. Este último é o meu favorito. O curativo do enxerto de pele parcial deve ser feito com gaze com parafina (tule gordurosa) e o defeito cuidadosamente coberto com gaze bem úmida e apertada para ajudar a comprimir o enxerto de pele parcial ao contorno do leito até que o defeito esteja parcialmente preenchido. Ele então é coberto pela gaze e, onde for possível, enfaixado para ajudar a comprimir o curativo ao leito e reduzir cisalhamentos. Em áreas que não podem ser enfaixadas, como o couro cabeludo e o rosto, o enxerto de pele parcial pode ser suturado e o curativo suturado às bordas da ferida com um curativo compressivo tipo Brown de gaze ou espuma, prendendo o curativo, mas sem produzir pressão.

Curativo para a área doadora do enxerto de pele parcial
Deve ser absorvente, oclusivo, capaz de permanecer intacto por 1-2 semanas, e de reduzir traumas mecânicos e desidratação. Muitos tipos diferentes de curativos são usados. Curativos de alginato cobertos com gaze absorvente e deixados intactos por aproximadamente 10 dias são os mais populares. Marcaína pode ser espalhada sobre o alginato para analgesia pós-operatória. O meu preferido é a fita adesiva perfurada (Mefix, Hypafix, Fixomull) diretamente aplicada e deixada até cair.

Cicatrização na área doadora do enxerto de pele parcial
A área epiteliza a partir das margens e dos remanescentes dérmicos, especialmente os folículos capilares, glândulas sebáceas e glândulas sudoríparas. Essas estruturas dérmicas são derivadas de células epidérmicas que invadem a derme no 3º mês de vida fetal. A

cicatrização começa sob um coágulo de fibrina e sangue dentro das primeiras 24 horas. Áreas finas doadoras de enxerto de pele parcial cicatrizarão em 7 dias. A velocidade da cicatrização é diretamente proporcional à espessura do enxerto de pele parcial colhido.

Complicações na área doadora
Dor, cicatrização demorada, infecção, cicatrização hipertrófica, divergência de cores.

Complicações na área receptora
- "Falha na prega": isso é causado por vascularidade deficiente do leito ou qualquer coisa que impeça a revascularização, como infecção, cisalhamento ou movimento, e a acumulação de sangue ou líquido entre o enxerto e o leito.
- Pigmentação do enxerto.
- Cicatrização hipertrófica.

Dicas
- Sobre-enxertar o doador com pele em malha, especialmente nos mais velhos, reduz muitas complicações.
- Quando remover um enxerto muito fino, marque a superfície da pele, pois é difícil diferenciar as duas superfícies separadas.
- A fixação do enxerto à área receptora é obtida com mais eficácia aplicando-se gotas de cola de cianoacrilato nas bordas do enxerto de pele parcial como solda.

Enxerto de pele de espessura total
É o enxerto de pele que compreende epiderme e todas as dermes.

Classificação
Como o enxerto de pele parcial.

Uso
Classicamente, para defeitos no rosto, couro cabeludo e mão. Também em hipospadia e cirurgia de mão (contratura de Dupuytren, sindactlia, trauma). Os defeitos são menores e **precisam ter um leito bem vascularizado**.

Áreas doadoras
- Pós-auricular, pré-auricular e supraclavicular.
- Qualquer cicatriz.
- Virilha, lateral à artéria femoral para pele sem pelos.
- Braço, fossa cubital, dobra do punho ou antebraço.

Colheita
É feito um molde do defeito do receptor. O formato é transferido para a área doadora e, então, finalizado para formar uma elipse. O formato do defeito é marcado na epiderme somente, e a elipse inteira é, então, excisada e a área doadora diretamente fechada. O enxerto pode, depois, ser desengordurado com tesoura afiada. Tensionar o enxerto sobre o dedo do cirurgião ajuda o processo.

Cuidado com o enxerto
O enxerto é introduzido com a derme para baixo e cortado para encaixar. O enxerto de pele de espessura total é preso por meio de suturas. Alguns cirurgiões reduzem os cisalhamentos e hematomas dos enxertos costurando o enxerto ao leito. Outros preferem prender o curativo sobre o enxerto de pele de espessura total usando um curativo do tipo Brown, o que inclui suturar o enxerto de espessura total às bordas da ferida com su-

turas independentes que são deixadas por muito tempo. Uma vez que a ferida e o enxerto de pele de espessura total estejam circundados por essas suturas longas, um curativo de gaze, espuma ou, tradicionalmente, lã de acriflavina é aplicado e a sutura é amarrada para segurar o curativo. Muitos acreditam que esses curativos tipo Brown exercem pressão sobre o enxerto de pele de espessura total, ajudando, assim, a impedir acumulação de líquido sob o enxerto de espessura total e melhorando a recepção do enxerto. Entretanto, esses curativos não exercem pressão sobre o enxerto de espessura total – interface da ferida; eles simplesmente fixam o curativo, reduzindo o cisalhamento.

Vantagens
Melhor contorno e textura, menor pigmentação, potencial para crescer conforme o paciente cresce, menor contração, possibilidade de transferência de estrutura dérmica, por exemplo, folículos capilares. Mais saudável.

Desvantagens
Exige leito mais bem vascularizado, podendo ocorrer crescimento capilar indesejado e suprimento limitado.

Cicatrizes: sintomáticas, hipertróficas e queloide

Definição
Cicatrizes na pele são sequelas do processo de cicatrização de feridas após uma ruptura na epiderme e na derme. A cicatriz ideal é uma linha clara e fina, achatada em uma linha de força de pele relaxada que não cruze ou contraia as estruturas ou os limites anatômicos.

Fisiopatologia
A cicatriz é uma resposta reparadora normal essencial. Torna-se patológica se a cicatriz se tornar sintomática de forma objetiva ou subjetiva.

O curso clínico da cicatriz normal 1-2 semanas após a lesão é: a ferida deve parecer muito bem cicatrizada como uma linha fina. O depósito continuado de colágeno frequentemente faz com que a cicatriz engrosse por até 4-6 semanas após a lesão. A cicatriz pode-se apresentar vermelha, inflamada, ocorrendo coceira e pressão. Ao final da fase proliferativa da cicatrização da ferida, o depósito de colágeno e a reabsorção estão equilibrados e a resistência da ferida é de aproximadamente 50% do normal. Desse momento em diante, conforme a cicatriz é remodelada, ela deve ser gradualmente suavizada, tornando-se clara e assintomática e deixando uma fina cicatriz cerca de 12 a 18 meses após a lesão. A resistência da ferida se aproxima do normal nessa fase.

Massagem com um creme comum, quando a ferida está totalmente cicatrizada, ajuda a suavizar e a tornar a cicatriz menos sensível. Reafirmação e informação relativas ao histórico natural da cicatriz ajudarão o paciente.

Cicatrizes sintomáticas

Classificação das cicatrizes é descritiva
As cicatrizes podem ser achatadas, finas, larga/expandida, comprimida, "em alçapão", contraída, hiper ou hipopigmentada, saliente, hipertrófica ou queloide.

Causas de cicatrizes sintomáticas dependem
- Das características da ferida: tamanho, local, forma, complexidade (p. ex., laceração em prateleira, laceração estrelada, laceração multiplanar) e o grau da lesão.
- Posição da cicatriz: cruza as linhas de força da pele relaxada ou seus limites anatômicos, flexuras, próxima às estruturas deformáveis, especialmente aberturas.
- Administração da ferida: foi diretamente fechada, enxertada, deixada para cicatrizar por segunda intenção, fechada sob tensão, fechada por deformação?
- Anormalidades na cicatrização da ferida causando, especialmente, cicatrização demorada: infecção da ferida, deiscência, tensão, sobreposição da ferida, corpo estranho, incluindo material necrótico, desordens de cicatrização incluindo subnutrição.

Cicatrizes podem ser sintomáticas por
- Reclamações clínicas como eritema, descoloração, pruridos, sensibilidade, dor à palpação, formação de cisto, contratura, perda de movimento, deformação, ampliação ou fechamento de aberturas.
- Reclamações psicológicas de aparência feia, protuberância, distúrbio dos limites estéticos, chamando atenção para a lesão ou áreas anatômicas e consequente constrangimento ou ansiedade.

Prevenção de cicatrizes sintomáticas e hipertróficas
Quando criar uma cicatriz, assegure-se de que a colocação da incisão em linhas de força de pele relaxada e o fechamento de ponta a ponta livre de tensão, sem espaço morto e o mínimo possível de introdução de corpo estranho. Os objetivos são reduzir os riscos de cicatrização deficiente e, por conseguinte, a duração da fase inflamatória.

Em situações onde feridas já foram criadas, assegure o desbridamento excisional para remover material estranho, com fechamento precoce de feridas usando retalhos e enxertos onde for necessário. Substituição de semelhantes e restauração de estruturas e tecidos aos seus lugares corretos também evitarão cicatrizes sintomáticas.

Cicatrizes hipertróficas

Definição
Cicatrizes que são grossas e salientes acima da superfície da pele, mas permanecem dentro dos limites originais.

Fisiopatologia
Em sua essência essas feridas cicatrizam com uma resposta ultraproliferativa, produzindo células excessivas e componentes da matriz extracelular incluindo colágeno e substância fundamental. O colágeno é predominantemente imaturo, do tipo III, e desorganizado com uma estrutura nodular. A produção de colagenase também está aumentada, indicando crescimento generalizado na atividade da ferida. A camada epidérmica é engrossada e a vascularidade aumentada.

Histórico natural
Essas cicatrizes normalmente se tornam óbvias 1-2 semanas após o fechamento epitelial e normalmente regridem de forma espontânea (eventualmente). Elas respondem melhor ao tratamento que as cicatrizes queloides.

Epidemiologia
Podem ocorrer em qualquer idade, mas principalmente abaixo dos 20 anos e existe herança genética. Homens e mulheres têm incidência igual.

Etiologia
Idiopática ou qualquer interferência na cicatrização normal da ferida, como infecção, deiscência ou tensão. Feridas crônicas ou aquelas com reação inflamatória aumentada, feridas que não estejam em linhas de força da pele relaxada, feridas em áreas de alta tensão como o tórax anterior, ombros e pescoço anterior, e feridas que cicatrizam por segunda intenção. Aquelas que demoram mais que 2-3 semanas para cicatrizar são mais prováveis de serem hipertróficas.

Cicatrizes queloides

Definição
Essas cicatrizes são grossas e elevadas e se estendem ou invadem além dos limites da ferida original.

Fisiopatologia
Existe um acúmulo de colágeno em razão da sua produção excessiva ou de uma redução relativa em degradação. O colágeno é composto de fibrilas maiores colocadas em um padrão irregular com menos evidência de ligação do que em cicatrizes normais. Existem maiores níveis de colágeno solúvel e colagenase, indicando maior modificação da ferida.

CICATRIZES: SINTOMÁTICAS, HIPERTRÓFICAS E QUELOIDE

Essas feridas são relativamente hipocelulares, e os fibroblastos presentes são fenotipicamente diferentes daqueles na cicatriz normal. Existe um aumento de vascularidade.

Histórico natural
Essas cicatrizes podem ocorrer até 1 ano após o trauma ou sem lesão definida, assim como a apresentação habitual nos primeiros meses após a lesão. Elas alcançam um tamanho específico e permanecem nesse tamanho por muitos anos sem regredir.

Epidemiologia
São mais comuns abaixo dos 30 anos. Existe uma incidência familiar significativa e elas são 5-15 vezes mais comuns em negros e 2 vezes mais comuns em chineses e japoneses do que em brancos.

Etiologia
Relação genética, mas a causa real é desconhecida, hormonal (apresentam rápido crescimento durante a gravidez e puberdade e desaparecem após menopausa), e a cicatrização deficiente pode ocorrer em decorrência de infecção, deiscência, tensão e trauma.

Localização
Ocorrem com mais frequência no rosto, lóbulo da orelha e tórax anterior.

Cuidado das cicatrizes sintomáticas, hipertróficas e queloides
Avaliação
Tome o histórico natural e o paciente para avaliar a causa da ferida e a predisposição para cicatrização deficiente do paciente, incluindo histórico familiar. Especialmente, identifique quaisquer características da cicatriz que tenham contribuído para que se tornasse sintomático, sendo potencialmente reversíveis.

Exame
Defina se a cicatriz é queloide, hipertrófica ou somente sintomática. Avalie sinais de atividade (inflamação, vermelhidão) ou pigmentação. Verifique o local, a orientação e a consequência da cicatriz. Examine quaisquer outras cicatrizes para avaliar a predileção do paciente para cicatrização deficiente.

Investigações
Fotografias de pré-tratamento.

Administração conservadora
Permite que a cicatriz fique por 1 ano ou até seu clareamento. Sintomas podem ser controlados por:
- Pressão: aplicações incluem malhas de compressão elástica para tronco e membros, máscaras de rosto, bricos de pressão para lóbulos da orelha. Em condições ideais, a pressão deve exceder a pressão capilar normal (24 mmHg). Aplicação de pressão é feita quando a ferida está totalmente cicatrizada e precisa ser usada por 18-24 h/dia, por 4-6 meses, para apresentar efeito. O modo de ação pode ser decorrente da pressão ou do aumento do calor debaixo das vestimentas ou uma combinação dos dois. A atividade da colagenase é aumentada, e o metabolismo da ferida é diminuído, levando a uma maturação precoce da cicatriz.
- Gel de silicone: precisa ser aplicado após a completa cicatrização, por 12-24 h/dia, por 2-3 meses, antes que quaisquer benefícios sejam notados. Alguns pacientes reagem ao gel com inflamação, erupção cutânea e ruptura da pele. O modo de ação é desconhecido, mas fatores como pressão, hipóxia da ferida, temperatura elevada da pele, hidra-

tação ou um efeito químico direto do silicone é sugerido. Índices de êxito acima de 80% para cicatrizes hipertróficas e 35% para cicatrizes queloides é relatado. Outros materiais oclusivos, como hidrogel, têm sido experimentados com índice de êxito similar.
- Fita: fita colocada longitudinalmente na ferida depois de fechada, por 2 meses, previne cicatriz hipertrófica. A forma de ação deve-se à redução na tensão sobre a cicatriz e, possivelmente, o efeito da oclusão.
- Corticosteroides: triancinolona intralesional. Em adultos, 20 mg/cm de cicatriz para um máximo de 120 mg. Em crianças até 5 anos, dose máxima de 40 mg, e crianças entre 5 e 10 anos a dose máxima é de 80 mg. Um curso de quatro injeções é dado a cada 4-6 semanas e a resposta é monitorada. Injeção intraoperatória seguida por um curso se usada em junto com a cirurgia. Efeitos colaterais são dor na injeção, hipopigmentação, depósitos cristalinos, telangiectasia e atrofia. A forma de ação é para reduzir níveis de colágeno pela atividade aumentada de colagenase em razão da redução no conteúdo de alfa$_2$-macroglobulina da ferida ou depósito reduzido de colágeno em decorrência da redução na atividade de fibroblasto. Esteroides também reduzem a inflamação, acabando com pruridos e dor à palpação.
- Medicação: vitamina A tópica (ácido retinoico) inibe a produção de fibroblasto, e a vitamina E reduz o número de fibroblasto. O 5-fluorouracil inibe a divisão celular, a penicilamina previne a ligação cruzada de colágeno, e a colchicina aumenta a atividade de colagenase. Interferon e ciclosporina A também são usados.
- *Laser*: poder reduzir a pigmentação e a inflamação.

Administração cirúrgica
- A cirurgia deve ser postergada até que a cicatriz mature, exceto se estiver causando uma contratura. Cirurgia de revisão deve considerar as causas da cicatriz anormal e prevenir a recorrência. Opções incluem excisão da cicatriz e melhor fechamento cirúrgico, excisão seriada (excisão em estágios da cicatriz permitindo relaxamento da pele adjacente entre estágios; usada se a cicatriz for muito larga para excisão completa em único estágio, e fechamento direto sem tensão), quebra da linha da cicatriz ou realinhamento na linha de força de pele relaxada ou limites anatômicos. As duas últimas opções podem exigir Z-plastia, W-plastia, outros enxertos ou retalhos.
- O paciente deve ser avisado que a cirurgia pode resultar em uma cicatriz pior.
- Em cicatrizes sintomáticas ou hipertróficas resultantes de uma complicação na ferida ou cruzamento de linha de força de pele relaxada, excisão ou reorientação podem resultar em uma boa cicatriz. Excisão de uma cicatriz queloide ou uma cicatriz resultante de uma ferida não complicada sem terapia secundária ocasiona índices de recorrência de até 80%. Entretanto, índices de recorrência e resultados podem ser melhorados através da cirurgia e tratamentos secundários, como:
    - Radiação: cinco ou seis doses de 15-20 radiação de feixe externo Gy ou aplicação local (braquiterapia).
    - Esteroides: índices de êxito de aproximadamente 75% foram citados para cirurgia e terapia de esteroides, o que pode ser ulteriormente aumentado adicionando pressão ou silicone.

Osso e cicatrização do osso

Tipos de osso
- Endocondral: no esqueleto axial e nos membros.
- Intramembranoso: no esqueleto facial, calota craniana e clavícula.

Zonas do osso
- Articular.
- Subcondral.
- Metafisário.
- Diafisário.

Composição
O osso tem um córtex denso, externo e componente trabecular esponjoso interno. O córtex é coberto, no periósteo, em sua superfície externa, e endósteo em sua superfície interna. As células principais são osteoclastos que reabsorvem o osso, osteoblastos que produzem a matriz óssea desmineralizada (osteoide) e osteócitos que são osteoblastos envolvidos por matriz mineralizada (madura). A matriz é orgânica, consistindo em componentes do tecido conectivo similares à pele; e inorgânica, compreendendo sais de cálcio, o mais importante sendo a hidroxiapatita. O córtex é feito de osteócitos envolvidos por sua matriz mineralizada. O componente esponjoso trabecular consite em trabéculas que possuem estrutura similar ao osso cortical e formam o esqueleto, envolvendo os espaços preenchidos da medula.

Suprimento sanguíneo
O suprimento sanguíneo externo vem através dos vasos nutridores, direto da artéria adjacente ou através do periósteo. O córtex é penetrado pelos canais de Volkmann, que contêm vasos que anastomosam com os canais haversianos. Osteócitos individuais são supridos pelos canalículos dos vasos haversianos. Um suprimento sanguíneo longitudinal acontece através da medula óssea, que também é um estoque de células osteoprogenitoras para cicatrização de ferida.

Fisiologia
O osso muda constantemente durante o crescimento esquelético (modelação). O osso continua a se modificar na fase adulta (remodelação), onde um equilíbrio entre a reabsorção de osteoclasto e a produção de osteoblasto é alcançado (acoplamento).

Cicatrização do osso
A cicatrização do osso segue os mesmos processos gerais de cicatrização de feridas de inflamação, proliferação e reparação, seguidos pela remodelação. As primeiras duas fases duram de 6 a 8 semanas, e a remodelação leva meses a anos.

Como feridas cutâneas, os ossos podem ser descritos como tendo cicatrização primária e secundária. Muitos ossos cicatrizam através da cicatrização secundária.

Cicatrização de osso primária (também conhecida como cicatrização osteonal, pois ocorre diretamente dos osteócitos)
Ocorre quando a fratura é rigidamente fixada e as extremidades dos ossos estão próximas e não se movem. Osteoblastos das extremidades ósseas produzem a matriz e a fratura cicatriza com reação inflamatória mínima e calo. Esse processo pode durar mais

tempo que a cicatrização secundária e é essencialmente parecido com a remodelação óssea que ocorre na vida adulta.

Cicatrização secundária do osso
Pode ser intramembranosa (subperióstica) ou endocondral (calo externo). Ambos contribuem para a formação de osso devido o local da fratura. Quanto mais movimento no local, mais osso endocondral é formado. É fácil confundir a terminologia.

- Formação óssea **intramembranosa** (assim chamada porque lembra como o osso é formado no crânio, e *não* porque somente forma osso nessas áreas) ocorre quando células osteoprogenitoras comprometidas do periósteo, músculo e medula formam osteoblastos que produzem osteoides e continuam a amadurecer o osso.
- Formação óssea **endocondral** (assim chamada porque lembra a formação do osso na placa de crescimento epifisária) ocorre por:
  - Indução e inflamações. O coágulo preenche o local da fratura e a reação inflamatória comum é produzida. Osteoclastos derivados da medula e monócitos circulantes começam a remover o osso morto. Células mesenquimais não comprometidas se diferenciam em osteoblastos e condroblastos após estimulação por fatores como hipóxia, eletronegatividade, mediadores inflamatórios e fatores de crescimento (p. ex., BMP). Até o 4° dia o coágulo é substituído por tecido de granulação conforme ocorra a vascularização.
  - Calo macio. Conforme os osteoclastos continuam a consumir o osso morto, condroblastos depositam uma matriz de coloide (condroide). O condroide começa a calcificar.
  - Calo duro (7-14 dias). Os osteoclastos começam a decompor o condroide calcificado, e os osteoblastos depositam osteoide para substituí-los. Este calcifica para formar o calo duro, que se torna um osso trançado desorganizado.
  - Remodelação. O osso trançado é remodelado em osso lamelar e um canal medular é estabelecido. A lei de Wolff para remodelação em resposta à pressão, possivelmente em decorrência de forças eletromagnéticas, se mantém.

Todo o processo é sujeito à mediação por fatores locais, como proteoglicanos, BMP, osteocalcina; e fatores sistêmicos como hormônio calcitonina e paratireoide.

Geralmente o osso é formado através do método intramembranoso, na periferia da fratura, e pela formação endocondral, no centro da fratura.

A cicatrização do osso é interrompida pela redução do suprimento sanguíneo (pelo desgaste com broca/serra, tirando o periósteo e traumatizando o tecido mole em volta), instabilidade ou pelo início da infecção.

Enxerto ósseo

Enxerto ósseo é o processo de transferência do osso de um lado para o outro para aumentar a cicatrização ou repor perda de substância óssea. Como em todos os enxertos, o enxerto ósseo tem que ser vascularizado pelo seu leito. Um retalho ósseo sustentando seu próprio suprimento sanguíneo cicatrizará da mesma forma que uma fratura. Por comparação, um enxerto ósseo se incorpora em uma sequência similar àquela da cicatrização da fratura, mas três eventos adicionais ocorrem:
- **Osteoindução** é a habilidade do autoenxerto estimular a diferenciação de osteoblasto de células progenitoras na área receptora. Fatores de osteoindução emitidos do enxerto incluem BMP.
- **Osteocondução** é a influência que o autoenxerto exerce nas células já comprometidas com osteogênese, promovendo, assim, o processo de substituição invasiva.
- **Substituição invasiva** é o processo pelo qual o tecido vascular invade o enxerto, e os osteoblastos estabelecem o novo osso.

Classificação
Enxerto ósseo autólogo ou aloenxerto: o enxerto ósseo autólogo tem as propriedades osteocondutiva, osteoindutiva e osteogênica ideais e é biocompatível. Entretanto, é limitado em quantidade.

Tipos de enxerto ósseo
Enxertos ósseos corticais. Osteoclastos removem os sistemas haversianos necróticos, aumentando, assim, a porosidade do enxerto. A vascularização é lenta, começando no final da 1ª semana e durando 8 semanas. Em aproximadamente 12 semanas, osteoblastos estabelecem um novo osso, aprisionando quaisquer focos de córtex necrótico e deixando, dessa forma, uma mistura de osso novo e velho. A área enxertada permanece mais fraca do que o normal por 1-2 anos.
Enxertos ósseos esponjosos. Em contraste, estes iniciam-se pelo osteoblasto, estabelecendo um novo osso e completa absorção osteoclástica. A revascularização geralmente é concluída em até 2 semanas e a área continua até recuperação total da força normal.
Enxertos ósseos corticoesponjosos possuem os benefícios dos enxertos esponjosos com o suporte estrutural e a integridade dos enxertos corticais.
Enxertos ósseos membranosos são mais resistentes à absorção e revascularizam mais rápido do que o osso endocondral.
Retalho ósseo vascularizado no qual as extremidades cicatrizam como um local de fratura. Deve ser usado para cobrir aberturas maiores que 6 cm em paciente onde o crescimento da área é importante em um leito mal vascularizado estabelecido e onde cicatrização rápida ou a força relativa instantânea seja necessária. Pode ser uma transferência de tecido livre ou transferido em um pedículo definido e pode incluir apenas osso (p. ex., fíbula, crista ilíaca) ou osso e músculo ou pele envolta (p. ex., pele do antebraço radial e rádio).

Fatores que influenciam na sobrevivência do enxerto ósseo

Área receptora. Idealmente em um leito de tecido não irradiado e não cicatrizado com um bom suprimento sanguíneo.

Orientação do enxerto. Com o periósteo através do tecido mole e o componente esponjoso em contato com o osso hospedeiro.

Periósteo. Influencia a revascularização e aumenta a nova formação óssea.

Fixação. Fixação rígida permite o crescimento para dentro do vaso. O enxerto sobrevive mais tempo com mais peso e volume.

Forças mecânicas. a transmissão de força ou o carregamento do enxerto aumentam a formação do osso e minimizam a reabsorção.

Inlay versus onlay. Enxerto ósseo *inlay* normalmente é fixado de forma mais rígida e carregada quando comparado ao *onlay*.

Cirúrgico. Exposição ao ar, solução salina e alguns antibióticos reduzem a viabilidade celular do enxerto, por isso envolva o enxerto em um chumaço de algodão encharcado com sangue. Evita espaço morto ao redor do enxerto e mantém cada fragmento a menos de 5 mm^2.

Substitutos ósseos

Compare com o enxerto ósseo autólogo. Considere as propriedades dos substitutos sob as categorias:
- Gênico: tem a capacidade de formar osso sozinho.
- Indutivo: estimula novo osso, mas não pode produzir sozinho.
- Condutivo: andaime passivo.
- Biocompatibilidade.

Materiais osteogênicos

Materiais compostos. Hidroxiapatita carregada com fibroblastos estromais da medula óssea que se diferenciarão.

Materiais osteoindutores

Matriz óssea desmineralizada contém BMPs que estimularão células para se tornarem osteoblastos. BMPs são subconjuntos da superfamília do fator de crescimento de transformação do fator β que inclui o TGF-β.

Materiais osteocondutores

A maioria dos substitutos ósseos são andaimes que não produzem osso ou estimulam sua produção a partir do tecido ao seu redor. Entretanto, são substituídos pela substituição invasiva.

Osteogênese por distração

Osteogênese por distração é a formação de novo osso após a criação de uma osteotomia por distração gradual controlada das extremidades das fraturas. Inicialmente descrita por Alessandro Codivilla (1904), mas desenvolvida por Gavril Illizarov (1954).

Princípios gerais

Fixação externa do osso a ser distraído. Uma fratura é criada por osteotomia que é submetida a distração conforme cicatriza usando o fixador. Conforme a abertura da fratura é submetida a distração, a cicatrização óssea é estimulada. A formação do novo osso é intramembranosa e sem intermediário cartilaginoso.

Técnicas de osteogênese por distração

- Alongamento da distração.
- Alongamento agudo + enxerto ósseo interposicional.
- Transporte ósseo (para fechar uma não união, crie uma osteotomia distante e transporte o segmento do osso para fechar e cicatrizar o local de não união criando osso no novo local de osteotomia).

Geração óssea

Parte-se do princípio que a separação controlada lenta da cicatrização das extremidades do osso resulta em um "efeito de estresse de tensão", levando a uma atividade celular aumentada, vascularidade aumentada e produção de colágeno tipo 1 também aumentada. Dentro de 1 semana uma ponte fibrosa de fibras densas de colágeno, longitudinalmente alinhadas, é formada. Na semana subsequente a espícula do osso se forma nas bordas da osteotomia, estendendo-se na interzona fibrosa. Isto é chamado a frente primária de mineralização, que se estende progressivamente para fechar a abertura remodelando e maturando o osso que deixa para trás conforme avança. Eventualmente, esse osso torna-se lamelar.

Um corte longitudinal através de uma área osteogênica mostrará as seguintes zonas:
- Osso com área de osteotomia maturando a zona óssea.
- Zona de remodelação óssea.
- Zona de formação do novo osso.
- Interzona fibrosa.
- Zona de formação do novo osso.
- Zona de remodelação óssea.
- Osso com área de osteotomia maturando a zona óssea.

Etapas do processo de osteogênese por distração

- Cirurgia para aplicar o fixador e criar osteotomia.
- Período de latência.
- Distração.
- Consolidação.
- Remoção do fixador.
- Etapas opcionais: interposição do enxerto ósseo.

Técnica cirúrgica

- Fixador externo/dispositivo distrator colocado primeiro.
- Rompimento longitudinal do periósteo.

- Osteotomia (preferivelmente corticotomia preservando-se apenas o suprimento sanguíneo endosteal) pelo método de baixa energia.
- Verificar possível distração; então, fechar a abertura para < 1 mm.
- Fechar periósteo.
- Fechamento da ferida.

Período de latência
- Esperar 7 dias; então começar a distração.

Período de distração
- Distração regular frequente 0,25 mm, 4 vezes ao dia.
- Atenção com o local do pino.
- Radiografia semanal.
- Usar parte afetada para manter a função.
- Fisioterapia para manter a mobilidade da junta e do tendão.

Período de consolidação
Período entre o final da distração e a remoção do fixador.
Remover o fixador quando:
- Existir neocórtex nos três dos quatro lados dos raios X perfil e AP.
- Quando o período exceder 2 vezes a duração da distração.

Remover fixador
- Pode não precisar de anestésico.
- Após remoção dos dispositivos. Raios X 6/52, 3/12, 6/12, 9/12 e 12/12.
- Também se pode avaliar a regeneração através de ultrassonografia.

Fatores que afetam a formação do novo osso
- Variáveis dos pacientes:
    - Idade (em crianças 2 vezes mais rápido que em adultos).
    - Osso.
    - Suprimento sanguíneo.
    - Saúde.
- Estabilidade da fixação:
    - Osso maior se maior estabilidade.
    - Fixador circular melhor do que fixador uniplanar.
    - Fio longitudinal melhor do que nenhum.
- Tipo de osteotomia:
    - Corticotomia para preservar o suprimento endosteal e periósteo.
    - Corticotomia subperiosteal melhor que dividir periósteo.
    - Técnicas de divisão de "baixa energia"; usar osteotomia é melhor do que serrar.
    - Osteotomias tri/bi/unifocal – quanto menor, maior a formação óssea.
- Área de osteotomia:
    - Metafisário melhor que diafisário.
- Período de latência:
    - Período ideal é de 5-7 dias.
    - Evitar fase inflamatória aguda.
    - Duração curta na infância, maior nos mais velhos.
    - Não muito longo (> 14 dias) ou não estará apto a distrair (consolidação prematura).
    - Evitar uma abertura por distração imediata, já que a cicatrização pode não iniciar.

OSTEOGÊNESE POR DISTRAÇÃO

- Índice e frequência (ritmo) da distração:
    - 1 mm/dia é melhor.
    - Quanto maior a frequência da distração, melhor (60 > 4 > 1 por dia).
    - Ritmo regular melhor do que aleatório.
    - Menor nos mais velhos.
    - Reduzir índice na mão.
    - Menor índice conforme o tamanho da abertura aumenta ou conforme a largura de formação de um novo osso diminui, principalmente em ossos estreitos.
    - 1 mm/dia em incrementos regulares frequentes é melhor para tecidos moles e angiogênese.

Indicações
Perda óssea ou déficit, especialmente se pequeno e coberto com um bom envoltório de tecido mole bem vascularizado. Osso suficientemente comprido para inserir fixador. Osso bem vascularizado.
- Craniofacial:
    - Hipoplasia mandibular.
    - Distração das órbitas do meio da face.
- Mão e membro superior:
    - Hipoplasia digital.
    - Reconstrução do polegar.
    - Perda óssea ou hipoplasia no antebraço.
- Membro inferior:
    - Perda óssea no trauma ou tumor.

Contraindicações
- Família/paciente desobediente.
- Ambiente instável em casa.
- Pele e tecido mole instáveis.
- Infecção.
- Fragmentos ósseos pequenos.
- Idade entre 6-12 anos.

Vantagens
- Evita morbidade do enxerto ósseo.
- Promover distração dos tecidos moles e sem limitação do envoltório do tecido mole.

Desvantagens
- Pelo menos dois procedimentos cirúrgicos, um para criar a "fratura" e aplicar o fixador e o distrator, e outro para remover o fixador. Na prática podem existir outros processos para ajustar o fixador, fraturar o osso novamente, aplicar o enxerto ósseo e tratar as complicações.
- Processo prolongado.
- Distração do tecido mole forma cicatrizes e outras complicações.

Complicações
- Iniciais:
    - Danos no pino em tecidos moles.
    - Infecção na área do pino.
    - Afrouxamento do pino.
    - Falha no dispositivo.

- Tardias:
  - Infecção na área do pino no osso.
  - Neuropatia de distração.
  - Isquemia.
  - Contratura de distração ou falta de movimento.
  - Cicatrizes.
  - Fibrose de tecidos moles.
  - Dor.
  - Fusão prematura de osteotomia.
  - Não união.
  - União inadequada.
  - Fratura de novo osso.

O enxerto ósseo pode ser necessário se a regeneração for fraca ou se o objetivo for distração rápida de osso e tecido mole com interposição de enxerto ósseo preferível à osteogênese.

Alongamento por distração na mão

Em 1970 Matev usou osteogênese por distração para prolongamento metacárpico do polegar para reconstrução da amputação do polegar (em adolescentes). Os comprimentos alcançados por essa técnica são:
- Metacárpico, 34 mm.
- Falange proximal, 17 mm.
- Falange medial, 23 mm.

Distração de tecido mole é usada para corrigir displasia radial e sindactilia a fim de facilitar a cirurgia.

Osteogênese por distração na cirurgia craniofacial

Continua a evoluir, mas agora é corriqueira para correção de deformidade mandibular. Parece ter menos complicações que nos membros, presumivelmente por causa do melhor suprimento sanguíneo. Sendo agora aplicado às orbitas, meio da face, palato duro e zigomas.

Avanços

Distratores mecanizados que distraem continuamente, fornecendo crescimento do tipo embriônico com pequena fibrose, crescimento ósseo mais rápido e tecidos moles melhores.

Debates

Papel do tabaco e anti-inflamatórios não esteroides (NSAIDs) na inibição da formação do osso.

Cartilagem

Composição
Células cartilaginosas (condrócitos) criam matriz de condromucoproteína, elastina e colágeno que as envolve e possui um conteúdo de água significante. O conteúdo exato da matriz depende do tipo de cartilagem. A cartilagem é coberta por uma camada vascular de pericôndrio.

Crescimento
Ocorre por mitose de condrócitos mais jovens e diferenciação das células pericondriais nos condrócitos. A cartilagem para de crescer em adultos e torna-se mais dura, calcificando-se eventualmente.

Tipos
- A hialina cobre superfícies articulares dos ossos e forma as cartilagens costais, alares e das vias aéreas.
- Cartilagem elástica é mais flexível e constitui a orelha externa.
- Fibrocartilagem fornece suporte forte nos discos intervertebrais e onde os tendões são inseridos no osso.

Nutrição
Não existe suprimento sanguíneo intracartilaginoso. Os nutrientes e o oxigênio se difundem através da matriz.

Cicatrização
Em crianças, a cartilagem tem capacidade de se regenerar a partir dos condrócitos e pericôndrio. Essa capacidade é muito reduzida em adultos, apesar de ainda ocorrer do pericôndrio, e os defeitos tendem a ser preenchidos com tecido fibroso.

Enxertos cartilaginosos
Classificação. Autoenxerto, aloenxerto, xenoenxerto.
Imunogenicidade. A cartilagem é fracamente imunogênica por causa da barreira aos condrócitos fracamente criada pela matriz antigênica. A maioria dos enxertos cartilaginosos é autoenxerto, já que o alo e o xenoenxerto têm um resultado geralmente mais pobre, provavelmente em decorrência da rejeição.
Usos. Reconstrução de junta, craniofacial, auricular e nasal; fabricação de mamilo.
Área doadora. Concha (bom para ponta nasal e asa; também usado para ressurgimento do domus); septo nasal (melhor para reconstrução de nariz); cartilagem costal (bom para defeitos no dorso nasal que precisam de suporte estrutural). (Ver Fig. 1.2.)
Áreas receptoras. A cartilagem não sofre mudanças; assim, a cartilagem elástica permanece elástica etc. É nutrido por difusão.
Características técnicas. A cartilagem pode ser esculpida e moldada por marcação (efeito Gibson) (ver Fig. 1.3). Sua sobrevivência é aumentada se transferida com pericôndrio.
Outros autoenxertos. Enxerto pericondrial tem mostrado regenerar a cartilagem. Cultura de células do tecido dentro de uma matriz injetável estão sendo investigadas.

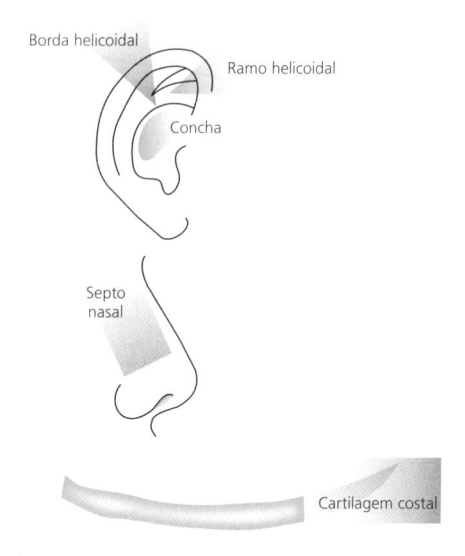

Fig. 1.2 Fontes dos enxertos de cartilagem.

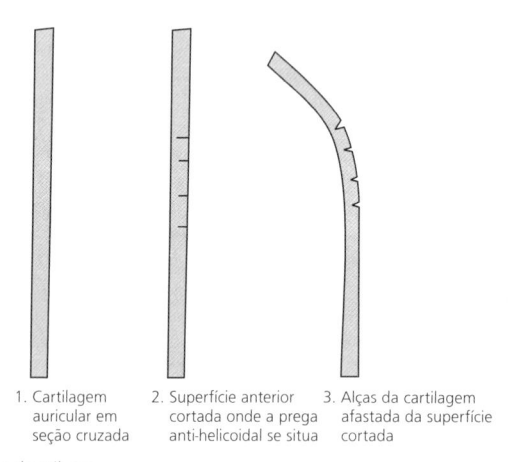

1. Cartilagem auricular em seção cruzada
2. Superfície anterior cortada onde a prega anti-helicoidal se situa
3. Alças da cartilagem afastada da superfície cortada

Fig. 1.3 Efeito de Gibson.

Cicatrização do tendão

Introdução
Um tendão é composto por colágeno e liga o músculo ao osso ou outra estrutura. Pode ser envolvido por paratendão ou bainha, e na palma da mão e dedos é delimitado por bursas.

Suprimento sanguíneo
- Mesotendão na superfície dorsal fornece ao antebraço e à palma da mão, que se concentram na ligação que entra no lado profundo do tendão flexor proximal às juntas interfalângicas.
- Suprimento interno longitudinal entre os fascículos do tendão.

Nutrição
- Perfusão através do suprimento vascular.
- Difusão através do líquido sinovial que banha os tendões.

Cicatrização
Ver cicatrização de ferida.

Inflamação (0-6 dias)
Coágulo de sangue, material fibrinoso e células inflamatórias são depositadas entre as extremidades dos tendões. Células do epitendão da superfície do tendão migram e se diferenciam nos fibroblastos. Fibroblastos e células inflamatórias também migram das estruturas em torno de um tendão, criando aderências.

Proliferação (6-28 dias)
Colágeno produzido por fibroblastos (nível mais alto em 2 semanas). O tendão revasculariza.

Remodelação (28 dias-4 meses)
Aderências em torno de um tendão se rompem. Fibras de colágeno direcionadas longitudinalmente. Ganho gradual de força até o normal em 9 meses.

Debate: cicatrização intrínseca versus extrínseca
Controvérsia sobre a produção de colágeno vir dos tenócitos encontrados no endotendão ou paratendão no ou sobre o tendão (intrínseco), ou dos fibroblastos originados do tecido circundante (extrínseco). Originalmente acreditou-se que os tendões dependiam da proliferação de fibroblastos das estruturas em torno de um tendão, significando que os tendões tinham que cicatrizar através da formação de pontes fibrosas para os que estão em volta, denominadas aderências, já que impediam a movimentação livre. Lundborg mostrou que tendões podiam cicatrizar sem aderência externa mesmo quando suspensos em líquido sinovial. A importância relativa de ambos os elementos é debatida, mas técnicas atuais de administração pós-operatória dependem muito de cicatrização intrínseca com movimento de tendão antecipado para reduzir a formação de aderência, objetivando melhorar o resultado funcional a longo prazo. Esta dependência na cicatrização intrínseca levou ao debate sobre a importância da reparação da bainha do tendão para reter o líquido sinovial de alimentação em torno do local de reparação e limitar aderências.

Fatores que afetam a cicatrização
Ver Fatores de cicatrização da ferida. Força controlada e mobilização dos tendões. A colocação da sutura palmar é recomendada para minimizar o impacto de amarrar as suturas no suprimento sanguíneo, que é, principalmente, dorsal.

Relevância
Conforme ocorrem mudanças inflamatórias, o amolecimento e a perda de resistência da integridade estrutural do tendão, a força da reparação diminui. Está no mais baixo entre os dias 14 e 21, conforme os picos da inflamação e antes que tenha ocorrido fibroplasia considerável. Durante esse período é necessário tomar cuidado para não sobrecarregar o reparo. A força é um importante componente da terapia final para estimular o depósito e o alinhamento de colágeno para fortalecer o tendão.

Cicatrização do nervo periférico

Anatomia

O nervo é compreendido por múltiplos neurônios. Cada neurônio tem um corpo celular e um axônio. O axônio consiste em uma fibra nervosa única contendo muitos neurofibrilas. Cada axônio é envolvido por uma célula de Schwann, uma célula derivada do neuroectodérmico, produzindo mielina de fosfolipídio que cobre o axônio.

Nervos periféricos têm três bainhas diferentes que sustentam o tecido conectivo. O endoneuro, que é composto, principalmente, de colágenos de fibroblastos e substância fundamental, envolve cada fibra nervosa. O perineuro envolve os fascículos, enquanto o próprio nervo é coberto pelo perineuro.

O suprimento vascular pode ser intrínseco ou extrínseco. O suprimento extrínseco vem das artérias segmentares, incluindo perfurantes musculares e vasos periósticos, através de um mesoneuro, e se ramifica no epineuro. Ramos do epineuro conectam-se com o suprimento intrínseco que existe em todas as camadas do nervo.

Cicatrização do nervo

É caracterizada por degeneração inicial seguida por regeneração.

Degeneração

Continua por até 14 dias após o ferimento. Degeneração distal (Walleriana) vai do lado do ferimento até a terminação do nervo e começa, inicialmente, com condensação axoplasmática (0-2 dias). A mielina se desintegra e ela e o axônio são clareados por células de Schwann pluripotenciais (3-14 dias). Próximo ao fim desta fase o perineuro começa a se fragmentar. Degeneração proximal é para o último internodo preservado. O órgão final começa a se degenerar quando o estímulo neuronal acaba.

Local da ferida

É inicialmente preenchido com coágulo, seguido por proliferação de célula de Schwann, preenchendo assim o defeito e fibroblastos das camadas de tecido conectivo depositando colágeno.

Regeneração

Começa após um período latente variável (aproximadamente 24 horas). O neurônio sofre aumento da produção de cromatólise e tubulina (proteína do nervo), com uma diminuição associada na concentração das substâncias transmissoras do nervo. A extremidade do corte, proximalmente, incha e forma um cone de crescimento. Ramos germinam do cone e entram na cicatriz da célula Schwann. Os ramos bem-sucedidos encontram um tubo endoneural e continuam para baixo do nervo.

Distalmente, o pacote de células Schwann mantém a bainha endoneural. Aceitam conectores avançados e remielinizam os axônios avançados. Colágeno é depositado externo à lâmina basal, dessa forma estreitando, progressivamente, o diâmetro interno da fibra nervosa.

A regeneração é promovida por fatores neurotróficos, como fator de crescimento do nervo e laminina e mudanças neurotróficas no ambiente externo do nervo que guia o crescimento do nervo.

Velocidade da cicatrização

Todos os números variam. Normalmente após um período latente de 24-48 horas, o nervo cresce através da cicatriz 0,25 mm/dia. No tubo endoneural distal o ritmo de crescimento é de, aproximadamente, 1 mm/dia. Um sinal de Tinel avançado deve ser produzido entre 6 semanas e 3 meses no máximo. O músculo pode ser inervado até 3 anos após o ferimento, mas o resultado próximo aos 18 meses normalmente é definitivo.

Fatores que afetam a cicatrização do nervo

Paciente. Idade < 6 anos, 2PD < 6 mm; idade 6-20 anos, 2PD = idade; idade > 30 anos, 2PD > 30 mm se mediana ou ulnar for dividido. Paciente cooperativo tem melhores resultados.
Ferimento. Mecanismo de ferimento. Melhor para pior: laceração aguda – esmagamento – estiramento – explosão.
Nível do ferimento. Proximal pior que distal.
Grau do ferimento. Ver reparo do nervo. Divisão completa com formação de fissura possui pior prognóstico.
Leito. Área isquêmica em torno do reparo não é boa.

Administração

Momento. Quanto antes melhor.
Técnica cirúrgica. Tratamento suave. Sem fissura e sem tensão com o mínimo número de suturas. Reparo epineural recomendado.

Cuidado pós-operatório

Aliviar o desconforto, proteger o músculo de forças deformadoras, mobilizar as juntas e proteger pele insensível (Sunderland). Durante a recuperação imobilização e reeducação dos sentidos são úteis.

Enxertos compostos

Definição
Dois ou mais componentes de tecido.

Classificação
Por tecido enxertado.

Indicações
- Borda alar usando pele e cartilagem da hélice.
- Mamilo usando mamilo contralateral.
- Pálpebra usando enxertos de miotarso conjuntival de espessura total ou mucosa e septo nasal.
- Gordura dérmica para contorno dos defeitos.

Colocação do enxerto
Existe uma absorção plasmática mínima. O fluxo sanguíneo é estabelecido no 3º ou 4º dia pós-operatório.

Classicamente, passa por mudanças de cores: branco, (cinza) azul, depois rosa, no decorrer de um período de 7-10 dias, já que o enxerto é inicialmente isquêmico, então recebe algum sangue, mas é azul por causa do fluxo fraco e cianose e torna-se rosa conforme a circulação se desenvolve.

Fatores técnicos
- Diâmetro máximo é de 1-1,5 cm da margem bem vascularizada mais próxima.
- Alguns cirurgiões pré-extirpam o leito da ferida e deixam granular por 10 dias antes do enxerto.
- Resfriamento do enxerto (5-10°C), quando inicialmente inserido, pode melhorar a colocação.

Enxerto de gordura
A gordura tem sido usada desde o final do século XIX.

Teorias sobre cicatrização de enxerto de gordura
- Teoria da substituição do hospedeiro:
    - Gordura em células absorvidas por histiócitos que substituem as células de gordura.
- Teoria da sobrevivência da célula:
    - Células de gordura sobrevivem se revascularizadas.
    - Histiócitos removem células mortas e de gordura.
    - Grandes volumes reabsorvem mais quanto mais lenta e fraca for a revascularização.

Cicatrização da célula de gordura
- Inflamação (primeiros 3 dias).
- Revascularização (4-7 dias) com células inflamatórias aumentadas e visibilização de células gigantes de corpo estranho.
- Degeneração de gordura, dependendo da revascularização (2-3 meses).
- Estabilização da gordura (após 1 ano). Gordura que sobrevive a longo prazo.

Enxerto de gordura autógeno
Definição
- Gordura.

Indicações
- Defeitos de contorno – pequenos.
- Cicatrizes com afundamento.
- Cobertura desliza para nervos ou tendões.
- Preenchimento de espaço:
    - Preencher seio frontal quando obliterado.
    - Prevenir cicatrização óssea em epifisiólise/sinostose de correção.

Áreas doadoras
- Parede abdominal.
- Adjacente à área de incisão/cirurgia.
- Qualquer cicatriz.
- Virilha.
- Área do glúteo lateral.
- Dobra do glúteo.

Fatores técnicos
- Hipercorrige o defeito até 20-30% em oposição à reabsorção.
- Fixa o enxerto de forma segura.
- Melhor usar múltiplos enxertos pequenos do que um grande.

Vantagens
- Autoenxerto.

Desvantagens
- Reabsorção.
- Necrose da gordura levando à eliminação.

Enxertos de gordura dérmica livre

Definição
- Derme não coberta pela epiderme e a gordura localizada abaixo.

Indicações
- Defeitos de contorno.
- Cicatrizes com afundamento.
- Cobertura desliza para nervos ou tendões.
- Preenchimento de espaço:
  - Preencher seio frontal, quando obliterado.
  - Prevenir cicatrização óssea em epifisiólise/sinostose de correção.

Áreas doadoras
- Qualquer cicatriz.
- Virilha.
- Área do glúteo lateral.
- Dobra do glúteo.

Fatores técnicos
- Hipercorrige o defeito até 20-30% em oposição à reabsorção.
- Fixa o enxerto seguramente.
- Existem alguns debates sobre ser melhor inserir com a derme em cima ou em baixo.
- Hemostasia cuidadosa.

Vantagens
- Autoenxerto.

Desvantagens
- Reabsorção.
- Formação de cisto.
- Necrose da gordura levando à eliminação.

Retalhos de gordura

Definição
- Gordura, vascularizada por vaso axial.
- Gordura dérmica, gordura ou omento.
- Pediculada ou livre.

Indicações
- Defeitos de contorno – grande.
- Cicatrizes com afundamento.
- Cobertura desliza para nervos ou tendões.
- Prevenir cicatrização de ligamento carpal transverso.

Área doadora
- Livre (virilha, glúteo, omento).
- Pediculada (retalho adiposo da eminência hipotenar).

Fatores técnicos
- Nenhuma reabsorção bem vascularizada.
- A fixação pode ser difícil em áreas sujeitas à gravidade, especialmente se a gordura for transferida sozinha.

Vantagens
- Autoenxerto.

Desvantagens
- Tamanho muda com ganho ou perda de peso.

Injeção de gordura

Definição
- Gordura inicialmente colhida como parte do procedimento de lipoaspiração tem sido usada para tratar depressões de contorno desde 1983.
- Técnica de Coleman envolve concentração de células adiposas por centrifugação e uso através de injeção de quantidades globulares pequenas em diferentes áreas e em diferentes planos.

Indicações
- Defeitos de contorno.
- Normalmente defeitos faciais pequenos.
- Cicatrizes deprimidas.
- Aumento do pênis.
- Aumento das pregas vocais.
- Aumento da incontinência esfinctérica.

Áreas doadoras
- Qualquer área gorda.

Fatores técnicos
- Colhida por sucção com seringa usando uma de 10 mL e sucção leve.
- Seringa centrifugada 3.000 rpm por 2 minutos.
- Células adiposas concentradas coletadas e injetadas suavemente usando agulha de calibre 18.
- Deve hipercorrigir.

Vantagens
- Autoenxerto.

Desvantagens
- Reabsorção.

Complicações
- Incomum, exceto a reabsorção.
- Oclusão arterial no lado da injeção causando cegueira, derrame, necrose da pele (supostamente pode ocorrer após injetar 0,5 mL na ponte nasal!).
- Embolia gordurosa e derrame.

Cicatrização de feridas em fetos

Introdução
A cicatrização sem cicatrizes no feto humano foi observada, pela primeira vez, no final dos anos 1970. Estudo posterior mostrou que as feridas no feto cicatrizam por um processo de regeneração e não reparação. Existem muitas controvérsias e muitas pesquisas em andamento nessa área.

Fatores intrínsecos

Fase inflamatória
A ferida em fetos contém poucas células inflamatórias e esta fase é ausente no feto.

Fase proliferativa
É controlada pelo fibroblasto e pela epiderme. Caracterizada por depósito de ácido hialurônico e colocação de colágeno tipo 3 organizado, que persiste na ferida. Miofibroblastos existem na ferida, mas a contração é ausente.

Remodelação
Como a ferida em fetos cicatriza por regeneração, não existe fase de remodelação.

Fatores de crescimento
Existem controvérsias, mas TGF-β e β-FGF parecem estar ausentes nas feridas dos fetos.

Oxigenação
O feto é relativamente hipóxico se comparado ao homem após o nascimento.

Fatores extrínsecos

Ambiente
O feto é banhado em líquido amniótico, que é rico em fatores de crescimento, ácido hialurônico e fibronectina, que fornecem um ambiente estéril aquecido para cicatrização de feridas e inibe a contração de fibroblasto. Entretanto, estudos sobre cicatrização de ferida sem o líquido amniótico mostram o mesmo resultado sem cicatrizes.

Prazo de execução
Feridas em fetos normalmente cicatrizam rápido dentro de 5-7 dias. Acredita-se que seja em razão do rápido depósito de fibronectina e a quantidade de ácido hialurônico na ferida.

Trimestre
Todo 3º trimestre as feridas cicatrizam com uma cicatriz. Cicatrização da gestação precoce depende do local da ferida. Feridas com menos de 9 mm de diâmetro cicatrizam sem cicatrizes no 1º trimestre, assim como feridas menores no 2º trimestre, Feridas maiores cicatrizam com cicatriz independente da época da gestação.

Variação do tecido
Osso, pele e mucoperiósteo palatal parecem cicatrizar sem cicatriz no feto. Tendão e nervo cicatrizam com uma cicatriz.

Expansão do tecido

Definição
Expansão do tecido é o aumento na área da superfície do tecido produzido por meios mecânicos. O termo frequentemente é usado para descrever uma técnica de cirurgia plástica específica que envolve a colocação de um expansor debaixo do tecido que será expandido e depois, gradualmente, expandir o expansor.

Tecidos expandidos
Pele, fáscia, músculo e, experimentalmente, nervo.

Fisiologia
A pele expande por um processo de deformação e relaxamento de tensão. Deformação é a deformação plástica dependente do tempo de qualquer material ou tecido em resposta à tensão constante. Relaxamento da tensão ocorre quando a força necessária para esticar a pele até um dado comprimento diminui gradualmente ao longo do tempo. A pele extra em expansão do tecido é originada da deformação e relaxamento da tensão, mas também recrutamento da pele ao redor, crescimento novo e compressão/desgaste da pele. A epiderme engrossa por causa da hiperplasia celular e tem uma aumentada frequência de mitoses. A derme diminui e existe fragmentação das fibras elásticas. Ocorre perda de gordura e é permanente. O músculo pode ter alguma diminuição temporária em volume, mas não existe perda de função. Com exceção de gordura, os parâmetros retornam ao normal após remoção do expansor.

Uma cápsula com quatro zonas se forma ao redor do expansor: zona interna de macrófagos; zona central de fibroblastos e miofibroblastos orientados paralelo à superfície do implante; zona transicional contendo colágeno, zona externa de vasos e colágeno. A vascularidade da pele expandida é melhor do que o normal e mostra uma imagem similar ao retardo do retalho.

Usos
- Expandir o tecido local adjacente a um defeito ou lesão.
- Expandir o tecido adjacente a um retalho ou a uma área doadora de enxerto de pele de espessura total e, por conseguinte, permitir fechamento.
- Expansão do próprio retalho.

Indicações
Expansão funciona melhor onde existe uma base óssea firme abaixo do expansor. Portanto, é mais apropriada para reconstrução das mamas, defeitos do couro cabeludo e calvície, e menos para membros, pescoço e abdome.

Técnica

Planejamento
Seleção da área para melhor compatibilidade do tecido: base sólida para expandir contra, preferivelmente com um plano suprafascial e com pele de boa qualidade e tecido mole. Evitar se estiver comprometido por cicatriz anterior, trauma, infecção, fraca vascularidade ou risco de recorrência de malignidade. Planejar eventuais retalhos e incisões antes de expandir o local. Escolher expansor de forma adequada com um tamanho de base pelo menos 2 vezes o tamanho do defeito (2,5 melhor). Medir a circunferência da parte do corpo usando pontos de referência confiáveis. Medir o tamanho do defeito.

EXPANSÃO DO TECIDO

Expansão planejada será a adição de duas medidas para criar uma nova circunferência. O defeito pode aumentar em tamanho com a expansão, assim, essa medida precisará de ajuste. Por segurança, expandir mais as necessidades em 15%. Estimar o tamanho do expansor necessário usando fórmula. Entretanto, expansores podem ser seguramente inflados para múltiplos do seu volume estabelecido.

Equipamento
Expansores são "sacos" de silicone conectados a um orifício de injeção por tubo. Os sacos podem ser texturizados ou lisos, ter uma base firme ou flexível, ter qualquer forma ou tamanho ou sob medida. O orifício é pequeno e não expansível com uma base firme. É colocado subcutaneamente, a uma distância do expansor, em um ponto acessível, mas imperceptível. Excepcionalmente, portos podem estar dentro do expansor ou colocados externamente. Solução salina é injetada no porto e preenche o expansor.

Incisão
- Uma incisão colocada radialmente distante, assim, forças de expansão agem longitudinalmente, e não através da cicatriz de incisão.
- Através de uma incisão que será incorporada na reconstrução definitiva.
- Uma incisão em W ou Y dentro da lesão, com o(s) ponto(s) do V(W) apontado para fora da área do expansor.

Procedimento
Dissecção ampla sem corte garantindo que o expansor esteja bem longe da linha de sutura. A dissecção inicial deve criar um túnel que, então, se abre no espaço de colocação do expansor, o que reduzirá a tensão no local da incisão. O expansor pode, então, ser enrolado em formato de cigarro e inserido através do túnel para abrir no espaço do expansor. Suturas intradérmicas são usadas para apoiar a incisão.

Inflação: no momento da colocação para reduzir espaço morto, certifique-se da orientação correta do expansor e comece a expansão. Inclua 1-2 mL de azul de metileno para colorir o líquido dentro do expansor conforme aumenta a confiança da colocação correta da agulha de injeção (verificando defeito de cor azul após a inserção da agulha) em expansão futura. Remova um pouco do líquido de expansão inicial para reduzir a tensão. Verifique o retorno capilar da pele sobrejacente. Tome cuidado com curativos e bandagens que possam estar comprometendo a circulação da pele.

Em 1-2 semanas após a cirurgia verifique a cicatrização da incisão, a tensão do expansor e a vascularidade, e comece a inflação, se apropriado. Infle com solução salina normal usando agulhas de calibre 23 para minimizar vazamento de porto. Infle até que o paciente reclame de desconforto ou o enchimento dos vasos capilares diminua sobre o expansor; então remova alguns milímetros. Repita semanalmente até o tamanho desejado. Idealmente, inflações menores a cada 3 dias são melhores, mas menos práticas. O creme EMLA sobre ports de injeção reduz o desconforto. A expansão pode levar de 4 semanas a 4 meses.

Remoção e retalho: incorporar incisão no *design* do retalho e incluir cápsula expansora no retalho. Bisturi elétrico pode ser usado contra o expansor sem perfurá-lo. A cápsula fibrosa envolta pode causar deformidades no contorno, especialmente nas margens, e pode ser excisado ou deixado para resolver.

Riscos e complicações
- Infecção e extrusão são mais comuns. Se ocorrerem no início, o procedimento deverá ser abandonado. Casos tardios podem ser tratados com antibióticos e curativos, e a expansão pode continuar.
- Hematoma, seroma, ruptura do implante, rotação ou perda de port, necrose da pele sobrejacente, dor, neuropraxia, erosão do osso, músculo e gordura.
- Ampliação das cicatrizes.
- Não expande.

Vantagens
- Pele do local com boa cor, textura e compatibilidade do cabelo.
- Sensível.
- Ausência de doador.
- Simples e seguro.

Desvantagens
- Ver complicações.
- Inconveniência para o paciente.
- Aparência feia conforme se expande.
- Dor da injeção.
- Não alcança tecido suficiente.

Dica
- Verifique se o expansor infla de modo satisfatório antes da colocação no paciente.

Fenômeno de autonomização

O Fenômeno de autonomização é visto na autonomização de retalhos. Retalho autonomizado é um termo usado para indicar que o retalho é desenvolvido e transferido em mais de uma etapa para assegurar sua segurança vascular através de divisão de parte do suprimento ou da drenagem vascular do retalho 1-3 semanas antes da rotação definitiva do retalho. O fenômeno de autonomização é o aumento no tamanho ou comprimento do retalho que pode ser rodado com sucesso após um procedimento de autonomização.

A maior parte do fluxo sanguíneo (97%) é utilizada para termorregulação, e não para nutrição (3%). O fluxo sanguíneo normal é de 15 mL/min/100 cm^3. Com a dilatação dos vasos o fluxo aumenta para 90 mL/min/100 cm^3. A pele precisa apenas de 1-2 mL/min/100 cm^3 para sobreviver. Os limites de um território vascular são definidos conforme a área de pele que pode sobreviver se for rodada com base apenas em um determinado vaso.

O fluxo nos limites do território é menor que 1-2 mL/min/100 cm^3. Se o fluxo puder ser aumentado, o território aumentará. O fluxo pode ser aumentado pelo aumento de fluxo nos vasos existentes através do aumento na pressão de perfusão ou vasodilatação, através da captura de novos territórios vasculares por abrir os vasos bloqueados ou através de neovascularização. Entretanto, a autonomização opera através de mecanismos mais complexos do que puramente através do aumento do fluxo, do número e do calibre dos vasos de suprimento sanguíneo. A autonomização também condiciona o tecido a sobreviver com um menor fluxo de nutriente.

A autonomização é criada, mecanicamente, por dissecção que reduz o fluxo sanguíneo no plano dissecado, criando isquemia relativa e, consequentemente, hiperemia, o que estimula o fluxo sanguíneo ao longo do plano longitudinal ou não dissecado.

Mecanismo de autonomização

- Reorganização vascular por:
    - Ruptura mecânica de vasos transversos.
    - Orientação longitudinal dos vasos.
    - Abertura dos choke vessels.
    - Angiogênese mediada, parcialmente, por quimioatrativos e, parcialmente, por mudança na tensão.
- Vasodilatação secundária a:
    - Mediadores inflamatórios.
    - Simpatectomia.
- Hiperemia reativa secundária à isquemia relativa e aos radicais livres de oxigênio, aos metabólitos anaeróbicos e à acidose.
- Aclimatação para hipóxia.

A expansão de tecidos utiliza o fenômeno de autonomização porque a criação da loja pode reorganizar os vasos e as forças mecânicas e a isquemia relativa geradas pela expansão aumentam a vascularidade do retalho expandido.

Pressão negativa tópica

Definição
O uso de drenagem a vácuo assistida para remover líquido de uma superfície de ferida usando uma interface de espuma para distribuir a pressão negativa igualmente através da ferida.

Princípios
- Aplicar pressão subatmosférica para uma ferida aberta aumenta o fluxo sanguíneo para o leito da ferida e aumenta a frequência de formação do tecido de granulação.
- Este efeito é máximo com pressão intermitente de 125 mmHg.
- Remoção de líquido da superfície da ferida pode reduzir edema e remover bactérias e mediadores inflamatórios.
- As margens da ferida são delicadamente unidas, ajudando o processo de contração da ferida.

Indicações
- Feridas agudas ou crônicas incluindo queimaduras, feridas traumáticas e cirúrgicas e úlceras de pressão.
- Contraindicado em feridas contendo malignidade, infecção, osteomielite e fístulas não entéricas e sobre escara.
- Não deve ser aplicada, diretamente, em vasos sanguíneos ou órgãos.
- Tem sido usada como um curativo SSG para feridas difíceis a fim de ajudar na introdução de SSG.

Método
A seguir é descrito o uso do sistema VAC^{TM}, que leva uma pressão negativa controlada que pode ser preparado para ser intermitente ou contínua.
- A ferida é limpa, e o tecido necrótico, desbridado, podendo ser necessário que seja feito em hospital e sob anestesia geral.
- Para cavidades do corpo abertas, os órgãos devem ser cobertos com tecido autólogo ou uma alternativa sintética adequada.
- Um pedaço de gaze é cortado para caber na ferida (ou múltiplos pedaços são colocados na ferida).
- A gaze é colocada dentro da ferida e um tubo de drenagem colocado sobre isto. Se o tubo tiver furos circunferenciais, outro pedaço de gaze deverá ser colocado sobre o topo do tubo.
- O furo é coberto com um curativo adesivo transparente à prova da água que cobre a pele envolta e um selo criado com a pele e o tubo de drenagem.
- Alternativamente, o curativo transparente é colocado diretamente na gaze; um furo é feito e um tubo de sucção com uma extremidade adesiva plana (TRAC^{TM} pad) é preso sobre o furo.
- O tubo de sucção é anexado a uma extensão do tubo com um reservatório em uma das extremidades.
- O reservatório se encaixa na unidade VAC^{TM}.
- A unidade VAC^{TM} é preparada para fornecer a pressão negativa desejada.
- A espuma deve colapsar dentro da ferida; vazamentos podem ser corrigidos com mais curativo transparente.

- Curativos hidrocoloides como Duoderm podem ser usados na pele envolta para protegê-la da espuma ou para ajudar o curativo transparente a selar.
- Aplicação de um líquido pegajoso como benjoim na pele envolta ajuda o curativo transparente a aderir.

Cuidado pós-curativo
- O curativo transparente permite a observação das margens da ferida para sinais de infecção.
- KCI aconselha mudança do curativo a cada 48 horas ou mais frequentemente em feridas infeccionadas.
- O líquido de drenagem é rico em proteínas. Se a drenagem for abundante, verifique a albumina e administre suplementos nutricionais conforme indicado.

Complicações
- Trocas de líquido.
- Não cria uma vedação.
- Não progride para cirurgia definitiva.

Fundamentos de patologia

- *Hiperplasia* é aumento controlado organizado no número de células.
- *Displasia* é um aumento descontrolado desorganizado no número de células com perda de uniformidade e perda da organização arquitetural, por exemplo, núcleos hipercromáticos pleomórficos, mitoses aumentadas em níveis anormais.
- *Anaplasia* é a perda de diferenciação da estrutura e função das células com pleomorfismo marcado, núcleos grandes e aumento marcado no número de mitoses.
- *Hamartoma* é o hipercrescimento de células maduras com organização anormal.

Princípios da radioterapia

Definição
Radioterapia é o uso terapêutico de radiação ionizada para o tratamento de doenças malignas.

Física
- Radioterapia de feixe externo.
- Acelerador linear no qual elétrons são acelerados por micro-ondas e, então, alcançam o tungstênio, produzindo raios X de alta energia que depositam dose máxima alguns centímetros abaixo da pele.
- Feixes ionizantes também podem ser produzidos com nêutrons ou prótons.
- Raios X de alta energia e outros raios são biologicamente indistinguíveis.
- Terapia de feixe de elétrons tem penetração limitada.

Base da terapia de radiação
- A radiação consiste em pacotes de energia (fótons) que interagem com moléculas para causa ionização, liberando elétrons. O dano pode ser:
    - Direto.
    - Indireto, que ocorre quando os elétrons liberados produzem dano secundário por produção de radicais livres de oxigênio. O dano indireto depende de oxigênio.
- O efeito da radiação se dá principalmente, através de lesão ao DNA.
- DNA não reparável leva a mudanças cromossômicas.
- Células podem funcionar, mas a lesão pode impedir mitose.
- Células rapidamente divididas com alta modificação são mais afetadas, o que promove a diferença entre tumor e células normais.

Suscetibilidade das células
Depende de:
- Radiossensibilidade intrínseca da célula.
- Tensão do oxigênio (quanto maior melhor).
- Posição da célula em ciclo mitótico.
- Dose de radiação:
    - A unidade de dose absorvida de radiação é Gray (Gy).
    - 1 Gy = 1 J kg.
    - 1 Gy = 100 rad.

Tolerância
A tolerância de tecidos normais limita a dose de radiação (p. ex., pulmões 20 Gy; um lóbulo, 60 Gy).

Fracionamento
A prática de dividir a dose total e administrar durante um número de semanas, normalmente 6. Benefícios são:
- Permite recuperação de tecido como o sistema nervoso central e os pulmões.
- Rapidamente os tecidos se proliferam como pele e trato gastrointestinal (GIT).
- Áreas hipóxicas tornam-se mais bem oxigenadas.
- Doses contínuas eliminam frações iguais de células de tumor.

Planejamento

Planeje fornecer a dose máxima para o menor volume que envolverá o tumor – volume-alvo. O volume-alvo consiste em:
- Volume de tumor macroscópico.
- Margem biológica entre 5 e 10 mm.
- Margem técnica.

Planos precisam considerar:
- Localização do tumor (por imagens pré-operatórias, área cicatrizada pós-operatória).
- Liberação de radioterapia (campo único, campos opostos ou multicampos complexos; peso dos feixes; filtros triangulares).
- Imobilização do paciente para maximizar consistência (*laser* para monitorar alinhamento do paciente, revestimento plástico para manter a posição do paciente de forma reproduzível).
- Distribuição homogênea para volume-alvo, evitando tecidos saudáveis que não são alvos.
- Tolerância do tecido *versus* dose prevista de tratamento do tumor:
    - Crianças.
    - Idosos.
    - Cirurgia anterior.
    - Doença vascular.

Função da radioterapia

- Tratamento primário:
    - Cânceres laríngeos, da bexiga.
    - Tumores radiossensíveis.
    - Tumores inoperáveis.
    - Alta morbidade e mortalidade da cirurgia.
    - Inapto para cirurgia.
- Auxiliar:
    - Deslizamento do tumor.
    - Metástase de gânglios linfáticos.
    - Controle locorregional.
- Paliação:
    - Metástase óssea.
    - Compressão da medula espinal.
    - Metástase cerebral.
    - Obstrução SVC.
- Sistêmico (feixe externo ou isótopo):
    - < 4 Gy.
    - 8-10 Gy + transplante de medula óssea.
    - Leucemias.

Complicações

Dano celular a tecidos normais:
- Determinado pelo tempo de rotação da célula (14 dias na pele, 5 dias no GIT).
- Gravidade e recuperação dependem de dano à célula-tronco.
- Recuperação frequentemente completa.

PRINCÍPIOS DA RADIOTERAPIA

Efeitos da radiação
Agudo
- Ocorre durante a terapia ou dentro de 2-3 semanas.
- Perda do paladar, xerostomia, perda de apetite, perda de peso.
- Esofagite no GIT superior.
- Sangramento, ulceração, diarreia, vômito no GIT inferior.
- Sonolência na irradiação cranial.
- Oligospermia dano gonadal ou esterilidade, dependendo da dose.
- Depleção do tecido conectivo ou parenquimático (glândula da tireoide é depletada de células foliculares, o rim é depletado das células tubulares renais).
- Descamação, bronzeamento e eritema da pele (úmido ou seco).

Crônico
- Ocorre a qualquer momento após a terapia.
- Causado por mudança microvascular ou depleção de célula-tronco.
- Dano vascular por dano ao endotélio e tecido conectivo.
- Cicatrização fraca de feridas.
- Atrofia de tecido.
- Perda da função da glândula sebácea, sudorípara e de cabelo.
- Telangiectasia.
- Ulceração.
- Fibrose.
- Estenose.
- Linfedemas.
- Osteorradionecrose.
- Neuropatia: mielite, plexite e neurite.
- Dano cardíaco causando infarto do miocárdio após radiação mamária interna.
- Malignidade secundária:
    - Leucemia aguda (3-10 anos após irradiação por doença de Hodgkin).
    - Risco de tumores sólidos (10% após 20 anos).
    - Riscos maiores se ocorrer radioterapia e quimioterapia, especialmente ciclofosfamida e vincristina.

O futuro
Radioterapia acelerada
- Frações múltiplas diárias; menor tempo de recuperação para proliferação de células de tumor e células normais.
- Tempo de tratamento reduzido.

Hiperfracionamento
- Doses diárias menores sobre o tempo de tratamento convencional.
- Reduz dano ao tecido tardio.
- Reposta similar do tumor.
- Teoricamente, permite aumento da dose.

CHART (radioterapia acelerada hiperfracionada contínua)
- Nêutrons e íons – terapia pesada.
- Produzida por cíclotron.
- Dano ao DNA se dá por mecanismo não dependente de oxigênio, o que significa que áreas hipóxicas são igualmente suscetíveis.

Danos solares

Radiação
A radiação do sol é eletromagnética. A radiação eletromagnética é o nome geral para tipos diferentes de energia, incluindo luz ultravioleta visível, infravermelha, raios X, raios gama e rádio e micro-ondas.

Somente uma pequena porção da radiação solar total alcança a superfície terrestre. A maioria é bloqueada por poeira, umidade e pela camada de ozônio. O espectro solar no nível do mar é 290-3.000 nm. As ondas mais compridas são luzes visíveis e ultravermelhas. São as ondas mais curtas de luz UV que causam problemas.

UVA: 320-400 nm
É parcialmente responsável pelo fotodano crônico. A onda mais comprida penetra mais profundamente na derme e tem influência no nível celular. UVA estimula melanogênese sem espessamento apreciável da camada córnea.

UVB: 290-320 nm
É a faixa erimatogênica. 295 nm é a mais potente. Estimula a produção de melanina e espessamento epidérmico. É fotocarcinogênico.

UVC: 200-290 nm
É a faixa germicida. É bloqueada pela camada de ozônio. É potencialmente fotocarcinogênico. Tem origem em fontes artificiais, incluindo lâmpadas germicidas e soldagem no laboratório.

Efeitos de radiação
Os efeitos dependem da intensidade, duração e frequência da radiação combinado com a sensibilidade do receptor. Exposição solar tem, em geral, três principais efeitos agudos: eritema, fotossensibilidade e alterações imunológicas.

Eritema
Eritema é o componente clinicamente mais aparente da reação à queimadura do sol, que também inclui dano à membrana de base e DNA, distúrbios transitórios no DNA, RNA e síntese proteica e preparação de muitos mediadores inflamatórios e citocinas.

A dose mínima eritematosa (MED) é a quantidade mínima de energia necessária para produzir uma reposta uniforme do eritema claramente demarcada normalmente em 24 horas. O espectro de ação do eritema (ou efeito relativo de diferentes comprimentos de onda) é proposto ser uma boa aproximação da ação do espectro para a maioria dos outros eventos fotobiológicos na pele humana, incluindo bronzeamento, carcinogênese e fotoenvelhecimento.

4 MED produz uma queimadura dolorida e 8 MED provoca bolhas.

Fotossensibilidade
Fotossensibilidade é um termo generalizado aplicado a uma reação anormal da pele humana à exposição do sol, principalmente em razão de sensibilização por compostos tóxicos ou drogas.

Alteração imunológica

Alteração imunológica por radiação UV é bem documentada local e sistemicamente em ratos. Em humanos, exposição aguda modifica o balanço das células T e deprime a atividade natural de células matadoras em células-alvo de melanoma. Em exposição crônica, células de Langerhans da epiderme diminuem até 20-50%.

Fotocarcinogênese

- A relação entre exposição à radiação UV e o desenvolvimento de SCC é muito alta, com base em muitos estudos epidemiológicos. Radiação UV em animais de laboratório mostrou, definitivamente, o efeito carcinogênico do UVR. Aqueles pacientes que receberam tratamento PUVA (UVA + psoralen) para psoríase tiveram até 12 vezes mais chances de desenvolver câncer de pele. Os que sofrem de xerodermia pigmentosa (falta de capacidade para reparar DNA nuclear após dano de radiação UV) desenvolveram grandes números de cânceres de pele.
- BCCs tiveram uma associação menos clara à exposição UV.
- Melanoma se origina de áreas menos expostas ao sol em quase metade dos casos, sugerindo imunossupressão e até mesmo liberação de fatores estimuladores de melanócitos para agir em melanócitos nas áreas cobertas.

Radiação UV é um carcinógeno completo, pois é um iniciador e promotor. A base molecular da fotocarcinogênese é desconhecida.

Fotoenvelhecimento

Refere-se a mudanças na pele resultantes de exposição solar repetida, e não somente a passagem do tempo. Também é conhecida como envelhecimento prematuro ou dermato-heliose.

Os sinais clínicos de fotoenvelhecimento são espessamento, rugas, coloração, pigmentação, falta de rigor, telangiectasia, púrpura, atrofia e áreas fibróticas despigmentadas (pseudocicatrizes). Depois, ocorrem mudanças pré-malignas e malignas nas áreas habitualmente expostas. Outras condições incluem ressecamento, ceratose seborreica, acne rosácea, comedões senis, veias varicosas superficiais, pterígio, arco senil etc.

Fumo de cigarro (> 10/dia por > 10 anos) promove fotoenvelhecimento mais bem visto nos lábios.

Histologia do envelhecimento

Microscopia de luz mostra as mudanças. Elastose solar afeta a derme, onde o tecido conectivo dérmico anormal é sintetizado com as qualidades de coloração do tecido elástico sob a microscopia de luz (basofílico). Existe perda da estrutura fibrilar do colágeno (desorganizado ou aparência de espaguete cortado). Existem macrófagos ocasionais. A epiderme é fina, com perda de camadas de células granulares. A camada córnea normalmente não sofre modificação. A classificação do fotoenvelhecimento depende da gravidade das mudanças.

Fatores que afetam a gravidade do fotodano

- Tipo de pele: classificação de Fitzgerald.
- Pigmentação:
    - Existe uma reação de bronzeamento geneticamente determinada. É aguda e demorada. A reação aguda ocorre em pessoas de pele escura, ocorre 6 horas após a queimadura e rapidamente desaparece. Benefício não claro. Devido à fotoxidação da melanina.

- A reação demorada se deve à estimulação de melanogênese e é aparente depois de 72 horas. Em pele negra existe muito mais melanina e mais camadas de células granulares epidérmicas.
- Aclimatização: espessamento da epiderme e pigmentação aumentada ocorre após exposição ao sol, mas o benefício não está claro.
- Fatores geográficos:
  - Existem variações geográficas e climáticas na radiação UV. Areia, neve e concreto refletem até 85% da radiação UV. A radiação UV penetra a água. Queima-se mais rápido no verão, à tarde, próximo ao equador, em uma altitude mais alta (intensidade a 5.000 pés é 20% maior do que ao nível do mar). Também aumentada por umidade, vento e temperatura mais quente.
- Proteção solar:
  - Nuvem de sombra fina diminui até 30%.
  - Guarda-sol – diminui até somente 50% por causa da luz refletida.
  - Roupas com proteção solar (tecidos especiais com filtro UV) permite 20% de penetração de UV.
  - Protetores solares são preparos tópicos que diminuem os efeitos nocivos da radiação UV por absorção, reflexo ou dispersão. Precisam de amplo espectro (UVA/UVB).

Fator de proteção solar (SPF)

A proporção da quantidade de energia UVB necessária para produzir uma reação eritematosa mínima através do filme de produto de protetor solar para a quantidade de energia necessária para produzir o mesmo eritema sem qualquer aplicação de protetor solar (Schulz). SPF 15 é um filtro de 92% de UV. Em ratos, o protetor solar produz reduções drásticas nos efeitos do fotoenvelhecimento como danos dérmicos e fotocarcinogênese. Estima-se que o uso regular de SPF 15 nos primeiros 18 anos de vida diminui a chance de câncer de pele em até 80%.

Protetor solar

Físico
Funciona bloqueando totalmente o sol por dispersão e reflexo. Pigmentos insolúveis dispersos no filme de proteção solar; interferem com perspiração e podem ser cosmeticamente não aceitáveis.

Químico
Químicas solúveis em água/óleo que são completamente dissolvidos no filme ou na pele. Agem absorvendo a energia radiante antes que esta alcance a epiderme, e reenviam-na em um nível mais baixo de energia.

Bronzeadores e salões
Não existe prova de que o bronzeamento artificial seja melhor do que o sol. Nenhuma prova que o psoralen UVA pode induzir o bronzeamento sem fotoenvelhecimento e o risco de carcinogênese é no mínimo o mesmo.

Microbiologia

Lepra

Organismo
Mycobacterium leprae (bacilo de Hansen – Noruega, 1873).

Patologia
M. leprae é infeccioso, principalmente em crianças. Adultos têm baixa transmissão de infecção. M. leprae possui uma predileção por tecido neural, principalmente o sistema nervoso periférico. Os bacilos entram através dos vasos sanguíneos endoneurais e se prendem às células. As mudanças histológicas subsequentes nos nervos dependem do estado imune.

Classificação
- Lepra tuberculoide ocorre naqueles com boa imunidade. Fagócitos tornam-se células epitelioides causando a destruição do nervo e granulomas intraneurais.
- Lepra lepromatosa ocorre naqueles com baixa imunidade. Os fagócitos não destroem os bacilos, mas o levam embora, dando lesões amplamente disseminadas, mas não muitos danos aos nervos (perineuro fino).
- Lepra fronteiriça causa granulomas de células epitelioides em um padrão mais difuso do que a lepra tuberculoide.
- Lepra indeterminada.

Diagnóstico
Evidência clínica do envolvimento do nervo ou dérmico (placas).

Investigação
Microscopia para bacilos resistentes a ácido (coloração Ziehl-Neelsen), lepromina.

Tratamento
- Isolar o paciente.
- Tratamento médico – dapsone/rifampicina.
- Administração cirúrgica de músculo paralisado e complicações resultantes de músculos paralisados e pele anestésica.

Pasteurella multocida
Gênero pequeno no grupo *Bacillus*; comum na mordida de gatos e cachorros.

Tratamento
Desbridamento, penicilina.

Pseudomonas aeruginosa (piocianose)

Organismo
Bactérias gram-negativas anaeróbicas produzem dois pigmentos: uma fluoresceína amarela-esverdeada e piocianina azul-turquesa. *P. aeruginosa* gosta de condições úmidas. Outras espécies de *Pseudomonas* incluem *Pseudomonas pseudomallei*, que produz melioidose, e *Pseudomonas putrefaciens,* que infecciona úlceras e produz o cheiro de ácido sulfídrico.

Patologia
Causa a pigmentação azul-turquesa de bandagens, curativos e feridas. Infecciona úlceras necróticas e escaras, como feridas com vascularidade reduzida. Ocasionalmente, impede a introdução de enxerto de pele.

Tratamento
Aplicação tópica de ácido acético ou solução de Milton era popular, o que tem sido substituído pelo uso de sulfadiazina de prata.

Staphylococcus spp

Organismo
Staphylococcus spp, bactérias gram-positivas.

Patologia
Condições patológicas causadas por *Staphylococcus aureus* incluem impetigo (pele superficial), furunculose (infecção necrosante aguda do folículo capilar), carúnculas (muitos furúnculos ligados), foliculite (infecção do óstio do folículo capilar) e síndrome da pele escaldada. É o organismo mais comum causador de infecções de feridas e infecção de ossos e juntas.

Classificação
- Coagulase negativa: normalmente *Staphylococcus epidermidis*.
- Coagulase positiva: mais comum *Staphylococcus aureus*.

Tratamento
- *Médico*: flucloxacilina, cefalosporinas de primeira e segunda gerações, vancomicina IV ou teicoplamina podem ser necessários para tipos resistentes.
- *Cirúrgico*: não esquecer que desbridamento de tecido necrótico ou drenagem de abscessos devem ser feitos.

Streptococcus spp

Organismo
Streptococcus spp: cocos gram-positivo.

Patologia
Responsável por muitas infecções na pele, podendo ser o causador do fracasso na introdução do enxerto! Duas classificações:
- α-hemolítico, isto é, *Strep. Viridens* – hemólise verde parcial.
  β-hemolítico, isto é, *Strep. Pyogenes* – hemólise completa.
  γ-hemolítico, isto é, *Strep. Faecalis* (grupo D) – sem hemólise
- Uma classificação separada vai do grupo A ao grupo O, onde o grupo A = *Strep. pyogenes*, grupo D = *Strep. Faecalis*.

Condições clínicas secundárias ao *Streptococcus* incluem infecções de pele como erisipelas (pele superficial), celulite (subcutâneo), impetigo, danos aos vasos de pele secundários à eritrotoxina circulante (escarlatina) e hipersensibilidade alérgica aos antígenos do estreptococos, produzindo vasculite e condições como eritema nodoso. Outras condições incluem endocardite infecciosa e glomerulonefrite. *Streptococcus* é considerado um dos organismos envolvido na fascite necrosante.

Tratamento
- *Médico*: penicilina.
- *Cirúrgico*: desbridamento de tecido necrótico é fundamental para controle.

Clostridia
Família de bacilos gram-positivos que causam inúmeras doenças infecciosas.

Clostridium welchii (perfrigens)
- Celulite: processo séptico grave do tecido subcutâneo caracterizado por:
    - Celulite crepitante que se espalha rapidamente pelos planos fasciais.
    - Dor.
    - Discarga cinza-marrom-avermelhada.
    - Resulta em trombose.
    - Necrose da pele e necrose da gordura.
- Miosite por gangrena gasosa: similar a celulite, porém mais grave:
    - Gangrena espalhada e toxemia profunda.
    - Gás + crepitação nos músculos.
    - Músculo inchado vermelho-escuro.
    - Exsudato líquido marrom fétido com bolhas de gás.
    - Doença e prostração desproporcional à febre.

Peptostreptococcus, bacteroides e coliformes também podem produzir gangrena gasosa.

Administração
- Ressuscitação.
- Penicilina IV.
- Desbridamento cirúrgico.
- ± Fasciotomia ± amputação.
- ± Terapia de oxigênio hiperbárico.

Clostridium tetani
Bastão anaeróbico gram-positivo; suporte de esporo. Causa tétano, produzido por exotoxina poderosa. Fatal em 40-60%. Incubação 4-21 dias.

Feridas de tétano de posição prona são aquelas que possuem tecido desvitalizado com ambiente de oxigênio reduzido necessário ao organismo. Normalmente são complexas ou comprimem feridas profundas com contaminação e desnervação.
- Pródromo:
    - Agitação.
    - Dor de cabeça.
    - Rigidez maxilar.
    - Contrações tetânicas intermitentes na região da ferida dentro de 24 horas.
- Tétano:
    - Espasmo tônico dos músculos esqueléticos.
    - Trismo, riso sardônico = distorção facial clássica.
    - Opistótono e rigidez; contração tônica pode resultar até do menor estímulo.
    - Parada respiratória pode ocorrer durante convulsões.
    - Contrações doloridas associadas à taquicardia.
    - Salivação e suor aumentados.

Administração
- Prevenção.
- ADT ± imunoglobulina do tétano.
- Cirúrgica e médica:
    - Desbridamento cirúrgico da ferida que é fonte da infecção.
    - Local + antitoxina de tétano IV se estabelecido.
    - Antibióticos intravenosos.
    - Reduzir estímulo externo (quarto escuro calmo, sem visitas).
    - Controlar convulsões com benzodiazepínicos.
    - ICU – suporte circulatório e respiratório.
    - Normalmente morre por aspiração, pneumonia e parada respiratória.

Profilaxia do tétano
- Verificar o registro de imunização atual do paciente. Se ele foi imunizado e teve todo o curso de imunização, então não é necessária profilaxia adicional. Existia uma recomendação de 10 anos, assim, se nenhum reforço foi dado nos últimos 10 anos, administra-se a profilaxia do tétano. Entretanto, aumentou de 10 anos para indefinidamente. Em uma ferida de tétano de posição prona ou, na dúvida, administre a profilaxia.
- A profilaxia inclui desbridamento cirúrgico da ferida para remover tecido morto ou morrendo (anaeróbico)!
- Toxoide de tétano na forma ADT ou toxoide de tétano adsorvido sempre é usado se a imunização for desconhecida ou seu curso incompleto.
- Adicionalmente, considere a imunoglobulina de tétano no paciente não imunizado em uma ferida de tétano de posição prona.
- Contraindicação é hipersensibilidade prévia ao toxoide do tétano. Considerar imunoglobulina (imunização passiva).

Clostridium botulinum
- Botulismo: envenenamento agudo pela ingestão de toxina produzida por *C. botulinum*.
- Caracterizada por paralisia muscular progressiva decrescente.
- Bloqueia transmissão neuromuscular em fibras colinérgicas por liberação de ACh ou ligando ACh no local de liberação nas fendas pré-sinápticas.
- Alimentos enlatados.
- Deformações graves A-G.
- Sintomas:
    - Ocular: diplopia, visão embaçada, fotofobia.
    - Bulbar: disfonia, disartria, disfagia.
    - Extremidades musculares: salivação simétrica.

Investigação
- Injetar fezes ou soro em ratos – ver se eles morrem.

Administração
- Sintomática.
- Antitoxina.

Clostridium difficile
Produz uma toxina destrutiva da mucosa intestinal, causando colite pseudomembranosa.

Espécies de clostrídio
- C. welchii.
- C. tetani.
- C. botulinum.
- C. difficile.
- C. bifermentans.
- C. histolyticum.
- C. fallax.
- C. septicum.
- C. sordelli.
- C. novyi.

Capítulo 2

Embriologia

Embriologia da genitália externa 62
Embriologia da face 63
Embriologia do nariz.. 65
Embriologia do lábio e do palato 66
Embriologia da orelha... 67
Embriologia da mão 68

Embriologia da genitália externa

O intestino posterior embrionário e o alantoide (divertículo formado pelo saco vitelino) encontram-se na cloaca dividida na extremidade caudal do embrião. A membrana cloacal fecha a extremidade distal desta cavidade.

Na 3ª semana, as células mesenquimais migram para a região da membrana cloacal para formar a prega cloacal nos dois lados da membrana e o tubérculo genital anterior. A membrana cloacal migra de forma caudal.

Na 6ª semana, o septo urorretal cresce do dorso do alantoide em direção à membrana cloacal, dividindo-se, anteriormente, na membrana urogenital (selando o seio urogenital) e, posteriormente, na membrana anal. O seio urogenital formará, em seguida, a bexiga e a uretra, e a parte anterior da parede vaginal. As pregas cloacais se dividem, anteriormente, nas pregas urogenitais e, posteriormente, nas pregas anais. As pregas urogenitais estão destinadas a se formar nos pequenos lábios da fêmea, ou na linha mediana da rafe escrotal do macho. As eminências genitais ou labioescrotais se desenvolvem lateralmente às pregas urogenitais e formarão o resto do escroto ou dos grandes lábios. A membrana urogenital se decompõe na 6ª semana, permitindo a comunicação entre o endoderma do seio urogenital e do ectoderma das pregas urogenitais.

A diferenciação sexual da genitália externa para o fenótipo masculino ocorre independente do sexo sob a influência da testosterona convertida pela 5-α-redutase na mais potente di-hidrotestosterona. Na 11ª semana, o tubérculo genital se alonga para formar o falo. As pregas urogenitais aumentam em torno do endoderma da parte mais ventral que, inicialmente, forma a placa uretral e, em seguida, penetra no falo para formar o canal uretral. As eminências urogenitais unem a parte ventral ao ânus para formar o escroto e se funde ao longo do comprimento do falo até a glande para criar a uretra peniana. A parte glandular distal da uretra é formada mais tarde, na 13ª semana, pela migração interna das células ectodermais.

Também na 13ª semana, as eminências labioescrotais migram em torno do aspecto ventral do pênis. Os testículos não descem para o escroto até cerca do 7º mês.

Embriologia da face

O desenvolvimento da face começa no final da 3ª semana de gestação. Neste estágio, as pregas neurais se fundem para formar o tubo neural e este se dobra para criar a cabeça primitiva. A parte caudal do tubo neural é separada da proeminência cardíaca pela boca primitiva, o estomodeu. O crescimento diferencial da parte mais cranial do tubo neural forma uma proeminência frontonasal central que cresce abaixo da extremidade caudal e seis arcos branquiais unidos que crescem medialmente. O primeiro arco branquial desenvolve duas eminências: as proeminências maxilar e mandibular. Perto da 4ª semana, o estomodeu é envolvido, de cima para baixo, pela proeminência frontonasal central; proeminências maxilares pares e proeminências mandibulares pares.

A proeminência frontonasal é destinada a formar a testa, o nariz e o lábio superior central. As proeminências maxilares formarão as bochechas, o maxilar e os lábios superiores laterais. As proeminências mandibulares originarão o lábio inferior, o queixo e a mandíbula. Os arcos branquiais restantes (2-6) formam as paredes laterais e anteriores da orofaringe primitiva.

Os arcos branquiais diminuem em tamanho de cima para baixo, e o 6º não é, de fato, externamente visível. Cada arco contém um precursor da cartilagem, uma artéria, um nervo e um músculo, e originará estruturas específicas na cabeça e no pescoço (Tabela 2.1). Entre os arcos estão os canais branquiais, onde o ectoderma branquial e o endoderma faríngeo estão separados somente por uma fina camada do mesoderma. Novamente, isto originará estruturas específicas. A primeira bolsa forma o canal auricular e a cavidade da orelha média. A segunda transforma-se na fossa tonsilar palatina. A terceira e a quarta formam os tecidos da paratireoide e do timo; a terceira forma a paratireoide inferior que migrará inferiormente depois da quarta bolsa derivativa. A quarta bolsa também forma a glândula tireoide. A quinta bolsa forma o corpo ultimobranquial e as células C da glândula tireoide produtoras da calcitonina.

Pela 8ª semana, a face adquire uma aparência mais humana com as bolsas faríngeas obliteradas. Os processos maxilares e mandibulares se fundem, e os lábios e a mandíbula estão bem definidos. Os processos frontonasais se alongam verticalmente e os olhos migram medialmente. Este período de 5 semanas é crucial para a embriogênese facial e os erros neste período podem resultar em uma deformidade significante. A falha da obliteração do canal branquial provoca a fístula, seio ou cisto branquial, o mais comum sendo um resquício do segundo canal.

Tabela 2.1 Conteúdo de cada arco e de estruturas derivadas

Arco	Artéria	Nervo	Músculo	Precursor da cartilagem	Estruturas esqueléticas
Primeiro (mandibular)	Maxilar	Trigêmeo	Músculos de mastigação	Quadrado Cartilagem de Meckel	Asa maior do esfenoide, bigorna, martelo, maxila, zigoma, porção escamosa do osso temporal, mandíbula
Segundo (hióideo)	Estapedial em embriões corticotimpânica em adultos	Facial	Músculos de expressão facial, do digástrico ventre posterior, estilo-hióideo, estapédio	Reichert	Estribo, processo estiloide, hióideo (corno menor, corpo superior)
Terceiro	Parte da carótida interna e comum	Nervo glossofaríngeo	Músculo estilofaríngeo	Terceiro arco	Hióideo (corno maior, corpo inferior)
Quarto	Arco aórtico, inominada e subclávia direita, parte distal da pulmonar	Ramo laríngeo superior do vago	Constritores faríngeais	Quarto arco	Cartilagens laríngeas
Quinto e sexto	Parte proximal da pulmonar, ducto arterioso	Ramo laríngeo recorrente do vago	Intrínseco da laringe	Sexto arco	Cartilagens laríngeas

Adaptada de Grabb & Smith's Plastic Surgery, Lippincott-Raven, Philadelphia, PA, 1997.

Embriologia do nariz

No final da 4ª semana, os placoides olfatórios (nasais) bilaterais aparecem nas extremidades inferolaterais do processo frontonasal. As proeminências nasais mediais e laterais se desenvolvem adjacentes a cada placoide olfatório. Estas engrossam e os placoides olfatórios se aprofundam nas fossas olfatórias, aumentando para formar os seios nasais. Inicialmente, uma membrana oronasal separa as cavidades oral e nasal, mas ela se decompõe e a cavidade torna-se única. O estomodeu, a cavidade oral primitiva, é agora contínua com a cavidade. Os processos maxilares bilaterais crescem medialmente em direção às proeminências nasais laterais.

Durante a 6ª semana, as proeminências nasais mediais se fundem em um único processo globular que se transformará, eventualmente, na extremidade nasal, na columela, no pró-lábio, no freio e no palato primário. Conforme isso ocorre, o septo nasal cresce abaixo dos processos nasais mediais e da proeminência frontonasal. As proeminências nasais laterais transformar-se-ão nas abas do nariz.

Conforme as proeminências maxilares pares crescem através dos processos nasais laterais, elas são inicialmente separadas pelo sulco naso-óptico. Durante a fusão destas proeminências, um cordão do epitélio, sulco nasolacrimal, se afunda no mesênquima. Após o nascimento, ele se canalizará para formar o ducto nasolacrimal, conectando o saco lacrimal conjuntival com a parede nasal lateral.

No final da 6ª semana, os processos maxilares se fundem com as proeminências nasais mediais para cercar as narinas. O soalho de cada cavidade nasal ainda se conecta com o estomodeu e aguarda o desenvolvimento do palato para separar a boca do nariz.

As conchas se desenvolvem pelas proeminências nas paredes laterais das cavidades nasais. Os divertículos das cavidades nasais se expandem nos ossos esfenoide, etmoide e maxilar para formar os seios paranasais. No entanto, isto ocorre muito mais tarde no desenvolvimento: os seios maxilares se desenvolvem no 3º mês e os etmoidais, no 5º mês. Os seios esfenoidais e frontais não aparecem até depois do nascimento; com 5 meses e 5-6 anos, respectivamente. Todos os seios continuam a aumentar na adolescência e são responsáveis por muitas diferenças na forma entre a face da criança e a do adulto.

A falha na fusão das proeminências maxilar e nasal lateral resulta na fenda facial 3 de Tessier, que corre ao longo do curso do ducto nasolacrimal.

Embriologia do lábio e do palato

A boca primitiva ou estomodeu aparece na 3ª semana do desenvolvimento embriológico. É envolto por cinco primórdios (eminências derivadas da crista neural): superiormente, a proeminência frontonasal central e, lateralmente, as proeminências mandibular e maxilar pares.

Durante as próximas 4 semanas, as proeminências nasal medial e lateral se desenvolvem na proeminência frontonasal (ver Embriologia do nariz), movem-se em direção à linha mediana e se fundem. As proeminências nasais mediais formam o tubérculo do lábio superior e o palato primário ou pré-maxila, no qual os quatro dentes incisivos superiores desenvolver-se-ão. O remanescente do lábio superior é formado pela fusão das proeminências maxilares com as proeminências nasais mediais. As superfícies das proeminências nasais mediais e maxilares são cobertas com o epitélio, que forma a fosseta nasal transitória quando elas se fundem. A fosseta nasal é degenerada por apoptose, e a falha neste processo pode resultar em uma fenda labial. A fusão dos elementos do lábio superior não está completa até a 7ª semana. As cristas filtrais, normalmente proeminentes nos neonatos, são formadas por uma derme engrossada e apêndices dérmicos. Na síndrome alcoólica fetal o lábio superior é achatado.

O lábio inferior é formado anteriormente, na 6ª semana, pela fusão das proeminências mandibulares bilaterais. As fendas do lábio inferior são raras e se devem, possivelmente, à fusão precoce no desenvolvimento.

O palato secundário (assim chamado porque se desenvolve depois do palato primário) consiste no palato duro, posterior ao forame incisivo e o palato mole. Na 7ª semana, os processos palatais laterais projetam cada uma das proeminências maxilares para dentro da cavidade oral. Neste estágio, a boca primitiva está quase preenchida pela língua em desenvolvimento. Consequentemente, os processos palatais apontam para baixo e se encontram do outro lado da língua. Durante a 8ª semana, após um período de apenas algumas horas, os processos palatinos se elevam a uma posição horizontal. Os processos palatinos laterais se fundem uns com os outros e com o septo nasal do anterior para o posterior. Consequentemente, a forma mais amena da fenda palatina é a úvula bífida.

O mecanismo exato pelos quais os processos palatinos se elevam não é conhecido. Uma teoria envolve a hidratação de glicosaminoglicanas. Parece que a depressão da língua é uma parte importante do processo. Na 8ª semana, a cabeça do embrião levanta, permitindo que a mandíbula se abra; a deficiência no fluido amniótico pode impedir os movimentos da mandíbula. A elevação fetal pode ser importante. A retrognatia se deve ao desenvolvimento tardio da mandíbula, como visto na sequência de Pierre-Robin, que força a língua a se assentar no alto da boca, retardando a elevação do palato.

Embriologia da orelha

Orelha interna

Na 4ª semana do desenvolvimento embrionário, dois placoides ópticos aparecem como um espessamento lateral do cérebro posterior. Cada placoide invagina para formar uma depressão óptica, cujas bordas fecham, resultando em um otocisto. Os divertículos crescem do cisto para formar o utrículo, o sáculo, os canais semicirculares e a cóclea. O mesênquima que cerca a orelha interna forma uma cápsula óptica cartilaginosa, que mais tarde ossifica e transforma-se no labirinto ósseo.

O tubo auditivo e a cavidade timpânica se desenvolvem de uma invaginação do primeiro sulco branquial, o recesso tubotimpânico. A extremidade dorsal da cartilagem do primeiro arco (cartilagem de Meckel) ossifica para formar o martelo e a bigorna da orelha média. A extremidade dorsal da cartilagem do segundo arco (cartilagem de Reichert) ossifica para formar o estribo da orelha média e o processo estiloide do osso temporal.

Orelha externa

Durante a 6ª semana, seis eminências mesenquimais (elevações) envolvem a primeira fenda branquial. As três primeiras elevações surgem do primeiro arco branquial, e as demais surgem do segundo arco. Nas próximas 2 semanas essas elevações crescem e se fundem para formar a aurícula. As elevações do primeiro arco se transformam no trago, na hélix e na concha cimba; aquelas do segundo arco se transformam no antítrago, na anti-hélice e na concha cava. A orelha é inicialmente localizada inferior à sua posição normal e se encontra em um plano horizontal. Conforme a face se desenvolve, ela se move gradualmente para uma posição mais cefálica e gira no sentido horário.

Pacientes que apresentam microtia ou outras anomalias de desenvolvimento da orelha externa têm uma orelha posicionada caudalmente. Conforme as estruturas externas e internas se desenvolvem relativamente de maneira independente uma da outra, as deformidades da orelha externa não são, necessariamente, associadas às anomalias da orelha interna, sendo possível a existência de audição.

Embriologia da mão

Morfogênese

A morfogênese da mão e dos membros superiores ocorre da 4ª à 6ª semana de gestação, e é iniciada pelos fatores de crescimento do fibroblasto. O broto do membro se desenvolve ao longo de três eixos do tronco:
- Proximal-distal.
- Anterior-posterior.
- Dorsal-ventral.

A especificação do membro ocorre em sete divisões de células, correspondendo a oito segmentos do membro. O úmero é o primeiro, o rádio e a ulna são os segundos, a fileira cárpica proximal é a terceira etc.

Eixo proximal-distal

É controlado pelo tecido conectivo mesenquimal, que delineia a sequência proximal-distal de músculos, vasos e nervos. Os experimentos em enxertar brotos de membro em diferentes áreas do corpo resultam no desenvolvimento do membro com base nos tecidos normalmente encontrados no local receptor.

A *crista ectodérmica apical* (AER) interage com o mesênquima basal para produzir um padrão distal-proximal. A AER é um espessamento linear anterior-posterior do ectoderma da borda revestido do broto do membro. A destruição da AER previne um desenvolvimento do membro mais adiante, resultando em um defeito de redução transversa cujo nível depende do tempo de destruição.

A AER influencia as células mesenquimais imediatamente abaixo, pela secreção de um fator de antidiferenciação (fator de crescimento de fibroblasto 4, FGF-4). Estas células indiferenciadas estão na *zona de progresso*. As células fora do alcance do fator de antidiferenciação secretado se diferenciam automaticamente. O aumento do período de tempo em que as células permanecem na zona de progresso e o número de divisões celulares determina seu desenvolvimento em mais estruturas distais. O retardo da saída das células da zona de progresso explica o padrão de focomelia com um assentamento da mão no úmero.

Os genes HOX-d estão envolvidos em um padrão proximal-distal talvez pela confirmação da diferenciação de células.

Eixo anterior-posterior

Na parte posterior do broto do membro, uma área do mesênquima chamada de zona de atividade polarizada produz fator com códigos para estruturas posteriores. O gradiente do fator difusível é responsável pela diferenciação em estruturas anteriores e posteriores. O fator (possivelmente uma proteína morfogênica do osso) é desconhecido, mas, provavelmente, está sob influência da proteína Sonic Hedgehog produzida pelo gene Sonic Hedgehog.

Eixo dorsal-ventral

Uma proteína difusível similar explica, provavelmente, a diferenciação de estruturas dorsais e ventrais. A proteína é oriunda do ectoderma dorsal e está associada ao gene wnt 7a *(wingless)*.

Desenvolvimento

A formação do osso, da cartilagem, da estrutura neurovascular e de outras estruturas ocorre entre a 7ª e a 12ª semanas. O mesênquima se diferencia em uma cartilagem primitiva, que é invadida pelos vasos sanguíneos e forma os centros de ossificação primários.

Nos centros de ossificação secundários dos ossos longos, desenvolvem-se na epífise, no outro lado da placa de crescimento. A placa de crescimento tem camadas de células:
- Camada de reserva.
- Camada de divisão.
- Camada de maturação.
- Camada de calcificação e hipertrofia.

As articulações se desenvolvem como interzonas entre a cartilagem primitiva adjacente, que, em movimento, se diferencia em articulação sinovial.

A mão forma uma espécie de luva, sob influência de hormônios, e ocorre a apoptose (6ª a 8ª semanas) entre raios, progredindo de distal para proximal e de pré-axial para pós-axial. O raio mais comum que está envolvido na sindactilia é o segundo raio pós-axial, indicando que este é o último a passar pela separação.

Crescimento

Após os estágios precedentes, as estruturas aumentam em dimensões de forma controlada, com modelagem e remodelagem.

Capítulo 3

Avaliação e anatomia clínica

Anatomia vascular da pele. 72
Anatomia de cabeça e pescoço 74
Anatomia do nariz 78
Anatomia e fisiologia da pálpebra 82
Anatomia da orelha externa 84
Anatomia do nervo facial 87
Anatomia básica da mão. 90
Suprimento neural para a mão. 97
Anatomia e exame do punho 99
Anatomia do pênis 101
Sistema nervoso parassimpático 103

Anatomia vascular da pele

Vascularidade
Plexos vasculares cutâneos:
- Epidérmico.
- Dérmico.
- Subdérmico.
- Subcutâneo.
- Pré-fascial.
- Subfascial.

Os mais importantes são o subdérmico, que é a base para os retalhos de padrão aleatório, e o pré-fascial, que deve ser retido no retalho fasciocutâneo. Os seis plexos mencionados possuem anastomoses múltiplas.

O suprimento arterial para esses plexos é proveniente de uma artéria de origem via músculo (perfurantes musculocutâneos), de um septo definido (perfurantes septocutâneos) ou de forma direta (axial e/ou perfurante). Vale notar que há grande variedade de classificações e de explicações para o suprimento sanguíneo da pele, com um *mix* variado de nomenclatura. E a maneira mais simples de todas é aquela apresentada por Spalteholtz, em 1893, e confirmada pelos estudos de Taylor e Palmer (1987).

- Artérias cutâneas diretas: este é o suprimento primário para a pele. O principal papel dessas artérias é suprir a pele, independente do caminho percorrido pelo sangue até o destino.
- Artérias cutâneas indiretas: o papel primário desses vasos é suprir músculos e tecidos profundos. Elas quase se esgotam ao atingirem a pele e têm a finalidade de fornecer um suprimento secundário ou de reserva.

Angiossomos
- Vasos que acompanham a estrutura de tecido conectivo do corpo. Mais profundamente, são ósseos e, mais superficialmente, musculares e fasciais.
- Os vasos se irradiam a partir de áreas fixas para móveis.
- Vasos com vias próprias *(hitch-hike)* e providos de nervos.
- Uma artéria de origem fornece um bloco composto tridimensional de músculo, nervo, osso e a pele de cobertura. Esse bloco é denominado "angiossomo".
- Na periferia de cada angiossomo existem artérias e arteríolas de encurvamento que se ligam aos angiossomos adjacentes. Quando se eleva um retalho, o angiossomo imediatamente adjacente pode ser retirado com segurança junto com o retalho, mas os angiossomos mais distantes podem-se tornar necróticos.

Fisiologia vascular
A microcirculação para a pele é controlada em nível sistêmico e local.
- Sistêmico:
    - *Regulação neural.* Esse processo é mediado pelo sistema nervoso simpático, com descarga adrenérgica simpática, causando vasoconstrição e retirada combinada com fibras colinérgicas que liberam bradicinina e provocam a vasodilatação.
    - *Regulação humoral.* Os hormônios em circulação podem atuar diretamente sobre os receptores nas paredes do vaso e nas anastomoses arteriovenosas. Os vasoconstritores são: adrenalina, noradrenalina, serotonina, tromboxano A2 e prostaglandina F_2-α. Entre os vasodilatadores estão a histamina, a bradicinina e a prostaglandina E_1.

- Local:
  - *Fatores metabólicos.* Hipercapneia, acidose, hipóxia e potássio intersticial causam vasodilatação e aumento no fluxo sanguíneo na tentativa de eliminar esses fatores da área local.
  - *Fatores físicos.* O reflexo miogênico mantém constante o suprimento sanguíneo para a pele diante de flutuações de pressão. O músculo liso vascular responde ao estiramento por contração ativa e para se liberar desse estiramento pela contração, a hipotermia local e a viscosidade aumentada do sangue causam a vasoconstrição.

Referência
Taylor GI, Palmer JH (1987). *Br J Plastic Surg* **40**, 113–41.

Anatomia de cabeça e pescoço

Couro cabeludo
Camadas do COURO CABELUDO:
- Pele.
- Tecido conectivo: contém gordura, artérias, veias e nervos.
- Aponeurose epicrânica (gálea): tendão membranoso do occipital e do frontal.
- Tecido conectivo solto: zona perigosa para a disseminação de infecções.
- Pericrânio (periósteo craniano externo).

As primeiras três camadas são intimamente ligadas e se movem como uma unidade única.

Suprimento arterial
Couro cabeludo anterior: ramos supratroclear e supraorbital da carótida interna.
Couro cabeludo lateral e posterior: ramos temporal superficial, auricular posterior e occipital da carótida externa.

A área inferior à linha da nuca é alimentada pelos perfurantes do trapézio e do esplênio, de modo que um retalho de pele nessa área não deverá ser trazido para a região abaixo da crista da nuca.

Drenagem venosa
Couro cabeludo anterior: as veias supraorbital e supratroclear se unem para formar a veia facial, que se une à veia retromandibular (ramo anterior) para drenar à veia jugular interna. A veia facial se comunica com o seio cavernoso via as veias oftálmicas e o plexo pterigoide, de modo que as infecções faciais podem causar meningite ou abscesso intracraniano.
Couro cabeludo lateral: as veias auricular posterior e retromandibular (ramo posterior) se unem para drenar até a veia jugular externa. A veia temporal superficial drena para a veia retromandibular.
Couro cabeludo posterior: a veia occipital drena até a veia jugular interna.

Drenagem de linfa
Pré-auricular, mastoide e occipital drenando para os nodos cervicais profundos.

Suprimento neural
Sensório: o plexo cervical (C2/3) alimenta os nervos occipital menor e auricular maior; o trigêmeo (C5) alimenta os nervos auriculotemporal, supraorbital e supratroclear.
Motor: o nervo facial alimenta o frontal e o occipital.

Relevância clínica
Os ferimentos do couro cabeludo sangram copiosamente, porque são mantidos abertos pelo tecido subcutâneo denso. No escalpo, as infecções normalmente se localizam na camada subcutânea, onde os numerosos septos fibrosos evitam a disseminação da infecção. O couro cabeludo deverá ser fechado em duas camadas: suturas absorvíveis na direção da gálea e suturas não absorvíveis em direção à pele para controlar o sangramento. Incisões de alívio na gálea podem ajudar a fechar defeitos de dimensões moderadas. Os grandes defeitos podem exigir retalhos de rotação, que precisam cobrir a convexidade do crânio à medida que avançam pelo defeito.

Pescoço

Planos fasciais do pescoço
Fáscia cervical superficial: camada fina de tecido conectivo subcutâneo localizada entre a derme e a fáscia cervical profunda, contendo platisma, nervos cutâneos, vasos sanguíneos e linfáticos.

Fáscia cervical profunda: consiste em três camadas: lâmina superficial da fáscia cervical *(investing fascia)*, pré-traqueal e pré-vertebral. Essas camadas formam planos através dos quais os tecidos podem ser dissecados durante a cirurgia. A lâmina superficial ajuda a prevenir a disseminação de abscessos.

Músculos superficiais
- **Platisma:** revestido pelas camadas superficial e profunda da fáscia superficial. Ele se origina da fáscia do peitoral maior e do deltoide para se inserirem três áreas principais: fibras anteriores para a ponta do queixo (fibras que se cruzam acima do hioide, que forma uma cinta muscular sob o queixo, definindo essa estrutura), fibras centrais para a mandíbula, fibras laterais misturadas a fibras dos músculos risório e abaixador do ângulo da boca.
    - Inervação: nervo facial (ramo cervical).
    - Ações: abaixa a mandíbula, mantém os cantos da boca para baixo.
- **Esternocleidomastóideo (SCM):** músculo largo e semelhante a uma fixa, com origem no manúbrio (cabeça do esterno) e terço medial da clavícula (cabeça clavicular) para se inserir no processo mastoide e na linha superior da nuca. É o marcador principal que divide o pescoço em dois triângulos.
    - Inervação: nervo acessório (raiz espinal) e C2/3.
    - Ações: flexão e rotação da cabeça para o lado oposto (unilateral), flexão do pescoço (bilateral).
- **Trapézio:** músculo chato em formato triangular, originando-se da linha superior da nuca; protuberância occipital externa; processos espinhosos de C7-T12 para se inserir na clavícula (terço lateral), acrômio e espinha da escápula.
    - Inervação: nervo acessório (raiz espinal) e C3/4.
    - Ações: elevação (fibras superiores), retração (fibras médias) e depressão (fibras inferiores) da escápula e, consequentemente, rotação da escápula.

Triângulos do pescoço (Tabela 3.1)
- **Triângulo anterior:** bordas – mandíbula, linha média, SCM. Ele ainda é subdividido pelos músculos digástrico e omo-hióideo em submentual, submandibular, carotídeo e triângulos musculares.
- **Triângulo posterior:** bordas – borda anterior do trapézio, clavícula e borda posterior do SCM.

Tabela 3.1 Triângulos do pescoço

Triângulo	Limites	Conteúdo principal
Anterior	SCM, mandíbula, linha média	
Digástrico/ submandibular	Mandíbula, ventres anterior e posterior do digástrico	Glândula submandibular e linfonodos Vasos facial, submental e milo-hióideo Nervos hipoglosso e milo-hióideo
Submentual	Ventre anterior do digástrico, corpo do osso hioide, linha média	Linfonodos submentuais Veia jugular anterior
Carotídeo	SCM, ventre posterior do digástrico, ventre superior do omo-hióideo	Bifurcação da artéria carótida comum Nervos: vago, hipoglosso, laríngeo interno e externo Linfonodos
Muscular	SCM, ventre superior do omo-hióideo, linha média (osso hioide para a incisura da jugular)	Parte da laringe, tireoide e paratireoide Linfonodos
Posterior	SCM, trapézio, clavícula	Nervo acessório Plexo braquial (porção supraclavicular) Artérias: occipital, cervical transversa, supraescapular e subclávia Veias: cervical transversa, supraescapular e jugular externa Troncos dos plexos cervical e braquial Linfonodos

ANATOMIA DE CABEÇA E PESCOÇO

Nervos

Plexo cervical
Os nervos C1-4 se localizam profundos ao SCM, emergindo da borda média para a posterior para alimentar a pele do triângulo posterior do pescoço e do couro cabeludo, dando origem aos ramos:
- C1: sem alimentação cutânea.
- C2: nervo occipital menor, suprimento cutâneo para o pescoço e o couro cabeludo posterior à orelha, parte superior da orelha e bochecha cobrindo a glândula parótida.
- C3: alimenta a parte cilíndrica do pescoço.
- C4: alimenta o ombro anterior para baixo em direção ao ângulo do esterno, topo dos ombros e porção superior das costas em sentido da espinha escapular.

Nervo acessório (XI)
Nervo motor em sentido do SCM e do trapézio. Representa uma área vulnerável em cirurgias no triângulo posterior superficial à fáscia profunda, onde a lesão afetará apenas o trapézio. A marca de superfície de seu curso é uma linha desenhada desde a junção entre os terços superior e médio do SCM até a junção dos terços médio e inferior do trapézio, cerca de 5 cm acima da clavícula.

Nervo frênico
O nervo C3-5, nervo motor único em sentido do diafragma. Ele corre em sentido descendente no triângulo posterior, profundamente à fáscia profunda, cruzando, obliquamente, a superfície anterior do escaleno anterior, de lateral para medial.

Drenagem linfática de cabeça e pescoço
A drenagem linfática da cabeça e do pescoço é feita por cadeias superficiais e profundas. Elas estão também agrupadas em seis níveis frequentemente utilizados para descrever zonas de depuração de linfonodos na dessecação do pescoço.

Os nodos superficiais são: facial, submentual, cervical superficial, pós-auricular, occipital, espinal acessório e escaleno anterior.

A cadeia da jugular profunda se estende desde a base do crânio até a clavícula e é formada em grupos superior, médio e inferior de linfonodos.

Tabela 3.2 Níveis de linfonodos e as áreas de drenagem respectivas

Níveis	Nodos	Drenagem
I	Submental e submandibular	Queixo, lábio, ponta da língua, porção anterior da boca, nariz e bochecha
II	Jugulodigástrico superior	Como anteriormente, além da face, parótida, orelha, tonsilas, palato, língua posterior e faringe
III	Jugular média	Naso e orofaringe, cavidade oral, hipofaringe, laringe
IV	Jugular inferior	Hipofaringe, laringe subglótica, tireoide, esôfago
V	Triangular posterior	Couro cabeludo parietal e occipital, nasofaringe, mama, tórax e abdome
VI	Compartimento anterior	Faringe, traqueia, tireoide

Anatomia do nariz

O nariz é uma pirâmide, com base óssea (maxilar frontal e ossos nasais), uma porção medial cartilaginosa firme (cartilagens laterais superiores e septo) e ponta cartilaginosa mole (asa).

Componentes primários ou camadas do nariz
- Cobertura de pele:
  - Dois terços superiores (dorso e laterais); pele fina, móvel.
  - Terço inferior (ponta e asa): pele mais espessa, firmemente aderente às cartilagens laterais inferiores, com muitas glândulas sebáceas.
  - O triângulo mole é a porção da borda alar, onde a columela (ramo medial) se volta lateralmente para formar a asa (ramo lateral); esse triângulo não tem suporte cartilaginoso, mas é formado por duas camadas de pele.
- Suporte do esqueleto:
  - Terço superior (ósseo): ossos nasais pareados, processos frontais da maxila.
  - Terço médio: cartilagens laterais superiores.
  - Terço inferior: cartilagens laterais inferiores (asa).

Os ossos nasais se sobrepõem às cartilagens laterais superiores na área conhecida como "Keystone"* As cartilagens laterais superiores se sobrepõem às cartilagens laterais inferiores na área de "scroll"**.
- Revestimento:
  - Vestíbulo: epitélio ceratinizado.
  - Outras áreas: camada mucosa fina.

Musculatura nasal
Toda a musculatura nasal é alimentada pelo nervo facial e permite as expressões faciais alterando a forma do nariz. Essa musculatura inclui os músculos: prócero, depressor do septo, levantador do lábio superior e da asa do nariz, dilatador das narinas, compressor da narina e nasal.

Vasculatura nasal
Suprimento arterial
- Ramo nasal externo da artéria oftálmica: parte superior do nariz.
- Ramo dorsal da artéria oftálmica: dorso e laterais do nariz.
- Ramo angular da artéria facial: áreas laterais do nariz.
- Artéria labial superior: asas e columela.
- Ramo infraorbital da artéria maxilar interna: dorso e laterais do nariz.

Suprimento venoso
O suprimento venoso é paralelo ao arterial. A veia facial forma conexões importantes com o seio cavernoso por meio da veia oftálmica superior.

---

*N. do T.: área de união entre as cartilagens laterais superiores, os ossos nasais e a cartilagem septal.
**N. do T.: área de curvatura do ramo lateral da cartilagem lateral inferior em sua junção com a cartilagem superior.

ANATOMIA DO NARIZ

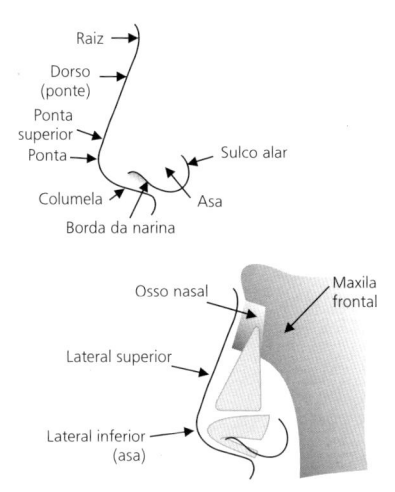

Fig. 3.1 Vista lateral do nariz e da nomenclatura nasal; vista lateral do esqueleto nasal.

Inervação nasal

Nariz externo
- Superior: nervo infratroclear (ramo oftálmico, CN V).
- Ponta: nervo nasociliar ou nervo nasal externo (ramo maxilar, CN V).
- Aspecto lateral: ramos nasais do nervo infraorbital (ramo maxilar, CN V).

Nariz interno
A divisão oftálmica do trigêmeo alimenta a metade superior do septo e o quadrante anterior superior da parede lateral do nariz, e a divisão maxilar supre o nariz posterior via nervos palatinos, e a parede anterior inferior pelo nervo infraorbital.

A inervação do septo é dividida em duas vias. A metade superficial é alimentada pelo ramo neural etmoidal anterior do nervo nasociliar, a partir da divisão oftálmica do trigêmeo. Esse processo continua até se transformar na incisura do nervo nasal externo nos ossos nasais. O septo profundo é alimentado pelo nervo nasopalatino, um ramo do esfenopalatino, a partir da divisão maxilar do trigêmeo.

A inervação da parede interna lateral do nariz é dividida em quatro quadrantes. O inferior posterior é alimentado pelo palatino maior, a partir da divisão maxilar do trigêmeo. O superior posterior é alimentado pelo nervo lateral superior posterior (ou esfenopalatino curto), um ramo do palatino posterior a partir da divisão maxilar do trigêmeo. O anterior inferior é alimentado pelo nervo alveolar superior anterior, um ramo do nervo infraorbital a partir da divisão maxilar do trigêmeo. O quadrante superior anterior é suprido pelo nervo etmoidal anterior a partir da divisão oftálmica do trigêmeo.

Válvula nasal interna
Essa estrutura é formada pela junção das camadas epitelial e mucosa do vestíbulo. Ela governa a entrada de ar por dilatação e constrição sob a influência da musculatura nasal externa e pode ser rompida por trauma ou cirurgia.

Subunidades nasais/unidades estéticas
O nariz é dividido em nove subunidades topográficas abrangendo: dorso, ponta, columela, paredes laterais pareadas e triângulos moles. Cada subunidade tem uma qualidade de pele característica e o contorno tridimensional que deve, obrigatoriamente, ser restaurado para que o nariz pareça normal após um procedimento de reconstrução. O ideal é que as linhas de sutura sejam feitas em estrita correspondência com esses limites, a fim de camuflar as cicatrizes. Se o defeito abranger mais de 50% da subunidade, toda a pele dessa subunidade deverá ser substituída, e não apenas a porção de pele perdida no defeito.

Válvulas nasais
Existem válvulas nasais externas e internas. As válvulas internas formam a borda caudal das cartilagens laterais superiores em sua protrusão para o interior do vestíbulo nasal. Essas válvulas divergem do septo em cerca de 10° a 15°. Na inspiração profunda, elas tentam se fechar, diminuindo o ângulo e obstruindo o fluxo de ar. Elas são mantidas abertas pelos músculos nasais externos que se anexam às cartilagens laterais superiores, como a nasal. Os atletas precisam usar um molde nasal externo que ajuda a manter as válvulas nasais abertas para aumentar o fluxo de ar e reduzir a resistência. O fechamento dessas válvulas pode ocorrer com a desnervação dos músculos (paralisia facial) ou perda do suporte lateral superior. O teste de Cottle é o fechamento/estreitamento das cartilagens laterais inferiores para produzir o estreitamento da porção média do nariz mediante inspiração forçada, que pode ser exagerada ao se ocluir a narina. Se a inspiração for mais fácil esticando-se a bochecha em sentido lateral, esse teste será positivo. Esse defeito pode ser reconstruído com enxertos expansores (Sheen).

Relevância clínica da anatomia nasal
- Na reconstrução nasal, a perda de tecido de cada uma das três camadas do nariz deve ser identificada e reposta com material similar.
- Os enxertos de pele de espessura total se adaptam satisfatoriamente ao dorso e paredes laterais, enquanto um retalho local ou regional é a melhor escolha para remodelagem da ponta ou da asa.
- O bloqueio anestésico local no nariz exige bloqueio do nervo infraorbital, do nervo infratroclear e dos nervos nasais dorsais.
- Deve-se assegurar que as incisões estejam em linha com as bordas estéticas da unidade.
- As excisões deverão estar em unidades estéticas para a melhor reconstrução estética possível.
- A reconstrução nasal sem o revestimento nasal interno sofre contratura de cicatrização muito mais significativa.

ANATOMIA DO NARIZ 81

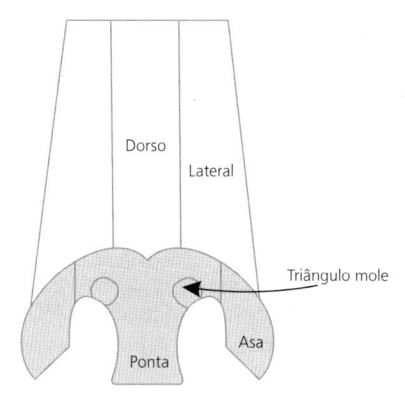

Fig. 3.2 Subunidades estéticas nasais.

Anatomia e fisiologia da pálpebra

O suporte à pálpebra é fornecido por:
- Levantador.
- Ligamento suspensório inferior de Lockwood (entre oblíquo inferior/reto inferior).
- Ligamento de Whitnall (a espessura da fáscia ao redor do levantador corre, na porção superior, desde a cápsula da glândula lacrimal até a tróclea do músculo oblíquo superior).
- Tendão lateral do canto.
- Tendão medial do canto.
- Placas do tarso.

Placas do tarso
Placas alongadas de tecido conectivo de 25 mm de comprimento e 1 mm de espessura:
- Superior: 8-10 mm de altura.
- Inferior: 3,8-4,5 mm de altura.
- As glândulas de Meibom ficam dentro da substância da placa do tarso.

Músculo orbicular do olho
Esse músculo se estende sobre a margem da órbita, cobrindo o septo orbital e o tarso.
- A *porção orbital* se origina da margem orbital superomedial, do osso frontal do processo do maxilar e do tendão medial do canto e insere o tendão medial do canto, o processo frontal da maxila e a margem orbital inferomedial.
- A *porção pré-septal* possui fibras superficiais da margem orbital, abaixo do tendão medial do canto e fibras profundas da crista pós-lacrimal; juntas elas são responsáveis pelo mecanismo da bomba lacrimal.
- O *músculo orbicular pré-tarsal do olho* tem uma cabeça superficial que ajuda a formar o tendão medial do canto e insere a crista lacrimal anterossuperior para anterior e a cabeça profunda (também conhecida como músculo de Horner), que corre posterior à bolsa lacrimal para a crista lacrimal posterior.

Esse músculo é alimentado pelo nervo facial e suas fibras correm em orientação vertical, de modo que a incisão vertical não leva à desnervação.

Mecanismo da bomba lacrimal
- O fechamento das pálpebras produz movimento em orientação medial dessas estruturas, esvaziando as ampolas e encurtando os canalículos, forçando, assim, o fluido para a bolsa lacrimal. Além disso, os músculos pré-septais produzem pressão negativa nessa bolsa, forçando o fluido ainda mais para o interior da bolsa.
- A abertura das pálpebras com o relaxamento dos músculos pré-septais permite a elasticidade do diafragma lacrimal para fazer voltar a bolsa à posição de repouso, produzindo pressão positiva e, assim, forçando as lágrimas até o ducto nasolacrimal.

Septo orbital
- Membrana fascial que separa as pálpebras das estruturas mais profundas.
- Anexa ao periósteo na margem orbital (arco marginal).
- A *gordura pré-aponeurótica* fica abaixo do septo e da aponeurose/retratores das pálpebras, de modo que a tração ou a excisão da gordura nessa área pode causar sangramento que se estende para a área posterior à órbita, causando cegueira:
    - Pálpebra superior = medial e central (glândula lateral lacrimal).
    - Pálpebra inferior = coxins de gordura medial, central e lateral.

ANATOMIA E FISIOLOGIA DA PÁLPEBRA

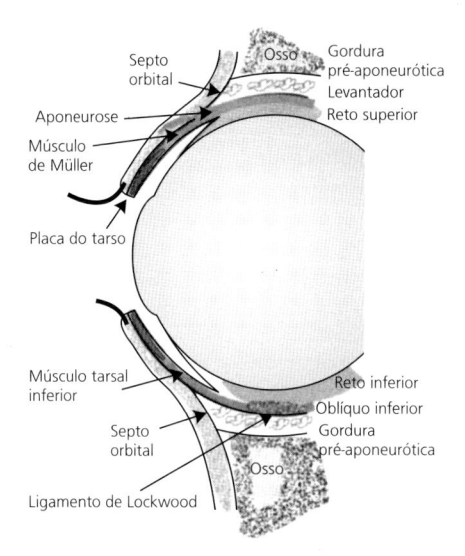

Fig. 3.3 Anatomia da pálpebra.

Levantador da pálpebra superior e músculo de Müller
- O levantador da pálpebra superior (músculo estriado) surge da asa menor do esfenoide (acima e anterior ao forame óptico). Possui formato triangular com a base na parte inferior, que se insere como aponeurose ampla no terço inferior anterior do tarso superior e pele da pálpebra superior (produzindo a dobra da pálpebra superior). Esse músculo possui também extensões lateral e medial chamadas cornos. Obs.: A aponeurose se mistura ao septo por uma distância de 3 a 5 mm acima do tarso.
- O levantador é alimentado pelo nervo oculomotor da divisão superior.
- O músculo de Müller surge do aspecto profundo do músculo levantador e da aponeurose e se insere na borda superior do tarso. Ele é alimentado pelas fibras neurais simpáticas e quando passa por desnervação sofre ptose da pálpebra superior na síndrome de Horner.
- A pálpebra superior é erguida pelo levantador e ajustada pelo músculo de Müller.

Pálpebra inferior
- A pálpebra inferior se move 2 mm para baixo com o olhar extremo para baixo, parcialmente pela ação de um músculo simpático inervado semelhante ao de Müller.
- A pálpebra inferior tem extensão fascial do reto inferior chamado de fáscia capsulopalpebral, que se une, inferiormente, ao septo orbital e superiormente ao tarso, com algumas fibras passando para o fórniax.

Anatomia da orelha externa

A aurícula consiste em uma cartilagem elástica única coberta em ambas as superfícies com pele e partes moles, e está ancorada no lugar por músculos e ligamentos.

Cobertura de pele e de partes moles

Os componentes das partes moles variam nas diferentes áreas da aurícula.

Orelha anterolateral

Estrutura que inclui a concha, a escafa e seus giros, estendendo-se posteriormente para a borda helical, anteriormente para o trago e, inferiormente, para o antítrago. Ela é formada superficialmente por pele muito fina sem praticamente nenhuma gordura. Os vasos e nervos ficam na camada fascial fina, entre a pele e o pericôndrio.

O melhor plano de clivagem para preservar a camada vascular fica sob o pericôndrio, que é uma lâmina branca e extremamente fina que cobre a cartilagem amarela.

Orelha posteromedial

Camada de pele mais solta, com duas camadas de gordura subcutânea, entre as quais fica a fáscia neurovascular. A camada profunda de gordura desliza facilmente sobre a cartilagem. A segunda e igualmente importante camada vascular é a rede subdermica.

Lobular

Consiste em pele contendo gordura. A pele é vascularizada pela rede subdérmica e a gordura por vasos dentro do lobo. A gordura é tão bem vascularizada que retalhos de gordura lobular podem ser longos e estreitos.

Cartilagem

A cartilagem auricular é uma cartilagem elástica única que não possui equivalente exato em nenhum sítio do corpo. Ela fica sobre o canal ósseo como um funil e é mantida no lugar pelos músculos tensores e ligamentos.

A cartilagem é fina e de espessura uniforme, coberta nos dois lados pelo pericôndrio. Este é mais aderente à cartilagem, ao longo da curva antelical que em outras áreas, como a escafa e o soalho da concha. A cartilagem é mais densa e fibrosa diretamente sob o pericôndrio, nos dois lados; essa camada é, com frequência, arranhada ou esfolada para ficar mais flexível para a remodelação.

Músculos e ligamentos

Os músculos extrínsecos consistem em auricular anterior, superior e posterior, que se estendem desde a cartilagem para o arco zigomático, aponeurose do epicrânio e periósteo mastoide, respectivamente. Esses músculos são inervados pelo nervo facial, mas, na maioria das pessoas, só podem contrair-se involuntariamente. Os músculos intrínsecos consistem em músculos muito pequenos no interior da própria aurícula, que formam e mantêm a forma da orelha.

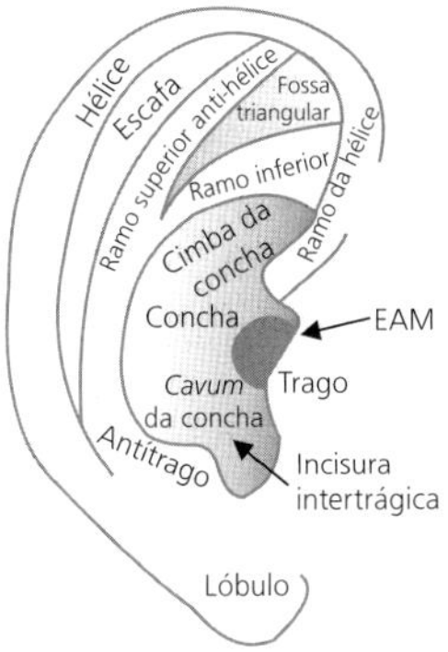

ANATOMIA DA ORELHA EXTERNA

Fig. 3.4 Nomenclatura da orelha externa.

Suprimento arterial

Esse suprimento vem de dois ramos principais da artéria carótida externa, a artéria temporal superficial (anterior) e a artéria auricular posterior (posteriormente), que se ramificam extensivamente na orelha e variam em calibre.

- A artéria temporal superficial surge da cápsula da parótida e corre em um plano abaixo do músculo auricular anterior. Quando ela atinge cerca de 1 cm em frente à orelha, ela dá origem a três ramos principais em orientação posterior:
  - Artéria auricular superior – hélice anterior.
  - Artéria auricular medial – trago.
  - Artéria auricular inferior – lóbulo.
- A artéria auricular posterior supre o grosso do volume de sangue para a orelha. Ela cruza por baixo do nervo auricular maior, passando por baixo do músculo auricular posterior para dar origem a três ramos principais na orelha: superior, medial e inferior. Todos eles alimentam o aspecto craniano da orelha e correm na fáscia vascular subcutânea, entre as duas camadas de gordura.

Suprimento venoso

As veias da orelha acompanham as artérias. O número de veias por artéria varia: com frequência há duas ou mesmo três. Os nervos correm superficiais às veias e as artérias profundamente em direção a eles.

Linfáticos

- Concha e trago: nodo pré-auricular em frente ao trago.
- Escafa e hélice posterossuperior: nodos mastoides.
- Lóbulo: nodos da parótida.
- Meato: nodo justajugular anterior ao músculo esternomastoide.

Suprimento do nervo sensitivo
- Metade inferior, aspecto anterolateral: ramo anterior, nervo auricular maior.
- Aspecto craniano: ramo posterior, nervo auricular maior.
- Aspecto anterolateral superior: nervo auriculotemporal.
- Meato: vago com/sem glossofaríngeo.

Relevância clínica
Para anestesia local, bloquear o nervo auricular maior por injeção subcutânea horizontalmente ao lobo da orelha no pescoço. A seguir, injetar a orelha e, então, em sentido descendente para o sulco cefálico auricular posterior. Bloquear o vago injetando a partir da cartilagem transconchal posterior para o meato acústico externo.

A presença de um suprimento sanguíneo rico, com grandes anastomoses entre as regiões significa que a orelha pode sobreviver mesmo com os menores pedículos. Um enxerto de pele de espessura total (FTSG) adaptar-se-á, muito satisfatoriamente, ao pericôndrio.

As propriedades elásticas da cartilagem e de seu pericôndrio permitem a remodelação incisando levemente uma superfície da cartilagem. Isso rompe a tensão de superfície, permitindo que a cartilagem se incline para longe dessa superfície incisada em resposta à tensão de superfície do outro lado. A profundidade e o espaçamento das incisões modifica o grau e a intensidade da curvatura. Esse é o chamado efeito de Gibson, normalmente usado para criar uma dobra antelical quando ausente na correção da orelha proeminente. A cartilagem jovem se curva melhor que a idosa.

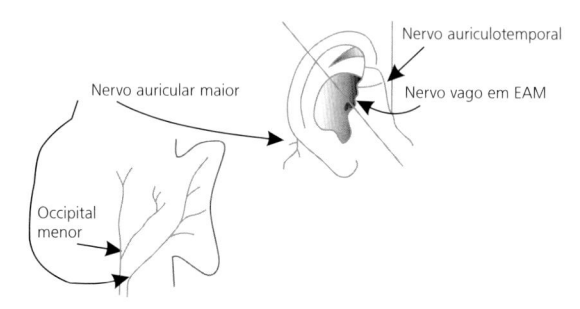

Fig. 3.5 Nervo sensitivo e suprimento da orelha.

Anatomia do nervo facial

O nervo facial está associado ao segundo arco branquial e suas estruturas.

O núcleo tem duas partes: um ramo superior de fibras cruzadas e não cruzadas que alimenta a face superior e a testa, e um ramo inferior proveniente, principalmente, de fibras cruzadas alimentando a face inferior.

O nervo secremotor tem alta proporção entre nervo e o músculo (1:8 a 1:50):
- O motor supre os músculos faciais.
- Os parassimpáticos alimentam:
  - A glândula lacrimal (nervo superficial maior via nervo lacrimal V1).
  - Glândulas nasal e do paladar do palato mole (nervo petroso superficial maior via nervo pterigopalatino V2).
  - Os botões do paladar e as glândulas submandibulares e sublinguais (via cordas do tímpano e nervo lingual V3).
- As fibras sensoriais suprem:
  - Face profunda passível de dor (nervo petroso superficial maior).
  - Meato acústico externo (via fibras que viajam com o vago CN X). O nervo facial (CN VII) corre junto ao nervo intermediário acompanhado pelo nervo acústico (CN VIII) através do canal facial no osso temporal, e deixa a fossa craniana via meato acústico interno. Dentro do canal, ele dá origem a três ramos: o nervo petroso superficial maior (ao nível do gânglio geniculado), o nervo para o estapédio e o corda do tímpano, e ocupa 25% do diâmetro do canal.

Ele deixa o crânio pelo forame estilomastoide. Na porção profunda do esternomastoide, o nervo segue do ventre anterior do digástrico para o ventre posterior, lateral ao processo estiloide, estilo-hióideo, carótida externa e veia jugular externa, mas posterior à veia facial. A seguir ele penetra na parótida, dividindo-se em lobos profundo e superficial.

Os ramos pré-parotídeos – ramos musculares do ramo auricular, alimentam:
- Occipital.
- Auricular.
- Digástrico (ventre posterior).
- Estilo-hióideo.

Dentro da glândula parótida, ele se divide em dois ramos principais e, então, em cinco ramos terminais:
- Temporofacial:
  - Temporal.
  - Zigomático (ramo mais extenso).
- Cervicofacial:
  - Bucal.
  - Mandibular.
  - Cervical (o ramo menos extenso).

Há muitas e variadas conexões interneurais entre esses ramos, especialmente o zigomático e o bucal.

Em geral, o nervo normalmente fica profundo com relação ao platisma e penetra nos músculos da expressão facial na superfície profunda (exceto do mento, bucinador e levantador do ângulo superior, onde penetra em sua superfície superficial; note que se trata de músculos profundos e, portanto, a dessecação em um plano superficial aos músculos faciais seria um plano seguro).
- Dezessete pares de músculos:
    1. Frontal ⎫
    2. Próceros ⎭ elevadores da testa
    3. Corrugador do supercílio
    4. Orbicular do olho
    5. Dilatador da narina
    6. Nasal
    7. Levantador do lábio superior
    8. Levantador do lábio superior e asa do nariz
    9. Levantador do ângulo da boca ⎫
    10. Zigomático maior   ⎬ modíolo
    11. Zigomático menor   ⎭
    12. Risório
    13. Depressor do lábio inferior
    14. Depressor do ângulo da boca
    15. Mental
    16. Orbicular da boca
    17. Bucinador
- Um músculo isolado: platisma.

Zonas de perigo
- Curso do ramo temporal (linha de 1 cm abaixo da incisura intertrágica até 1 cm acima da pálpebra lateral), especialmente onde o nervo altera os planos de profundo para fáscia temporal profunda para se colocar em sítio superficial à fáscia temporal profunda, mas ainda profundo com relação à fáscia SMAS/temporoparietal.
- Curso do ramo mandibular marginal (linha curva a partir de 1 cm abaixo da incisura intertrágica para a comissura, estendendo-se abaixo do ponto médio da mandíbula em 1 cm), especialmente onde o nervo ressurge para cruzar a borda mandibular e se posicionar superficialmente.
- Espaço entre as duas linhas acima anterior à parótida, mas posterior à linha a partir do ângulo palpebral lateral para a comissura, onde os ramos zigomático e bucal são vulneráveis.
- Abaixo da orelha em fossa mastoide posterior, posterior à parótida, onde o nervo facial principal é vulnerável.

Como localizar o nervo facial
Múltiplas técnicas
- Encontrar os ramos distais e traçar em direção posterior.
- Encontrar e retrair o esternomastoide em orientação posterior; encontrar o ventre posterior do digástrico e seguir em orientação ao crânio até o mastoide; retrair a parótida a partir do canal acústico externo de superfície anterior expondo a saliência *(pointer)* do trago. O nervo facial fica 1 cm profundo e 1 cm anterior inferior à saliência.

Observe que, nas crianças, o nervo facial fica mais perto da superfície, e o mastoide ainda não se desenvolveu.

ANATOMIA DO NERVO FACIAL

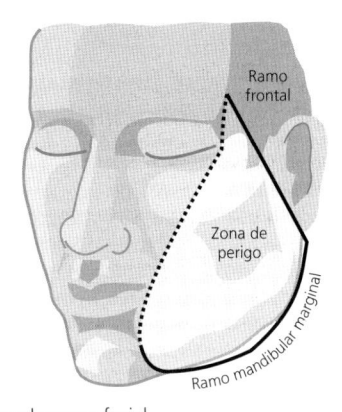

Fig. 3.6 Zonas de perigo do nervo facial.

Anatomia básica da mão

A anatomia da mão é um conhecimento essencial. É melhor identificar as estruturas pelo nome, não pelo número, para evitar confusão.

Esqueleto

A mão possui 27 ossos, incluindo os oito ossos do carpo, cinco metacarpos, cinco falanges proximais, quatro falanges mediais (exceto no polegar) e cinco falanges distais. As articulações carpometacárpicas (CMCJs) são estáveis e quase imóveis no indicador e dedos médios, mas cada vez mais móveis nos dedos anular e mínimo e no polegar, e permitem a flexão, com abdução e adução limitadas. Essa combinação permite a circundação, mas não a rotação. O primeiro metacarpo tem a extremidade proximal em forma de sela, permitindo amplitude de movimento muito maior. A quinta CMCJ também é relativamente móvel, permitindo o formato em xícara da palma. As articulações metacarpofalângicas (MCPJs) são articulações em dobradiça com efeito de câmara, ou seja, ficam soltas na extensão mas se apertam na flexão. As articulações interfalângicas (IPJs) também são em dobradiça com efeito de câmara leve ou oposto, ficando apertadas na extensão, porém soltas na flexão. Observe que as MCPJs e IPJs são articulações instáveis do esqueleto, confiando nas cápsulas articulares, ligamentos e tendões para fins de estabilidade.

- A amplitude normal de movimento das MCPJs é de 10° a 45° de hiperextensão, aumentando do polegar/indicador para o mínimo, com 80° a 100° de aumento de flexão a partir do polegar para o mínimo.
- A amplitude normal de movimento das PIPJs é de 0° a 15° de hipertextensão, aumentando do mínimo para o indicador, com 90° a 110° de flexão aumentando do mínimo para o indicador.
- A amplitude normal de movimento das DIPJs é de 0° a 15° de hiperextensão, sem diferença real entre os dedos, com 60° a 90° de flexão sem real diferença entre os dedos.
- A articulação interfalângica do polegar se move de 30° a 40° de hiperextensão para 80° de flexão.

A amplitude é medida e registrada em graus. A amplitude funcional é medida pela distância da polpa, a partir da palma, nos dedos e pela extensão de alcance do polegar cruzando a palma e os dedos (Kapandji 0-9).

Fáscias

O retináculo flexor ou ligamento transverso do carpo é um retângulo em forma de selo de postagem de fáscia densa que reveste a superfície palmar dos ossos do carpo, criando o teto do túnel do carpo. Essa estrutura está ligada em sentido radial ao tubérculo escafoide e a crista do trapézio, e em sentido ulnar ao pisiforme e ao gancho do hamato. Pelo túnel do carpo passam 9 tendões e o nervo mediano, com seu revestimento sinovial.

A aponeurose palmar (fáscia) fixa a pele firmemente para permitir o movimento em garra da mão. Esta é uma estrutura contínua com o retináculo flexor e o longo palmar em orientação proximal; em sentido distal, ele se insere nas bainhas do tendão flexor. A fáscia palmar tem fibras verticais, transversais e longitudinais. As fibras verticais fixam a

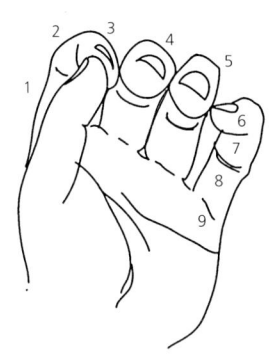

Fig. 3.7 Avaliação de oposição de Kapandji.

pele e se estendem entre os metacarpos como faixas de Legue e Juvara nos colos dos metacarpos. As fibras longitudinais se concentram nas áreas pré-tendinosas, ao longo das linhas de tensão, em cada raio digital. As fibras transversas de Skoog ficam profundas aos feixes longitudinais, mas superficiais aos feixes neurovasculares, fornecendo um plano de dissecação útil e seguro.

Nervos *(Fig. 3.8 e Tabela 3.3)*

O **nervo ulnar** fornece a sensação ao dedo mínimo e à metade ulnar do dedo anular, e o motor supre todos os músculos intrínsecos da mão, exceto o abdutor curto do polegar e o oponente e os dois lumbricais radiais. Ele penetra na mão anexo ao aspecto radial do flexor ulnar do carpo, tendo originado os ramos cutâneos superficiais dorsal e palmar (que suprem o dorso ulnar da mão e a eminência hipotenar, respectivamente). Ele passa superficial ao retináculo flexor dentro de uma luva solta de fáscia (canal de Guyon). No interior desse canal, ele se divide em um ramo sensorial superficial e um ramo motor profundo com relação aos músculos hipotenares (abdutor do dedo mínimo, flexor do dedo mínimo, oponente do dedo mínimo), todos os interósseos palmares e dorsais, os dois lumbricais ulnares e o adutor do polegar. Embora o ramo motor frequentemente deixe o nervo no aspecto neural ulnar, ele passa profundamente com relação ao nervo e se enrola ao redor do gancho do hamato e na palma, sendo acompanhado pela continuação da artéria ulnar como o arco palmar profundo.

O **nervo mediano** passa dentro do túnel do carpo, entrando entre o palmar longo e o radial flexor do carpo, superficialmente aos tendões flexores dos dedos. Ele fornece a sensação ao polegar, indicador e dedo médio, e a metade radial do dedo anular, e um ramo muscular alimenta os músculos da eminência tenar radial. No antebraço distal, o nervo mediano dá origem a um ramo sensório (ramo cutâneo palmar do nervo mediano), que passa geralmente superficial ao retináculo flexor para a pele sobre a eminência tenar e os dois terços da palma até a linha axial do raio do dedo anular. O ramo motor geralmente deixa o nervo mediano dentro do túnel do carpo, no aspecto superficial radial do nervo. A seguir, ele surge na extremidade distal radial do ligamento transverso do carpo e forma um gancho para trás, avançando superficial e radialmente aos músculos tenares entre o flexor e o abdutor curto do polegar. Entretanto, ele também pode sair através do retináculo flexor, ou ficar superficial a ele, tornando-se vulnerável a lesões na descompressão do túnel do carpo.

O **nervo radial** superficial passa anexo ao braquiorradial (BR) no antebraço, fundindo-se em seu aspecto dorsal, na junção do terço médio e terço distal do antebraço. Em seguida, ele forma um gancho sobre a borda aponeurótica do braquiorradial (onde pode ser comprimido ou irritado, causando a síndrome de Wartenberg), dividindo-se em vários ramos que fornecem sensação à pele do dorso radial da mão e dos dedos, ao nível da falange proximal.

Artérias

A **artéria ulnar** corre no aspecto radial do nervo ulnar, dá origem a um ramo profundo e se curva ao redor da palma, profundamente à aponeurose palmar para formar o arco palmar superficial. Esse arco supre as artérias digitais comuns para cada comissura interdigital que se divide distalmente, para formar artérias digitais próprias. Estas ficam em posição mediolateral nos dedos, anteriores aos nervos.

A **artéria radial** dá origem ao ramo palmar superficial, 2 a 3 cm proximais ao punho. Esse ramo surge entre o flexor radial do carpo (FCR) e BR, e cruza muito superficialmente a eminência tenar, radial ao tubérculo escafoide. Em algumas pessoas, pode-se observar ou sentir pulsação nesse sítio. Ele alimenta o músculo tenar e continua para formar o arco palmar superficial com a artéria ulnar. A artéria radial principal, também entre FCR e BR, passa profunda ao abdutor longo do polegar (APL) e aos tendões extensores curtos do polegar (EPB) para a **tabaqueira** anatômica (marginada pela APL/EPB em sentido radial e EPL ulnar, proximal pelo estiloide radial e com o escafoide no soalho) onde repousa com a veia cefálica e ramos superficiais do nervo radial. Ela aparece entre duas cabeças do primeiro músculo interósseo dorsal, na base da primeira comissura digital e entra novamente na palma entre o primeiro e o segundo ossos metacárpicos, enviando ramos digitais ao polegar e ao lado radial do dedo indicador (polegar e indicador principais) e, então, curva-se profundamente para os tendões flexores, para se unir à artéria ulnar e formar o arco palmar profundo.

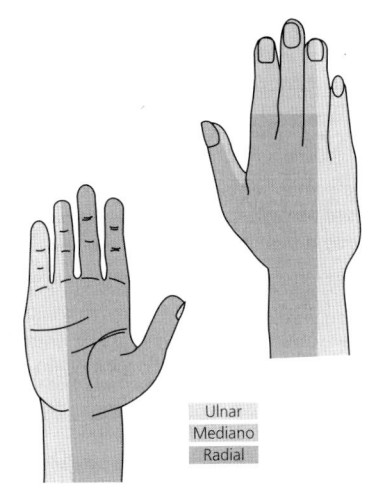

Fig. 3.8 Suprimento neural para a mão.

Músculos extrínsecos

Tendões flexores
Cada dedo tem um tendão flexor profundo (flexor profundo do dedo) inserindo-se na base palmar da falange distal. Existe, também, um tendão superficial (flexor superficial do dedo) que se divide, envolve-se ao redor do tendão flexor profundo do dedo (quiasma de Camper), une-se novamente e se insere na falange do meio. O tendão profundo passa de profundo para volar através dessa divisão e se liga suavemente através dela. A divisão serve como uma polia móvel para ajudar a impedir o encurvamento do tendão profundo. O polegar tem apenas um flexor (flexor longo do polegar) e somente duas falanges.

Bainha sinovial
Todos esses flexores longos estão investidos em uma bainha sinovial comum entre o antebraço distal e a palma. No polegar e no dedo mínimo, a bainha sinovial se estende por toda a extensão até as inserções dos tendões. Essa comunicação entre os dois dedos explica a passagem de uma infecção do dedo mínimo para o polegar ou vice-versa para formar um abscesso em forma de ferradura. As bainhas sinoviais dos outros dedos terminam na metade da palma.

Polias (Fig. 3.9)
Os tendões flexores correm em uma bainha de tendão fibroso que vai desde o nível da crista palmar distal até as inserções tendinosas para ligar os tendões aos ossos dos dedos e interromper o encurvamento. Essa bainha tendinosa é engenhosamente construída de segmentos de túnel sólido (polia anulares) com áreas interligadas passíveis de colapso (polia cruciforme), que permitem a flexão dos dedos, mantendo todos os segmentos sólidos juntos para formar uma polia forte, sólida e contínua em flexão total. As po-

lias anulares são encontradas sobre as hastes das falanges, e as polias cruciformes sobre as articulações. A destruição dessas polias reduz o deslizamento do tendão flexor e permite o encurvamento dos tendões, o que diminui sua força e excursão (de modo que os dedos não poderão se flexionar totalmente). As polias críticas são as anulares, especialmente A2 e A4.

No polegar existem apenas duas polias anulares (A1 sobre a base da falange proximal e A2 sobre o colo) e no meio existe uma polia oblíqua que corre da direção ulnar proximal para radial distal (portanto, sempre se deve fazer a liberação da polia A1 de acionamento do polegar no lado radial da polia A1 para evitar a divisão inadvertida também da polia oblíqua).

Vínculos

Ao nível do colo de cada falange proximal e média correm vínculos do lado ósseo da bainha do tendão para os tendões flexores, como uma mesentéria trazendo suprimento sanguíneo.

Zonas do tendão flexor (Fig. 3.10)

As polias e o ligamento transverso do carpo ajudam a dividir a mão em zonas que são usadas para descrever os níveis de lesões ao tendão flexor. As lesões da Zona 2 eram conhecidas como "terra de ninguém", pois reparos ao tendão flexor, nessa área, tiveram resultados ruins, e o reparo principal não fora executado:
- Zona 1: distal à inserção do flexor superficial dos dedos (FDS).
- Zona 2: inserção do FDS à extremidade proximal da polia A1.
- Zona 3: meio da palma.
- Zona 4: sob o ligamento carpal transverso (TCL).
- Zona 5: antebraço.

O polegar não possui a zona 3 e a zona 1 fica distal à polia A1 do polegar.

Extensores

No dorso do punho os nove tendões extensores passam por seis túneis/compartimentos para penetrar na mão. Eles contêm (de radial para ulnar): 2, 2, 1, 2, 1 e 1 tendões:
- Compartimento do primeiro extensor – EPB e APL.
- Segundo compartimento – ECRL e ECRB.
- Terceiro compartimento – EPL.
- Quarto compartimento – EDC e EIP.
- Quinto compartimento – EDM.
- Sexto compartimento – ECU.

O dorso de cada dedo é enrolado em um amplo capuz extensor. Este recebe fibras dos músculos extensores comuns (extensor comum dos dedos) aos dedos e um músculo adicional independente cada no caso do indicador (extensor próprio do indicador) e dos dedos mínimos (extensor do dedo mínimo/5º dedo). Esses tendões se inserem, principalmente, na base dorsal das falanges distal e média e estendem os dedos. As faixas laterais são criadas pelos interósseos e lumbricais (só no aspecto radial) e criam flexão na MCPJ e extensão das IPJs.

ANATOMIA BÁSICA DA MÃO 95

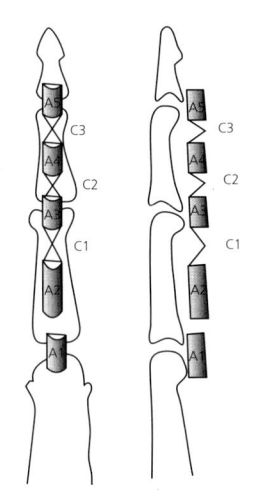

Fig. 3.9 Sistema de polias do tendão flexor.

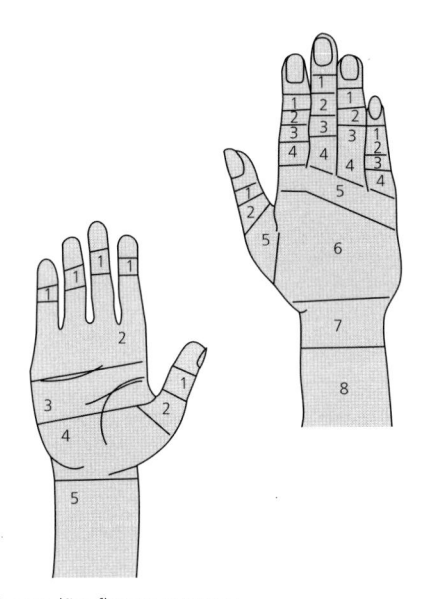

Fig. 3.10 Zonas dos tendões flexor e extensor.

O polegar tem três tendões extensores/abdutores que se inserem na base de cada falange e do metacarpo. O extensor longo do polegar insere-se na base da falange distal, o extensor curto do polegar se insere na base da falange proximal e o abdutor longo do polegar na base do metacarpo do polegar. O abdutor curto do polegar e o adutor curto do polegar formam as faixas laterais do capuz extensor do polegar e, junto com a abdução/adução, criam extensão na IPJ.

Zonas do tendão extensor (Fig. 3.10)
Da mesma forma que as zonas do tendão flexor, o dorso da mão e o antebraço são divididos em zonas para ajudar a descrição das lesões ao tendão extensor. Há oito zonas. Os números ímpares ficam sobre as articulações e os pares sobre o osso:
- Zona 1 – sobre DIPJ.
- Zona 2 – sobre a falange média.
- Zona 3 – sobre PIPJ.
- Zona 4 – sobre a falange proximal.
- Zona 5 – sobre a MCPJ.
- Zona 6 – sobre os metacarpos.
- Zona 7 – sobre a articulação do punho.
- Zona 8 – sobre o antebraço.

As zonas 3 e 4 não existem no polegar.

Músculos intrínsecos
A eminência tenar se refere ao volume de músculos que movem o polegar: abdutor curto do polegar, flexor curto do polegar e oponente do polegar. Eles surgem do retináculo flexor, do escafoide e do trapézio e se inserem na falange proximal. Todos eles normalmente são alimentados pelo nervo mediano (T1), exceto a cabeça profunda do flexor curto do polegar, que é inervada pelo nervo ulnar.

O adutor do polegar surge dos ossos do carpo e do terceiro metacarpo, ficando profundo aos tendões flexores. Ele se insere na falange proximal do polegar e é inervado pelo nervo ulnar.

De maneira semelhante, a eminência hipotenar consiste nos músculos flexor, abdutor e oponente do dedo mínimo, que aprofundam a forma em xícara da palma.

Os músculos interósseos surgem dos metacarpos, preenchendo os espaços entre eles. Eles se inserem nas bases das falanges proximais e capuzes extensores dos dedos e aduzem (palmar – PAD) ou abduzem (dorsal – DAB) as MCPJs de cada dedo a partir do dedo médio.

Do lado radial de cada tendão flexor profundo surge um pequeno músculo lumbrical na palma (o único músculo que surge de um tendão e se insere em um tendão, tendo origem e inserção completamente móveis). Eles passam em sentido radial às MCPJs e superficial aos ligamentos intermetacárpicos (diferentemente dos interósseos) e se inserem no capuz extensor.

Os interósseos e os lumbricais em conjunto flexionam as MCPJs enquanto estendem as IPJs dos dedos.

Suprimento neural para a mão

Tabela 3.3 Suprimento neural para a mão

Nervo de origem	Ramo	Sensorial	Motor
Mediano	Interósseo anterior	Punho e articulações do carpo	FPL, dois FDA radiais, PQ
	Cutâneo palmar	Palma radial	Nenhum
	Recorrente muscular	Nenhum	APB, FPB. Oponente do polegar
	Digital palmar	Pele do flexor, pele dorsal distal eleita das unhas dos dedos 3½ radiais	Dois lumbricais radiais
Radial	–	Nenhum na mão	ECRL, braquiorradial, braquial
	Interósseo posterior	Punho e articulações do carpo	ECRB, supinador, EDC, EI, EDM, ECU, APL, EPB, EPL
	Superficial	Metade radial do dorso da mão e dorso dos dedos 3 ½ radiais	Nenhum
Ulnar	–	Nenhum na mão	Dois FDP ulnares, FCU
	Cutâneo palmar	Eminência hipotenar	Nenhum
	Cutâneo dorsal	Pele ulnar sobre o dorso da mão e superfície dorsal dos dedos 1 $^{1/2}$ ulnares	Nenhum
	Ramo superficial	Pele do flexor, pele dorsal distal e leito das unhas dos dedos 1 $^{1/2}$ ulnares	Nenhum
	Ramo profundo	Nenhum	ADM, FDM, ODM, dois lumbricais ulnares, todos os interósseos, adutor do polegar

Variantes anatômicas

Martin-Gruber
Em 10 a 20% da população o nervo mediano ou seu ramo interósseo anterior pode enviar fibras que se conectam com o nervo ulnar no antebraço. Em 60% dos casos, as fibras do nervo mediano passam para o nervo ulnar e inervam os músculos "medianos"; em 35% dos casos as fibras medianas passam para o nervo ulnar e inervam os músculos "ulnares"; em 5% dos casos as fibras ulnares passam para o nervo mediano. Elas são mãos comuns do lado direito.

Riche-Cannieu
Cruzamento motor frequente entre os nervos mediano e ulnar na palma, originalmente descrito dentro da substância do FPB. Isso ocorre em até 70% dos indivíduos.

Froment-Robert
Conexões entre os nervos radial e ulnar também já foram informadas.

Anatomia e exame do punho

Esqueleto
- A articulação do punho compreende oito ossos cárpicos que se articulam com o rádio e ulna em orientação proximal e cino metacárpicos em orientação distal, combinando um total de 19 articulações.
- Os oito ossos cárpicos estão dispostos ou em duas fileiras (proximal e distal) ou em três colunas (radial, central, ulnar).
- A fileira cárpica proximal contém (de radial para ulnar) o escafoide, o semilunar, o piramidal e o pisiforme. A fileira distal contém o trapézio, o trapezoide, o capitato e o hamato.
- A coluna central estável compreende o capitato e o semilunar, obtendo 75% de sua forma por meio do punho e governando a flexão e a extensão. A coluna radial contém o escafoide (interligando-se entre as fileiras proximal e distal) e o trapézio e o trapezoide, com os demais formando a coluna rotatória ulnar com a rotação fornecida pelo tríqueto.

Ligamentos
Além do pisiforme, que é considerado um osso sesamoide no curso do flexor ulnar do carpo, não há anexos musculares ou tendinosos aos ossos da fileira proximal. Essa fileira se move em resposta às forças de compressão e de tensão de acordo com a forma das superfícies articulares e das restrições ligamentosas. Esses ligamentos podem ser classificados em capsulares ou intraósseos. Os ligamentos capsulares são dorsais ou palmares. Os ligamentos dorsais estão dispostos em uma via lateral em "V" com o ápice ulnar. Os ligamentos palmares estão dispostos em um duplo "V" com o ápice distal, semelhante ao logotipo dos veículos Citröen.

Os ligamentos dorsais ficam dentro da cápsula e compreendem o carporradial correndo do rádio e cruzando (com alguns anexos) o semilunar em direção ao piramidal e ao hamato. O membro distal do "V" diverge daí em diante, avançando em orientação radial para o trapezoide e trapézio.

Os ligamentos palmares são profundos com relação à cápsula (intracapsular) compreendendo duplos V invertidos, com o membro radial proximal formado pelo rádio e pelo piramidal e pelo rádio-escafoide-semilunar e completados no membro de retorno ulnar pelo ulno-semilunar. O V distal é formado pelo rádio-capitato em um membro e pelo capitato-piramidal e ulno-piramidal no membro ulnar.

O espaço de Poirier é o espaço entre os membros radiais divergentes dos ligamentos rádio-capitato e rádio-piramidal, expondo a articulação capito-semilunar.

Os ligamentos interósseos intercárpicos unem a fileira proximal dos ossos do carpo. Esses geralmente são mais fortes no dorso. Eles têm a forma de "C" no corte transversal e se abrem em sentido distal. A porção central é a mais fraca. Existem ligamentos interósseos entre cada um dos ossos do carpo distal e também nas bases dos metacárpicos.

Anatomia de superfície

Os ossos do carpo se articulam com o rádio e o disco fibrocartilaginoso (TFCC) que cobre a ulna distal, ao nível da crista do punho proximal.

Essa crista fica ao nível da articulação mediocárpica, entre o escafoide, o semilunar, o piramidal e o pisiforme em sentido proximal e o trapézio, o trapezoide, o capitado e o hamato em sentido distal.

O escafoide e o trapézio são palpáveis na tabaqueira anatômica, correndo distal a partir do estiloide radial; o pisiforme e o gancho do hamato são palpáveis na palma, distal à ulna.

O estiloide radial, o tubérculo de Lister, a borda dorsal distal do rádio, a articulação radioulnar distal, a cabeça da ulna, o estiloide ulnar, o pisiforme e o gancho do hamato são todos facilmente percebidos. Os ossos cárpicos individuais também podem ser apalpados com manipulação e posicionamento apropriado do punho.

Biomecânica

Mediante flexão do punho, o movimento ocorre principalmente nas articulações radiocárpica e mediocárpica. Os ossos do carpo, especialmente a fileira proximal, são flexionados e, mediante extensão do punho, o carpo é estendido. A fileira proximal se move passivamente sob a influência das forças, do formato dos ossos e da configuração das superfícies articulares. Cada um está intrinsecamente ligado ao outro, de modo que perturbação de um elo altera a postura e o padrão de movimento do carpo. Esses padrões são reprodutíveis e refletem as forças e a postura de repouso dos ossos do carpo quando não ligados por anexos ligamentosos. Os elos são particularmente fortes com os ossos adjacentes nas fileiras, e o escafoide e o piramidal são vistos como os ossos de ligação que completam o "anel cárpico" nos aspectos radial e ulnar e que possuem anexos sólidos não só com o osso adjacente na fileira proximal, mas também com a fileira distal.

Mediante desvio radial ou ulnar do punho, o movimento ocorre nas articulações rádio-ulno-cárpica e mediocárpica. Quando o punho fica em desvio ulnar, a fileira proximal é estendida. À medida que o punho se move em desvio radial, a fileira proximal se flexiona. Em razão de seu formato e configuração articular, o escafoide é mais flexível, permitindo que a fileira cárpica distal se aproxime do rádio. Essa fileira e as articulações carpometacárpicas são relativamente estáveis e imóveis, se comparadas com as articulações proximais.

A pronação e a supinação resultam, principalmente, da rotação do rádio ao redor da ulna na articulação radioulnar distal (DRUJ). Pode ocorrer rotação limitada por meio das articulações radioulnocárpica e intercárpica.

Anatomia do pênis

O pênis possui uma raiz anexa a uma membrana perineal e a um corpo. Na raiz fica o bulbo central, formando a base do corpo esponjoso, e dois pilares que continuam, cada um, para os corpos cavernosos. O corpo é formado no ângulo subpúbico, a partir dos corpos cavernosos pareados, e a uretra peniana corre pelo centro do corpo esponjoso na superfície ventral. A glande do pênis é a porção terminal expandida do corpo esponjoso. O meato uretral normal tem formato de fenda e emerge na porção terminal da glande.

Os corpos cavernosos e o corpo esponjoso são cercados por uma bainha fibroelástica densa denominada *túnica albugínea*. As trabéculas passam dentro dos corpos cavernosos *para dividi-los em múltiplos espaços cavernosos revestidos de endotélio, que se tornam inchados com sangue mediante a ereção, que se entrelaçam com a tunica albugínea*. Essa túnica cerca separadamente cada um dos corpos, incluindo a glande, mas adere à túnica adjacente para formar um septo fibroso entre os dois corpos cavernosos.

A túnica é cercada pela fáscia profunda do pênis (fáscia de Buck), continuação da fáscia perineal profunda (fáscia de Colles), que adere à sínfise púbica pelo ligamento suspensor do pênis. Uma veia dorsal profunda central, duas artérias dorsais e um par de nervos dorsais se localizam profundamente ao órgão. Em nível superficial ficam as veias dorsais superficiais e a seguir a fáscia superior do escroto (fáscia de Dartos). A pele do pênis se dobra para trás, sobre si mesma, no colo da glande para formar o prepúcio.

Pele e camadas fasciais
- Pele.
- Dartos.
- Veias superficiais, linfáticos e uretra anterior.
- Fáscia profunda do pênis (fáscia de Buck) – prolongamento cilíndrico da fáscia de Colles, também chamada de fáscia do pênis.
- Artéria, veias e nervos profundos.
- *Túnica albugínea* de cada corpo.

Suprimento arterial
O suprimento arterial é fornecido por três pares de ramos das artérias pudendas internas:
- A artéria para o bulbo alimenta o corpo esponjoso, incluindo a glande.
- A artéria profunda alimenta o corpo cavernoso.
- A artéria dorsal alimenta a pele, a fáscia e a glande.

A artéria do bulbo e a artéria dorsal formam uma anastomose via glande.

Drenagem venosa
A drenagem venosa é feita via:
- As veias comitantes, para as veias pudendas internas.
- A veia dorsal profunda para o plexo venoso vesicoprostático.
- A veia dorsal superficial drena a pele dorsal para as veias safenas maiores.

Linfáticos
- A pele passa para os nodos inguinais superficiais.
- A drenagem linfática da glande e dos corpos vai para os nodos inguinais profundos. Algumas glandes drenam direto para o linfonodo inguinal profundo (nodo de Cloquet).

Suprimento neural
- Pele: nervo escrotal e dorsal do pênis, derivado dos nervos pudendos (S2).
- Glande: nervo dorsal do pênis.
- Ereção: nervos esplâncnicos da pelve (S2,3) fornecem o suprimento parassimpático para permitir a ereção.
- Ejaculação: nervos simpáticos provenientes dos plexos hipogástricos superior e inferior (L1).

Sistema nervoso parassimpático

Introdução

O sistema nervoso autônomo é composto pelos sistemas nervosos simpático e parassimpático. Ao contrário do sistema nervoso simpático, os alvos do sistema nervoso parassimpático são totalmente viscerais; não há suprimento para o tronco e para os membros.

Anatomia

Padrão geral

Na cabeça e no pescoço, fibras pré-ganglionares surgem de um núcleo central e formam sinapse com um corpo celular pós-ganglionar em um gânglio periférico. Daí em diante, fibras pós-ganglionares viajam para o órgão-alvo. Outros nervos parassimpáticos surgem de um núcleo central, mas formam sinapse com a célula pós-ganglionar na parede das vísceras alimentadas. Todos os nervos parassimpáticos também carregam fibras aferentes, confiando, principalmente, na sensação de dor do órgão-alvo.

Fluxo craniossacral

- Parassimpáticos da cabeça e pescoço alimentados por CNs III, VII e IX.
- Coração, pulmões, derivados do tubo digestório anterior e tubo digestório médio alimentados pelo vago (CN X).
- Derivados do tubo digestório posterior e órgãos pélvicos alimentados pelos nervos esplâncnicos da pelve.

Parassimpáticos de cabeça e pescoço

Tabela 3.4 Nervos parassimpáticos de cabeça e do pescoço

Núcleo	Nervo craniano	Gânglio	Órgão-alvo
Edinger–Westphal	Oculomotor (3)	Ciliar	Esfíncter das pupilas, músculo ciliar
Salivar superior	Nervo intermédio (7)	Pterigopalatino	Lacrimal, nasal e glândulas palatais
Salivar superior	Nervo intermédio (7)	Submandibular	Glândulas submandibulares e sublinguais
Salivar inferior	Glossofaríngeo (9)	Ótico	Glândula parótida

Parassimpáticos vagais

O nervo vago (CN X) surge do tronco cerebral, entre a oliva e o pedúnculo cerebelar inferior. Ele sai do crânio via o forame jugular e desce pelo pescoço dentro da bainha da carótida. Os ramos cardíacos cervicais aqui contribuem para o plexo cardíaco. Tanto o vago esquerdo quanto o direito passam atrás da raiz do pulmão e dão origem aos ramos para os plexos pulmonares. A seguir, eles se desdobram em vários ramos para formar os plexos esofágicos anterior e posterior, dos quais os troncos vagais anterior e posterior surgem para passar pela abertura esofágica no diafragma. O vago anterior dá origem ao ramo hepático e o vago posterior ao ramo celíaco, e o parassimpático alimenta os tubos digestórios anterior, médio e seus derivados atingidos por esses ramos.

Parassimpáticos da pelve
Várias radículas surgem da superfície anterior das raízes neurais S2, S3 e S4. Elas passam pelo interior do plexo hipogástrico inferior e são distribuídas para o tubo digestório posterior e vísceras pélvicas ao longo dos neurônios simpáticos.

Fisiologia

Tabela 3.5 Fisiologia

Órgão-alvo	Ação
Olho	Constrição das pupilas, acomodação
Glândulas salivares, lacrimais, nasais e palatais	Aumentar a secreção
Coração	Reduzir a frequência cardíaca e a contratilidade dos átrios
Pulmões	Broncoconstrição, aumentar a secreção
Trato GI	Aumentar a contração dos músculos lisos, dilatar os esfíncteres, aumentar a secreção glandular (p. ex., ácido gástrico)
Bexiga	Contração do detrusor
Pênis	Ereção
Útero	Efeitos variáveis
Glândulas sudoríparas, arteríolas, veias, fígado, rins, suprarrenais	Sem efeito

Neurotransmissores
A acetilcolina (ACh) é o neurotransmissor usado na sinapse entre ambas as fibras pré- e pós-ganglionares, e a sinapse entre as fibras pós-ganglionares e o órgão-alvo. Os receptores nicotínicos são usados na sinapse anterior e os receptores muscarínicos na posterior. A cotransmissão usando vários outros neurotransmissores (p. ex., PTA, 5-HT, óxido nítrico) é um fenômeno geral.

Relevância clínica
Os defeitos nos nervos parassimpáticos da cabeça e do pescoço são os mais relevantes aos cirurgiões plásticos e incluem: gustatório, sudorese, síndrome de Horner e salivação.

Capítulo 4

Instrumentos e drogas

Anestesia local 106
Transfusão de sangue 108
Drogas utilizadas na artrite inflamatória 110
Drogas oncológicas 111
Injetáveis 112
Profilaxia antibiótica em cirurgia plástica 114
Tromboprofilaxia em cirurgia plástica 116
Curativos 118
Implantes 120
Tabagismo e cirurgia plástica 123
Terapia com sanguessugas 125
Microcirurgia 127
Lasers 130

Anestesia local

Definição
Uma anestesia local (LA) bloqueia, de modo reversível, a condução neural além do ponto de aplicação, quando aplicada localmente na concentração apropriada.

Farmacologia
Os anestésicos locais são classificados em amidos (lidocaína, prilocaína, bupivicaína) ou ésteres (cocaína, procaína). O mecanismo de ação é o bloqueio do canal de sódio (Na), que é responsável pelo fluxo iônico rápido que permite a propagação dos potenciais de ação neural. Entretanto, a anestesia local só pode bloquear o canal de sódio a partir do interior da célula; por isso a anestesia local injetada deve ser solúvel em água, que se transforma em solúvel em lipídio para cruzar a membrana da célula e, então, se reioniza para tornar-se solúvel no fluido intracelular e ser capaz de bloquear o canal de sódio de dentro para fora. Os anestésicos locais são de base livre quando não ionizados e, portanto, tornam-se solúveis em lipídios. Entretanto, em soluções ácidas as anestesias locais se tornam ionizadas e solúveis em água (sais). Portanto, as anestesias locais são injetadas em soluções ácidas solúveis em água, as quais, uma vez no fluido extracelular, tornam-se diluídas e menos acídicas, permitindo, assim, que a anestesia local se torne não ionizada e solúvel em lipídio e capaz de cruzar a membrana lipídica da célula. Uma vez na célula, uma porção se torna solúvel em água e capaz de bloquear o canal. Todas as anestesias locais são vasodilatadores. O tecido inflamado e infectado é acídico, o que explica por que as anestesias locais podem ser menos eficazes ou de ação mais lenta.

- A dor na administração de anestesia local é decorrente de:
  - Dor da agulha.
  - Acidez.
  - Temperatura fria.
  - Estiramento.
  - Ansiedade.
- Os métodos para reduzir a dor são:
  - Uso de anestésicos tópicos (EMLAs).
  - Uso de agulhas de calibre menor.
  - Aquecimento da solução.
  - Acrescentar bicarbonato para aumentar o pH baixo da anestesia local.
  - Distrair o paciente (teoria de controle por comporta).
  - Uso de sedação.

Dosagem
A dose máxima segura de anestesia local depende mais da taxa, da via e do sítio de injeção que da massa da droga. Entretanto, em uma injeção lenta em partes moles, a dose máxima segura de lidocaína é de, aproximadamente, 3 mg/kg plenos e de 7 mg/kg quando misturada à adrenalina. Um volume de 5 mL de solução a 1% contém 50 mg de lidocaína, o que significa que, quando se usa solução a 1%, pode-se administrar 0,3 mL/kg ou o equivalente de 15 mL em um paciente de 45 kg. Quando se usa adrenalina, essa dose aumenta para 0,7 mL/kg ou 35 mL em um paciente de 50 kg.

A bupivicaína tem uma dose máxima segura mais baixa de 1,8 mg/kg, que se traduz em apenas menos de 1 mL/kg de solução a 0,25%, e apenas menos de 0,5 mL por kg da solução a 0,5%.

Se for usada uma mistura de anestesias locais, haverá um possível efeito de proteção, mas é, provavelmente, mais seguro dividir pela metade as doses relativas.

Efeitos tóxicos

- Hipersensibilidade: rara para as anestesias locais de amido, mas mais comuns para as LAs de ésteres; sensibilidade cruzada com ácido benzoico *p*-amino (filtro solar) e parabenos (conservantes).
- Absorção sistêmica – apresenta-se como formigamento perioral, parestesia e evidência de bloqueio simpático.

Efeitos cardíacos

Os efeitos cardíacos se devem ao efeito estabilizador da membrana e, portanto, pode suprimir as disritmias cardíacas, mas levar ao prolongamento da duração potencial da ação, aumentar o período de refratário e diminuir a condução cardíaca vista como alterações de QRS, braquicardia e hipotensão, levando à contração ventricular sem sincronia, contratilidade miocárdica reduzida e, por fim, fibrilação ventricular/assístole. A bupivicaína é mais tóxica ao coração que a levobupivacaína > ropivicaína > procaína > lidocaína.

Efeitos neurológicos

Os anestésicos locais são depressores cerebrais, mas pode ocorrer excitação antes do efeito depressor generalizado, em razão dos inibidores de depressão, e isso pode levar a convulsões antes dos efeitos de depressão generalizados, resultando em coma e perda da consciência. A toxicidade neurológica da lidocaína produz formigamento/entorpecimento perioral, sensação de desfalecimento, distúrbio visual ou auditivo, contrações musculares, perda de consciência, convulsões, coma e parada respiratória.

A lidocaína produz sintomas neurológicos antes da depressão cardiovascular, enquanto a bupivicaína produz efeitos cardíacos antes dos sintomas neurológicos. A toxicidade da bupivicaína pode-se manifestar como parada VF.

O tratamento de toxicidade neurológica consiste em anticonvulsivos, benzodiazepinas e suporte ventilatório, conforme o necessário.

A toxicidade cardiovascular é tratada por CPR e IPPV, choque DC, adrenalina e reanimação prolongada até a dissociação do anestésico local (que pode demorar 20 a 30 minutos com bupivicaína).

Transfusão de sangue

A transfusão de sangue é comum em cirurgia plástica, sendo necessário o conhecimento da indicação apropriada, do consentimento, da administração e do reconhecimento e do tratamento das complicações.

Indicação
- Perda sintomática de sangue ou, às vezes, para manter a perfusão ideal das extremidades e dos retalhos.
- Uma unidade de sangue aumenta a Hb em cerca de 1 g/dL. Uma unidade de concentrado de eritrócitos é igual a 350 mL de fluido.
- Uso de sangue com compatibilidade cruzada, exceto nas emergências, quando é possível usar o sangue O negativo.
- Considerar sangue autólogo colhido antes da cirurgia ou o salvamento celular intraoperatório para reduzir a demanda nos bancos de sangue e o risco de complicações.

Consentimento
Os pacientes precisam consentir em receber produtos de sangue. Esse consentimento deverá incluir as indicações para transfusão, as opções, os efeitos colaterais e as consequências da recusa.

Administração
A taxa de administração dependerá da indicação. A taxa de reanimação é rápida, talvez mediante pressão, enquanto a administração lenta é preferida para o tratamento da anemia crônica. Deve-se considerar a necessidade de diuréticos para evitar sobrecarga de fluidos.

Efeitos colaterais da transfusão
- Sobrecarga circulatória que pode ocorrer por causa do volume de sangue recebido na transfusão.
- Por si só, o sangue pode causar a transmissão de doenças infecciosas (HIV, EBV, CMV, HBV e, raramente, infecções bacterianas), coagulopatia (incluindo DIC, agregados microscópicos levando à ARDS), sepse e reações à transfusão incluindo alergia, anafilaxia, pirexia não hemolítica e hemólise (aguda ou retardada).
- Reações imunes causando aloimunização ou a doença do enxerto *vs.* hospedeiro.
- Efeitos colaterais metabólicos incluindo sobrecarga de ferro (hemosiderose), hipotermia, toxicidade de citrato levando a hipocalcemia, acidose e alterações no equilíbrio de potássio.

As reações da transfusão se apresentam como cefaleia, choque, calafrios, febre, falta de ar, dor no peito ou nas costas, hematúria, bilirrubina elevada ou morte.

TRANSFUSÃO DE SANGUE

Tratamento
O tratamento é a suspensão da transfusão, o envio de bolsa e tubos para análise, e a reanimação do paciente, especialmente o volume. No tratamento da sobrecarga considerar diuréticos, oxigênio e verificar situação da coagulação e dos eletrólitos. Tratar a coagulação e outras alterações, como necessário. Em caso de anafilaxia, usar adrenalina e hidrocortisona.

Outros produtos do sangue
- Plaquetas.
- Plasma fresco congelado (FFP).
- Crioprecipitado.

Esses produtos não precisam ter compatibilidade cruzada.

Drogas utilizadas na artrite inflamatória

Infliximabe (Remicade)
Um anticorpo monoclonal quimérico IgG1k que neutraliza a citocina TNF-alfa e inibe sua aderência ao receptor TNF-alfa. A droga reduz a infiltração de células inflamatórias e a produção de TNF-alfa em áreas inflamadas.

A TNF-alfa modula as respostas celulares imunes. As terapias anti-TNF (p. ex., infliximabe) podem afetar, negativamente, as respostas imunes normais e permitir o desenvolvimento de grandes infecções (mais casos de linfoma foram observados nos bloqueadores de TNF-alfa, em comparação com os grupos de controle); podem aumentar o risco de reativação de tuberculose em pacientes com infecções especialmente granulomatosas e já foram associadas ao quadro de lúpus eritematoso.

Imunoglobulinas, intravenosos (Sandoglobulin, Gammagard, Gamimune)
Essas drogas neutralizam os anticorpos de mielina em circulação por meio de anticorpos anti-idiotípicos; regulam para baixo as citocinas pró-inflamatórias, incluindo o INF-gama; bloqueiam os receptores de Fc nos macrófagos; reduzem as células T e B indutoras e aumentam as células T supressoras; bloqueiam a cascata do complemento e promovem a remielinização, além da possibilidade de aumentar a IgG do líquido cefalorraquidiano (10%).

Ciclofosfamida (Cytoxan)
Agente alquilante que reduz a função das células B e T e está quimicamente relacionado com as mostardas nitrogenadas. Na condição de agente alquilante, o mecanismo de ação dos metabólitos ativos pode envolver a ligação cruzada do DNA, que pode interferir com o crescimento de células normais e neoplásicas.

Azatioprina (Imuran)
Esta é outra droga que pode ser eficaz como agente não esteroide. A droga antagoniza o metabolismo da purina e inibe a síntese do DNA, do RNA e das proteínas. Ela também pode reduzir a proliferação de células imunes, o que resultará em atividade autoimune prejudicada.

Prednisona
Esta droga pode reduzir a inflamação ao reverter a permeabilidade aumentada dos capilares e suprimir a atividade polimorfonuclear.

Metotrexato (Folex, Rheumatrex)
Este é um antimetabólito que inibe a síntese do DNA e a reprodução das células em células malignas, mas pode suprimir o sistema imune.

Drogas oncológicas

Interferon
- **Definição:** interferon injetado sistemicamente ou na lesão.
- **Classificação:** subdividido em interferon alfa, beta ou gama.
- **Mecanismo de ação:** os interferons reagem com os receptores de membranas celulares penetrando no núcleo e diminuindo a produção das proteínas efetoras pelos genes celulares. O mecanismo de ação dos interferons é, essencialmente, desconhecido.
- **Aplicações:**
    - Aprovado para o tratamento de carcinoma de células basais (BCC) e de melanoma metastático.
    - Tratamento de BCC (Greenway): interferon-alfa 2b injetado na lesão, na dose de 1,5 milhões de unidades, 3 vezes por semana, durante 3 semanas. Esse procedimento leva a uma taxa de cura de 80% e só é recomendado para BCC inferiores a 1 cm.
    - O tratamento de melanoma com interferon pode prolongar a sobrevida por alguns meses nos pacientes com doença metastática.
- **Efeitos colaterais:** sintomas semelhantes aos da gripe, prurido, dor e leucopenia. Por isso o interferon não é recomendado aos idosos, àqueles com doença do coração, pulmão ou rim, a pacientes de transplante ou pacientes grávidas.

5-Fluorouracil (Efudix)
- **Definição:** 5-FU é uma substância citotóxica aplicada topicamente durante 3 a 4 semanas sobre quadros cutâneos pré-malignos.
- **Mecanismo de ação:** antimetabólito de pirimidina fluorado que inibe a sintase da timidilato (TS) e interfere, também, na síntese e na função do RNA, além de exercer algum efeito sobre o DNA.
- **Aplicações:** aprovado para o tratamento de BCC e de melanoma metastático.
- **Efeitos colaterais:** eritema, perda de pele, escamação, formação de vesículas, hipo- ou hiperpigmentação.

Imiquimod
- **Definição:** imidazoquinolona; geralmente creme a 5% (Aldara) aplicado topicamente.
- **Mecanismo de ação:** adere aos receptores de superfície das células nos macrófagos e nas células inflamatórias e imunes, e estimula a produção de interferon alfa, TNF e IL-2 (que estimula a expansão clonal de células T auxiliares e de linfócitos B, que são importantes para a imunidade humoral por lise celular mediada pelo anticorpo). A droga produz resposta imune mediada por células T e citocinas pró-inflamatórias.
- **Aplicação:** tratamento de infecções virais, cânceres de pele não melanoma, lentigo maligno e cicatrizes queloides.
- **Efeitos colaterais:** hipo ou hiperpigmentação.

Referência
Greenway HT, *West J Med* 1994 **160**(4): 363.

Injetáveis

Colágeno

Suspensão de colágeno dérmico esterilizado bovino fibrilar que se incorpora ao tecido, mas não fica encapsulada. Os terminais de telopeptídeos do colágeno são removidos, pois são o sítio imunogênico antigênico da intercovariabilidade de amostras de enxerto.

- Zyderm 1 é uma mistura de colágeno tipo 1 (95%) e tipo 2 (5%) com soro fisiológico e lidocaína que contém 35 mg/mL de colágeno e é usado para linhas finas.
- Zyderm 2 contém 65 mg/mL e é usado para linhas mais profundas.
- Zyplast é um colágeno tratado com glutaraldeído que torna o produto mais estável, com melhor sobrevida. Ele é usado para derme mais profunda e mais espessa.

O colágeno injetável não é incorporado, mas atua como um implante e dura entre 6 a 24 meses. O produto encolhe em 30 a 40% por volume, podendo provocar resposta alérgica ou imune de hipersensibilidade do tipo retardado.

Aplicações
Injeção intradérmica ou subdérmica para preencher defeitos cutâneos, linhas e rugas.

Complicações
- Perda do benefício, resposta alérgica (3%) ou hipersensibilidade retardada.
- Antes da operação, discutir pré-teste, complicações, duração do efeito e necessidade de múltiplos tratamentos.
- Contraindicado em doença autoimune, cicatrizes endurecidas, marcas de vesículas da varíola e teste cutâneo positivo.
- O teste cutâneo é feito injetando-se 0,1 mL de Zyderm 1 por via intradérmica, examinando-se o sítio após 3 dias e 4 semanas. O teste será positivo se a pele mostrar-se vermelha e inchada. A hipersensibilidade é mais frequente com a primeira injeção.

Técnica
- Zyderm deve ser injetado na derme superficial em camadas horizontais.
- Zyplast é injetado na derme profunda a 45°.
- Deve-se usar a técnica de injeções múltiplas com agulha calibre 30 em intervalos curtos. Deve-se procurar hipercorrigir o defeito 1,5 a 2 vezes com Zyderm, mas todo cuidado deve ser tomado em áreas de pele mais fina. A hipercorreção não deve ser feita com Zyplast.
- Reinjetar dentro de 6 a 24 meses.
- Zyderm é reposto pelo colágeno do hospedeiro, mas não tem ligação cruzada.

Toxina botulínica

Este agente bloqueia a transmissão da ACh periférica na junção neuromuscular por ação pré-sináptica em sítio proximal ao da liberação de ACh. A ação envolve uma etapa inicial de ligação à membrana do nervo pré-sináptico, seguida da internalização da toxina e do rompimento da liberação de ACh mediada pelo cálcio, reduzindo assim o potencial elétrico da placa terminal e causando paralisia. A recuperação ocorre gradualmente à medida que novos terminais neurais surgem e entram em contato com a placa terminal motora pós-sináptica. Esse processo leva de 6 a 8 meses.

Essa toxina é produzida pelo organismo *Clostridium botulinum*. Clinicamente, a doença é chamada de botulismo quando a toxina é ingerida em quantidade suficiente para causar a paralisia respiratória e a morte.

Aplicações
- *Estética*: para reduzir rugas e linhas franzidas, mais frequentemente ao redor da órbita e glabela.
- *Funcional:*
  - **Espasticidade:** reduzir a contração muscular e a espasticidade para permitir que o músculo afetado seja esticado passivamente, sem induzir qualquer contracontração. Esse estiramento das fibras musculares e das unidades contrácteis não tem efeito a longo prazo. A toxina é usada para paralisia cerebral, torcicolo espasmódico, blefarospasmo e outras contraturas musculares involuntárias como aquelas que podem ocorrer após a reinervação.
  - **Hiperidrose:** a toxina tem sido usada para reduzir a sudorese nas axilas e nas mãos.

Dosagem e administração
A dosagem e a administração variam de acordo com a marca e a potência (ver as instruções do fabricante).

Para paralisia cerebral, usa-se um estimulador neural para identificar a unidade muscular exigida e, então, pequenos volumes da toxina são injetados. Pode ser necessário repetir o procedimento. A terapia e o estiramento são componentes essenciais ao tratamento.

Para o blefarospasmo, pequenos volumes precisam ser injetados na junção das partes pré-septal e orbital dos dois músculos orbiculares do olho, superior e inferior. Os músculos da glabela são tratados da mesma maneira. Deve-se observar que para as injeções na pálpebra superior a agulha precisa ser direcionada diretamente para longe do globo ocular, para evitar o músculo levantador.

O efeito demora entre 2 e 5 dias para se manifestar e então 2 semanas para o efeito máximo. Pode ser necessário repetir as injeções cada 2 a 3 meses.

Riscos
- Fraqueza local em músculos não programados (o efeito depende do sítio injetado, por exexmplo, no olho pode causar ptose, visão turva, diplopia, ceratite, olho seco, oftalmoplegia).
- Dor.
- Contusão.

Profilaxia antibiótica em cirurgia plástica

Prevenção de endocardite
- Para pacientes com lesões em válvulas cardíacas, defeitos do septo, ducto patente ou história de endocardite.
- A cirurgia "dermatológica" isolada não exige profilaxia antibiótica.

Fatores de risco para infecção do sítio da injeção
- Uso de implantes.
- Cirurgia de duração longa.
- Comorbidade significativa (ASA grau > 2).
- Pacientes imunocomprometidos.
- Vascularidade insatisfatória (PVD, radioterapia, diabetes, lesão por esmagamento).

As cirurgias são classificadas de acordo com a contaminação bacteriana e a probabilidade de infecção pós-operatória (Tabela 4.1).

As diretrizes da *Scottish Intercollegiate Guideline Network* (SIGN) sugerem que a profilaxia antibiótica deverá ser usada em:
- Cirurgia de cabeça e pescoço limpa contaminada.
- Cirurgia de mama.
- Inserção de próteses.
- Craniotomia.
- Amputação de membro inferior.

Os pacientes submetidos a cirurgias contaminadas ou não limpas deverão receber tratamento com antibióticos apropriados. A excisão de uma lesão de pele ulcerada pode ser considerada "não limpa" de acordo com a seguinte classificação:
- Considerar antibióticos para a cirurgia de virilha e axila.
- Lesões por mordidas de animais deverão receber tratamento antibiótico.
- Os antibióticos geralmente são administrados por todo o período de inserção do cateter nos casos de reparo de hipospadia.
- Pacientes com sanguessugas aplicados precisam de profilaxia para *Aeromonas hydrophila* durante todo o tratamento.
- A escolha do antibiótico deverá ser local, levando-se em conta as sensibilidades bacterianas locais.

A dose deverá ser administrada antes da cirurgia ou na indução da anestesia. Dependendo da meia-vida do antibiótico usado, doses de repetição podem ser necessárias para a cirurgia prolongada. Normalmente os antibióticos são suspensos na profilaxia pós-operatória contra a infecção cirúrgica. Entretanto, os antibióticos contínuos podem ser usados para tratar infecções contínuas.

Tabela 4.1 Classificação de cirurgias

Classe	Definições
Limpa	Cirurgias nas quais não haja inflamação e os tratos respiratório, alimentar ou geniturinário não são penetrados; não existe quebra na técnica estéril da cirurgia
Limpa-contaminada	Cirurgias nas quais os tratos respiratório, alimentar ou geniturinário são penetrados sem derramamento significativo
Contaminada	Cirurgias nas quais se encontra uma inflamação aguda (sem pus), ou nas quais exista contaminação visível do ferimento; os exemplos incluem derramamento intenso de uma víscera oca durante a cirurgia ou lesões compostas/abertas operadas dentro de 4 horas
Não limpa	Cirurgias na presença de pus, onde exista uma víscera oca previamente perfurada ou lesões compostas/abertas com mais de 4 horas

Tromboprofilaxia em cirurgia plástica

O quadro de trombose venosa profunda (DVT) se apresenta em cerca de 1/1.000 pessoas por ano. Em pacientes internados por trauma significativo ou cirurgia de grande porte, o risco aumenta 10 vezes. Todos os pacientes a serem submetidos a cirurgias com duração superior a 30 minutos deverão ser avaliados individualmente quanto ao risco de episódios trombóticos venosos (VTEs) e serem tratados de acordo. Em geral, dispositivos mecânicos e dose baixa de heparina subcutânea são combinados, suspendendo-se a heparina na manhã da cirurgia se existir plano de uso de bloqueio regional.

Fatores de risco para VTEs
- Idade superior a 40 anos.
- Obesidade.
- Veias varicosas.
- Tromboembolia venosa anterior.
- Trombofilia ou outros estados trombóticos.
- Terapia hormonal (contraceptivos, HRT, tamoxifeno).
- Anestesia geral (*vs.* regional).

Métodos
Gerais
- Mobilização precoce e exercícios para as pernas.
- Hidratação adequada.

Mecânicos
- Meias elásticas graduadas.
- Dispositivos de compressão pneumática intermitente.

Clínicos
- Aspirina 150 mg/dia iniciada antes da cirurgia e mantida durante 35 dias.
- Dose baixa de heparina subcutânea, não fracionada (5.000 UI, cada 8-12 horas) ou heparina de baixo peso molecular (LMWH).
- Para detectar trombocitopenia associada à heparina, deve-se obter uma contagem de plaquetas na linha de base, monitorando-se essa contagem em todos os pacientes tratados com heparina durante 5 dias ou mais.
- Varfarina é um antitrombótico alternativo adequado à heparina após quadro de trombocitopenia associado, desde que a contagem de plaquetas tenha voltado ao nível de > 100×10^9/L.
- Pacientes em tratamento oral para anticoagulação a longo prazo podem continuar seus medicamentos para atingir um INR de 2,0-2,5, ou mudar para heparina com profilaxia mecânica.
- Dextran intravenoso, 40 ou 70, é uma profilaxia alternativa possível para VTE em pacientes de alto risco submetidos à cirurgia de grande porte.

Bloqueio espinhal/epidural
Recomendação para evitar hematoma no canal vertebral:
- Aspirina: prosseguir normalmente.
- UFH: prosseguir normalmente, mas ter cautela ou administrar 4-6 horas antes do bloqueio, ou atrasar a primeira dose para depois do bloqueio efetuado ou até depois da cirurgia.

- LMWH: administrar 10-12 horas antes do bloqueio.
- Varfarina: se INR < 1,5, prosseguir normalmente; se INR > 1,5, atrasar cirurgia ou considerar anestésico alternativo.

Pílula anticoncepcional, HRT
- Discutir o equilíbrio entre riscos e benefícios com a paciente quando se considerar a suspensão desses hormônios antes de cirurgia eletiva.
- Arranjar método contraceptivo alternativo e adequado se for necessário interromper COC.
- Considerar profilaxia antitrombótica específica de acordo com os fatores gerais de risco.
- Fornecer profilaxia para VTE rotineiramente em cirurgia de emergência.

Curativos

Princípios

Para a cicatrização de um ferimento crônico, ele deve passar pelos seguintes estágios:
- Desbridamento.
- Vascularização e granulação.
- Epitelização.

O curativo ideal deverá apresentar as seguintes propriedades:
- Proteção mecânica para o ferimento.
- Proteção do ferimento contra patógenos.
- Fornecimento de ambiente úmido para o ferimento.
- Permitir a troca de gás e de fluido.
- Não ser aderente.
- Não tóxico e não alergênico.
- Indolor.
- Permitir movimento.
- Absorver exsudato e evitar maceração.
- Controlar o odor do ferimento.
- Ser estéril.
- Fácil de aplicar – trocas simples e não frequentes, baratos e de formato ou tamanho adequados.

Tabela 4.2 Tipos de curativo

	Biológico	Sintético
Temporário	Aloenxerto, xenoenxerto	Curativos "clássicos", antimicrobianos
Permanente	SSG, FTSG, autoenxerto de epiderme cultivada (CEA)	Substitutos de pele

Tabela 4.3 Curativos clássicos

Secos	Retentores de umidade
Gaze	Pastas, cremes, pomadas
Bandagens	Membranas não permeáveis ou semipermeáveis
Telas, membranas	Alginatos
Espumas	Hidrocoloides
Adesivos	Hidrogéis
	Curativos de combinação

Tabela 4.4 Indicações para curativos

Tipo de ferimento	Papel do curativo
Seco, escuro, necrótico	Retenção de umidade ou reidratação
Amarelo, esfacelado	Retenção de umidade quando seco
	Absorção de fluido quando úmido
	Alguma absorção do odor
	Alguma atividade antimicrobiana
Limpo, com exsudação, com granulação	Absorção de fluido
	Alguma absorção de odor
	Alguma atividade antimicrobiana
Seco, exsudatos baixos, em processo de epitelização	Retenção da umidade
	Pouca aderência

Implantes

Materiais
- Enxerto ósseo:
  - Autólogo.
  - Aloenxerto.
- Cartilagem:
  - Autóloga.
- Colágeno:
  - Autólogo.
  - Aloenxerto.
- Aloplástico:
  - Metais.
  - Polímeros.
  - Cerâmica.
  - Monômeros.

Tecido autógeno
- Vantagens:
  - Vascularizado.
  - Biocompatível.
- Desvantagens:
  - Reabsorção.
  - Sítio doador.
  - Exige modelação/contorno.
  - Tecido limitado.

Material aloplástico
- O aloplástico pode ser mole ou duro:
  - Metais (aço inoxidável, *vitallium* (cobalto-crômio), titânio).
  - Polímeros (silástico, polietileno).
  - Cerâmica.
  - Monômeros (metilmetacrilato).
  - Têxteis (tipo de polímero) (proplast, dimetilpolisiloxano – DMPS).
- Vantagens:
  - Sem morbidade no sítio doador.
  - Fonte ilimitada.
  - Sem tempo de cirurgia para cultivo.
  - Biocompatibilidade.
  - Não modificado fisicamente.
  - Inerte.
  - Esterilizável/passível de ser fabricado.
  - Não estimula reação inflamatória.
  - Resiste à tensão mecânica.
  - Não carcinogênico – a carcinogenicidade humana nunca foi demonstrada em associação ao material aloplástico.

IMPLANTES

- Desvantagens e contraindicações:
  - Defeito/área adjacente ou envolvendo sítio contaminado por bactérias (boca, nariz).
  - História de infecção.
  - Deficiência de partes moles de revestimento.
  - Vascularidade insatisfatória.

Metais (p. ex., aço inoxidável, vitálio (cobalto-crômio), titânio)
- Biocompatibilidade.
- Liberação de íons, criação de corrente elétrica.
- Resíduos particulados.
- Resistência à corrosão.

Polímeros
- Mais biocompatíveis (em comparação com os metais).
- Degradação via hidrólise; portanto, polímeros hidrofóbicos durarão mais tempo.
- Têxteis incluem: Teflon – polimerização de gás tetrafluorocarbono em placas usadas para reconstrução do soalho orbital.
- Polietileno (Marlex) ou malha de poliamida (Supramid).
- Proplast – Teflon polímero de fluorocarbono (carbono de politetrafluoroetileno; às vezes com fibra de óxido de alumínio branco usada como revestimento para implantes do esqueleto). O Proplast permite o crescimento do tecido para dentro e é passível de modelagem, sendo firme, porém flexível.
- Polietileno poroso (Plastipore).
- Borracha de silicone (Silastic).
- Os plásticos podem ser injetáveis, pré-fabricados sólidos, esculpidos ou moldados.

Cerâmica (p. ex., hidroxiapatita, fosfato tricálcico)
- Não osteogênica mas fornecendo matriz física para guiar a regeneração óssea, ou seja, material osteocondutor.
- A hidroxiapatita é biocompatível; não há resposta celular.
- Regeneração óssea dentro da matriz + biodegradação; tem início quando o osso estiver regenerado.
- Fixação rígida.

Monômeros (p. ex., metilmetacrilato)
- Mistura do pó em uma pasta e contorno do defeito enquanto a pasta cura; pode ser necessário fixar com fios ou suturas.
- É preciso esfriar o molde com água enquanto ele estiver sendo aplicado, pois a reação é exotérmica (125°C).
- Usados para cranioplastia.
- Fique atento: o material encolhe à medida que está sendo aplicado!

Tabela 4.5 Complicações dos implantes

Complicação	Prevenção
Infecção	Profilaxia com antibióticos, técnica estéril
Hematoma	Hemostasia/esponja embebida em adrenalina/fita de compressão
Assimetria e malposição	Cuidado na criação do sítio, tamanho e forma da bolsa
Hipercorreção	Dar tempo para a resolução do edema e material ou absorção basal
Extrusão	Assegurar cobertura satisfatória de partes moles, fechamento em camadas, bolsa satisfatória, tamanho correto
Lesão neural	Dissecação cuidadosa com bom conhecimento da anatomia relevante
Absorção óssea	Não comum, mas pode ocorrer se o implante estiver sob tensão, como sobre o ponto inferior da mandíbula; geralmente autolimitante
Hipocorreção	Avaliação e procedimento cuidadosos

Tabagismo e cirurgia plástica

"Parar de fumar é a coisa mais fácil do mundo. Eu sei, porque já fiz isso centenas de vezes". (Mark Twain).

- **Histórico.** O tabagismo é a única e maior causa de morte e de incapacidade que pode ser evitada no mundo ocidental: 50% dos fumantes morrerão prematuramente por causa desse hábito, perdendo, em média, 8 anos de vida.
- **Incidência.** Existem 13 milhões de fumantes no Reino Unido; embora a incidência do tabagismo tenha diminuído entre os adultos nesse país, ela permanece estática em aproximadamente 28%.
- **Quantificação.** O padrão aceito é o de "consumo de maços-ano" onde um maço-ano é o equivalente a fumar um maço de cigarros por dia por ano (ou seja, 40 maços-ano seria um maço por dia durante 40 anos, ou dois maços por dia durante 20 anos).
- **Riscos.** Existe uma relação entre dose e resposta entre o tabagismo pesado *(heavy smoking)*, período do tabagismo e idade precoce de início do hábito e o risco de desenvolver patologia subsequente associada ao fumo, que é, principalmente, de natureza respiratória e cardiovascular.
- **Benefícios.** O tabagismo pode ser protetor contra o desenvolvimento de colite ulcerativa e está associado, também, à incidência reduzida da doença de Parkinson.

Por que parar de fumar?

Parar de fumar traz benefícios substanciais à saúde para todos os fumantes, imediatos e a longo prazo, independente da idade. Aqueles que param de fumar antes dos 35 anos de idade terão expectativa de vida similar à dos não fumantes. A expectativa de vida para fumantes que deixam o cigarro supera aquela dos que continuam com o hábito. Dois terços dos fumantes querem parar, e cerca de 1/3 tenta fazê-lo todos os anos, dos quais apenas 2% são bem-sucedidos. A cessação do hábito com apoio duplica a probabilidade de sucesso. A cessação gradativa é tão eficaz quanto a cessação súbita *(cold turkey)*. A terapia de reposição da nicotina (p. ex., emplastos ou goma de mascar) administra a nicotina de modo menos eficaz que um cigarro e, por isso, geralmente falha em saciar o fumante habitual. Apesar disso, ela reduz quase pela metade a recidiva aos 6-12 meses (Silagy *et al.* 1998).

Relevância do tabagismo à cirurgia plástica

- **Defeitos de nascimento.** Existe resposta significativa associada à dose entre a mãe fumante durante a gestação e o aumento no risco de dar à luz uma criança com anomalia digital congênita (Man e Chang, 2006) ou com lábio e palato fendido (Chung *et al.*, 2000).
- **Cicatrização retardada do ferimento** e outras complicações:
    - A reconstrução da mama com expansores de tecido (tipo Becker) está associada ao aumento na taxa de complicações do ferimento em fumantes (Camilleri *et al.*, 1996).
    - O tabagismo é, por si só, um fator de risco independente para o desenvolvimento de hematoma pós-operatório após cirurgia de ritidectomia (Grover *et al.*, 2001).
    - No contexto da abdominoplastia eletiva, o tabagismo já foi associado ao aumento do risco de complicações do ferimento (Manassa *et al.*, 2003).
    - A redução bilateral das mamas também foi associada a aumento no risco de complicações do ferimento em fumantes (Chan *et al.*, 2006). E o mais interessante, quando questionados após a cirurgia, 75% dos fumantes admitiram ter mentido ao informarem não terem feito uso do cigarro nas 4 semanas anteriores à cirurgia.
    - Reconstrução de mama após mastectomia.

- **Efeitos carcinogênicos** (p. ex., câncer de cabeça e pescoço).
- **Transferência de tecido livre:**
  - Sarin *et al.* (1974) demonstraram redução acentuada no fluxo sanguíneo arterial digital humano após a inalação de um único cigarro. Os pacientes podem-se apresentar com policitemia. Doença vascular periférica e qualidade dos vasos do doador e do receptor. Resultados similares foram observados no polegar (van Adrichem *et al.*, 1992).
  - Chang *et al.* (2000) examinaram as taxas de complicação em pacientes submetidas à reconstrução de mama com retalho micocutâneo transverso do retoabdominal (TRAM) livre. As fumantes apresentaram 2 vezes mais incidência de necrose do retalho da mastectomia que as não fumantes, com o risco maior envolvendo as pacientes submetidas à reconstrução imediata. As fumantes também apresentaram risco 2 vezes maior de complicações do sítio doador (p. ex., necrose e hérnia do retalho abdominal) que as fumantes que deixaram o hábito e as não fumantes. As fumantes em risco máximo são aquelas com histórico de 10 ou mais maços-ano. É interessante notar que não houve aumento significativo nas taxas de trombose dos vasos, perda de retalho ou necrose gordurosa em fumantes, quando comparados com não fumantes. Os autores concluíram que o consumo de mais de 10 maços-ano é contraindicação relativa ao procedimento de reconstrução de mama com retalho TRAM livre e que as complicações poderiam ser significativamente reduzidas se as pacientes interrompessem o hábito pelo menos 4 semanas antes da cirurgia.
- **Comorbidades clínicas** (p. ex., COPD) em pacientes submetidos à anestesia geral.
- **Queimaduras.** O hábito de fumar na cama é um fator de risco significativo para incêndios domésticos.

Fisiopatologia

O consumo de tabaco contém mais de 4.000 substâncias químicas que colocam tanto o fumante quanto o inalador passivo em risco. O monóxido de carbono resulta na formação de carboxiemoglobina (5-15% em um fumante *versus* < 2,5% em um não fumante), o que reduz a capacidade do sangue de carregar oxigênio, causando, assim, a hipóxia dos tecidos locais. A nicotina causa a dependência tanto física quanto psicológica, sendo tão prejudicial e viciosa quanto as drogas pesadas como a heroína. O consumo de cigarros aumenta significativamente a ativação das plaquetas causada pela exposição à tensão de cisalhamento, mesmo sob condições normais de fluxo, embora a nicotina proteja contra a ativação plaquetária (Rubenstein *et al.*, 2004). Entretanto, não há reação adversa comprovada sobre a anastomose microvascular; já foi sugerido que o coxim de tecido sem nervos passou, efetivamente, por um procedimento de simpatectomia cirúrgica, o que pode oferecer proteção a partir do aumento nos níveis de catecolamina induzido pelo tabagismo.

Referências

Camilleri IG, Malata CM, Stavrianos S, Mclean NR (1996). *BrJ Plast Surg* **49**, 346–51.

Chan LK, Withey S, Butler PE (2006). *Ann Plast Surg* **56**, 111–15.

Chang DW, Reece GP, Wang B, *et al.* (2000). *Plast Reconstr Surg* **105**, 2374–80.

Chung KC, Kowalski CP, Kim HM, Buchman SR (2000). *Plast Reconstr Surg* **105**, 1448–52.

Grover R, Jones BM, Waterhouse N (2001). *Br J Plast Surg* **54**, 481–6.

Man LX, Chang B (2006). *Plast Reconstr Surg* **118**, 301–8.

Manassa EH, Hertl CH, Olbrich RR (2003). *Plast Reconstr Surg* **111**, 2082–7.

Rubenstein D, Jesty J, Bluestein D (2004). *Circulation* **109**, 78–83.

Sarin CL, Austin JC, Nickel WO (1974). *JAMA* **229**, 1327–8.

Silagy C, Mant D, Fowler G, Lancaster T (1998). *Nicotine therapy for smoking cessation.* Cochrane Library 1998, Issue 2.

van Adrichem LN, Hovius SE, van Strik R, van der Meulen JC (1992). *Br J Plast Surg* **45**, 9–11.

Terapia com sanguessugas

Definição
A sanguessuga medicinal europeia *(Hirudo medicinalis)* é um anelídeo invertebrado. Entre as outras espécies incluem-se a sanguessuga medicinal asiática *(Hirudo manillensis)* e a sanguessuga amazônica *(Hirudo ghilianii)*.

Histórico
O primeiro uso registrado desse recurso data dos antigos egípcios, em 1.500 a.C.

Fisiologia
A saliva da sanguessuga contém, entre outros compostos:
- Hirudin, um anticoagulante.
- Hialuronidase, que facilita a penetração do anticoagulante.
- Histamina, para manter a vasodilatação.

Indicações
A principal indicação para esse procedimento é melhorar a drenagem dos tecidos congestionados pelo fluxo venoso (principalmente de retalhos), ou seja, aqueles tecidos que se mostram com coloração azul-escuro e refil capilar ativo, além de sangramento rápido e escuro na punção. Essa congestão pode resultar da drenagem venosa insatisfatória, com trombose ou ausente, como no quadro em que não foi tecnicamente possível efetuar a anastomose venosa. Os exemplos clínicos típicos incluem:
- Reimplantes digitais distais, nos quais a artéria é reconstruída, mas não a veia.
- Retalhos livres nos quais tanto a artéria quanto a veia foram reconstruídas, mas o fluxo venoso de saída é inadequado (p. ex., retalho de fluxo reverso, como o retalho interósseo posterior).
- Casos em que o fluxo arterial de entrada excede o fluxo venoso de saída (p. ex., retalho auricular livre).
- Retalhos venosos nos quais a congestão venosa é o mecanismo de nutrição do retalho.

Uma vez que o uso de sanguessugas é voltado para a insuficiência venosa (em oposição à arterial), um curso típico de tratamento pode levar de 3 a 5 dias, até a ocorrência da formação da nova veia nas margens do retalho. Pode ser necessário usar várias sanguessugas simultaneamente e/ou em sequência, até que a condição do retalho apresente melhora.

Contraindicações
O método é contraindicado em casos de insuficiência arterial, pois as sanguessugas normalmente falham na aderência ou se soltam logo após a aplicação. Por causa do risco de migração das sanguessugas, elas devem ser aplicadas com cuidado nas proximidades de orifícios do corpo, especialmente intraorais. Recomenda-se a observação estrita durante o tratamento.

Cuidados com sanguessugas
No Reino Unido, as sanguessugas são fornecidas pela empresa Biopharm Ltd, Swansea e são entregues em suspensão de Hirudo Gel™. As sanguessugas podem sobreviver por períodos prolongados quando armazenadas em refrigerador à temperatura entre 5 e 25°C, e devem ser mantidas ao abrigo da luz solar direta. A aeração não é necessária. Deve-se cuidar para não haver superpopulação (máximo de 20 sanguessugas por contêiner de 500 mL). O meio de armazenagem das sanguessugas consiste em água e Hirudo-salt™. Os anelídeos não devem ser armazenados em água destilada, pois dependem da presença de íons exógenos.

Método de uso

Recomenda-se o uso de luvas e o manuseio cuidadoso das sanguessugas com fórceps lisos, não denteados. Como alternativa, pode-se usar um pedaço de tubo de sucção Yankauer como "aplicador de sanguessugas sob medida" (MacQuillan *et al.*, 2002). A pele é preparada mediante raspagem das áreas excessivamente peludas, removendo-se cuidadosamente qualquer resíduo de álcool, pomada ou Betadine mediante lavagem com água e sabão. A pele é então aquecida e puncionada com uma agulha hipodérmica na porção mais azulada, para se obter uma gota de sangue. Um swab de gaze com abertura central pode ser colocado sobre a área de interesse – a gaze reduz o risco de migração da sanguessuga durante o processo. Como alternativa, em sítios maiores, uma ventosa descartável sem a base atuará como "suporte", evitando assim que a sanguessuga aventureira se introduza onde possa não ser desejada.

A cabeça da sanguessuga é introduzida no sangue e normalmente adere (sem dor), começando imediatamente a se alimentar. Uma sanguessuga desinteressada pode ser encorajada a aderir pela aplicação de uma gota de solução de açúcar à ferida. Uma vez ligada, a sanguessuga vai sugar, aumentando seu tamanho entre 5 e 6 vezes, e soltar-se-á da pele uma vez saciada (após cerca de 30 a 60 minutos). A sanguessuga usada normalmente é descartada ou por eliminação em álcool ou em um receptáculo para instrumentos médicos cortantes. Esses organismos não deverão ser eliminados na descarga ou lavatório.

Após o contato cutâneo, as sanguessugas deixam uma marca característica temporária tipo emblema do "Mercedes Benz" ou Y invertido de aproximadamente 2 a 3 mm de diâmetro. Cada uma das três mandíbulas acomoda cerca de 100 dentes. Uma vez que a mordida tem espessura parcial, ela não resulta em cicatriz permanente.

Sanguessugas errantes nunca devem ser removidas à força. A aplicação de sal de cozinha precipitará a separação rápida. O ensinamento tradicional de habilidade e conhecimento de sobrevivência *(bushcraft)* sugere que a chama de um cigarro ou fósforo é igualmente eficaz, mas isso não é aprovado nos hospitais, especialmente na presença de oxigênio.

Historicamente, as sanguessugas foram reutilizadas frequentemente; imergindo-as em soro fisiológico hipertônico estéril, em que elas regurgitam o sangue ingerido possibilitando que se alimentem novamente. Obviamente, essa prática é totalmente desencorajada por causa do potencial de transmissão de vírus cultivados no sangue.

Os efeitos anticoagulantes persistem após a separação das sanguessugas da pele, podendo ocorrer sangramento por algumas horas (aproximadamente 10 horas). Por isso, todos os pacientes, especialmente as crianças menores, precisam ter seus níveis de hemoglobina cuidadosamente monitorados (ou seja, FBC diário) enquanto submetidos à terapia prolongada com sanguessugas. O estado de equilíbrio de fluido do paciente também precisa ser cuidadosamente observado. O sangramento excessivo pode ser contornado com elevação, pressão direta ou aplicação tópica local de trombina, se necessário. Cada sanguessuga sugará até 5 mL de sangue em uma única sucção, e até 150 mL de sangue podem ser perdidos no limo subsequente.

Antibióticos profiláticos

O organismo *Aeromonas hydrophila* (ou *Pseudomonas hirudinis*) existe com relação simbiótica obrigatória no trato gastrointestinal da sanguessuga. Por isso, em todos os casos deve-se usar antibióticos, por causa do risco de infecção com a espécie *Aeromonas*. A taxa de infecção, que resulta na formação de abscessos e de celulite, é de aproximadamente 2%. Em vista da resistência das beta lactamases, os antibióticos recomendados incluem amoxicilina com ácido clavulânico ou ciprofloxacina. O tratamento deve ser mantido até o fechamento do ferimento.

Referência

McQuillan AH, Jones ME, Gault D (2002). *Br J Plast Surg* **55**, 540–1.

Microcirurgia

Definição
Microcirurgia significa operar usando um microscópio com microinstrumentos. Com o avanço da ampliação da lupa, essa técnica atualmente é aplicada com restrição, mas a microcirurgia com ampliação deverá ser usada para vasos de 3 mm ou menos de diâmetro. A faixa de vasos que podem ser submetidos à anastomose microcirúrgica varia de 0,3 a 3 mm ou mais.

Aplicações
Técnica comum:
- Vascular: anastomose arterial ou venosa ou incorporação de enxerto de veia.
- Linfática: anastomose linfática ou linfaticovenosa.
- Infertilidade: reversão de vasectomia e de cirurgia das tubas uterinas.
- Neural: reparo ou enxertia neural.

A aplicação mais comum para a cirurgia microvascular é o reimplante, a revascularização e a transferência de tecido livre.

Anatomia microvascular
Um vaso tem três camadas: a íntima, a média e a adventícia. A primeira é composta principalmente do endotélio, a camada epitelial vascular que reveste o vaso. A média é composta de tecido conectivo e músculo e a adventícia é a camada de tecido conectivo circundante. O colágeno fica nas camadas média e adventícia e, quando exposto, causa a agregação máxima das plaquetas.

Fisiologia microvascular
O fluxo de sangue por um vaso é determinado por dois fatores: a diferença de pressão por toda a extensão do vaso e a resistência ao fluxo:
    Fluxo = diferença/resistência de pressão.
O fluxo sanguíneo é essencialmente laminar com o fluxo mais rápido ficando no centro e o mais lento na periferia. Qualquer rompimento disso produz turbulência, o que aumenta a resistência e reduz o fluxo. As causas da turbulência são:
- Obstrução.
- Angulação do vaso.
- Ramificação.
- Redundância de vasos.
- Irregularidade da parede do vaso.

Outros fatores que aumentam a resistência são o aumento da viscosidade do sangue e o diâmetro reduzido do vaso.

Em condições fisiológicas normais, o controle do fluxo sanguíneo é realizado por alterações no volume de bombeamento cardíaco, na frequência cardíaca e na resistência periférica. O controle dessa resistência pode ser sistêmico ou local.

Cicatrização de parede de vaso
Após a anastomose, as plaquetas cobrem qualquer fenda endotelial e uma pseudoíntima se forma durante os primeiros 5 dias. Desde que não haja exposição extensa do meio, as plaquetas não progridem para a deposição da fibrina e formação do trombo, mas desaparecem nas primeiras 24 a 72 horas. Em 1 a 2 semanas, um novo endotélio já se formou. As camadas elástica e muscular não voltam ao seu estado pré-lesão, mas cicatrizam com a deposição de uma cicatriz de colágeno.

Instrumentos

- **Microscópio.** Familiarize-se com o microscópio do hospital, ajuste de foco e de *zoom* e sua distância interpupilar.
- **Instrumentos.** Pinça de Jeweller (5 e 2), dilatadores de vasos, porta-agulhas, tesouras, cânulas de irrigação ou cânula intravenosa de calibre 24, clampes microvasculares (duplas e simples) e material de suporte.
- **Porta-instrumentos.** Garra clássica em forma de lápis com a borda ulnar da mão descansando, confortavelmente, na mesa ou superfície construída com campos estéreis.

Técnica

Preparação do vaso

- Escolher vasos receptores com fluxo palpável satisfatório na região do defeito, sendo eles acessíveis e, de preferência, dispensáveis.
- Dissecar o suficiente tanto distal quanto proximal para prevenir ângulos agudos e para acesso e aplicação de clampes.
- Para a anastomose terminoterminal *(end-to-end)*, aparar os vasos com as tesoura. Se eles forem cortados com alguma tração residual em sentido terminal essa ação lesionará a camada adventícia.
- Remover o clampe arterial e verificar se o fluxo arterial de entrada é adequado. Ele deverá jorrar pelo menos 30 cm!
- Reaplicar os clampes.
- Dilatar gentilmente, se necessário, e irrigar as extremidades do vaso com soro fisiológico heparinizado ou com a solução de Hartmann.
- Aparar a adventícia em sentido reverso em 1 mm para evitar quaisquer retalhos adventícios. Verificar se existem retalhos da íntima.
- Certificar-se de que os vasos não estejam torcidos, enroscados, muito apertados ou muito soltos.
- Para anastomoses terminolaterais deve-se aparar o vaso de retalho para atingir a lateral do vaso receptor. Deve-se executar uma arteriotomia na parede lateral do vaso, ou por incisão longitudinal, ou excisando-se um orifício por meio de uma pinça de arteriotomia e lâmina Beaver®.

Técnica anastomótica

- Suturas de náilon não absorvíveis, de 8/0 a 10/0, são as mais comuns e podem ser interrompidas, contínuas ou aplicadas com a técnica vertical *(sleeve)*. As suturas são feitas por toda a espessura da parede do vaso e amarradas com nós externos.
- As técnicas alternativas são as suturas absorvíveis, clipes anelares, cola, *laser* e grampos.
- Classicamente, as anastomoses terminoterminais têm uma sutura executada em qualquer uma das extremidades (calcanhar e hálux, em posição de 6 e 12 horas) completando-se a parede posterior, seguida da parede anterior por meio de suturas interrompidas.
- Anastomoses terminoterminais concluídas por três métodos populares:
    - O método da triangulação de Carrel com três suturas essenciais colocadas a intervalos iguais, seguidas da colocação de suturas para preenchimento dos espaços.
    - Duas suturas essenciais (na posição de 6 e 12 horas) completando a parede posterior e, então, revirando o clampe duplo para permitir a sutura da parede frontal.
    - Uma sutura única colocada no centro da parede posterior. A anastomose continua ao redor daí, sempre se colocando a seguir a sutura mais difícil.

Essas e outras técnicas dependem da preferência cirúrgica e do desafio da anatomia associada. O vaso mais profundo ou mais distante sofre anastomose em primeiro lugar.
Para discrepância no tamanho do vaso:
- Burlar a discrepância enquanto suturando ao redor do vaso.
- Espatular o vaso menor.
- Entubar ou enluvar o vaso menor.

Técnica indicada
- Manuseio suave dos tecidos.
- Sem tensão.
- Passagem livre da agulha.
- Pontos uniformes em profundidade e espaçamento.
- Contato luminar mínimo.
- Prevenção de dessecação.

A anastomose terminolateral é indicada em situações nas quais existe discrepância de tamanho considerável ou onde haja apenas uma artéria disponível, que também é necessária para viabilidade de tecido distal. As taxas de perviedade são similares às da anastomose terminoterminal. Pode ser necessária a interposição de um enxerto de veia para aumentar a extensão do vaso.

Pós-anastomose
- Os clampes são removidos na seguinte sequência:
  - Venoso distal.
  - Venoso proximal.
  - Arterial distal.
  - Arterial proximal.
- Após a remoção dos clampes suturas complementares poderão ser necessárias se houver um sítio evidente de vazamento.
- Deve-se buscar um retalho rosado com sangramento capilar, uma veia completa ou uma artéria pulsátil.
- O teste de perviedade pode ser feito para confirmar fluxo, preferivelmente descendente a partir da anastomose venosa, pois isso interfere menos com o retalho e os vasos.
- Confirmar que os vasos não estejam torcidos e não sofrerão torção ou compressão com o fechamento.
- Um dreno de não sucção ou de sucção suturado em sítio distante da anastomose evita a formação de hematoma ao redor do pedículo.
- Assegurar-se da colocação de curativo não constritivo com janela de observação.

Lasers

O termo *LASER (Light Amplification by the Stimulated Emission of Radiation)* se refere à amplificação de luz por radiação estimulada.

Propriedades
Os feixes de *laser* possuem três propriedades principais:
- **Coerência.** A luz comum é incoerente e consiste em ondas luminosas que se irradiam em todas as direções e fora de fase com relação uma à outra. A luz *laser*, por outro lado, possui padrões de ondas que estão em fase no tempo e no espaço com relação umas às outras.
- **Colimação.** Um feixe colimado é paralelo e não diverge. Isso causa dois impactos importantes no uso do *laser* em medicina. A perda de potência é mínima ao longo do feixe e este pode ser focado para intensificar seu efeito ou enviar esse efeito por meio de uma fibra mais delgada. Isso permite que a maior parte da energia gerada seja colhida e intensificada em pontos minúsculos para aplicações cirúrgicas.
- **Monocromaticidade.** Esta propriedade significa que a luz tem todos os comprimentos de onda iguais (cor). Essa aplicação é importante em terapia fotodinâmica, na qual a escolha da cor é fundamental no processo de fototermólise seletiva.

Máquina de *laser*
Esse equipamento consiste em três componente importantes:
- Um colimador que assegura que a luz gerada está em fase.
- Um meio para emissão de raios *laser*, que pode ser sólido (cristais como rubi; Nd:YAG [*Lasers* de Alumínio Ítrio Garnet Dopados com Neodímio]), a gás (CO_2, argônio) ou líquido (vários corantes usados em *laser* de corante pulsado).
- Um sistema de envio que pode estar em forma de fibra óptica ou sistema de lentes ópticas.

Os raios *laser* são atualmente nomeados com base no meio de envio usado, por exemplo *laser* de CO_2, *laser* de corante pulsado.

Conceitos de energia
Existem alguns conceitos de energia que são importantes para a compreensão dos raios *laser*.
- **Potência** é a medida da taxa de energia enviada em joules/segundo (j/s) e expressa em watts (W).
- **Densidade de potência (irradiância)** é o volume de potência que pode ser focalizado em um ponto e se expressa em watts por centímetro quadrado (W/cm^2).
- **Fluência** que combina o conceito de densidade de potência (brilho do ponto) com a energia total enviada (dosagem em joules) e é expressa em joules por centímetro quadrado (J/cm^2).

Mecanismos de ação

Os efeitos do *laser* cirúrgico em forma de vaporização, corte e coagulação se baseiam nos efeitos do calor.

Esses efeitos puderam ser mais amplamente compreendidos com base no princípio da fototermólise seletiva, que usa a absorção seletiva de pulsos de luz por alvos pigmentados como vasos sanguíneos, células pigmentadas, e partículas de tinta de tatuagens para atingir seletivamente uma lesão mediada por calor. Pulsos curtos são usados para depositar energia nos alvos antes que estes esfriem, atingindo-se, assim, calor extremo localizado e destruição de tecido.

Tabela 4.6 Efeitos do *laser* cirúrgico

Temperatura (°C)	Alteração visual	Alteração biológica
36-60	Nenhuma, aquecimento	Fusão
60-65	Branqueamento	Coagulação
65-90	Branco/cinza	Desnaturação proteica
90-100	Enrugamento	Secamento
100	Coluna de fumaça	Vaporização, carbonização

Capítulo 5

Anomalias congênitas

Hipospadia 134
Epispadia – complexo de extrofia 138
Craniossinostose 141
Craniossinostose não sindrômica 142
Craniossinostose sindrômica 144
Plagiocefalia sem sinostose (PWS) 146
Cirurgia para craniossinostose 147
Microssomia hemifacial 148
Doença de Romberg 149
Síndrome de Treacher Collins 150
Síndrome de Pierre Robin 152
Microtia 154
Fendas braquiais 155
Fenda labial e palatina: introdução 156
Reparo de fenda labial: unilateral 162
Reparo de fenda labial: bilateral 166
Reparo de fenda palatina 168
Rinoplastia de fenda 175
Incompetência velofaríngea 178
Fístula palatal 182
Ortodontia 184
Enxertia de osso alveolar 187
Anomalias congênitas do membro superior 189
Displasia radial 191
Displasia ulnar 195
Mão fendida 197
Camptodactilia 200
Clinodactilia 202
Polegar em garra 204
Dedo em gatilho 205
Sindactilia 206
Polidactilia 209
Duplicação de polegar 210
Deslocamento congênito da cabeça do rádio 211
Sinostose radioulnar 212
Hipoplasia do polegar 214
Braquidactilia 216
Simbraquidactilia 218
Macrodactilia 220
Síndrome da banda amniótica 223
Artrogripose 224
Deformidade de Madelung 226
Síndrome de Poland 228
Transferência não vascularizada da falange do dedo do pé 230
Policização 231

Hipospadia

Definição
Anomalia congênita na qual o meato uretral tem localização proximal e ventral anormal no pênis, no escroto ou no períneo.

Incidência
Um em cada 100 a 300 nascimentos vivos; em alguns países a incidência dessa anomalia tem aumentado.

Etiologia

Hormonal
Anomalias na enzima redutase 5-alfa foram identificadas em 10% dos pacientes; os receptores de androgênio também se mostraram anormais. A anomalia é 5 vezes mais comum nos meninos nascidos por fertilização *in vitro*, o que pode estar associado ao tratamento materno com progesterona durante esse processo de fertilização, pois a progesterona inibe, competitivamente, a enzima redutase 5-alfa.

Genética
Gêmeos monozigotos apresentam 8 vezes mais risco de sofrer hipospadia que os filhos não gêmeos. A razão disso pode ser a competição pela gonadotrofina coriônica humana *in utero*. Cerca de 8% dos meninos afetados possuem pai afetado e 14% possui irmãos afetados. E se dois membros da família apresentarem a anomalia, o risco para o menino subsequente será de 22%.

Ambiental
Os estrogênios já foram associados a modelos animais e podem ser responsáveis pela incidência crescente da anomalia.

Classificação
De acordo com o sítio do meato:
- Anterior: glanular ou subcoronal, 50% dos casos.
- Média: diáfise distal, diáfise média ou diáfise proximal, 20% dos casos.
- Posterior: penoescrotal, escrotal ou perineal, 30% dos casos.

Patogênese
Falha na fusão completa das pregas da uretra, possivelmente causada por estimulação reduzida da testosterona.

Apresentação clínica
- Distrofia do meato ventral; a posição subcoronal é a mais comum.
- Seios parauretrais podem estar presentes na glande ou na diáfise.
- Prepúcio redundante (98%); entretanto, nem sempre este é o caso e a hipospadia pode ser identificada somente na circuncisão.
- Gripose do pênis em 15% dos casos anteriores, mas superior a 50% nos casos posteriores, causada por crescimento diferencial dos corpos cavernosos normais e estruturas ventrais anormais; ou raramente por resíduos fibrosos do corpo esponjoso não diferenciado e camadas fasciais do pênis que se inserem na glande.
- A glande pode-se mostrar nivelada com um sulco representando a placa uretral.
- O escroto pode-se mostrar bífido nas hipospadias muito posteriores.

HIPOSPADIA

Nove por cento (9%) dos casos apresentam hérnias inguinais associadas e 9% mostram testículos não descidos. Esse quadro aumenta, respectivamente em 20 e 30% nos casos de hipospadia posterior. O quadro de hipospadia com testículos não descidos pode indicar uma situação de intersexualidade. As válvulas uretrais podem estar presentes. As anomalias do trato urinário superior são raras, a menos que haja outras anomalias congênitas presentes. O refluxo vesicoureteral é comum, mas não é tratado a menos que se mostre sintomático (UTIs recorrentes).

Quando a hipospadia não é tratada, o paciente pode não ser capaz de urinar em pé. A gripose pode prejudicar a função sexual e, quando muito intensa, torna as ereções muito dolorosas. A estética anormal também pode causar problemas psicossexuais.

Tratamento: clínico
Cremes ou injeções de testosterona e injeções de gonadotrofina coriônica humana já foram usadas para aumentar o tamanho do pênis antes da cirurgia.

Tratamento: cirúrgico
Objetivo:
- Permitir que o paciente possa urinar em pé com fluxo normal.
- Permitir a função sexual normal.
- Possibilitar a aparência natural.

Esses objetivos exigem a correção da gripose, a criação de uma neouretra e a recriação de um meato semelhante a uma abertura estreita e comprida na ponta da glande.

Procedimentos de um estágio
Há três grandes categorias.

Avanço uretral
A uretra anormal é avançada para a posição normal, aplicando-se o procedimento de avanço do meato e glanoloplastia incorporada (MAGPI) para um meato distal móvel; a dissecação bulbouretral pode avançar a uretra em até 5 cm.

Técnicas de aposição (onlay)
Cria-se uma nova uretra usando-se a placa uretral remanescente como a parede ventral com um retalho de tecido vascularizado obtido de qualquer sítio no pênis. Mathieu (1932) usou pele ventral da diáfise do pênis; Elder et al. (1987) descreveram um retalho em ilha pediculado do prepúcio.

Técnicas de inclusão (inlay)
Um retalho similar vascularizado de tecido ou um enxerto de pele de espessura total é moldado em forma de tubo e inserido para formar a nova uretra. Mustardé (1965) usou retalho semelhante ao de Mathieu; Duckett (1980) usou pele em ilha da parte interna do prepúcio, e Harris (1984) usou pele da parte interna do prepúcio para a nova uretra e pele da parte externa do prepúcio para a cobertura de pele ventral.

Reparo em dois estágios
O reparo (Bracka, 1995), modificado do reparo de Cloutier, pode ser realizado antes dos 18 meses de idade, mas a cirurgia deve ser evitada entre os 18 meses e os 3 anos de idade, pois a criança pode não cooperar satisfatoriamente. Bracka sugere realizar o primeiro estágio aos 3 anos e o segundo após 6 meses.

Estágio 1
- Anestesia geral mais bloqueio peniano ou caudal.
- Teste de ereção: torniquete suave com catéter de látex ao redor da base do pênis; infiltração de soro fisiológico normal no corpo cavernoso.
- Cirurgia executada mediante torniquete.
- Coleta de enxerto de pele de espessura total do prepúcio.
- Realização de meatotomia, se necessário.
- Glande separada do nível do meato distópico para a margem dorsal do novo meato; os corpos cavernosos são dissecados até o nível do meato distópico.
- As fibras que causam a gripose são divididas.
- Inserção do enxerto de pele de espessura total com curativo de compressão tipo brown mantido durante 5 dias.
- Catéter Durant por 2 dias mediante cobertura com antibiótico.

Estágio 2
- Aplicação de torniquete.
- Tira de pele em forma de "U" com 1,5 cm de largura incisada para formar a nova uretra e intubada ao redor do catéter.
- Retalho em base proximal do tecido subcutâneo do prepúcio usado para reparos à prova d'água proximais à glande (se o tecido não for suficiente, a pele da glande poderá ser torcida para compensar as linhas de sutura).
- Reparo da glande.
- Pele da diáfise fechada e reconstrução ou circuncisão do prepúcio.
- Catéter durante 5 a 6 dias mediante cobertura com antibióticos.

Complicações
Precoces
- Hematoma.
- Infecção.
- Ereções: tratadas com acetato de ciproterona.

Tardias
- Fístula.
- Estenose do meato: causa borrifação da urina. Tratada com cirurgia de revisão do meato.
- Estritura da uretra: pode responder à dilatação.
- Divertículo uretral: causado por obstrução do fluxo de saída distal ou por falta de suporte à nova uretra.
- Gripose recorrente.
- Pelos na uretra: não se deve usar pele pilosa para criar a nova uretra, pois isso predispõe à infecção. Todos os pelos devem ser eliminados ou, então, a pele deverá ser excisada e substituída.
- A doença conhecida como *balanitis xerotica obliterans* (BXO) é o líquen escleroso da genitália masculina, de etiologia desconhecida. A doença se apresenta como ulceração que progride para fimose e estenose do meato e é pré-maligna para câncer de células escamosas (SCC). O tratamento envolve a excisão da pele afetada, mas a doença sempre recorrerá se a pele genital for usada para a reconstrução. A pele retro-auricular mostra certo grau de recorrência; a mucosa bucal é o enxerto mais resistente para pacientes com BXO.

Controvérsias

Mais de 250 técnicas já foram descritas para o reparo da hipospadia, que podem ser amplamente classificadas em reparos de um e dois estágios. Os defensores do reparo de um estágio sugerem a cirurgia em um estágio, realizada antes que a criança tenha idade para se lembrar dela. O índice de revisão fica em torno de 10%. O reparo em dois estágios traz o benefício de um procedimento mais versátil, com resultados mais confiáveis e um meato com aparência mais natural. Esse reparo em dois estágios é tecnicamente mais fácil e, em decorrência da versatilidade, significa que o cirurgião pode dominar uma técnica única, em vez da necessidade de se familiarizar com muitos reparos de um estágio. O resultado do reparo de hipospadia a longo prazo, em termos de ajuste psicossexual, é informado como dependendo mais da aparência que do número de cirurgias.

Há, também, controvérsias quanto à melhor idade para a cirurgia, embora o período entre 18 meses e 3 anos, quando a criança pode-se tornar não cooperadora, seja evitado. Para alguns grupos de pacientes, não se recomenda a cirurgia até que o paciente tenha idade suficiente para pedir por ela.

Referências

Bracka A (1995). *Br J Plast Surg* **48**, 345–52.
Duckett JW (1980). *Urol Clin North Am* **7**, 423–30.
Elder JS, Duckett JW, Snyder HM (1987). *J Urol* **138**, 376–9.
Harris DL (1984). *Br J Plast Surg* **37**, 108–16.
Mathieu P (1932). *J Chir* **39**, 481–6.
Mustardé JC (1965). *Br J Plast Surg* **18**, 413–22.

Epispadia – complexo de extrofia

Definição
Um espectro de anomalias congênitas que se acredita seja resultante do mesmo defeito embriológico e que pode incluir:
- Posição anormal do meato uretral no dorso do pênis ou um clitóris bífido (epispadia).
- Falha da fusão da parede abdominal anterior e exteriorização da bexiga (extrofia da bexiga).
- Exteriorização do trato urinário inferior e do trato gastrointestinal (extrofia da cloaca).

Incidência
- Extrofia da bexiga: 3,3/100.000 (homem:mulher 2:1).
- Epispadia masculina: 1/100.000; epispadia feminina: 1:500.000.
- Extrofia da cloaca: 1/200.000-400.000.

Etiologia
Não há fatores de risco conhecidos, mas a prole de pacientes com extrofia tem 500 vezes mais probabilidade de apresentar a anomalia que a população como um todo (1/70). Não existe concordância entre gêmeos dizigotos ou gêmeas monozigóticas, mas a concordância é de 100% entre gêmeos monozigotos masculinos.

Classificação (por intensidade)
- Epispadia.
- Extrofia da bexiga.
- Extrofia da cloaca.

Patogênese
Acredita-se que a anomalia resulte de uma falha na infiltração mesenquimatosa na parede abdominal anterior durante o primeiro trimestre da gestação. Assim, a membrana adjacente da cloaca fica instável e se rompe prematuramente, impedindo a fusão normal do mesênquima do tubérculo genital com as partes anteriores das cristas da cloaca. Caso essa ruptura ocorra antes da formação completa do septo urorretal, o trato gastrointestinal será envolvido.

Apresentação clínica
Dependem da intensidade.

Epispadia masculina
O meato uretral se abre no dorso do pênis, entre a glande proximal e o ângulo penoescrotal. O pênis é curto e largo e se curva para cima (gripose dorsal) e a glande se mostra achatada. Não há prepúcio dorsal. Os meninos portadores de epispadia distal são geralmente continentes.

Epispadia feminina
O clitóris é bífido, e os lábios apresentam divergência anterior. A uretra dorsal pode-se apresentar aberta até o colo da bexiga. Geralmente as meninas apresentam incontinência de esforço, independente do nível do meato uretral. O introito vaginal pode-se mostrar estreito. Em ambos os sexos, a sínfise púbica pode estar alargada com reto divergente.

EPISPADIA – COMPLEXO DE EXTROFIA

Extrofia da bexiga
A bexiga repousa aberta no abdome. Em geral, os pacientes apresentam refluxo vesicoureteral em razão da inserção anormal dos ureteres na bexiga. O umbigo fica definido em sítio mais baixo e o ânus em sítio mais anterior. Os retos divergem ao se inserirem em ossos púbicos separados. As hérnias inguinais são comuns. Nos meninos, o pênis é curto e alargado, e a uretra se abre em sentido dorsal. Nas meninas, a vagina se situa em sítio anterior.

Extrofia da cloaca
A bexiga, a vagina e o pênis geralmente ficam em duas metades. O ceco está aberto. Geralmente, existe quadro associado de onfalocele. As anomalias associadas de membros ou de vértebras são comuns. As anomalias do trato urinário superior estão presentes em 1/3 dos pacientes.

Apresentação
A anomalia pode ser diagnosticada no pré-natal por meio de ultrassom, mas, caso contrário, normalmente será visível ao nascimento. Nas meninas, a epispadia pode-se manifestar somente como incontinência urinária na infância e a diástase da sínfise como marcha bamboleante.

Tratamento: cirúrgico
Objetivo:
- Fechamento da bexiga e da parede abdominal.
- Proteção da função renal.
- Correção da incontinência.
- Preservação da função sexual.
- Estética aceitável.

Opções cirúrgicas
- As epispadias podem ser tratadas como hipospadias, mas na superfície dorsal, ou o pênis pode ser dissecado em seus componentes e a nova uretra substituída no aspecto ventral.
- Desvio urinário para extrofia da bexiga: usada quando a placa da bexiga é muito pequena para o fechamento direto.
- Fechamento funcional por estágios para extrofia da bexiga: a bexiga e a parede abdominal são fechadas dentro de 72 horas após o nascimento. Se mais tarde, usam-se osteotomias pélvicas para permitir o fechamento. A epispadia é reparada aos 12-18 meses. Isso aumenta a resistência da bexiga, melhorando a capacidade. O colo da bexiga é reconstruído aos 4 anos, e o refluxo vesicoureteral é corrigido.
- Reparo primário completo: bexiga, uretra e genitália externa são reconstruídas no nascimento.
- Em quadro de extrofia da cloaca, a anomalia gastrointestinal é tratada como prioridade, e as anomalias vertebrais são tratadas quando solicitado. Normalmente são necessárias as osteotomias pélvicas.

Capítulo 5 ■ Anomalias congênitas

Complicações
- Falha de fechamento ou prolapso da bexiga.
- Perda da função renal: causada por pressão alta na bexiga e refluxo vesicoureteral.
- Esvaziamento insatisfatório da bexiga e infecções recorrentes.
- Malignidade, especialmente em extrofia da bexiga tratada tardiamente.
- Fertilidade reduzida nos homens por causa da ejaculação retrógrada por meio de um colo de bexiga incompetente.

Controvérsias
Existem controvérsias quanto à reconstrução da uretra basicamente no período neonatal ou como um procedimento retardado. A primeira visa melhorar a função da bexiga a longo prazo, aumentando a resistência de saída e, portanto, encorajando o crescimento do órgão. Essa reconstrução pode evitar procedimentos posteriores para aumentar a bexiga e a reconstrução posterior do colo para a continência será necessária, com menos frequência.

Craniossinostose

Definição
Dá-se o nome de craniossinostose à fusão prematura de uma ou mais das suturas da calvária e que ocorre no útero ou logo após o nascimento.

Incidência
A incidência média de todas as formas de craniossinostose é de 1 em 2.500 nascimentos vivos.

Classificação
A craniossinostose pode ser classificada ou como sindrômica (onde existe uma causa etiológica genética, subjacente e conhecida) ou como não sindrômica, ou sinostose isolada.

Etiologia
- A sinostose sindrômica (também conhecida como síndrome de disostose craniofacial) provou ser originária de mutações genéticas nos sistemas de receptores do fator de crescimento de fibroblastos ou em sistemas relacionados, como aqueles controlados pelo gene *TWIST*.
- Certas formas de sinostose sindrômica não são geneticamente determinadas, mas surgem da exposição aos teratogênios como o valproato de sódio.
- Acredita-se que a sinostose não sindrômica ou isolada resulte da aplicação de pressão mecânica às suturas envolvidas em um momento crítico do desenvolvimento.

Patogênese
Em circunstâncias normais, a calvária cresce em ângulos retos a todas as suturas normais ativas. Por isso, quando uma sutura se funde prematuramente, ocorre falha de crescimento nos ângulos retos envolvidos com essa sutura. Além disso ocorre um crescimento exagerado de compensação relativa nas suturas adjacentes não envolvidas. Essa combinação de falha de crescimento e de excesso de compensação leva a formas cranianas clássicas que permitem a confirmação das suturas envolvidas.

As seções a seguir fornecem uma análise das sinostoses não sindrômicas, assim como das doenças sindrômicas de ocorrência mais frequente.

Craniossinostose não sindrômica

Sinostose sagital

Trata-se da fusão prematura da sutura sagital da linha média, que corre em sentido anteroposterior, sobre o vértice do crânio. A sinostose sagital é a anomalia de ocorrência mais comum, com incidência de 1 em cada 5.000 nascimentos vivos e, em geral, representa cerca de 50% da prática clínica ativa. A proporção entre homem e mulher é de 4:1. Usa-se o termo "escafocefalia" para descrever o formato da cabeça, traduzido literalmente como "crânio em forma de barco" (um outro termo que também pode ser aplicado é "dolicocefalia").

A falha de crescimento transverso resulta em um crânio estreito, de um lado para o outro. O crescimento compensatório exagerado forma a protuberância característica da fronte com um arredondamento occipital em formato ogival. A investigação radiológica mostra a forma típica do crânio, assim como a ausência da sutura sagital da linha média.

Sinostose metópica

Esse quadro descreve a fusão prematura da sutura metópica da linha média entre as duas metades da fronte. Ele ocorre em aproximadamente 1 em 25.000 nascimentos vivos e a proporção homem-mulher é de 3:1, representando cerca de 10% da prática clínica ativa.

Normalmente, a sinostose da sutura metópica é não sindrômica e acredita-se resultar de pressão mecânica na sutura em desenvolvimento. Entretanto, ela também ocorre em várias outras síndromes não genéticas como a síndrome fetal do valproato em mães epilépticas.

A falha de crescimento das suturas envolvidas resulta em uma fronte de formato triangular, com desenvolvimento inadequado da testa. Os olhos se mostram relativamente próximos ou hipotelóricos. No geral, o crânio assume a forma triangular com alargamento na parte posterior. O termo usado para descrever essa anomalia é "trigonocefalia", que se traduz, literalmente, como "crânio em forma triangular".

Os aspectos radiológicos geralmente se baseiam em sinais diagnósticos secundários, como o alongamento para cima e a rotação medial das órbitas, assim como o hipotelorismo relativo.

Sinostose unicoronal

Esta é a fusão de uma das duas suturas coronais que correm em sentido transverso na porção anterior do crânio. Ela ocorre em cerca de 1 em 17.000 nascimentos vivos e representa cerca de 15% da prática clínica média. A proporção homem-mulher é de 1:1,5.

A falha de crescimento no lado envolvido causa a elevação e a rotação posterior da testa, criando a aparência de um olho dilatado no lado afetado. Nesse lado, a distância entre o olho e a orelha é menor que aquela do lado não afetado. Observa-se também a formação de uma protuberância de compensação no lado oposto da testa. Da mesma forma, o crescimento exagerado da área da bochecha inferior à sutura envolvida provoca distorção da face, com rotação do nariz e do queixo para longe do lado envolvido. A combinação de testa achatada com bochecha proeminente, na visão de cima para baixo, é conhecida como "cruz facial". A forma craniofacial resultante é conhecida como plagiocefalia, que se traduz, literalmente, como "crânio oblíquo".

Na radiografia plana, os achados incluem a falta ou a esclerose da sutura envolvida, assim como a rotação patognomônica para cima da asa menor do esfenoide, que, na projeção AP, mostra o contorno orbital máximo para cima e para fora, conhecido como "sinal do olho de arlequim".

Sinostose bicoronal
Trata-se da fusão prematura das duas suturas coronais, que ocorre ou em um quadro isolado ou como parte de uma das principais síndromes. Essa anomalia ocorre em cerca de 1 em 150.000 nascimentos vivos e representa cerca de 5% da prática clínica. A proporção homem-mulher é de 1:1,5.

A falha de crescimento das duas suturas coronais resulta em cabeça mais curta na dimensão AP, conhecida como braquicefalia ou crânio curto, assim como com tendência a se tornar verticalmente alta (quando, então, o quadro é conhecido como turricefalia ou crânio em torre).

Os aspectos radiológicos incluem a ausência ou esclerose das suturas, assim como os sinais de olho de arlequim.

Sinostose unilambdoide
Este é o quadro mais raro que existe de sinostose isolada e consiste na fusão prematura de uma das suturas lambdoides no crânio posterior. A anomalia ocorre em cerca de 1 em 250.000 nascimentos vivos e representa cerca de 1% da prática clínica.

A falha de crescimento na sutura envolvida e o crescimento de compensação exagerado nas suturas não envolvidas criam a distorção típica do crânio posterior, semelhante, em vários aspectos, às alterações observadas na sinostose unicoronal na porção frontal do crânio. Observa-se achatamento distinto sobre a área da sutura não funcional. No lado envolvido, a orelha se mostra levemente deslocada para trás, em comparação com o lado não envolvido. Em compensação, existe grau significativo de crescimento exagerado do mastoide, formando uma protuberância atrás da orelha envolvida. O crescimento exagerado de compensação no lambdoide oposto e nas suturas sagitais resulta em proeminência temporoparietal no lado oposto. Na projeção vista de trás, o resultado geral é um crânio "exposto ao vento" e longe do lado da sutura envolvida.

Craniossinostose sindrômica
(incluindo as síndromes de disostose craniofacial)
Todas essas síndromes geralmente se apresentam com, pelo menos, uma, mas geralmente com mais suturas envolvidas. Quanto maior o número de suturas envolvidas, maior o risco de pressão intracraniana aguda aumentada. Essas síndromes, que se tornaram muito conhecidas por seus nomes epônimos, baseiam-se em suas características associadas (frequentemente nos membros) como parte de seus critérios diagnósticos. Isso foi importante antes da descoberta das mutações genéticas conhecidas, que são hoje aplicadas para definir as síndromes.

Síndrome de Apert
Este quadro ocorre em cerca de 1 em 70.000 nascimentos vivos e resulta de uma mutação em *FGFR2* no cromossomo 10 em 1 de 2 sítios: Ser252Trp ou Pro253Arg.

Os aspectos craniofaciais incluem múltipla sinostoses de sutura, geralmente incluindo as suturas coronais e, mais tarde, as lambdoides. Observa-se, tipicamente, a presença de uma fontanela anterior inicialmente dilatada. A meia-face e as órbitas são pequenas, oferecendo protrusão relativa dos olhos (exorbitismo). O nariz tende a ser pontudo. Os pacientes com mutações *S252W* tendem a apresentar palato fendido.

Os aspectos patognomônicos dessa anomalia são a acrossindactilia complexa das mãos. Os aspectos associados incluem hiperidrose e várias anomalias dos membros superiores, como as fusões de cotovelo.

Síndrome de Crouzon
Este quadro também ocorre em 1 de cada 70.000 nascimentos vivos. Há várias mutações genéticas no sistema *FGFR2* (entretanto, a mutação *A391E* em *FGFR3* causa a síndrome de Crouzon com *acanthosis nigricans* [acantose aveludada difusa com pigmentação escura]).

Os aspectos craniofaciais incluem a sinostose bicoronal com turricefalia significativa; observa-se também a ocorrência de exorbitismo variável, assim como retrusão mediofacial variável. Essa retrusão, quando intensa, pode causar apneia obstrutiva do sono (como também ocorre nas síndromes de Apert e de Pfeiffer). O principal marcador diagnóstico da síndrome de Crouzon, além da mutação genética, é a normalidade das mãos.

Síndrome de Pfeiffer
Este quadro ocorre em 1 em 120.000 nascimentos vivos, sendo causada, também, por diversas mutações de *FGFR2* no cromossomo 10.

A síndrome de Pfeiffer tende a apresentar os piores aspectos pansinostóticos, com distorção acentuada da calvária, pressão intracraniana aumentada e exorbitismo significativo (a extremidade mais intensa da escala é conhecida, frequentemente, como *Kleeblatschadel* ou crânio em folha de trevo). Os pacientes portadores dessa síndrome mostram, com frequência, exorbitismo significativo e problemas importantes de obstrução das vias aéreas. Os aspectos diagnósticos são polegares e háluces grandes e largos.

Síndrome de Muenke
Uma entidade recentemente descoberta é a mutação *P250R FGFR3* no cromossomo 4, que ocorre em cerca de 1 em 30.000 nascimentos vivos. Se pesquisada, essa mutação pode ser identificada em cerca de 30% das sinostoses anteriormente consideradas como não sindrômicas ou bicoronais.

Um fator interessante nesse quadro é o fato de não haver nenhuma aparência patognomônica, facial ou de membro. O único aspecto reconhecido como de ocorrência mais frequente é a saliência infratemporal, que também é muito variável.

Displasia craniana frontonasal
Esta anomalia ocorre em 1 em 120.000 nascimentos vivos e surge como resultado de uma mutação no sistema do gene *EFNB1* no cromossomo X. E o mais interessante, embora ligada ao X, todos os pacientes descritos até o momento eram virtualmente mulheres.

O quadro consiste em sinostose coronal, que pode ser muito assimétrica. Os olhos estão amplamente afastados (hipertelorismo) e o nariz tende a ser curto. O palato é alto e arqueado, com um arco alveolar constrito. Outros aspectos diagnósticos incluem cabelos encaracolados e ouriçados, e tendência à fragmentação longitudinal das unhas. As clavículas e a cintura escapular, assim como as mamas, tendem a se mostrar levemente hipoplásicas.

Síndrome de Saethre-Chotzen
Esta anomalia surge ou de mutação ou de deleção do gene *TWIST1* no cromossomo 7 e ocorre em 1 em 80.000 nascimentos vivos. O elemento sinostótico pode ser variável. Mais frequentemente, trata-se de uma sinostose bicoronal, mas às vezes pode ser unicoronal de sutura única.

Outros aspectos incluem linha de cabelo baixa, ptose da pálpebra, orelhas levemente pequenas com um pilar transverso pela concha e sindactilia variável de partes moles (geralmente leve) dos dedos.

Outras síndromes
Existem muitas outras associações sindrômicas raras com sinostose que estão fora do escopo deste livro.

Plagiocefalia sem sinostose (PWS)

(plagiocefalia de deformação/de postura/de posição)

Forças externas aplicadas ao crânio infantil, em estado intrauterino ou pós-parto, podem causar distorção mecânica do crânio sem qualquer sinostose. Esse é um quadro bem conhecido que ocorre tanto no crânio anterior, onde deve ser diferenciado da sinostose unicoronal; quanto posterior, onde precisa ser diferenciado do quadro raro de sinostose unilambdoide. Em geral, a maioria dos casos tem graus simultâneos de distorção anterior e posterior.

De longe, o fator etiológico mais comum (particularmente na plagiocefalia posterior) é a prática, desde 1992, de deixar a criança dormindo em posição supina (campanha *Back to Sleep*), que demonstrou redução significativa na incidência da síndrome da morte súbita do bebê.

A deformação presente na plagiocefalia sem sinostose tende a ser uma distorção relativamente simétrica, resultando em um crânio em forma de paralelograma quando visto de cima. O achatamento anterior fica do lado oposto do crânio com relação ao achatamento posterior. A fronte no lado achatado anterior é empurrada para baixo, dando a aparência de um olho pequeno e ligeiramente deslocado para baixo (em oposição à fronte alargada e empurrada para cima na sinostose unicoronal). As orelhas ficam reciprocamente deslocadas. As distâncias olho a olho dos dois lados permanecem as mesmas. No crânio posterior observa-se achatamento na área occipital, mas sem protuberância de compensação do mastoide e sem crescimento exagerado de compensação da área oposta temporoparietal. Alguns casos se apresentam com achatamento central acentuado sobre o lambda.

História natural

A PWS parece ter história natural específica. No nascimento pode estar presente um certo grau de achatamento, mas ele é notado mais frequentemente só por volta de 6 a 8 semanas de vida, na primeira consulta de acompanhamento. O posicionamento cuidadoso, assim como o conceito de *tummy time* (ou "de barriguinha para baixo", quando a criança é colocada deliberadamente sobre o estômago enquanto acordada) pode evitar a piora do quadro, mas a ocorrência do achatamento progressivo é frequente durante um período de 3 a 4 meses até que a criança seja capaz de se sentar sem apoio e, portanto, de passar menos tempo sob pressão na parte posterior da cabeça. O arredondamento ocorre progressivamente, o que, na experiência das quatro principais unidades craniofaciais no Reino Unido, atinge um nível de aceitação social sem a necessidade de qualquer intervenção (isso implica que, embora a simetria perfeita possa não ocorrer, o achatamento residual não atinge um grau passível de ser notado ou de gerar comentários/provocações em situações normais).

A terapia do capacete se tornou muito tópica no Reino Unido recentemente. Ela consiste no uso de um capacete sob medida, usado durante 23 horas do dia e exige monitoração regular e possíveis ajustes. O único estudo clínico disponível na literatura indica que o arredondamento do crânio realmente ocorre. Não há estudos clínicos randomizados e controlados comparando o tratamento com o não tratamento e, no momento, a literatura não apresenta qualquer evidência comprovando que a terapia do capacete atinja quaisquer resultados, a longo prazo, superiores àqueles do não tratamento.

Cirurgia para craniossinostose

Em geral, a cirurgia é direcionada no crânio, principalmente com um programa planejado de abordagem das órbitas inferiores e, em um estágio ligeiramente posterior, da porção média da face. (Entretanto, tem havido uma troca por procedimentos combinados no crânio e na face, em conjunto com a distração.)

Indicações
- Tratamento da pressão intracraniana elevada já estabelecida.
- Prevenção do desenvolvimento de pressão intracraniana elevada.
- Proteção dos olhos.
- Proteção das vias aéreas.
- Tratamento de qualquer deformidade estabelecida.
- Prevenção de progressão de qualquer deformidade já existente.

Momento da cirurgia e opções cirúrgicas

A cirurgia de emergência na forma de liberação da calvária ou inserção de um desvio para a hidrocefalia pode ser exigida para o tratamento do quadro agudo de pressão intracraniana elevada. A traqueostomia pode ser exigida para proteção das vias aéreas e ou uma tarsorrafia ou uma cirurgia orbital urgente podem ser necessárias para proteção ocular.

Na falta de indicações para cirurgia de emergência, a cirurgia da calvária é realizada por volta de 1 ano de idade na maioria das unidades, embora se observe uma troca para a técnica de monobloco precoce ou avanço frontofacial de nível de separação relacionado em crianças sindrômicas antes de completarem 1 ano de idade.

Nas crianças sindrômicas com progressão significativa da turricefalia, existe a opção de uma liberação posterior precoce. Observa-se que esse procedimento atenua as forças motrizes anteriores e torna mais fácil a remodelagem do avanço fronto-orbital a ser executado mais tarde. O procedimento de avanço e remodelagem fronto-orbital é realizado por volta de 1 ano de idade no caso de sinostose metópica e de sinostose unilateral e bicoronal.

A sinostose sagital é tratada com a modificação da craniotomia de descompressão com trepanação, geralmente nos primeiros 6 meses de vida. As crianças que se apresentam mais tarde ou que possuem deformidade precoce acentuada podem ser tratadas com um procedimento de remodelagem total ou subtotal da calvária (para o que há vários desenhos).

A hipoplasia da porção média da face, a apneia obstrutiva do sono e o exorbitismo são tratados por cirurgia mediofacial. Tradicionalmente, esse procedimento tem sido realizado pela técnica de Le Fort III, com a inserção de um enxerto ósseo. Mais recentemente (nos últimos 8 a 10 anos) as técnicas de distração mediofacial permitiram maiores avanços e são relativamente mais estáveis em pacientes mais jovens. A osteogênese da distração também reduziu a taxa de infecção associada às técnicas de monobloco ou de monobloco modificado e, portanto, tem havido o retorno às técnicas anteriores de monobloco ou afiliadas.

Quando as crianças estão chegando ao final da fase de crescimento, os procedimentos de remodelação facial em nível apropriado (cirurgia bimaxilar, Le Fort I e III e procedimentos do tipo de bipartição facial) são oferecidos para tentar melhorar a aparência estética da face. As técnicas *onlay* ou com tecido autógeno ou material aloplásico (especialmente ao redor das áreas malares hipoplásicas e na fronte) também estão disponíveis.

Microssomia hemifacial

(microssomia craniofacial, síndrome do primeiro e do segundo arcos branquiais)

Introdução
Subdesenvolvimento congênito das estruturas das porções média e inferior da face, semelhante ao da doença de Romberg, mas principalmente esquelético, não progressivo, e em grupo etário diferente. A "microssomia craniofacial unilateral" designa a forma unilateral da doença e a "microssomia craniofacial bilateral" descreve a forma bilateral da doença.

Genética
O componente genético é mal definido e, com algumas exceções, não existe risco genético comprovado. Existe um tipo de microssomia craniofacial conhecido como síndrome de Goldenhar, no qual foi identificada uma transmissão autossômica dominante (AD) muito forte.

Etiopatogênese
Várias teorias já foram propostas para a causa da microssomia hemifacial.
- Teoria da deficiência mesodérmica (Veau).
- Teoria da deficiência da artéria estapedial: essa artéria fornece suprimento vascular temporário para as precursoras do primeiro e segundo arcos branquiais. A deficiência vascular causada por anomalias no desenvolvimento dessa artéria durante a vida fetal pode contribuir para o desenvolvimento comprometido desses arcos.
- Teoria do hematoma (Poswillo): a indução de formação de hematoma na vida embrionária pela administração de triazeno e talidomida foi correlacionada com o tamanho do defeito. Isso também foi associado ao desenvolvimento dessa anomalia na prole de pacientes tratadas com talidomida durante a gestação.

Incidência
- Varia entre 1/4.000 a 1/5.500.
- Proporção homem/mulher: 2:1.
- Lateralidade de envolvimento: embora os casos de microssomia craniofacial unilateral superem, significativamente, o número de casos bilaterais, o exame mais cuidadoso, mesmo em pacientes envolvidos em síndromes unilaterais, revela envolvimento leve, porém definitivo, do lado "normal/não afetado".

Patologia
A microssomia hemifacial se caracteriza pela variação no grau e na extensão do envolvimento. Três componentes anatômicos principais estão envolvidos nessa síndrome: as orelhas, a mandíbula e a maxila. O problema também se estende para as partes moles e componentes ósseos adjacentes da base do crânio e as deformidades predominantes são as que envolvem as mandíbulas e as orelhas.

Mandíbulas
A deformidade predominante é a hipoplasia mandibular ipsolateral. O ramo pode ser curto ou um resíduo pequeno, dando a aparência de estar quase ausente. O queixo se mostra desviado para o lado envolvido. Pode haver alterações de compensação nas partes moles não envolvidas e no esqueleto do lado oposto "não envolvido". Observa-se um

declive de oclusão na direção do lado envolvido. Pruzansky classificou o grau de deformidade mandibular a saber:
1. Hipoplasia mínima.
2. Graus variáveis de hipoplasia de todo o sistema: o corpo e o ramo podem ser pequenos, os côndilos podem estar achatados, a fossa glenóidea pode ser rasa ou deficiente, e o côndilo pode, apenas, dobrar-se sobre uma superfície infratemporal achatada.
3. O ramo pode ou estar ausente ou reduzido a uma fina lâmina de osso.

A assimetria facial torna-se mais evidente durante o período de crescimento, e a mandíbula tende a se desviar para o lado e para cima, na direção do lado mais afetado. Outros componentes do sistema esquelético podem estar envolvidos na forma de hipoplasia do processo mastoide, um processo estiloide menor e mais curto, o subdesenvolvimento do zigoma e a possibilidade de microftalmo. São comuns as anormalidades vertebrais (hemivértebras/vértebras fundidas/espinha bífida/escoliose) ou de costelas.
Orelha. A hipoplasia ou micotia é comum, assim como pregas auriculares.
Partes moles. Fenda facial lateral ou macrostomia unilateral, hipoplasia facial.
Músculos da mastigação. Ausentes ou hipoplásicos.
Nervos. O nervo facial pode estar ausente ou fraco e outros nervos cranianos podem estar afetados.

Tratamento
- Ortodontia pré-cirúrgica.
- Cirurgia mandibular para corrigir a extensão, a mobilidade e o declive de oclusão por osteotomia, enxertia ou distração.
- Correção de partes moles por fechamento da macrostomia e aumento das partes moles.
- Reconstrução da orelha.

Doença de Romberg
(atrofia hemifacial progressiva)

Incidência
- Antes dos 20 anos de idade.
- Proporção homem:mulher: 1,5:1.
- 95% unilateral.

Etiologia
- Atrofia subcutânea seguida de perda óssea/de cartilagem.
- Talvez resultante de um quadro de trofoneurite vasomotora?
- Distúrbio do sistema nervoso simpático ou por ablação ou por estimulação.
- A doença "se extingue" após 2 a 10 anos.

Tratamento
- Retardar até que a doença desapareça.
- Reconstrução esquelética por enxertos ósseos de aposição ou implantes.
- Reconstrução de partes moles por enxertos ou retalhos.

Síndrome de Treacher Collins

Esta é uma doença congênita que se apresenta no nascimento como disostose mandibulofacial bilateral (MFD), produzindo aparência facial semelhante à do peixe e descrita por Barry em 1889, por Treacher Collins em 1900 e por Franceschetti e Klein em 1949. O quadro também se encaixa na classificação de fenda craniofacial de Tessier como fendas bilaterais 6, 7 e 8.

Incidência
Um em cada 25.000 a 50.000.

Genética
Autossômica dominante (AD): penetração variada; incidência igual em homens e mulheres. Gene de Treacher Collins: 5q31.3-q33.3 (Jabs 1991). Mais comum em proles de pais com idade mais avançada.

Etiologia e embriologia
A causa da anomalia é desconhecida, mas as principais teorias são:
- Lesão ou defeito nas células da crista neural, dado que o ectoderma dessa crista forma partes moles, cartilagem, ossos e dentes na área craniofacial. Em estudos com cobaias animais, a disostose mandibulofacial bilateral demonstrou ser originária de lesão à crista neural de vitamina A.
- A falha de diferenciação do mesoderma do arco branquial interfere com o desenvolvimento dos ossos da face.
- A hipoplasia da artéria estapedial provoca isquemia facial.
- Ossificação defeituosa dos ossos faciais.

Apresentação clínica
- Quadro bilateral afetando as estruturas do primeiro e do segundo arcos branquiais.
- A extensão da deformidade já está presente no nascimento e permanece razoavelmente estável durante o crescimento.
- Zigoma e mandíbula hipoplásicas, com má oclusão de classe 2.
- Costeletas deslocadas para frente.
- Olhos: pálpebras com inclinação antimongoloide, coloboma das pálpebras inferiores e ausência de pestanas na porção medial.
- Nariz em bico para baixo.
- Macrostomia.
- Orelhas: deformidades variáveis; a mais comum é a microtia, mas pode haver agenesia completa.
- Aspectos associados: retardo mental em 5%; surdez (mais de 90% dos pacientes apresenta perda auditiva pelo menos moderada); anomalias vertebrais; fenda palatina/insuficiência velopalatina; agenesia do frontal; muito raramente: atresia das coanas.
- Mandíbula hipoplásica, glossoptose e nasofaringe pequena podem levar à apneia do sono.

Classificação
Com base no número de deformidades presentes e na intensidade dessas anomalias.

Investigação

Avaliação do esqueleto: Radiografia, CT (CT em 3D tornou-se predominante nesse ambiente). Observações especiais devem ser obtidas da arquitetura do osso temporal petroso e da orelha média e interna. A inserção precoce de recurso auditivo, quando indicado, melhorará, nitidamente, as habilidades de comunicação e o desenvolvimento da fala.

Tratamento

O tratamento deverá ser estruturado, planejado e programado para se adaptar ao crescimento físico e psicossocial da criança. Equipe multidisciplinar: cirurgião plástico craniofacial, cirurgião buco-maxilo, ortodontista, cirurgião plástico ocular, neurocirurgião, nutricionista, psicólogo, assistente social, fonoaudiólogo, cirurgião otorrinolaringologista. O esqueleto deve ser reconstruído antes das partes moles. São necessárias várias cirurgias durante muitos anos:

- **Tratamento precoce.** Vias aéreas – uma ancoragem ortodôntica tipo "head-down" pode ser suficiente. Entretanto, pode exigir traqueostomia. A distração mandibular bilateral pode superar a dificuldade glossoptótica das vias aéreas, pois o músculo genioglosso se mostra curto após quadro de micrognatia. O tratamento prossegue de acordo com a extensão do defeito/deformidade.

- **Órbita.** Soalho orbital, lateral e inferior deficiente, órbita ovalada, crista supraorbital inclinada. Deve-se reconstruir o defeito do soalho orbital lateral e a crista supraorbital com enxerto da calvária, da crista ilíaca ou da costela. A costela reabsorve mais, mas é mais fácil de se trabalhar.

- **Zigoma.** Ausente ou hipoplásico. Deve ser reconstruído com enxerto ósseo.

- **Maxila.** Hipoplásica, achatada, estreita e verticalmente curta. As principais deformidades da órbita, zigoma e maxila podem exigir incisão bicoronal e uso de enxertos ósseos vascularizados da calvária, de espessura parcial ou total no músculo temporal. Essa opção tende a deixar, como resultado, um orifício na fossa temporal que poderá, mais tarde, ser corrigido com material aloplástico.

- **Mandíbula.** Micrognatia e microgenia resultando em face inferior empurrada para trás e aumento da convexidade facial. A mandíbula é avançada por osteotomias de divisão sagital do ramo mandibular ou por osteogênese de distração. A projeção do queixo pode ser aumentada por genioplastia de avanço ou enxerto ósseo de aposição. Osteotomias complementares podem ser necessárias para corrigir deformidades de mordida aberta.

- **Pálpebra.** Inclinação antimongoloide para a fissura da pálpebra, colobomas. O reparo é feito por vários retalhos e técnicas, dependendo da intensidade dos defeitos. A falta de partes moles representa um problema. O princípio é o de suspender novamente o canto lateral, além de aumentar os tecidos da pálpebra inferior.

- **Nariz proeminente.** O quadro pode ser melhorado por rinoplastia, principalmente por fratura interna, remoção da giba e aumento da projeção da ponta.

- **Orelhas.** Vários graus de hipoplasia até a ausência (ver reconstrução da orelha).

Referência

Jabs EW, Li X, Coss CA, et al. (1991). Genomics **11**, 193-8.

Síndrome de Pierre Robin

Tríade de micrognatia (mandíbula pequena), glossoptose (queda da língua para trás) com obstrução das vias aéreas e palato fendido. (A fenda palatina não foi a característica principal na descrição original de Pierre Robin.)

Etiologia
- Desconhecida.
- Alguns casos podem ser de família.
- Existe distúrbio de desenvolvimento mandibular associado. Possivelmente causada por falha na extensão da cabeça da posição flexionada, impedindo que a língua desça dentre as saliências palatais e causando a fenda palatal e outros aspectos.
- Pressão intrauterina externa sobre a mandíbula, que caso contrário tem potencial de crescimento normal.

Apresentação clínica
Evidente no nascimento:
- Micrognatia (hipoplasia da mandíbula) e/ou retrognatia (posição posterior da mandíbula). Por causa do queixo pequeno e posicionado para trás, os músculos genioglossos são curtos e não podem manter a língua para frente.
- Glossoptose, quando a língua cai para trás e causa obstrução das vias aéreas.
- Palato fendido – em geral, somente do tipo 1 ou 2 (só fenda palatina ou com palato duro na parte posterior).
- Isso produz fácies "semelhantes à de pássaro" com queixo empurrado para trás e língua em projeção.
- A obstrução respiratória piora quando a criança relaxa e dorme.
- Dificuldade para se alimentar: refeições pequenas, geralmente regurgitadas, com aspiração frequente, levando ao crescimento insatisfatório, exaustão e infecções do trato respiratório.

Tratamento
- O tratamento precoce é importante para evitar o óbito.
- Excluir outras causas de obstrução, como atresia da coana, passando-se um catéter em cada narina, em sentido descendente. Excluir também a presença de fístula traqueoesofágica.
- Excluir outras associações como laringomalacia, anomalias da espinha cervical, a síndrome de Sticker (artroftalmopatia hereditária progressiva).
- Repousar em posição com a face para baixo ou inserir tubo nasofaríngeo ou orofaríngeo.
- Retrair a língua e manter com sutura ou pino com clipe de segurança. Esse procedimento é temporário, pois a língua vai inchar.
- As indicações para a cirurgia são a falha em prevenir a obstrução com a posição com a face para baixo e monitoramento, período superior a 7 dias de episódios de obstrução ou infecção, falha em ganhar peso, mandíbula com mais de 1 cm atrás da maxila.
- Aderência labial (procedimento de Routledge): a língua é suturada para frente, no lábio inferior e no alvéolo para prevenir a queda para trás e obstrução das vias aéreas.

- Transfixação da língua com fio de Kirschner; um fio de Kirschner é colocado através da língua prolongada e fixado à mandíbula para evitar a queda para trás.
- A traqueostomia só será executada se os procedimentos mencionados não forem eficazes.
- O reparo do palato deverá ser executado quando apropriado.

Prognóstico
- Episódios repetidos de hipóxia podem levar a dano cerebral.
- A obstrução levará ao óbito.
- Se tratado adequadamente, o crescimento da mandíbula depende da causa subjacente. Em geral, a mandíbula é pequena e uma cirurgia ortognática poderá ser necessária mais tarde. Implantes de queixo a genioplastia também poderão ser necessários.

Microtia

Definição
Malformação congênita de intensidade variável da orelha externa e média. Um resíduo de cartilagem desorganizada e um lóbulo de tamanho variável estão sempre presentes.

Prevalência
- 1 em cada 4.000 a 6.000.
- Maior incidência na população Navajo (1 em cada 1.000).
- Proporção homem-mulher: 2:1.
- Proporção direita-esquerda-bilateral: 5:3:1.

Etiologia
As causas da síndrome incluem: microssomia hemifacial e a síndrome de Treacher Collins. Insultos vasculares durante o desenvolvimento, rubéola e talidomida já foram implicados, pois a doença tem um componente genético.

Classificação
Nagata classificou a microtia em cinco tipos:
- Tipo lobular – lóbulo residual, sem concha, meato acústico ou trago.
- Tipo concha – lóbulo residual, concha, meato acústico, trago e incisura intertrago.
- Tipo concha pequena – lóbulo residual com pequena indentação representando a concha.
- Anotia.
- Microtia atípica – todos os outros casos.

Planejamento
Nagata recomenda aguardar até que o paciente tenha 10 anos de idade, para o crescimento suficiente de cartilagem das costelas, mas outros autores sugerem que a cartilagem existente já a partir dos 5 anos é suficiente para a construção do esqueleto. A orelha normal geralmente tem 7 mm da altura normal nessa idade e os conceitos de imagem do corpo já se formam entre os 4 e 5 anos. As aurículas reconstruídas podem crescer conforme a outra orelha.

Cirurgia da orelha média
Geralmente recomendada só para a microtia bilateral e deverá ser executada após a reconstrução da orelha, para evitar escarificação na região do envelope de pele.

Técnica
Os passos básicos a serem atingidos são:
- Construção do esqueleto de cartilagem.
- Dissecação da bolsa, remoção da cartilagem residual e inserção do esqueleto.
- Transposição do lóbulo.
- Construção do trago e da concha.
- Projeção da aurícula.

MICROTIA

Reconstrução em dois estágios de Nagata
O primeiro estágio envolve a construção do esqueleto a partir das cartilagens costais colhidas do lado ipsolateral. Aplica-se uma incisão cutânea em forma de "W" para remover a cartilagem residual e desenvolver uma bolsa para a colocação do esqueleto. Esse esqueleto é, então, suturado no local, e o lóbulo é transposto. Retalhos de pele são, então, suturados para cobrir o esqueleto. No segundo estágio, a aurícula é elevada a partir do couro cabeludo e mantida em posição com um bloco de cartilagem costal colocado na parte de trás e coberto com um retalho da fáscia temporoparietal (TPFF) com base na artéria temporal superficial. Esse retalho é então coberto com um enxerto de pele de espessura parcial "ultradelicado" e retirado do couro cabeludo. Esse enxerto é colhido de modo que os folículos pilosos permaneçam no sítio doador, evitando-se, assim, o crescimento piloso na orelha e a alopecia no sítio doador.

Reconstrução em três estágios
O primeiro estágio envolve a construção do esqueleto e sua inserção na bolsa. A cartilagem residual é removida e o lóbulo transposto em um segundo estágio. O terceiro estágio envolve a projeção da orelha e a construção do trago.

Fendas braquiais

Dermoide nasal
- O trato pode-se estender desde a linha média nasal até a *crista gallae* e causar meningite, ou representar uma depressão cega sem saída na linha média nasal.
- O primeiro arco branquial se relaciona com o nervo trigêmeo e o segundo arco com o nervo facial.

Fendas branquiais
- A fenda do tipo 1 surge entre as bolsas branquiais 1 e 2 e produz uma depressão pré-auricular com um trato *superficial* para os vasos.
- A fenda tipo 2 surge entre as bolsas 2 e 3 e fica na junção dos dois terços superiores e terço inferior do esternocleidomastoide e fossa tonsilar, correndo *entre* as artérias carótidas externa e interna.
- A fenda tipo 3 (rara) surge entre as bolsas 3 e 4. O trato corre desde o seio piriforme para o mesmo ponto no pescoço que o tipo 2, mas passa *atrás* dos vasos carótidos.

Fenda labial e palatina: introdução

Fenda labial (CL)
A fenda labial é uma anomalia congênita do palato primário que envolve o lábio, o alvéolo e o palato duro anterior ao forame incisivo. Se houver extensão posterior a esse forame, a anomalia será denominada de fenda labial e palatina (CLP).

Fenda palatina (CP)
A fenda palatina se distingue da CL e da CLP em termos etiológicos e embriológicos e representa uma fenda do palato secundário que envolve o palato duro (HP) posterior ao forame incisivo e/ou o palato mole (SP).

Fenda palatina submucosa
A fenda palatina submucosa (Roux, 1825) é uma fenda do palato secundário coberta com mucosa. Os sinais cardinais incluem: úvula bífida, zona pelúcida visível e incisura palpável na junção do palato duro e do palato mole (Calnan, 1954). A úvula bífida está presente em 2% da população normal. A adenoidectomia deve ser realizada com cuidado, pois essa condição pode desmascarar precocemente uma insuficiência velofaríngea não detectável. A intervenção cirúrgica é exigida em cerca de 55% dos pacientes.

Incidência
- A incidência geral de CL/CLP é de ~1 em cada 700 nascimentos vivos, observando-se heterogeneidade racial considerável:
  - Caucasianos: 1/1.000.
  - Asiáticos: 2/1.000.
  - Africanos: 0,5/1.000.
- A incidência de CP não sindrômica é de ~1/2.000 e relativamente constante em termos globais.
- A CLP representa 45% dos casos, a CP isolada 30% e a CL isolada 20%.
- A proporção da deformidade de CL de unilateral esquerda para unilateral direita para bilateral é de 6:3:1.

Classificação
Geral
- Unilateral ou bilateral:
  - Quanto ao palato, a classificação se baseia no fato de o vômer estar anexo a uma das prateleiras palatais (isto é, CP unilateral) ou a nenhuma delas (isto é, CP bilateral).
- Completa ou incompleta.
- Com base na suposição de padrão hereditário:
  - CL não sindrômica com ou sem CP.
  - CP não sindrômica.
  - CL sindrômica com ou sem CP.
  - CP sindrômica.

Classificação de Veau (1931)
A Fenda incompleta do palato secundário.
B Fenda completa do palato secundário.
C Fenda unilateral completa do lábio e do palato.
D Fenda bilateral do lábio e do palato.

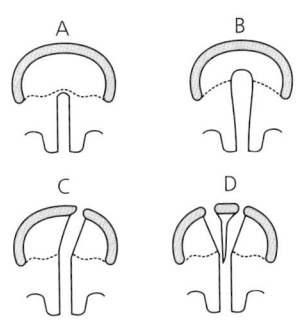

Fig. 5.1 Classificação de Veau para fenda palatina.

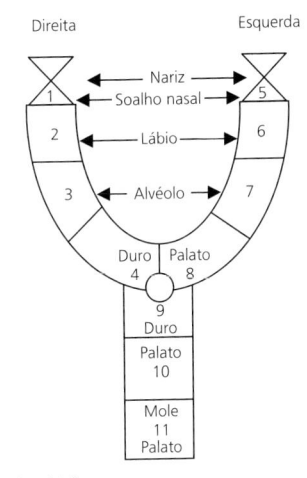

Fig. 5.2 Classificação "Striped Y".

Essa classificação foi criticada por ignorar as fendas isoladas do palato primário e por não diferenciar as fendas labiais incompletas e completas.

Classificação Striped Y
Descrita, pela primeira vez, por Kernahan e Stark (1958) e, posteriormente, modificada por Millard e Seider (1977), essa classificação fornece uma representação pictórica do lábio fendido e do palato fendido, nos quais uma área anatômica afetada é representada pontilhando-se a(s) "caixa(s)" relevantes no Y. O sombreamento cruzado representa uma fenda palatina submucosa. Infelizmente, essa classificação não permite que as fendas isoladas do palato secundário sejam especificadas de acordo com o lado em que se localizam.

Classificação de fenda labial unilateral
- Microforma *(forme fruste):*
  - Sulco ou cicatriz vertical com incisura do vermelhão e da parte branca e encurtamento variável do lábio.
- Incompleta:
  - Caracterizada por separação completa do lábio, mas com soleira nasal intacta (faixa de Simonart).
- Completa:
  - Rompimento anatômico da soleira nasal, lábio e alvéolo.
  - Quando bilateral, associada à fenda palatina em 85% dos casos.

Etiologia de CL e de CLP
- Proporção homem-mulher: 2:1.
- Raramente associadas a outras anomalias congênitas (sindrômica em 14% dos casos):
  - Trissomia 13 (Síndrome de Patau) e trissomia 21.
  - Síndrome de Waardenburg.
  - Síndrome de Van der Woude (associada a depressões labiais).
- Fatores ambientais:
  - Álcool.
  - Anticonvulsivos (p. ex., fenitoína)
  - Deficiência de ácido fólico.
  - Ácido 13-*cis*-retinoico.
  - Tabagismo.
- Associação familiar: ver Tabela 5.1

Etiologia de CP isolada
- Proporção homem-mulher: 1:2.
- Associação familiar: ver Tabela 5.1
- Sindrômica ou associada a outra anomalia congênita em 60%:
  - Cromossômica (p. ex., Síndrome de Down).
  - Síndrome de Treacher Collins (cromossomo 5).
  - Síndrome de Van de Woude (cromossomo 1).
  - Síndrome de Klippel-Fell.
  - Síndrome de Pierre Robin.
- Os fatores ambientais também são importantes (p. ex., deficiências de vitamina A, riboflavina ou ácido fólico); além de álcool, tabaco e anticonvulsivos.

Embriologia
A fenda labial (CL) resulta da falha da fusão das proeminências (ou processos) nasais medial e lateral com os processos do maxilar durante a 5ª semana de gestação. Quando associada à fusão prejudicada da concha palatal, o resultado é a fenda labiopalatina. O palato secundário se desenvolve pela união das duas condensações do mesênquima da crista neural que surge dos aspectos mediais dos processos maxilares do primeiro arco branquial. As condensações sofrem ossificação intramembranosa para formar as conchas palatais, que ficam inicialmente em orientação vertical de cada lado da língua e posteriormente giram para o plano horizontal dorsal à língua. Os mecanismos responsáveis pela adesão da concha palatal não estão completamente esclarecidos, mas a família do gene do fator beta de crescimento transformador tem sido envolvida. A fusão das conchas palatais ocorre entre as semanas 8 e 12 por apoptose das células epiteliais da borda

Tabela 5.1 Associação familiar: risco de fenda labial ou palatina nos filhos

Parente afetado	Recorrência prognosticada (%)	
	CL ou CLP	CP
Sem história familiar	0,1	0,04
Pais não afetados		
Um irmão afetado	4	2
Dois irmãos afetados	9	1
Um dos pais afetado		
Nenhum irmão afetado	4	6
Um irmão afetado	17	15

medial. A fenda palatina (CP) resulta da falta de fusão parcial ou total das conchas palatais. Acredita-se que a síndrome de Pierre Robin, um quadro caracterizado por uma fenda palatina larga e em forma de "U", micrognatia e glossoptose, resulte da ruptura dessa cascata de desenvolvimento.

Diagnóstico pré-natal de CL ou de CLP
Esse diagnóstico é possível por ultrassonografia, no segundo trimestre. Nem sempre é possível detectar uma fenda palatina isolada antes do nascimento e a maioria dos casos é diagnosticada no parto.

Cuidados pré-natais
Recomenda-se o encaminhamento precoce, se possível antes do nascimento, a um centro especializado. Os pais podem precisar de aconselhamento genético; a herança pode ser cromossômica (p. ex., trissomia 13 ou 21), mendeliana (p. ex., síndromes de Treacher Collins, Stickler ou Van der Woude) ou esporádica. Crianças com fendas orais normalmente vão precisar de cuidados especiais multidisciplinares até atingirem a vida adulta.

Equipe multidisciplinar
Essa equipe é formada por: fonoaudiólogo clínico, cirurgião otorrinolaringologista, geneticista, cirurgião maxilofacial, ortodontista, pediatra, cirurgião plástico, psicólogo, assistente social, enfermeira especializada e fonoaudiólogo. No Reino Unido, essa equipe é montada em formato de rede tipo *hub-and-spoke*.

Cuidados neonatais
Obstrução das vias aéreas
Esse problema ocorre especialmente no caso da síndrome de Pierre Robin, na presença de micrognatia. A alimentação na posição prona pode evitar que a língua obstrua as vias aéreas. Um recurso auxiliar (como um tubo nasofaríngeo) pode ser útil. De início, não se deve dividir a língua aderente *(tongue-tie)* (isso poderá levar à oclusão das vias aéreas pela língua); na verdade, uma sutura de língua é, às vezes, aplicada nos casos mais sérios.

Capítulo 5 ■ Anomalias congênitas

Alimentação
Os bebês portadores de fenda palatina não conseguem criar pressão intraoral negativa e, por isso, o aleitamento materno geralmente é impossível. O aleitamento materno pode ser feito no caso de bebê com fenda labial unilateral. Para a alimentação com mamadeira, usa-se um bico modificado, de preferência com leite retirado da mãe (ou fórmula). Lazarus et al. (1999) descobriram que quase 1/3 dos bebês com essa anomalia de fenda oral estava abaixo do peso à época da cirurgia primária (em comparação com cerca de 14% dos bebês normais de controle); as crianças com fenda palatina tinham mais probabilidade de ficarem abaixo do peso. Após o reparo, o desenvolvimento médio volta ao normal, em comparação com os controles não afetados, por volta dos 4 anos.

Risco de aspiração
Presente em razão da comunicação oronasal.

Avaliação genética
Se indicada.

Tratamento cirúrgico
Os protocolos de tratamento variam consideravelmente entre as diferentes unidades e são geralmente individualizados para as necessidades da criança. Segue-se um guia aproximado:
- Diagnóstico pré-natal (com ou sem aconselhamento genético).
- Nascimento: ortopedia pré-cirúrgica (se indicada).
- Idade entre 6 semanas a 3 meses: reparo de CL.
- Idade entre 9 e 18 meses: reparo de CP e avaliação de orelha, nariz e garganta (ENT) com ou sem anéis isolantes.
- Idade entre 18 meses e 5 anos: cirurgia e revisão, se recomendada, e rinoplastia da fenda.
- Idade entre 6 e 10 anos: avaliação ortodôntica e enxertia de osso alveolar.
- Idade entre 11 e 20 anos: cuidados dentários ortodônticos e restaurativos. Possível cirurgia do esqueleto.
- As questões a longo prazo incluem o desenvolvimento da fala (incluindo a insuficiência velopalatal), problemas ortodônticos e distúrbio de crescimento mediofacial.

Audição
A deformidade de fenda palatina resulta na disfunção da tuba auditiva (trompa de Eustáquio) em razão do desalinhamento da musculatura normal do palato. Os músculos tensor do véu palatino e elevador do véu palatino estão normalmente anexos à tuba e ajudam na dilatação tubal, permitindo a criação de pressão na orelha média durante a deglutição, com drenagem subsequente de qualquer efusão. Na criança com fenda palatina esse mecanismo é defeituoso, pois os músculos se anexam diretamente no elemento posterior rígido do palato duro, eliminando, assim, qualquer influência sobre a função tubária.

A incidência de efusão de otite média pode ser de 100% em pacientes com fenda, com risco substancial de perda posterior de audição condutiva. Isso pode representar problemas especiais para a criança com desenvolvimento anormal da fala. A palatoplastia reduz significativamente, mas não elimina, o risco de perda permanente da audição. Por isso, todas as crianças precisam de avaliação ENT e, se necessário, de miringotomia com a inserção de anéis isolantes (tubos de ventilação). A adenoidectomia também pode de melhorar a patência da tuba auditiva.

O relatório do *Clinical Standards Advisory Group* (CSAG) sobre Fenda Labial com ou sem Fenda Palatina (*Clinical Standards Advisory Group*, 1998) identificou ampla disparidade na qualidade dos cuidados com essa anomalia no Reino Unido. Observou-se que um grande número de unidades (n = 57) e de cirurgiões realizou muito poucas intervenções (92 de um total de 99 cirurgiões realizaram menos de 10 novos reparos primários por ano). Por isso, foi recomendado que o número total de unidades de tratamento deveria ser reduzido e que cada cirurgião deveria tratar de 40 a 50 novos pacientes por ano. Foram também estabelecidas as recomendações sobre a composição da equipe multidisciplinar, com o uso de uma rede em estilo *hub-and-spoke*, se necessário, para fins de acesso geográfico aos pacientes.

Referências

Calnan J (1954). *Br J Plast Surg* **6**, 264–82.

Clinical Standards Advisory Group (1998). *Cleft lip and/or palate. Report of a CSAG Committee.* HMSO, London.

Kernahan DA, Stark RB (1958). *Plast Reconstr Surg Transplant Bull* **22**, 435–41.

Lazarus DD, Hudson DA, Fleming AN, Goddard EA, Fernandes DB (1999). *Plast Reconstr Surg* **103**,1624–9.

Miller DR Jr, Seider HA (1977). *Br J Plast Surg* **30**, 300–5.

Reparo de fenda labial: unilateral

Objetivos da cirurgia
- Aproximação da bordas da fenda com preservação das marcas anatômicas naturais.
- Extensão do lábio encurtado no lado da fenda.
- Reconstrução funcional do músculo orbicular da boca.

Perspectivas históricas
A queiloplastia (ou labioplastia) foi informada pela primeira vez na literatura chinesa, durante a Dinastia Chin (390 a.C.). Em 1949 LeMesurier foi o primeiro a reconhecer a importância do arco de Cupido, embora Tennison tenha sido aquele que preservou sua posição anatômica. Millard introduziu seu método de rotação-avanço em 1957.

Anatomia relevante
O defeito deve ser considerado em termos de palato mole, cartilagem e deficiências ósseas. O lábio normal compreende o filtro central com colunas adjacentes: as últimas são criadas pela inserção da parte periférica, com a depressão central refletindo a ausência de inserção muscular na linha média. O arco de Cupido, na porção inferior, é criado pela retração do músculo elevador do lábio superior que se insere na base da coluna ipsolateral do filtro. A parte branca (white roll) (de Gillies) na crista musculocutânea criada pela junção entre o vermelhão seco e a pele. O vermelhão tem um tubérculo associado na linha média (causado pela eversão das fibras da parte do músculo orbicular oposto), com junção distinta entre o vermelhão "seco" e "úmido".

O músculo orbicular da boca é o músculo primário mais complexo do lábio. Ele possui fibras internas (as margens), que correm em circunferência entre os dois modíolos que atuam de modo "cordão em bolsa" *(purse-string)* para facilitar a alimentação e a continência oral. As fibras externas superficiais (a parte periférica) distribuídas obliquamente para fora dos modíolos para se interligar com os outros músculos de expressão facial (incluindo o zigomático maior, na parte superior, e o abaixador dos lábios inferiores na parte inferior) e terminar na derme. O papel dessas fibras é basicamente a articulação e a expressão facial.

A fenda resulta na anexação anormal do músculo orbicular da boca na espinha nasal e na base alar, respectivamente; as forças opostas resultam no deslocamento das cartilagens alares com alargamento da ponta nasal e encurtamento da columela. Observa-se instabilidade inerente do arco dentário, resultando em colapso do segmento alveolar menor e a rotação lateral do segmento maior; assim, quanto maior a fenda, maior a deformidade. Observa-se encurtamento do filtro e perda da coluna ipsolateral desse filtro, além da ausência de 1/3 do arco de Cupido (incluindo a parte branca (white roll)).

O suprimento sanguíneo para o lábio é proveniente dos ramos labiais superior e inferior da artéria facial, dos ramos mental e infraorbital da artéria maxilar e do ramo facial transverso da artéria temporal superficial.

O suprimento neural é fornecido pelo nervo facial (ramos bucal e mandibular).

Programação da cirurgia

Tradicionalmente, era aplicada a "regra dos 10": o reparo era feito quando a criança atingisse peso superior a 4,5 kg, apresentasse Hb superior a 10 g/dL e tivesse mais de 10 semanas de idade. Por causa das preocupações associadas à anestesia, a maioria dos centros espera que a criança atinja os 3 meses de idade. O reparo de fenda labial intrauterino é, atualmente, um recurso experimental que tem sido realizado com algum sucesso em estudos com animais. Entretanto, no momento, os benefícios percebidos (p. ex., cicatrização da ferida potencialmente sem cicatriz) não compensam os riscos em potencial.

Modelagem alveolar pré-cirúrgica

Visa estreitar a deformidade da fenda e corrigir o desalinhamento do processo alveolar. Em sua forma mais simples, o processo envolve o afunilamento externo (aderência labial não cirúrgica) para permitir a modelagem das duas metades da maxila e ajudar a aproximar o alvéolo da fenda. O procedimento é aplicado com frequência em conjunto com a placa dentária, o que evita tanto a pressão da língua sobre a fenda quanto o colapso dos segmentos do arco dentário.

Ortopedia pré-cirúrgica

Introduzida por McNeil e Burston em 1950, essa técnica visa corrigir, antes da cirurgia, as deformidades esqueléticas da maxila da fenda de modo que os segmentos alveolares fiquem suficientemente alinhados para permitir que a fenda do alvéolo e o palato duro possam ser fechados com uma gengivoperiosteoplastia. Embora o estreitamento da fenda alveolar facilite o reparo cirúrgico, as melhoras a longo prazo no crescimento facial e na dentição secundária permanecem não comprovadas. Pode-se aplicar um aparelho passivo (placa dentária) ou ativo (aparelho de Latham, que é fixado à maxila e ativado pelos pais da criança girando-se um parafuso coaxial integral que vai alinhando gradativamente os segmentos alveolares). O uso dessas técnicas não é universal e, geralmente, fica reservado para deformidades sérias como a ampla fenda bilateral.

Técnica operatória

As principais marcas anatômicas (Fig. 5.3) são marcadas antes da infiltração do anestésico local (com adrenalina).

Usa-se um calibre de Vernier para medir com precisão as distâncias envolvidas. A chave para o resultado anestésico bem-sucedido é a colocação final do arco de cupido e a extensão vertical final da coluna reconstruída do filtro. O ponto 2 é o pico do arco de Cupido no lado sem fenda; os calibres de Vernier são usados para marcar o local exato desejado do arco no lado da fenda (com base na relação simétrica com relação à posição 1 no ponto médio). O ponto 4, que é o pico do arco no lado da fenda, pode ser difícil de se determinar com precisão; medir a distância a partir da comissura (ponto 11 a 4) e comparar essa distância com o lado contralateral (ponto 10 a 2) não é um resultado acurado, por causa da tensão assimétrica criada pela inserção aberrante do músculo orbicular da boca. Entretanto, o ponto 4 fica geralmente onde o vermelhão seco é mais largo e a parte branca mais proeminente, com o afunilamento de ambas as características em orientação medial.

Em geral, uma rinoplastia primária da fenda é realizada, concomitantemente, e a criança poderá precisar da inserção simultânea de anéis isolantes.

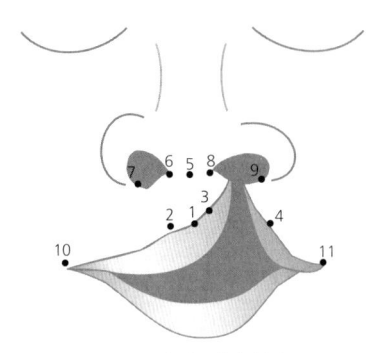

Fig. 5.3 Marcas anatômicas em reparo de fenda labial.

Método de Tennison-Randall
Esse método (Tennison, 1952; modificado por Randall em 1959) evita a cicatriz em linha reta ao empregar um retalho triangular por Z-plastia do lábio inferior. Entretanto, a técnica cruza a coluna do filtro e atenua a depressão.

Reparo por rotação e avanço de Millard
Essa técnica popular (Millard, 1960) usa três retalhos: o retalho de rotação inferior (R) do elemento medial do lábio, o retalho de avanço medial (A) do elemento lateral do lábio e o retalho da base da columela (C) que também surge do elemento medial do lábio. O retalho em "C" é usado para recriar a soleira da narina. As cicatrizes ficam no interior da coluna do filtro e, portanto, bem disfarçadas. Além disso, a extensão do lábio pode ser alterada durante a cirurgia (técnica "cortar à medida em que se avança"), que distingue a técnica daquela de Tennison-Randall. A altura da nova coluna do filtro no lado da fenda é governada pela extensão do retalho R e deverá, por simetria, ser igual à extensão da coluna do filtro sem fenda. A natureza dos retalhos permite a realização de uma cirurgia secundária de revisão. Entretanto, o procedimento é tecnicamente desafiador e deixa cicatriz na base nasal.

Tratamento pós-operatório
A limpeza adequada da ferida é necessária para evitar a formação excessiva de crosta. Em geral a ferida é mantida com fita Micropore e pomada antibiótica tópica aplicada regularmente à linha da sutura. Para as crianças, a alimentação pode ser retomada imediatamente. Se forem usadas suturas não absorventes, a remoção é realizada no 5º dia após a cirurgia, normalmente mediante sedação. Estimula-se a aplicação de massagem no local da ferida para minimizar o risco de formação de cicatriz hipertrófica. Muitos cirurgiões usam moldes nasais de silicone por até 6 a 12 meses após a cirurgia, embora o sucesso dependa da cooperação dos pais.

Complicações
As complicações incluem a infecção e deiscência do ferimento e a cicatrização hipertrófica. Embora revisões de grande porte sejam improváveis, pequenas revisões podem converter um bom resultado em excelente resultado, como aquelas de modificação do arco de Cupido ou borda branca.

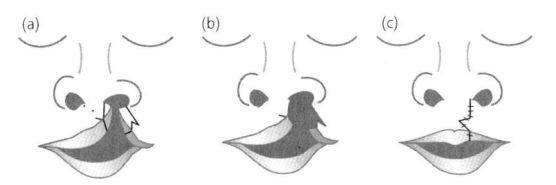

Fig. 5.4 Reparo de fenda labial de Tennison-Randall.

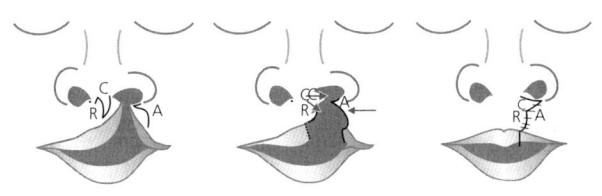

Fig. 5.5 Reparo de fenda labial de Millard.

Referências
Millard (1960). *Plast Reconstr Surg.* **25:** 595.
Randall (1959). *Plast Reconstr Surg.* **23:** 331.
Tennison (1952). *Plast Reconstr Surg.* **9**(2): 115.

Reparo de fenda labial: bilateral

Incidência
A fenda bilateral representa cerca de 15% de todos os casos de fenda.

Anatomia
A divisão bilateral do lábio, alvéolo e palato anterior resulta em um segmento central característico que é remanescente do processo nasal medial da proeminência frontonasal e compreende partes moles (o prolábio) e elementos ósseos (a pré-maxila). Por causa dos efeitos combinados do crescimento cartilaginoso livre e da pressão anterior da língua, a pré-maxila pode-se mostrar muito proeminente, mas se torna relativamente hipoplásica à medida que a criança cresce.

O nariz é amplo e achatado, com separação ampla dos dois domos dos pilares, que, se não corrigido ao mesmo tempo que o reparo primário, pode resultar em deformidade nasal secundário significativa. Não há columela, e o prolabium é deficiente de vermelhão e de parte branca, além de falta de músculos.

Perspectivas históricas
O tratamento tem mudado radicalmente com o tempo. Tradicionalmente, toda a pré-maxila era excisada; entretanto, isso resultava em deformidade nasal inaceitável, além de um lábio grosseiramente deficiente em seu aspecto horizontal. Foram feitas tentativas de redefinir a pré-maxila de volta com o vômer, embora o efeito fosse prejudicial sobre o crescimento mediofacial. Foi, então, considerado que o prolabium fazia parte integral do lábio superior central e que deveria ser preservado na reconstrução cirúrgica.

Ortopedia pré-cirúrgica
A ortopedia pré-cirúrgica (p. ex., dispositivo de Latham) ou a modelagem nasoalveolar (p. ex., dispositivo de Grayson) são recursos normalmente usados para estreitar a fenda. Alguns defendem o selamento simples do lábio (queiloplastia) antes do reparo formal em uma sessão posterior. Em caso de fenda muito abertas, pode ser necessário dividir o reparo de cada lado em estágios. Com a modelagem pré-cirúrgica adequada resultando em alinhamento anatômico dos processos alveolares, será possível o reparo subperiosteal do alvéolo (gengivoperiosteoplastia), mas essa questão ainda gera controvérsias. O excesso de escavação sobre a maxila pode prejudicar o crescimento facial. Entretanto, os defensores afirmam que essa técnica reduz, significativamente, a necessidade de nova enxertia óssea alveolar mais tarde.

Princípios da cirurgia
De acordo com Mulliken (2000):
- Manter a simetria.
- Assegurar a união muscular primária.
- Desenhar o retalho prolabial do tamanho e configuração corretas.
- Formar o tubérculo mediano e a crista cutânea do vermelhão de tecido labial lateral.
- Construir a ponta do nariz e a columela com o reposicionamento anatômico das cartilagens alares.

REPARO DE FENDA LABIAL: BILATERAL

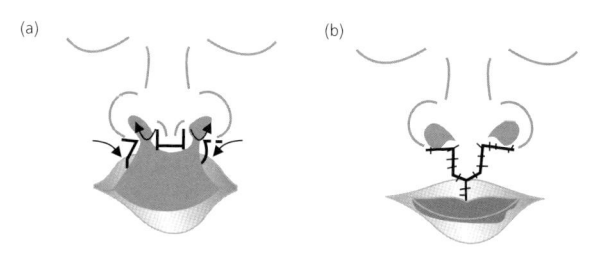

Fig. 5.6 Reparo de fenda labial bilateral.

Reparo cirúrgico

As técnicas incluem reparos em linha reta, Z-plastia (p. ex., Z-plastia do lábio superior de Manchester), e o reparo em dois estágios de Millard (Millard, 1971), esta última técnica tendo conquistado ampla aceitação. Cria-se um retalho em forma de trapézio elevando-o da pré-maxila. Os elementos laterais do prolabium são usados para criar retalhos bifurcados com base superior, os quais são calçados inserindo-os de frente aos retalhos da base alar e usados para retardar a extensão da columela. O músculo orbicular da boca dos elementos do lábio lateral é dissecado e liberado, interdigitado na linha média e suturado. As bases alares são então inseridas no local adjacente à espinha nasal, e os retalhos prolabial e do lábio lateral são aproximados. Em um segundo estágio, os dois retalhos bifurcados são usados para expandir a columela de modo V-Y.

Informações complementares

O grupo *Smile Train* (http://www.smiletrain.org) tem animações excelentes de ambos os reparos de fenda labial, uni e bilateral.

Referências

Millard DR Jr (1971). *Plast Reconstr Surg* **47**, 32–31.
Mulliken JB (2000). *Cleft Palate Craniofac J* **37**, 342–7.

Reparo de fenda palatina

Objetivo
Obter fechamento completo de retalho da mucosa nasal e oral sem tensão a partir do ponto mais distante até a úvula com técnica e programação que produza a melhor fala possível e minimize os distúrbios do crescimento facial.

Anatomia
O palato duro secundário é composto do processo palatino da maxila na parte anterior, e dos ossos palatinos na parte posterior. O palato mole é uma cinta muscular dinâmica e compreende cinco pares de músculos (Fig. 5.7):
- Tensor do véu palatino (ventilam a tuba auditiva durante a deglutição).
- Levantador do véu palatino (compreende a "cinta" que eleva o palato mole).
- Palatoglosso.
- Palatofaríngeo.
- Músculo da úvula.

O músculo constritor superior é um músculo quadrangular originário da placa medial do pterigoide e se espalha ao redor da faringe superior, resultando em excursão medial das paredes laterais da faringe e ajudando assim a selagem entre o véu e a parede faríngea posterior.

No caso da fenda palatina, a aponeurose do tensor do véu palatino está anexa ao longo das margens ósseas da fenda, em oposição à borda posterior do palato duro. O levantador do véu palatino está anexo à aponeurose do tensor do véu palatino e se mostra fendido, interrompendo, assim, sua função como cinta muscular.

Suprimento sanguíneo
- Palato duro: artéria palatina maior (ramo da artéria maxilar).
- Palato mole: artéria palatina menor, ramo palatino ascendente da artéria facial e ramos palatinos da artéria faríngea ascendente.

Suprimento neural
- Sensorial: divisão maxilar do nervo trigêmeo (CN V2).
- O nervo palatino maior penetra através do forame palatino maior para suprir o palato duro e o nervo palatino menor passa através do forame palatino menor para alimentar o palato mole.
- Motor: tensor do véu palatino – nervo pterigoide interno (ramo da divisão mandibular do nervo trigêmeo [CN V3]). Todos os outros músculos são supridos pelo plexo faríngeo: o ramo faríngeo do nervo vago (CN X) e o nervo glossofaríngeo (CN XI).

Programação do reparo
A programação gera controvérsias. Enquanto a cirurgia precoce (antes dos 2 anos de idade) favorece a melhora da fala e da audição, o fechamento retardado (depois dos 4 anos de idade) está associado a menos retardo do crescimento mediofacial. Atualmente se aceita que o fechamento precoce (antes de 1 ano de idade) otimiza um resultado favorável para a fala e a hipernasalidade reduzida.

O reparo tardio está associado a resultados insatisfatórios para a fala e aumento na incidência de fístula palatina. O reparo do palato fendido pode ajudar somente na produção da fala, não no seu desenvolvimento. Por isso, é razoável retardar a palatoplastia em crianças sindrômicas com atraso de desenvolvimento intenso.

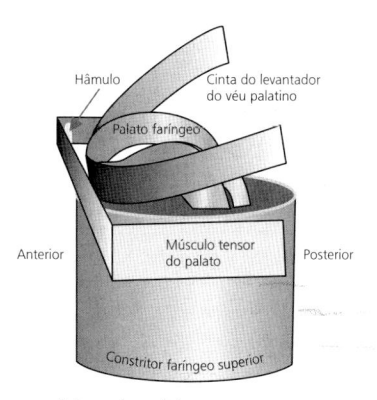

Fig. 5.7 Anatomia da musculatura do palato.

Crescimento mediofacial

Em termos de efeito da cirurgia no crescimento mediofacial, muitas autoridades acreditam que o principal empecilho ao crescimento facial não é a programação da cirurgia em si, mas a técnica cirúrgica empregada. A análise cefalométrica de adultos com fendas não reparadas demonstra crescimento normal do maxilar (Ortiz-Monasterio *et al.*, 1966). Em alguns estudos, até 20% das crianças com fenda palatina podem exigir um maxilar Le Fort I. Acredita-se que os reparos que causam os maiores distúrbios da arquitetura do tecido palatino e, com isso, do suprimento sanguíneo, como o retroposicionamento tipo *pushback* de Veau-Wardill-Kilner, exercem o efeito mais deletério sobre o crescimento mediofacial. Por fim, pode ser mais fácil corrigir uma má oclusão de classe III com tratamento ortodôntico ou cirurgia ortognática em vez de se estabelecer a fala normal em uma criança mais velha após reparo retardado de fenda palatina.

Técnica cirúrgica

Princípios

O procedimento é executado sob anestesia geral (GA) usando-se um tubo endotraqueal e um abridor de boca de Dingman para manter o acesso intraoral. Compressas de garganta são usadas e todo cuidado deve ser tomado para assegurar que essas compressas sejam removidas ao final do procedimento. O abridor de boca pode causar edema na língua, após a cirurgia, especialmente em caso de procedimento prolongado e, por isso, a avaliação pós-operatória do acesso às vias aéreas é essencial.

- Após executar as incisões cirúrgicas planejadas, infiltra-se o palato com anestesia local e adrenalina (p. ex., lidocaína a 0,5% e 1:200.000 de adrenalina).
- Uma pequena bolsa de areia por trás dos ombros da criança ajuda a estender o pescoço e, assim, facilitar o acesso.
- Muitos cirurgiões usam um fotóforo *(headlamp)* de fibra óptica.
- Deve-se evitar qualquer dano acidental ao feixe neurovascular palatino maior (NVB) em sua apresentação a partir do forame palatino maior. Alguns cirurgiões defendem a criação de incisões com a outra mão, chanfrando, assim, a incisão para longe do NVB.

Capítulo 5 ■ Anomalias congênitas

- Objetivos:
  - Fechamento do palato em duas camadas.
  - Extensão do palato.
  - Restauração da linha de tração do músculo (cinta muscular) através do palato mole (veloplastia intravelar).
  - Dissecação e distúrbio mínimos ao suprimento sanguíneo ao palato para evitar distúrbio de crescimento.

Fechamento em linha reta (ou adesão)
Em crianças com fendas extremamente estreitas, pode ser necessário apenas parear as bordas mediais do palato com elevação de mucosa nasal e oral suficientes para obter um fechamento em duas camadas.

Técnica de Von Langebeck
A técnica de Von Langebeck (1861) pode ser usada em crianças com fendas levemente mais amplas. Ela combina a adesão em linha reta com incisões de liberação (laterais ao NVB) para criar retalhos bipediculados ou mucoperiósteos que permitem o fechamento da camada oral. As áreas laterais cruentas são normalmente tratadas com hemostato (p. ex., Surgicel) aguardando-se a cicatrização por intenção secundária.

Esse procedimento ainda é popular nos dias de hoje e pode ser combinado com veloplastia intravelar para recriar a cinta muscular normal do palato mole. Essa abordagem produz uma cicatriz longitudinal na linha média que pode estar pronta à contração e não é fácil estender o palato mole, aumentando o risco de distúrbio subsequente da fala. Acredita-se que a ausência de incisões palatais anteriores (comparando-se com a técnica *pushback*) traga benefícios em termos de crescimento do maxilar. Delaire descreveu a criação de incisões laterais de liberação que eram mediais ao NVB, reduzindo, assim, o efeito prejudicial sobre esse crescimento. Entretanto, a tensão adicional do ferimento que resultava do uso de retalhos menores acabou levando a um índice mais alto de ocorrência de fístula pós-operatória.

Técnica pushback V-Y (reparo de Veau-Wardill-Kilner)
Essa técnica eleva retalhos mucoperiósteos uniediculados bilaterais com base na artéria palatina maior, reparando-se a camada da mucosa nasal, executando-se uma veloplastia intravelar e, então, fechando os retalhos da mucosa oral em formato V-Y. A técnica é usada para fendas incompletas ou fendas do palato secundário e deixa exposta, com frequência, uma área razoável do palato duro, o qual granula e cicatriza por segunda intenção. O *push-back* tem a vantagem de estirar o palato mole. Entretanto, em razão das reações adversas sobre o índice de fístulas palatais anteriores (por causa da camada única de mucosa nasal anterior) e sobre o crescimento do maxilar, essa técnica foi abandonada.

Plastia em Z de oposição dupla
Essa técnica (Furlow, 1986) ganhou ampla aceitação pois trata tanto das exigências dinâmicas do reparo da fenda palatina reestabelecendo a cinta de elevação dentro de um fechamento de duas camadas (e minimizando, assim, a formação de fístula) como do estiramento concomitante do palato mole (sem usar tecido do palato duro), e teoricamente reduzindo o risco de incompetência velofaríngea. O procedimento visa, primariamente, tratar do fechamento do palato mole; por isso, para fendas completas pode ser

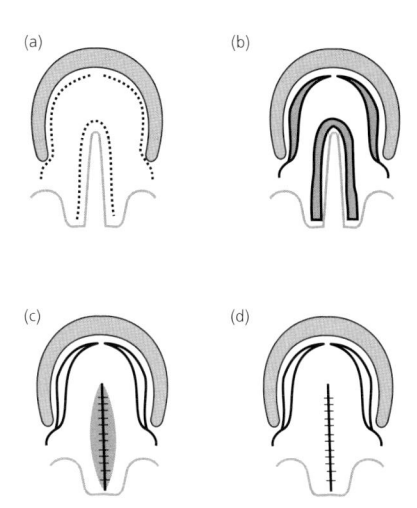

Fig. 5.8 Reparo palatino de Von Langenbeck: (a) marcas pré-operatórias; (b) retalhos mucoperiósteos bipediculados e elevados com incisões laterais de liberação; (c) fechamento da mucosa nasal; (d) aparência final após fechamento da mucosa oral.

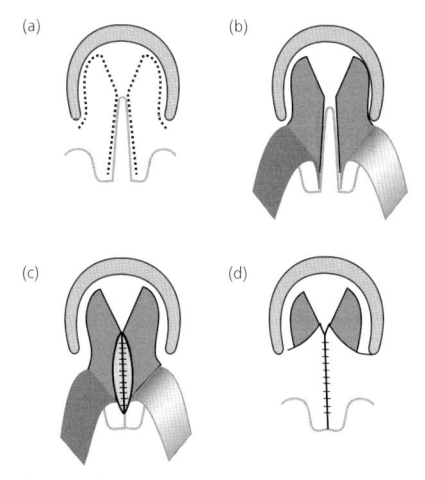

Fig. 5.9 Reparo V-Y tipo *pushback*: (a) marcas pré-operatórias; (b) retalhos mucoperiósteos elevados e assentados posteriormente (NVB preservado dentro do retalho); (c) reparo da camada nasal e veloplastia intravelar; (d) retalhos *pushed back* para alongar o palato mole e fechar a camada oral.

necessária uma técnica complementar para ganhar o fechamento do palato duro (p. ex., a técnica de dois retalhos de Bardach).

Os retalhos anteriores contêm somente mucosa, mas os posteriores também possuem o mecanismo levantador. Furlow recomendava que cirurgiões destros posicionassem o retalho oral de base posterior no lado esquerdo, pois a elevação da mucosa nasal a partir do músculo subjacente é o componente mais desafiador da operação. Sem a necessidade de incisões laterais de liberação a interferência com o crescimento do maxilar será menor. A técnica tem resultados favoráveis em longo prazo em termos de fala e índice de formação de fístulas, em comparação com os outros procedimentos. As fístulas tendem a se formar na junção dos palatos duro e mole.

Veloplastia intravelar
Essa técnica (Braithwaite e Morris, 1968; Kriens, 1969) visa a restauração da função velofaríngea pela dissecação e retirada da musculatura palatal de inserção anormal, reposicionando-a de maneira anatômica. Um estudo prospectivo da influência da veloplastia intravelar na incompetência velofaríngea após a palatoplastia (Marsh *et al.*, 1989) não demonstrou melhora significativa na função velofaríngea.

Técnica de retalho duplo
Bardach introduziu a técnica da palatoplastia com retalho duplo como modificação da técnica de Langenbeck: as incisões laterais de liberação são estendidas anteriormente para criar dois retalhos mucoperiósteos unipediculados com base no NVB. Esses retalhos altamente móveis podem ser usados para fechar defeitos de fenda anterior com segurança, minimizando o risco de formação de fístula palatina anterior. O procedimento normalmente é executado em conjunto com a veloplastia intravelar, antes do fechamento padrão em linha reta em duas camadas.

Técnica de reparo palatino em dois estágios de Schweckendiek
Na década de 1950 deu-se grande importância à associação entre o reparo palatino e o retardo subsequente do crescimento mediofacial. Uma hipótese elaborada defendeu o conceito de que a cicatriz longitudinal (p. ex., a criada pela técnica de von Langenbeck) impedia o crescimento facial anteroposterior. Por isso, Schweckendiek propôs um reparo palatino em dois estágios. Inicialmente, o palato mole foi reparado simultaneamente à fenda labial aos 4-6 meses de idade. Um obturador palatino foi então usado para facilitar a deglutição e a fala e o palato foi subsequentemente reparado aos 12-14 anos de idade. Mais recentemente, o reparo palatino tem sido adiantado para os 18-24 meses de idade.

Em 1978, o filho de Schweckendiek publicou os resultados de um acompanhamento de 25 anos da abordagem em dois estágios (Schweckendiek e Doz, 1978). (Uma análise posterior de 45 casos selecionados aleatoriamente foi publicada como Projeto Marburg [Bardach *et al.*, 1984]). Foram notados resultados excelentes em termos de crescimento maxilar, com crescimento normal observado em quase 90% dos pacientes, porém menos de 1/3 deles atingiu grau normal de fala, e a incompetência velofaríngea foi identificada em mais da metade desses pacientes.

Retalhos vomerianos
Esses retalhos são usados para ajudar no fechamento do palato duro, particularmente em fendas amplas, uni- ou bilaterais. Retalhos mucoperiósteos amplos e fundamentados na porção superior são elevados da mucosa nasal que cobre o vômer; os dois lados são usados se a fenda for bilateral. O retalho é girado lateralmente e suturado aos reta-

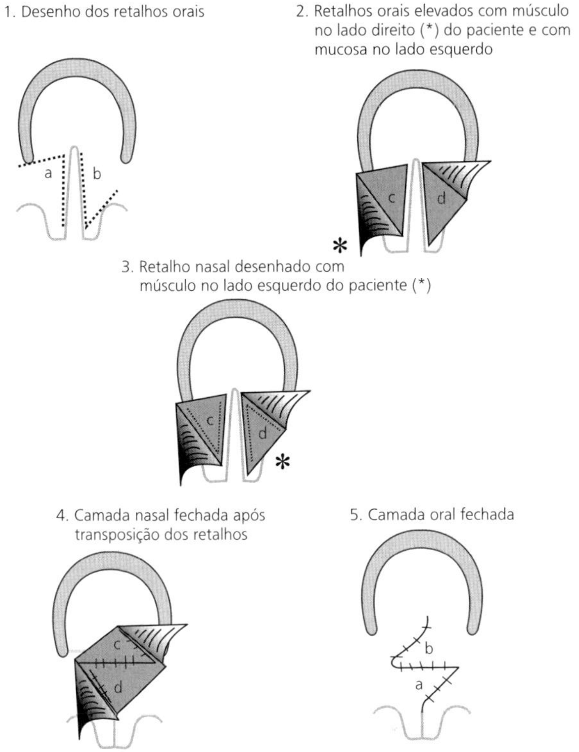

Fig. 5.10 Z-plastia de oposição dupla de Furlow: (1) marcas pré-operatórias; (2) elevação de retalhos da mucosa oral; (3) desenho do retalho nasal; (4) transposição e fechamento dos retalhos de mucosa nasal; (5) aparência final após fechamento da mucosa oral após veloplastia intravelar.

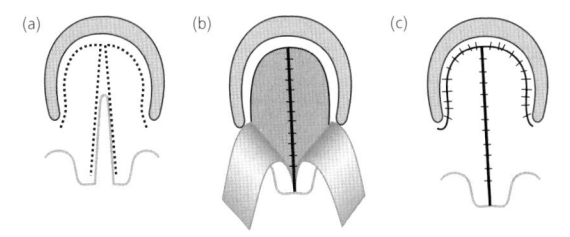

Fig. 5.11 Palatoplastia com retalho duplo de Bardac: (a) marcas pré-operatórias; (b) retalhos bilaterais unipediculados e assentados posteriormente e fechamento da camada nasal; (c) fechamento da camada oral após veloplastia intravelar.

lhos mucoperiósteos palatinos pequenos elevados na superfície nasal (ou oral) da concha palatina. Inicialmente foram usados retalhos vomerianos com base na porção inferior, mas resultaram em atraso inaceitável do crescimento maxilar, possivelmente por causa da interferência com a sutura entre vômer e pré-maxilar.

Reparo de fenda palatina submucosa
Uma proporção significativa dessas crianças será assintomática e, portanto, não exigirá cirurgia. A cirurgia é reservada para os pacientes sintomáticos. Normalmente, a técnica favorável é a de Furlow com veloplastia intravelar; como alternativa, pode-se executar uma faringoplastia.

Recuperação pós-operatória
As questões pós-operatórias imediatas são a manutenção de vias aéreas seguras e analgesia adequada.

Normalmente se usa um adjunto nasofaríngeo de vias aéreas. As crianças portadoras da síndrome de Pierre Robin estão em risco especial de obstrução das vias aéreas e, às vezes, é necessário executar uma sutura de tração da língua.

O uso de corticosteroides perioperatórios (dexametasona) pode reduzir o risco de obstrução pós-operatória das vias aéreas posterior ao edema. O excesso de analgesia coloca em risco a sedação e compromete, por isso, as vias aéreas.

Muitos cirurgiões usam órteses angulares no período imediatamente pós-operatório para evitar que a criança interfira com o reparo cirúrgico delicado. Pelo mesmo motivo, colheres e outros instrumentos devem ser evitados na hora da alimentação, para evitar qualquer dano acidental ao palato. Alguns cirurgiões inserem um tubo nasogástrico de calibre fino ainda no centro cirúrgico para aumentar a ingestão de fluidos (ou de alimentos) após a cirurgia, se necessário. Em caso de remoção acidental, a reinserção não deve ser tentada, por causa do risco de dano ao palato.

A higiene bucal é mantida com o uso regular de colutórios ou gargarejos, e a escovação dos dentes normalmente pode ser retomada após 1 semana da cirurgia.

Complicações pós-operatórias
Além das dificuldades com as vias aéreas, a hemorragia é a preocupação principal. Ela normalmente surge da área cruenta criada pelas incisões laterais de liberação. Quando intensa, será necessário aplicar pressão digital com *swab* embebido em adrenalina e os preparativos para que a criança volte ao centro cirúrgico imediatamente. As outras complicações incluem a formação de fístula palatina, distúrbios da fala e do crescimento mediofacial. Raramente, pode ocorrer deiscência precoce do ferimento, o que justifica o retorno ao centro cirúrgico para a tentativa de reaposição.

Referências
Bardach J, Morris HL, Olin WH (1984). *Plast Reconstr Surg* **73**, 207–18.
Braithwaite F, Maurice DG (1968). *Br J Plast Surg* **21**, 60–2.
Furlow LT Jr (1986). *Plast Reconstr Surg* **78**, 724–38.
Kriens OB (1969). *Plast Reconstr Surg* **43**, 29–41.
Marsh JL, Grames LM, Holtman B (1989). *Cleft Palate J* **26**, 46–50.
Ortiz-Monasterio F, Serrano A, Barrera G, Rodriguez-Hoffman H, Vinageras E (1966). *Plast Reconstr Surg* **38**, 36–41.
Schweckendiek W. Doz P (1978). *Cleft Palate J* **15**, 268–74.

Rinoplastia de fenda

Deformidade de nariz fendido
Esse quadro está associado à deformidade de fenda labial e, por isso, pode ser considerado uni ou bilateral. A correção é essencial para se obter a simetria facial e um resultado estético satisfatório.

Anatomia
O principal defeito de deformidade nasal de fenda labial unilateral é a base alar alargada. Comparando-se com o lado não afetado, a asa fica em posição inferolateral, alongando falsamente a aparência do nariz. Nos casos mais sérios, a cartilagem alar se mostra hipoplásica e torcida, com abóbada alar em projeção insatisfatória. A columela está encurtada e oblíqua, com a base direcionada para longe do lado da fenda. A abertura piriforme da pré-maxila está subdesenvolvida no lado da fenda, exagerando a deformidade alar. O crescimento retardado dos ossos nasais e do processo nasal causa a inclinação do dorso para o lado fendido. A base do septo nasal está desviada para longe do lado fendido por causa da ação de não oposição da musculatura normal e pode estar deslocada para fora da espinha nasal. A deformidade de nariz fendido bilateral pode ser considerada como duplicação da deformidade nasal unilateral de fenda labial e compreende uma columela consideravelmente encurtada, bem como o nariz com ponta ampla e deprimida.

Objetivos da cirurgia nasal
- Funcional: aliviar as partes moles e a oclusão esquelética da via aérea do nariz fendido.
- Estética: restaurar a simetria bilateral do nariz com relação nasolabial e nasofacial melhorada e com a mínima cicatrização cirúrgica possível.

Planejamento da cirurgia

Cirurgia nasal primária
Em geral, a cirurgia primária é realizada simultaneamente ao reparo primário da fenda labial (prontamente facilitada pelo procedimento de rotação e avanço de Millard) ou aos 5-6 anos de idade. O reparo nasal primário não demonstrou impactar negativamente o crescimento subsequente do nariz.

Cirurgia nasal secundária
A cirurgia secundária é realizada na idade pré-escolar se a deformidade for significativa (normalmente envolvendo a cartilagem lateral inferior), ou é retardada até o crescimento completo do nariz (por volta dos 16 anos).

A interferência com o vômer ou com o septo nasal é mais bem retardada até o crescimento completo do nariz por causa do efeito deletério sobre esse crescimento. Da mesma forma, todo cuidado deverá ser tomado ao executar uma rinoplastia aberta primária em crianças em idade pré-escolar, por causa de relatórios de crescimento nasal bulboso anormal durante o surto de crescimento na adolescência.

A rinoplastia secundária pode ser retardada até a adolescência ou idade adulta quando a rinoplastia osteoplástica definitiva poderá ser realizada com segurança. Na adolescência, a abertura piriforme já foi aumentada após enxertia de osso alveolar, e o crescimento nasal está quase completo.

O crescimento do maxilar se completa na vida adulta. Por isso, em caso de hipoplasia mediofacial significativa, o avanço I de Le Fort poderá ser realizado com segurança para melhorar a projeção do maxilar antes da realização da rinoplastia secundária.

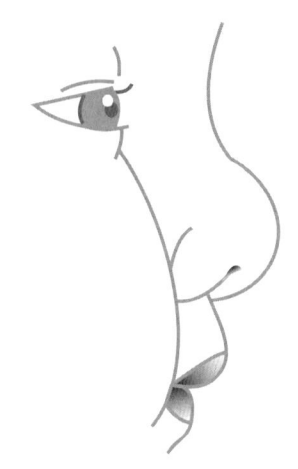

Fig. 5.12 Perfil de um bebê não afetado. Nariz achatado e face média em fenda labial e palatina.

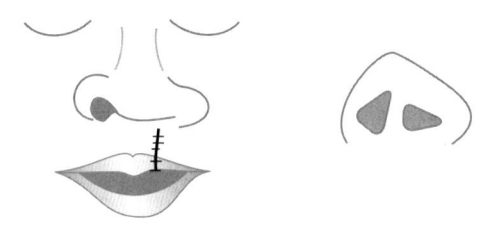

Fig. 5.13 Deformidade de nariz fendido: projeção anterior e projeção de baixo para cima *(worm-eye view)*.

Rinoplastia primária de fenda labial unilateral (UCL)

Técnica de McComb
Essa técnica (McComb, 1975) é executada simultaneamente ao reparo UCL. Uma vez mobilizada a pele nasal livre da estrutura cartilaginosa, a cartilagem lateral inferior girada é reorientada e fixada com suturas com reforço percutâneo.

Técnica de Tajima
Uma incisão em U invertida é feita no vestíbulo nasal para reposição das cartilagens alares (Tajima, 1977).

Rinoplastia primária de fenda labial bilateral (BCL)

Após análise retrospectiva do reparo primário BCL usando-se a técnica de retalho bifurcado de Millard, McComb (1990) notou que, na puberdade, a columela se tornava muito alongada com narinas excessivamente largas, com flutuação descendente da junção lábio-columela e a ponta do nariz mantendo-se alargada por causa da separação da abóbada alar. Por isso, ele evita usar o tecido do prolábio para a reconstrução nasal e defende o reparo nasolabial em dois estágios.

Rinoplastia secundária

Esse procedimento é realizado normalmente com a técnica padrão em ponta aberta, adotando-se incisões bilaterais marginais ou da borda com incisão transcolumelar em degrau ou em V ou na base ou no ponto médio. Há várias técnicas para a extensão da columela, incluindo o avanço V-Y (Fig. 5.14, esquerda) ou o uso de um retalho retangular da columela (Fig. 5.14, direita).

A ponte nasal ampla e associada à BCL pode exigir osteotomias medial e lateral e infracture. Uma vez completo o crescimento do nariz, a deformidade septal é geralmente corrigida por ressecção cartilaginosa submucosa, reposicionando-se o septo caudal, e fixação da linha média.

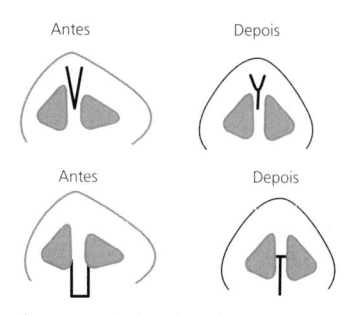

Fig. 5.14 Técnicas para alongamento da columela.

Referências

McComb H (1975). *Plast Reconstr Surg* **55**, 596-601.
McComb H (1990). *Plast Reconstr Surg* **86**, 882-93.
Tajima S, Maruyama M (1977). *Plast Reconstr Surg* **60**, 256-61.

Incompetência velofaríngea

Definição
Incompetência (ou insuficiência) velofaríngea (VPI) é um termo genérico para a incapacidade de se fechar completamente a abertura velofaríngea durante a fala. A fenda palatina afeta a fala. Após palatoplastia primária, 80% dos pacientes atinge resultados satisfatórios para a fala, 15% são aceitáveis (com terapia da fala) e 5% exigem tratamento cirúrgico secundário.

Etiologia
- Fenda do palato secundário.
- Palato fendido submucoso.
- Fístula palatina.
- Tonsilas alargadas (obstruindo assim o fechamento velofaríngeo) ou involução das adenoides durante a puberdade.
- Cirurgia pós-ortognática (p. ex., para correção de má oclusão de classe III).
- Disfunção neuromuscular (p. ex., CVA, distrofia miotônica, esclerose múltipla, doença de Parkinson).
- Condição sindrômica (p. ex., síndrome velocardiofacial, trissomia 21).
- Comportamental/aprendizagem insatisfatória (emissão nasal específica ao fonema).

Avaliação

Fala e linguagem
A VPI tem as características da hipernasalidade (durante a produção da vogal) e a emissão nasal (ou escape) (durante a produção da consoante). Muitas crianças tentam compensar falando suavemente para minimizar o fluxo aéreo nasal ou usam padrões de articulação mal adaptados (p. ex., paradas da glote). Todos os fonemas na linguagem inglesa são produzidos por fluxo aéreo oral e por isso exigem o fechamento velofaríngeo. As exceções são os fonemas nasais de consoantes M, N e NG, que normalmente permitem o escape nasal. A articulação de plosivos (P e B) e de fricativos (F e S) exige uma velofaringe competente.

Nasoendoscopia flexível
A técnica pode ser realizada em ambulatório no paciente consciente (usando-se anestésico tópico nasal em aerossol) e permite a visualização direta da velofaringe incompetente para determinar a contribuição relativa da excursão velar insatisfatória *versus* a mobilidade inadequada da parede lateral da faringe. O procedimento pede uma criança que possa cooperar (com cerca de 5 anos ou mais).

Videofluoroscopia
O procedimento permite visualização em tempo real da velofaringe por meio da fluoroscopia lateral de partes moles e exige o uso de meio de contraste (bário nasal). Além disso, expõe a criança à radiação.

Medições de fluxo de pressão
Técnica que fornece informações quantitativas sobre as alterações no fluxo de pressão que ocorrem durante a fala.

MRI
Esse recurso pode ser usado para excluir a síndrome velocardiofacial (síndrome de Shprintzen) à luz da vasculatura arterial aberrante.

Tratamento

- A fonoterapia é eficaz em casos mais simples de VPI, em pacientes após a cirurgia e naqueles com técnicas de articulação compensatória.
- Os obturadores palatinos criam medidas de temporização adequadas para os pacientes com fístula palatina ou fenda residual. Usa-se um levantador palatal para elevar o palato mole que seja de comprimento suficiente, mas de mobilidade inadequada, enquanto um bulbo palatal é usado para aumentar um palato encurtado.
- A cirurgia é indicada na VPI em decorrência de um palato fendido adequadamente corrigido. O procedimento é realizado normalmente depois dos 5 anos de idade, mas antes dos 12 (uma vez que a habilidade de treinar a fala diminui):
    - A tonsilectomia ou a adenoidectomia é sempre necessária antes da correção cirúrgica formal. As adenoides podem obstruir a inserção dos retalhos da faringoplastia, enquanto tonsilas alargadas podem impedir a elevação dos retalhos posteriores do pilar da tonsila.
    - Faringoplastia.
    - Retalho faríngeo.
    - Procedimentos de extensão do palato (p. ex., Z-plastia de oposição dupla de Furlow).
    - O aumento da parede posterior da faringe já foi tentado com enxertos autógenos (p. ex., cartilagem, gordura ou fáscia) ou com vários materiais aloplásticos (p. ex., Teflon e silicone). A técnica foi abandonada por causa dos índices elevados de infecção, extrusão e migração e atualmente serve apenas como interesse histórico.

Padrão de fechamento velofaríngeo (VPC)

A avaliação do padrão de fechamento velar e faríngeo é essencial antes da cirurgia com videofluoroscopia e/ou nasoendoscopia, para assegurar o uso da técnica cirúrgica adequada:

- Coronal (55%): o padrão mais comum, predominantemente por causa do contato que o palato mole tem com a faringe posterior.
- Circular (20%): o fechamento é obtido por meio de contribuições tanto do palato mole quanto das paredes laterais da faringe.
- Circular com prega de Passavant (15%): similar à técnica circular, mas com prega de Passavant proeminente criada pelo constritor da faringe superior da parede faríngea posterior.
- Sagital (10%): essa técnica é mais comum após reparo de palato fendido. A contribuição do constritor superior ou do palato mole é mínima, e a maior parte do fechamento é feita via paredes laterais da faringe.

Faringoplastia do esfíncter

O objetivo é aumentar a parede faríngea para permitir o fechamento velofaríngeo em casos nos quais o movimento da parede lateral da faringe seja deficiente. Os melhores resultados parecem ser aqueles em que retalhos são inseridos o mais alto possível na parede posterior da faringe. O cirurgião deverá estar alerta para a localização medial anormal das artérias carótidas internas em pacientes com síndrome velocardiofacial!

Hynes (1950, 1953) descreveu a elevação de retalhos bilaterais com base superior do músculo salpingofaríngeo do pilar tonsilar posterior e cobrindo a mucosa. Esses retalhos eram girados em 90° e inseridos na parede posterior da faringe, ao nível da prega de Passavant, de modo que as pontas dos retalhos ficassem sobrepostas. Às vezes, era necessária a divisão do palato mole para se ter acesso à faringe posterior. Mais tarde ele usou retalhos mais volumosos também contendo o músculo palatofaríngeo e parte do músculo constritor superior. O procedimento elimina o escape nasal em 95% dos pacientes.

Orticochea (1968) modificou a colocação dos retalhos de Hymes de modo que eles ficavam muito mais baixos na parede posterior da faringe, eliminando assim a necessidade da divisão do palato mole. Além disso, os retalhos eram inseridos em um outro retalho faríngeo posterior com base inferior para criar um esfíncter dinâmico. A análise retrospectiva demonstra que os melhores resultados foram observados em crianças mais novas e naqueles em que os retalhos foram inseridos em sítio mais alto na faringe posterior, ao nível do fechamento velofaríngeo efetuado.

Jackson e Silverton (1977) novamente elevaram retalhos semelhantes aos de Hynes, mas inseridos na linha média em um retalho faríngeo posterior com base superior ao nível do fechamento velofaríngeo normal (comparado com o de Orticochea). Mais de 90% dos pacientes apresentaram melhora na fala com essa abordagem.

Retalho da faringe posterior
Essa técnica (Schoenborn, 1875) tinha como objetivo obter o fechamento estático da velofaringe por meio de um retalho com base superior ou inferior que fosse elevado da parede da faringe posterior (no plano da fáscia pré-vertebral) e inserido no palato mole. Ela é mais adequada para os pacientes com movimento adequado da parede lateral da faringe, mas com função velar deficiente. O ar passa ao redor do retalho (as "portas laterais"). Embora tecnicamente mais desafiador para se executar, o retalho com base superior (elevado até o nível de C1) é preferido, pois retrai o velo superiormente quando ocorre a contratura cicatricial.

Resultado
A faringoplastia e os retalhos da faringe posterior apresentam índices de sucesso comparáveis de mais de 80%. Hynes estimou que 20% dos pacientes após a faringoplastia iriam precisar de cirurgia complementar (p. ex., alongamento do palato). A hiponasalidade pós-operatória ocorre em cerca de 15% dos pacientes.

Complicações
A oclusão excessiva da velofaringe (especialmente com os retalhos da faringe posterior) pode resultar em:
- Obstrução aguda pós-operatória das vias aéreas (necessitando de reintubação imediata).
- Hiponasalidade.
- Ronco e apneia do sono obstrutiva crônica.
- Deiscência do retalho *bucket-handle* (alça de balde) da faringe posterior.
- Sangramento.
- Infecção.

Os sintomas podem-se resolver após a resolução do edema pós-operatório.

INCOMPETÊNCIA VELOFARÍNGEA

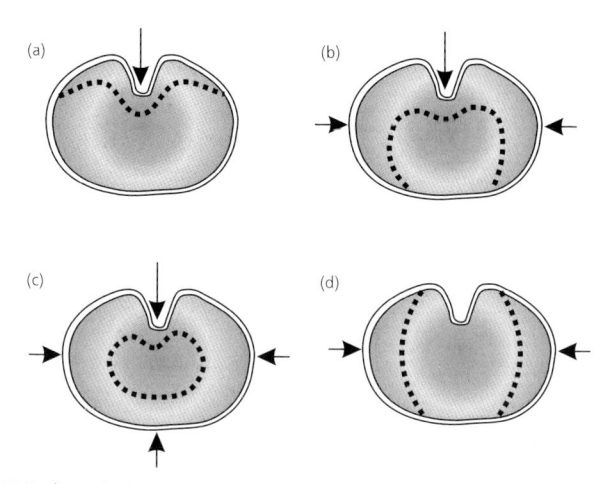

Fig. 5.15 Padrões de fechamento velofaríngeo: (a) coronal; (b) circular; (c) circular com prega de Passavant; (d) sagital.

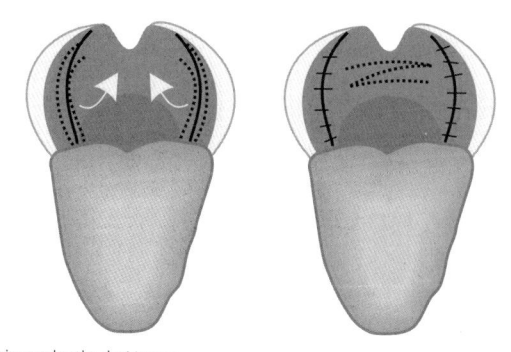

Fig. 5.16 Faringoplastia de Hynes.

Referências
Hynes W (1950). *Br J Plast Surg* **3**, 128–35.
Hynes W (1953). *Ann R Coll Surg Engl* **13**, 17–35.
Jackson IT, Silverton JS (1977). *Plast Reconstr Surg* **59**, 518–24.
Orticochea M (1968). *Plast Reconstr Surg* **41**, 323–7.
Schoenborn KWEJ (1875). *Verh Dtsch Ges Chir* **4**, 235–9.

Fístula palatal

Definição
Comunicação oronasal anormal resultando da deiscência do reparo primário de fenda palatina.

Incidência
Cohen *et al.* (1991) classificaram essa incidência de até 23% em um estudo retrospectivo de 129 pacientes consecutivos com fenda palatina não sindrômica. Cerca de metade dessa população apresentava fendas iguais ou inferiores a 2 mm e foi tratada em conjunto com a cirurgia de revisão nasal ou de lábio ou junto com um enxerto ósseo alveolar; 14% apresentaram fendas iguais ou superiores a 5 mm e exigiram reparo precoce, pois se mostraram sintomáticos. A taxa recorrente de formação de fístulas foi de 37%. Vinte e cinco por cento delas apareceu no lado esquerdo com fístula permanente ao final de seu tratamento para a fenda.

Fatores de risco
- Fendas palatinas largas (p. ex., síndrome de Pierre Robin ou fendas de Veau, tipos 3 e 4).
- Técnica cirúrgica (p. ex., palatoplastia tipo *pushback*).
- Infecção ou hematoma pós-operatório.
- Fatores mecânicos (os dedos da criança!).

Prevenção
Técnica cirúrgica meticulosa à época da palatoplastia primária, incluindo fechamento em duas camadas sem tensão das camadas oral e nasal e hemostasia cuidadosa.

Classificação
- Fístulas nasoalveolares: essas fistulas anteriores normalmente representam uma fenda alveolar não reparada; elas geralmente são reconstruídas com um enxerto de osso alveolar logo antes da erupção dos dentes caninos (8-10 anos de idade).
- Fístulas do palato duro: a maioria se forma no segmento pós-alveolar do palato duro anterior.
- Fístulas do palato mole.

Sintomas
Embora fístulas minúsculas sejam frequentemente assintomáticas, uma fístula de tamanho razoável pode resultam em dificuldades significativas para a criança, incluindo a regurgitação de fluidos e de alimentos para o interior da câmara nasal e a insuficiência velofaríngea. Os alimentos podem-se acumular na fístula, causando problemas de higiene oral.

Tratamento
Fístulas assintomáticas pequenas não exigem fechamento cirúrgico. As fístulas sintomáticas maiores podem ser fechadas com retalhos mucoperiosteais.

É essencial que, como ocorre na cirurgia palatina primária, um fechamento em duas camadas seja executado. Retalhos mucosos de mudança local podem ser usados ou, se não forem possíveis por causa da escarificação excessiva, podem ser usados retalhos mucosos vomerianos. O reparo deve ser feito livre de tensão evitando-se linhas sobrepostas de sutura das camadas oral e nasal para minimizar o risco de recorrência de deiscência de uma das camadas.

Em caso de recorrência, retalhos faríngeos podem ser úteis, particularmente para fístulas posteriores em crianças com VPI. As alternativas incluem o retalho pediculado da língua com base dorsal, que exige divisão retardada para liberação do pedículo em cerca de 3 semanas. Às vezes a fixação intermaxilar pode ser necessária para minimizar o risco de avulsão do retalho do sítio receptor.

As opções de último recurso incluem a transferência de tecido livre, na qual o retalho do antebraço radial tem sido usado com sucesso (Chen et al., 1992), ou o uso de expansores de tecido submucoperiosteal (De Mey et al., 1990).

Em casos recalcitrantes, especialmente quando o paciente apresenta distúrbios da fala, mas está ansioso para evitar cirurgia complementar (potencialmente complexa), pode-se considerar a colocação de uma prótese de obturador palatal.

Referências

Cohen SR, Kalinowski J, LaRossa D, Randall P (1991). *Plast Reconstr Surg* **87**, 1041–7.

Chen HC, Ganos DL, Coessens BC, Kyutoku S, Noordhoff MS (1992). *Plast Reconstr Surg* **90**, 757–62.

De Mey A, Malevez C, Lejour M (1990). *Br J Plast Surg* **43**, 362–4.

Ortodontia

Definições
- **Ortodontia** é a especialidade da Odontologia envolvida no estudo e no tratamento de más oclusões, que podem ter resultado de irregularidade dos dentes, relações desproporcionais entre as mandíbulas, ou de ambas.
- **Ortognatia** é a manipulação cirúrgica dos elementos do esqueleto facial para restaurar a relação anatômica e funcional apropriada em pacientes com anomalias do esqueleto dentofacial.

Equipe multidisciplinar
O ortodontista é um membro essencial da equipe multidisciplinar de correção de fendas orais e está envolvido durante todo o curso de cuidados ao paciente.

Anatomia
A fenda alveolar ocorre normalmente entre o incisivo lateral e o canino. A ausência dos incisivos laterais permanentes é observada em até 40% dos pacientes.

Infância
Muitas unidades usam a ortopedia pré-cirúrgica, especialmente em fendas amplas, na tentativa de melhorar o alinhamento dos segmentos maxilares e as cartilagens nasais antes do reparo da fenda labial. A prótese também atua como obturador para ajudar na alimentação e permitir que a língua adote uma posição mais fisiológica (enquanto também evita que ela force os segmentos maxilares a se desencontrarem). O dispositivo exige limpeza regular (1 a 3 vezes ao dia) para evitar sujeira.

No reparo de fenda labial unilateral a prótese pode ter uma extensão nasal em protrusão (uma ponta acrílica surgindo da placa) que ajuda a elevar a abóbada nasal deprimida e endireitar a columela. Após esse reparo, os pacientes com distorção nasal significativa usam dilatadores *(stents)* Silastic® disponíveis no mercado, que são mantidos *in situ* por até 3 meses após a cirurgia, por meio de fita microporosa.

Na fenda labial bilateral a pré-maxila extremamente projetada pode ser reposicionada com relação anatômica mais favorável com os segmentos maxilares por meio de ortopedia pré-cirúrgica que utilize um dispositivo intraoral visando imobilizar e, assim, retrair a pré-maxila, para facilitar um reparo cirúrgico mais favorável. Essa modelagem nasoalveolar passiva foi introduzida por Grayson *et al.* (1993). Além de facilitar o reparo labial, ela ajuda a remodelar a abóbada nasal, a ponta do nariz e a columela hipoplásica. Técnicas ortopédicas pré-cirúrgicas ativas incluem o uso do dispositivo de Latham, conforme descrito na seção sobre reparo de fenda labial.

Dentição primária (decídua – entre 3 e 6 anos)
O objetivo principal do tratamento é corrigir mordidas cruzadas sérias dos dentes ou extrair dentes decíduos deslocados e problemáticos. A correção da mordida cruzada é executada com distração maxilar transversa (expansão) e reposicionamento anterior (pró-tração) usando dispositivos removíveis ou fixos ("órtese").

Dentição transicional (mista – entre 7 e 11 anos)
Esse é um período crítico, para a enxertia de osso alveolar (ABG), uma vez que a raiz do canino esteja formada em 25 a 50%. Antes da enxertia óssea, corrige-se o colapso anterior do arco maxilar com, por exemplo, um dispositivo de tipo quad-hélice. Esse expansor atua sobre o arco colapsado para fornecer segmentos maxilares bem alinhados e minimizar a fenda alveolar. Antes da enxertia, os dentes supranumerários na vizinhança imediata da fenda são extraídos e todos os dispositivos/aparatos de metal são removidos para assegurar que a gengiva esteja intacta e sadia antes da cirurgia.

Dentição permanente (acima de 12 anos)
O objetivo é a oclusão classe 1 com sobreposição horizontal (*overjet*) (definida como a distância horizontal entre a borda de incisão do incisivo maxilar e o incisivo mandibular) e sobremedida profunda (definida como a distância vertical entre a borda de incisão do incisivo maxilar e o incisivo mandibular). Poderá ser necessária a reposição de um incisivo lateral ausente (p. ex., usando-se uma prótese osseointegrada).

Classificação de oclusão de Angle (1899)
Com base na relação do primeiro molar maxilar com o primeiro molar mandibular (Fig. 5.17).

Procedimentos ortognáticos
Pacientes com fendas podem apresentar discrepâncias esqueléticas e dentárias significativas entre a maxila e a mandíbula. A hipoplasia maxilar e o relativo prognatismo da mandíbula (que, em geral, tem tamanho normal) resultam no paciente com má oclusão classe III de Angle. Observe que cerca de 12% dos estudantes secundários americanos apresenta má oclusão de classe III, que pode estar ainda mais prevalente nas populações orientais.

Avanço do maxilar
Pode estar indicado em casos de má oclusão significativa de classe III. A avaliação de fala e da linguagem antes da operação é essencial, pois esse procedimento pode precipitar um quadro de VPI, que pode precisar de faringoplastia. A análise cefalométrica pré-operatória é obtida para avaliar o grau de avanço cirúrgico necessário.
- *Osteotomia de Le Fort 1.* O avanço do maxilar para a hipoplasia maxilar associada à fenda normalmente é atingido por meio da osteotomia de Le Fort 1. A maxila avançada é fixada rigidamente em sua nova posição com placas internas.
- *Osteogênese de distração.* Essa técnica pode ser aplicada em casos de hipoplasia intensa do maxilar ou em crianças mais novas nas quais pode haver risco de interferência com germes dentários não rompidos. Com base na técnica de Ilizarov, a osteogênese de distração foi usada pela primeira vez no esqueleto craniofacial por McCarty *et al.* (1992), que aplicou a técnica à correção da mandíbula hipoplásica. Dispositivos externos com estrutura externa rígida e fixos por meio de um halo craniano, ou dispositivos internos (com porta percutânea para facilitar a distração) podem ser empregados. Há três fases de tratamento:

Capítulo 5 ■ Anomalias congênitas

- Período de latência pós-operatório (tipicamente 3 a 7 dias).
- Período de distração: a distração ocorre à taxa de 1 mm/dia até que se obtenha o grau de distração desejado. A distração excessiva pode resultar em união fibrosa.
- Período de consolidação: aguarda-se a consolidação da nova posição da maxila durante pelo menos 4 semanas, quando, então, o aparelho de distração externo ou interno é removido.

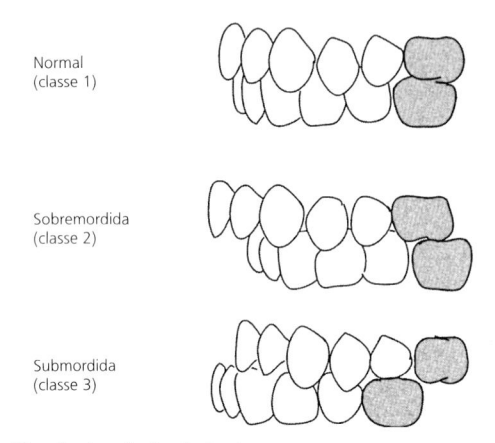

Normal
(classe 1)

Sobremordida
(classe 2)

Submordida
(classe 3)

Fig. 5.17 Classificação de oclusão de Angle.

Referências

Grayson BH, Cutting C, Wood R (1993).*Plast Reconstr Surg* **92**, 1422–3.
McCarthy JG, Schreiber J, Karp N, Thorne CH, Grayson BH (1992). *Plast Reconstr Surg* **89**, 1–10.

Enxertia de osso alveolar

A enxertia de osso alveolar é um elemento essencial do tratamento cirúrgico contemporâneo do alvéolo fendido.

Objetivos
- Fechamento da fístula oronasal.
- Estabilização do arco maxilar.
- Provisão de suporte ósseo para a erupção dos dentes permanentes adjacentes à fenda (geralmente o incisivo lateral e o canino).
- Permitir a restauração protética do incisivo lateral ausente por meio de um implante osseointegrado.
- Aumento da abertura piriforme, fornecendo, assim, suporte complementar à base alar no lado da fenda.

Gengivoperiosteoplastia

Essa técnica foi introduzida por Skoog (1967) para fechamento principalmente da fenda alveolar por meio de retalhos periósteos, tendo sido aplicada em conjunto com a ortopedia pré-cirúrgica. Embora reduzindo as exigências de enxertia osseoalveolar posterior, o procedimento foi perdendo lugar por causa da reação adversa sobre o crescimento facial (embora não interfira diretamente com os centros de crescimento vomeriano).

Planejamento

Historicamente, essa questão tem gerado algumas controvérsias:
- Primário (antes dos 2 anos, geralmente à época do reparo palatino).
- Secundário precoce (entre 2 e 5 anos).
- Enxertia secundária (após os 5 anos) (à época da erupção do canino).

Descobriu-se que a enxertia primária exerce efeito prejudicial sobre o crescimento maxilar. Além disso, o enxerto ósseo reabsorve na falta de um dente em erupção. Boyne e Sands (1972) demonstraram que o momento ideal para a enxertia secundária deve ser antes da erupção do canino permanente, com restauração excelente da altura do osso alveolar. Por isso, a ligação eficiente com a equipe de ortodontia é essencial. Uma vez enxertado, o arco do maxilar é estabilizado; consequentemente, qualquer movimento ortodôntico dos segmentos maxilares deverá ser executado antes dessa época.

Colheita de enxerto ósseo

Os sítios reconhecidos para colheita incluem o ílio (considerado o "padrão ouro" – crista ilíaca ou ílio posterior), a calvária, a tíbia, a costela e a sínfise mandibular. O ílio pode ser usado para colheita pela abordagem tradicional "aberta" ou por meios levemente invasivos.

Colheita aberta da crista ilíaca

O paciente é mantido em posição supina, permitindo a preparação concomitante do sítio receptor. Antibióticos profiláticos intravenosos são administrados na indução da anestesia. A área da crista ilíaca superior anterior é infiltrada com anestesia local contendo adrenalina. Uma incisão é feita paralela e há cerca de 1 cm inferior à proeminência da crista ilíaca, para assegurar que a cicatriz resultante não fique diretamente sobre a crista. O objetivo é colher o osso de onde o ílio for mais espesso, ou seja, entre o tubérculo ilíaco e a espinha ilíaca superior anterior (ASIS). Evita-se a vizinhança imediata à ASIS para prevenir dano ao nervo cutâneo femoral lateral e ao centro de crescimento predominante do osso. Existe uma junção anatômica distinta correspondendo à capa cartilaginosa do ílio entre a inserção das fibras do músculo oblíquo externo e a origem do músculo glúteo médio. Esse sítio é prontamente aberto com um bisturi, sem necessidade de dissecação significativa, para formar um retalho tipo "alçapão" com base medial. A camada mais externa do osso esponjoso é descartada por causa da contaminação "inevitável" com condrócitos. Um bloco de osso esponjoso é, então, colhido por meio de um osteótomo estreito. Caso seja necessário outro enxerto, pode-se aplicar uma escopro ou colher de Volkmann. Antes do alçapão e do fechamento da ferida, deve-se inserir um tubo de alimentação no ílio para a infusão de bupivicaína após a cirurgia, fornecendo, assim, analgesia pós-operatória excelente para ajudar a mobilização o mais cedo possível.

Técnica cirúrgica do sítio receptor
As margens da fenda são incisadas junto com o alvéolo e elevados os retalhos mucoperiósteos com base superior, com o devido cuidado para não interferir com a junção gengivodentária. A incisão mais lateral é estendida para dentro do vestíbulo lateral até os primeiros dois dentes, para expor a maxila anterior e a abertura piriforme para enxertia complementar. Cria-se uma bolsa com a fenda, margeada ou por osso alveolar ou por retalho gengival, e esse espaço em potencial é preenchido com o autoenxerto esponjoso anteriormente colhido da crista ilíaca. Os retalhos são fechados sobre o enxerto de modo livre de tensão.

Tratamento pós-operatório
Os pacientes são mantidos em dieta estritamente líquida/pastosa durante as primeiras 6 semanas. A higiene oral meticulosa é necessária e a supervisão cuidadosa dos pais será muito benéfica a esse respeito. A avaliação ortodôntica da qualidade do enxerto é feita radiologicamente visando o implante dentro de 4 a 6 meses.

Complicações
A fragmentação do retalho com a exposição do enxerto e sua infecção e reabsorção subsequentes são complicações reconhecidas (inferiores a 2%). A fratura de ossos longos e o pneumotórax são quadros já informados para sítios doadores tibiais e de costela, respectivamente.

Referências
Skoog T. (1967). *Scand J Plast Reconstr Surg* **1**, 113-30.
Boyne P, Sands N (1972). *J Oral Surg* **30**, 87-92.

Anomalias congênitas do membro superior

Incidência
- 1 em 506 nascimentos vivos.
- Maior entre os homens.
- 50% bilateral.
- 25% sindrômica.

Etiologia
- Em grande parte desconhecida.
- Causas muito variadas podem resultar em fenótipo similar.
- Defeitos genéticos e estudos embriológicos nos dão ideias para algumas condições.

Classificação (classificação IFSSH-Swanson)
Falha de formação
- Transversa:
  - Descrição de nível.
- Longitudinal:
  - Radial.
  - Central.
  - Ulnar.
  - Intercalada (focomelia).

Falha de diferenciação
- Partes moles:
  - Sindactilia.
  - Dedo em gatilho.
  - Camptodactilia.
  - Polegar em garra.
- Esqueleto:
  - Clinodactilia.
- Tumoral.

Duplicação
- Pré-axial.
- Central.
- Pós-axial.

Subcrescimento
- Braquidactilia.
- Simbraquidactilia.

Crescimento exagerado
- Nível de envolvimento de macrodactilia/gigantismo.

Síndrome da faixa amniótica/anel de constrição
Condições generalizadas
- Acondroplasia, discondroplasia.

Diagnóstico pré-natal
Os defeitos mais óbvios, como as falhas de formação, às vezes são detectados no período pré-natal, por meio da investigação por ultrassom. O cirurgião pode informar os pais sobre o que se espera, prognóstico e possíveis tratamentos futuros.

Desenvolvimento da mão
- 0-3 meses   movimento de aperto do lado ulnar.
- 3-6 meses   movimento de aperto da palma.
- 6-9 meses   extensão do punho.
- 9-12 meses   pinçamento palmar, uso do polegar para adução, pinçar.

Planejamento da cirurgia
Há muita discussão em torno do planejamento para a cirurgia, a maior parte com base na preferência pessoal, sem qualquer boa evidência a não ser o desenvolvimento natural da função da mão. Em geral, quanto mais cedo a reconstrução, melhor a integração da parte reconstruída, melhor a adaptação anatômica dessa parte; o crescimento potencial é maximizado; e a cicatrização física e psicológica é minimizada.

Tratamento
- Avaliar a criança e seus pais e irmãos para identificar condições herdadas menores.
- Elaborar a história familiar.
- Observar o uso e a integração da mão pela criança.
- Reconfortar os pais e assegurar que eles não são responsáveis pela anomalia, explicando rapidamente a embriologia da mão.
- Assegurar aos pais que mesmo nos casos mais graves as crianças se adaptam de modo surpreendente.
- O aconselhamento psicológico e genético pode ser útil.
- Para condições complexas, é recomendável que se façam várias consultas para ajudar a decidir a intervenção apropriada e preparar os pais.

Indicações para a cirurgia
Deve-se assegurar que o tratamento seja elaborado para melhorar a função da criança. Em casos bilaterais, deve-se considerar as necessidades da cabeça aos pés. O movimento de agarrar em oposição, com estabilidade e força suficientes, seria o ideal em casos que não possuem essas funções. Deve-se sempre levar em conta o crescimento.

Displasia radial

Definição
Falha de formação congênita na distribuição longitudinal afetando todas as estruturas pré-axiais ou radiais, mas geralmente definida pela deficiência mais óbvia, a do esqueleto.

Incidência
- 1 em 30.000-100.000 nascimentos vivos.
- Metade a 2/3 dos casos são bilaterais, mas não simétricos.
- O tipo IV com ausência é mais frequente que o de ausência parcial.
- Incidência maior entre os homens.
- Ocorre mais do lado direito.
- As anomalias radiais estão sempre associadas à anomalia do polegar, exceto na síndrome da trombocitopenia com ausência de rádio (TAR).
- Hipoplasia do polegar: 50% dos casos associados à anomalia do rádio.

Etiologia
- Esporádica, não herdada.
- Sindrômica.
- Teratógenos:
    - Talidomida.
    - Ácido valproico.
    - Radiação.

Desordens associadas
Frequentemente encontradas e as mais comuns são:
- VACTERL (VATER): anomalias vertebrais, atresia anal, fístula traqueoesofágica, fístula renal e anomalias nos membros.
- Cardíacas (o septo e o rádio se formam, ambos, na 5ª semana de gestação).
- Síndrome de Holt-Oram (familiar, com defeito septal atrial).
- Gastrointestinais.
- Hematopoiéticas.
- Trombocitopenia (síndrome TAR).
- Anemia de Fanconi (com anomalias renais e pancitopenia).
- Esqueléticas:
    - Sindactilia.
    - Escoliose.
    - Deformidade de Sprengel.
    - Deformidade do joelho (tíbia).

Classificação (Bayne e Klug, 1987)
Tipos de displasia radial:
I — rádio distal curto (o segundo tipo mais comum).
II — rádio hipoplásico (o mais raro).
III — ausência parcial.
IV — ausência completa (mais comum).
Obs.: A ausência do rádio normalmente está associada ao polegar de Blauth tipo 4 ou 5, exceto na síndrome TAR, quando o polegar está presente.

Capítulo 5 ▪ Anomalias congênitas

Apresentação clínica
No nascimento, a mão e o punho estão flexionados, em supino, com subluxação palmas e deslocamento radial. Esse quadro pode sofrer redução passiva. A anomalia do polegar é óbvia, e a seriedade clínica está correlacionada com a seriedade radiológica.

Esqueleto
- Deficiência do rádio variando da hipoplasia à ausência. O rádio distal é o mais afetado.
- Um primórdio fibroso ou resíduo de "cicatriz" mesenquimatosa no lugar do rádio, que se acredita contribua para a progressão da deformidade com o travamento *(tethering)* do crescimento.
- Ulna curvada após causa original ou travamento do crescimento.
- Úmero geralmente mais curto que o normal e defeitos distais do côndilo coronoide, do capítulo e do côndilo medial, com flexão reduzida do cotovelo.
- Ossos do carpo radial hipoplásicos ou ausentes, especialmente o escafoide e o trapézio.
- Hipoplasia ou ausência do polegar.

Partes moles
- Extensores radiais do punho hipoplásicos, fundidos ou ausentes (ECRL/B, BR, APL, EPL/B) e flexores (FPL, FCR) e, em casos graves, também os músculos e tendões FDS e EDC.
- Dedos rijos progressivamente melhores à medida que se movimentam dos dedos radiais para ulnares.
- Ausência da artéria radial.
- Ausência do nervo radial superficial e do nervo musculocutâneo.
- Nervo mediano anormal; pode suprir áreas normalmente alimentadas pelos nervos radial e musculocutâneo.

Quanto mais séria a displasia esquelética, mais sérias as deficiências de partes moles.

Tratamento
Avaliação das anomalias associadas.
Regime de estiramento passivo e uso de moldes em série logo após o nascimento.
- Cirurgia, se indicada para estabilizar o punho, para melhorar:
  - A posição da mão.
  - O uso mais eficiente do polegar (retirada do polegar da forquilha do cotovelo).
  - A força da flexão.
  - A estética.
  - O crescimento da epífise ulnar (possivelmente por estimulação).
- Contraindicações à cirurgia:
  - Displasia radial bilateral.
  - Falta de flexão do cotovelo.
  - Antebraço muito curto.
  - Doença sistêmica intensa.
  - Adulto que já tenha se ajustado à deformidade.

Os princípios cirúrgicos visam corrigir
- O alinhamento do punho.
- A estabilidade do punho.
- A transferência de tendão para reequilíbrio das forças.
- A curvatura/abaulamento ulnar.

DISPLASIA RADIAL

Planejamento da cirurgia

Precoce (antes dos 6-9 meses)
- Tipo I: não fazer nada ou alongar o rádio.
- Tipo II: alongar o rádio.
- Tipos III e IV: centralização/radialização com ou sem distração anterior.

Tardio (9-18 meses)
- Policização ou reconstrução do polegar.

Posterior
- Revisão da cicatriz.
- Revisão de centralização ou de radialização.
- Alongamento da ulna por distração.
- Osteotomia da ulna.
- Plastia de oponente.

Opções cirúrgicas

Distração de partes moles
- Indicada se a redução passiva do punho e da mão não for possível e se não houver melhora por moldes em série e estiramentos.
- Extensão preliminar por distração de partes moles (aplicar aos 6-9 meses, distrair a 0,5 mm/dia durante cerca de 2 meses, estabilizar durante 1 mês e a seguir executar a cirurgia definitiva) (Kessler, 1989; Smith e Greene, 1995; Tonkin e Nanchahal, 1995).

Centralização
- Fenda cárpica (profundidade igual à largura da cabeça da ulna) criada a partir da excisão do semilunar e ± capitato.
- Encurtamento do esqueleto aparando-se a cabeça da ulna, mas evitando-se lesionar a fise.
- Inserção da ulna na fenda e fixação temporária com fio K.
- Capsulodese ulnar, double-breasted se possível.
- Resultados em membro mais curto e mais rijo.

Radialização
- Exige correção total passiva antes da cirurgia.
- Não há excisão de corpos do carpo.
- A ulna é posicionada radial ao carpo, com supercorreção do punho.
- Fixação temporária por pinos.
- Maximização do braço alavancador para transferência de tendão.
- Transposição de tendão de desviadores radiais para o lado ulnar do punho e da mão.
- Resultados levando à melhora do movimento e, possivelmente, menos perturbação ao crescimento.

Osteotomia ulnar
- Pode ser executada simultaneamente ou mais tarde.
- Se simultânea, existe risco de desvascularizar a epífise.

Reconstrução do suporte ósseo
Substituição do rádio ausente com enxerto livre da fíbula ou retalho (Albee), possivelmente incluindo a epífise (Starr), o metatarso do segundo dedo ou o metacarpo do indicador.

Artrodese ulnocárpica
Geralmente um procedimento de salvação quando o esqueleto estiver maduro.
A modelagem até a maturidade do esqueleto é recomendada após todos os procedimentos.

Complicações
- Deformidade recorrente, especialmente a subluxação do carpo.
- Fechamento prematuro da epífise distal da ulna (pode piorar se a cirurgia for realizada após 8 anos de idade).
- Rigidez do punho (geralmente limitação em extensão para neutro e desvio ulnar para neutro).

Referências
Bayne LG, Klug MS (1987). *J Hand Surg (Am)* **12**, 169–79.
Kessler I (1989). *J Hand Surg (Br)* **14**, 37–42.
Smith AA, Greene TL (1995). *J Hand Surg (Am)* **20**, 420–4.
Tonkin MA, Nanchahal J (1995). *Ann Acad Med Singapore* **24**(Suppl), 101–7.

Displasia ulnar

Definição
Definida como falha congênita de formação da porção ulnar da mão e do antebraço.

Incidência
- 1 em 100.000 nascimentos vivos.
- Proporção unilateral: bilateral – 4:1.
- Igual nos dois sexos.
- Maior no lado esquerdo.
- 50% associada a outras anomalias musculosqueléticas (hemimelia fibular, deficiência focal do fêmur proximal, focomelia, escoliose).
- Não associada a anomalias sistêmicas.

Etiologia
- Esporádica.
- Não relacionada com a talidomida.
- Algumas preocupações surgidas sobre o papel da terapia hormonal.
- Acredita-se que a etiologia seja uma lesão à zona de atividade polarizada (ZPA). Isso leva à ausência da ulna, mas também a uma deformidade da mão, pois a ZPA codifica todos os dedos.

Distúrbios associados
- Incidência comum, mas não relacionadas, especificamente, com a displasia ulnar.
- Principalmente de ordem esquelética.

Classificação
- Uma para o antebraço e outra para a mão.
- Classificação de acordo com a ulna e o cotovelo (Bayne ou Baur):

I   Ulna hipoplásica.
II Ulna parcialmente ausente.
III Ulna ausente.
IV Sinostose umerorradial.

Classificação de Cole e Manske (1997) com base no espaço entre o polegar e a primeira comissura interdigital:

A   Normal.
B   Deficiência leve entre a primeira comissura e o polegar (estreita).
C   Deficiência de moderada a intensa (sindactilia do polegar ao indicador, polegar no plano palmar, falta de oposição, polegar sem extensão, hipoplásico).
D   Polegar ausente.

Apresentação clínica
A anomalia se apresenta com:
- Hipoplasia de todo o membro superior.
- Cotovelo malformado e instável, com deslocamento ou fusão da cabeça do rádio (sinostose radioumeral).
- Ulna hipoplásica ou ausente.
- Rádio curvado.
- Hipoplasia ou ausência de todos os dedos.
- Sindactilia em 30%.
- Anomalia do polegar ou da primeira comissura interdigital em 70% dos casos.
- Em geral, os pacientes apresentam deformidade menos óbvia, em comparação com a displasia e função satisfatória do rádio.

Tratamento
- Avaliação de anomalias associadas.
- Modelagem e estiramentos.
- Cirurgia.

Indicações para cirurgia
- Sindactilia.
- Hipoplasia do polegar.
- Deficiência da primeira comissura interdigital.
- Rotação interna acentuada.
- Curvatura progressiva do rádio.

Os princípios cirúrgicos visam corrigir
- A reconstrução do polegar e dos dedos, para fornecer preensão.
- A ampliação e o aprofundamento da primeira comissura interdigital.
- O alinhamento do punho e do antebraço.
- A estabilidade do punho.
- A transferência de tendões para reequilibrar as forças.

Opções cirúrgicas
- Liberação da sindactilia.
- Procedimentos com a comissura do polegar.
- Reconstrução do polegar.
- Excisão do primórdio ulnar fibroso.
- Osteotomia do rádio
- Alongamento do rádio ou da ulna.
- Osteotomia de rotação do úmero.
- Raramente conversão para um antebraço ósseo.

Referência
Cole RJ, Manske PR (1997). *J Hand Surg (Am)* **22**, 479–88.

Mão fendida

Sinônimos
Ectrodactilia, mão em garra de lagosta, mão em garra, hipoplasia mediana.

Definição
O quadro é definido como uma falha congênita de formação da porção central da mão e do antebraço. Trata-se de fenótipo muito variável desde a fenda central clássica até a mão com dígito ulnar único, provavelmente associado à grande variedade da patogênese.

Incidência
- Estimada em 1 em 30.000-100.000 nascimentos vivos.
- 50% bilateral e envolvendo também os pés.
- Os casos bilaterais são familiares: dominante autossômico.

Etiologia da mão em garra
- Desconhecida, mas a relação dominante autossômica com penetração maior que a esperada observada em tipos familiares.
- Falha na formação dos espaços interdigitais entre os dias 39 e 50 da gestação. As células mesodérmicas sofrem necrose entre os dedos e são substituídas por células ectodérmicas migratórias da crista ectodérmica apical. A não ocorrência da necrose resulta em sindactilia óssea; a necrose no meio de um dedo resulta em polidactilia; a necrose em excesso resulta em fenda.

Associações
- Sindactilia.
- Polidactilia.
- Ossos cruzados e outras fusões ósseas (falange proximal ou metacarpos).
- Pé torto.
- Síndrome EEC (ectrodactilia, displasia ectodérmica e fenda labial e palatina).
- Raramente associada à surdez, anomalias oculares, síndrome de Poland e defeito septal ventricular.

Classificação
Esta categoria é usada para incluir mãos em garra típicas e atípicas. Os quadros atípicos mostram mãos em garra com fendas em forma de U, com indicador e dedo médio hipoplásicos ou ausentes substituídos por botões subdesenvolvidos, o que demonstra algum movimento. As mãos em garra atípicas são, hoje, mais bem classificadas com simbraquidactilia.

Os japoneses classificam as mãos em garra como falha de diferenciação com base na associação frequente à sindactilia e dão a esse quadro o nome de "complexo da sindactilia-mão em garra".

Classificação de acordo com a descrição e o número de dígitos ou em sequência teratológica (com intensidade crescente da falha de formação) e com base em etiologia presumida:

- Tipo 1 – fenda central em forma de V com ausência do dedo médio.
- Tipo 2 – fenda central em forma de V com ausência dos dedos médio e indicador.
- Tipo 3 – fenda central em forma de V com ausência dos dedos médio, indicador e anelar.
- Tipo 4 – ausência do polegar, indicador e dedo médio.
- Tipo 5 – somente o dedo mínimo monodactiloso.
- Subtipos – s = sindactilizado; p = polidactilia.

Classificação de Manske
Essa classificação (Tabela 5.2) se baseia na qualidade do polegar e da primeira comissura interdigital, pois esses elementos são mais importantes na função da mão que a garra.

Tabela 5.2 Classificação de Manske

Tipo	Comissura	Tratamento
1	Normal	Fechar fenda, excisar o excesso de osso, reconstruir o ligamento transverso do metacarpo
2	Estreitada, leve	Fechar fenda e plástica da comissura
2	Estreitada, intensa	Fechar fenda e aplicar retalho
3	Com sindactilia	Fechar fenda, liberar sindactilia e aplicar retalhos ou excisar o dedo indicador
4	Fundida com falta do indicador	Sem tratamento, estabilizar a articulação metacarpofalângica
5	Ausência do polegar	Transferência do hálux

Apresentação clínica
A anomalia se apresenta com ausência do dedo médio e em vários graus de metacarpo desse dedo. Os dedos adjacentes podem estar ou não presentes. Quando presentes, geralmente são mais largos que os da outra mão e frequentemente mostram sindactilia. Quando mais séria, a anomalia mostra ausência do lado radial da fenda, deixando um único dedo mínimo ou, nos casos piores, ausência total dos dedos (peromelia). Na palma é comum a presença de ossos cruzados ou fusões. Em geral, não há anomalia do carpo.

Os músculos intrínsecos e os tendões longos estão presentes, mas se inserem de maneira anômala ou em direção aos dedos remanescentes ou sobre os cotos.

Fatores a considerar no tratamento e prognóstico
- Qualidade do polegar.
- Largura da primeira comissura interdigital.
- Número de dedos.
- Movimento e alinhamento dos dedos remanescentes.

Tratamento e princípios cirúrgicos
As mãos em garra são descritas, frequentemente, como tendo função satisfatória, mas estética desagradável.
- A função pode ser melhorada por:
  - Aumento da primeira comissura interdigital.
  - Liberação de qualquer sindactilia.
  - Melhoria do movimento nas articulações metacarpofalângicas (MCPJs) por meio de excisão ou liberação de cruzamentos ósseos.
  - Liberação das contraturas das articulações interfalângicas proximais (PIPJ) por plastia em Z e liberação das partes moles.
  - Osteotomias dos metacarpos para alinhar os dedos.
  - Melhorar a abdução e a oposição do polegar e fornecer postos de oposição ou dedos, quando ausentes.
  - Às vezes, um dedo pode ser criado esticando-se e providenciando a cobertura com osso cruzado.
- A estética é melhorada com o fechamento da garra.

Indicações para cirurgia
- Qualquer deformidade detectada que possa ser melhorada pelos procedimentos já mencionados.
- Veja a classificação de Manske (Tabela 5.2) e a orientação para a cirurgia, mencionadas anteriormente.

Opções cirúrgicas para fechamento de mão em garra
- Técnica de Snow-Littler usando retalho com base palmar a partir da garra, transposto para ampliar a primeira comissura interdigital e transferir, simultaneamente, o dedo indicador na base do metacarpo para a base metacárpica do dedo médio.
- Técnica de Miura-Komada, que usa a mesma transposição do indicador, mas com incisão ao longo da comissura interdigital e ao redor do dedo, e uma extensão dorsal para acessar a base do metacarpo, minimizando o risco de necrose do retalho.
- Técnica de Ueba, que usa a mesma transposição do dedo, mas com os retalhos em posição transversa, com o retalho dorsal a partir de um lado da garra e o retalho palmar a partir do outro lado.

Camptodactilia

Definição
Definida como deformidade de flexão (curvatura sobre o plano dorsal/palmar) da articulação **interfalângica** (PIPJ) proximal de origem congênita. De *kampto* (do grego = inclinação sobre).

Incidência
- Comum em 1% da população.
- Geralmente não informada quando leve.
- Mais frequente no dedo mínimo.
- Familiar em alguns casos; autossômica dominante.
- Dois picos de apresentação, no início da infância ou da adolescência, quando se apresenta, com frequência, após um trauma. Possível preponderância na população feminina, na fase da adolescência.

Etiologia da camptodactilia
Resulta de desequilíbrio congênito das forças de flexão e de extensão na articulação **interfalângica** proximal.
- Anormalidade intrínseca (especialmente de origem ou inserção lumbrical anômala).
- Anomalia do músculo superficial flexor dos dedos (ausente, curto ou de origem ou inserção anômalas).
- Anomalia dos extensores.

Classificação
A anomalia é classificada de acordo com a característica de:
- Deformidade isolada, anomalias múltiplas ou sindrômica.
- Início na infância ou adolescência.
- Deformidade de demora do extensor, de bloqueio do extensor ou de flexão fixa.

Classificação de Adams modificada
1. Contratura de flexão da articulação interfalângica proximal.
2. Fixação parcial.
3. Fixação artrográfica (a) sem ou (b) com alterações na radiografia.
4. Envolvimento de mais de um dedo.

Apresentação clínica
- A anomalia apresenta-se como uma deformidade de flexão na articulação interfalângica proximal. Geralmente, pode chegar à flexão total, mas para isso pode ser necessário ajuda passiva, caso contrário, é impossível. Deformidade frequentemente fixa.
- Apresenta-se, geralmente, com história de trauma anterior, mas não há relação entre os dois aspectos.
- Deve-se verificar a presença de outras anomalias congênitas dos membros.
- Na adolescência, as radiografias mostram alterações características na PIPJ:
    - Cabeça da falange proximal em forma de bigorna (em cunha).
    - Torrão na base articular da falange média.
    - Recesso subcondilar exagerado (espaço de Drucker).
    - Inclinações das PIPJs fora do aspecto ulnar.
- A extensão do dedo revela a inclinação da articular em direção ao lado ulnar por abdução das falanges média e distal.
- Deve-se verificar sempre a função do nervo ulnar, dos intrínsecos e do músculo flexor superficial do dedo.

CAMPTODACTILIA

Fatores no tratamento e prognóstico
- Deformidade de demora do extensor, de bloqueio do extensor ou de flexão fixa.
- Qual é a gravidade?
- É sintomática?
- Progressiva?
- Existe deformidade articular secundária?
- Idade do paciente?
- Qual dedo está envolvido?
- Isolada/múltipla?

Tratamento
A imobilização e os dispositivos de alongamento são recomendados em primeiro lugar.

Indicações para cirurgia
- Contratura superior a 50°-70°
- Sintomas.
- Falha da cirurgia conservadora.
- Contratura progressiva.
- Os tipos 1 e 2 de Adams podem ser tratados por exploração, liberação, imobilização e/ou transferência de tendão.
- O tipo 3 (a) de Adams é mais bem tratado com artrólise total do tendão anterior (TATA) e os tipos 3(b) e 4 são mais bem tratados com osteotomia.

Princípios de cirurgia de camptodactilia
- Liberação da pele.
- Liberação de partes moles e de articulações.
- Reequilíbrio das forças flexoras e extensoras.
- Estabilização.
- Reconstrução do defeito da pele.

Opções cirúrgicas
- Exploração por anomalia, ressecação (e liberação) e, então, imobilização.
- Transferência de tendão para aumentar a extensão no deslize central usando plicatura lumbrical, do flexor superficial do dedo, do flexor profundo do dedo ou do extensor.
- Procedimento lasso do flexor superficial do dedo para aumentar a flexão metacarpofalângica.
- Artrólise total do tendão anterior (TATA) (Saffar, 1983). O procedimento envolve excisões em monobloco subperiosteal das estruturas dos flexores a partir da falange proximal e média, incluindo a inserção do flexor superficial do dedo, placa palmar e polia A2, tudo em sequência, e a seguir liberação da PIPJ e fixação subsequente da articulação em extensão com pinos, o que vai redefinir o equilíbrio dos flexores.
- Osteotomia para corrigir a flexão e a inclinação (indicada em pacientes idosos com alterações já estabelecidas em PIPJ e não viáveis à correção de partes moles).
- A liberação da pele é geralmente feita por enxerto de pele de espessura total ou com retalho de transposição a partir da lateral do dedo.

Referência
Saffar P (1983). *Ann Chir Main* **2**, 345–50.

Clinodactilia

Definição
Inclinação digital (para as laterais) de origem congênita. A inclinação geralmente ocorre ao nível da falange média.

Incidência
- Comum.
- Subcomunicada.
- Frequentemente familiar (autossômica dominante com penetração incompleta).
- Geralmente do dedo mínimo, angulada em direção ao dedo anelar na falange média.
- Geralmente bilateral.
- Ocorre nos outros dedos como parte da braquidactilia e de outros quadros.

Etiologia
- Desconhecida.
- Deformidade geralmente devida a epífise da falange média projetada em orientação longitudinal (em forma de C). Em vez de uma epífise transversa na extremidade proximal da falange, essa epífise anormal se estende como um "C" ao redor do dígito (geralmente com a parte aberta do C de frente para a ulna). A porção longitudinal da epífise evita o crescimento longitudinal desse lado e incentiva o crescimento em forma de cunha da falange.

Classificação
Classificação descritiva do grau de inclinação e dedo envolvido.

Apresentação clínica
- A anomalia se apresenta como um dedo inclinado, com aparência angulada para o lado na falange distal e pode apresentar história de trauma anterior, que não tem relação com o quadro.
- Deve-se verificar a mão oposta e os pais.

Fatores no tratamento e prognóstico
- Qual é a gravidade?
- É sintomática?
- Progressiva?
- Idade do paciente?
- Qual dedo está envolvido?
- Anomalia isolada ou parte de anomalias múltiplas?

Indicações para cirurgia
- Inclinação superior a 50°-70°.
- Sintomas (sobreposição do dedo anelar).
- Falha da terapia conservadora.
- Inclinação progressiva.

Princípios da cirurgia de clinodactilia
- Liberação da pele.
- Correção da deformidade esquelética.
- Reconstrução do defeito de pele.

Opções cirúrgicas
- Epifiseólise (Langenskiold descreveu a destruição da porção anômala da epífise, evitando deformidade posterior e, se executada o mais cedo possível, até permitindo o crescimento para corrigir a deformidade).
- Osteotomia de cunha de abertura.
- Osteotomia de cunha de fechamento.
- Osteotomia de cunha de troca.

Referência
Langenskiold (1975). *JBJS* **57**(3): 325.

Polegar em garra

Definição
Anomalia do polegar que se mostra flexionado na palma com ausência de extensão. É um quadro normal em bebês até os 6 meses. Não deve ser confundido com a anomalia de polegar na palma.

Incidência
- Variável.
- Em alguns casos em razão de hipoplasia do extensor longo do polegar.
- Associação com a síndrome digitotalar e a síndrome de Freeman-Sheldon ("síndrome da face assobiadora").

Classificação
Classificação de Weckesser (Reed e Heiple)
1. Extensão deficiente.
2. Contratura de flexão combinada com extensão deficiente.
3. Hipoplasia do polegar.
4. Outros.

Classificação de McCarroll
- Flexível (ausência do extensor longo do polegar).
- Complexa (ausência do extensor longo do polegar e, além disso, contratura de flexão da articulação metacarpofalângica, ligamentos colaterais frouxos, hipoplasia tenar, adução da articulação carpometacárpica e pele inadequada).

Apresentação clínica
- O quadro se apresenta quando os pais observam que o polegar é mantido na palma.
- Essa pode ser a primeira apresentação da hipoplasia do polegar ou da mão em clava radial leve.

Tratamento
- Inicialmente, imobilizar o polegar em extensão; melhora na maioria dos casos.
- Tratamento cirúrgico por transferência de tendão usando extensor do dedo mínimo, enxerto do braquiorradial + palmar longo (Flatt), extensor ulnar do carpo (Kelikan) ou flexor superficial do dedo (Crawford). Observe-se que é comum a ausência do intercostal interno.
- Polegares complexos também podem precisar de liberação palmar extensa, plastia de oponente e reconstrução do ligamento colateral ulnar.

Indicações para cirurgia
- Falha da imobilização com falha da extensão do polegar.

Referências
Weckesser (1968). *J Bone Joint Surg (Am)* **50**: 1417–28.
McCarroll (1985). *Hand Clin* **1**: 567–75.

Dedo em gatilho

Definição
A discrepância congênita entre o tamanho da polia e o tamanho do tendão flexor leva à contratura de flexão do dedo ou, com menos frequência, ao nódulo observado nos adultos.

Incidência
- Polegar em gatilho é um quadro comum.
- Dedo em gatilho é um quadro raro.

Etiologia
- Na maioria das vezes, é um quadro esporádico e isolado.
- Observar que o quadro é comum em crianças com paralisia obstétrica completa do plexo braquial, indicando problema de crescimento.

Apresentação clínica
- A criança se apresenta com o dedo travado em flexão ou extensão. A maioria dos casos aparece no primeiro ano de vida, mas o defeito também pode-se manifestar mais tarde.
- Pode-se perceber um nódulo palpável, chamado nodo de Notta.

Classificação
- Fixo.
- Móvel.

Tratamento
- A literatura informa que 1 em cada 3 casos de polegar em gatilho se resolve por si mesmo com estiramentos e imobilização quando houver mobilidade, exceto nódulo na apresentação. Entretanto, os polegares não melhoram o suficiente para permitir a hiperextensão.
- A liberação cirúrgica da polia A1 deverá ser realizada para a recuperação completa.
- O nódulo digital não parece se resolver e deverá ser tratado cirurgicamente. As injeções de esteroides não são recomendadas em crianças, a menos que exista doença concomitante como diabetes ou artrite inflamatória.

Tratamento cirúrgico
Mediante anestesia geral, deve-se executar uma incisão transversa ao nível da crista de flexão da articulação metacarpofalângica, dissecação cega para expor a polia A1 e divisão da polia em seu aspecto radial (para evitar lesão acidental à polia oblíqua). A ferida deverá ser suturada com sutura absorvível de colchoeiro para assegurar a eversão do ferimento na crista de flexão. A seguir, imobiliza-se o sítio envolvido.

Resultado
A recuperação é total, com cicatriz quase invisível. O nodo de Notta tende a se resolver.

Sindactilia

Definição
Anomalia na qual os dedos se mostram unidos uns aos outros, ou seja, sindactilizados. O termo é usado com frequência para descrever uma falha congênita de separação, mas pode ser aplicado à fusão dos dedos posterior a queimaduras ou trauma.

Incidência
- Trata-se da anomalia mais comum da mão ou a segunda anomalia mais comum após a polidactilia.
- Ocorre em 1 em cada 650-2.000 nascimentos.
- Mais comum nos homens: proporção 2:1.
- Incidência mais alta da segunda comissura interdigital pós-axial, ou seja, a segunda comissura no pé e a terceira na mão:
  - 50% na terceira comissura interdigital na mão.
  - 30% na quarta comissura interdigital.
  - 15% na segunda comissura interdigital.
  - 5% na primeira comissura interdigital.

Etiologia
- Desconhecida.
- Familiar em 20% dos casos.
- Herança autossômica dominante com penetração incompleta e expressão variável.
- Falha de separação associada a esteroides e à deficiência do receptor do fator de crescimento de fibroblastos.
- Alguns casos congênitos são o resultado de trauma e cicatrização, como na síndrome da faixa amniótica/do anel de constrição.

Distúrbios associados
- Síndrome de Apert.
- Síndrome de Poland.
- Simbraquidactilia.
- Síndrome de Aarskog.
- Displasia acropectovertebral.
- Muitas outras síndromes e anomalias cromossômicas.

Classificação
A sindactilia congênita é classificada na categoria de falha de diferenciação.

A sindactilia é classificada a saber
- Completa (estendendo-se às pontas dos dedos) ou incompleta.
- Simples ou complexa (envolvimento ósseo), ou acrossindactilia (pontas dos dedos fundidas, mas com as bases livres).
- Única ou múltipla.
- Uni ou bilateral.
- Deformidade da mão, do pé, ou ambos.
- Deformidade isolada, anomalias múltiplas ou sindrômica.

SINDACTILIA

Classificação de Temtamy e McKusick (1956)
- Tipo I: sindactilia da segunda comissura interdigital pós-axial.
- Tipo II: simpolidactilia (sindactilia da terceira comissura interdigital e duplicação dos dedos 3 ou 4).
- Tipo III: sindactilia dos dedos anular e mínimo.
- Tipo IV: sindactilia completa de todos os dedos.
- Tipo V: sindactilia associada a sinostose metacárpica/do tarso.

Apresentação clínica
- A deformidade se apresenta no nascimento com os dedos unidos. Alguns casos incompletos e leves podem não ser percebidos até muito mais tarde na vida.
- Deve-se avaliar a comissura envolvida, quanto à união envolver somente a pele ou unhas ou ossos.
- Deve-se avaliar o padrão de envolvimento ósseo e a diferenciação entre ossos e articulações, leito e pregas das unhas, qualidade da pele e das partes moles, grau da sindactilia.
- Deve-se avaliar possíveis sítios doadores de pele.

Planejamento da cirurgia
Alguns estudiosos sugerem que os resultados são menos satisfatórios se a cirurgia for executada antes dos 18 meses de idade; outros dizem que o desenvolvimento da mão ocorre entre os 6 e os 24 meses e, portanto, é importante realizar a cirurgia antes disso. Nos casos em que os dedos envolvidos sejam de comprimento diferente, será importante separá-los antes da ocorrência da deformidade. Pessoalmente, este autor executa a separação bilateral antes que a criança atinja os 12 meses de idade.

Princípios da cirurgia de sindactilia
- Problemas:
  - Insuficiência de pele (a circunferência de dois dedos separados é maior que a circunferência de dois dedos unidos [Flatt]).
  - As conexões da fáscia que correm em sentido transverso entre os dedos.
  - As conexões tendinosas (p. ex., o abdutor do polegar entre o extensor longo do polegar e o flexor longo do polegar).
  - As conexões neurovasculares; a divisão distal de nervos ou vasos, as alças de Hartman (penetrações de alças neurais pelas artérias digitais).
  - Falanges delta ósseas unidas e com formação inadequada.
  - Articulações, geralmente sinfalangia.
- Princípios:
  - Criação de uma inclinação da comissura interdigital a 45° em sentido dorsal-palmar com borda distal transversa livre.
  - Formato estético levemente em ampulheta.
  - Sem contratura cicatricial.
  - Cicatrizes quase invisíveis no dorso.
  - Ausência de cicatrizes longitudinais nos dedos.
  - Deve-se, em geral, evitar a separação de um dedo dos dois lados (no caso de sindactilia de 3 ou 4 dedos), pois pode haver risco à vascularidade do dedo.

Opções cirúrgicas

- A separação dos dedos é feita em padrão zigue-zague (Cronin, 1956), criando retalhos de pele de várias larguras e triangulares entre os dedos a partir dos aspectos dorsal e palmar dos dedos para cobrir os lados desses mesmos dedos agora separados. Esses retalhos evitam a criação de cicatrizes longitudinais ao longo dos dedos, que podem causar contratura da flexão. Nos dedos com sinfalangia (p. ex., na síndrome de Apert), a divisão longitudinal é permitida, pois não ocorrerá contratura de flexão.
- Há muitas outras opções cirúrgicas descritas na literatura para a reconstrução de comissuras. A maioria exige enxertos de pele para preencher o defeito lateral da comissura/digital criado pela transposição do retalho da comissura dorsal. A maioria usa uma modificação da técnica de Bauer (1956), que cria um retalho retangular dorsal para recriar o espaço da comissura, ou triângulos palmar e dorsal em oposição um ao outro ou ainda um desenho de ômega e âncora.
- Há técnicas que evitam os enxertos de pele redistribuindo a pele do dorso do dedo (Niranjan, Giele).
- Para a sindactilia complicada alguns cirurgiões já tentaram:
  - Usar a distração do esqueleto digital lateralmente a partir da comissura envolvida.
  - A expansão de tecido da pele dorsal.
  - Em geral essas técnicas não são usadas por causa da taxa muito alta de complicações.
  - A reconstrução das pregas laterais da unha é feita por meio de retalhos triangulares da polpa de Buck-Gramcko.
  - A cobertura de pele por meio de retalhos abdominais, da virilha ou tênares também já foi descrita.

Complicações

- Lesão ou incapacidade de separar os feixes neurovasculares dos dedos.
- Deformação *(creep)* da comissura (comissuras reconstruídas se deformam para uma localização mais distal em razão da escarificação e do crescimento do dedo). Essa complicação é mais comum na sindactilia complexa.
- Deformidade do dedo (flexão e curvatura lateral devidos à cicatrização, distúrbio de crescimento em decorrência da desigualdade de comprimento entre dedos sindactilizados).
- Hiperpigmentação do enxerto de pele.
- Crescimento piloso no enxerto de pele.
- Perda de enxerto de pele ou necrose do retalho levando à cicatrização retardada e formação de escaras.

Referências

Bauer TB, Tondra JM, Trusler HM (1956). *Plast Reconstr Surg* **17**, 385–92.
Cronin TD (1956). *Plast Reconstr Surg* **18**, 460–8.
Niranjan N (2005). *BJPS* **58**, 15–21.
Temtamy SA, McKusick VA (1978). *Birth Defects* **14**, 1–619.

Polidactilia

Definição
Formação congênita de dedo extra ou de parte dele.

Incidência
Anomalia congênita mais comum do membro superior.

Etiologia
- Desconhecida.
- Pode ser hereditária (geralmente autossômica recessiva), especialmente se o dedo mínimo estiver duplicado.
- Associada a muitas síndromes como: de Ellis-van Creveld, de Lawrence-Moon-Bardet-Biedl, a trissomia 13, a síndrome de Biemond.

Classificação
Classificação de Stelling para dedos:
A   Dedo incompleto, só de partes moles, geralmente anexo por pequeno pedículo.
B   Dedo completo.
C   Dedo e metacarpo completos.
O Tipo A é, de longe, o mais comum e geralmente ocorre na borda ulnar do dedo mínimo, ao nível da falange proximal.

Apresentação clínica
O quadro é evidente ao nascimento, com a identificação de um dedo extra.

Tratamento
- **Tipo A** Algumas parteiras tentam estrangular a polidactilia restringindo-a com seda. Entretanto, isso é doloroso e deixa um nódulo sensível no contato com a borda ulnar do dedo mínimo, em razão do neuroma subjacente. Existe uma história apócrifa de um bebê que sangrou até a morte após essa restrição! A excisão é mais bondosa e pode ser feita logo após o nascimento, com anestesia local, ou mediante anestesia geral, mais tarde. O princípio da excisão é remover o toco com uma elipse, assegurando pele adequada para o fechamento sem tensão, dissecando o feixe neurovascular com diatermia e dividindo esse feixe longe da pele o suficiente para evitar um neuroma sensível. O fechamento é feito com suturas absorvíveis.
- **Tipo B** Excisão após os princípios mencionados. O cirurgião deve estar alerta para o fato da necessidade de mais pele que para os primeiros aspectos. No caso de polidactilia central, pode ser necessário corrigir as anomalias adjacentes no osso ou em partes moles.
- **Tipo C** Excisão de todo o raio, fechamento do espaço e criação do ligamento intermetacárpico. Deve-se tentar excisar um raio mais central que da borda, se não houver escolha óbvia.

Resultados
- No tipo A, a função completamente normal da mão, cicatriz mínima.
- No tipo B, dependendo do dedo envolvido a excisão deixará a mão com funcionamento normal. Às vezes a polidactilia central poderá causar crescimento adjacente ou anomalia de desenvolvimento inibindo completamente a função normal.
- No tipo C, a função normal da mão, mas pode haver alargamento do espaço interdigital e restos, se o raio central for excisado.

Duplicação de polegar

A duplicação do polegar difere dos outros tipos de polidactilia digital em termos de complexidade e, portanto, de reconstrução.

Classificação
Wassel baseou sua classificação no nível mais proximal da duplicação:
- Tipo 1   falange distal.
- Tipo 2   para a articulação interfalângica.
- Tipo 3   falange proximal.
- Tipo 4   para a articulação metacarpofalângica.
- Tipo 5   metacarpo.
- Tipo 6   para a articulação carpometacárpica.
- Tipo 7   polegar trifalângico.

Observe que os tipos com números pares são duplicações ao nível da articulação. A duplicação do polegar da polidactilia do tipo A de Stelling unida por um pedículo fino de partes moles (geralmente ao nível da articulação metacarpofalângica) não está adequadamente coberta por esta classificação e, às vezes, é descrita como um polegar rudimentar.

Incidência
Uma das anomalias congênitas mais comuns da mão. O tipo 4 é o mais frequente, seguido do tipo 2 e depois do tipo 6.

Tratamento
- Avaliar o nível de duplicação, desenvolvimento e estabilidade das articulações, bem como o desvio axial de cada elemento.
- O tratamento **não** consiste em simples excisão do polegar extra.
- A excisão do polegar mais hipoplásico é óbvia, junto com o realinhamento do eixo do esqueleto por meio de osteotomias e reconstrução dos ligamentos colaterais. As osteotomias são necessárias para alinhar as superfícies articulares e o eixo das falanges, além de afinar a cabeça alargada do metacarpo ou da falange. Também pode ser necessário realinhar os tendões flexor e extensor.
- No caso de polegares "equilibrados" de mesmo tamanho, as opções são: excisar o polegar mais radial, preservando o polegar com os ligamentos colaterais ulnares e reconstruindo os ligamentos colaterais radiais, ou combinar os dois polegares ou igualmente, como no procedimento de Bilhaut-Cloquet, ou usando elementos de um polegar para aumentar o polegar retido.
- O procedimento de Bilhaut-Cloquet é a divisão dos dois polegares em duas metades longitudinais iguais, cujos elementos externos são, então, unidos para criar outro polegar. As desvantagens são a unha frequentemente dividida e uma articulação interfalângica rígida e incongruente.

Resultados
- Em muitos casos o polegar é menor e mais rígido que o polegar oposto. Entretanto, isso não afeta, substancialmente, a função.
- A revisão para a deformidade em zigue-zague é comum se não forem feitas osteotomias.

Deslocamento congênito da cabeça do rádio

Definição
Quadro definido como deslocamento congênito da cabeça do rádio, que pode ocorrer como parte de outra anomalia como a displasia ulnar.

Incidência
- É a anomalia mais comum do cotovelo.
- Geralmente bilateral (60%).
- 40% autossômica dominante.

Etiologia
- Capítulo hipoplásico.
- Antebraço hipoplásico.
- A ulna pode-se apresentar encurtada e com variância negativa.

Classificação
- Posterior em 65% dos casos (podendo restringir a extensão, cabeça fina).
- Anterior em 18% dos casos (podendo erodir o úmero e restringir a flexão, cabeça redonda).
- Lateral em 17% dos casos (geralmente assintomático, embora mais evidente).

Apresentação clínica
- O quadro se manifesta entre 3 e 5 anos de idade: às vezes no nascimento, como proeminência ou massa.
- Raramente causa dor ou crepitação (*clicking*); em geral não há perda de movimento, não há história de trauma; não pode ser reduzido e a dor pode ocorrer quando o paciente tiver mais idade.
- Diferente do cotovelo puxado, do cotovelo de babá, do deslocamento de desenvolvimento da cabeça do rádio em razão de forças de crescimento anormais.
- Associado a várias anomalias do esqueleto, incluindo a síndrome de Apert.

Tratamento
- Observação e conforto ao paciente.
- Em caso de necessidade de cirurgia, os resultados serão melhores se o procedimento for realizado precocemente.

Indicações para cirurgia
- Restrição de movimento.
- Dor.
- Deformidade.

Opções cirúrgicas
- Redução aberta e reconstrução do ligamento anular usando o músculo tríceps da fáscia.
- Encurtamento do rádio proximal.
- Extensão do tendão do bíceps para reduzir as forças de deformação.
- Excisão da cabeça do rádio quando o esqueleto estiver maduro (caso seja realizada antes, o resultado será a migração do rádio, causando anomalia do punho).
- Considerar antebraço com um osso apenas, quando o caso for sério.

Sinostose radioulnar

Definição
Fusão congênita do rádio e da ulna. Falha de diferenciação.

Incidência
- Rara.
- Bilateral em 60%.
- Igual em homens e mulheres.

Etiologia
- Esporádica, na maioria dos casos.
- Certo grau de domínio autossômico com penetração incompleta e expressão variável.
- Associada a uma faixa extensa de anomalias dos membros e de outras anomalias congênitas e a algumas síndromes (disostose mandibulofacial, acrocefalopolissindactilia, XXY etc.)

Apresentação clínica
- O problema se mostra como perda da rotação do antebraço.
- Posição pronada fixa, mas os pacientes de adaptam por meio da articulação radiocárpica com perda funcional mínima.
- Cleary e Omer (1985) não descobriram qualquer associação entre a posição do antebraço e o nível de sinostose, ou entre a posição do antebraço e a função.

Classificação
- Depende do sítio: proximal, distal ou combinada (as duas últimas muito raras).
- Ou a classificação de Cleary e Omer:
    1. União fibrosa.
    2. Sinostose óssea.
    3. Sinostose óssea com cabeça radial hipoplásica e com deslocamento posterior.
    4. Sinostose óssea com cabeça radial malformada e com deslocamento anterior.

Tratamento
- Nenhum, a maioria dos pacientes se adapta à condição.
- Em algumas culturas, o antebraço precisa estar em uma posição determinada, por exemplo, em supinação total para manter uma tigela de arroz, nas culturas asiáticas. Portanto, nesses casos pode ser necessária a intervenção.
- A cirurgia pode ser recomendada quando houver pronação total fixa ou superior a 60°.
- A melhor época para a cirurgia é até os 6 anos de idade.

Opções cirúrgicas
- Osteotomia de inversão da rotação para a posição prona em 10°-20°.
    - Proximal através da massa de fusão (Green e Mittal, 1979).
    - Distal por meio de cada osso, em separado.
- Excisão da sinostose e interposição de tecido vascularizado.

Resultados
- A melhora nunca é aquela esperada.
- A taxa de complicações é elevada, de 20 a 30%, incluindo a síndrome de compartimento, lesões neurais e vasculares, perda de movimento e recorrência.

Referências
Cleary JE, Omer GE Jr (1985). *J Bone Joint Surg (Am)* **67**, 539–45.
Green and Mittal (1979). *J Bone Joint Surg (Am)* **61**, 738–43.

Hipoplasia do polegar

Definição
Quadro definido como hipoplasia congênita ou aplasia do polegar, podendo cair na categoria de falha de formação ou de hipoplasia na classificação da *International Federation of Societies for Surgery of the Hand* (IFSSH).

Incidência
- Isolada.
- Pode ocorrer como parte de outro quadro como a displasia radial, mão em garra, simbraquidactilia.

Etiologia da hipoplasia isolada do polegar
- Desconhecida.
- Lesão neurogênica ao feto.
- Talidomida.
- Tensão de oxigênio reduzida.

Classificação (Blauth, 1967)
I Polegar menor, todas as estruturas presentes.
II Músculos tênares hipoplásicos; além disso, hipoplasia do metacarpo do polegar, falanges e ossos do carpo radial. Pode haver apenas um feixe neurovascular.
III Ausência dos músculos tênares, primeira comissura interdigital muito reduzida, instabilidade da articulação metacarpofalângica do ligamento colateral ulnar. Graus variáveis de aplasia parcial do metacarpo proximal do polegar e músculos extrínsecos do polegar (EPL, APL, EPB, FPL).
  - IIIa Com articulação carpometacárpica, músculos extrínsecos hipoplásicos.
  - IIIb Sem articulação carpometacárpica, ausência dos extensores extrínsecos do polegar.
IV Polegar flutuante *(pouce flottant* ou *pendeldaumen)*. Ausência das estruturas metacárpicas ou musculotendíneas.
V Ausência do polegar.

Essa classificação não cobre o quadro de ausência transversa do polegar.

Apresentação clínica
O quadro se manifesta com anomalia evidente do polegar no nascimento. Deve-se avaliar a aparência do polegar quanto a defeitos nas estruturas, conforme listado na classificação. A hipoplasia leve do polegar pode não ser percebida por anos, ou mesmo nunca!

Indicações para a cirurgia
- Tipo I – intervenção nem sempre necessária.
- Tipos II e IIIa – é necessário aumentar a primeira comissura interdigital, estabilizar a articulação metacarpofalângica, melhorar a oposição, melhorar a flexão e a extensão na articulação interfalângica.
- Tipo IIIb – gera controvérsias: alguns tentam a reconstrução, outros fazem a excisão.
- Tipos IV e V – a policização do dedo indicador é a que oferece o melhor resultado.

Princípios da cirurgia
- Aumentar a função e melhorar a aparência.
- Tentar reconstruir todas as deficiências em uma única cirurgia.
- Tentar a cirurgia antes de 1 ano de idade ou, de preferência, antes dos 9 meses, quando tem início a função total do polegar.

HIPOPLASIA DO POLEGAR

Opções cirúrgicas
- Aumentar a largura e a profundidade da primeira comissura interdigital:
    - Plastia em Z.
    - Plastia em Z com quatro retalhos.
    - Retalho tipo *flying man*.
    - Retalho de rotação dorsal.
    - Retalho de transposição do indicador (Spinner).
    - Retalho de transposição do polegar (Strauch).
    - Retalho pediculado da virilha.
    - Retalho pediculado da artéria interóssea posterior.
    - Retalho livre da virilha.
    - Retalho de pele de espessura total (do dedo polidactiloso, se presente).
- Estabilização da articulação metacarpofalângica (reconstrução do ligamento colateral da ulna [UCL]):
    - Plicação do UCL.
    - Cirurgia plástica de Gubbins de partes moles.
    - Reconstrução do ligamento com enxerto tendíneo (palmar longo [PL] ou extensor do dedo mínimo [EDM]).
    - Reconstrução do ligamento com a porção terminal do tendão usada para a plastia de oponente. O tendão do flexor profundo do dedo (FDS) anular é usado com uma ranhura ligada à MCPJ do polegar do lado do rádio e como plastia do oponente e a outra ranhura é passada pela cabeça metacárpica para o lado ulnar e ligada à base da falange proximal.
    - Fusao.
- Oposição:
    - Abdutor do dedo mínimo (ROM) (Huber-Nicolayson).
    - Músculo flexor superficial do dedo anular.
- Extensão e flexão:
    - Transferência do extensor próprio do indicador (EIP) ou extensor do dedo mínimo (EDM).
    - Liberação da anomalia do tendão do abdutor do polegar.
    - Reconstrução da polia do flexor com a extremidade do flexor superficial do dedo, capuz do extensor.
    - Reconstrução do tendão do flexor longo do polegar.
    - Fusão da IPJ.
- Policização.

Polegar abduzido (ou *pollex abductus*) é a abdução do polegar na MCPJ, quando o flexor longo do polegar (FPL) se contrai por causa da inserção anômala no mecanismo do extensor, da primeira comissura interdigital apertada e da lassidão do ligamento colateral ulnar (Tupper).

O músculo lumbrical do polegar (ou *musculus lumbricalis pollicis*) é um músculo anômalo que surge da passagem do FPL pela primeira comissura interdigital e se liga ao capuz extensor do dedo indicador, contribuindo, talvez, para o aperto dessa primeira comissura (Lister).

Referência
Blauth W (1967). *Arch Orthop Unfallchir* **62**, 225–46.

Braquidactilia

Definição
Dedos curtos em razão de anomalia congênita.

Incidência
- As apresentações mais comuns como clinodactilia do dedo mínimo são frequentes, assintomáticas e, geralmente, não percebidas.
- As formas herdadas não são comuns.

Etiologia
- A maioria dos casos herdados é autossômica dominante.
- Às vezes sindrômica (acondroplasia, exostose múltipla hereditária, síndrome de Down, síndrome de Apert etc.).
- Pode fazer parte de um quadro sistêmico como o pseudoparatireoidismo (metacarpos curtos).

Apresentação clínica
- Os dedos encurtados podem não ser percebidos até mais tarde na vida.
- Outras anomalias associadas (sindactilia, sinfalangia) podem ser mais evidentes.

Classificação (Bell):
A Falanges médias curtas:
    A1 Falanges médias curtas (Farabee).
    A2 Falanges médias delta: dedo indicador e dedo 2 do pé (Mohr-Wriedt).
    A3 Falanges médias delta: dedo mínimo (Bauer).
    A4 Falanges médias curtas: dedos indicador e mínimo.
    A5 Ausência do dedo médio, falanges distais pequenas, unhas minúsculas (Bass).
B Falange distal curta, ausência de unhas (MacKinder).
C Falanges médias curtas, exceto a do dedo anular, hiperfalangia da falange proximal dos dedos indicador e médio (Drinkwater).
D Falange distal curta do polegar (Breitenbecher).
E Metacarpos e metatarsos curtos (Bell).
F Outros (Pitt-Williams, Sugarman, *smorgasbord* [Meiselman et al., 1989]).

Tratamento
- A função satisfatória significa que a intervenção não é necessária.
- Epífises com fixação longitudinal podem-se beneficiar da epifiseólise.
- As deformidades maduras que causam problemas de função podem responder às osteotomias.
- O estiramento raramente é indicado, mas pode ser feito de forma aguda ou por distração.

Indicações para a cirurgia
- Tratar os quadros associados à sindactilia.
- Problema funcional (p. ex., cabeça metacárpica curta, palpável e dolorida no movimento de preensão da palma, tocar piano com um único dedo curto).
- Perda da forma estética da mão.
- A maioria dos pacientes não precisa de cirurgia.

Opções cirúrgicas
- Osteotomia de cunha de abertura para falanges delta anguladas.
- Epifiseólise para falanges anguladas associadas à epífise com fixação longitudinal.
- Alongamento imediato ou de um estágio, geralmente com interposição de enxerto ósseo.
- Alongamento por distração.

Referência
Meiselman SA, Berkenstadt M, Ben-Ami T. Goodman RM (1989). *Clin Genet* **35**, 261–7.

Simbraquidactilia

Definição
Traduzida, estritamente, como dedos curtos com articulações rígidas – um espectro de falha de desenvolvimento digital, com tendência à preservação do polegar.

Incidência
1 caso em 10.000.

Etiologia
- A maioria é esporádica.
- Considerada como um defeito mesodérmico que deixa resíduos ectodérmicos como pele e unhas em pedacinhos.
- Às vezes associada à síndrome de Poland.

Apresentação clínica
- A simbraquidactilia tem um espectro de apresentação.
- Os casos melhores mostram todos os dedos e todas as falanges presentes, mas os dedos são levemente mais curtos e mais rígidos. Pode ser difícil diferenciar essa apresentação da braquidactilia.
- O final mais extremo do espectro tem uma falha transversa de formação que pode ocorrer através do nível do antebraço. Pode ser difícil diferenciar essa forma da falha transversa do defeito de formação/redução. Com frequência podem ser observados resíduos digitais rudimentares ou "pedacinhos" que sugerem simbraquidactilia em vez de redução.
- Entre esses dois extremos existem padrões de redução de perda digital (sequência teratológica), começando com a perda das falanges médias, depois das falanges distais e, então, dos metacarpos.
- O padrão com dedos médios curtos/ausentes preservando o polegar, e o dedo mínimo foi e é chamado de mão em garra atípica.
- O padrão de perda tende a ser mais intenso no lado ulnar, inicialmente poupando o polegar.
- Deve-se comparar o quadro com o da mão em garra quando a tendência é a de se preservar o lado ulnar, de modo que o extremo do espectro tenha apenas um dedo mínimo.

Classificação
Com base na sequência teratológica e no nível de partes faltantes (Yamauchi):
- Trifalangia.
- Difalangia.
- Monofalangia.
- Afalangia.
- Ametacarpia.
- Acarpia.
- Amputação do antebraço.

Tratamento
- Na simbraquidactilia com dedos curtos a intervenção não é indicada se a função for satisfatória.
- Na ausência dos dedos (oligodactilia) o número de dedos e sua função determinam o tratamento.

Opções cirúrgicas
- Liberação/aprofundamento da primeira comissura interdigital.
- Transferência da falange do dedo do pé não vascularizada.
- Transplante do hálux.
- Plastia *on-top* (partes de outro dedo transferidas para o topo do dedo curto).
- Alongamento por distração.

Macrodactilia

Definição
- Crescimento exagerado congênito dos dedos.
- Pode ser parte de outras condições hipertróficas ou gigantismo.
- Deverá ser diferenciada de causas secundárias de um dedo grande, mas isso não é feito com frequência.

Incidência
- Rara (2 em cada 100.000 nascimentos vivos).
- Representa 1% de todas as anomalias congênitas dos membros superiores.
- A forma mais comum é o crescimento exagerado e progressivo do nervo por lipofibromatose.
- Unilateral em 90% dos casos.
- Setenta por cento apresentam mais de um dedo envolvido, geralmente o dedo adjacente.
- Os dedos indicador e médio são, com frequência, mais afetados que o polegar.
- Os elementos distais são geralmente mais afetados que os proximais.

Etiologia
- Desconhecida; causas provavelmente diferentes, dependendo do tipo.
- Possível envolvimento de fator de crescimento neural.

Classificação
- Primária ou secundária.
- Estática ou progressiva.

Primária
- Causa desconhecida.
- Congênita.
- Não sindrômica.
- Identificada geralmente por dilatação generalizada, particularmente aumento de partes moles de tecido lipofibromatoso ao redor dos nervos digitais.
- Segue geralmente uma distribuição semelhante à neural e, portanto, pode afetar um lado de um dedo ou, então, uma distribuição neural mediana.
- Às vezes chamada de macrodistrofia lipoidótica ou *macrodactilia distrófica lipomatosa progressiva*.

Secundária
- Relacionada com outras condições ou síndromes como:
  - Neurofibromatose.
  - Malformações vasculares: tanto as arteriovenosas de alto fluxo quanto as veno-capilares de baixo fluxo, como na síndrome de Klippel-Trenaunay-Weber ou síndrome de Maffucci.
  - Encondromatose, como na doença de Ollier.
  - Alargamento ósseo na displasia fibrosa poliostótica de Albright ou na acromegalia.
  - Linfedema congênito.
  - Síndrome de Proteus e outras.

Patologia
Em termos patológicos, quatro tipos já foram descritos:
1. Lipofibromatoso.
2. Neurofibromatoso.
3. Hiperostótico.
4. Hemi-hipertrofia ou síndrome de Proteus.
- O tipo lipofibromatoso é o mais comum, primário e progressivo. Além da proliferação de tecido lipofibromatoso ao redor dos feixes neurovasculares, existe alargamento acentuado e fibrose dos nervos e dos vasos, similares ao que se encontra na lipomatose dos nervos medianos ou na hipertrofia lipofibromatosa dos nervos. Existe também fibrose perióstea com focos de cartilagem e formação óssea. Já foi descrito também o quadro de metaplasia encondromatosa em fibromatose perióstea difusa.
- Neurofibromatose secundária, progressiva e associada a outros sinais de NF.
- A característica hiperostótica descreve nódulos ósseos múltiplos que se formam logo após o nascimento e crescem. Observe que o crescimento ósseo também ocorre em tipos lipofibromatosos e neurofibromatosos, mas representa uma expansão mais regular do osso na área afetada.
- A síndrome de Proteus se caracteriza por hiperplasia do tecido conectivo, incluindo vasos, e dos ossos. Com frequência, ocorre gigantismo generalizado de um membro ou de metade do corpo.

Apresentação clínica
- O quadro pode estar presente no nascimento ou só ser percebido depois de alguns anos.
- Crescimento estático ou progressivo:
  - A forma estática geralmente se apresenta ao nascimento e cresce na proporção dos outros dedos.
  - A forma progressiva pode não estar presente ao nascimento, mas aparece ainda na infância e cresce rápida e desproporcionalmente com relação aos outros dedos, até que a puberdade esteja completa.
- O envolvimento do esqueleto leva à rigidez e à deformidade, geralmente com postura estendida e inclinada.
- A rigidez e o desvio dos dedos são sequelas comuns.

Tratamento

Exame
Avaliar a diferença de tamanho, o desvio ou a deformidade, o padrão de envolvimento. Buscar por sinais secundários de outras causas ou síndromes. Examinar os outros dedos e medir todo o membro e comparar. Buscar por movimentos, interferência com o uso dos outros dedos. Avaliar o movimento passivo e a vascularidade. Apalpar em busca de massas.

Radiografia
Avaliar o esqueleto e as articulações. Pode-se encontrar evidência de artrite, osteófitos, massas hiperostóticas, dilatação em largura e comprimento dos ossos, angulação e inclinação.

Indicações cirúrgicas
- Interferência com a função.
- O tamanho do dedo se aproxima do dedo adulto.
- Dedo grande interferindo com a função, incluindo o funcionamento social.

Princípios da cirurgia
- Criar um dedo de tamanho relativamente normal e com alguma função.
- Não interferir com a função dos dedos adjacentes.

Opções cirúrgicas
- Amputação (somente quando todas as outras medidas falharem e a anomalia interferir com a função, exceto, naturalmente, para os dedos dos pés).
- Redução (por combinação de excisão óssea, osteotomias para corrigir a angulação e excisão de partes moles, incluindo talvez o nervo).
- Epifisiodese (indicada nos casos não sérios e quando, aos 10 anos, o dedo já estiver do tamanho do dedo de um dos pais. Geralmente, trata-se de uma epifisiólise e não de epifisiodese. Uma nova cirurgia pode ser necessária para corrigir a deformidade. Se executada muito precocemente, pode resultar em um dedo muito gordo).
- Excisão do nervo para inibir o crescimento. (Defendida por alguns como capaz de parar o crescimento, mas ainda não comprovada!)

Redução de macrodactilia (método de Hoshi-Ogino)
Incisão mediolateral, particularmente o lado convexo do dedo, estendendo-se com padrão em forma de "L" na polpa. Deve-se excisar a gordura, o nervo digital alargado e a pele de cobertura, executando-se a seguir a osteotomia em cunha de fechamento da falange proximal e excisando-se o suficiente da falange média e distal para encurtar o dedo e fundir a articulação interfalângica dorsal (DIPJ). A seguir, executa-se uma plástica ungueal para reduzir o comprimento e a largura da unha.

Método alternativo (Barsky)
Incisão mediolateral bilateral com incisão dorsal conjunta transversa ao nível da falange mediomedial para criar um retalho com base proximal. Excisar a pele dorsal em excesso. Preservar a unha no retalho palmar, excisar a cabeça da falange média e a base distal da falange e fundir a DIPJ. Mais tarde, excisar em curva fechada (*dog-ear*) na polpa. O método de Tsuge é semelhante, mas mantém a unha na pele dorsal e excisa a pele palmar.

Resultados
- Geralmente insatisfatórios, mas melhores que com a falta de tratamento.
- Geralmente é necessária uma segunda cirurgia.

Síndrome da banda amniótica

Conhecida, também, como síndrome do anel de constrição. Doença congênita que afeta, principalmente, os membros, mas que, às vezes, pode ser identificada no tronco e na face.

Classificação
Quatro tipos (Patterson):
- Sulco circular.
- Com edema distal.
- Com acrossindactilia.
- Amputação intrauterina.

Etiologia
- Causa intrínseca: apoptose semelhante a uma faixa.
- Causa extrínseca: ferimento de faixa amniótica ao redor das extremidades, possivelmente relacionado com perfuração da bolsa amniótica.

Incidência
- Igual nos dois lados: direito e esquerdo.
- Cinquenta por cento dos casos apresenta outro membro afetado.
- Na maioria dos casos as partes distais são as mais afetadas.

Apresentação clínica
- Clinicamente, a aparência é diagnóstica, especialmente nos tipos 1, 2 e 3. Com a amputação, o diagnóstico é mais difícil, embora se observe afunilamento dos tocos e ausência de resíduos ungueais, diferentemente da simbraquidactilia.
- As radiografias mostram que a amputação ocorre através do osso ou da articulação.
- O que fica não é hipoplásico e as estruturas proximais estão todas presentes, o que pode influenciar na reconstrução.
- Pode haver diferença de temperatura acima e abaixo da faixa, mesmo após o tratamento.
- Pode haver envolvimento de um nervo/divisão importante.

Tratamento
- Liberação da acrossindactilia, se presente, antes da ocorrência do distúrbio de crescimento.
- Plastia em Z (circunferencial múltipla, se necessário).
- Contorno de gordura (Upton informou a identificação de gordura acumulada em cada lado da faixa, de modo que é necessário minar a pele e redistribuir a gordura).
- A extensão do polegar pode ser indicada; geralmente por transferência do dedo do pé.
- Plastia *on top* (que estende o comprimento do polegar movendo o indicador no topo) raramente é indicada.
- Cirurgia precoce se houver comprometimento vascular, linfedema intenso ou acrossindactilia afetando o desenvolvimento.
- Raramente é necessária cirurgia de emergência.
- O tratamento do linfedema distal pode ser necessário.

Artrogripose

Definição
Artrogripose significa articulação curvada (descritas por Rosenkranz em 1905). O termo reúne um grupo heterogêneo de mais de 150 tipos de anomalia. Os aspectos principais são a presença de contraturas articulares no nascimento afetando pelo menos duas áreas diferentes, as quais não são progressivas e associadas à debilitação muscular.

Incidência
- Um em 3.000 nascimentos vivos apresenta artrogripose múltpla congênita (AMC).
- As apresentações mais comuns são a amioplasia ("artrogripose clássica"). A de Freeman-Sheldon ("face assobiadora") e as formas distais.

Etiologia
- Desconhecida.
- Não herdada, esporádica.
- Considerada como falha de diferenciação.
- Teorias:
    - Obstrução ao desenvolvimento fetal.
    - Pressão intrauterina aumentada, oligo-hidrâmnio.
    - Infecção viral (vírus Akabane em ovelhas).
    - Toxinas, como na intoxicação crônica por cianeto.
    - Aplasia muscular ocasionada por falha de desenvolvimento embrionário.
    - Exposição da mãe a agentes paralisantes.
- A patogênese é a perda de fibras musculares *in utero* resultando em um intestino com músculo fibroso, gorduroso e não elástico. Isso ocorre precocemente e com mais intensidade em certos grupos musculares, levando ao desequilíbrio muscular e às contraturas articulares.

Classificação
A anomalia é classificada como miopática ou neuropática, mas é difícil de distinguir na prática.

Apresentação clínica
- A anomalia se apresenta com postura característica do membro superior com rotação e adução internas do ombro, extensão do cotovelo, pronação do antebraço e flexão de punho e de dedos com os polegares em garra na palma.
- Os membros inferiores apresentam deslocamento do quadril, joelhos com subluxação e pés tortos.
- A falta de movimento resulta em falta de dobras de flexão.
- A atrofia dos músculos resulta em aparência fusiforme das articulações, embora esse quadro seja, às vezes, mascarado por gordura subcutânea.
- A doença não é progressiva, embora a articulações flexíveis nos membros afetados no nascimento possam se contrair em razão da falta de movimento.
- A sensação é normal.
- O intelecto não é afetado.
- A expectativa de vida é normal.

ARTROGRIPOSE

Associações
- Síndrome de Klippel-Feil.
- Deformidade de Sprengel.
- Mandíbula hipoplásica.
- Fenda palatina.
- Cabeça radial deslocada.
- Anomalias renais.
- Cardiopatia congênita.

Tratamento
- Multidisciplinar.
- Alongamentos e imobilizações.
- Membro inferior: visando deambulação e estabilidade.
- Membro superior: visando possibilitar a função das mãos sobre a mesa, em vez de uma das mãos estendida para se vestir e a outra flexionada para se alimentar.
- Manter o movimento.

Indicações para cirurgia

Contratura de rotação interna do ombro
- Osteotomia de reversão da rotação externa do úmero.

Contratura de extensão do cotovelo
- Liberação do tríceps e capsulotomia posterior.
- Flexão ativa por transferência:
    - Tríceps para bíceps.
    - Plástica do flexor de Steindler.
    - Peitoral maior: uni ou bipolar.
    - Músculo grande dorsal.
    - Músculo grácil inervado por intercostais.

Flexão e pronação do punho e desvio ulnar
- Osteotomia em cunha de fechamento do carpo dorsal (observe a coalisão do carpo).
- Carpectomia total ou da linha proximal.
- Osteotomias de descompressão radial e ulnar.
- Transferência do músculo flexor ulnar do punho para o extensor radial do punho em conjunto com qualquer outro anteriormente mencionado.

Flexão do dedo
- Osteotomias para corrigir a flexão.
- Transferências de tendões (flexor superficial do dedo para faixas laterais do extensor).

Polegar na palma (contratura de adução de flexão)
- Liberação do músculo tenar.
- Liberação da dobra tenar com transposição do indicador ou retalho de Cadbury (plastia em Z de quatro retalhos).

Deformidade de Madelung
Madelung descreveu essa deformidade em 1878, mas creditou Dupuytren.

Definição
Definida como deformidade congênita em dorso de garfo *(dinner fork)* do rádio distal e do punho.

Incidência
- Hereditária, autossômica dominante, penetração incompleta.
- Geralmente bilateral.
- Mais frequente nas mulheres.

Etiologia
- Anomalia do aspecto palmar da ulna da placa de crescimento radial distal de modo que o lado radial cresce, mas uma barra óssea anormal no lado ulnar trava o crescimento.
- Fechamento prematuro do aspecto ulnar da epífise do rádio distal.
- Ligamento radioulnar anormal.
- Associada ao nanismo mesomélico de Leri-Weill, à discondrosteose e, agora, com o gene *SHOX* (*short stature homeobox*; na falta de ambos, chamada de displasia mesomélica de Langer). Esse gene afeta a porção média dos membros superior e inferior e, assim a altura ao sentar fica próxima à normal.
- Associada também à acondroplasia, à síndrome de Turner e à síndrome de unhas-patelas.
- Associada ao quadro de *chevron carpus* reverso de Madelung.

Classificação
- Ulno dorsal (padrão mais comum).
- Ulno palmar (causa problemas mais funcionais).

Apresentação clínica
- O quadro se manifesta (geralmente entre 8 e 12 anos) como subluxação palmar espontânea do punho, com inclinação radiopalmar e ulnar crescente em virtude de forças de crescimento anormais, produzindo uma deformidade semelhante ao dorso de um garfo.
- Rádio curso e arqueado (curvatura dorsal e ulnar).
- Superfície articular inclinada (para palmar e ulnar).
- Cabeça da ulna proeminente em sentido dorsal.
- Carpo proximal de formato triangular com o semilunar aparentemente retraído entre o rádio e a ulna.
- Colisão ulnocárpica.

Tratamento
- Observação e conforto, pois a maioria tem função excelente.
- Considerar cirurgia.

Indicações para cirurgia
- Dor secundária à colisão ou degeneração.
- Deformidade (deve-se ter cuidado se essa for a primeira indicação).

Opções cirúrgicas

- Se a opção for de cirurgia antes da maturidade do esqueleto (idade ideal entre 10 e 12 anos), considerar a epifisiólise (Langenskiold, Vickers).
- Se já houver maturidade do esqueleto, considerar abordagem volar, liberar pronador quadrado, expor o rádio distal, liberar o ligamento, executar osteotomia da abóbada radial e girar o rádio distal.
- Todos os procedimentos reduzem a dor e melhoram a aparência.
- Alguns recomendam a osteotomia de cunha ou a excisão da cabeça da ulna ou a fusão, mas nenhum desses procedimentos parece ter dado bons resultados.
- Há descrições da execução da distração antes da cirurgia, mas os resultados são similares.
- Encurtamento da ulna para impactação ulnar.

Síndrome de Poland

Anomalias do tórax e das mãos descritas, em 1841, por Alfred Poland, um estudante de medicina no Guy's Hospital.

Definição
Defeito congênito do músculo peitoral associado classicamente à simbraquidactilia, mas hoje estendido para incluir qualquer anomalia das mãos.

Incidência
- Um em cada 20.000-30.000.
- Igual entre os sexos.
- Proporção direita:esquerda:2:1.

Etiologia
- A maioria é esporádica.
- Poucas famílias identificadas até o momento.
- Um em cada 500.000 casos apresenta as síndromes de Poland e de Moebius (paralisia bilateral dos nervos cranianos VI e VII).
- A síndrome de Poland do lado esquerdo também está associada a leucemia, linfoma não Hodgkin e dextrocardia.
- Atualmente, hipótese vascular para a síndrome de Poland e simbraquidactilia.
- Malformações musculoesqueléticas resultantes de artéria subclávia hipoplásica na 6ª semana de gestação.
- À medida que as costelas crescem para frente e para o meio, a artéria subclávia se enrosca e se fecha temporariamente, resultando na interrupção do suprimento sanguíneo.

Apresentação clínica
- A anomalia da mão é o defeito mais evidente:
    - Sindactilia.
    - Simbraquidactilia (sinfalangia com sindactilia e hipoplasia/ausência completa das falanges médias).
- As anomalias da cintura do membro superior são menos óbvias:
    - Braço ou antebraço hipoplásico.
    - Ausência da cabeça do peitoral maior no esterno (e, às vezes, na clavícula).
    - Deficiência ou ausência do peitoral menor, grande dorsal, serrátil anterior e outros músculos do ombro.
- Tórax:
    - Mama ipsolateral e complexo areolar da papila com hipoplasia/aplasia.
    - Anormalidade das costelas e da cartilagem costal.
    - Gordura subcutânea e pelos axilares deficientes.
    - Esterno girando para o lado envolvido, causando deformidade carinada contralateral.

Opções cirúrgicas

Mão
- Correção da sindactilia.
- A braquidactilia pode ser melhorada aprofundando-se as comissuras para criar a ilusão de dedos mais longos.
- Geralmente a primeira comissura interdigital precisa de um retalho para ser aprofundada e mais ampla.

Gradil costal
- A intervenção não é comum.
- Deve-se realizar a ressecção dividida da costela contralateral subpericondral e a enxertia com osteotomia do esterno.

Reconstrução da prega axilar
- Reconstrução do peitoral maior usando a transposição do grande dorsal por meio de cicatrizes limitadas para recriar a prega axilar anterior destacando da origem e transferindo-a para a frente sobre o úmero (Hester e Bostwick).
- Transferência de retalho livre do grande dorsal contralateral.

Mama
- Nos homens, pode ser reconstruída usando-se o grande dorsal e próteses especialmente construídas.
- As mulheres precisam de expansão de tecidos durante a puberdade, seguida de substituição com implante permanente. Esse tecido subcutâneo precisará de transferência simultânea do grande dorsal. Como alternativa, pode-se realizar a reconstrução com transferência de tecido livre ou pediculado como retalhos do grande dorsal ou miocutâneo transverso do retoabdominal (TRAM). A mastopexia contralateral pode ser útil.

Referência

Hester TR Jr, BostwickJ 3rd (1982). *Plast Reconstr Surg*, **69**, 226–33.

Transferência não vascularizada da falange do dedo do pé

Indicação
Simbraquidactilia com envelope solto de partes moles digitais e falanges ausentes.

Técnica
- Incisão dorsal longitudinal sobre o terceiro e quarto dedos do pé (evitar o uso do segundo dedo, caso ele seja necessário para uma segunda transferência).
- Não haverá crescimento se a transferência for subperióstea (Carroll e Green, 1975). O crescimento ocorrerá se a transferência for feita com o periósteo e ligamentos, com restauração da função.
- Colher em sítio extraperiósteo, mantendo os anexos da placa palmar e os ligamentos colaterais.
- Reparo da placa palmar e ligamento colateral para qualquer tendão rudimentar e partes moles no sítio do receptor e usar fio-K durante 3 a 4 semanas.
- Fechar o sítio doador suturando o tendão flexor ao extensor ou com enxertia óssea da crista ilíaca.

Resultados
- Taxa de crescimento de 1,2 mm/ano, atingindo cerca de 78% de comprimento da falange do dedo oposto, ou 52% da falange digital oposta.
- Crescimento mais satisfatório se a cirurgia for realizada antes dos 15 meses de idade.
- Crescimento sítio doador reduzido em 50% com a falange média e distal mantidas.
- Sítio doador geralmente com aparência desagradável.

Referência
Carroll, Green (1975). *J Bone Joint Surg (Am)* **57**: 727.

Policização

Definição
Condição definida como a criação de um polegar por transposição, estabilização e encurtamento de um raio digital (geralmente o indicador). A articulação metacarpofalângica transforma-se na articulação de base do novo polegar, a articulação interfalângica proximal transforma-se na nova articulação metacarpofalângica, e a articulação interfalângica distal transforma-se na nova articulação interfalângica.

Indicações para a policização
- Congênitas:
    - Hipoplasia do polegar com ausência da CMCJ.
    - Aplasia do polegar.
    - Mão com cinco ou mais dedos.
- Adquiridas:
    - Perda total traumática do polegar.

Planejamento da cirurgia
O planejamento varia conforme o cirurgião, mas de preferência deve ser realizada antes dos 2 anos de idade em casos congênitos para maximizar a integração do dedo policizado.

Princípios da policização
- Desenhar retalhos de pele conforme a preferência ou planejamento em reverso.
- Elevar retalhos de pele dorsal preservando as veias dorsais que deverão ser dissecadas para permitir a transposição.
- Dissecar o tendão do extensor.
- Liberar o mecanismo extensor das faixas laterais para anexação posterior dos intrínsecos.
- Dividir o colo do metacarpo do indicador ao nível da epífise.
- Destruir a fise.
- Remover a haste e a base do segundo metacarpo (a cabeça do metacarpo do indicador forma o trapézio), deixando os intrínsecos para nova anexação posteriormente.
- Elevar retalhos palmares.
- Dissecar os feixes neurovasculares ao nível da palma proximal (esse procedimento pode precisar de dissecação neural interfascicular).
- Dissecar os tendões do flexor e liberar a polia A1.
- Hiperextensão da MCPJ para estabilizar a nova CMCJ e fixação com fio K.
- Transposição do dedo.
- Rotação axial em 160° (pronação) para atingir oposição satisfatória.
- Angular a partir da palma em 40° para atingir abdução satisfatória.
- Colocar a cabeça do metacarpo em orientação palmar à base da articulação carpometacárpica do indicador em vez de no mesmo plano, ajustar a altura do polegar de modo a atingir a PIPJ do dedo médio e fixar com fio ou sutura.
- Encurtar os tendões flexor e extensor, conforme o necessário.
- Se o extensor do indicador e o extensor comum dos dedos (EDC) estiverem presentes, preservar o intercostal externo (EI) como extensor longo do polegar (EPL) e usar o EDC como abdutor longo do polegar.
- Religar os intrínsecos para formar os novos adutor e abdutor.
- Fechar a pele.

Resultados
Dependerão da qualidade do dedo indicador e da presença de intrínsecos e de outras estruturas musculotendíneas.

Complicações
- Excesso de crescimento do trapézio em virtude da persistência da fise.
- Rigidez.
- Instabilidade; geralmente extensão exagerada da nova CMCJ.
- Falta de flexão ou de extensão em razão do desequilíbrio dos tendões.
- Oposição insatisfatória em virtude ou de rotação inadequada ou intrínsecos não satisfatórios.
- Oposição insatisfatória do polegar.
- Necrose de pele marginal.

Deformidade da parede torácica

Classificação
- Quadro congênito (*pectus excavatum/carinatum*, síndrome de Poland).
- Pós-traumática.
- Após ressecção de tumor.
- Após úlceras de radiação.
- Após doença pulmonar crônica.

Esta seção cobre as deformidades congênitas da parede torácica.

Deformidades congênitas da parede torácica
Essas deformidades podem ser primárias ou secundárias à escoliose ou cirurgia e, as primárias são as mais comuns.

Os quadros de *pectus excavatum* (tórax em funil) e *pectus carinatum* (tórax de pombo) são anomalias congênitas que resultam do crescimento exagerado da cartilagem costal. Isso leva à depressão do esterno e das costelas associadas (*excavatum*) ou a uma protuberância semelhante à do tórax de pombo *(carinatum)*.

Tratamento
- Camuflagem.
- Osteotomias.

O tratamento é categorizado em: procedimentos de camuflagem usando implantes de formato apropriado ou implantes maleáveis injetáveis para esconder as deformidades do esterno; ou em osteotomias de correção. As osteotomias paraesternais podem ser realizadas e a seguir suportadas por inserção de uma barra subesternal fixada às costelas laterais (procedimento de Ravitch), ou pode-se excisar completamente o esterno e reverter para ganhar de novo a normalidade anatômica (técnica de Lexer) ou vascularizada (Ishikawa, 1988).

Capítulo 6

Pele

Epidermólise bolhosa 234
Albinismo 236
Lesões melanocíticas pigmentadas 238
Tumores da pele: classificação 239
Lesões melanocíticas 240
Lesões epidérmicas 240
Lesões dérmicas 241
Lesões de células névicas 242
Nevos especiais 243
Pré-maligno 245
Melanoma 246
Não melanoma 250
Maligno 258
Cistos 268
Tumores fibro-histiocíticos 270
Tumores epidérmicos 272
Tumores das glândulas sudoríparas 274
Tumores dos folículos pilosos 276
Tumores vasculares 277
Tumores dos mastócitos 278
Mancha em vinho do Porto 279
Piodermia gangrenosa 281

Epidermólise bolhosa

Definição
Um grupo de distúrbios herdados no qual a pele forma bolhas em resposta a um trauma menor, que cicatrizam com escarificação.

Incidência
As estimativas variam; até 50 por milhão de nascidos vivos.

Etiologia
Genética.

Classificação
- Epidermólise bolhosa simples (EBS): separação intradérmica da pele. Herança geralmente leve e autossômica dominante (AD); as formas de herança recessiva são mais intensas.
- Epidermólise bolhosa juncional (JEB); a pele se separa em lâmina lúcida ou membrana central de base. A doença é frequentemente fatal na primeira infância e pode estar associada à atresia do piloro via caminho molecular comum.
- Epidermólise bolhosa distrófica (DEB): a pele se separa na sublâmina densa (membrana basal profunda).
- (Epidermólise bolhosa hemidesmossômica: a pele se separa na parte mais superior da membrana basal – uma nova categoria).

Patogênese
A pele possui uma membrana basal que ancora a epiderme à derme. Filamentos contendo ceratina nas células basais da epiderme se inserem nos hemidesmossomos, que são condensações da membrana das células basais. Os filamentos de ancoragem se estendem profundamente a partir desses hemidesmossomos e cruzam a lâmina lúcida para se anexarem à lâmina densa. Fibrilas contendo colágeno do tipo 7 ligam a lâmina densa à derme subjacente. Os defeitos nas moléculas responsáveis pela estabilidade da membrana basal causam a epidermólise bolhosa:
- Simples (EBS) – síntese anormal de ceratina.
- Juncional (JEB) – mutações em genes codificando lamininas ou integrinas.
- Distrófica (DEB) – mutações em gene codificando o colágeno tipo 7.

Aspectos clínicos
A doença normalmente é percebida no parto ou logo após o nascimento, exceto em casos muito leves. Deve-se pesquisar a história familiar. A intensidade da doença varia muito. Bolhas nas mucosas oral, nasofaríngea, ocular, geniturinária ou respiratória também podem ocorrer.

EPIDERMÓLISE BOLHOSA

Complicações
Podem incluir:
- Infecção, que pode ser fatal.
- Deformidade da mão em mitene – sindactilia envolvente em razão da formação recorrente de bolhas e da escarificação atrófica, que oblitera os espaços interdigitais.
- Ulceração da córnea.
- Obliteração do ducto lacrimal.
- Ectrópio cicatricial.
- Estenose esofágica e desnutrição.
- Desenvolvimento de SCC em áreas da pele não expostas ao sol entre 15 e 35 anos de idade.

Investigações
A biópsia da pele é analisada por microscopia eletrônica para determinar a profundidade das bolhas e por microscopia imunofluorescente para ajudar a elucidar o mecanismo. A verificação genética pode identificar a mutação responsável.

Tratamento

Clínico
- Cuidados com a ferida aplicando-se curativos semioclusivos não aderentes e antibióticos tópicos.
- Corticosteroides orais para doença da mucosa oral.

Cirúrgico
- Excisão de SCCs.
- Reconstrução da mão com sindactilia – alta taxa de recorrência.
- Enxertia de pele parcial nas pálpebras no caso de ectrópio cicatricial.
- Gastrostomia e traqueostomia.

Albinismo

Definição
Grupo de anormalidades genéticas da síntese da melanina com número e estrutura normais de melanócitos. Alterações oculares específicas devem estar presentes para o diagnóstico do albinismo. A síntese reduzida de melanina na pele, cabelos ou olhos é denominada de albinismo oculocutâneo dos tipos 1, 2 ou 3 (OCA1-3), respectivamente, enquanto a síntese reduzida e limitada ao olho é denominada de albinismo ocular do tipo 1 (OA1).

Prevalência
A prevalência geral no mundo é de 1 para 10.000-20.000 casos.

Classificação e etiologia
- OCA1: autossômico recessivo causado por mutações no gene da tirosinase (cromossomo 11). A tirosinase é o passo de limitação da taxa na síntese da melanina. A maioria dos pacientes é de heterozigotos compostos. As mutações diferentes causam volumes diferentes de atividade residual da tirosinase. Nenhuma atividade residual causa OCA1A negativo de tirosinase; uma certa quantidade de atividade residual da tirosinase leva ao OCA1B.
- OCA2: autossômico recessivo; causado por mutação no gene *P* (cromossomo 15).
- OCA3: autossômico recessivo; causado por mutações no gene *TYRP1* (cromossomo 9). Informado somente nos indivíduos africanos e afro-americanos.
- OA: ligado ao X – causado por mutações no gene *OA1*.

Aspectos clínicos
- **OCA1A.** Albinismo clássico. Ausência total de melanina na pele, cabelos e olhos. A pigmentação não se desenvolve à medida que o paciente amadurece. Esses pacientes nunca desenvolvem lesões pigmentadas na pele, mas nevos amelanóticos podem estar presentes. As alterações oftalmológicas incluem falta de pigmento da retina e da íris, hipoplasia da fóvea, curso errôneo dos nervos ópticos e nistagmo.
- **OCA1B.** Ampla variação no fenótipo dependendo da quantidade de atividade residual da tirosinase. Com frequência, a pigmentação se desenvolve na primeira ou na segunda década, levando aos cabelos loiros, olhos azuis e pele que bronzeia sob a luz do sol.
- **OCA2.** Ao nascer, observa-se pigmentação muito leve nos cabelos e nos olhos. As lesões pigmentadas (nevos, lentigens) podem-se desenvolver, especialmente em áreas expostas à luz solar.
- **OCA3.** Descrita em indivíduos africanos ou afro-americanos. Pele marrom-avermelhada, cabelos vermelhos e íris marrons ou cor de avelã. A cor vermelha resulta do acúmulo de feomelaninas. Pode não haver alterações oculares.
- **OA.** Pele e cabelo são normais, as íris são azuis ou marrons, mas não há pigmentação na retina, com a presença de outras alterações do albinismo. As mulheres heterozigóticas apresentam-se com pigmentação retinal manchada e translucência pontilhada da íris por causa da inativação do X.

Patogênese
Via esquemática simplificada da síntese da melanina.

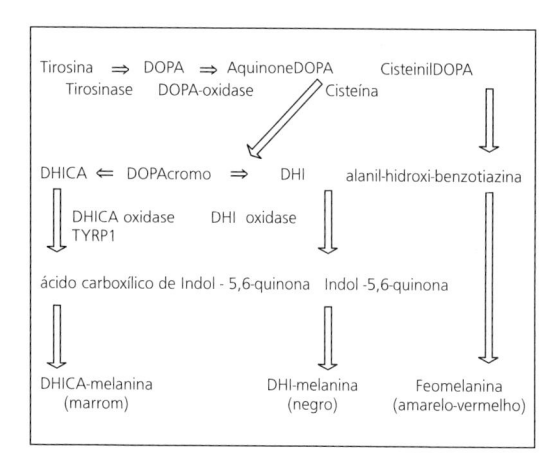

```
Tirosina  ⇒  DOPA  ⇒  AquinoneDOPA      CisteinilDOPA
   Tirosinase   DOPA-oxidase    ⬋ Cisteína
                                              ⬇

DHICA ⇐ DOPAcromo  ⇒   DHI     alanil-hidroxi-benzotiazina
  ⬇
    DHICA oxidase    DHI oxidase
    TYRP1                ⬇
  ⬇
ácido carboxílico de Indol - 5,6-quinona   Indol -5,6-quinona
  ⬇                          ⬇                    ⬇
DHICA-melanina          DHI-melanina         Feomelanina
   (marrom)                (negro)          (amarelo-vermelho)
```

Investigações
Aconselhamento genético e verificação genética deverão ser conduzidos por um geneticista clínico experiente em lidar com distúrbios de hipopigmentação.

Tratamento
- **Cuidados com a pele.** A hipopigmentação exige proteção efetiva contra a radiação ultravioleta. Métodos físicos incluindo chapéus, calças e camisas de mangas compridas são valiosos, além do uso de filtro solar com alto fator de proteção.
- **Cuidados oftalmológicos.** Acompanhamento oftalmológico regular para detectar e tratar casos de hipermetropia, miopia e astigmatismo.
- **Cirúrgico.** Quaisquer tumores cutâneos que surjam em indivíduos portadores de albinismo deverão ser tratados conforme descrito no capítulo relevante.

Lesões melanocíticas pigmentadas
Benignas
Melanócito
Epidérmico
- Efélide.
- Lentigem simples.
- Lentigem senil.
- Nevo de Becker
- Síndrome de Albright.

Dérmico
- Mancha mongólica azul.
- Nevo de Ito.
- Nevo de Ota.
- Nevo azul.

Célula névica
- Juncional.
- Composta.
- Intradérmica.
- Especial:
  - Balão.
  - Fusiforme.
  - de Spitz.
  - Em halo.
  - Congênita.

Malignas
- Melanoma:
  - Melanoma por lentigem maligno.
  - Nodular.
  - Disseminação superficial.
  - Acral lentiginoso.
  - Manifestação em nevo azul.
  - Amelanótico.

Tumores da pele: classificação

Este aspecto é mais bem considerado como parte de uma classificação ampla de lesões pigmentadas.

Não melanocíticas (pigmento da melanina)
Benignas
- Nevos epidérmicos.
- Ceratose seborreica.
- Ceratose actínica.
- Outras, como hemossiderina, lesões vasculares.

Malignas
- BCC pigmentado.
- SCC pigmentado.

Melanocíticas
Benignas
Epidérmicas
- Efélides.
- Lentigem simples.
- Lentigem senil.
- Doença de Becker.
- Síndrome de Albright.

Dérmicas
- Mancha mongólica azul.
- Nevo de Ito.
- Nevo de Ota.
- Nevo azul.

Célula névica
- Juncional.
- Composta.
- Intradérmica.
- Especial:
    - Balão.
    - Fusiforme.
    - De Spitz.
    - Em halo.
    - Congênita.

Pré-maligna
- Nevo displásico.
- Lentigem maligno.
- Melanoma *in situ*.

Maligna
- Melanoma.

Lesões melanocíticas

Embriologia
Os melanoblastos da crista neural migram para a camada epidérmica basal e se diferenciam em melanócitos.

Fisiologia
Os melanócitos são células dendríticas que produzem melanina. Quando aderida à proteína, a melanina recebe o nome de melanossomo e é armazenada em outras células epidérmicas. A densidade dos melanócitos varia pelo corpo (p. ex., grande quantidade na face), mas não difere entre as etnias. Entretanto, o tamanho dos melanossomos varia entre as diferentes etnias. Mediante exposição à luz ultravioleta, os melanócitos produzem melanina para proteção. Nevos melanocíticos estão presentes no nascimento e tornam-se pigmentados em resposta aos hormônios circulantes nos primeiros meses após o nascimento.

Lesões epidérmicas
Efélides
Aspectos clínicos
Manchas pequenas, inferiores a 0,5 cm, lisas e de coloração marrom escuro pálido.

Patologia
Número normal de melanócitos, pigmentação aumentada em resposta à exposição à luz do sol.

Lentigem simples
Aspectos clínicos
Desenvolvem-se na infância; tamanho entre 1 e 2 mm; máculas pequenas, marrons e circunscritas. Não relacionadas com a luz solar.

Patologia
Aumento em melanócitos basais e pigmentação.

Lentigem senil
Aspectos clínicos
Pele prejudicada pelo sol na meia-idade e na velhice. O tamanho das lesões varia de muito pequenas até mais de 1 cm. Coloração de marrom claro a escuro e, geralmente, uniformes.

Patologia
Número normal ou aumentado de melanócitos com pigmentação aumentada.

Doença de Becker
Aspectos clínicos
Doença comum que afeta 1/200 pessoas; geralmente no sexo masculino (proporção homem-mulher de 5:1). A doença aparece na adolescência, exagerada pela exposição à luz do sol, geralmente na porção superior do tronco e dos braços e, espalha-se gradualmente, mais tarde tornando-se mais escura e pilosa. Às vezes pode desenvolver lesões tipo acne simultaneamente.

Patologia
Número normal de melanócitos com pigmentação aumentada. Epiderme espessada.

Tratamento de nevos epidérmicos
Observação, a menos que se exija biópsia para áreas suspeitas.

Lesões dérmicas

Mancha mongólica azul

Aspectos clínicos
Descoloração azul acinzentada sobre o sacro, atingindo menos de 1% dos caucasianos. Geralmente desaparece sem necessidade de intervenção.

Patologia
Melanócitos dérmicos causados por falha de migração.

Nevos de Ito e de Ota

Aspectos clínicos
Pigmentação macular azul acinzentada do ombro (Ito) ou na distribuição oftálmica e maxilar do nervo trigêmeo (Ota).

Patologia
Melanócitos dérmicos significativamente pigmentados. Às vezes há envolvimento de melanócitos epidérmicos.

Nevo azul

Aspectos clínicos
Uma abóbada azul-escura com menos de 1 cm de diâmetro. Comum na quarta década e manifestando-se no dorso das mãos e no couro cabeludo. Um nevo azul celular é maior, de crescimento lento e que pode ulcerar com potencial para alteração maligna.

Patologia
Melanócitos na derme reticular profunda e na gordura subcutânea.

Tratamento para nevos dérmicos
Observação ou excisão na presença de diagnóstico suspeito.

Lesões de células névicas

Juncional

Aspectos clínicos
Área plana pigmentada, lesões de tamanho variável e coloração entre as lesões, mas geralmente pigmentação uniforme, às vezes mais escura no centro. Geralmente representa uma fase transitória em crianças, antes de se tornarem nevos compostos. As lesões podem permanecer juncionais nas palmas, solas dos pés e mucosas.

Patologia
Melanócitos presentes somente na junção epidérmica-dérmica.

Composta

Aspectos clínicos
Placa elevada como lesões papilomatosas, de coloração variável. Aumento na espessura no final da infância e início da adolescência, causando sempre preocupação nesse estágio. Associada a folículos pilosos terminais grosseiros.

Patologia
Os melanócitos centrais são pressionados para o interior da derme, e os melanócitos periféricos permanecem como juncionais.

Intradérmica

Aspectos clínicos
Elevadas como uma abóbada, papiloma ou pólipo. Pigmentação variável. Rara em crianças.

Patologia
Melanócitos na derme.

Tratamento de nevos celulares

Todos os nevos podem ser observados com segurança. Se houver qualquer dúvida ou alteração significativa, tratar mediante excisão completa.

Nevos especiais

Balão

Aspectos clínicos
Pápula marrom-avermelhada lisa e em forma de abóbada em pessoas com menos de 30 anos de idade.

Patologia
Melanócitos compostos ou intradérmicos e células em balão.

Fusiforme

Aspectos clínicos
Papiloma densamente pigmentado, azul-escuro e de 5 mm a 1 cm em mulheres.

Patologia
Nevo composto com grandes quantidades de melanina nas células e livre.

Tratamento
Tanto o nevo em balão quanto o fusiforme podem ser observados, mas são geralmente excisados por causa do diagnóstico diferencial com melanoma.

Nevo de Spitz

Aspectos clínicos
Geralmente aparecem no início da infância, como nódulos firmes, redondos e vermelhos ou amarronzados. A cor se deve à vascularidade e pigmentação do tumor associadas. A lesão pode embranquecer mediante pressão e cresce rapidamente durante 3 a 6 meses, com superfície frágil causando sangramento ou formação de crostas. As lesões são mais comuns na face, especialmente nas bochechas.

Patologia
Células fusiformes na derme e na epiderme. Capilares misturados com células de nevos. Corpos de Kamino.

Tratamento
Em geral, a lesão é completamente excisada para confirmar o diagnóstico. A recorrência local não é comum.

Em halo

Aspectos clínicos
Nevo melanocítico com halo despigmentado. Comum, especialmente, em crianças e adolescentes e, com frequência, causando preocupação aos pais. Geralmente visto nas costas e exagerado pelo bronzeamento. A pigmentação enfraquece dentro da área afetada, tornando-se cor de carne. Com o tempo, a pigmentação volta ao normal (pode levar anos). Lesão associada ao vitiligo e à doença da tireoide.

Patologia
Nevo composto com infiltrado linfocitário na derme.

Tratamento
Conservador.

Congênito

Aspectos clínicos
Presentes em 1 a 2% dos recém-nascidos. Lesões marrom-escuro ou negras. Podem aparecer como lesões maculares no nascimento e que escurecem com o tempo. Desenvolvem folículos pilosos à medida que a lesão amadurece. Podem-se tornar verrugosas e desenvolver nódulos e estão associadas a anormalidades subjacentes como envolvimento de meninges, espinha bífida ou meningocele.

Patologia
Os melanócitos são juncionais no nascimento e se aprofundam para intradérmicos (em alguns casos até subcutâneos e na fáscia) nos primeiros meses de vida.

Classificação
Gigante (> 2% BSA)
Essas lesões podem evoluir para malignas com estimativas entre 1 e 40%. A taxa real é, provavelmente, de 4 a 6%. A transformação pode ocorrer no primeiro ano de vida e mais da metade das alterações ocorre antes da puberdade.
- Tratamento:
  - Conservador: em alguns casos como no envolvimento total do couro cabeludo a excisão não é aceitável em termos cosméticos. Após discussão aberta com os pais, a opção será a observação cuidadosa.
  - Curetagem precoce e cauterização ou dermoabrasão são opções nos primeiros meses de vida, antes que as células se aprofundem.
  - Mais tarde:
    1. Excisão cirúrgica e fechamento direto.
    2. Excisão em série.
    3. Excisão de desenluvamento e FTSG ou retalho. Sutura em posição reforçada (Chretien-Marquet et al., 1944): excisar sem escavação; extensão exagerada do punho e dos dedos; excisar e suturar diretamente, gesso em hiperrextensão e reduzir levemente a extensão com a troca semanal do gesso. O mesmo princípio pode ser aplicado a outras articulações.
    4. Expansão seriada do tecido para as lesões muito grandes.

Intermediário (1 a 2% BSA) e pequeno (< 1% BSA)
Essas lesões não comprovaram risco de malignidade, e o tratamento é o indicado anteriormente.

Referência
Chrétien-Marquet B, Benaceur S, Cerceau M, Fernandez R, Saouma S, Murthy J (1994). *Plast Reconstr Surg* **93**, 337–44.

Pré-maligno

Nevos displásicos

Aspectos clínicos
Tamanho entre 5 e 14 mm, forma irregular, cores variadas (vermelho, marrom, negro), risco de alteração maligna entre 5 e 10%. Síndrome do nevo displásico (mole B-K): ≥ 75 nevos e história familiar significativa.

Patologia
Proliferação de melanócitos atípicos desordenados e descontínuos em camada basal de epiderme.

Tratamento
Excisão completa com margem de 2 mm.

Melanoma *in situ*

Aspectos clínicos
Manifestação em espectro similar aos nevos displásicos e ao melanoma.

Patologia
Proliferação de atipia celular totalmente expandida contínua para extensão suficiente.

Tratamento
Excisão com margem de 5 mm.

Lentigem maligna

Patologia
Melanócitos atípicos não aninhados em epiderme atrófica.

Aspectos clínicos
Placa de pigmentação marrom e de tamanho variado em áreas expostas à luz do sol (geralmente a face).

Tratamento
O tratamento preferido é a excisão com margem de 5 mm. Com frequência, observa-se cenário de alteração do campo com melanócitos atípicos presentes nas margens de ressecção uma vez removida completamente a área pigmentada. Esse quadro pode ser tratado com imiquimod e observação. Observação com biópsia das áreas em alteração na lesão muito grande ou no paciente enfermo.

Melanoma

Definição
Neoplasia maligna de melanócitos.

Incidência
No Reino Unido, 10-12/100.000, número esse dobrado nos últimos 20 anos. Nos EUA, o segundo câncer de maior incidência. Risco para caucasianos é de 1/70 durante a vida. Cerca de 4% de todos os cânceres de pele são melanomas, responsáveis por mais de 80% das mortes por câncer da pele. A doença é rara antes dos 20 anos e mais comum entre mulheres na faixa etária de 20-30 anos.

Fatores de risco
- Pele tipo 1, cabelos loiros ou ruivos, olhos azuis. Doença rara em pessoas de pele escura.
- Exposição aos raios UV, tanto acumulada quanto queimadura solar da infância.
- Melanoma primário anterior (risco 8 a 10 vezes maior).
- Síndrome de nevo atípico (risco 8 a 10 vezes maior).
- Nevo piloso pigmentado congênito gigante (risco 100 vezes maior).
- História familiar de melanoma.
- Imunossupressão (4 a 5 vezes mais risco após transplante de órgãos).
- Albinismo, xerodermia pigmentosa.

Patologia
- Duas fases descritas:
    - Fase de crescimento radial com proliferação de melanócitos neoplásicos dentro da epiderme.
    - Fase de crescimento vertical na qual os melanócitos neoplásicos se estendem para a derme papilar e reticular.
- A espessura de Breslow é medida a partir do estrato granuloso em orientação descendente até a profundidade máxima do tumor.
- Outros aspectos importantes para o prognóstico são a presença de ulceração, invasão neurovascular, grau de atividade mitótica e nível de Clarke para melanomas delgados.

Aspectos clínicos
A lesão se manifesta como um nevo preexistente (congênito, adquirido ou displásico) ou como uma nova lesão. Esta deverá ser avaliada com atenção especial ao acrônimo ABCDE (**A**ssimetria, Irregularidade da **B**orda; Alteração ou Diversidade da **C**or; **D**iâmetro superior a 6 mm; Aspectos **E**xtra (coceira, sangramento ou formação de crostas, área elevada ou nódulo palpável). A lesão pode estar em um sítio que não tenha sido exposto ao sol. As lesões com qualquer uma das características principais ou com três aspectos menores são suspeitas para melanoma:
- Características principais:
    - Mudança no tamanho.
    - Formato irregular.
    - Coloração irregular.

MELANOMA

- Características menores:
  - Diâmetro maior ≥ 6 mm.
  - Inflamação.
  - Gotejamento.
  - Alteração na sensação.

História do registro, presença ou ausência de alterações de tamanho, cor, forma e outros sintomas (coceira ou sangramento). Examinar o sítio e o tamanho da lesão e descrevê-la, incluindo os aspectos já mencionados e a ulceração. Examine toda a pele e registre outras lesões pigmentadas. Examine quanto à linfadenopatia e hepatomegalia. Os sítios extracutâneos para melanoma primário incluem: olhos, orelhas, tubo digestório, CNS e leptomeninges.

Classificação
Por subtipos clínico-histopatológicos.
- **Disseminação superficial.** Cerca de 70% dos melanomas; as lesões são mais comuns no tronco (homens) e nas pernas (mulheres). Tipicamente, a lesão se apresenta como uma placa elevada com pigmentação diversificada, margens irregulares e diâmetro superior a 6 mm.
- **Nodular.** Abrange de 15 a 30% dos tumores vistos, na maioria, no tronco e nas pernas. Um nódulo escuro que pode ulcerar e sangrar.
- **Melanoma por lentigem maligna.** Cerca de 4 a 15% dos melanomas. Tipicamente na pele exposta ao sol em pacientes mais idosos. Período de latência de 5 a 20 anos. Somente cerca de 5 a 8% dos quadros de lentigem maligna se desenvolve para melanoma invasivo.
- **Melanoma lentiginoso acral.** Dois a 8% dos melanomas em caucasianos, mas 29 a 72% dos melanomas em pessoas de pele escura, afetando as palmas e as solas ou sob o leito da unha (subungueal). O melanoma subungueal se apresenta com descoloração da unha ou faixa de pigmento. A disseminação dos pigmentos para uma dobra da unha é o sinal de Hutchinson.
- Existem também: melanoma desmoplásico, melanoma mucoso, nevo azul maligno, sarcoma de células claras e melanoma amelanótico.

Investigação
Os pacientes com tumores estadiados no estágio 2B ou acima deverão passar por radiografia do tórax e ultrassonografia do fígado ou, melhor ainda, por CT com contraste do tórax, abdome, ± pelve, testes de função hepática e FBC.

Tratamento
- O melhor tratamento para o melanoma é aquele oferecido por uma equipe multidisciplinar.
- Biópsia por excisão de lesões suspeitas com margem lateral de 2 a 5 mm de pele normal e para a gordura subcutânea.
- Biópsia de incisão às vezes é indicada, por exemplo, no caso de lentigem maligna significativa e suspeita na face. O melanoma subungueal passa por biópsia mediante a remoção da unha e a amostragem da matriz da unha.
- Margens de excisão para melanoma comprovado por biópsia são determinadas pela espessura de Breslow:
  - Lesões *in situ*:   margem de 2 a 5 mm.
  - Espessura < 1 mm: margem de 1 cm.
  - Espessura de 1 a 2 mm: margem de 1 a 2 cm.
  - Espessura entre 2,1 e 4 mm: margem de 2 a 3 cm.
  - Espessura > 4 mm: margem de 2 a 3 cm.

Estadiamento para melanoma maligno

Tabela 6.1 Classificação TNM (tumor-nodo-metástase)

Tumor primário	Espessura de Breslow
Tis	Tumor *in situ*
T1	< 1 mm (1b se tumor de Clark > 4)
T2	1,01-2 mm
T3	2,01-4 mm
T4	> 4 mm
Ta	Sem úlcera
Tb	Ulcerado
Nodos	**Envolvimento de nodo regional**
N0	Sem nodos
N1	Um nodo
N2	Dois ou três nodos
N3	Quatro ou mais nodos/nodos combinados/nodo mais melanoma em trânsito ou satélite ou ulcerado
Na	Micrometástases = não palpáveis, vistos em SLNB (biópsia de linfonodo sentinela)
Nb	Macrometástases = LNs palpáveis ou extracapsulares
Nc	Metástases em trânsito/satélites, mas sem nodos
Metástases	
M0	Sem metástases
M1	Pele distante, subcutâneas ou LNs
M2	Pulmão
M3	Todos os demais sítios, ou LDH elevado com quaisquer metástases

Tabela 6.2 Estadiamento clínico AJCC (2001)

Estádio	
0	Tis, N0, M0
1A	T1a, N0, M0
1B	T1b ou T2a, N0, M0
2A	T2b ou T3a, N0, M0
2B	T3b ou T4a, N0, M0
2C	T4b, N0, M0
3A	Qualquer T, N1a-N2a, M0 não ulcerado
3B	Qualquer T, N1a-N2a, M0 ulcerado
	T, N1b-N2b, M0 não ulcerado
	Qualquer T, N2c (metástase em trânsito e sem nodos), M0
3C	T, N1b-N2b, M0 ulcerado
	Qualquer T, N3, M0
4	Qualquer T, Qualquer N, Qualquer M

MELANOMA

Terapia adjuvante
Atualmente, não há padrão de tratamento no Reino Unido, mas existem estudos clínicos com interferon e vacinas naquele país. O paciente com doença no estágio 2B deverá ser encaminhado a um centro de tratamento de câncer para considerar a inscrição em estudos clínicos de terapias adjuvantes.

Tratamento de linfonodos regionais
- **Biópsia de linfonodo sentinela.** Uma investigação sensível e indicador prognóstico. No momento não há benefício de sobrevida comprovado para biópsia de linfonodo sentinela (SLNB) seguida de dissecação seletiva de linfonodo se forem descobertas micrometástases.
- **FNAC (Citologia de Aspiração com Agulha Fina).** Para nodos com suspeita clínica ou radiológica.
- **Biópsia aberta.** Se FNAC resultar negativa e a suspeita persistir.

As metástases de linfonodos comprovadas por biópsia são tratadas por dissecação radical após estadiamento por CT.

Recorrência local
O tratamento é paliativo por cirurgia, curetagem ou *laser* de CO_2. Deve-se proceder à perfusão isolada do membro na presença de recorrências múltiplas confinadas a um membro e nenhuma outra doença comprovada.

Doença metastática
Deverá ser tratada por uma equipe multidisciplinar. As metástases localizadas podem ser excisadas (p. ex., pele ou cerebral solitária). Radioterapia para controle dos sintomas de metástases nos ossos, pele ou cérebro. Quimioterapia com dicarbazina ou entrada em um estudo clínico. Não há benefício na sobrevida.

Acompanhamento
Os pacientes deverão ser instruídos para o autoexame. Para melanoma *in situ* uma consulta pós-operatória. Para melanoma invasivo com menos de 1 mm, consultas trimestrais durante 3 anos mais semestrais por mais 2 anos para lesões com espessura superior a 1 mm.

Prognóstico

Fatores prognósticos
Espessura de Breslow, ulceração, nível de Clark, positividade do linfonodo sentinela; idade superior a 70 anos piora o prognóstico.

Tabela 6-3 Prognóstico para melanoma maligno

Estádio	Sobrevida aproximada de 5 anos
0	97%
I	90-95%
IIA	78%
IIB	63-70%
IIC	45%
IIIA	63-70%
IIIB	46-53%
IIIC	28%
IV	8-18%

Não melanoma
(alteração pré-maligna ou *in situ*)

Ceratose solar
Incidência
Muito comum em indivíduos de pele clara expostos à luz solar.

Etiologia
Geralmente associada à exposição ao sol.

Apresentação clínica
A lesão se apresenta como uma escama aderente e de crescimento lento com margem indistinta e ocorrendo, geralmente, em áreas expostas ao sol; com frequência, a lesão está associada à reação inflamatória ao redor; causa ardência ou dor e pode ser pigmentada.

Patologia
A lesão se caracteriza, patologicamente, por:
- Atipia.
- Displasia da epiderme.
- Evidência de maturação distorcida, especialmente:
  - Disceratose.
  - Hiperceratose.
  - Paraceratose.
  - Acantose.

Prognóstico
Cerca de 3% das lesões evolui para carcinomas de células escamosas. A alteração carcinomatosa é indicada por ulceração ou induração.

Tratamento
- 5-fluorouracil.
- Crioterapia.
- Curetagem e cauterização.
- Excisão.

Doença de Bowen
Definição
Lesão cutânea também conhecida como carcinoma psoriforme. Considerada como carcinoma de células escamosas *in situ* ou pré-maligna.

Incidência
Comum em indivíduos de pele clara expostos à luz solar.

Etiologia
Geralmente associada à exposição à luz solar. A exposição ao arsênico e ao HPV são outras causas da doença.

Apresentação clínica
A lesão se apresenta como uma placa escamosa bem definida e de crescimento lento. Ela difere da ceratose solar por apresentar margens definidas. Às vezes contém ou é cercada por telangiectasia.

Patologia
A lesão se caracteriza, patologicamente, por:
- Atipia.
- Displasia da epiderme.
- Mitoses.
- Pleomorfismo.
- Evidência de maturação distorcida, especialmente disceratose.
- Pode-se apresentar como lesão SKIP ou extensão descendente para os folículos pilosos.

Prognóstico
Entre 8 e 10% das lesões evolui para carcinoma de células escamosas com risco aumentado de metástases. A alteração carcinomatosa é indicada por ulceração ou induração.

Tratamento
- Crioterapia.
- Curetagem e cauterização.
- Excisão.

Observe que há dois tipos de doença de Bowen no pênis: eritroplasia de Queyrat e a papulose de Bowen.

Ceratoacantoma (molusco sebáceo)
Um tumor contencioso que se acredita ser benigno e de autorresolução, de origem pilossebácea, mas defendido por outros (especialmente Ackerman) como sendo uma variação de carcinoma de células escamosas.

Incidência
Razoavelmente comum (1/1.000 pessoas). Não é tão comum quanto o SCC, mas tem diagnóstico cruzado. Duas vezes mais comum nos homens, e a incidência aumenta com a idade.

Etiologia
Desconhecida, mas alguns fatores como SCC, o mnemônico PRICTG: **P**ré-maligno, **R**adiação, Deficiência **I**mune/Infecção, Feridas **C**rônicas, **T**oxinas, Fatores **G**enéticos.

Apresentação clínica
Lesão polipoide proliferativa de crescimento rápido. Ulceração central e/ou corno ceratótico com margem epitelial elevada e colarete epitelial. A lesão cresce de semanas a 2 meses; a seguir, permanece estática e pode-se resolver nos 3 meses seguintes. Mais comum na área da face exposta à luz solar, mãos e antebraços.

Patologia
Células escamosas bem diferenciadas formando ceratina, com pleomorfismo leve. Parecem-se com um SCC bem diferenciado!

Tratamento
A excisão cirúrgica é indicada apesar da possível autorresolução, dada a dificuldade na separação clínica e patológica do SCC. Margem de excisão de 4 mm.

Prognóstico
- Na pior das hipóteses, uma malignidade de baixo grau, de modo que o prognóstico é bom.
- Risco aumentado de desenvolver outros cânceres de pele.

Existem duas formas múltiplas denominadas ceratoacantoma de Grzybowski (que não se resolve) e ceratoacantoma múltiplo de Ferguson-Smith (que se resolve).

Condrodermatite nodular da hélice
Aspectos clínicos
Lesões ulceradas e escamosas na orelha em homens caucasianos idosos. Dor aguda ao deitar sobre o lado afetado.

Patologia
Dano actínico e destruição do colágeno subjacente, levando à exposição da cartilagem.

Tratamento
Há vários métodos, desde a aplicação tópica de esteroides para alívio da pressão (removendo a pressão da área afetada). Entretanto, a biópsia de excisão, removendo-se a cartilagem afetada, dá alívio e ganha o diagnóstico patológico. Risco de SCC maligno.

Poroceratose
Aspectos clínicos
Muitos tipos:
- Centro atrófico com borda elevada.
- Linear.
- Superficial – manchas escamosas de 1 cm com borda típica denteada e elevada.

Patologia
Lamela coronoide; pluma de paraceratose surgindo de uma ou duas células epidérmicas.

Tratamento
Crioterapia superficial ou excisão por *shaving*. As lesões grandes exigem a excisão. Risco maligno: 7% das lesões evolui para BCC ou SCC.

Corno cutâneo
Etiologia
Esses cornos formados de ceratina compacta podem ser produzidos a partir de qualquer lesão epidérmica hiperplásica, variando desde uma verruga (30%) até a ceratose solar (30%) para a ceratose seborreica e para um SCC (20%).

Aspectos clínicos
Crescimento dilatado de ceratina projetando-se da superfície da pele na forma de um corno. Mais de 70% dos cornos são benignos. A malignidade é sugerida pela sensibilidade, tamanho grande e induração circundante. A lesão é encontrada geralmente em sítios expostos à luz solar.

Tratamento
Excisão para diagnóstico e para remoção do corno que pode causar problemas por causa da proeminência e exposição a trauma.

Xerodermia pigmentosa
Genética
Recessiva autossômica.

Clínica
Incidência igual em homens e mulheres. De início, a luz do sol causa eritema, desconforto e sardas maculares. A seguir, a lesão progride para hiperpigmentação manchada, despigmentação e secura. Por fim, surgem várias malignidades cutâneas múltiplas (melanoma 10%, outros 90%). Os olhos estão envolvidos. Fácies tipo pássaro. Declínio progressivo na função mental.

Tratamento
Prevenção usando filtro solar, vestuário e mudança de comportamento. Tratamento individual de malignidade.

Tumor de Pinkus (fibroepitelioma pré-maligno)
Uma variação incomum do BCC.

Etiologia
Causado por deleção ou mutação do gene TP53 que codifica uma proteína supressora de tumor ou mutação no gene *patched* (PTC) que reduz um sinal de inibição para a via [do ligante extracelular] *hedgehog* que, se ativada, pode produzir um BCC. Associado à radioterapia anterior.

Aspectos clínicos
A lesão se manifesta como um tumor benigno, de cor rosa forte, pedunculado e de crescimento lento, com superfície verrugosa. Tumores de Pinkus são mais comuns no tronco.

Patologia
A lesão difere, histologicamente, do BCC por possuir filamentos longos e finos em ramificação do carcinoma de células basais em um estroma fibrovascular solto. As células basaloides mostram duas populações: células mais claras no filamento e mais escuras brotando dos filamentos. Essa lesão é maligna, mas com baixo potencial metastático.

Tratamento
Tratar da mesma maneira que o BCC.

Doença de Paget da pele
Incidência
Rara.

Etiologia
Desconhecida.

Classificação
Dois tipos:
- Mamária.
- Extramamária.

Apresentação clínica
- A doença de Paget mamária apresenta-se com uma lesão escamosa exsudativa e eczematosa, geralmente após carcinoma primário do ducto, e que se estende para a epiderme.
- A doença de Paget extramamária ocorre geralmente no púbis, períneo, coxas ou genitália. Em geral, essa lesão está associada a um quadro de carcinoma de glândula sudorípara apócrina ou écrina e, raramente, após câncer do intestino ou da região geniturinária (observe que a mama é uma glândula apócrina).

Investigação
- Biópsia.
- Buscar por lesão primária.
- Estadiamento do tumor.

Patologia
Lesão patologicamente caracterizada por grandes células com citoplasma transparente e núcleo oval dentro da epiderme. Reação linfocitária na derme e, em alguns casos, infiltração por células malignas provenientes do tumor subjacente.

Tratamento
- Encaminhamento ao especialista apropriado para investigar o tumor subjacente.
- Excisão local ampla e reconstrução. Não há dados sobre margens, mas 2 a 5 mm serão suficientes.
- Não há tratamento clínico. A terapia adjuvante pode ser necessária dependendo da causa. A radioterapia e o 5-FU são ineficazes.

Prognóstico
Alta propensão à recorrência local. O resultado dependerá do tipo e do tratamento da causa subjacente. A doença de Piaget extramamária está associada ao carcinoma da glândula sudorípara e à malignidade subjacente, mas, com frequência, não se encontra a causa subjacente e, portanto, é necessária a monitoração constante.

Nevos (nevos organoides) epidérmicos (sebáceos) lineares

Definição
Proliferação benigna de células surgindo do ectoderma embrionário. Como essas células ectodérmicas são pluripotenciais, um nevo epidérmico é corretamente denominado de hamartoma, pois mais de um dos componentes normais da pele podem estar presentes. Presente no nascimento. Os nevos sebáceos têm potencial maligno.

Classificação
Quatro tipos principais:
- Nevo epidérmico linear (LEN, para *linear epidermal naevus*).
- Nevo linear sebáceo (LSN, para *linear sebaceous naevus*), também chamado de facomatose do nevo de Jadassohn.
- Nevo linear comedônico (LNC, para *linear naevus comedonicus*).
- Nevo epidérmico verrugoso linear inflamatório (ILVEN, para *inflammatory linear verrucosus epidermal naevus*).

Incidência
- Raro (1:200). Cerca de 60% dos pacientes apresenta LEN, 33% LSN, 6% ILVEN e 1% LNC.
- O ILVEN tem proporção mulher:homem de 4:21. Os outros tipos são distribuídos por igual.

Etiologia
Desconhecida. Já foi postulado que o mosaicismo (a presença de duas populações de células geneticamente diferentes no mesmo indivíduo) é responsável pela expressão do fenótipo dentro de grupos específicos de células que levam à distribuição surpreendente das lesões.

A lesão é linear e geralmente se conforma com as linhas de Blashko. Trata-se de linhas de migração de células embrionárias que se mostram lineares nos membros, em forma de S no abdome e em forma de V no tórax e nas costas, criando a aparência de uma fonte. Acredita-se que essas formas sejam produzidas por crescimento longitudinal e flexão do embrião.

Aspectos clínicos
As lesões se apresentam ao nascimento ou se desenvolvem durante a primeira década de vida.
- LFN: placas e nódulos com superfície verrugosa e áspera lembrando verrugas seborreicas, encontradas usualmente na cabeça, no pescoço e no tronco.
- LSN: presentes ao nascer, mas que proliferam e atingem o tamanho completo na puberdade. Respondem a hormônios. Tratam-se de placas elevadas, amarelas ou cor de laranja, sem folículos pilosos e cercadas por elevações arredondadas. Mais comuns na face e no couro cabeludo.
- LNC: numerosas depressões preenchidas com ceratina e que lembram comedões. Especialmente comuns na face, no pescoço, no tronco e nos braços.
- ILVEN: placas lineares, eritematosas e altamente pruríticas no eixo longo de um membro. Essas lesões podem envolver as unhas.

Síndromes associadas
Cerca de 1/3 dos pacientes com nevo epidérmico tem envolvimento de outro sistema orgânico, mais frequentemente o CNS, olhos e esqueleto. Associado às síndromes de Proteus, de CHILD, de McCune-Albright e de Klippel-Trenaunay.

Patologia
- LFN: padrão variável dependente de constituintes diferenciados. Geralmente papilomas escamosos com hiperceratose e acantose.
- LSN: combinação de anormalidades epidérmicas, apócrinas, sebáceas e foliculares. Na puberdade observa-se a presença de glândulas sebáceas maduras e dilatadas e de hiperplasia papilomatosa.
- LNC: folículos pilosos com dilatação cística que surgem de uma epiderme atrófica com comedões abertos e fechados.
- ILVEN: inflamação e hiperplasia epidérmica psoriforme.

Complicações
O LSN pode evoluir para neoplasia benigna ou maligna. A neoplasia benigna mais comum é o siringocistadenoma papilífero. Os tumores malignos mais comuns são BCC e SCC. O risco de transformação maligna é estimado em 10 a 20% e, em geral, os tumores são de baixo grau.

Tratamento
Por razões cosméticas, pode ser necessária a remoção cirúrgica das lesões e para o LSN recomenda-se prevenir ou tratar a transformação maligna.

Síndrome de Gorlin
Descrita pela primeira vez por Mikulicz no século XIX, a lesão também é conhecida como síndrome de Gorlin-Goltz, síndrome do nevo de células basais e síndrome de células basais nevoides.

Incidência
Rara. Prevalência de 1/56.000. Um em cada 200 casos que desenvolva BCCs múltiplos também terá a síndrome de Gorlin. Herança autossômica dominante.

Genética
Anormalidades no cromossomo 9q22-31. Cromossomo 9: perda alélica em 9p13 e na parte proximal de 9q22-31 em 50% dos casos.
  Hipótese: causado por mutação em um gene de supressão tumoral no cromossomo 9. Alterações genéticas múltiplas são exigidas para a transformação de células comple-

tamente normais em células malignas e na síndrome de Gorlin a inativação do gene relevante no cromossomo 9 sempre precede outras perdas cromossômicas.

O intervalo de tempo entre a exposição à luz UV e o desenvolvimento de BCCs dura cerca de 6 meses a 3 anos, em oposição a 20-30 anos.

Aspectos clínicos
Caracterizado por:
- BCCs múltiplos.
- Depressões palmares.
- Cistos na mandíbula.
- Costelas bífidas ou fundidas.
- Calcificação da foice do cérebro.
- Catarata.

Cutâneo
- Carcinomas de células basais nevoides:
  - Aparecem entre os 15 e 35 anos de idade.
  - O número de lesões varia de muitas para muitas centenas.
  - Mais comum na face e no tronco superior.
  - Encontrado isoladamente ou em grupos.
  - Tamanho entre 1 e 10 mm.
- Depressões palmares e plantares – 65%:
  - Raramente encontradas em crianças e associadas à idade.
  - Relatórios de BCC se desenvolvendo nas bases dessas lesões.
- Outras manifestações cutâneas:
  - Miliária, cistos epidermoides, calázio, comedões e calcinose palmar e plantar.

Cabeça e pescoço
Ceratocistos odontogênicos: segundo aspecto mais comum (75-80%). Aparecem na primeira década de vida; pico de incidência na segunda e terceira décadas. Mais comuns na mandíbula (>) e maxilares:
- Únicos ou múltiplos.
- Uni ou bilaterais.
- Taxa muito alta de recorrência em razão dos cistos-satélite.
- Espessamento da calvária em alta porcentagem dos casos.
- Abaulamento parietal e frontal.
- Margens supraorbitais bem desenvolvidas.
- Ponte nasal alargada e hipertelorismo leve.
- Cegueira congênita secundária a catarata, opacidade da córnea e glaucoma.
- Estrabismo e nistagmo.

CNS
- Calcificação da foice do cérebro – CHX (85%).
- Calcificação também do tentório do cerebelo, do ligamento petroclinoide, da dura e da pia-máter e do plexo coroide.
- Mediloblastoma (20%).
- Meningiomas.
- Glioblastoma multiforme e astrocitoma.

Sistema esquelético
- Costelas: oblíquas, bífidas e cervicais (60%).
- Espinha bífida oculta de vértebras cervicais e torácicas.
- Polidactilia das mãos e dos pés.
- Lesões ósseas escleróticas da pelve e das vértebras lombares.
- Deformidade de Sprengel.
- Metacarpos do polegar encurtados (cf. pseudo-hiperparatiroidismo).

Outros
- Fibromas ovarianos e cardíacos.
- Rabdomiossarcomas torácicos e cistos broncogênicos.

Maligno

Carcinoma de células basais

Definição
Neoplasia maligna das células basais da epiderme. Chamado, coloquialmente, de úlcera de roedores.

Incidência
- É a malignidade mais comum nos seres humanos com risco de vida de 18 a 40% nos caucasianos.
- Variação geográfica acentuada.
- Idade: raramente observado antes dos 20 anos; daí em diante, a incidência aumenta com a idade.
- Proporção homem:mulher de aproximadamente 1,5:1.

Etiologia
- Pré-maligno (ceratose solar, doença de Bowen, nevo organoide de Jadassohn).
- Radiação (UV, Raios X, Ionização):
    - Exposição aos raios UV, embora a relação com o padrão de exposição não esteja esclarecida; sardas ou queimadura solar na infância podem ser mais importantes. Latência de mais de 20 anos. Provavelmente decorrente de danos ao gene *PTCH* supressor tumoral no cromossomo 9q22.
    - Tratamento com PUVA.
- Deficiência imune/infecção (transplante, HPV, HIV).
- Ferimentos crônicos (úlcera de Marjolin).
- Toxinas:
    - Arsênico, alcatrão, carvão.
    - Dieta: rica em gordura, pobre em vitaminas.
- Predisposição genética:
    - Pele tipo 1 (sempre queima, nunca bronzeia); cabelos ruivos ou louros; olhos azuis ou verdes.
    - História familiar.
    - Albinismo.
    - Síndrome de Gorlin.
    - Xerodermia pigmentosa: rara, autossômica recessiva. Falha de reparo do DNA.
    - Síndrome de Bazex: atrofodermia folicular, BCCs, hipotricose, hipoidrose.
    - Síndrome de Gardner.
- Teoria da fusão acentuada.

Classificação
Por morfologia histológica:
- Nodular.
- Cístico.
- Superficial.
- Esclerodermiforme.
- Infiltrativo.
- Micronodular.
- Pigmentado.

MALIGNO

Aspectos clínicos
A maioria das lesões se manifesta na cabeça e no pescoço; raramente nas mãos. São tumores de crescimento lento e localmente invasivos; se negligenciados, podem invadir as estruturas mais profundas. Há relatórios de caso de metástases provenientes de BCCs gigantes.

A aparência varia muito. O tipo nodular é o mais comum e se manifesta como um nódulo elevado, geralmente perolado com depressão ou úlcera central e telangiectasia de superfície. Os BCCs superficiais são placas escamosas e eritematosas que podem ulcerar. Os esclerodermiformes BCCs geralmente se parecem com uma cicatriz uniforme e levemente pálida.

Microscopia
Células basaloides sensíveis ao corante azul com grandes núcleos ovais e hipercromáticos com pouco citoplasma. As células se agregam em ninhos e se alinham perifericamente em paliçadas. Geralmente ligadas à derme (95%) ou aos folículos pilosos (5%). Lóbulos maiores do tumor degeneram para formar cistos em lesões císticas.

Os tipos infiltrativos e esclerodermiformes possuem filamentos finos de tumor. As formas esclerodermiformes mostram numerosos fibroblastos com colágeno, estendendo-se frequentemente em áreas subcutâneas e cordões com invasão do períneo. O BCCs basoescamoso tem características dos dois tipos: BCC e SCC e é mais agressivo.

Opções de tratamento
Excisão, incisão ou biópsia por punção se não houver certeza do diagnóstico e particularmente quando se tratar de sítio cosmeticamente sensível e a ressecção exigir reconstrução por retalho ou enxertia. Esses procedimentos são essenciais antes da radioterapia ou no caso da cirurgia micrográfica de Mohs.

Os tumores de alto risco são aqueles que ocorrem em: olhos, nariz, lábios, pregas nasolabiais, aqueles com mais de 2 cm de diâmetro, com margens mal definidas, recorrentes, esclerodermiformes e nos pacientes imunocomprometidos.

Tratamento
Excisão: margem de 4 mm se menor de 2 cm de diâmetro; margem de 6 mm se maior que 2 cm. Cirurgia micrográfica de Mohs. Radioterapia em caso de fragilidade.

Tumores de baixo risco (outros)

Tratamento
Excisão 3-4 mm. Curetagem e cauterização ou crioterapia quando a lesão for pequena e não estiver localizada nos membros inferiores. Usar Efudix® ou imiquimod pra radioterapia de BCCs superficiais.

- Curetagem ou cauterização: sem avaliação patológica do tumor e margens de liberação.
- Excisão e fechamento primário: margens de 4 mm para lesões primárias e de ≥ 6 mm para recorrências ou lesões mal definidas.
- Cirurgia micrográfica de Mohs: nessa técnica, o controle microscópico das margens é obtido no momento da remoção do tumor. As margens mais próximas são tomadas ao redor do tumor, examinando-se a base e as margens. Qualquer margem positiva é ressecada até a eliminação do tumor. Este é um procedimento dispendioso e demorado, e as indicações incluem sítios especiais como a pálpebra, em que a preservação dos tecidos é importante, em tumores mal definidos no nariz ou em tumores recorrentes.
- Radioterapia para pacientes com a saúde deficiente e incapazes de tolerar uma cirurgia sob anestesia local. Sem reprodução de patologia.
- Crioterapia para dermatologistas. Sem reprodução de patologia.

- Imiquimod e Efudix: usados para BCCs superficiais do tronco ou dos membros.
- Retinoides orais: usados na síndrome de Gorlin. Demonstram prevenir ou retardar novos BCCs e produzir a regressão em lesões existentes.
- Terapia fotodinâmica e interferon alfa foram usados em estudos experimentais, mas apresentam taxas de falha substanciais.

Excisão incompleta
Em caso de excisão intralesional incompleta, a taxa de recorrência é de 33%; em caso de um campo de alto potencial, a taxa será de 12%; se a excisão for completa, a taxa de recorrência será de 1,2%.

Até 2/3 dos BCCs parcialmente excisados não deverão recorrer se deixados sem tratamento. Os BCCs primários parcialmente excisados em apenas uma margem lateral são do tipo histológico não agressivo e podem ser observados em sítios anatômicos não críticos. Todos os demais deverão sofrer nova excisão.

Prognóstico
- 95% de sobrevida de 5 anos com a excisão.
- A cirurgia de Mohs proporciona 99% de sobrevida de 5 anos para tumores primários e de 95% para BCCs recorrentes.
- A radioterapia tem taxa de cura de 5 anos em 90%. Curetagem e cauterização, ou crioterapia de tumores primários, tem resultado menos bem-sucedido que a radioterapia.
- A metástase é rara (0,0028 a 0,55%), mas geralmente fatal.

Fatores prognósticos
- Tamanho do tumor.
- Sítio do tumor: as lesões ao redor dos olhos, nariz e orelhas parecem recorrer com mais frequência.
- Tipo do tumor e definição de margens: os BCCs basoescamoso, micronodular, infiltrativo esclerodermiforme têm mais probabilidade de recorrer.
- Falha do tratamento anterior.
- A presença de um BCC aumenta o risco de outro em cerca de 30%; o risco aumenta com o número de BCCs; cerca de 80% ocorrem dentro de 5 anos.
- Os pacientes também estão em risco aumentado de SCC e de melanoma. Os portadores de BCC possuem risco geral ligeiramente aumentado de irem a óbito por câncer de qualquer tipo, por razões desconhecidas.

Carcinoma de células escamosas

Definição
Neoplasia maligna de células ceratinizantes da epiderme ou de seus anexos.

Incidência
Afeta cerca de 0,1 a 0,2% da população caucasiana por ano; e aumentando. Varia geograficamente. Incidência crescente com a idade. Proporção homem:mulher de 2:1.

Etiologia
- Ceratose pré-maligna (ceratose solar, doença de Bowen, eritrodermia).
- Radiação (UV, raios X, ionização):
    - Exposição UV: mais de 90% das lesões ocorre na pele exposta ao sol, provavelmente por causa da inativação do gene p53 de supressão tumoral.
    - Tratamento PUVA.
- Deficiência imune/infecção (transplante, infecção por HPV, especialmente SCC do pênis, vulva e periungueal; HPV tipo 16 tem sido implicado, HIV).

MALIGNO

- Ferimentos crônicos (úlcera de Marjolin).
- Toxinas:
  - Arsênico, alcatrão, carvão, hidrocarbonos aromáticos, fuligem (historicamente em resíduos de chaminés).
  - Dieta: rica em gordura e pobre em vitaminas.
- Predisposição genética:
  - Pele tipo 1 (sempre queima, nunca bronzeia); cabelos ruivos ou louros, olhos azuis ou verdes.
  - História familiar.
  - Albinismo.
  - Xerodermia pigmentosa: rara, autossômica recessiva. Falha de reparo do DNA.

Classificação
São usados os parâmetros de espessura, nível de Clark, morfologia histológica, estágio e grau.

Aspectos clínicos
O cenário clássico de margens elevadas e enroladas com uma úlcera central varia muito. Com frequência, trata-se de um tumor ceratinizante nodular indurado que pode ulcerar no centro. Ele também pode-se apresentar como uma mancha eritematosa e escamosa com sangramento ou como uma úlcera sem essas bordas, mas que não cicatriza.

Patologia
As células epidérmicas malignas invadem profundamente a membrana epitelial de base na derme. Os núcleos se mostram proeminentes, dilatados e irregulares, geralmente com vesículas. Lesões bem diferenciadas possuem núcleos ceratinizados e pérolas de ceratina extracelulares. Tumores mal diferenciados não mostram ceratinização. Os núcleos são grandes, com displasia e mitoses frequentes. Pleomorfismo, distúrbio de maturação normal da epiderme e a presença de inflamação ao redor também podem ser observados.

Tratamento
- Biópsia de incisão ou de excisão se o diagnóstico for incerto.
- A excisão cirúrgica é o tratamento de escolha para a maioria dos SCCs; margem de 4 mm em tumores < 2 cm de diâmetro, grau 1 de Broders e áreas externas de alto risco (lábios, couro cabeludo, pálpebras, nariz); caso contrário, margem de 6 mm.
- Cirurgia micrográfica de Mohs; os melhores resultados informados, mas não foi comparada com a excisão em estudo clínico randomizado e controlado.
- Curetagem ou cauterização: em diâmetro, < 1 cm, lesões primárias bem diferenciadas somente em sítios expostos ao sol. Sem avaliação patológica de liberação.
- Crioterapia: somente para lesões primárias muito superficiais em centros de especialização.
- Radioterapia: para tumores não ressecáveis.
- Dissecação de linfonodos usada para nodos clinicamente positivos, após FNA para confirmar o diagnóstico. Execução de parotidectomia e dissecação do pescoço para disseminação para a região da parótida.
- As metástases distantes podem ser tratadas com radio e quimioterapia.

Estadiamento para SCC

Tabela 6.4 Classificação TNM

Tumor primário (T)	
Tx	Não pode ser avaliado
T0	Sem evidência de tumor primário
Tis	Carcinoma *in situ*
T1	< 2 cm na dimensão maior
T2	2 a 5 cm
T3	> 5 cm
T4	Invade as estruturas profundas
Nodos regionais (N)	
Nx	Não pode ser avaliado
N0	Sem metástases para linfonodos
N1	Metástases para linfonodos regionais
Metástases distantes (M)	
Mx	Não pode ser avaliada
M0	Metástases não distantes
M1	Metástases distantes

Tabela 6.5 Estadiamento AJCC para SCC

Estádio 0	Tis, N0, M0
Estádio 1	T1, N0, M0
Estádio 2	T2 ou 3, N0, M0
Estádio 3	T4, N0, M0 ou qualquer T, N1, M0
Estádio 4	Qualquer T, qualquer N, M1

Tabela 6.6 Classificação histológica de Broders de diferenciação em SCC

Grau 1	Proporção entre células diferenciadas:não diferenciadas 3:1
Grau 2	1:1
Grau 3	1:3
Grau 4	Sem diferenciação

Prognóstico
Sobrevida de 5 anos sem o tumor com margens de excisão de 4 a 6 mm: 95%. As taxas de recorrência e de metástase não são precisamente conhecidas. Recorrência local (95%) ou metástases detectadas em 5 anos.

Fatores prognósticos
- Sítio: aumentos metastáticos em potencial em:
  - Lábios ou outros sítios mucocutâneos.
  - Orelha.
  - Sítios não expostos ao sol (p. ex., períneo, sacro, pênis).
  - Dentro da área de radiação de lesão térmica.
  - Ferimentos crônicos.
- Tamanho:
  - Tumores com diâmetro maior que 2 cm têm 2 vezes mais probabilidade de recorrência e 3 vezes mais probabilidade de formar metástases.
- Profundidade:
  - Tumores maiores que 4 mm ou de nível V de Clark têm mais probabilidade de recorrer e de formar metástases.
- Diferenciação:
  - Graus 3 e 4 de Broders mostram mais recorrência e metástases.
  - O prognóstico depende do grau de diferenciação/anaplasia, grau de acantólise.
- Evidência de disseminação perineural:
  - Envolvimento perineural aumenta a recorrência e as metástases.
- Evidência de disseminação linfática:
  - Invasão linfática e vascular no sítio do tumor não aumenta o risco de recorrência ou de metástases.
- A imunossupressão do hospedeiro está associada a um prognóstico pior.
- As lesões recorrentes têm mais probabilidade de recorrer novamente.

Acompanhamento
Os tumores com mais de 2 mm de profundidade devem ser acompanhados durante 2 anos.

Carcinoma das células de Merkel
Tumor maligno raro com grande propensão à recorrência local, lança lesões dentro dos compartimentos e metástases. O tratamento consiste em excisão ampla local e radioterapia. O melhor prognóstico é a detecção precoce e o tratamento.

Definição
Tumor maligno derivado das células de Merkel. Essas células fazem parte da linhagem APUD (absorção e descarboxilação do precursor de amina), que pode ter origem na crista neural. Acredita-se que a célula de Merkel seja uma receptora ao toque, sendo ubíqua, mas particularmente prevalente na pele dos lábios, do palato duro, das palmas das mãos e do pescoço.

Incidência
Essa lesão é responsável por menos de 1% dos cânceres de pele. Em Rochester, MN, EUA, a incidência é de 2/1.000.000. Os caucasianos são afetados com mais frequência que os negros, e a lesão atinge igualmente ambos os sexos. A idade média no diagnóstico é de 75 anos.

Etiologia
Os possíveis fatores causais incluem: radiação UV, imunossupressão, eritema *ab igne* [ou eritema calórico] e displasia ectodérmica congênita.

Patogênese

Anormalidades citogenéticas e perda de heterozigosidade foram demonstradas em vários *loci*, incluindo o cromossomo 1p36 (um *locus* implicado na patogênese de vários tumores derivados da crista neural, incluindo o melanoma maligno) e codificando o gene P73 de supressão tumoral.

Aspectos clínicos

O carcinoma das células de Merkel se apresenta como um nódulo subcutâneo indolor, mostrando, com frequência, uma coloração ligeiramente vermelha ou púrpura. Cinquenta por cento das lesões ocorre na cabeça e no pescoço, embora qualquer superfície mucosa ou cutânea possa ser afetada. Trata-se de um tumor localmente agressivo que forma metástases para os linfonodos regionais e para sítios distantes. Cerca de 30% se apresentam com linfadenopatia, das quais 10 a 20% não possuem características primárias, o que é um sinal prognóstico favorável. O exame inclui toda a pele e todos os grupos de linfonodos regionais. O diagnóstico diferencial inclui SCC, BCC, melanoma amelanótico, linfoma cutâneo e cânceres metastáticos de células pequenas.

Patologia

A imuno-histoquímica se distingue dos diagnósticos diferenciais.

Investigações

Biópsia de excisão. Recomenda-se a CT do tórax e do abdome para descartar a metástase proveniente de um carcinoma de células pequenas do pulmão como causa da lesão e também para estadiar a doença.

Estadiamento para carcinoma das células de Merkel

Tabela 6.7 Classificação TNM

Tumor T_1 < 2 cm de diâmetro	Linfonodos regionais N_0 não afetados	M_0 sem metástases distantes
Tumor T_2 > 2 cm de diâmetro	Linfonodos regionais N_1 afetados	M_1 com metástases distantes presentes

Tabela 6.8 Estadiamento AJCC

Estádio		Sobrevida de 5 anos
Estádio IA	T1 N0 M0	64%
Estádio IB	T2 N0 M0	
Estádio II	Qualquer T N1 M0	47%
Estádio III	Qualquer T, qualquer N M1	0%. Sobrevida média: 9 meses

Tratamento e cuidados pós-operatórios
Em virtude da raridade do carcinoma das células de Merkel, não há publicação de estudos clínicos controlados e randomizados de tratamento. A terapia deverá ser ajustada para o local da lesão primária e adaptação do paciente.

Estágio I
Excisão local ampla da lesão primária. As margens deverão ter pelo menos 3 cm. A cirurgia micrográfica de Mohs não é recomendada porque depósitos do tumor podem não estar microscopicamente contíguos. Com frequência, o local não permite a excisão de 3 cm; portanto, a excisão completa com margens de 1 cm e cobertura local com retalho deve ser executada para permitir a radioterapia pós-operatória o mais cedo possível. O risco de relapso nodal é de 76%; portanto, a bacia nodal deve ser tratada. As opções incluem radioterapia e biópsia do linfonodo sentinela com conclusão quando positiva e dissecção profilática (geralmente reservada ao paciente de alto risco, como IB, mitoses × 10 e permeação linfática).

Estágio II
Agir como anteriormente, mais dissecção do nodo e radioterapia pós-operatória ou só radioterapia, dependendo da carga da doença e dos fatores do paciente. Deve-se considerar, também, a quimioterapia.

Estágio III
Cuidados paliativos. Cirurgia para controle dos sintomas. Em doença disseminada, aplica-se a quimioterapia paliativa.

Sarcoma de Kaposi

Definição
Lesão de pele caracterizada por proliferação multicêntrica de tecido formador de vasos.

Incidência
Crescente em razão da associação com a AIDS. Proporção homem:mulher de 9:1.

Etiologia e classificação
I   Ocorrência clássica em homens da região do Mediterrâneo ou descendentes de judeus da Europa ocidental.
II Endêmico – África central.
III Imunocomprometido em pacientes de transplante.
IV Associado à AIDS.

Apresentação clínica
Apresentação lenta e progressiva de manchas vermelho-púrpura que progridem para pápulas e, então, para nódulos. No tipo clássico elas ocorrem nas extremidades e estão associadas a linfedemas. O tipo associado à AIDS pode ocorrer em qualquer lugar, mas é mais frequente na face.

Patologia
- A lesão se desenvolve a partir das células endoteliais dos vasos sanguíneos e linfáticos.
- Proliferação de células vasculares e fusiformes com atipia endotelial.
- Tem aspecto reativo, mas pode sofrer alteração sarcomatosa.

Prognóstico
Alta propensão à recorrência local.

Tratamento
A forma clássica é sensível à radioterapia. As lesões isoladas devem ser excisadas ou tratadas com crioterapia. A forma endêmica é agressiva e mais bem tratada com quimioterapia. Os pacientes imunocomprometidos deverão sofrer alteração de supressão e quimioterapia. O tipo associado à AIDS é complexo, recomendando-se excisão local, *laser*, crioterapia de atuação focalizada nas lesões. A alteração generalizada exige agentes retrovirais.

Carcinoma microcístico anexial
- Tumor raro de crescimento lento das glândulas écrinas.

Fatores de risco
- Radioterapia prévia (10%), danos solares.

Patologia
Ceratinócitos na superfície; filamentos epiteliais mais profundos em estroma esclerótico. Taxa mitótica baixa, mas com invasão perineural.

Aspectos clínicos
Pápulas cor de carne, dolorosas e sem descrição na face central de caucasianos, especialmente periorbitárias e periorais. Associadas a formigamento e dormência. Se deixadas sem tratamento, podem-se infiltrar profundamente nos ossos e nas cartilagens.

Tratamento
A ressecação de Mohs é o procedimento usual em áreas cosmeticamente sensíveis. O tamanho do defeito pode ser de até 4 vezes o tamanho da lesão. A excisão deve ser ampla, com margem de pelo menos 5 mm; a taxa de repetição da excisão é mais alta que aquela com a ressecção de Mohs. Uma vez eliminada a lesão, a taxa de recorrência é similar entre os dois tratamentos. A taxa metastática é baixa: < 1%.

Carcinoma sebáceo

Fatores de risco
Aumento nas mulheres, população asiática, associação ao HPV, ingestão de arsênico, radioterapia anterior e associado à síndrome de Muir Torre.

Patologia
Lóbulos irregulares de células basaloides com diferenciação sebácea. Muitas mitoses. Disseminação similar à de Paget.

Aspectos clínicos
Ocorre na pálpebra em 75% dos casos (3 vezes mais na superior). Ocorre também na face, especialmente ao redor dos olhos. Trata-se de pápula indolor, de crescimento lento ou nódulo com coloração amarelada ou alaranjada.

Tratamento
Descartar a presença da síndrome de Muir Torre, mais frequentemente associada ao câncer gastrointestinal ou geniturinário.
   Se houver envolvimento da órbita, deve-se proceder à exenteração. Caso contrário, executa-se a excisão de Mohs ou a excisão com margem de pelo menos 5 mm. A recorrência local é de 30% em caso de excisão parcial. Taxa metastática de 14 a 25%.

Leiomiossarcoma

Classificação
I Cutâneo, originário do músculo eretor dos pelos.
II Subcutâneo, originário do músculo liso em vasos sanguíneos.

Patologia
Células fusiformes com núcleos em forma de bastão.

Aspectos clínicos
Extremidades inferiores de pacientes mais idosos.

Tratamento
Excisão local ampla com radioterapia adjunta para tumores subcutâneos de alto grau. A taxa de recorrência é alta. O risco de metástases é baixo para o grau I (1%) e alto para o grau II (30 a 60%).

Dermatofibrossarcoma protuberante (DFSP)
Também conhecido como histiocitoma fibroso estoriforme.

Definição
Lesão da derme que pode ser considerada maligna. Fibrossarcoma de grau muito baixo surgindo da derme, de recorrência local, raramente metastático.

Etiologia
Geralmente associado à exposição ao sol.

Apresentação clínica
Clinicamente, o DFSP se desenvolve como uma placa fibrosa de crescimento lento ou como uma lesão protuberante originária da derme, geralmente no tronco. De coloração vermelha a marrom, apresenta crescimento lento, tornando-se multinodular. As margens são indistintas e a lesão pode causar desconforto ou dor.

Patologia
A lesão se caracteriza, patologicamente, por um arranjo estrelado ou em capacho de junco (estoriforme) de fibroblastos (fusiformes) na derme e pode-se estender subcutaneamente.

Prognóstico
Alta propensão a recorrência local.

Tratamento
Excisão de Mohs com margem ampla de 3 a 5 cm.

Cistos

Cisto epidermoide

Definição
Tumefação cutâneo ou subcutâneo derivado de epitélio escamoso.

Etiologia
Glândula bloqueada, implante de epitélio escamoso, maior incidência em fumantes. Genético (Síndrome de Gardner, autossômica dominante).

Apresentação clínica
Variada de tumor crescente indolor em áreas oleosas da pele como pós-auricular, área posterior do pescoço, bochechas e costas. História de infecção, descarga de material sebáceo (cremoso). O exame revela a presença de tumefação do tamanho de uma ervilha a grão de feijão anexo à pele e, com frequência, um ponto visível.

Patologia
Parede de epitélio escamoso estratificado ceratinizante.

Tratamento
Excisão completa do cisto e da parede via incisão na dobra da pele. Caso contrário, a recorrência será provável. Os cistos infectados deverão ser tratados com antibióticos/drenados e seguidos de cirurgia para remoção de resíduos.

Cisto triquilêmico (cisto do pilar)

Definição
Cistos benignos comuns derivados da bainha externa da raiz dos folículos pilosos.

Incidência
Muito comum; 5 a 10% da população, dos quais 70% apresentam mais de uma lesão. A maioria se localiza no escalpo.

Etiologia
Raramente, pode ser familiar (autossômica dominante); caso contrário, a etiologia é desconhecida.

Apresentação clínica
Lesões do couro cabeludo, subcutâneas, móveis, lisas e de crescimento lento, muito parecidas com um cisto sebáceo, mas sem ponto. Frequentemente são múltiplas. Às vezes apresentam sensibilidade e podem-se tornar infectadas.

Patologia
Um cisto cercado por uma cápsula fibrosa com pequenas células basais escuras em forma de cubos. Podem ser fendas de calcificação e de colesterol. Diferenciam-se dos cistos epidermoides pela presença de camada granular nas células de revestimento. Se houver ruptura do cisto, poderá ocorrer reação inflamatória e uma reação de células gigantes ao corpo estranho.

Tratamento
Excisão cirúrgica.

Prognóstico
Benigno. Transformação maligna muito rara.

Cisto dermoide
Definição
Cisto causado pela inclusão de epitélio embrionário nos sítios de fusão embrionária.

Etiologia
Conforme anteriormente mencionado.

Clínica
A lesão aparece, classicamente, no terço externo da pálpebra, em crianças. A lesão é redonda e pode ser móvel ou fixa ao periósteo subjacente. Não há ponto. Certifique-se de que a localização é na linha média, pois isso poderá ser formalmente avaliado com CT a fim de se assegurar ausência de conexão mais profunda.

Patologia
Epitélio escamoso na parede e virtualmente qualquer forma de conteúdo, mas geralmente de estruturas anexiais.

Tratamento
Excisão completa.

Tumores fibro-histiocíticos

Dermatofibroma
Às vezes chamado de histiocitoma fibroso cutâneo típico. Provavelmente, não se trata de uma neoplasia verdadeira, mas sim de uma reação inflamatória secundária a um trauma.

Definição
Nódulo cutâneo benigno comum na epiderme; geralmente assintomático.

Incidência
Comum, 4 vezes mais comum nas mulheres. Pode-se manifestar em qualquer idade, mas a incidência de pico ocorre por volta dos 20 anos.

Etiologia
Desconhecida, mas os pacientes informam, com frequência, uma picada anterior de inseto ou lesão pouco significativa. As teorias da origem dessa lesão incluem a reativa ou a neoplásica. Pode-se tratar de um histiocitoma maduro diferenciado, no qual os histiócitos foram deixados, levando aos fibroblastos.

Apresentação clínica
Geralmente pequenos (< 1 cm), mas podem ser maiores (até 10 cm de diâmetro). Podem ser doloridos e pruríticos. Trata-se, geralmente, de nodo solitário superficial, hemisférico e da cor da pele que se mostra emperrado na pele, mas sem induração. Ocorre, geralmente, nos membros; cresce e depois permanece estático; às vezes dolorido, com prurido, ou pode ser traumatizado. Pode também ser eritematoso e hiperpigmentado.

Patologia
Histologicamente, a lesão mostra hiperplasia pseudoepiteliomatosa e proliferação basaloide na derme, superficial à derme papilar. Pode possuir anticorpos ao fator XIIIa (marcador de fibroblastos epidérmicos) e mostra infiltrado fibro-histiocítico dérmico. A variante celular tem taxa de recorrência local de 30% após a excisão.

Tratamento
O tratamento é o conforto ao paciente, se o diagnóstico não for seguro. Entretanto, pode ser necessária apenas uma excisão simples, especialmente se o diagnóstico for duvidoso ou a lesão for sintomática ou grande.

Prognóstico
Quando excisado, o resultado é excelente.

Xantogranuloma juvenil (JXG)
Conhecido também como nevoxantoendotelioma.

Definição
Pápulas amarelo-avermelhadas assintomáticas benignas em crianças.

Etiologia
Reação granulomatosa de histiócitos.

Aspectos clínicos
Tumor neonatal/primeira infância ocorrendo, principalmente, na porção superior do corpo e no tronco. A manifestação é súbita – geralmente isolada (81%), às vezes múlti-

pla, raramente às centenas. Lesões de tamanho inferior a ~1 cm de diâmetro, geralmente firmes, semelhantes a borracha e vermelho-amarronzadas, mas às vezes amarelo-brilhante. Tendem à se resolver espontaneamente deixando cicatrizes atróficas, mas podem levar meses a anos para isso. O JXG múltiplo está associado à neurofibromatose tipo 1, à leucemia mieloide juvenil e às manchas café com leite.

Patologia
Infiltrado histiocítico na derme. Células espumosas.

Tratamento
Reconforto; em caso de lesões sistêmicas ou oculares, usar esteroides.

Prognóstico
Envolvimento visceral em 10%, com envolvimento ocasional dos olhos, o que pode ser confundido com um tumor ocular maligno.

Tumores epidérmicos

Ceratose seborreica
Conhecida também como verrugas seborreicas e papiloma de células basais.

Definição
Proliferação benigna de células epidérmicas produzindo lesões características.

Incidência
Trata-se da lesão de pele mais comum nos adultos. A prevalência varia de 10% entre aqueles com menos de 40 anos para 100% naqueles com mais de 75 anos, especialmente em áreas ensolaradas. A maioria das pessoas apresenta mais de uma ceratose seborreica, e a quantidade aumenta com a idade, chegando ao número já confirmado de 69 lesões em uma pessoa com mais de 75 anos. Não há diferença de distribuição entre os sexos. Pode haver um traço herdado autossômico dominante para ceratoses seborreicas múltiplas.

Etiologia
Desconhecida. Ocorre aumento na taxa de apoptose. Há implicação do EGF ou de seu receptor.

Apresentação clínica
Lesões bem definidas que parecem como se estivessem emperradas na pele, podendo-se mostrar ensaboadas ou engorduradas, com aparência finamente verrugosa e cabeças negras, mas podem ser planas, de coloração pálida a negra. Essas lesões geralmente se dilatam e sangram mediante trauma. Algumas partes podem escamar, causando preocupação. A pigmentação pode ser variável. A maioria se concentra no tronco. Mas elas podem aparecer em qualquer lugar, exceto nas palmas e nas solas. As lesões têm geralmente < 1 cm, mas podem chegar até 5 cm de diâmetro. O maior caso registrado é o de uma lesão de 35 × 15 cm! A lesão é, em geral, ovalada ou redonda. Quando oval, ela se alinha às linhas de tensão. A coloração vai de hemossiderina para melanina. As lesões podem-se tornar inflamadas e, posteriormente, infectadas quando traumatizadas. O diagnóstico diferencial inclui melanoma, nevo, BCC, SCC, verruga, ceratose solar etc.

Patologia
Proliferação epitelial (basal) papilomatosa. Cistos em forma de cornos (intraepidérmicos) cheios de células cutâneas cornificadas, incluindo melanina. Arquitetura verrugosa. Cerca de 10% das lesões é do tipo reticulado ou adenoide com numerosos tratos finos de células epiteliais basaloides entrelaçadas e esbranquiçadas.

Tratamento
- Reconforto.
- Excisão por *shaving* ou curetagem e cauterização.
- Assegurar que a amostra ou os fragmentos sejam enviados a um patologista. Uma em cada 16 amostras (6,4%) diagnosticadas como ceratoses seborreicas comprovou ser um tumor maligno.

Prognóstico
Raramente, a malignidade (doença de Bowen, SCC ou melanoma) pode-se desenvolver em ceratinosas seborreicas preexistentes. Com mais frequência, as lesões são errônea-

mente diagnosticadas como ceratoses seborreicas quando, de fato, tratam-se de tumores malignos.

Acrocórdone (pólipos fibroepiteliais, pregas cutâneas)
Etiologia
Desconhecida. As teorias incluem: infecção viral, desequilíbrios hormonais e uma escassez localizada de tecido elástico. Entretanto, esses quadros não são histologicamente observados. A lesão está associada à obesidade e ao diabetes não dependente de insulina.

Aspectos clínicos
Neoplasma cutâneo pedunculado, mole e comum, geralmente com 2 a 5 mm, encontrado na axila ou no pescoço. Muito comum, afetando cerca de 46% da população.

Patologia
Epitélio escamoso ceratinizante revestindo um centro fibrovascular.

Tratamento
Reconforto, excisão quando sintomático, como quando sofre irritação das roupas.

Tumores das glândulas sudoríparas

Cilindroma (tumor em turbante)

Definição
Tumor anexial cutâneo benigno de origem geralmente apócrina.

Etiologia
Desconhecida. Provavelmente um tumor primitivo de glândulas sudoríparas que se diferencia em células écrinas e/ou apócrinas. Pode ser familiar (autossômico dominante) e relacionado com o gene CYLD no cromossomo 16q12-13.

Apresentação clínica
Incomum. Proporção mulher:homem de 6:1. Pode ser solitário ou múltiplo e se manifesta, geralmente, no couro cabeludo, na cabeça e no pescoço. Trata-se de nódulos dérmicos de crescimento lento e de coloração vermelho-*pink* ou azulada. A forma múltipla lembra um cacho de uvas ou tomates, ou ainda um turbante quando grande. Às vezes, pode erodir através do crânio!

Patologia
Células pequenas basofílicas na derme. A lesão difere dos espiradenomas, pois não possui linfócitos.

Tratamento
Excisão cirúrgica e reconstrução conforme o necessário ou excisão em série.

Prognóstico
Usualmente benigno, com transformação maligna rara.

Siringoma (adenoma papilar écrino)

Definição
Cisto benigno dos ductos sudoríparos, derivado de células cutâneas écrinas.

Etiologia
Desconhecida. Pode estar associada ao diabetes e à síndrome de Down.

Apresentação clínica
Comum; ligeiramente mais frequente nas mulheres; aparece em qualquer idade da puberdade em diante. Pápulas redondas amareladas e da cor da pele que aparecem na derme e que podem ser translucentes. Lesão pequena: < 3 mm de diâmetro. Aparece geralmente nas bochechas, axila, tórax, abdome e nos genitais. Geralmente múltiplas. O diagnóstico diferencial inclui tricoepitelioma, cistos de miliária, xantelasma, BCC e carcinoma anexial microcístico.

Patologia
Tumor dérmico composto de numerosos ductos pequenos em fundo fibrótico.

Tratamento
Reconforto, excisão cirúrgica.

TUMORES DAS GLÂNDULAS SUDORÍPARAS

Hidrocistoma apócrino (cistoadenoma)

Definição
Crescimento cístico benigno de glândulas apócrinas.

Aspectos clínicos
Protuberância de crescimento lento ao redor dos olhos na meia-idade. A lesão tem a forma de uma abóbada cística com telangiectasia. Geralmente confundida com BCC.

Patologia
Cisto intradérmico revestido de epitélio.

Tratamento
Excisão.

Tumores dos folículos pilosos

Epitelioma de calcificação de Malherbe (pilomatrixoma)

Definição
O pilomatrixoma é um hamartoma da matriz dos folículos pilosos que geralmente se calcifica.

Incidência
Incomum. A proporção mulher:homem é de 1,5:1. Mais comum na infância (entre 5 e 15 anos) com um segundo pico de incidência entre os 50 e 65 anos.

Patogênese
Os pilomatrixomas são significativamente sensíveis ao Lef-1, um marcador de diferenciação de células foliculares. Cerca de 75% dos pilomatrixomas possuem mutações somáticas no gene *CTNNB1*. Isso sugere que a desregulação da via Lef-catenina-beta contribui para a tumorigênese. Essas lesões também são significativamente positivas para *bcl-2* (um fator antiapoptótico) ou à imuno-histoquímica, que sugere que a apoptose reduzida também desempenha um papel na patogênese.

Aspectos clínicos
Os pilomatrixomas se apresentam como nódulos solitários que cresceram lentamente por meses ou anos. De início mole, mas à medida que amadurecem tornam-se duros e se calcificam. A calcificação pode ser eliminada da pele. Eles também são assintomáticos, mas podem causar dor durante episódios de inflamação. A maioria das lesões ocorre na face e no pescoço, com frequência menor no tórax e nos membros superiores. Essas lesões estão associadas à distrofia miotônica.

No exame, trata-se de nódulos duros e empedrados, de 0,5 a 3 cm de diâmetro, cor da pele. Já foram informadas lesões raras de até 15 cm de diâmetro.

Sinal de Tent: esticando-se a pele, observa-se uma aparência lobulada secundária à calcificação dentro da lesão.

Patologia
Encontrado na derme inferior e na gordura subcutânea. Trata-se de massa de demarcação nítida e encapsulada de células epidermoides com células basofílicas misturando-se em uma zona de células-sombra eosinofílicas que perderam seu núcleo. À medida que a lesão envelhece, o número de células basofílicas diminui, e a proporção de células-sombra aumenta. Depósitos de cálcio são observados em 75% das lesões.

Tratamento
Apesar da autorresolução, a preocupação com a etiologia, com a cosmese e com o crescimento frequentemente indicam cirurgia. A excisão e o fechamento são simples; raramente, grandes lesões podem exigir reconstrução. As lesões podem estar mal delineadas, e a recorrência tem sido informada após excisão incompleta, mas isso é raro. O carcinoma de pilomatriz é um tumor raro que pode derivar de um pilomatrixoma. Ele tende a ocorrer em pacientes mais idosos e é localmente agressivo. Já se informou a ocorrência de metástase visceral e morte.

Tumores vasculares

Granuloma piogênico

Definição
Tumor de pele benigno, de origem vascular. O diagnóstico diferencial é o de melanoma amelanótico ou de malformação. Em vista do diagnóstico diferencial, deve ser enviado para a patologia.

Incidência
Comum em qualquer idade, mas mais frequente em crianças, podendo se manifestar nas mãos, face e tronco superior, embora lesões similares possam ocorrer na mucosa oral e na pele da área genital.

Etiologia
Desconhecida. O tumor pode surgir *de novo* em uma área de lesão, especialmente se houver uma infecção secundária ou em associação a um nevo vascular.

Aspectos clínicos
Lesão polipoide exofítica de crescimento rápido nos estágios iniciais; mais tarde, o tamanho permanece estável. O tumor é geralmente vermelho ou azul escuro, parcialmente passível de compressão, hemorrágico e com 5 a 10 mm de diâmetro (raramente, maior), apresentando também um colarete epitelial. A área central se mostra ou finamente epitelizada ou ulcerada. Quando ulcerada, às vezes tem uma cobertura fibrinosa ou de escama e sangra com frequência, exigindo curativos. Às vezes chamada de "a doença do Band-Aid". A pele ao redor também pode ser infectada posteriormente.

Patologia
Lembra uma lesão vascular crônica com tecido de granulação; vasos semelhantes à malformação vascular.

Tratamento
- A melhor opção é a excisão cirúrgica; a taxa de recorrência é muito baixa com a excisão e margem de pele normal de 1 mm. Com frequência, a proliferação vascular é profunda e, portanto, pode ser necessária excisão estreita para curar a lesão.
- Tratamento clínico com cremes esteroides e curativos de pressão.
- Nitrato de prata.
- *Laser* de corante pulsado.
- Radioterapia.
- Curetagem e cauterização, embora a recorrência seja frequente e a patologia fique mais difícil de se executar.

Prognóstico
Alta propensão à recorrência local com outro tratamento que não seja a cirurgia.

Hemangioma senil (mancha de Campbell de Morgan)

Etiologia
Desconhecida.

Aspectos clínicos
Múltiplas máculas ou pápulas vermelhas assintomáticas. Manifestam-se em qualquer sítio do corpo.

Patologia
Hemangioma capilar.

Tratamento
Nenhum, excisão, *laser* ou cauterização.

Tumores dos mastócitos

Mastocitoma

Definição
Proliferação de mastócitos na pele.

Incidência
Podem estar presentes desde o nascimento, mas também podem-se desenvolver no início da infância. Somente 25% dos casos envolvem adultos, geralmente na faixa entre 30 e 40 anos.

Etiologia
A causa é desconhecida, mas acredita-se que seja neoplásica ou de excesso de reação.

Apresentação clínica
As lesões se manifestam inicialmente como pápulas em bolhas recorrentes, com descoloração vermelho/marrom persistente. A pigmentação é melanocítica, causada por estimulação dos melanócitos gerados pelo fator solúvel de crescimento de mastócitos. Com o tempo a mancha torna-se elevada e pode atingir ≥ 1 cm de diâmetro. Se a lesão for arranhada ou esfregada, ela se tornará palpável, edematosa e prurítica, com eritema ao redor (sinal de Darier). Nos pacientes mais jovens, as lesões podem-se apresentar bolhosas; nos mais idosos essa aparência é rara. As lesões podem ser nodulares e se localizam geralmente no tronco. Cerca de 50% dos pacientes mostrará dermatografia (desenho na pele produzindo um vergão por causa da desgranulação dos mastócitos). Quando solitárias, as lesões geralmente são benignas e se resolvem espontaneamente. Raramente, os mastocitomas são generalizados (urticária pigmentosa) e mais raramente ainda, malignos. Pode haver sintomas sistêmicos relacionados com mediadores de mastócitos como: cefaleia, rubor, tontura, taquicardia, síncope, náusea, diarreia etc.

Patologia
A histologia pode mostrar agregados de mastócitos na derme.

Tratamento
O tratamento envolve corticosteroides tópicos, mas a biópsia pode ser necessária. Lesões múltiplas ou sintomas sistêmicos deverão ser tratados por um dermatologista com anti-histamínicos e cromoglicato dissódico (que inibe a desgranulação dos mastócitos).

Mancha em vinho do Porto

Definição
As manchas em vinho do Porto (PWSs) são uma forma de malformação capilar venosa de baixo fluxo. Trata-se de uma anormalidade congênita em 0,3 a 0,5% dos recém-nascidos e é mais identificada na distribuição do território do nervo trigêmeo (CN V1), mas pode estar presente em outros sítios.

Patologia
Malformação capilar do tipo venoso. Composta de pequenos vasos (tamanho médio de 0,46 mm) que sofrem ectasia progressiva. A maioria das PWSs é superficial.

Comportamento clínico
A lesão se apresenta, de início, como uma mancha pink nitidamente delineada e envolvendo os territórios dos nervos oftálmico (CN V1) e maxilar (CN V2). Esses vasos se tornam progressivamente ectasiados, resultando no escurecimento e no espessamento gradual e o desenvolvimento da aparência nodular ou de blocos de pavimentação. Esse quadro é seguido de crescimento exagerado dos tecidos locais na forma de macroquilia, macroglossia, macrotia e macrognatia, que não se resolvem espontaneamente.

Complicações
As complicações podem resultar de:
- Cosmese alterada.
- Crescimento local exagerado.
- Envolvimento de outros sistemas orgânicos (olho, meninges, CNS).
- Raramente, malignidade.
- As preocupações estéticas são secundárias à mancha vascular na face, que pode cobrir uma grande área anatômica e o crescimento exagerado de estruturas locais. Isso também pode acarretar um efeito psicológico devastador no paciente, especialmente na juventude.
- A incidência de glaucoma é relativamente alta (45%) em pacientes com envolvimento do território de ambos os nervos V1 e V2 do nervo trigêmeo.
- Uma associação bem conhecida dessa condição é a síndrome de Sturge-Weber, que compreende uma PWS envolvendo o território de V1 (oftálmico), glaucoma ipsolateral, angiomas da pálpebra, hemangiomas da coroide (40%), calcificação e anomalias vasculares do cérebro, com associação de convulsões e, às vezes, retardo mental.
- As radiografias do crânio mostram, com frequência, calcificação em forma de trilhos de bonde.
- Sabe-se que os BCCs se desenvolvem em áreas de nodularidade duradoura nas manchas em vinho do Porto.

Tratamento
- A terapia a *laser* é o esteio atual do tratamento dessas lesões, que, no passado, foram passíveis de várias modalidades incluindo excisão cirúrgica com enxertia, retalhos locais, dermoabrasão, implantes de rádio, radioterapia, tatuagem, escleroterapia e camuflagem cosmética. Todas essas técnicas tinham resultados imprevisíveis, geralmente com sequelas devastadoras.
- As PWSs da infância respondem, satisfatoriamente, aos raios *laser* de corante pulsado com *flash-lamp* (FLPD). O tratamento precoce traz muitas vantagens, incluindo resolução mais rápida, menos episódios de tratamento, doses menores de *laser* pulsado e redução na necessidade de anestesia.
- Nos adultos, os PWSs exigem tratamento mais longo com *lasers* FLPD. Geralmente observa-se melhora geral nas manchas faciais, mas aquelas nas extremidades respondem insatisfatoriamente às aplicações.
- Os efeitos colaterais do tratamento com *laser* FLPD, especialmente em adultos, incluem hiper e hipopigmentação, alterações atróficas de superfície, depressões pontilhadas e, às vezes, cicatrização.
- Por fim, a taxa de recorrência é de 10% em 10 anos.

Tratamento

- Excluir outras causas.
- Cuidados locais com o ferimento e curativos.
- Corticosteroides tópicos ou sistêmicos.
- Imunossupressores: ciclofosfamida, infliximab, azatioprina.
- Manter mobilidade e amplitude de movimento.
- A cirurgia deverá ser evitada, exceto para a biópsia pois novas lesões poderão ocorrer nos sítios cirúrgicos, por exemplo, SSG no sítio doador (patergia).
- Recomenda-se o tratamento multidisciplinar desses pacientes.

Resultado

- Uma vez iniciada a terapia, o prognóstico é bom.
- Há possibilidade de recorrência.
- A cicatrização é comum.

Haverá suspeita de piodermia gangrenosa se o quadro piorar após a cirurgia, especialmente se um sítio doador distante também for afetado.

Piodermia gangrenosa

- Um quadro de ulceração cutânea mediada por autoimunidade, frequentemente diagnosticada de modo errado como uma infecção, especificamente após uma lesão de pequeno porte (patergia).
- Geralmente a pele está envolvida, mas a doença também afeta outros sítios:
  - Coração.
  - Pulmões.
  - Fígado.
- A lesão produz abscessos neutrofílicos estéreis.

Incidência
- 1/100.000, distribuição igual entre os sexos e afetando pacientes de qualquer idade, incluindo crianças, mas o pico ocorre entre os 30 e os 40 anos.
- Cerca de 50% dos casos estão associados a outras condições sistêmicas mediadas pelo sistema imune incluindo: artrite reumatoide, colite ulcerativa, doença de Chron, leucemia, linfomas, gamopatias de IgA e mielomas, cirrose biliar primária, lúpus eritematosos sistêmico (SLE), síndrome de Sjögren e outros tipos de artrite.
- Tem sido informada a ocorrência desse quadro após procedimentos de cirurgia plástica!

Apresentação clínica
- De início, surge uma pequena ferida ou mordida que uma pápula vermelha, que gradualmente se transforma em úlcera.
- Úlcera profunda com borda violácea projetada.
- Podem surgir áreas de ulceração superficial que são muito exsudativas.
- Dor.
- Artralgia, mialgia.
- O diagnóstico diferencial inclui todas as causas de ulceração e a granulomatose de Wegener, SCC, gumma e ulceração micobacteriana e artificial.

Investigação
- Excluir outras causas de ulceração.
- Biópsia.
- Cultura: observe que pode haver colonização secundária com bactérias, erroneamente dando suporte a uma causa infecciosa.
- FBC, U&E, ESR.
- Estudos imunes.
- Eletroforese sérica; aspiração de medula óssea se houver suspeita de malignidade sanguínea.
- Urinálise.
- Radiografia do tórax.
- Colonoscopia.
- Doppler ou estudos venosos.

Capítulo 7

Pálpebra

Ectrópio 284
Entrópio 288
Síndrome de blefarofimose, ptose e epicanto inverso (BPES) 290
Anoftalmia e microftalmia. 291
Hipertelorismo, epicanto, telecanto e hipotelorismo. 293
Ptose. 295
Reconstrução das pálpebras 297
Reconstrução da pálpebra em paralisia de nervo facial 302

Ectrópio

Definição
Eversão anormal ou rotação superficial da pálpebra (geralmente inferior) a partir do globo ocular.

Etiologia
- Congênito: raro; geralmente da pálpebra inferior; deficiência da lamela anterior.
- Cicatricial: queimaduras faciais; trauma; dermatite crônica; excisão cutânea ou tratamento a *laser*; ORIF transcutâneo de fraturas; radioterapia.
  - Primário: deficiência da pele e dos músculos.
  - Secundário: SSG inadequado ou contração das cicatrizes.
  - Complexo: fusão das estruturas das pálpebras ao nível do septo orbital, como hematoma organizacional posterior, edema, trauma intenso e explorações do piso orbital.
- Mecânico: tumores grandes (p. ex., neurofibroma).
- Paralítico: a paralisia do *orbicularis occuli*, como após lesão ao nervo facial, resulta na perda do suporte da pálpebra inferior de tal forma l que as alterações regressivas e a gravidade causam o ectrópio. Esse quadro não é, geralmente, uma característica da paralisia em jovens.
- Regressivo: afrouxamento horizontal da lamela anterior e estiramento ou desinserção dos tendões medial e lateral do canto; desinserção da fáscia capsulopalpebral da placa tarsal inferior; afrouxamento dos retratores. O quadro se manifesta com a caída da pálpebra e a a apresentação da esclerótica; posteriormente ocorre eversão da margem da pálpebra, expondo o ponto medial que pode ficar obstruído associado à ceratinização da conjuntiva palpebral, e evolui para envolver toda a pálpebra inferior.

Características clínicas
Os sintomas incluem:
- Irritação, secura, queimação e coceira.
- Pálpebras edematosas vermelhas.
- Lacrimejamento ou epífora.
- Sequelas a longo prazo:
  - Ulceração da córnea.
  - Perda visual.
  - Ceratinização da conjuntiva palpebral e da margem da pálpebra.
  - Fimose pontual.

Classificação
- Congênito.
- Adquirido:
  - Regressivo (senil).
  - Cicatricial.
  - Paralítico.
  - Mecânico.

ECTRÓPIO

Exame
- Examinar a córnea e a conjuntiva.
- Verificar a acuidade visual e o movimento ocular.
- Avaliar o afrouxamento da pálpebra usando:
  - Um teste de distração anterior no qual a pálpebra pode ser normalmente puxada somente 6-8 mm do globo ocular.
  - Teste *snapback* em que a pálpebra é puxada para fora do glóbulo e, normalmente, estala de volta imediatamente.
- Avaliar a deficiência da lamela anterior pelo deslocamento superior da pálpebra inferior, que normalmente se levanta mais de 2 mm acima sua posição normal.
- Avaliar a integridade do tendão medial do canto, puxando a pálpebra inferior lateralmente; deverá mover-se < 5 mm.
- Tendão lateral do canto: o ângulo lateral do canto deverá ficar a 6 mm da margem orbital.
- Um ponto visível sugere afrouxamento medial do canto.
- Em paralisia, buscar pela sensação da córnea fenômeno de Bell e lagoftalmia.

Tratamento
Clínico
- Tampões de lubrificação e umidade (usar à noite).
- Colocação de fita sobre a pele lateral do canto.
- Molhar os olhos, na parte superior e interna.
- Massagem e injeções de esteroides para amolecer as cicatrizes.
- Pesos na pálpebra superior externa podem reduzir a exposição corneana.

Cirúrgico
- O ectrópio congênito ou cicatricial requer a liberação e a substituição dos tecidos deficientes com enxertos ou retalhos locais, como utilizados na reconstituição das pálpebras, que podem ser ajudados pela cantoplastia.
- Ectrópio regressivo ou paralítico: em geral envolve a pálpebra inferior; o tipo de procedimento utilizado depende da causa e do grau do ectrópio.
  - Eversão pontual isolada. Extirpar o diamante horizontal do tarso e a conjuntiva em 4-8 mm de largura, com o vértice entre 0,5-1 mm abaixo e logo lateral ao ponto (usar sonda lacrimal para proteger o canal lacrimal).
  - Afrouxamento medial com eversão pontual: excisão de Byron Smith tipo "T deitado" da conjuntiva e do tarso (Fig. 7.1) combinada com a excisão de espessura total pentagonal da pálpebra medial, que encurta na vertical e na horizontal.
  - Afrouxamento da pálpebra horizontal: extrair o pentágono de espessura total da pálpebra. O procedimento de Kuhnt-Symanowsky (Fig. 7.2) é uma excisão pentagonal em cunha do tarso e da conjuntiva da parte lateral da pálpebra inferior via uma incisão de blefaroplastia, com redrapeamento e excisão da pele da pálpebra inferior.
  - Afrouxamento do tendão medial do canto: o tendão é dobrado, ressecado e religado ao tubérculo marginal-órbita (tubérculo de Whitnall) ou o canto medial é extirpado por inteiro com o canalículo inferior; o tendão medial do canto é, então, religado à crista lacrimal posterior e o canalículo dividido é marsupializado para manter a patência.

- Afrouxamento do tendão lateral do canto: dobra ou tipoia lateral do canto na qual uma tira do ramo inferior é passada através de uma fenda no ramo superior do tendão (Tenzel); a tira lateral do tarso envolve a excisão da parte inferior do tendão lateral do canto e a pele sobre o tarso lateral, para então suturar o tarso à margem orbital. Como alternativa, pode-se usar a flâmula periosteal de Marsh--Edgerton para a reconexão lateral do canto.
- A reincidência no ectrópio paralítico pode ser auxiliada por tipoias fasciais, transferências do músculo temporal dinâmico ou tarsorrafia.

Lagoftalmia

Na paralisia do *orbicularis oculi*, a retração da pálpebra superior provocada por ação negativa do músculo levantador pode ser corrigida inserindo-se pesos ou molas de ouro na margem da pálpebra superior, por tarsorrafia, cujo objetivo é reduzir a largura horizontal da abertura da pálpebra criando aderências entre a parte lateral da pálpebra superior e inferior, ou por meio de retirada do músculo levantador.

ECTRÓPIO 287

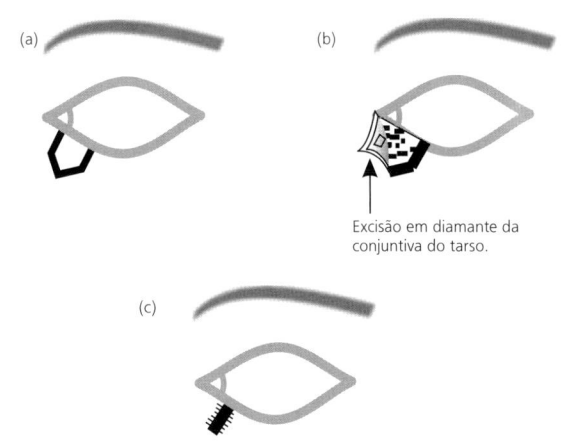

Excisão em diamante da conjuntiva do tarso.

Fig. 7.1 Incisão T deitada: (a) extirpar uma cunha de espessura total medialmente a pelo menos 4 mm do ponto; (b) refletir a pálpebra inferior remanescente medial e extirpar uma seção longitudinal em forma de diamante da tarsoconjuntiva debaixo do ponto, que inverte esta parte da pálpebra quando suturada; (c) fechar a cunha.

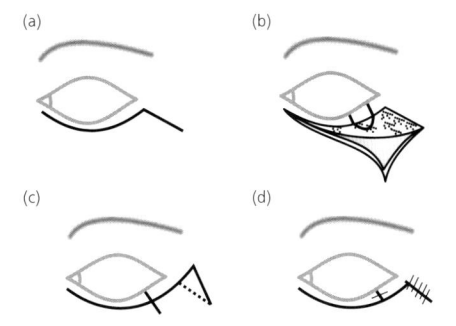

Fig. 7.2 Procedimento de Kuhnt-Zymanowsky: (a) incisão da blefaroplastia subciliar; (b) elevar a retalho de pele e extirpar a cunha lateral das pálpebras inferiores; (c) fechar a cunha e substituir a pele, extirpando todos os excessos lateralmente; (d) ponto.

Entrópio

Definição
Inversão anormal das pálpebras, permitindo o contato dos cílios com o globo.

Etiologia
- **Congênito.** Provocado pela falta da placa tarsal ou hipertrofia das fibras pré-tarsais marginais do *orbicularis occuli*. Pode ser provocado também pelo globo pequeno ou ausente, ou epibléfaro.
- **Cicatricial.** Cicatrização da lamela posterior provocada por ferimento químico, infecção de tracoma, síndrome de Stevens-Johnson, pênfigo ocular ou outras condições inflamatórias.
- **Espástico.** A sobreposição das fibras orbiculares pré-septais sobre o *orbicularis* pré-tarsal provoca a rotação em sentido interno da placa tarsal da pálpebra inferior. Em geral ocorre em pacientes jovens e é um precursor para entrópio regressivo.
- **Regressivo.** Mudanças de envelhecimento com combinação da desinserção da fáscia capsulopalpebral, afrouxamento da pálpebra horizontal, sobreposição das fibras pré-septais do *orbicularis* sobre as fibras pré-tarsais do *orbicularis* e afrouxamento dos retratores da pálpebra inferior o que provoca a rotação em sentido interno da placa tarsal da pálpebra inferior (que é mais fina e se curva facilmente).

Características clínicas
Os sintomas são: coceira, queimação e arenosidade provocadas pela fricção dos cílios contra o globo e a consequente inflamação que, acaba provocando a ulceração da córnea. Sinais incluem aqueles do fechamento compacto das pálpebras, a inversão da pálpebra, cicatrização e simbléfaro (cicatrização ou fusão da conjuntiva bulbar e palpebral).

Tratamento
- O entrópio congênito causado pela hipertrofia do *orbicularis* pré-tarsal pode ser tratado extirpando-se a pele sob o tarso e *orbicularis* pré-tarsal com ou sem cantoplastia lateral.
- Excisão do músculo *orbicularis* encavalado por meio de incisão cutânea transversal.
- Liberação da cicatrização da conjuntiva se esta estiver provocando o encurtamento vertical da lamela posterior e puxando o tarso e os cílios sobre o globo, com inserção posterior de enxertos de mucosa bucal ou nasal, ou de conjuntiva. Pode-se executar a plastia em Z localizada.
- Ressecação da lamela anterior e do tarso com suturas colocadas para revirar a margem da pálpebra.
- A incisão transversal do tarso (Weis, Fig. 7.3) pode ser transconjuntival, com reposicionamento da sutura.
- Enxertos de cartilagem da concha para suportar a placa tarsal flácida.
- Procedimentos de encurtamento horizontal da pálpebra por meio da ressecação mediotarsal, com um segmento triangular de base para baixo do tarso da conjuntiva e dos retratores das pálpebras ou pela ressecação lateral do tarso, o que pode incluir a suspensão da pálpebra inferior, a rotação do tarso e o ajuste da fáscia capsulopalpebral ou pela suspensão do canto.

Diagnósticos diferenciais

- **Epibléfaro.** Dobra de pele redundante da pálpebra inferior que rola sobre a margem da pálpebra inferior, empurrando os cílios sobre a córnea. Algumas vezes é chamado de entrópio secundário, sendo comum em crianças e chineses, e com inchaço.
- **Triquíase.** Somente os cílios estão virados em contato com a córnea; a margem da pálpebra está em posição normal.
- **Distiquíase.** Linha extra de cílios na margem interna da pálpebra inferior, em contato com a córnea.
- **Simbléfaro.** Cicatrização ou fusão da conjuntiva bulbar e palpebral.

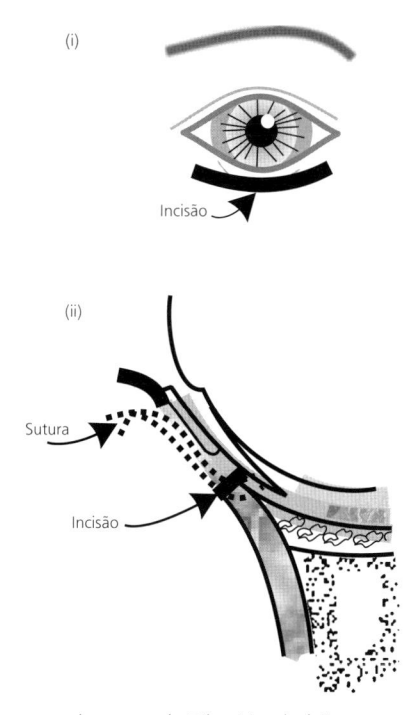

Fig. 7.3 Tarsotomia transversal e sutura de Wies. Uma incisão transversa completa através da pálpebra para criar uma cicatriz que previne a sobreposição do *orbicularis* pré-tarsal, com sutura de eversão para transferir a tração dos retratores da pálpebra para a parte externa superior do tarso.

Síndrome de blefarofimose, ptose e epicanto inverso (BPES)

Definição
Limitação da abertura palpebral e da órbita.

Incidência
Rara.

Etiologia
- Dominante autossômica.
- Anomalias localizadas em 3q21-24.
- Mutação encontrada em 50% dos casos.

Classificação
- Tipo I: associada à infertilidade provocada por deficiência ovariana; ocorre somente em mulheres.
- Tipo II: sem problemas de infertilidade; afeta homens e mulheres.

Patogênese
Anormalidades no gene *FOXL2* localizado no braço longo do cromossomo 3 parecem provocar anormalidades no desenvolvimento nas pálpebras e, algumas vezes, nos ovários, provavelmente, dependendo do tipo de mutação.

Características clínicas
- Ptose.
- Dobras do epicanto (epicanto inverso, ou seja, as dobras surgem da pálpebra inferior).
- Telecanto.

Provocam o tamanho reduzido da abertura da pálpebra. Pode haver hipertelorismo ósseo, microftalmia e anomalias do aparelho lacrimal. As manifestações extraoculares variadas incluem: microcefalia, anomalias das articulações e dos membros, atrofia do útero e dos ovários e retardo mental e de crescimento.

Tratamento
- Suspensão das sobrancelhas para a ptose.
- Correção das dobras do epicanto.
- Remodelação orbitária por uso de brocas e enxertos ósseos.

Anoftalmia e microftalmia

Definição
Anoftalmia é a ausência completa do globo dentro da cavidade orbital. Na microftalmia o tamanho do globo é reduzido, embora ainda esteja presente.

Incidência
Estimada:
- Anoftalmia: 1/100.000.
- Microftalmia: 1/10.000.

Etiologia
Diversos genes foram identificados na formação do globo e podem ser anormais na anoftalmia e microftalmia. Fatores ambientais, incluindo radiação, toxinas, drogas e vírus também foram implicados. A maioria dos casos é esporádica, ou faz parte de uma síndrome reconhecida de anomalia congênita. Já foi descrita também a anoftalmia autossômica recessiva, de gene único herdado.

Classificação
- Anoftalmia primária: sem ocorrência de evaginação da vesícula óptica.
- Anoftalmia secundária: falência difusa do desenvolvimento do cérebro anterior, incluindo o olho.
- Anoftalmia degenerativa: a vesícula óptica se desenvolve e depois regride.

Patogênese
O olho se forma no embrião a partir de uma combinação da neurectoderme do cérebro anterior (que forma a retina), do mesênquima derivado da crista neural (revestimentos fibrosos do globo), e do ectoderma de superfície (cristalino e córnea). No 22º dia da gestação, o sulco óptico já pode ser visto no cérebro anterior. Este se projeta lateralmente em direção ao ectoderma de superfície, formando a vesícula óptica. Por volta do 28º dia da gestação, o ectoderma de superfície sobrejacente a essa vesícula se espessa para formar o placoide que invagina para a vesícula por volta do 32º-33º dias para formar a vesícula do cristalino. Esse ectoderma se ajusta sobre a vesícula óptica para criar a córnea. Para a formação bem-sucedida do globo são necessárias interações recíprocas entre a vesícula óptica e o placoide do cristalino. O aparelho lacrimal, a conjuntiva e as pálpebras têm origem ectodérmica. As pálpebras se unem sobre a córnea durante o 3º mês e permanecem fundidas até o final do 6º mês. O globo é necessário para o desenvolvimento normal da cavidade orbital.

Características clínicas
Anomalia unilateral ou bilateral. Na microftalmia o olho tem tamanho reduzido (eixo < 21 mm em adultos, < 19 mm em crianças) junto com o espectro de ausência total do olho. As pálpebras anoftálmicas são pequenas e côncavas e quando se abrem revelam um pequeno saco conjuntivo vazio. O aparato lacrimal está presente e pode funcionar. O tamanho da cavidade orbital depende do tamanho do globo, se houver, mas os músculos da órbita estão presentes.

Tratamento

O objetivo é criar um bolso adequado para a prótese e equiparar ao olho contralateral, se houver. O ideal é que a expansão do tecido tenha início na fase neonatal e continue ao longo dos anos. Pode também ser necessário:
- Expansão do tecido por implantes.
- Redefinição da superfície óssea ou osteotomias para aumentar a cavidade orbital.
- Enxertos de mucosa na cavidade aumentada.
- Enxertos de pele ou retalhos locais na pele das pálpebras.
- Tarsorrafia.
- Enxertos de cartilagem ou tipoia na fáscia lata para aumentar e dar sustentação à pálpebra inferior.
- Cirurgia da pálpebra superior para ptose.

Condições associadas

- A síndrome de Fraser consiste em anoftalmia, genitália anormal, deficiência mental, agenesia renal e orelhas anormais.
- Coloboma: deficiência da fusão da fissura óptica que provoca uma fenda em algumas ou em todas as estruturas do olho. Pode representar uma forma menos séria do espectro da anomalia da anoftalmia – microftalmia.

Anoftalmia adquirida (ou seja, secundária à cirurgia)

- Evisceração: o conteúdo do globo é retirado e substituído por um espaçador acrílico.
- Enucleação: o globo é retirado da órbita, deixando o conteúdo remanescente intacto. Um implante pode ser suturado aos músculos orbitais para proporcionar movimento sinérgico com o outro olho.
- Exenteração: retirada integral do conteúdo da órbita, incluindo o periósteo e as pálpebras. A órbita pode ser reconstruída com uma combinação de enxerto ósseo, retalhos e enxertos, ou cicatrizar por intenção secundária, o que demora até 3 meses.

Hipertelorismo, epicanto, telecanto e hipotelorismo

Hipertelorismo
Distância aumentada entre as paredes orbitárias mediais. A distância normal é de 23 a 28 mm.

Classificação (Tessier)
- Tipo 1: 30-34 mm.
- Tipo 2: 35-39 mm.
- Tipo 3: > 40 mm.

Causa
Geralmente congênita.

Tratamento
Osteotomia intracraniana (a mais previsível) ou subcraniana.

Epicanto
Uma dobra de pele da ponte nasal que se projeta e escurece o canto medial. A ocorrência é comum em raças orientais. A dobra se forma na pálpebra superior (epicanto palpebral), na pele sobre o tarso (epicanto tarsalis), ou na sobrancelha (supraciliar). O epicanto inverso é uma variante onde a dobra se forma a partir da pálpebra inferior.

Tratamento
Por variações de plastia em Z, retalhos de salto (Fig. 7.4).

Telecanto
Distância aumentada entre as bordas mediais do canto.

Causa
Pode ser traumática, congênita e raramente, um tumor.

Tratamento
Cantopexia medial seja entre si, (transetmoidal) ou para a parede orbitária medial.

Hipotelorismo
Distância reduzida entre as paredes mediais orbitárias (< 23 mm).

Causa
Inclui a trigonocefalia, arrinia (fissura 0-14), Síndrome de Binder.

Tratamento
Tratar a causa, osteotomias intracranianas.

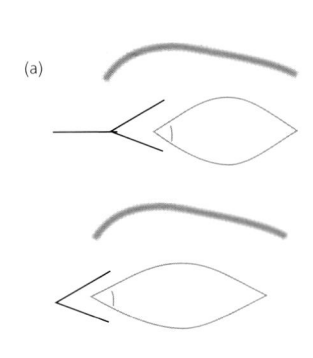

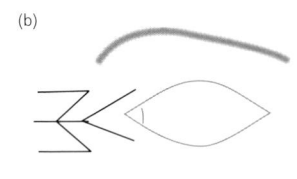

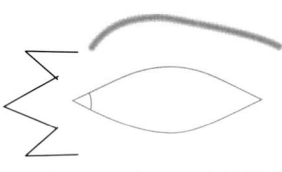

Fig. 7.4 Procedimentos para epicanto e telecanto: (a) Y-V; (b) plastia em Z dupla de Mustardé (retalhos em forma de homem voando).

Ptose

Definição
Nível anormalmente baixo das pálpebras superiores (durante o olhar fixo para frente).

Apresentação clínica
- Visão escurecida.
- Preocupações estéticas.

Classificação

Congênita
- 85% distrófica congênita (distrofia do levantador).
- 15% aponeurótica congênita ou paralisia do nervo (não distrófica).

Adquirida
- Neurogênica:
  - Oculomotora.
  - Simpática (síndrome de Horner).
- Miogênica:
  - Miastenia grave.
  - Oftalmoplegia externa crônica.
- Aponeurótica:
  - Trauma.
  - Senil/regressiva.
- Mecânica:
  - Senil/regressiva (pálpebras em excesso).
  - Tumores.

Avaliação
Um histórico detalhado pode ajudar a determinar a causa.

Exame
- Grau da ptose: medir a distância da margem das pálpebras superiores ao reflexo da luz refletida (corresponde ao eixo visual do paciente).
- Posição da pálpebra com relação à córnea: medir a extensão que a pálpebra cobre o limbo (em geral a pálpebra se estende 1-2 mm abaixo do limbo).
- Função elevatória (normal 12-15 mm).
- Posição da dobra da pálpebra superior: se for alta, indica deiscência aponeurótica do levantador, porque o levantador ainda está preso à pele, porém não distalmente.
- Fenômeno de Bell.
- Retardo da pálpebra (olhar fixo para baixo) sugere origem congênita.
- Qualidade da pele da pálpebra.
- Taxa de retorno para a inversão após a eversão manual.
- A ptose aumenta quando se olha fixo para baixo?
- Lei de Hering: ptose acentuada em miastenia grave e ptose da sobrancelha.
- Acuidade visual.
- Amplitude do movimento do olho, especialmente do reto superior.
- Tremor da mandíbula.
- Sensação corneal.

Tratamento

Geralmente a correção é exagerada quando a função do levantador é inadequada e menos intensa quando a função do levantador é satisfatória.

O tratamento depende da função do levantador
- Se o levantador eleva a pálpebra ≥ 10 mm considerar o grau atual de ptose. Se o grau de ptose for < 2 mm realizar um procedimento de Fasanella-Servat; se 2-3 mm fazem plicatura do levantador; se o grau de ptose for > 3 mm experimentar cirurgia de encurtamento da aponeurose.
- Se o levantador elevar a pálpebra < 10 mm e o grau de ptose for > 4 mm executar um procedimento de ressecção do levantador, porém se o grau de ptose for < 4 mm é necessária a suspensão da sobrancelha ou a suspensão occipitofrontal.

Procedimento de Fasanella-Servat (Fig. 7.5)
Essencialmente uma müllerectomia transconjuntival. Existem muitas modificações (Beard, Smith, Iliff).

Dobra ou ressecção do levantador
Transcutânea ou transconjuntival. A aponeurose do levantador é dobrada ou ressecada e avançada diretamente sobre o tarso.

Cirurgia da aponeurose
- Pode incluir a ressecção, avanço ou reparo da aponeurose do levantador; usada quando a função do levantador é adequada.
- A abordagem conjuntiva é boa quando a função do levantador é adequada.
- A abordagem cutânea é melhor quando a função do levantador é inadequada ou falha.

Suspensão do músculo frontal
Executada usando uma variedade de materiais de suspensão (em geral tiras de fáscia lata) e modelos de suspensão (geralmente o modelo de Crawford: um M com um V invertido, com a base para o alto). É difícil atingir a simetria.

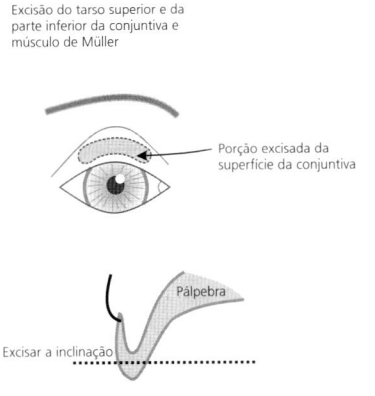

Fig. 7.5 Tarsectomia da borda superior de Fasanella-Servat e Müllerectomia via abordagem da conjuntiva. (a) Visão anterior mostrando a área de excisão da superfície da conjuntiva; (b) visão lateral: virar a pálpebra e extirpar uma elipse da conjuntiva, polo superior do tarso e inserção inferior do músculo de Müller.

Reconstrução das pálpebras

As lesões às pálpebras são comuns, assim como os tumores que requerem excisão e reconstrução. O reparo ou reconstrução cuidadosos podem restaurar tanto a função como a estética das pálpebras.

Reparo das lesões às pálpebras

Desbridamento
Não extirpar tecido. A maior parte das perdas é mais aparente que real (decorrente da retração).

Reparo
- Retomar todos os tecidos com precisão.
- Não há necessidade de suturar o septo orbital se estiver alinhado às fibras do *orbicularis*.
- Reparar todos os músculos/aponeuroses.
- Reparar ou entubar o canalículo inferior, porém não o canalículo superior. O tubo deve permanecer inserido durante 6 meses.
- Se o canalículo comum e/ou o saco lacrimal estiverem lesionados, pode ser necessário um procedimento de dacriocistorrinostomia.
- Se o tendão medial do canto estiver dividido, resultando em um telecanto traumático, reparar através da ponte nasal com fio/sutura transnasal.

Fraturas orbitárias
- Avaliar:
  - Se há fratura.
  - Se o músculo está preso.
  - Enoftalmia.
  - Diplopia – comumente provocada mais por hemorragia/tração sobre o septo/músculo que pelo aprisionamento do músculo. Permitir o assentamento.
- Se houver uma fratura grande ou na presença de depressão, herniação ou aprisionamento, considerar a redução e fixação por cirurgia.
- Abordagens ao piso orbital:
  - Transconjuntival mais cantoplastia lateral.
  - Blefaroplastia supraciliar – variações em plana, superficial ou profunda com relação ao *orbicularis* ou ambos, ou seja, superficial com relação ao pré-tarsal e profundo com relação ao músculo pré-septal.

Reconstrução das pálpebras
- Depende do tamanho e posição e da composição do defeito.
- Extirpar o tumor com uma margem de 4-6 mm, perifericamente e sobre a superfície profunda a 1 mm do plano cirúrgico limpo (portanto, se fixado ao tarso, realizar uma excisão da espessura total do tarso).
- Considerar a função dessa porção da pálpebra, ou seja, o contato corneal mediossuperior, muito móvel. Se pálpebra inferior externa, mais estrutural, estático.
- Tomar cuidado com o ectrópio/abrasão da córnea.
- Considerar se o defeito incluirá a margem. Se não, a reconstrução é mais fácil com enxerto comum de pele de espessura parcial ou total.

Tamanho do defeito
Se incluir a margem, considerar o tamanho do defeito.

Pálpebra Inferior
- Menos que 1/3: fechamento direto mais cantólise.
- Menos da metade: retalho semicircular ou retalho de rotação da bochecha (Mustardé) (Fig. 7.6).
- Mais da metade: retalho de rotação da bochecha.
- A menos que o defeito esteja somente na margem da pálpebra, ou seja, defeito vertical < 5 mm da margem da pálpebra, então, retalho tarsoconjuntival e enxerto de pele de espessura total (Hughes) (Fig. 7.7).

Pálpebra superior
- Menos de 1/3: fechamento direto mais cantólise.
- Mais de 1/3: retalho semicircular (Tenzel).
- Mais da metade: retalho da ponte da pálpebra inferior (Cutler-Beard) (Fig. 7.8).
- Se o defeito for vertical < 5 mm considerar um enxerto tarsal e mobilização da pele local.

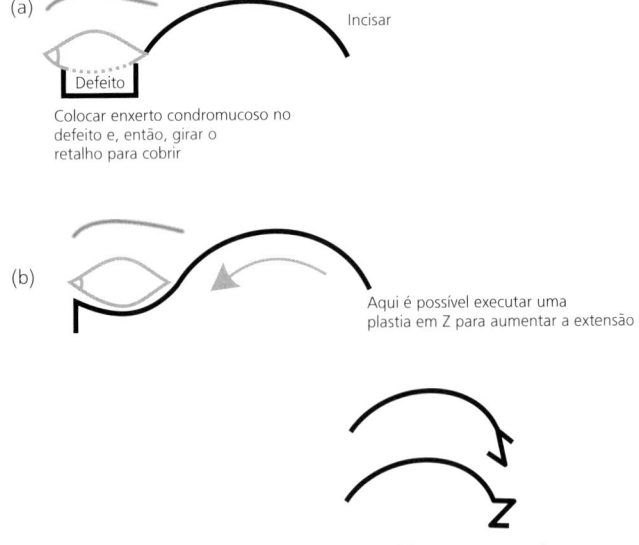

Fig. 7.6 Retalho de rotação da bochecha de Mustardé e enxerto condromucoso. (a) Defeito grande da pálpebra inferior reconstruído com um retalho de rotação da bochecha com o suporte dado por um enxerto condromucoso do septo. (b) Retalho avançado da bochecha. É possível atingir uma extensão maior incorporando a plastia em Z à extremidade distal do retalho.

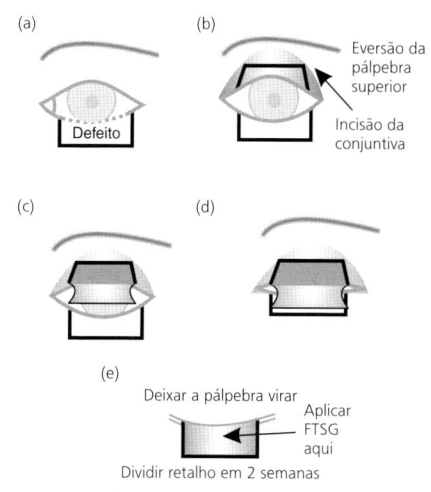

Fig. 7.7 Retalho tarsconjuntival de Hughes e reconstrução das pálpebras com enxerto de pele: (a) defeito grande da pálpebra inferior; (b) pálpebras superiores viradas e elevação do retalho da conjuntiva; (c) retalho avançado dentro do defeito; (d) retalho suturado dentro do defeito e pálpebra superior com capacidade de eversão; (e) FTSG aplicado no topo do retalho.

Fechamento direto
- Pálpebra inferior: tomar cuidado com o ectrópio. Portanto, sempre tentar o fechamento verticalmente, porém, tomar cuidado com a contratura da cicatriz secundária que provoca o ectrópio. Se a cicatriz for longa, executar uma plastia em Z vertical da cicatriz.
- Pálpebra superior: colocar a cicatriz na dobra da pele (similar à blefaroplastia).

Enxerto de pele
- Quase sempre espessura total.
- Quase sempre pele similar, ou seja, pele rosada fina das clavículas e sulco pós-auricular ou pálpebras superiores contralaterais.

Excisão em cunha (espessura total) (Fig. 7.9)
- Não extirpar como cunha porque esta leva ao chanfro na margem das pálpebras.
- Certificar-se que a excisão está em ângulo reto com relação à margem da pálpebra e, então, completar a cunha com uma elipse ou ângulos, criando um pentágono.
- Primeiro fechar a margem da pálpebra na linha cinza com seda 6/0 para alinhá-la corretamente (deixar extremidades longas para evitar a irritação no olho). Com uma leve tração, suturar a placa tarsal com a sutura saliente no tarso ou anterior ao tarso e a conjuntiva.
- Suturar a conjuntiva com uma sutura inversa com fio vicril 6/0 absorvível.
- Depois suturar o *orbicularis*.
- Suturar a pele, prendendo as extremidades longas da sutura o mais próximo possível à margem das pálpebras.
- Retirada dos pontos 5-7/7, deixar as suturas das margens 10-14/7.

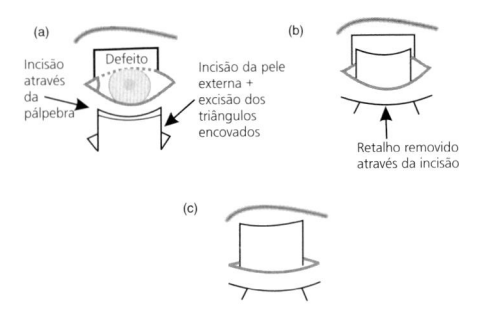

Fig. 7.8 Retalho de ponte da pálpebra inferior de Cutler-Beard. (a) Grande defeito da pálpebra superior. Um retalho de pele é elevado da pálpebra inferior/bochecha e avançado sob uma incisão de espessura total da pálpebra inferior, 4-6 mm abaixo da margem da pálpebra. (b) O retalho é empurrado e inserido no defeito da pálpebra superior. (c) Inserção: dividida mais tarde para restaurar a visão.

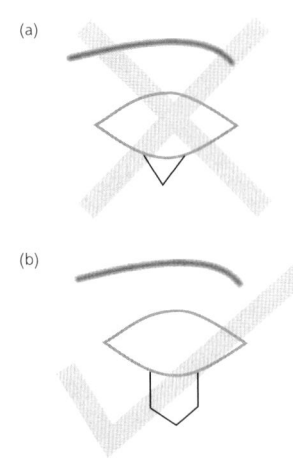

Fig. 7.9 Excisão em cunha da pálpebra: (a) não deverá ser feita em cunha; (b) deverá ter o formato de um pentágono.

Cantólise lateral

Liberação do ramo correto do tendão lateral do canto, ou seja, superior para as pálpebras superiores e inferior para as pálpebras inferiores.

Técnica (Fig. 7.10)
- Incisão horizontal alinhada à fissura palpebral.
- Dissecção com tesoura para isolar o ramo apropriado.
- Dividir sob tensão; deixar o outro ramo intacto.
- Mover o ramo dividido em direção da linha média.
- A conjuntiva do fórnice avança cruzado para reconstruir as pálpebras.
- Pode ser necessário fechar esta conjuntiva à pele.

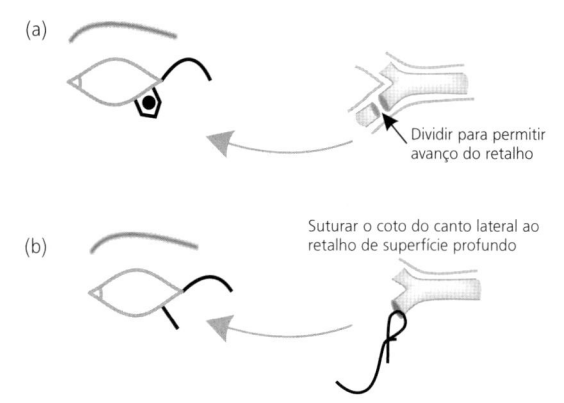

Fig. 7.10 Retalho semicircular de Tenzel e cantólise lateral: (a) excisão em cunha da lesão, desenho do retalho semicircular, liberação do ramo inferior do tendão lateral para permitir o avanço do retalho e da conjuntiva; (b) sutura e fixação do coto lateral do canto para evitar a retração.

Reconstrução da pálpebra em paralisia de nervo facial

- Procedimentos de ajuste da pálpebra.
- Encurtamento do canto lateral.
- Tipoia facial.

Tarsorrafia
Indicada para proteção da córnea (McLaughlin).

Temporária (Fig. 7.11)
- Não excisar exageradamente se houver tecido da pálpebra, de modo que, na reversão, ela pareça normal.
- Excisar apenas uma borda de margem da conjuntiva posterior à linha cinza das pálpebras superior e inferior para a distância necessária.
- Suturar juntas com outra sutura de reforço, deixar 4-6/52.

Permanente (Fig. 7.12)
- A pálpebra inferior é dividida na linha cinza, excisando-se os tecidos anteriores. Excisa-se, também, a área correspondente da pálpebra superior, posterior à linha cinza e com espessura parcial do tarso.
- As duas áreas são sobrepostas e suturadas.

Circunscrição (mola de d'Arion)
Tarsorrafia central com tipoia indicada, se houver exposição da córnea após paralisia facial e ectrópio da pálpebra inferior.

Lagoftalmia
Pesos na pálpebra superior.
- Usar ouro em inserção profunda ao *orbicularis*, e superficial ao tarso.
- Peso suficiente para fechar a pálpebra, mas leve o suficiente para permitir abertura do olho.
- Avaliar peso apropriado com toques leves em primeiro lugar.

Podem-se usar, também, molas de pálpebra.

📖 Consulte também Cirurgia de ectrópio.

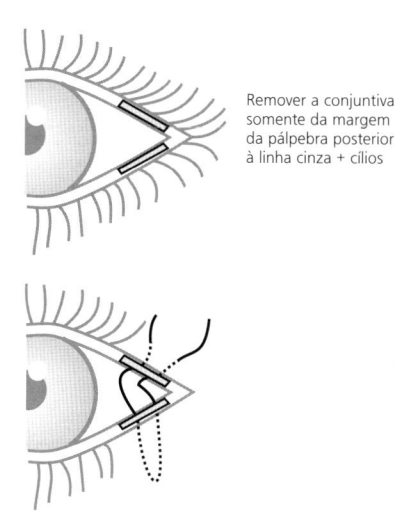

Fig. 7.11 Tarsorrafia temporária. Retirar somente uma borda da conjuntiva posterior de ambas as pálpebras.

Remover a conjuntiva somente da margem da pálpebra posterior à linha cinza + cílios

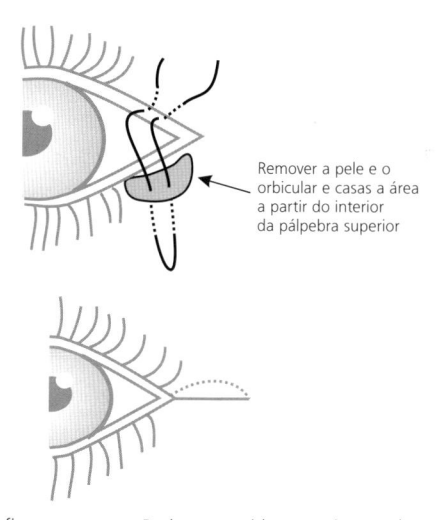

Remover a pele e o orbicular e casas a área a partir do interior da pálpebra superior

Fig. 7.12 Tarsorrafia permanente. Retirar os tecidos anteriores sobre a pálpebra inferior e os tecidos posteriores sobre a pálpebra superior e suturar com suturas de reforço.

Capítulo 8

Nariz, orelha, face e boca

Reconstrução nasal. 306
Rinofima 314
Reconstrução da orelha. 315
Paralisia de nervo facial 318
Reconstrução da bochecha 323
Salivação. 327
Reconstrução do lábio. 329
Deglutição. 336

Reconstrução nasal

Perspectivas históricas
O primeiro caso de reconstrução nasal registrado ocorreu com a pele de um retalho da bochecha (não da testa), como descrito no *Hindu Book of Revelation*, de Sushruta Samhita, em 600 a.C. No século XVI, Gaspare Tagliacozzi, Professor de Anatomia na Universidade de Bologna, usou um retalho de base distal da porção média do braço para reconstruir a ponta de um nariz. O pedículo foi dividido após 3 semanas (e, curiosamente, após 2 semanas em clima úmido).

Etiologia
- Malignidade (particularmente BCC e em menor escala SCC).
- Trauma.
- Congênito.

Anatomia
O nariz é uma estrutura complexa que envolve o esqueleto nasal, um revestimento interno mucoso e uma cobertura externa de pele. O revestimento mucoso está fortemente aderido às superfícies profundas subjacentes do esqueleto nasal, limitando, assim, o fechamento primário de defeitos da mucosa aos com menos de 5 mm de diâmetro. A pele se torna progressivamente menos elástica a partir da glabela em direção à ponta, com a maior elasticidade observada sobre o dorso nasal e as paredes laterais. A pele é significativamente gordurosa, especialmente na ponta, mas se recompõe satisfatoriamente com mínimas cicatrizes. O nariz pode ser considerado em termos de várias unidades estéticas.

O esqueleto nasal pode ser considerado em terços:
- Superior – ossos nasais e processos ascendentes da maxila.
- Médio – o par de cartilagens laterais superiores.
- Inferior – o par de cartilagens laterais (alares) inferiores.

Esses terços se unem na linha média como uma abóbada (o pilar medial) em formação de um tripé, suspendendo a ponta do nariz. Um pilar medial também suporta a columela. O pilar lateral adere à abertura piriforme.

Objetivos da reconstrução
A reconstrução pode ser tanto estética quanto funcional (p. ex., via aérea patente) e os princípios foram descritos por Burget (1985), a saber:
- Restauração do "normal" em termos de coloração, textura e contorno.
- Reposição de partes faltantes com tecido semelhante, tanto em qualidade quanto em quantidade. Os retalhos geralmente são preferidos aos enxertos por suas qualidades estéticas superiores, habilidade de cobrir o esqueleto nasal e resistir à contratura.
- Um molde (papel da embalagem dos fios de sutura) é útil para reconstruir defeitos 3D de modo preciso.
- A subunidade estética deve ser recriada, não apenas o preenchimento do defeito. Por isso, um defeito igual ou superior a 50% de uma unidade estética requer a reconstrução da unidade por inteiro.
- Colocação das cicatrizes cirúrgicas nos limites, entre as unidades estéticas, para o melhor resultado possível (Fig. 8.1).

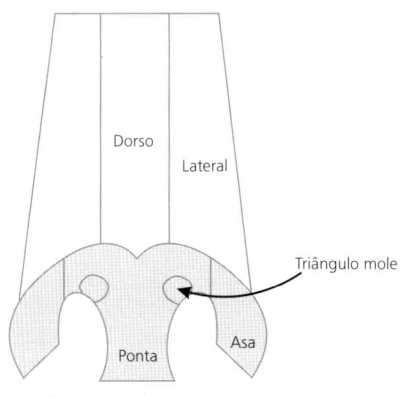

Fig. 8.1 Subunidades estéticas do nariz.

Técnicas de reconstrução

A abordagem de "escada de reconstrução" é usada, com frequência, para defeitos cutâneos do nariz, mas nem sempre é a mais adequada.

Cicatrização por segunda intenção
Pode ser adequada para defeitos de espessura parcial inferiores a 10 mm de diâmetro.

Fechamento primário
Adequado somente para lesões menores, particularmente no terço inferior, por causa da imobilidade da pele nasal. Mais adequado para a pele dorsal.

Enxerto de pele de espessura parcial
Tende à contratura cicatricial, embora possa ser útil como medida temporária, por exemplo, até que a histologia formal esteja disponível antes de se iniciar uma reconstrução nasal de grande porte após excisão de um tumor.

Enxerto de pele de espessura total
Como acontece com o enxerto de pele de espessura parcial (SSG), esse enxerto visa repor toda a unidade cosmética. A pele pré-auricular se assemelha, satisfatoriamente, com a parte superior do nariz. A pele pós-auricular ou supraclavicular também pode ser usada, mas a semelhança da cor é menos satisfatória.

Enxertos compostos
São úteis para reconstruir defeitos de espessura total da borda alar. É fundamental a existência de um leito bem vascularizado e deve se limitar ao tamanho máximo de 1 cm da borda vascularizada ou tamanho total inferior a 2 cm de largura. A "pega" do enxerto pode ser mais confiável aumentando-se a área de inserção girando-se para baixo a pele próxima ao defeito para revestimento, aumentando-se, assim, a dimensão do defeito, mas reduzindo-se a proporção do defeito de espessura total.
- Borda helical.
- Raiz da hélice.

A área doadora é fechada diretamente. Pode ocorrer uma chanfradura na linha da cicatriz, especialmente se a inserção não for escalonada. Pode ocorrer necrose central, também produzindo uma chanfradura.

Retalho locais
- Retalho bilobado (Esser, 1918).
- Retalho nasolabial (Dieffenbech, Séc. XIX).
- Retalho em faixa (Elliott, 1969).
- Retalho nasal.
- Retalho nasal dorsal (Riger, Marchac).
- Retalho em corno.
- Retalho de avanço V-Y da bochecha.
- Retalho de rotação de avanço alar (como o de Antia-Buch na borda helical, mas avançando pela asa e fechando o segundo defeito no assoalho da narina e na base por fechamento V-Y).

Retalhos distantes
- Retalho da testa ("técnica indiana").
- Retalhos do couro cabeludo (Washio, Converse).

Transferência de tecido livre
- Retalho radial do antebraço com ou sem osso.
- Retalho do músculo dorsal do pé.
- Retalho pós-auricular.
- Retalho auriculotemporal.

Reconstrução do revestimento nasal

Em geral, o revestimento é sempre negligenciado, mas um revestimento nasal inadequado é causa comum de falha estética e funcional na reconstrução do nariz. Um revestimento vascularizado adequado é essencial à colocação bem-sucedida de enxertos de cartilagem primária. Para revestir todo o nariz anterior à maxila, é necessária uma peça de pele de 8 × 9 cm. As opções são:
- Retalhos de pele adjacente, virados para baixo (Fig. 8.2).
- Enxertos mucosos do septo ou da mucosa intraoral.
- Enxertos de pele ou compostos.
- Retalhos da mucosa intranasal.
- Retalhos condromucosos intranasais.
- Retalho intraoral miomucoso do bucinador.
- Retalhos cutâneos.

Millard (1974) descreveu um retalho de revestimento nasolabial. Entretanto, havia tendência de formação de um abaulamento e, por isso, o risco de ocluir as vias aéreas em casos bilaterais.

O retalho pivô septal ipsolateral (Burget e Menick, 1972) é um retalho mucopericondrial do septo com base anterior no ramo septal da artéria labial superior. Ele pode cobrir adequadamente o aspecto interno da ponta do nariz.

Millard (1967) descreveu um retalho de avanço mucoso bipediculado (modificado, posteriormente, por Burget e Menick [1986]) com base medial no septo remanescente e lateralmente na abertura piriforme. Esse retalho pode ser usado para suporte de defeitos da metade distal do nariz, incluindo a cartilagem auricular usada para dar suporte à borda alar reconstruída. As dimensões do defeito são marcadas no septo por meio de um molde. O retalho é dissecado livre em um plano submucopericondreal, mantendo um diâmetro base de, pelo menos, 15 mm. Um corte reverso é feito no retalho distal para permitir a transposição para o defeito. Nova epitelização ocorrerá na cartilagem septal exposta resultante, desde que o revestimento mucoso contralateral seja mantido intacto.

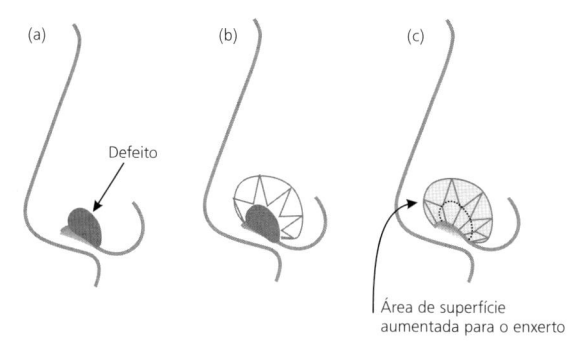

Fig. 8.2 Retalhos rodados para baixo para reconstruir o revestimento nasal: (a) defeito; (b) um defeito maior é delineado abrangendo pelo menos o raio do defeito original na largura; (c) a pele dessa área desenhada é dissecada no plano subcutâneo e voltada para baixo para fornecer o revestimento, sendo coberta por um retalho adicional ou enxerto para cobertura externa.

Suporte do esqueleto

Este é um componente crítico de qualquer reconstrução nasal. Muito semelhante à reconstrução de um membro, a reconstrução e a estabilidade do esqueleto é o passo essencial. Anatomicamente, o suporte esquelético do nariz pode ser considerado em termos de uma plataforma central rígida que mantém a projeção do nariz e a elevação da ponta com cartilagens laterais nas asas, que fazem uma tenda sobre o vestíbulo e permitem o fluxo de ar adequado.

As opções são os implantes de próteses, cartilagem e enxertos ou retalhos osteocondrais ou ósseos. Não é preciso dizer que qualquer enxerto exige um leito bem vascularizado para minimizar o risco de reabsorção retardada, distorção, extrusão ou infecção.

Suporte do septo

A estaca em L *(L-strut)* (Gillies, 1920) usa osso (p. ex., olécrano) ou cartilagem (p. ex., costocondral) para formar uma ponte no nariz desde a raiz nasal até a ponta, onde forma um ângulo para repousar na espinha nasal anterior. Ela tem tendência à instabilidade no plano lateral e a produzir columela excessivamente ampla.

O retalho septal em dobradiça não é diferente do L-strut, exceto que a estaca é feita de um retalho de septo entalhado que é dobrado na parte superior para aumentar o ângulo nasal.

O enxerto de osso em viga é fixo na raiz nasal e se estende até a ponta do nariz, onde se assenta sem suporte de uma estaca complementar. A estabilidade se baseia totalmente na fixação na raiz. As áreas doadoras incluem o calvário bipartido, o íleo, a costela e a tíbia.

Suporte lateral
Usam-se enxertos de cartilagem livre. As áreas doadoras incluem: cartilagem do septo (em suprimento limitado), cartilagem da concha (curva e, portanto, de adequação ideal para a reconstrução alar), cartilagem costal (abundante e forte, capaz, portanto, de prover a projeção, embora apta a arquear em pacientes com menos de 35 anos) e cartilagem costocondral (menos susceptível a arqueamento em comparação com a cartilagem costal pura).

Enxertos de ponta
São usados enxertos de cartilagem, geralmente da concha ou do septo. A concha já tem uma curva agradável ou formato de abóbada e pode ser incisada em camadas para produzir o contorno exigido.

Determinantes da escolha do método de reconstrução
A escolha do método de reconstrução depende do sítio, tamanho e complexidade do defeito, do paciente (idade, condições de saúde, outras cicatrizes, exigências) e do cirurgião (experiência, conhecimento, preferência). Em geral existem algumas técnicas mais adequadas para algumas áreas e dimensões de defeitos que outras. Os enxertos de pele de espessura total são uma posição segura de reconstrução, mas não oferecem o melhor resultado estético. Deve-se considerar a reconstrução nos seguintes sítios:

Dorso nasal

Somente defeitos de pele
- Retalhos de avanço de rotação V-Y da glabela.
- Fechamento direto.

Laterais do nariz

Somente defeitos de pele
- Pequenos:
  - Retalhos de avanço V-Y da bochecha (paralelos à prega nasolabial).
  - Retalho em faixa.
  - Retalho bilobado.
- Longos ou grandes:
  - Retalho de avanço da bochecha.
- Junção com a asa:
  - Retalho nasolabial.
  - Retalho bilobado.
  - Retalho do músculo nasal.
  - Retalho em corno.

Ponta do nariz
Somente defeitos de pele
- Pequenos:
    - Inferiores a 0,5 cm e distantes da borda ou do triângulo mole. Deixar cicatrizar, retalho bilobado, retalho em faixa, retalho em corno, retalho do músculo nasal, enxerto de pele de espessura total, fechamento direto em direção longitudinal se localizado na linha média. Quando próximo à borda ou triângulo mole:
        - Retalho nasal dorsal.
        - Retalho bilobado.
- Grandes (toda a ponta do nariz ou metade da ponta e asa):
    - Retalho nasal dorsal.
    - Retalho da testa.
    - Retalho livre auriculotemporal.

Defeito de pele e de cartilagem
- Enxerto condral (ou da concha) e retalho como anteriormente descrito.
- Enxerto composto.
- Retalho da testa e enxerto de cartilagem da concha.
- Retalho livre aurículo temporal.

Asa do nariz
Somente defeitos de pele
- Pequenos:
    - Inferiores a 0,25 cm e distantes da borda. Deixar cicatrizar, fechamento direto em direção longitudinal.
    - Superiores a 0,25 cm. Retalho bilobado, em faixa, em corno, do músculo nasal, retalho nasal dorsal, enxerto de pele de espessura total.
    - Próximo à borda ou envolvendo a mesma:
        - Retalho bilobado.
        - Retalho nasal dorsal.
        - Retalho nasolabial.
        - Enxerto composto.
        - Fechamento direto – estreitará a narina.
    - Defeito da borda (pequeno):
        - Retalho de rotação e avanço da asa (como o de Antia-Buch na borda helical, mas avançando a asa, fechando o defeito secundário no assoalho e base da narina com retalho em V-Y) (Fig. 8.3).
        - Enxerto composto.
- Grandes (toda a asa ou metade da asa):
    - Enxerto composto.
    - Retalho nasolabial.
    - Retalho da testa.
    - Retalho livre auriculotemporal.

Defeito de pele e de cartilagem
- Enxerto condral (da concha) e retalho preferido, entre os anteriormente mencionados.
- Enxerto composto.
- Retalho da testa e enxerto de cartilagem da concha.
- Retalho livre auriculotemporal.

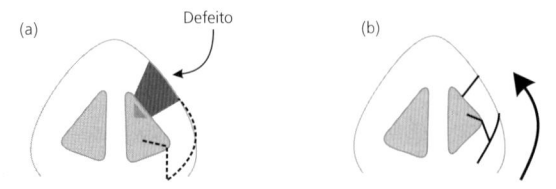

Fig. 8.3 Retalho de avanço alar para fechar defeito da borda da asa.

Columela
- Retalhos de avanço: V-Y ou retangular com avanço da base nasal (veja seção sobre nariz fissurado).
- Enxerto composto.

Heminasal

Somente defeitos de pele
- Mistura de técnicas para reconstruir cada unidade estética. Portanto, retalho de avanço da bochecha para lateral do nariz e enxerto composto, retalho da testa ou retalho auriculotemporal para a ponta e a asa do nariz.
- Retalho da testa.

Defeito de pele e de cartilagem
- Como anteriormente mencionado, mas com enxerto de cartilagem, ou maior ênfase na transferência de tecido composto.

Nasal total
- Revestimento com retalhos nasolabiais, mucosa do septo, mucosa oral, retalhos do músculo bucinador.
- Reconstrução do esqueleto por estaca em L em forma de viga feita de osso ou enxerto costocondral.
- Ponta e asa por enxerto de cartilagem (da concha).
- Pele por retalho da testa.
- Como alternativa, nariz pré-fabricado em bolsa no antebraço e retalho radial livre do antebraço.

Reconstrução com prótese
Em pacientes que não queiram ou não possam ser submetidos a uma reconstrução nasal de grande porte, pode-se aplicar uma prótese osseointegrada de Bränemark ou uma prótese externa montada nos óculos.

Dicas
- Os retalhos grandes são maravilhosos.
- Esses retalhos são de visualização difícil e, portanto, melhor disfarçados, especialmente quando as margens ficam nos limites estéticos. Esses retalhos também têm menor probabilidade de retenção de linfa (edema persistente), contratura cicatricial ou causar incisura na narina.

- Consulte as seções de retalhos para detalhes sobre os vários tipos disponíveis. As dicas específicas para aplicação no nariz dos retalhos a seguir são:
    - Retalho bilobado: tente manter os retalhos de um lado do nariz, em vez de cruzar a linha média, pois isso distorce os limites estéticos e, à medida que a cicatriz cruza uma superfície convexa, ela pode-se contrair e resultar em deformidade de contorno. Como a pele é muito dura nessa região, a dissecção em plano submuscular (logo acima do pericôndrio e do periósteo) ajuda a obter um bom resultado.
    - Retalho nasolabial: cuidado para não apagar limites importantes como o sulco alar. Pode ser necessário um segundo procedimento para recriar a crista da asa normal, mas é mais fácil não danificá-la em primeiro lugar. As técnicas incluem retalho em ilha em pedículo subcutâneo, exteriorização do pedículo e procedimento em dois estágios. Desenhe o mais alto possível na margem entre nariz e bochecha.

Referências

Burget GC (1985). *Clin Plast Surg* **12**, 463–80.
Burget GC, Menick FJ (1972). *Plast Reconstr Surg* **50**, 580–7.
Burget GC, Menick FJ (1986). *Plast Reconstr Surg* **78**, 145–57.
Millard DR, Jr (1967). *Plast Reconstr Surg* **40**, 337–42.
Millard DR, Jr (1974). *Plast Reconstr Surg* **53**, 133–9.

Rinofima

Definição
Fima é um inchaço localizado das partes moles da face resultante da combinação de fibrose, hiperplasia sebácea e linfedema. O rinofima é esse inchaço no nariz.

Epidemiologia
Fimas também podem ocorrer nas orelhas, testa ou queixo e são mais comuns nos homens.

Etiologia
Essas anormalidades frequentemente estão associadas à rosácea terminal e não se relacionam com o consumo de álcool.

Apresentação clínica
O inchaço normalmente começa na ponta do nariz e progride para as asas e columela. A coloração varia de normal a vermelho profundo e púrpura e forma-se um inchaço bolhoso e irregular com superfícies pontilhada.

Aspecto microscópico
Hiperplasia sebácea com fibrose.

Tratamento
Ablação física aparando-se o excesso de tecido, esculpindo-se as partes moles ao contorno do nariz e permitindo a cicatrização por reepitelização é o melhor tratamento. O resultado pode ser obtido por excisão, dermoabrasão, eletrocirurgia ou *laser* de dióxido de carbono. Curativos alginados podem ajudar a hemostasia e serão removidos dentro de alguns dias.

Complicações
- Recorrência.
- Cicatrização retardada.

Reconstrução da orelha

O conhecimento detalhado da anatomia da orelha, das relações com as estruturas faciais e das proporções são exigidos para a reconstrução da orelha. Essa seção focaliza a reconstrução de defeitos adquiridos. Uma seção anterior cobre a reconstrução de defeitos congênitos da orelha.

Funções da orelha externa
- Cosmética.
- Estabelecimento da fonte de origem dos sons.
- Apoio para óculos.

Etiologia dos defeitos da orelha externa
Congênita
- Microtia (sindrômica ou não sindrômica).
- Criptotia.
- Orelha proeminente.

Adquirida
- Neoplasia (SCC, BCC, melanoma):
  - Dez por cento de todas as malignidades cutâneas afetam a orelha.
  - Idade: 50 anos ou mais.
  - Proporção homem:mulher de 9:1. Pode estar relacionada com perigos ocupacionais (p. ex., segmento da construção) e diferenças em estilo do cabelo.
  - Sessenta por cento SCC, 35% BCC, 5% MM.
  - Sessenta por cento afetam a borda helical.
- Trauma:
  - Laceração.
  - Abrasão.
  - Avulsão.
  - Hematoma.
- Lesão térmica:
  - Perda de tecido por congelamento – as orelhas constituem extremidades expostas sujeitas a perda de tecido por congelamento.
  - Queimaduras – as orelhas estão envolvidas em 90% das queimaduras faciais.

Tratamento
Perda de tecido por congelamento
Reaquecimento rápido com toalhas embebidas em água esterilizada a 30°C. Aplicar curativo com pomada Sulfamylon que possui boa penetração nas cartilagens. Não desbridar até a ocorrência de demarcação nítida.

Queimaduras
Tratamento inicial conservador com limpeza da queimadura e aplicação de pomada Sulfamylon. Evitar lesão por pressão (p. ex., de um tubo endotraqueal) e tratar, agressivamente, a condrite bacteriana com desbridamento e antibióticos intravenosos e tópicos. Retardar a reconstrução.

Hematoma
O sangue se acumula entre a cartilagem e o pericôndrio. A drenagem imediata e a irrigação, seguidas de curativo de pressão para obliterar o espaço morto, evitam novo acú-

mulo de hematoma, que pode atuar, posteriormente, como ninho para formação de nova cartilagem, levando ao quadro de "orelha em couve-flor".

Laceração/abrasão
A princípio, limpeza total com desbridamento mínimo. O tecido marginalmente viável pode ser excisado posteriormente se ocorrer necrose. Os pontos de referência anatômicos deverão ser meticulosamente alinhados.

Avulsão/amputação
É mais comum que a orelha seja passível de avulsão que de amputação aguda, tornando difícil a reimplantação microvascular. Os vasos no interior do pavilhão auricular têm, com frequência, diâmetros entre 0,3 e 0,7 mm, tornando difícil a diferenciação entre artérias e veias. O uso dos vasos temporais superficiais para a anastomose terminoterminal resultará na perda do retalho da fáscia temporoparietal (TPFF) que pode ser necessário para reconstrução em caso de falha da reimplantação. Apesar dessas desvantagens, a reimplantação bem-sucedida tem sido informada e oferece os resultados mais favoráveis a longo prazo.

Muitos métodos de preservação da estrutura cartilaginosa têm sido descritos, incluindo acomodação da cartilagem em uma bolsa subcutânea, removendo a pele posterior e fenestrando a cartilagem antes de inseri-la na bolsa auricular, cobrindo-se a cartilagem desnuda com um TPFF. Todos os métodos levam a resultados relativamente pouco satisfatórios a longo prazo, pois a cartilagem auricular delicada não pode combater, efetivamente, as forças contráteis da cicatrização da ferida.

Defeitos cutâneos
São usados retalhos de padrão aleatório do sulco auriculocefálico ou da área mastoide. A pele sem pelos pode ser facilmente fornecida por retalhos em padrão aleatório das áreas retroauricular ou mastoide para cobertura de defeitos cutâneos laterais. Os retalhos podem ser inseridos através de uma janela de cartilagem e os defeitos da área doadora podem ser fechados por avanço de tecido local ou por enxerto de pele de espessura parcial (SSG).

Defeitos da hélice
Excisão em cunha, enxerto de pele de espessura total (FTSG), retalho condrocutâneo de Antia-Buch, procedimento em túnel e retalho pediculado em tubo.

Menos de 15 mm
Podem ser fechados diretamente estendendo-se o defeito em orientação central como uma cunha ou usando a modificação em estrela para evitar distorção da cartilagem.

Menos de 30 mm
O retalho de Antia-Buch usa uma incisão anterior através da pele e da cartilagem na fossa escafoide em um ou nos dois lados do defeito. Posteriormente, a pele da orelha é elevada do pericôndrio em orientação medial, deixando um retalho helical com base na pele posterior da orelha.

Mais de 30 mm
No procedimento em túnel, o defeito helical é suturado à pele retroauricular com uma estaca de cartilagem costal, esculpida para reconstruir o defeito, colocada em uma bolsa de pele retroauricular. No segundo estágio, a orelha reconstruída é elevada com uma cobertura de pele retroauricular. O retalho pediculado em tubo pode ser usado para defei-

tos grandes. Dois tubos de pele retroauricular são construídos com uma base comum e extremidades livres divergentes. Essas extremidades são suturadas às bordas do defeito helical. No segundo estágio, a base comum é elevada e inserida no centro do defeito.

Defeitos do terço superior
Retalho condrocutâneo de Antia-Buch, retalho em faixa pré-auricular, retalhos em padrão aleatório de sulco auriculocefálico, enxerto da concha contralateral, retalho ipsolateral da concha condrocutânea, construção de estrutura com cartilagem costal e TPFF.

Defeitos pequenos
Podem ser fechados por meio de retalho em faixa pré-auricular ou com retalho de Antia-Buch.

Defeitos intermediários
Exigem retalhos em padrão aleatório do sulco auriculocefálico.

Defeitos grandes
Se o leito de pele for favorável, a enxertia contralateral da concha poderá ser apropriada, embora raramente esse seja o caso. Um retalho condrocutâneo ipsolateral de toda a concha e baseado na crus a hélice é útil para restaurar a silhueta da orelha, mas não tem a prega anti-helical. A construção de uma estrutura com cartilagem costal associado a TPFF e enxertia de pele, como descrita para reparo de microtia, pode ser a técnica mais apropriada.

Defeitos do terço médio
Defeitos pequenos
Retalho condrocutâneo de Antia-Buch.

Defeitos grandes
Procedimento de túnel.

Defeitos do terço inferior
Retalho auriculomastoide, retalho de Pardue para lobo fendido. O retalho auriculomastoide é um retalho retroauricular com extensão mastoide, em formato de um Y invertido. Os ramos do Y são suturados juntos para construir o lobo e a haste é anexada à aurícula.

Lobo fendido
As fendas traumáticas dos brincos arrancados são comuns. Muitas técnicas de reparo já foram descritas, mas a de Pardue permitiu a manutenção de um orifício epitelizado no lobo para o uso posterior de joias por meio da rolagem de um retalho de tecido do lobo adjacente para o ápice do defeito e, em seguida, fechando-se primeiro o defeito remanescente.

Defeitos totais da orelha
Prótese, reconstrução total da orelha. Esses defeitos exigem a reconstrução da cartilagem, como descrito para o reparo de microtia. Entretanto, a cartilagem costal em um adulto é mais firme por causa da calcificação e ossificação, dificultando, assim, a escultura da estrutura. A cobertura de pele é mais limitada por causa da cicatrização ou da perda cutânea e da falta de preservação de pele no momento da excisão do resíduo da cartilagem. A expansão do tecido ou o uso do TPFF no primeiro estágio pode ser necessário, com o uso posterior de uma fáscia temporal profunda e um retalho do periósteo no segundo estágio.

As próteses podem ser consideradas se o paciente não quiser se submeter à reconstrução. Os problemas incluem combinação inadequada de cor da pele e fixação insegura. Isso pode ser superado com o uso de implantes integrados ao osso.

Paralisia de nervo facial

A paralisia de nervo facial representa um desafio diagnóstico e de tratamento. Há um número considerável de etiologias, todas criando distúrbio funcional e psicológico substanciais de tal maneira intricados e de equilíbrio que, apesar das melhores tentativas na reconstrução, usando-se todas as ferramentas do nosso *armamentário*, a reconstrução total ainda continua impossível. Entretanto, o quadro serve de modelo excelente para todas as opções de reconstrução e para o trabalho multidisciplinar que forma a base da nossa especialidade.

Etiologia da paralisia facial

Lesão ao nervo facial: parcial, total. Nível da lesão detectado por padrão de perda motora.

Central
- Anormalidades vasculares.
- Doenças degenerativas do CNS.
- Tumores.
- Trauma.
- Congênita (Síndrome de Mobius).

Temporal
- Infecções bacterianas/virais.
- Colesteatoma.
- Trauma.
- Tumores.
- Iatrogênica.

Parótida
- Tumores da parótida.
- Trauma.
- Tumor primário de nervo facial.
- Tumores malignos da mandíbula/pterigoide.
- Iatrogênica.
- Idiopática.
- Disseminação de tumor intraneural.

Problemas da paralisia facial
- Orelha:
  - Hiperacusia (nervo ao músculo estapédio).
- Sobrancelha:
  - Falha na elevação.
  - Ptose.
  - Ptose da glândula lacrimal.
- Olhos:
  - Falha de fechamento.
  - Lagoftalmia.
  - Perda do reflexo da córnea.
  - Ulceração da córnea.
  - Perda de lacrimejamento.
  - Epífora.
  - Ectrópio.

- Asa do nariz:
  - Colapso.
  - Ptose.
- Lábio superior:
  - Falha de elevação.
  - Falha de enrugamento, retração ou ato de beijar.
  - Ptose.
  - Aprisionamento dos alimentos no sulco da boca.
  - Mordida por dentro do lábio no sulco bucal.
  - Alargamento do lábio.
- Lábio inferior:
  - Ectrópio.
  - Falha de enrugamento e de depressão.
  - Baba, salivação.
  - Incontinência.
- Língua:
  - Perda do paladar (pode-se observar perda das papilas do paladar).
- O lado normal da face contrai o lado afetado e produz escoliose facial.

Diagnóstico e exame
Deve-se tentar identificar a causa pela história e pelo exame físico.
- Observe a postura facial em repouso:
  - Ptose da sobrancelha.
  - Ptose da pálpebra, ectrópio, epífora.
  - Grau de proteção do olho pelo fenômeno de Bell (rotação do globo ocular para cima a fim de proteger a córnea).
  - Perda da proeminência malar.
  - Ptose da asa nasal.
  - Ptose da bochecha.
  - Ptose do lábio superior.
  - Ptose do lábio inferior, ectrópio, incontinência.
- Exame de cabeça e pescoço incluindo todos os músculos faciais avaliando:
  - Elevação da sobrancelha.
  - Fechamento do olho.
  - Ato de sorrir.
  - Depressão do lábio.
  - Assopro/assovio.
  - Tensão cervical.
- Audição.
- Reflexo do estribo.
- Teste de lacrimejamento de Schirmer.
- Fluxo submandibular.
- Paladar.

Investigações
- Neurofisiologia.
- Radiografia.
- MRI/CT para investigação da estrutura interna.

Objetivos da reconstrução
- Aparência normal em repouso.

- Simetria com movimento voluntário.
- Restauração do controle do esfíncter.
- Simetria com movimento involuntário/expressão de emoção.

Tratamento
Reparo dividido em três estágios:
- Imediato (0-3 semanas).
- Retardado (3 semanas – 2 anos).
- Tardio (> 2 anos).

Corpo das células, segmento proximal dos nervos e músculos capazes de regeneração por até 2 anos. Entretanto, dependendo da taxa de regeneração neural, esse processo pode ser reduzido, efetivamente, para 18 meses, que podem ser mais reduzidos ainda depois dos 40 anos de idade.

Lesão aguda ao nervo facial
Dois elementos exigidos: nervo sadio e músculo sadio:
- Reparo direto.
- Enxertia neural.
- Mioneurotização.
- Enxertia transfacial *(cross-face)* de nervo facial.
- Transferência neural.

Lesão crônica ao nervo facial
É necessário haver nervo sadio e músculo sadio para a transferência:
- Enxertia transfacial *(cross-face)* de nervo facial para inervação funcional de retalho livre muscular.

Ambas
Como anteriormente detalhado, além de transferências/transposição de tendões dos músculos:
- Masseter.
- Temporal.
- Esternocleidomastóideo/platisma.

Procedimentos estáticos
- Testa:
  - Elevação da sobrancelha.
- Olho:
  - Lágrimas artificiais/pomada.
  - Fitas adesivas.
  - Tarsorrafia.
  - Excisão em cunha.
  - Cantopexia ou cantoplastia lateral.
  - Dispositivos de fechamento da pálpebra – magnetos, pesos, molas palpebrais.
  - Transferência parcial do músculo temporal.
- Nariz:
  - Elevação da asa.
  - Suporte estático da asa nasal – enxerto da fáscia lata para o periósteo, fáscia temporal.
- Lábio superior e bochecha:
  - Ritidoplastia.

- Lábio inferior:
  - Excisão em cunha.
  - Plicatura do músculo orbicular do olho.
  - Retalho de avanço do músculo orbicular.
  - Reconstrução da prega nasolabial.
  - Suspensões faciais.
  - Procedimento do músculo depressor do ângulo da boca.
- Face oposta:
  - Neurectomia seletiva de equilíbrio.
  - Miectomia seletiva de equilíbrio.

Reparo direto do nervo
- Raramente possível por causa da tensão nos segmentos remanescentes.
- O nervo facial intratemporal não é muito fibroso e muito difícil de suturar.

Enxerto de interposição ao nervo
- Nervo doador do plexo sural, auricular, cervical (C3,4), cutâneo lateral do fêmur, *ansa hypoglossi* ou nervos cutâneos do antebraço.
- Ligação do coto do nervo facial ao zigomático e/ou ramos bucais.
- Período de 6 meses a 2 anos para a recuperação do movimento.
- Tônus seguido de movimento na porção média da face. Testa e lábio inferior só recuperam o movimento em 15% dos casos.
- A recuperação nunca é completamente normal. Existe sempre movimento de massa (todos os músculos funcionam juntos em vez de independentemente, de modo que a emoção facial é perdida), discinesia (movimento muscular perturbado), sincinesia (movimento de massa ou movimento não intencional de um músculo ao movimentar, voluntariamente, um outro músculo, geralmente piscar de olhos ao sorrir). Esses movimentos anormais podem ser melhorados por terapia, exercícios e uso criterioso da toxina botulínica.
- O músculo recuperado também mostra mais predisposição à fadiga.
- A recuperação ocorre mesmo quando realizada radioterapia após reparo.
- Se não houver nervo distal, tentar implantação direta de músculo.

Mioneurotização
Enxertos de pedículos neuromusculares (mioneurotização) nos quais um nervo motor e sua placa terminal motora (com pequena quantidade de músculo) são transplantados para o músculo sem inervação. Infelizmente isso só produz tônus no ambiente clínico. Como alternativa, pode-se suturar um músculo sem inervação a um músculo inervado para obter inervação cruzada e, quem sabe, ação de massa.

Enxerto transfacial (cross-face)
Usado quando não houver coto proximal a ser reparado. O princípio é o de inervação cruzada a partir do lado normal, usando-se um ramo bucal, em procedimento de dois estágios:
- **Estágio 1.** Passar o enxerto neural a partir de um ramo bucal do lado bom, através do lábio superior na base do nariz até o trago no lado afetado. Aguardar a regeneração neural, avaliada pelo teste de Tinel, que pode levar de 6 a 9 meses.
- **Estágio 2.** Colher músculo funcional para transferência microneurovascular livre para o lado afetado e reinervar esse lado com o enxerto transfacial *(cross-face)*.

Transferência de nervo
Transfere-se um nervo (geralmente espinhal acessório, frênico ou hipoglosso) para o nervo facial distal para restaurar um pouco da inervação neural aos músculos faciais.

Como resultado, não há expressão facial espontânea, pois o movimento facial depende do movimento voluntário ou involuntário do músculo doador. Por isso, na transferência do hipoglosso, existe sincinesia com o movimento da língua. Junto com essa recuperação insatisfatória existe, ainda, o déficit do doador, por exemplo, na transferência do hipoglosso pode haver dificuldades com a deglutição e a fala por causa da atrofia e da paralisia da língua, exigindo mais tarde a plastia em Z da língua.

Enxertia transfacial *(cross-face)* para inervação funcional de retalho livre muscular
- Grácil.
- Extensor curto dos dedos.
- Grande dorsal.
- Peitoral menor.

O músculo é fixo ao arco zigomático, e a extremidade distal é dividida para inserção no lábio superior, lábio inferior e modíolo. Às vezes, tiras são passadas ao redor do olho com extensões fasciais para ajudar no fechamento do olho.

Transposição dinâmica de músculos
- Temporal:
    - Dobra por cima – a porção temporal do músculo temporal com a fáscia temporal superficial, usada para estender o comprimento é refletida para baixo sobre o arco zigomático e suturada nos lábios superior e inferior e a comissura oral. As modificações incluem excisão de um segmento do arco para aumentar a extensão e usar tiras ao redor do olho para fechamento ocular. Pode ser usada somente para fechamento ocular.
    - Direta – a inserção coronoide do temporal é elevada e alongada por tiras da fáscia e suturada à boca.
- Masseter (pode causar dificuldades com a fala e a mastigação):
    - Dividir a metade anterior do masseter e transpor para o modíolo. Certifique-se de que o nervo intramuscular viaja obliquamente pela fibra muscular dividida.
    - Transferência total do masseter.
- Esternocleidomastóideo:
    - Pode ser destacado da clavícula e transposto para ser anexado à boca.
- Platisma:
    - Transferência frágil e fraca; é anexado ao lábio mas deprime.
- Ventre anterior do digástrico:
    - Para reconstruir a função depressora do lábio.

Procedimentos de suporte estático
- Suspensão do sistema musculoaponeurótico superficial (SMAS).
- Preguear SMAS à superfície externa do bucinador para enrijecer e manter.
- Pregueação do bucinador.
- Elevação supraciliar da sobrancelha.
- Plastia em Z da comissura oral.
- Ressecção em cunha do lábio/pálpebra inferior lateral.
- Ressecção conservadora da prega nasolabial.
- Ritidoplastia.
- Enxertos da fáscia lata.
- Excisão da mucosa intraoral redundante.

Reconstrução da bochecha

Anatomia
A pele da pálpebra inferior está contígua à bochecha na extremidade superior da bochecha suborbital, na margem bochecha-pálpebra. A pele se espessa e abaixo dela os músculos levantadores do lábio começam e o *orbicularis oculi* terminam. O músculo masseter se origina profundamente a estas estruturas a partir do pilar maxilar lateral, superficialmente a ele, corre o nervo facial em sentido anterior. O SMAS fica superficial aos músculos faciais.

Suprimento sanguíneo
- Artéria facial (a partir da artéria carótida externa) que penetra a bochecha cerca de 2 a 3 cm anteriores ao ângulo da mandíbula e atravessa obliquamente para terminar como a artéria angular.
- Artéria temporal superficial (que também surge da artéria carótida externa) que fornece a artéria facial transversa.
- Artéria oftálmica (ramo terminal da artéria carótida interna) que fornece a artéria nasal dorsal.
- A drenagem venosa é feita, predominantemente, via veia facial anterior, que drena para a veia jugular interna. Existem comunicações substanciais com o seio cavernoso via as veias: oftálmica, infraorbital e facial profunda. Isso é clinicamente relevante, porque essa estrutura representa uma avenida em potencial para a disseminação da sepse com o risco de trombose do seio cavernoso.

Suprimento neural
- Sensorial – nervo trigêmeo (CN V):
  - Segunda divisão (maxilar) – ramos infraorbital, zigomático facial e zigomático temporal.
  - Terceira divisão (mandibular) – ramos mental, bucal e auriculotemporal.
- Motor – nervo facial (CN VII) para os músculos de expressão facial. Ele se ramifica dentro da substância da glândula parótida em divisões: superior (zigomaticofacial) e inferior (cervicofacial). Os ramos do CN VII ficam profundos ao SMAS que cobre os músculos de expressão facial.
  - Divisão superior – ramos temporal e zigomático.
  - Divisão inferior – ramos bucal, mandibular marginal e cervical.

Classificação
Três unidades estéticas, com alguma sobreposição (Gonzáles Ulloa *et al.*, 1954):
- Suborbital.
- Pré-auricular.
- Bucomandibular.

Além da unidade anatômica afetada, o defeito pode ser considerado em termos da profundidade: superficial, de espessura total ou tipo *through-and-through* (completo).

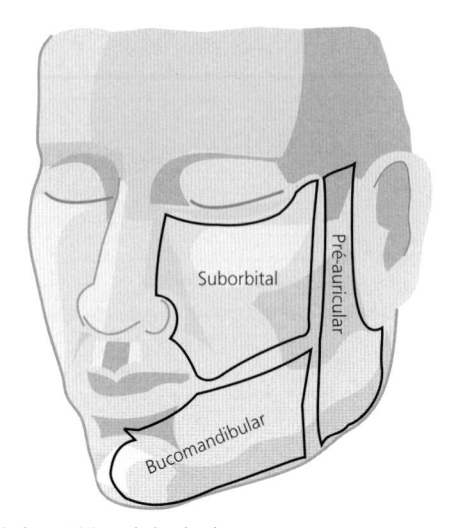

Fig. 8.4 Subunidades estéticas da bochecha.

Etiologia dos defeitos da bochecha
- Congênita:
    - Atrofia hemifacial de Romberg.
    - Microssomia hemifacial.
    - Nevo piloso gigante.
- Adquirida:
    - Trauma.
    - Neoplasia.
    - Esclerodermia.
    - Lipodistrofia (incidência crescente por causa do uso crescente de medicamentos antirretrovirais).

Objetivos e princípios
- Reparo de nervo facial e do ducto da parótida.
- Reconstrução do contorno convexo da bochecha e da prega nasolabial.
- Reconstrução da cobertura de pele com pele semelhante.
- Respeito às margens estéticas.
- Prevenção de contratura ou alteração de aspectos anatômicos (lábios, nariz, pálpebras e prega nasolabial).
- Cautela para não causar ectrópio e alterar as margens anatômicas, o nervo facial e o ducto da parótida.

RECONSTRUÇÃO DA BOCHECHA

Opções
- Suborbital:
    - Fechamento vertical direto para evitar ectrópio.
    - Retalho de avanço da bochecha (se o defeito for paranasal) (Fig. 8.5).
    - Retalho de rotação de Mustardé.
    - Retalho cervicofacial de avanço e rotação com base anterior e inferior (incisão tipo ritidoplastia estendendo-se ao longo dos pés de galinha e, então, sob a pálpebra inferior).
    - Retalho cervicofacial de avanço e rotação com base posterior ou base infero-lateral. Sua porção medial é movida para cima ao longo da prega nasolabial (incisão ao longo da prega nasolabial, paranasal e, então, sob a pálpebra inferior).
    - Retalho romboide de Limberg.
    - Retalho de transposição.
    - Retalho de avanço V-Y.
    - FTSG (frequentemente com aparência de um remendo).
- Pré-auricular:
    - FTSG.
    - Limberg.
    - Transposição.
    - Retalho cervicofacial de avanço e rotação com base anterior e inferior, mas estendendo-se mais além em direção ao pescoço.
    - Retalho cervicopeitoral – uma variante do anterior, mas estendendo-se para o tórax sobre o músculo peitoral maior na zona do retalho deltopeitoral.
    - Retalho deltopeitoral.
    - Retalho miocutâneo do músculo peitoral maior.
    - Retalho miocutâneo do músculo trapézio.
    - Retalho cutâneo livre.
- Bucomandibular:
    - Como anteriormente descrito.
    - Reconstrução do revestimento com:
        - Língua.
        - Retalho nasolabial.
        - Retalhos de remodelação *(turnover)*.
        - Retalhos divididos (*i. e.*, divisão dos elementos cutâneos dos retalhos acima usando um para revestimento e o outro para a cobertura).
- Defeitos de contorno:
    - Injeção de preenchimentos (silicone, colágeno, gordura).
    - Enxertos dérmicos ou dermo-adiposos.
    - Retalho cutâneo livre desepidermizado (derme suturada para baixo).
    - Transferência livre do omento (mas difícil de fazer o contorno e que sofrerá alteração de tamanho à medida que o paciente ganha ou perde peso).

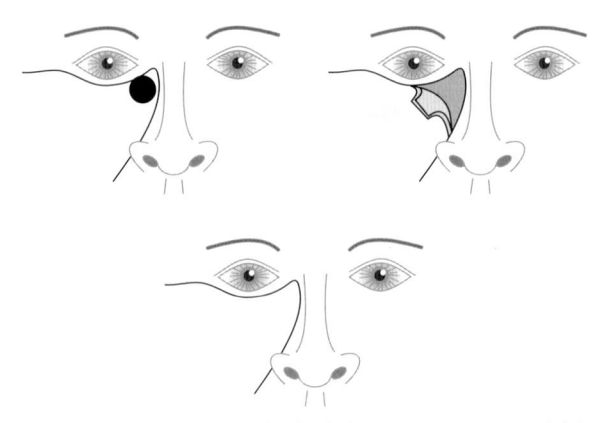

Fig. 8.5 Retalhos de avanço da bochecha (cuidado para não causar ectrópio).

Seleção
- Tamanho do defeito.
- Espessura do defeito.
  - O revestimento mucoso precisa ser reconstruído?
- Complexidade do defeito:
  - Nervo facial.
  - Ducto da parótida.
- Sítio do defeito.
- Excesso de pelos no avanço do retalho proposto (um problema adicional para os homens na área da barba e zona pré-auricular).
- Sempre que possível, tentar reconstruir com tecido adjacente, que tem a melhor semelhança de coloração, contorno e mobilidade.

Controvérsias
Fechamento em bolsa *(purse-string)* deformante de um defeito em crianças, no qual o defeito é fechado o máximo possível, mesmo que deforme estruturas suscetíveis. À medida que a ferida se assenta, as estruturas voltam à posição usual com deformidade mínima a longo prazo!

Referência
Gonzalez-Ulloa M, Castillo A, Stevens E, *et al.* (1954). *Plast Reconstr Surg* **13**, 151–61.

Salivação

Quadro conhecido, também, como sialismo, sialorreia e ptialismo.

Definição
Perda de controle da saliva com gotículas escorrendo pela boca.

Incidência
Desconhecida. Normal em bebês até 18 meses; normalmente não considerada patológica até 4 anos de idade. Cerca de até 37% dos pacientes com paralisia cerebral sofrem de salivação.

Etiologia
- Ocorre normalmente durante o sono leve, sob estado nervoso ou de excitação ou quando da ingestão de determinados alimentos (sialogogos).
- Neuromuscular: paralisia cerebral, retardo mental, derrame, doença de Parkinson, doença de Alzheimer, epilepsia, paralisia de nervo facial.
- Formato anormal da boca ou da mandíbula.
- Língua grande ou movimentos anormais da língua.
- Respiradores bucais, em decorrência por exemplo, de hipertrofia das adenoides.
- Gengivite e cáries dentárias que aumentam a salivação.
- Drogas que podem causar excesso de secreção de saliva, por exemplo, haloperidol, clozapina.

Classificação
São muitas as classificações, que se baseiam no volume da salivação:
- Leve: somente nos lábios.
- Moderada: atinge o queixo.
- Intensa: gotas de saliva caindo do queixo e atingindo as roupas.
- Profusa: a saliva escorre do corpo e chega aos arredores.

Patogênese
O corpo produz 1,5 L de saliva por dia: 70% das glândulas submandibulares, 20% das glândulas parótidas e 10% das glândulas sublingual e salivares menores. A secreção aumenta por estimulação parassimpática dos receptores colinérgicos muscarínicos. Os nervos atingem a glândula parótida a partir do núcleo salivar inferior via o nervo glossofaríngeo, o plexo timpânico, o gânglio ótico e o nervo auriculotemporal. Os nervos submandibular e sublingual são alimentados pelo núcleo salivar superior via o nervo facial e corda do tímpano. A deglutição se baseia no movimento coordenado dos músculos periorais, língua, faringe e esôfago e da sensação intraoral e do reflexo de ânsia totalmente intactos. A salivação tem início mediante controle voluntário. A função reduzida em qualquer estágio ou a falta de coordenação causará salivação. A hipersecreção é causa rara de salivação.

Apresentação clínica
- Embaraço social.
- Vestuário ou arredores sujos.
- Maceração e infecção da pele.

Investigações
- A ingestão de bário pode revelar falta de motilidade esofágica.
- A nasofaringoscopia pode ser usada para avaliar as adenoides.
- Audiometria antes da cirurgia para corda do tímpano.

Tratamento

Clínico
- Aparelho dentário moldado para o paciente para manter a língua e os lábios no lugar.
- Terapia da fala (fonoaudiologia) para reforçar os músculos orais e aprender a melhorar o controle da saliva.
- Suportes do pescoço para evitar que a saliva caia para frente com o movimento da cabeça.
- Cuidados com a pele, por exemplo, com babadores ou sucção oral.
- Drogas anticolinérgicas, por exemplo, glicopirrolato, atropina, escopolamina. Os efeitos colaterais incluem visão turva, boca seca, sudorese reduzida, constipação, retenção urinária.

Cirúrgico
- Adenoidectomia.
- Procedimento de Wilkie de excisão das duas glândulas submandibulares e reorientação dos ductos da parótida para abrirem dentro da fossa tonsilar.
- Excisão bilateral da glândula submandibular com ligação unilateral do ducto da parótida.
- Procedimento de Henderson: transposição bilateral de ductos submandibulares para a fossa tonsilar com ligação unilateral do ducto da parótida.
- Neurectomia transtimpânica visando a secção do plexo timpânico e da corda do tímpano. O plexo pode crescer novamente em 6 meses, levando à recorrência. O paladar dos dois terços anteriores da língua é, invariavelmente, sacrificado. Pode ocorrer, também, perda da audição.

Cuidados pós-operatórios
- Fluidos intravenosos até a retomada da ingestão oral adequada.
- Pode ser necessário manter o paciente entubado por 24-48 horas após a cirurgia até a resolução do inchaço, por exemplo, redirecionando-se o ducto da parótida ou submandibular.

Complicações
- Dano aos nervos hipoglosso, lingual e mandibular marginal durante a excisão de glândulas submandibulares, o que pode piorar o controle da saliva.
- Inchaço, formação de cistos de rânula ou sialadenite após cirurgia de ducto salivar.
- Os procedimentos de reorientação de ducto salivar podem trazer risco de aspiração se a motilidade esofágica ficar prejudicada.
- Subcorreção ou correção exagerada da salivação.
- Boca seca com saliva espessa e mal cheirosa em virtude do volume reduzido.
- Cáries dentárias em razão de perda do efeito de proteção da saliva.

Desenvolvimentos futuros
A aplicação de botox às glândulas parótida e submandibular reduz a salivação com segurança e reversibilidade, mas deve ser repetida cada 3 a 6 meses. A otimização administração ainda está sob investigação.

Reconstrução do lábio

Anatomia (Fig. 8.6)
- Lábio superior: entre as pregas nasolabiais, abaixo do nariz, ao longo do vermelhão até o sulco gengivolabial.
- Lábio inferior: a partir da prega labiomental até o sulco gengivolabial.
- Músculos: o *orbicularis oris* mantém a competência oral; o levantador do lábio superior, o zigomático maior e o levantador dos ângulos da boca elevam o lábio superior; o depressor dos ângulos da boca e o depressor do lábio inferior abaixam o lábio inferior; e o mental eleva e projeta o lábio inferior central.
- O modíolo é a confluência da bochecha e dos músculos labiais no canto da boca.
- Suprimento neural:
  - Motor: nervos bucal e mandibular marginal (CN VII).
  - Sensorial: nervo alveolar inferior (CN Vb) e nervo mental (CN Vc).
- Suprimento sanguíneo: artérias labiais superior e inferior (das artérias faciais) correm na borda do vermelhão.
- A drenagem linfática é feita via os linfonodos submental e submandibular.

Função dos lábios
- Competência oral.
- Expressão facial.
- Fala.
- Ato de beijar.
- Ato de ingerir sólidos e líquidos.
- Papel estético.

Etiologia dos defeitos dos lábios
- Congênita:
  - Fendas.
  - Hemangiomas.
  - Nevos.
- Adquirida:
  - Neoplasia (SCC, BCC, melanoma).
  - Trauma (mordidas, ferimentos por arma de fogo), infecção.

Objetivos
Reconstruir e fornecer os seguintes elementos.
- Pele: fina, flexível e de coloração apropriada.
- Mucosa: fina, flexível e perceptível.
- Vermelhão: perceptível e de coloração apropriada.
- Comissura: bem definida para a função de expressão.
- Diâmetro do estoma: adequado para se alimentar, higiene oral e inserção de dentaduras.
- Esfíncter oral: competente para reter gases, sólidos e líquidos.
- Sulco labial, superior e inferior: para prevenir derramamento e salivação.

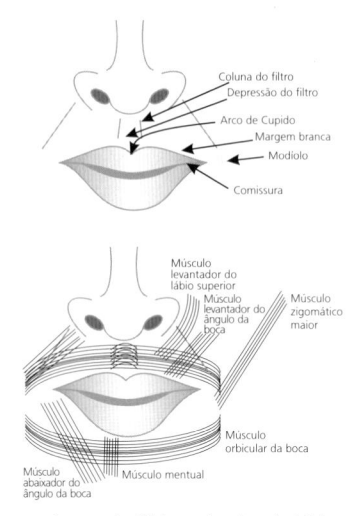

Fig. 8.6 Aspectos e nomenclatura do lábio; músculos do lábio.

Opções

Lábio superior

- < 25%: fechamento primário usando ressecção em cunha em forma de V. Pode ser > 25% nos idosos. A cunha pode ser escalonada ou modificada para manter/respeitar as margens anatômicas.
- 25-65/%: retalho de Abbé, retalho de Karapandzic invertido, retalho de Webster-Bernard unilateral modificado e invertido.
- > 65%: técnica de Webster-Bernard invertida (Zisser-Maddern), retalhos de avanço da bochecha, retalhos nasolabiais bilaterais, retalhos de combinação, retalhos livres.

Lábio inferior (Fig. 8.7)

- < 10%: cunha simples.
- < 25%: fechamento primário usando técnica em cunha em W, W alargado ou em cunha de barril único ou duplo.
- 25-65%: retalho de Abbé, retalho de Abbé-Estlander, retalho em ventilador de Gillies (fan flap), retalho de MacGregor-Nakajima, técnica de Karapandzic.
- > 65%: retalhos de Abbé duplos, técnica de/webster-Bernard, técnica de Karapandzic, retalhos nasolabiais, retalhos de combinação, retalhos livres.

Vermelhão

- Vermelhonectomia total por excisão tipo *shave* e fechamento, ou fechamento por retalho mucoso bipediculado, ou por retalho musculomucoso V-Y.
- Reconstrução total do vermelhão por retalho da língua ou retalhos músculo-mucosos flexíveis.
- Defeitos parciais do vermelhão podem ser fechados avançando-se retalhos do vermelhão adjacente (e artéria labial) ou retalhos de rotação *(switch)* de vermelhão.

Seleção

Fechamento primário

- Excisão em cunha simples. Assegurar-se de que a excisão cruze o vermelhão e a margem branca com angulação correta e que ela não cruze os limites anatômicos, como as pregas labiomentual ou nasolabial.
- Cunha em W (cunha em rabo de peixe) nos defeitos maiores para truncar o comprimento da cunha de modo que ela não cruze os limites anatômicos como as pregas labiomental e nasolabial. As modificações dessa técnica incluem curvar as caudas do W em forma arqueada ou em degraus discretos (método escalonado). O tratamento preferido é viável, porque a função e o resultado estético são ótimos. A exceção é a ressecção do filtro, onde deve-se usar um retalho de Abbé para evitar ablação dessa marca anatômica importante.

Retalho de Abbé (Fig. 8.8a)

- Retalho de rotação *(switch)* com base na artéria labial que é mantida em um pedículo do vermelhão.
- Geralmente designado como uma cunha, mas que pode ser adaptado para se adequar às necessidades do defeito.
- A largura do retalho de Abbé é designada como sendo a metade da largura do defeito, de modo que a perda de tecido labial seja distribuída de maneira uniforme entre o lábio superior e inferior. O ponto do pedículo/pivô é determinado de modo a se assentar no ponto médio do defeito do lábio oposto.
- Antes de elevar o retalho, faça marcações a tinta na margem branca nos dois lados da incisão proposta. As marcações internas facilitarão a inserção do retalho e as externas facilitarão o fechamento do sítio doador.
- Esse retalho pode ter como base um pedículo medial ou lateral.
- Observe a posição da artéria labial quando incisar o lado não pediculado do retalho, para facilitar a identificação da artéria labial no pedículo.
- O retalho é girado 180° e inserido o sítio do doador é diretamente fechado.
- Duas semanas após a operação inicial, o pedículo é dividido e a inserção final é realizada.

Retalho de Abbé-Estlander (Fig. 8.7f)

Retalho de rotação de lábio com base na artéria labial e desenhado especificamente para defeitos da comissura. O desenho é similar ao de Abbé, mas o pedículo é sempre medial para permitir a reconstrução da comissura. O procedimento pode resultar em uma comissura indistinta que exigirá revisão posterior.

Retalho ventilador de Gillies (fan flap) (Fig. 8.8b)

Um retalho de avanço rotacional em forma de pá de ventilador com base nos vasos labiais superiores. O retalho é desenhado lateral à base do defeito e transportado para dentro da prega nasolabial. Executa-se um corte reverso a 1 cm em orientação superior para permitir o avanço da rotação. O retalho distorce a comissura oral, altera a direção da tração das fibras do *orbicularis oris* e elimina a inervação do músculo, da pele e da mucosa, além de reduzir a abertura oral.

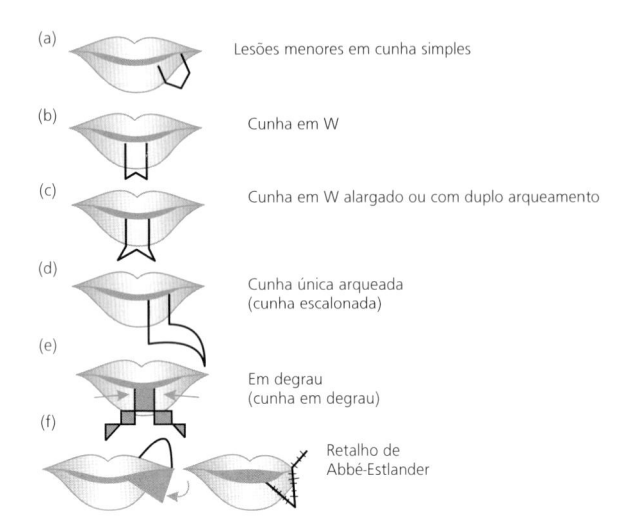

Fig. 8.7 Reconstrução do lábio por técnicas de fechamento primário: (a) cunha simples; (b) cunha em W; (c) W alargado ou duplamente arqueado; (d) cunha única arqueada; (e) cunha em degrau; (f) retalho de Abbé-Estlander.

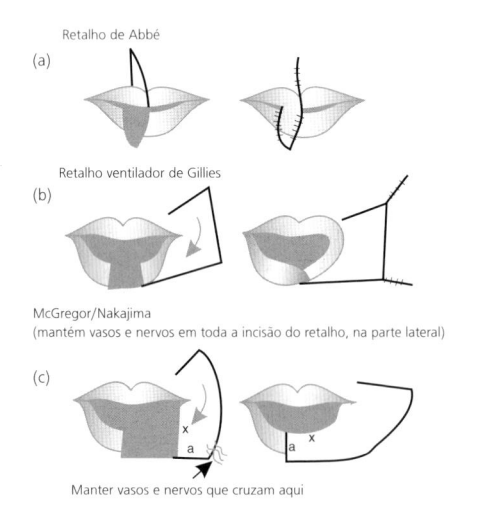

Fig. 8.8 Reconstrução labial por técnicas de retalho: (a) retalho de Abbé; (b) retalho em ventilador de Gillies (Flam Flap); (c) retalho de McGregor-Nakajima.

Retalho de McGregor-Nakajima (Fig. 8.8c)
- Modificação do retalho de Gillies para reduzir a distorção na comissura e também repor todo o vermelhão.
- O ponto pivô é a comissura oral, para reduzir o máximo possível a distorção. A abertura oral é mantida no mesmo tamanho. Entretanto, à medida que o retalho gira em 90°, em vez de avançar/girar, a incisão vertical torna-se a nova margem do vermelhão.
- O vermelhão também precisa ser reposto ou pelo avanço da mucosa ou por um retalho de língua. Novamente, no retalho de McGregor, o músculo, a pele e a mucosa perdem a inervação.
- O método de Nakajima mantém os vasos faciais e os nervos que nutrem o retalho.

Técnica de Karapandzic (Fig. 8.9a)
- Um retalho inervado do *orbicularis oris*.
- O retalho é desenhado usando-se incisões semicirculares a partir da base do defeito e em direção à asa nasal, nos dois lados. Essas incisões recobrem a borda lateral do músculo *orbicularis oris*.
- A dissecção lateral cuidadosa preserva os ramos dos nervos trigêmeo e facial e as artérias labiais superior e inferior.
- A mucosa é incisada, e o retalho girado medialmente para a posição final.
- Essa técnica mantém a orientação correta das fibras musculares e fornece um lábio sensível, preservando a função do lábio inferior.
- A microstomia é uma complicação comum; podem ser necessários: uma revisão secundária ou o estiramento com prótese.

Técnica de Webster-Bernard (Fig. 8.9b)
Essa técnica permite a reconstrução de defeitos labiais totais. A ressecção inicial é feita em retângulo. Criam-se, bilateralmente, retalhos de avanço de espessura total da bochecha, que são avançados em orientação medial para o local designado. Os triângulos de Burrow são ressecados nas pregas nasolabiais, mas compostos somente de pele e de tecido subcutâneo para preservar as estruturas neuromusculares profundas. Retalhos de avanço mucosos dos ramos do retalho transverso são usados para fornecer o vermelhão. Plastias em Z são desenvolvidas para fechar as linhas de sutura vertical e prevenir a formação de incisuras com a contratura inevitável da cicatrização que acompanha a cicatrização da ferida.

Retalhos livres
- Usados quando não há retalhos locais disponíveis.
- Comprometem os resultados funcionais e estéticos.
- O retalho radial livre do antebraço pode ser desenhado para incluir o tendão do músculo palmar longo, que pode ser suturado no modíolo para fornecer algum suporte passivo.

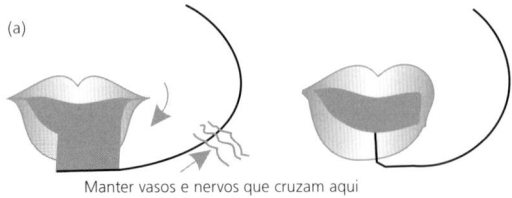

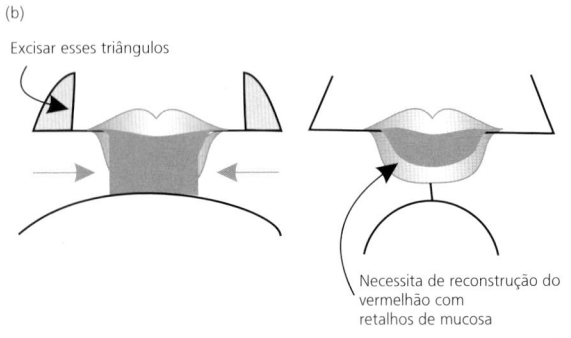

Fig, 8.9 Reconstrução labial por técnicas de retalho: (a) Karapandzic; (b) Webster-Bernard.

(a) Retalhos nasolabiais – retalhos tipo *gate flap* de Fujimori

Necessidade de retalhos de mucosa para o vermelhão

(b) Lesões à comissura: método de Zisser

Excisar a cunha, com exceção da superfície mucosa, do tamanho apropriado para fazer a comissura e o lábio excisados

Fechamento (*resurfacing*) da cunha com retalhos de mucosa

(c) Modificações da cunha do lábio superior junto com margens anatômicas

Retalhos nasolabiais

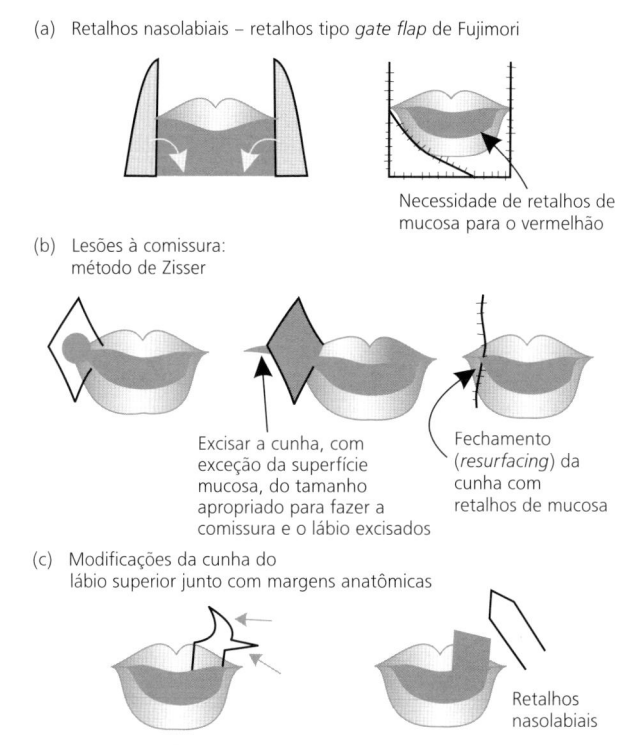

Fig. 8.10 Reconstrução labial por técnicas de retalho: (a) retalhos nasolabiais tipo *gate flap* de Fujimori; (b) reconstrução da comissura: método de Zisser. (c) Variações das cunhas para acompanhar as margens anatômicas.

Deglutição

Trata-se de um movimento coordenado complicado envolvendo:
- Estágio 1 – alimentos na boca.
- Estágio 2 – alimentos na faringe.

Estágio 1
- Estágio voluntário: o bolo alimentar passa pelo istmo orofaríngeo.
- Os músculos intrínsecos da língua alteram a forma desse bolo.
- Os músculos extrínsecos estabilizam sua posição e, por contração, alteram sua posição.

Língua
- Ponto essencial: o volume da língua permanece constante.
- A contração do músculo intrínseco vertical forma um sulco longitudinal no dorso para capturar os líquidos.
- A ponta e as bordas levantadas tocam o palato e os dentes.

Soalho da boca
- A contração do músculo miloioide eleva o assoalho da boca.
- O músculo vertical intrínseco relaxa em orientação anteroposterior.
- A contração do miloioide força o bolo em direção posterior

Palato mole
- A válvula semelhante a um retalho pode fechar a orofaringe, separando-a da boca (p. ex., durante a mastigação) ou pode fechar a orofaringe separando-a da nasofaringe.
- Durante a deglutição, o palato mole é elevado contra a borda projetada do anel de Passavant, selando a nasofaringe e abrindo os tubos auditivos.

Movimento da laringe e da faringe
1. A laringe e a faringe se movem para cima, em direção ao hioide.
2. Laringe, faringe e hioide se movem juntos para cima.
3. Laringe, faringe e hioide se movem juntos para baixo.
4. Laringe e faringe se movem para baixo a partir do hioide.

Deglutição
- Proteção da entrada.
- Ação esfinctérica dos músculos ariepiglóticos.
- Rima da glote.
- Laringe arrastada para cima, abaixo da língua abaulada posteriormente.
- Epiglote inclinada para trás e para baixo pelo bolo em trânsito e que atua como uma tampa sobre a entrada da laringe.

Tamanho do bolo
- Bolo maior: a epiglote é separada da parede faríngea posterior pelo bolo.
- Bolo menor: a epiglote toca a parede posterior, produzindo canais laterais para o alimento.

Estágio 2 (Faríngeo)
- O nariz e a faringe se fecham; o bolo tem de entrar na faringe.
- A entrada do bolo na faringe é acelerada pela subida da faringe; a onda de contração peristáltica passa atrás dela e em orientação descendente para os contratores da faringe.

Esôfago
- A onda peristáltica continua a 3-5 cm por segundo.
- Não há alteração dessa velocidade na mudança do músculo esquelético para o visceral.
- Uma vez isenta da ameaça de aspiração, a entrada da laringe se abre novamente para reassumir a respiração.

Capítulo 9

Cabeça e pescoço

Tumores da cavidade nasal, seios e nasofaringe. 340
Tumores da cavidade oral, orofaringe e hipofaringe. 344
Reconstrução de cabeça e pescoço após um câncer. 351
Tumores da glândula salivar 354
Parotidectomia superficial. 357
Dissecção do pescoço. 359

Tumores da cavidade nasal, seios e nasofaringe

Cavidade nasal e seios paranasais

Epidemiologia
- 0,2 a 0,8% de todos os cânceres, 3% das malignidades da cabeça e do pescoço.
- Sessenta por cento nos seios maxilares, 25% na cavidade nasal, 14% no etmoide, 1% no esfenoide e no frontal.
- Mais frequente em homens e na 5ª década de vida.
- Apresentação tardia com doença em T3/4.
- Incidência aumentada no Extremo Oriente.

Fatores de risco
- Tabagismo e ingestão de álcool (especialmente se combinados).
- Agentes ocupacionais, como pó de madeira, níquel e cromo, que parecem exercer um efeito sinérgico.
- As substâncias químicas orgânicas (p. ex., benzeno) radiação iônica, papiloma oncocítico e, possivelmente, o HPV podem ter influência significativa.

Classificação
Por meio de localização anatômica ou patologia.

Patologia
- Os tumores benignos incluem osteoma e fibroma.
- Os tumores malignos podem ser divididos como segue:
    - Epiteliais – SCCs [câncer de células escamosas] (75 a 90% geralmente bem ou moderadamente diferenciados), adenocarcinoma (responsável por 45% dos carcinomas com causas ocupacionais), melanoma maligno, carcinoma não diferenciado, carcinoma das células pequenas, carcinoma cístico das adenoides.
    - Sarcoma ósseo-osteogênico, sarcoma de Ewing.
    - Condrossarcoma do tecido conectivo, fibrossarcoma.

Diagnóstico
História e exame, raspagens, biópsia por incisão ou biópsia por excisão, se pequeno, e punção aspirativa por agulha fina (FNA) ou qualquer nodo palpável, todos ajudarão no diagnóstico.

Investigações
Investigações sanguíneas básicas à procura de desnutrição, anemia e metástase hepática; FBC [contagem das células sanguíneas, hemograma completo], U&E [eletrólitos e ureia], LTF [teste da função hepática], testes da função tireóidea, coagulação, correspondência cruzada (pré-operatória 4-6 U) CXR [radiografia de tórax], OPG [pantomografia oral] (caso o tumor esteja invadindo a mandíbula), CT/MRI (para identificar a extensão e a infiltração do tumor e eventuais linfonodos > 1,5 cm ou esféricos com necrose central) e CT torácica para fins de estadiamento. O exame abrangente sob efeito anestésico deve incluir palpação e pan-endoscopia.

Tratamento
Requer uma equipe multidisciplinar que inclua um cirurgião oncologista, um cirurgião de reconstrução, um(a) enfermeiro(a) especializado(a), terapeuta da fala, nutricionista, um higienista oral, dentista, ortodontista, psicólogo(a), assistente social, suporte administrativo e de auditoria e um ex-paciente.

Tratamento de suporte

Avaliação por parte da equipe mencionada e garantia de suporte correto, pré e pós-operatório, conforme apropriado. A alimentação pré-operatória é feita via sonda nasogástrica, sonda PEG [gastrostomia endoscópica percutânea], ou jejunostomia. Uma transfusão de sangue ou uma traqueotomia podem ser necessárias. A avaliação dentária deve ser feita antes da radioterapia. É importante ajudar o paciente a parar de fumar, porque a radioterapia é menos eficiente em pacientes que continuam fumando.

Carcinoma maxilar

Características clínicas

- Sintomas nasais como epistaxe, rinorreia, obstrução, inchaço e dor.
- Sintomas orais, incluindo a frouxidão dos dentes, dor molar reflexa, ulceração, ou fístula do palato duro.
- Problemas oculares como proptose, inchaço das pálpebras e lacrimação excessiva.
- Sinais faciais de inchaço e bochechas assimétricas.
- Evidência neurológica do envolvimento do nervo infraorbital.

Diagnóstico diferencial

Sinusite, pólipos, papiloma.

Classificação TNM [tumores, nódulos, metástase]

- TX, T0, Tis: igual ao dos tumores da cavidade oral.
- T1: tumor na mucosa do seio maxilar.
- T2: tumor dentro do osso, porém, não na parede posterior.
- T3: tumor invadindo qualquer uma das paredes posteriores, dos tecidos subcutâneos, soalho orbital ou parede medial, fossa infratemporal, placas pterigoides, seio etmoide.
- T4: tumor dentro do conteúdo orbital além do assoalho ou da parede medial, da dura, do cérebro ou da nasofaringe.
- N e M como o da cavidade oral.

Estadiamento

- Estágio 1: T1, N0, M0.
- Estágio 2: T2, N0, M0.
- Estágio 3: T3, N0, M0 ou T1-3, N1, M0.
- Estágio 4: T4, N0-1, M0 ou T1-4, N2-3, M0-1, qualquer T, qualquer N, M1.

Tratamento

Abordagem da equipe multidisciplinar

Cirurgia e radioterapia para todos os estágios se a doença puder ser ressecada, incluindo a ressecção da base do crânio em caso de doença mais avançada. A exenteração orbital deve ser realizada se houver evidência de envolvimento ocular. Se o tumor estiver somente no soalho orbital, o olho poderá ser salvo, porém se esse assoalho for ressecado e houver planejamento de radioterapia pós-operatória, muitos *experts* recomendam a retirada do olho devido à morbidade pós-radioterapia.

Reconstrução

- Se a pele e a órbita forem preservadas, não haverá necessidade de reconstrução.
- Se somente o palato duro estiver envolvido, uma prótese palatal será suficiente.
- Com a perda da órbita e da pele, usa-se um retalho fasciocutâneo (retalho antebraço radial).

- Com a perda da órbita, da pele e do palato duro, deve-se utilizar um retalho miocutâneo para preencher o espaço (VRAM – retalho miocutâneo vertical do reto abdominal) usando-se um coxim com pele nos dois lados para reconstruir a pele e a mucosa do palato duro.

Prognóstico
- Recidiva local em 45%, principalmente no 1º ano.
- Doença linfonodal em 22% e metástases distantes em 18%.
- Sobrevida de 5 anos é de ~42%.
- > 75% de chance de mortalidade se o paciente se apresentar com envolvimento do nervo orbital, palatal, ou infraorbital.
- Tumores anteriores e inferiores à linha de Ohngren (canto medial ao ângulo da mandíbula) têm prognóstico melhor.

Tumores da cavidade nasal

Características clínicas
- Epistaxe.
- Congestão.
- Rinorreia.
- Obstrução.
- Inchaço.

Diagnóstico diferencial
Rinite, pólipo nasal.

Tratamento
Cirurgia/radioterapia/ambas. Frequentemente usa-se apenas a radioterapia em decorrência das preocupações cosméticas.

Prognóstico
Se houver recidiva local, ela geralmente ocorre durante o 1º ano. Quinze por cento dos pacientes têm um segundo tumor primário (40% na cabeça e no pescoço, 60% em outro lugar).

Carcinoma nasofaríngeo

Anatomia
A nasofaringe continua a partir da cavidade nasal anteriormente, incluindo o espaço pós-nasal e termina inferiormente, em uma linha imaginária entre a superfície posterior do palato mole e a parede faríngea posterior. Inferior à esta encontra-se a orofaringe.

Epidemiologia
Cerca de 0,25% de todos os carcinomas ocorre em caucasianos, principalmente na 5ª década de vida. O quadro é comum no sul da China e nas regiões abaixo do Saara e África do Norte.

Patologia
Quase todos os casos são de SCC (ceratinizantes ou não ceratinizantes).

Fatores de risco
- Etnia.
- EBV [vírus de Epstein-Barr].
- Vínculo genético do HLA [antígeno leucocitário humano].
- Nitrosaminas e bálsamos nasais.
- Álcool e fumo parecem não estar ligados à doença.

TUMORES DA CAVIDADE NASAL, SEIOS E NASOFARINGE   343

Classificação TNM
- Tx, Tis, T0: igual ao dos tumores da cavidade oral.
- T1: tumor confinado à nasofaringe.
- T2: tumor que se estende às partes moles na orofaringe, na cavidade nasal ou na parafaringe.
- T3: tumor dentro do osso ou dos seios paranasais.
- T4: tumor com extensão intracraniana ou na órbita hiporafíngea ou nos nervos cranianos.
- NX, N0: como os da cavidade oral.
- N1: linfonodo unilateral < 6 cm acima da fossa supraclavicular.
- N2: linfonodos bilaterais < 6 cm acima da fossa supraclavicular.
- N3: metástase dos linfonodos > 6 cm ou na fossa supraclavicular.
- MX, M0, M1: como mencionado anteriormente.

Estadiamento
- Estágio 1: T1, N0, M0.
- Estágio 2: T1, N1, M0 ou T2, N0-1, M0.
- Estágio 3: T1-2, N2, M0 ou T3, N0-2, M0.
- Estágio 4: T4, N0-2, M0, ou qualquer T, N3, M0, ou qualquer T, qualquer N, M1.

Características clínicas
Obstrução nasal, epistaxe, otite média e massa assintomática no pescoço acima da jugular. O lugar mais comum é a parede lateral próximo à tuba auditiva (trompa de Eustáquio). Na apresentação, os linfonodos estão envolvidos em 70% dos casos (bilaterais em 35%), a base do crânio está envolvida em 30% dos casos e os nervos cranianos também podem estar envolvidos. As metástases distantes são raras (< 5%).

Investigação
Como nos casos dos tumores da cavidade nasal.

Tratamento
Como nos casos dos tumores da cavidade nasal.

Tratamento
- Estágio 1: radioterapia para o tumor primário e o pescoço.
- Estágios 2-4: radioterapia isolada ou combinada com quimioterapia.
- O tratamento cirúrgico fica reservado aos casos de linfadenopatia persistente ou recorrente no pescoço N2. Em casos selecionados, pode ser usado para a doença recorrente.

Prognóstico
- Vinte a 60% dos pacientes desenvolvem doença distante.
- Há maior probabilidade com linfonodos maiores ou na parte inferior do pescoço.
- Não há incidência aumentada de segunda neoplasia ocorrendo na cabeça e no pescoço.

Complicações
Além das complicações consideradas neste capítulo, há uma taxa significativa de incidência de hipotireoidismo pós-radiação.

Tumores da cavidade oral, orofaringe e hipofaringe

Anatomia
A cavidade oral é definida como a área a partir do vermelhão do lábio até a junção do palato duro e do mole acima, até a linha das papilas circunvalares abaixo. A orofaringe se estende da parte posterior até a ponta da epiglote, que se encontra no nível do hioide. A hipofaringe se estende do ponto inferior da orofaringe acima, até o plano da borda inferior da cartilagem cricoide abaixo.

Epidemiologia
Esses tumores incluem 3% de todos os casos nos homens e 2% nas mulheres. Na Índia incluem 40% de todos os cânceres. Esses quadros são mais comuns na 6ª e 7ª décadas de vida.

Classificação
Por sítio anatômico.

Patologia
Mais de 90% são carcinomas de células escamosas. Os demais tipos incluem tumores acessórios das glândulas salivares, linfoma, tumores ósseos, depósitos secundários, carcinoma das células fusiformes, carcinoma verrugoso, melanoma maligno e sarcoma.

Fatores de risco
- O consumo prolongado de tabaco e de álcool está relacionado com 75% dos casos.
- Temperos, mastigação de folhas de fumo e o uso de *bidis* na Índia.
- Outros fatores de risco são: desnutrição, irritação crônica provocada por dentaduras ou má dentição, infecção crônica, maconha, agentes ocupacionais como níquel e formaldeído, imunossupressão, tumor anterior e lesões pré-malignas.
- Etiologias virais como o HPV estão cada vez mais envolvidas, como o EBV nos tumores tonsilares.

Lesões pré-malignas
A leucoplaquia (placas brancas) é relatada como agente gerador de alterações displásticas em 15% dos casos e de alterações malignas em 5% (algumas autoridades acreditam que seja uma lesão benigna). O diagnóstico diferencial inclui *candida* e líquen plano (casos em que as placas podem ser raspadas, diferentemente da leucoplaquia, em que essa remoção não é possível). A eritroplaquia (placas vermelhas) evolui para SCC em 55% dos casos. O diagnóstico diferencial inclui infecção e anemia por deficiência de ferro. O diagnóstico é feito por biópsia. O tratamento requer excisão, ablação com *laser* de dióxido de carbono ou retinoides. Recomenda-se o acompanhamento regular e a descontinuação dos agentes de risco.

Características clínicas
Os sintomas incluem dor, descarga, hemorragia, inchaço ou massa, dificuldades na fala e para engolir e mau hálito. Sintomas específicos do sítio incluem dor, otalgia, trismo, rouquidão ou estridor. Sinais incluem úlcera visível ou massa palpável e linfadenopatia palpável.

Diagnóstico

História e exame, raspagem, biópsia de incisão ou biópsia de excisão, se a lesão for pequena. FNA [punção de aspiração com agulha fina] de todos os nodos palpáveis. Em pacientes que apresentam linfadenopatia palpável sem tumor primário óbvio, indicam-se biópsias cegas de sítios comuns de tumores ocultos, como a base da língua e a fossa tonsilar quando da pan-endoscopia.

Investigações

Investigações sanguíneas de linha de base à procura de desnutrição, anemia e metástase hepática; hemograma completo, uréia e eletrólitos, testes de função hepática, testes da função da tireoide, coagulação, correspondência cruzada (pré-operatória 4-6 U). CXR [radiografia de tórax], OPG [pantomografia oral] (caso o tumor esteja invadindo a mandíbula), CT/MRI (para identificar a extensão e a infiltração do tumor e eventuais nodos > 1,5 cm ou esféricos com necrose central) e CT torácica para fins de avaliação do estágio. O exame abrangente sob efeito anestésico deve incluir palpação e pan-endoscopia (tumor síncrono é observado em 1 a 6% dos casos).

Definições TNM para cavidade oral e orofaringe

- TX: não é possível avaliar tumores primários.
- T0: sem evidência de tumor primário.
- Tis: carcinoma *in situ*.
- T1: tumor ≤ 2 cm.
- T2: tumor 2 a 4 cm.
- T3: tumor > 4 cm.
- T4: tumor que invade as estruturas adjacentes.
- T4: a cavidade oral invade (a) músculos extrínsecos da língua através do osso cortical em direção à pele e ao seio maxilar; (b) placas pterigoides, espaço do mastigador e base do crânio e confina a artéria carótida.
- T4: a orofaringe invade (a) laringe, músculos extrínsecos da língua, pterigoide medial, palato duro e mandíbula; (b) pterigoide lateral, placas do pterigoide, nasofaringe lateral e base do crânio ou confina a artéria carótida.
- NX: os linfonodos não podem ser avaliados.
- N0: sem metástases linfonodais.
- N1: linfonodo ipsolateral único ≤ 3 cm.
- N2a: metástases linfonodais em linfonodos ipsolaterais < 6 cm.
- N2b: metástases linfonodais em linfonodos ipsolaterais múltiplos < 6 cm.
- N2c: metástases linfonodais em linfonodos bilaterais ou contralaterais < 6 cm.
- N3: metástases linfonodais > 6 cm.
- MX: metástases distantes não podem ser avaliadas.
- M0: sem metástases distantes.
- M1: metástases distantes.

Definições TMN para a hipofaringe

- TX, T0, Tis: como descrito para cavidade oral.
- T1: tumor ≤ 2 cm em um subsítio da hipofaringe.
- T2: tamanho do tumor 2-4 cm; invade a partir de um subsítio, porém não há fixação da semilaringe.
- T3: tumor > 4 cm ou com fixação da semilaringe.
- T4: invasão de tumor a partir da hipofaringe para o interior das estruturas locais.

Estadiamento (AJCC 2002)
- Estágio 0: Tis, N0, M0.
- Estágio 1: T1, N0, M0.
- Estágio 2: T2, N0, M0.
- Estágio 3: T1-2, N1, M0 ou T3, N0-1, M0.
- Estágio 4: T1-3, N2-3, M0 ou T4, N0-3, M0 ou qualquer T, qualquer N, M1.

Tratamento
Requer uma equipe multidisciplinar que inclua cirurgião oncologista, cirurgião de reconstrução, enfermeiro(a) especializado(a), terapeuta da fala, nutricionista, higienista oral, dentista, ortodontista, psicólogo(a), assistente social, suporte administrativo e de auditoria e ex-paciente.

Tratamento de suporte
Avaliação por parte da equipe acima e garantia de suporte correto, pré- e pós-operatório, conforme for apropriado. A alimentação pré-operatória é feita via sonda NG, sonda PEG [gastrostomia endoscópica percutânea] ou jejunostomia. Uma transfusão de sangue ou uma traqueostomia podem ser necessárias. Controle efetivo da dor. Avaliação dentária antes da radioterapia. É importante ajudar o paciente a parar de fumar, porque a radioterapia é menos eficiente em pacientes que continuam fumando.

Princípios do tratamento de tumores primários
Os tumores T1 e os tumores móveis T2 (estágios 1 e 2) podem ser tratados por cirurgia ou radioterapia (feixe externo ou braquiterapia). Se, após a cirurgia, esses tumores estiverem a mais de 5 mm de profundidade ou não estiverem completamente excisados, haverá necessidade de radioterapia pós-operatória.

Tumores maiores ou fixos (estágios 3 e 4), geralmente são tratados com uma combinação de cirurgia, reconstrução e radioterapia pós-operatória. Entretanto, as opções de tratamento devem ser ajustadas individualmente para cada paciente, razão pela qual a abordagem multidisciplinar é vital. É importante que se levem em consideração as condições gerais de saúde e as preferências do paciente, bem como os conhecimentos locais. A radioterapia radical e a quimiorradioterapia são alternativas nos estágios 3 e 4 da doença em alguns sítios (p. ex., fossa tonsilar e base da língua), onde são as opções de preferência no paciente enfermo que pouco se beneficiará da duração e do estresse da cirurgia necessária para ressecções e reconstruções de grande porte.

Margens da excisão
Essas margens deverão incluir o tumor e toda e qualquer alteração *in situ* em volta dele. Blocos de tumores claramente definidos são retirados com uma margem ideal de 1 cm, e recidivas pós-radiação ou de infiltração devem considerar margem de 2 cm. Usar a análise da biópsia de congelação se houver dúvidas.

Abordagem cirúrgica
Os tumores acessíveis T1 e alguns tumores T2 podem ser extirpados por meio de abordagem intraoral. Tumores maiores e mais distantes exigirão separação dos lábios e osteotomia mandibular.

Indicações para a radioterapia primária
- Lesões T1 ou T2.
- Margens indistintas.
- Primários síncronos.

TUMORES DA CAVIDADE ORAL, OROFARINGE E HIPOFARINGE

- Alteração generalizada do campo.
- Escolha do paciente.
- Paciente enfermo.
- Sem invasão da mandíbula.

Princípios do tratamento dos linfonodos do pescoço

No pescoço N0, a dissecação do nodo geralmente não é realizada para tumores T1, porém o é para os tumores T3 e T4, incluindo dissecções bilaterais onde o tumor cruza a linha média. A discussão permanece para os tumores T2. Para os sítios com alto risco de metástases ocultas (p. ex., a língua ou o assoalho da boca) ou onde o pescoço é aberto para acesso (p. ex., a orofaringe), a dissecção do pescoço deverá ser realizada (algumas autoridades argumentam que este princípio deveria ser aplicado, também, aos tumores T1). Considerar também a realização da dissecção do pescoço quando o acompanhamento ou o monitoramento do pescoço for difícil. A biópsia de controle do linfonodo sentinela pode ter papel relevante futuro nesses pacientes.

A dissecção do pescoço deverá ser realizada em um pescoço N-positivo. Os cirurgiões podem adaptar a extensão da dissecação do pescoço dependendo do estágio N, do sítio do tumor primário e da proximidade dos linfonodos envolvidos com relação às estruturas vitais que deverão ser preservadas. Para o pescoço N0 ou N1 (< 2 cm), a radioterapia primária é uma opção com resultados equivalentes.

Indicações para a radioterapia pós-operatória

- Excisão incompleta.
- Excisão com margens próximas (< 5 mm).
- Expansão extracapsular do linfonodo.
- Doença N2 e N3 (alguns recomendam qualquer pescoço N-positivo).

Fatores de mau prognóstico

- Estagio TNM elevado.
- Espessura do tumor (> 0,5 cm).
- Invasão do perineuro, dos vasos linfáticos e dos vasos sanguíneos.
- Padrão irregular de invasão.
- Tumor insuficientemente diferenciado.
- Aderência à carótida.
- Expansão extracapsular a partir dos linfonodos.
- Recidiva do tumor.

Recidiva do tumor

A recidiva é provável se a excisão do tumor for incompleta, se as margens estiverem próximas (< 0,5 cm), ou se as margens contiverem alterações *in situ*. Observar que 8,8% das ressecções "limpas" têm margens positivas.

Sobrevida (5 anos)

- Geral: < 50%.
- Estágio 1: 85%.
- Estágio 2: 66%.
- Estágio 3: 41%.
- Estágio 4: 9%.

Contudo, dependendo do sítio, há grandes variações.

Quimioterapia
A quimioterapia geralmente é usada como parte de estudos controlados ou como parte de regimes paliativos em caso de doenças recidivadas ou em estágio avançado. A quimioterapia neoadjuvante (administrada antes de outras modalidades) tem sido usada para reduzir o tamanho dos tumores para permitir o tratamento cirúrgico. Espera-se pelos resultados de estudos que demonstrem o benefício à sobrevida.

Cuidados pós-operatórios
Cuidados intensivos pós-operatórios quanto aos retalhos livres. Teste de deglutição 8 a 10 dias após a cirurgia. Tratamento de suporte continuado conforme descrito acima.

Acompanhamento
Acompanhamento próximo, mensalmente após tratamento, para excluir recidiva e identificar tumores primários novos.

Doença recorrente
Requer aconselhamento e tomada de decisão cuidadosos antes da cirurgia, junto ao paciente e à equipe multidisciplinar. Se a intenção for curativa, geralmente serão necessárias: nova cirurgia e reconstrução de um campo anteriormente irradiado ou operado, associadas à maior morbidade e mortalidade. Se não houver possibilidade de cura, será necessário o tratamento quimio e radioterapêutico paliativo (se não usado previamente), junto a cuidados de suporte e paliativos.

Cavidade oral
Lábios
Incidência
30% de todos os carcinomas orais; 90% ocorrem no lábio inferior.

Diagnóstico diferencial
Todas as formas de patologia da pele, especialmente SCCs, BCCs e melanoma.

Fatores de risco
Exposição prolongada ao sol e todos os fatores de risco de malignidade cutânea.

Expansão linfonodal
Existe um risco aumentado de expansão linfonodal dependendo do tamanho do tumor (T1, < 5%; T2, 5-35%; T3/4, 20-100%), da profundidade do tumor (> 6 mm, 15%), da má diferenciação, da invasão perineural (50%).

Tratamento
Tumores T1 podem ser tratados com cirurgia ou radioterapia. A radioterapia deixa cosmese e função melhores, especialmente na comissura, porém a cirurgia proporciona detalhes de estadiamento, de avaliação das margens e é mais rápida. Ambas atingem 90% do controle local. As margens da excisão para lesões inferiores a 1 cm podem ser de 0,5 cm, porém, qualquer lesão maior deverá ter margem de 1 cm. Pode-se considerar a execução da cirurgia de Mohs. Um tumor T2 com pescoço N0 deverá ser considerado para dissecação profilática do pescoço. As alterações de campo do vermelhão são passíveis de radioterapia ou de vermelhectomia e avanço da mucosa.

Reconstrução
Defeitos de < 30% do lábio se fecharão diretamente, com uma excisão em W ou em cunha arqueada. Entre 30 e 60% dos defeitos do lábio, considerar o retalho de Abbé, de

TUMORES DA CAVIDADE ORAL, OROFARINGE E HIPOFARINGE

Estlander e de Johansen ou os retalhos de Karapandzic. Defeitos maiores requererão retalhos de Bernard-Webster, Gillies ou o retalho de MacGregor. No caso de defeitos totais, pode ser considerada a transferência de tecidos livres.

Prognóstico

Os principais determinantes são o estágio do tumor e o envolvimento perineural. Fatores menos relevantes incluem o grau histológico e a idade do paciente (pior se menos de 40 ou mais de 80 anos).

Mucosa bucal

A maioria dos tumores ocorre sobre ou inferior ao plano da oclusão; 60% se apresentam após terem se estendido além da mucosa da bochecha. A doença em estado avançado pode necessitar de parotidectomia e ressecção mandibular. Um pescoço N0 tem metástases ocultas em menos de 10%. A profundidade do tumor é o fator prognóstico mais significativo, porque pacientes com tumores com menos de 6 mm têm mais de 98% de sobrevida de 5 anos. A radioterapia é a opção de preferência para tumores pequenos ao redor da comissura.

Gengiva e mucosa alveolar

Muitas vezes é mal diagnosticada por ser similar a condições benignas como, por exemplo, a gengivite. É mais comum na área molar e invade o osso precocemente. Há uma elevada incidência de metástases linfonodais (T1, 25%). Os tumores pequenos são mais bem tratados com cirurgia, com ou sem ressecção da borda, que com radioterapia. Tumores mais profundos requerem mandibulectomia. O pescoço N0 deve ser dissecado.

Trígono retromolar

Oitenta por cento desses tumores ocorrem em homens e se apresentam, geral e precocemente como doença linfonodal (27-60%).

Soalho da boca

Cerca de 70% dos tumores ocorrem anteriormente, próximos ao frênulo lingual e a drenagem linfática pode ser bilateral. Tumores T1 podem ser tratados com cirurgia ou radioterapia. Tumores T2 que invadem a mandíbula são mais bem tratados com cirurgia. A invasão mandibular ocorre em 15 a 30%, e 30% dos pacientes têm linfonodos positivos na apresentação.

Mandíbula

A excisão da borda é feita em pacientes não irradiados se o tumor estiver sobre a superfície oclusal ou tiver atingido o alvéolo, porém sem sinais clínicos ou radiológicos de envolvimento. Em caso de dúvida ou de envolvimento definitivo, será necessária a ressecção segmentar. Em mandíbulas irradiadas, se o tumor estiver próximo ao osso, realizar-se-á a excisão segmentar. Se a mandíbula estiver sem dentes e envolvida com tumor, a excisão segmentar é a única opção devido à pouca quantidade de osso.

Palato duro

Este é o sítio mais raro para um tumor e as metástases sistêmicas são raras.

Dois terços anteriores da língua

Nesse sítio, o tumor se apresenta mais frequentemente como uma úlcera indolor endurecida da lateral da língua (75%). Algumas unidades tratam todos os estágios com braquiterapia, com sobrevida semelhante, porém com efeitos colaterais significativos. A morte de 80% dos pacientes com este tipo de tumor se dá decorrente de doenças locorregionais.

Orofaringe

O sítio está associado à incidência elevada de primários síncronos. O tumor se espalha na nasofaringe e na hipofaringe, embaixo da mucosa e, muitas vezes, invade a fáscia pré-vertebral.

Base da língua

A extensão da infiltração do tumor pode ser avaliada por meio de apalpação e da capacidade de protrair a língua (paralisia de CN XII). Não há fibras de dor na base da língua; consequentemente, esses tumores muitas vezes são indolores até que se tenham infiltrado mais profundamente. Quando se considera o tratamento cirúrgico, o tratamento da laringe é importante. Se a laringe estiver envolvida ou se toda a base da língua e os nervos hipoglossos precisarem ser ressecados, a laringectomia deverá ser considerada. Expansão linfonodal aos linfonodos ipsolaterais em 70% e bilaterais em 30% dos casos.

Palato mole

Estes tumores são detectados precocemente devido ao surgimento imediato dos sintomas e à facilidade de visualização.

Amídalas

Há um vinculo sugerido com o EBV nos tumores primários. Um por cento dos tumores são depósitos secundários. A artéria carótida interna fica somente a 2,5 cm posterolaterais à fossa tonsilar e os tumores avançados geralmente são contínuos aos linfonodos do pescoço. Mais de 50% dos pacientes têm linfonodos positivos na apresentação, para o que se recomenda a dissecação do pescoço N0.

Parede faríngea

Tende a se apresentar tardia com expansão após a linha medial; portanto, as metástases linfonodais bilaterais são comuns.

Hipofaringe

Os tumores nesta área tendem a se expandir por baixo da mucosa, deixando um epitélio intacto e produzindo lesões salteadas. Como consequência disso, o tumor raramente está localizado em apenas um local e tende a se apresentar com a doença já em estágio 3 ou 4 em aproximadamente 80% dos pacientes. Até 17% dos pacientes podem apresentar também metástases distantes.

Seio piriforme

Aproximadamente 70% dos tumores hipofaríngeos têm origem nesse sítio.

Parede faríngea posterior

Evolve 20% dos tumores.

Pós-cricoide

Envolve 10% dos tumores.

Tratamento

Laringofaringectomia, reconstrução e radiação pós-operatória são os principais tratamentos de suporte para todos os estágios do tumor. Na rara descoberta de um tumor T1 (1 a 2%), pode-se aplicar somente a irradiação. Ensaios usando quimiorradioterapia sem cirurgia apresentaram algum sucesso, porém não devem ser considerados como tratamento-padrão.

Reconstrução de cabeça e pescoço após um câncer

Princípios de reconstrução
Permitir que a anatomia normal remanescente volte ao lugar e à função. Equiparar tipo, volume, área de superfície, elasticidade e função dos tecidos removidos.

Objetivos da reconstrução
- Restaurar a função da continência oral, da fala e da deglutição.
- Cobrir estruturas vitais e promover a cicatrização rápida para permitir a radioterapia adicional em estágio anterior e prolongar o período livre da doença.
- Restaurar a aparência externa.
- Ressecção e reconstrução são alternativas preferenciais somente quando executadas satisfatoriamente e com baixa morbidade.

Opções de reconstrução

Fechamento direto e cicatrização por segunda intenção
Tumores pequenos, T1 e alguns T2 podem ser extirpados com *laser* ou bisturi e deixados para a formação de nova mucosa. Esse procedimento é melhor em áreas onde a contração da ferida não distorcerá a função (p. ex., a língua).

Enxertos de pele
Podem ser fenestrados e aplicados no local para o tratamento de pequenos tumores intraorais. Sua taxa de sucesso varia e, muitas vezes, a ferida forma a mucosa quando o enxerto desaparece.

Retalhos locais
Os retalhos intraorais têm seu lugar em casos selecionados, mas podem causar distorção posterior da anatomia do sítio, e o pedículo pode limitar a inserção. Esses retalhos usam também mucosa oral, a qual pode predispor a alterações malignas mais tarde. O retalho mais usado é o do músculo bucinador, que requer uma artéria facial intacta que pode não estar presente após a dissecção do pescoço. O retalho nasolabial, baseado inferiormente e tunelado através da bochecha para ficar em posição intraoral, é adequado no caso de tumores pequenos alveolares inferiores ou do soalho da boca. Outros retalhos que devem ser considerados são o submentual e o da testa.

Retalhos distantes
Predominantemente o retalho peitoral maior, porém também o deltopeitoral para casos de recuperação.

Retalhos livres
Os principais retalhos de partes moles são o do antebraço radial, da coxa anterolateral e o miocutâneo vertical do músculo reto abdominal. Os músculos grande dorsal e o do braço lateral (pedículo curto) são usados com menos frequência. A fíbula e a DCIA [artéria circunflexa ilíaca profunda] (crista ilíaca) são as mais usadas para a reconstrução do osso.

Escolha da reconstrução
Leva diversos fatores em consideração.

Fatores do paciente
As condições gerais de saúde do paciente, sua capacidade de resistir a um procedimento significativo e a probabilidade de surgimento de problemas pós-operatórios devem ser levadas em consideração. Pode ser necessário comprometer a qualidade da reconstrução se os riscos forem muito elevados. Por exemplo, algumas vezes o retalho pediculado pode ser indicado antes do retalho livre.

Sítio de ressecação

Tamanho, sítio, tridimensionalidade do defeito e disponibilidade de um nervo para inervação do retalho podem influenciar a reconstrução. Considerar o que se retira em termos de volume de tecido, conteúdo e função (p. ex., osso) para direcionar o que pode precisar ser substituído. Defeitos menores que requerem retalhos flexíveis em três dimensões, como a orofaringe, ficarão melhor com um retalho do antebraço radial, defeitos maiores ficarão melhor com um retalho anterolateral da coxa, e o volume é proporcionado por um VRAM [miocutâneo vertical do reto abdominal]. Os vasos que permanecem no pescoço e, portanto, a extensão do pedículo necessária também influenciarão a escolha do retalho.

Sítio doador

Considerar quais doadores estão disponíveis e a morbidade associada ao seu uso. O defeito do retalho anterolateral da coxa, se fechado diretamente, é um sítio doador de morbidade muito baixa. Contudo, se não puder ser fechado, o sítio não será satisfatório.

O retalho do antebraço radial e os retalhos anterolateral da coxa são os retalhos de uso mais frequente para a substituição da mucosa na cavidade oral e na orofaringe. Considerando a língua como um órgão inteiro, se até 75% dessa estrutura for removida, a construção ideal será com um retalho inervado do antebraço radial. Se a língua inteira for retirada, será necessário mais volume para iniciar a deglutição e um VRAM ou retalho anterolateral da coxa é a melhor escolha. Na hipofaringe, a mucosa faríngea pode ser substituída por um retalho do antebraço radial, um retalho da coxa anterolateral ou pele do peitoral maior, na forma de tubo ou como emplastro, conforme necessário. O jejuno livre também pode ser usado, seja aberto para defeitos parciais, ou como tubo. A escolha depende dos fatores definidos acima e do nível de *expertise* disponível. Médicos que executam retalhos jejunais esporadicamente têm taxas de complicações maiores e terão melhores resultados com a pele na forma de tubo se estiverem mais familiarizados com esta técnica.

Reconstrução mandibular

Para defeitos pequenos (inferiores a 6 cm) algumas vezes se usa um enxerto ósseo envolto por tecido bem vascularizado. Contudo, há registros de taxas de falha de mais de 30%. O osso vascularizado é a melhor reconstrução possível. A fíbula livre é a mais usada devido à grande quantidade de osso disponível, a capacidade de moldar o osso, a espessura cortical para o implante e as complicações mínimas no sítio doador. Outras opções incluem a DCIA [artéria circunflexa ilíaca profunda] ou o retalho do antebraço radial com osso. A não realização da reconstrução mandibular em idosos é uma opção para defeitos laterais à região parassinfiseal quando a TMJ [articulação temporomandibular] for removida. Nesses casos, executa-se a reconstrução somente das partes moles.

O consenso geral reza que se o paciente recebe radioterapia pós-operatória, os implantes osteointegrados não devem ser considerados.

Podem ser necessários mais de um retalho para defeitos grandes ou compostos. A fíbula com pele pode ser usada para a substituição de osso e da mucosa. Contudo, há registros de taxas de falha de até 10% nos coxins de pele e alguns cirurgiões defendem o uso de dois retalhos livres nessa situação.

Cuidados perioperatórios

Será necessário observar o uso de antibióticos profiláticos, da tromboprofilaxia, a nutrição, a higiene oral, os cuidados com a traqueostomia e os retalhos.

Complicações

- Complicações relativas à excisão:
    - Hemorragia, hematoma.
    - Danos não intencionais às estruturas neurovasculares.
    - Excisão incompleta.
    - Recidiva.
- Complicações relativas à reconstrução das partes moles:
    - Complicações do sítio doador dos retalhos.
    - Necrose dos retalhos.
    - Cicatrização incompleta com formação de fístula.
    - Infecção.
    - Reconstrução insensível.
    - Mastigação do retalho.
    - Cabelo na boca.
    - Dificuldade de deglutição dos alimentos.
    - Salivação.
    - Aglutinação dos alimentos.
    - Dificuldade da fala.
    - Trismo.
    - Problemas psicológicos e psicossexuais.
    - Defeitos de cicatrização e de contorno.
- Complicações relativas à reconstrução óssea:
    - Afrouxamento, infecção ou exposição da fixação da osteotomia.
    - Necrose óssea.
    - Reabsorção óssea.
    - Falta de união ou união defeituosa.
- Complicações relativas à dissecação do pescoço:
    - Vazamento de linfa.
    - Infecção.
    - Necrose dos retalhos da pele.
- Complicações pela radiação, especialmente:
    - Xerostomia.
    - Osteorradionecrose.

Tumores da glândula salivar

Incidência
- Três por cento dos tumores de cabeça e pescoço.
- Oitenta por cento encontram-se na parótida e 80% das massas parótidas são benignas.
- Cinquenta por cento dos tumores submandibulares, 50% dos sublinguais e somente 25% dos tumores da glândula acessória são benignos.

Classificação da WHO
- Adenoma:
    - Pleomórfico (60%).
    - Adenolinfoma (tumor de Warthin, 8%).
    - Oncocitoma.
- Carcinoma:
    - Mucoepidermoide (9%).
    - Tumor misto maligno (começando no adenoma pleomórfico, (5%).
    - Célula acínica.
    - Adenocarcinoma.
    - Carcinoma cístico da adenoide (4%).
    - Carcinoma escamoso.
- Tumores não epiteliais:
    - Partes moles.
    - Mesenquimatosos.
- Linfomas malignos.
- Tumores secundários:
    - Melanoma.
    - SCC.
    - Mama.
    - Tireoide.
- Tumores não classificados.
- Lesões tipo tumores:
    - Sialadenose.
    - Oncocitose.
    - Cistos.
    - Infecção.
    - Doença granulomatosa.

Adenoma pleomórfico
O adenoma pleomórfico é um tumor misto que combina componentes do epitélio do ducto, do mioepitélio e do estroma. É mais comum em mulheres e 2 a 10% mudam para malignos. O adenoma pleomórfico se apresenta como massa de crescimento lento que é firme e levemente irregular. Macroscopicamente, ela aparece encapsulada, porém muitas vezes tem extensões invisíveis (bosselações).

Tumor de Warthin
O tumor de Warthin é um tumor linfoepitelial, 5 vezes mais comum em homens, especialmente fumantes, com idade ao redor dos 50 anos. Tem localização multicêntrica e bilateral (10%) e taxa elevada de recidiva.

TUMORES DA GLÂNDULA SALIVAR

Carcinoma mucoepidermoide
Há três graus. Os tumores bem diferenciados têm grandes quantidades de células mucosas, invasão local limitada e raramente se espalham por metástase. Os tumores intermediários se comportam de forma similar à um SCC bem diferenciado. Os tumores pouco diferenciados são tumores agressivos, que invadem um sítio e se espalham, regionalmente, por metástases.

Carcinoma adenoide cístico
O carcinoma adenoide cístico apresenta comportamento raro. Está propenso à invasão vascular e perineural; lesões cutâneas são comuns e o tumor provoca uma leve resposta do hospedeiro. Como consequência, tende a ser indolor e pode invadir os ossos silenciosamente. Há três graus (Szanto):
- Grau 1 – cribriforme (sem solidez, bom prognóstico).
- Grau 2 – tubular (< 30% sólido).
- Grau 3 – sólido (mau prognóstico).

O tumor pode voltar muito tardiamente (depois de 25 anos) e geralmente se apresenta como metástase pulmonar.

Características clínicas dos tumores malignos da glândula salivar
- Massa dura e dolorida que surge no corpo da glândula.
- Obstrução do ducto e infecção.
- Sangramento do ducto.
- Invasão das estruturas locais e fixação.
- Na parótida:
    - Paralisia do CN VII.
    - Problemas da orelha.
    - Trismo.
    - Disfagia com envolvimento do lobo profundo.
- O exame deve ser bilateral (excluir síndrome de Sjögren) e deve incluir o exame intraoral, a palpação bimanual e o exame do nervo craniano.

Classificação TNM
- TX, T0, Tis: como para os tumores da cavidade oral.
- T1: tumor ≤ 2 cm sem extensão extraparenquimatosa clínica.
- T2: tumor 2-4 cm sem extensão extraparenquimatosa clínica.
- T3: tumor > 4 cm ou com extensão extraparenquimatosa clínica.
- T4: tumor dentro de um sítio da pele, mandíbula, canal auditivo, nervo facial, base do crânio, ou ao redor da carótida.

Estadiamento
- Estágio 1: T1, N0, M0.
- Estágio 2: T2, N0, M0.
- Estágio 3: T3, N0, M0 ou T1-3, N1, M0.
- Estágio 4: T4, N0, M0 ou T1-4 N 2-3 M0 ou qualquer T, qualquer N, M1.

Investigações
- CT/MRI com contraste de gadolínio da cabeça, do pescoço e do tórax.
- Sialografia.
- FNA [punção de aspiração com agulha fina] ou biópsia do tumor guiada por ultrassom.

Tratamento das massas da parótida
- A parotidectomia superficial limitada, removendo o tumor e um manguito de tecido normal, é realizada em caso de doença benigna.
- A parotidectomia superficial formal é realizada em caso de malignidade confinada nesta área.
- A parotidectomia total é realizada se o tumor for grande (T3) ou no lobo profundo, protegendo-se o nervo facial se não estiver envolvido (isto pode implicar na divisão do tumor).
- A radioterapia pós-operatória é indicada para tumores malignos e para tumores benignos se a excisão for incompleta ou se a cápsula estiver violada.
- Um pescoço linfonodo-positivo requer dissecção do pescoço.
- Alguns regimes quimioterápicos adicionais podem ser eficientes.
- Se a patologia for incerta, a parotidectomia superficial com biópsia de congelamento será apropriada, prosseguindo-se com a excisão total somente se esta for positiva.

Prognóstico
Em idosos, o prognóstico é ruim em tumores de alto grau que se apresentam com dor, envolvimento dos nervos e invasão local.

Parotidectomia superficial

Anatomia da parótida
Glândula bilateral que se encontra anterior e inferior à orelha. A glândula envolve a ramificação posterior da mandíbula e se estende anteriormente sobre o masseter. O lobo superficial que fica anterior ao nervo facial representa 75% da glândula. O lobo posterior tem uma porção retromandibular. O nervo facial entra no aspecto posterior da glândula e separa os lobos. A conexão entre os lobos chama-se istmo.

O ducto da parótida (ducto de Stensen) tem 5 a 6 cm de comprimento e atravessa a bochecha em uma linha entre a incisura intertragal até o ponto médio, entre o lábio superior e a base alar, a partir da parótida, para se esvaziar na cavidade oral através de um orifício oposto ao segundo molar superior. A fáscia parotídea se liga ao zigoma, ao músculo masseter, e ao esternocleidomastoide.

A glândula parótida é alimentada pelos ramos parassimpáticos que "pegam carona" no nervo glossofaríngeo depois do gânglio óptico e a partir do núcleo salivar inferior.

Indicações
A doença benigna e a maligna de baixo grau da glândula parotídea superficial ao nervo facial. A retirada dos linfonodos dentro da parótida em geral faz parte da dissecação do pescoço.

Objetivos
Retirada da glândula parotídea superficial conservando o nervo facial e o nervo auricular maior.

Planejamento
Cabeça para o alto, travesseiro de ombro, anel de cabeça, [anestesia local] com adrenalina, [anestesia geral] sem relaxante muscular, estimulador nervoso, sucção fina e diatermia bipolar.

Incisão
Incisão de Blair modificada. Começar na borda superior da orelha e continuar para baixo na crista pré-auricular, curvando-se em direção ao pavilhão auricular, acima do *tragus* e depois dentro do sulco pré-auricular, novamente. A incisão faz uma alça abaixo do lobo auricular arqueia sobre a ponta do mastoide e se volta para a frente, para correr a largura de dois dedos abaixo da mandíbula, curvando-se em direção ao osso hioide.

Exposição
A incisão da pele é aprofundada através da camada SMAS-platisma e elevada neste plano a partir da fascia parotídea. Posteriormente, sobre a ponta mastoide, o retalho da pele é elevado do esternocleidomastoide (SCM), tomando cuidado para não danificar o nervo auricular maior (que cruza oblíquo através do terço superior do SCM) e na veia jugular externa.

Procedimento
Iniciar posteriormente, fazendo a incisão na fascia e elevando a ponta posterior da glândula parotídea a partir da ponta do mastoide e da borda anterior do SCM, tomando muito cuidado para não cortar a veia facial posterior (a ligação provoca congestão). A dissecção agora deve proceder usando pinças mosquito e cauterização bipolar para liberar a glândula do canal da orelha e da raiz zigomática. A próxima etapa é identificar o indicador do trago na extensão profunda do canal cartilaginoso. As manobras anteriores garantiram

que isto seja feito com o acesso maior. O nervo facial fica a 1 cm de profundidade desse indicador. Sucção, diatermia bipolar e boa retração na glândula ajudam nessa busca. A parótida é dissecada do canal ósseo e, depois, em um plano paralelo ao nervo facial. As faixas de tecido conectivo podem parecer similares ao nervo facial; recomenda-se o uso de um estimulador nervoso que facilita a identificação do nervo.

A dissecção progride colocando-se as pontas da pinça mosquito no espaço perineural lateral ao nervo. O tecido é seccionado nas extremidades conforme estas são levantadas do nervo. As bordas do corte são pinçadas e submetidas à diatermia. Em uma parotidectomia superficial verdadeira o procedimento continua a partir da primeira ramificação, a partir do tronco principal até a extremidade terminal da glândula. Em alguns casos, devido à localização do tumor, faz-se necessário realizar uma dissecação retrógrada do nervo. As opções são encontrar a ramificação cervical que corre com a veia retromandibular, a ramificação marginal superficial à artéria facial ou a ramificação bucal, canalizando-se o ducto de Stensen.

Fechamento
Suturas de náilon 5/0 ou 6/0 e dreno de sucção.

Complicações
- A secção do nervo facial é a complicação mais significativa. Deve ser realizado o reparo primário ou a colocação de enxerto, onde necessário.
- Síndrome de Frey (sudorese gustativa), que é provocada quando se regeneram as fibras parassimpáticas do nervo facial que entra na pele. Em resposta aos estímulos, o impulso passa erroneamente para essas novas conexões, provocando a sudorese. A reelevação dos retalhos de pele, com ou sem interposição de enxertos de gordura cutânea ou alodérmicos entre o nervo e a pele no fechamento, tem sido recomendada para tratar essa condição.

Dissecção do pescoço

A dissecção radical do pescoço ND (dissecção do pescoço) é um procedimento cirúrgico para a remoção do campo linfático do pescoço a partir da mandíbula (acima) até a clavícula (abaixo) e da linha média até a borda anterior do trapézio. Esse procedimento é atribuído a Grile (1906), que se diz ter executado a operação em 45 minutos!

Anatomia
- O triângulo submandibular está limitado pelos ventres anterior e posterior do músculo digástrico e pela borda inferior da mandíbula.
- O triângulo submental está limitado pelos ventres anteriores do digástrico e da mandíbula.
- Os linfonodos jugulares superiores estão na área a partir da base do crânio até o nível do hioide. A borda anterior é o esterno-hióideo e a posterior é a borda posterior do SCM (como nos níveis 3 e 4).
- Os linfonodos jugulares médios ficam entre o hioide e o músculo omoióideo ou membrana cricotireóidea.
- Os linfonodos jugulares inferiores ficam da borda inferior do omo-hióideo até a clavícula.
- O triângulo posterior é formado pela clavícula abaixo e a borda posterior do SCM e a borda anterior do músculo trapézio.
- O linfonodo subclavicular e o mediastinal também podem estar envolvidos e podem ser ressecados em uma dissecção do pescoço estendida.

Classificação do *Memorial Sloane-Kettering Cancer Center*
Os linfonodos cervicais são descritos em termos de sete níveis:
- I Triângulo submental e triângulo submandibular.
- II Linfonodos ao redor do terço superior da veia jugular interna (IJV) e medial ao SCM; acima do nível do osso hioide.
- III Linfonodos em volta do terço médio da veia jugular interna (IJV) e medial ao SCM; acima do nível onde o omo-hióideo cruza a IJV.
- IV Linfonodo jugular inferior, escaleno e supraclavicular, profundo ao terço inferior do SCM.
- V Linfonodos do triângulo posterior.
- VI Anterior.
- VII Mediastino superior.

A classificação leva em consideração primeiramente os níveis dos linfonodos liberados e depois as estruturas anatômicas preservadas. Essencialmente, existem três tipos anatômicos de ND.

Estendido
- Quaisquer outros tipos são estendidos para incluir seja o grupo dos linfonodos geralmente não removidos (como o paratraqueal) ou estruturas não removidas rotineiramente (como a artéria carótida).
- A ND radical estendido inclui os níveis 1-5 mais os níveis 6 e 7, e a parotidectomia.

Abrangente
- A ND radical inclui a liberação dos níveis 1-5 mais: nervo acessório, SCM e IJV.
- Três tipos de ND radical modificada ou ND funcional:
  - Tipo 1: preserva o nervo acessório.
  - Tipo 2: preserva o nervo acessório e o SCM.
  - Tipo 3: preserva o nervo acessório, o SCM e a IJV (algumas vezes o termo ND funcional é reservado para este tipo).

Seletivo
Liberação de somente alguns níveis com preservação da IJV, do nervo acessório e do SCM:
- Supraomo-hióideo (níveis 1, 2, 3).
- Anterolateral (níveis 2, 3, 4).
- Anterior (níveis 2, 3, 4 e 6 – aqueles em volta da traqueia).
- Posterior (níveis 2, 3, 4, 5 com linfonodo suboccipital e retroauricular).

Indicações
- Metástases dos linfonodos do pescoço.
- Dissecção profilática do pescoço quando o tamanho ou sítio do tumor prevê a provável expansão dos linfonodos.

Contraindicações

Contraindicações à ND funcional
- Linfonodos fixos.
- Linfonodos maiores que 3 cm com mobilidade debilitada.
- Linfonodos fixos que se tornam móveis após a radioterapia.
- Linfonodos recorrentes pós-cirurgia/radioterapia.

Contraindicações à ND radical
- Fixação à coluna vertebral.
- Fixação ao plexo braquial.

Planejamento
A cabeça para cima e inclinada em sentido contrario ao lado da cirurgia, com um saco de areia sob os ombros. A porção superior do tórax e pescoço e a hemiface devem ser preparados e cobertos com os campos cirúrgicos.

Incisão
Há muitas entre as quais escolher. A tri-radiada é mais comumente usada. A incisão superior é feita na crista da pele cervical, na largura de três dedos abaixo da mandíbula, correndo do mastoide para baixo do queixo. O membro vertical fica na junção do terço posterior e 2/3 anteriores para proporcionar certa proteção aos grandes vasos na eventualidade de colapso da ferida.

Exposição
As incisões são aprofundadas através da platisma e do plano subplatismal. É preciso cuidado posteriormente, onde o SCM está próximo à pele e os retalhos deverão ser elevados subcutânea e superiormente, onde a ramificação mandibular marginal fica no plano subplatismal.

DISSECÇÃO DO PESCOÇO

Procedimento

O conteúdo linfático é extraído *en bloc*, começando na borda anterior do músculo trapézio. Fazer a incisão descendente para a fáscia cervical profunda e descamar o conteúdo dessa fáscia enquanto movendo-se para a frente. O músculo omo-hióideo é dividido e retirado com a amostra. O conteúdo do triângulo posterior inclui os nervos acessório e occipital menor e os vasos cervicais transversos. Os nervos do plexo cervical são divididos e direcionam o cirurgião para o nervo frênico que fica sobre o músculo escaleno anterior. Tomar cuidado para não ir para abaixo da clavícula. Inferiormente, o tecido é pinçado e amarrado, incluindo a veia jugular externa. O SCM é dividido e a IJV é amarrada, tomando-se o devido cuidado com o ducto torácico (à esquerda). O espécime é dissecado superiormente do nervo vago e da artéria carótida. No mastoide, o SCM é dividido e a parte superior da IJV é amarrada. Movendo-se anteriormente a fáscia submandibular é incisada e os vasos faciais são amarrados, criando-se um retalho superior que protege o nervo marginal da mandíbula marginal. No canto anterior da dissecção encontram-se os nervos lingual e hipoglosso, além do ducto de Wharton amarrado. A glândula é dissecada do músculo milo-hióideo e o espécime é liberado dos músculos em fita, para concluir a dissecção, lavando-se a ferida com água esterilizada.

Fechamento

Fio 3/0 absorvível à camada plastima-dérmica e 4/0 absorvível para a pele. Dois drenos de sucção largos.

Cuidados pós-operatórios

Acordar o paciente gentilmente e colocá-lo sentado. Manter os drenos inseridos durante 5 dias.

Complicações

Este procedimento tem taxa de mortalidade de ~1%.

Intraoperatórias
- Lesão ao nervo.
- Problemas na carótida (bradicardia e êmbolos).
- Sangramento da IJV ou êmbolos de ar.
- Problemas de pulmão (pneumotórax).
- Vazamento do quilo.

Precoces
- Necrose dos retalhos de pele.
- Ruptura da carótida.
- Hematomas.
- Dor.
- Dificuldade respiratória.

Intermediárias
- Infecção.
- Trombose das veias profundas.
- Embolia pulmonar.
- Pneumonia.
- Problemas contínuos nas feridas (5 a 10%).

Tardias
- Seroma.
- Síndrome de Horner.
- Aparência estética insatisfatória.
- Síndrome de dor do ombro.
- Danos aos nervos acessórios.
- Neuroma.
- Tumor recorrente.
- Contratura da cicatriz.
- Fístula.
- Edema facial.
- Edema cerebral.

A proteção da artéria carótida é essencial em todos os pacientes cujas feridas na pele podem se romper (pacientes irradiados, mal alimentados, diabéticos). Pode-se usar: retalho do levantador da escápula, enxerto dérmico ou retalho livre.

Capítulo 10

Tórax

Câncer de mama 364
Reconstrução da mama 367
Reconstrução do complexo areolopapilar 373
Reconstrução da parede do tórax. 375
Reconstrução do esterno. 378

Câncer de mama

Epidemiologia
- Incidência: 1/9 mulheres nos USA: 1/12 mulheres no Reino Unido.
- 30% de todos os cânceres nas mulheres são cânceres de mama; 1% dos cânceres atinge os homens.

Fatores de risco
- Hormonal: duração aumentada da exposição ininterrupta a estrogênios em razão da menarca antes dos 12 anos, menopausa acima dos 55 anos e nulíparas ou com primeiro parto após os 30 anos. A HRT (terapia de reposição hormonal) de longa duração da pílula e o uso de dietilestilbestrol também já foram implicados.
- Predisposição genética: a história familiar (especialmente parente de primeiro grau com câncer de mama antes dos 40 anos) pode aumentar 3 vezes o risco; BRCA1 [Câncer de mama 1], herança AD [autossômica dominante], ligado ao câncer de ovário, BRCA2.
- Carcinoma de mama prévio (até 30%), alteração *in situ* prévia (10 vezes) e atipia celular prévia (5 vezes).
- Exposição à radiação.
- Geografia: Maior incidência no Ocidente, comparado ao Oriente. Relacionado com o estilo de vida: dieta mais rica em gordura, maior ingesta alimentar.

Classificação
Por tipo patológico:
- Ductal invasivo (65 a 80%).
- Tubular (variante do ductal) (2 a 18%).
- Mucinoso (1 a 4%).
- Medular (< 5%).
- Outros, como lobular invasivo e inflamatório.

Patofisiologia
A mama pode sofrer diversas alterações, mas elas não necessariamente levam ao próximo estágio:
- Hiperplasia normal.
- Hiperplasia com atipia.
- Carcinoma *in situ* (carcinoma invasivo). Existem duas formas de doença *in situ*:
    - Carcinoma lobular *in situ* (LCIS), que ocorre, comumente, em ambas as mamas e leva à malignidade somente em 14% dos casos.
    - Carcinoma ductal *in situ* (DCIS), que em geral é multifocal, tem menos probabilidade de ser bilateral que lobular e tem ~43% de risco de se tornar uma doença invasiva.

Características clínicas
- Massa na mama ou na axila.
- História recente de distorção ou inversão da papila.
- Descarga da papila com manchas de sangue, bilateral ou em pacientes com mais de 50 anos.
- Mudanças na pele como: ulcerações, eczemas, distorção ou *peau d'orange*.

Diagnóstico
Avaliação tripla, ou seja, exame, imagem, (geralmente mamografia, porém, também, ultrassom ou MRI) e FNA ou biópsia do núcleo (biópsia core). Se todos os resultados forem positivos ou negativos, o resultado tem precisão de 99%.

Tratamento
Como parte de uma equipe multidisciplinar.

Mastectomia profilática
Esta é uma questão controversa e diversas diretrizes foram elaboradas em diferentes áreas. Isto deverá ser levado em consideração se o risco for maior que 1 em 4.
- Mastectomia bilateral: BRCA positivo; forte história familiar (parentes de primeiro ou segundo grau com câncer antes dos 40 anos) e LCIS/DCIS; LCIS/DCIS bilateral.
- Mastectomia unilateral (mama remanescente): DCIS/LCIS; um parente de primeiro grau.
- A conservação da papila é possível, porém ~4% de risco de câncer na parte remanescente; escolha do paciente.

LCIS
Três opções:
- Observação com exame regular e mamografia anual.
- Mastectomia profilática bilateral (muito agressiva considerando-se que o risco de mutação maligna é de apenas 14%).
- Tamoxifeno.

DCIS
- Só excisão se a área for pequena (< 2,5 cm), margens livres de > 10 mm e bem diferenciadas.
- Lumpectomia e radioterapia, embora haja controvérsias porque ~57% não evoluem para câncer.
- A mastectomia tem uma taxa de recidiva de 1,4% e sobrevida a longo prazo de 98%.

Carcinoma invasivo
- A conservação da mama via excisão local ampla e radioterapia pode ser usada se a doença não for multifocal e a proporção entre tamanho do tumor e tamanho da mama não for muito alta. A sobrevida geral e a sobrevida livre da doença distante é a mesma que a da mastectomia, porém a taxa de recidiva local pode ser maior (Estudo Milan de 20 anos: 8,8% vs. 2,3% com mastectomia).
- Mastectomia radical modificada ± radioterapia para prevenir a recidiva local em tumores grandes.
- Axila; com doença não palpável, pode ser avaliada por amostragem (mais de quatro linfonodos de nível 1) ou biópsia do linfonodo sentinela. Se positivo ou doença macroscópica a axila deve ser tratada seja com dissecção ou radioterapia.
- A quimioterapia aumenta a sobrevida e diminui a taxa de recidiva, especialmente em mulheres mais jovens.
- A terapia hormonal com Tamoxifeno aumenta a sobrevida em pacientes com menos de 50 anos que são positivas ao receptor do estrógeno e com mais de 50 anos. Podem-se usar, também, inibidores da aromatase.
- Terapia biológica com herceptina, se positiva ao receptor da herceptina.

Tabela 10.1 Classificação TNM do câncer de mama

T0, Tx, Tis	
T1	< 2 cm
T2	2-5 cm
T3	> 5 cm
T4	Anexo à pele/parede do tórax
N0, Nx	
N1	Linfonodos ipsolaterais móveis
N2	Linfonodos ipsolaterais fixos
N3	Linfonodos mamários internos ipsolaterais
M0, Mx	
M1	Metástases distantes

Tabela 10.2 Estadiamento do câncer de mama e sobrevida (M0, a menos que especificado de outra maneira)

Estágio	TNM	Sobrevida de 5 anos
0	Tis N0	Estágio 0-95%
I	T1 N0	Estágio I-88%
IIA	T0 N1, T1 N1, T2 N0	Estágio II-66%
IIB	T2 N1, T3 N0	
IIIA	T3 N1, T0-3 N2	
IIIB	T4 N0-2	Estágio III-36%
IIIC	Qualquer T N3	
IV	Qualquer T Qualquer N M1	Estágio IV-7%

Reconstrução da mama

Princípios
Restauração da forma estética da mama usando material autólogo e/ou protético.

Objetivos
- Substituição da pele.
- Substituição do volume.
- Atingir a simetria bilateral da mama.
- Reconstrução da papila.

História
- **Fatores do tumor.** Cirurgia, quimioterapia, estágio da radioterapia e sobrevida. Quanto tempo desde o tratamento original e de qualquer recidiva? História familiar de câncer de mama. Discussão sobre os riscos de outros cânceres e possibilidade de mastectomia contralateral.
- **Desejos da paciente.** A paciente decidiu sobre a reconstrução autóloga ou baseada em expansor? Ela deseja simetria dentro ou fora do sutiã? Qual é a sua postura com relação à cicatrização, extensão da cirurgia e tempo de recuperação? Ela tem algum preconceito ou ideias fixas?
- **Mama contralateral.** Qual é o tamanho atual de seu sutiã? Ela gosta da mama remanescente? Ela quer que seja maior, menor, levantada ou semelhante à contralateral?
- **Sítio doador.** Questionamento específico relativo sítios doadores em potencial. A paciente tem alguma preferência? Existe história de cirurgia ou trauma que exclua qualquer sítio doador?
- **Fatores da paciente.** História clínica e cirúrgica completa. Fumo, alergias e história de cicatrização.

Exame
BMI [índice de massa corporal] e exame geral.

Exame da mama
Certifique-se de que não haja massas, abaulamentos, nem recidiva. Avaliar a conveniência da mama contralateral para procedimentos, se solicitado.

Pele e partes moles
Avaliar os danos provocados pela radiação. Se forem graves, verificar novamente se há danos na pele. Procurar frouxidão, endurecimentos e qualidade geral da pele. Medir a quantidade de pele necessária para determinar a simetria. Isto pode ser feito, mais convenientemente, medindo a dobra entre a clavícula e a inframamária na meridiana da mama e subtraindo a medição do lado da mastectomia da medida contralateral para obter X. Em algumas reconstruções autólogas a pele da cicatriz até a dobra inframamária deverá ser retirada, medindo-se assim essa distância e somando-a ao X para obter a medição final da quantidade de pele necessária. Na eventualidade de redução ou mastopexia no lado normal, a medição da mama contralateral deverá ser ajustada de acordo. Avaliar quanto enchimento (tecido sob o retalho da mastectomia superior que serve de suporte superior da mama) é necessário. Medir a largura da mama e a distância das papilas a partir da incisura do esterno, porque isto será importante na escolha do expansor.

Músculo
Verificar a preservação do músculo peitoral e da dobra axilar anterior. Verificar a função do músculo grande dorsal (se o nervo estiver funcionando, provavelmente os vasos toracodorsais estarão preservados).

Sítios doadores
Verificar os sítios doadores quanto à cicatrização, hérnias e defeitos. Medir as dimensões máximas de pele que podem ser retiradas permitindo o fechamento.

Investigações
- Mamografia contralateral recente.
- O reestadiamento do tumor deverá ser considerado e discutido com o oncologista antes da reconstrução.
- Radiografia do tórax, hemograma [contagem das células sanguíneas], U&E [eletrólitos e ureia, LFT [teste da função hepática], coagulação e prova cruzada.

Momento da reconstrução

Imediato
Esse procedimento preserva a pele e a dobra inframamária, a cicatriz pode ser desenhada no sentido mais esteticamente agradável e chega-se à melhor reconstrução possível da mama. A mastectomia e a reconstrução são realizadas em uma sessão só, com economia e uso mais eficiente dos recursos. Conta também a redução do nível de ansiedade da paciente com relação à perda da mama. É possível irradiar a mama reconstruída (o material autólogo é mais resistente que o protético), porém há maior risco de contratura capsular e necrose da gordura. Estudos recentes reportam resultados inferiores, inclusive dos TRAMs [retalhos miocutâneos transversos do retoabdominal], após a radioterapia. No tratamento de conservação da mama, a reconstrução de defeitos parciais é mais bem feita imediatamente, reduzindo, assim, a incidência de necrose gordurosa e de perda de pele.

Tardia
A cirurgia é retardada até depois da quimioterapia e radioterapia, em geral por 6 meses, porém mais se as mudanças provocadas pela radiação forem intensas. Isso reduz o risco de contratura capsular e necrose gordurosa. Logisticamente, a organização é mais fácil, porque há necessidade de somente uma equipe cirúrgica. Psicologicamente, permite que a paciente se ajuste à sua mastectomia e que tenha mais tempo para decidir o tipo de reconstrução desejada.

Opções de reconstrução após excisão local ampla/quadrantectomia

Autóloga
Definir novamente a forma solapando a mama para redistribuir o tecido e suturando-o em camadas. Usar pedículos para os defeitos maiores: pedículo inferior para os defeitos superiores e pedículos superiores para os defeitos inferiores. Como parte da mamoplastia de redução. O pedículo da papila pode ser ajustado dependendo do sítio do câncer. Retalhos do grande dorsal.

Não autólogo: Implante
- Indicações: como parte do tratamento de conservação da mama.
- Complicações: necrose do tecido da mama; requer excisão completa do tumor, porque a mama fica distorcida depois do procedimento; risco de necrose da papila.

- Desvantagens: em defeitos maiores, o uso do grande dorsal significa a perda de uma opção de reconstrução no caso de uma mastectomia; pode ser necessária uma cirurgia de definição da simetria contralateral; aumento significativo das complicações depois da radioterapia.
- Vantagens: resultado estético bem melhor sobre um sítio de excisão amplo ou em caso só de quadrantectomia.

Opções de reconstrução depois da mastectomia

Autólogo com ou sem expansor
- Pediculada: grande dorsal, TRAM unilateral, TRAM bilateral (com ou sem autonomização no caso dos retalhos de TRAM).
- Livre: TRAM, TRAM com preservação muscular, DIEP, outros (artéria epigástrica inferior superficial, glútea superior, glútea inferior, coxa anterolateral de Rubens/perilíaca, músculo grácil).
- Grande dorsal (TRAM pediculado) com expansor.
- Indicações: tumor ulcerado; pele fina de má qualidade; discrepância cutânea > 6 cm; perda do peitoral maior e da dobra axilar anterior; ptose da mama que a paciente quer que coincida; prótese malsucedida; preferência da paciente; preferência do cirurgião.
- Vaso doador: em um retalho livre, podem ser usados: vasos mamários internos, os toracodorsais ou os escapulares circunflexos.
- Complicações: problemas provocados por procedimentos mais demorados (p. ex., DVT [trombose das veias profundas], PE [embolia pulmonar], infecção do tórax); falha completa ou parcial dos retalhos; necrose da gordura; demora na cura da ferida no sítio doador ou receptor; seroma; hematoma; abscesso; inchaço abdominal ou hérnia (TRAM). Veja retalhos individuais.
- Desvantagens: cirurgia e recuperação mais demoradas; mais cicatrizes.
- Vantagens do procedimento autólogo isoladamente: Resultado de altíssimo padrão que proporciona uma aparência mais natural conforme o corpo muda.

Não autólogo
- Expansor ou implante: silicone, solução de soro fisiológico ou misto; anatômico (silicone ou misto) ou redondo.
- Indicações: pele de boa qualidade (geralmente sem radioterapia); pele suficiente para cobrir a prótese e discrepância inferior a 6 cm; mama oposta 350 mL ou menos (quando reduzida); sem ptose ou a paciente deseja aumentá-la; peitoral maior intacto; preferência da paciente; preferência do cirurgião.
- Colocação geralmente submuscular, seja parcial (subpeitoral) ou completa (subpeitoral e serrátil); subcutânea em pessoas obesas.
- Complicações: ver item relativo ao aumento da mama. A taxa de contratura capsular é de cerca de 20% em pacientes não irradiadas e de 50% em pacientes irradiadas. Os riscos de hematoma, seroma e infecção são todos mais elevados na reconstrução imediata que na tardia.
- Desvantagens: visitas frequentes para expansão; forma menos natural; dificuldade com a ptose e a recriação da dobra inframamária; consequências a longo prazo dos implantes que requerem cirurgia ulterior e interrupção das atividades normais.
- Vantagens: cirurgia mais curta e recuperação mais rápida, sem cicatrização adicional nem problemas no sítio doador.

Escolha da reconstrução

Os principais fatores que contribuem para a escolha são a preferência da paciente, a preferência do cirurgião, os fatores da paciente, as dimensões da mama contralateral, as características do sítio da mastectomia e a disponibilidade do sítio doador. Pode-se propor um amplo algoritmo.

- Sem radioterapia; mama contralateral pequena a média; sem ptose (ou após redução e mastopexia); abdome inferior 50-60% requerido:
  - Autólogo: DIEP, grande dorsal autólogo, TRAM com preservação do músculo, TRAM unilateral pediculado.
  - Não autólogo: expansor de tecido (especialmente se necessário aumento contralateral).
- Radioterapia: mama contralateral pequena a média, sem ptose (ou após redução e mastopexia):
  - Autólogo: DIEP, TRAM, TRAM com preservação do músculo, grande dorsal autólogo.
  - Autólogo com expansor: grande dorsal e expansor.
- Mama contralateral grande ou com ptose e exigindo simetrização; necessidade de abdome inferior ≥ 75%.
  - Autólogo: TRAM com preservação do músculo; TRAM; TRAM bilateral pediculado; DIEP com dois ou três perfurantes; TRAM pediculado unilateral tardio (ligadura do sistema epigástrico inferior 2 semanas antes).
  - Autólogo com expansor: grande dorsal e expansor podem combinar o tamanho, mas não a ptose.

TRAM *vs.* DIEP

O retalho TRAM toma todo o músculo reto e a fáscia. Como consequência, a morbidade do sítio doador é maior com mais hérnias e abaulamentos (até 20%) e objetivamente (não subjetivamente) maior morbidade da parede abdominal. Contudo, as taxas de necrose gordurosa e a falha parcial dos retalhos são menores no retalho TRAM. Os TRAMs que preservam músculo e fáscia podem reduzir as complicações mais evidentes ao mesmo tempo em que retêm as vantagens vasculares. As refinações do DIEP, como tomar mais perfurantes com retalhos maiores ou limitá-las a reconstruções que envolvem 60 a 70% da parede abdominal podem reduzir ainda mais as complicações.

Inserção do retalho abdominal

Pele
Orientar o coxim da pele para melhor substituir a pele e preencher o polo superior. Este pode estar vertical, oblíquo ou horizontal, dependendo da natureza do defeito e das dimensões da parede do tórax.

Pedículo
Os retalhos pediculados podem ser transferidos para um pedículo ipsolateral ou contralateral. Certificar-se de que o túnel não seja estreito e que o músculo não esteja torcido. Os retalhos livres podem formar anastomoses com a axila ou com os vasos mamários internos. Fixar, temporariamente, o retalho sobre a parede do tórax, realizar a anastomose, sentar o paciente e fazer a inserção. Fixar o músculo à parede do tórax para evitar a tensão ou que este se torça sobre a anastomose. Depois, definir a forma da mama e suturar a pele, deixando-a maior para permitir a retração.

Inserção do grande dorsal

Pele
Normalmente, o retalho é rodado a 180° para que o tecido inferior seja colocado sobre o topo do peitoral maior e se torne o preenchimento. A axila é fechada suturando-se o músculo grande dorsal à parede do tórax.

Pedículo
O pedículo é visualizado pelas costas. A inserção pode ser dividida ou deixada presa ao úmero.

Expansor
Superiormente esse componente é colocado abaixo do músculo peitoral, e inferior e lateralmente sob o grande dorsal.

Cirurgia secundária
A mama reconstruída deve ser avaliada 3-6 meses após a cirurgia. Este é o tempo ideal para ajustar a reconstrução e fazer eventuais cirurgias na mama contralateral.
- Volume: muito volume na reconstrução autóloga pode ser retirado com lipoaspiração; deficiência de volume pode ser tratado com lipoenxertia. Os expansores podem ser trocados para implantes ou as válvulas podem ser retiradas, se necessário.
- Contorno: pode ser necessário um ajuste do implante ou do retalho. Os defeitos de contorno podem ser preenchidos com injeção de gordura.
- Dobra inframamária: pode precisar ser ajustada seja por abordagem externa ou interna.
- Revisão da cicatriz.
- Reconstrução da papila.

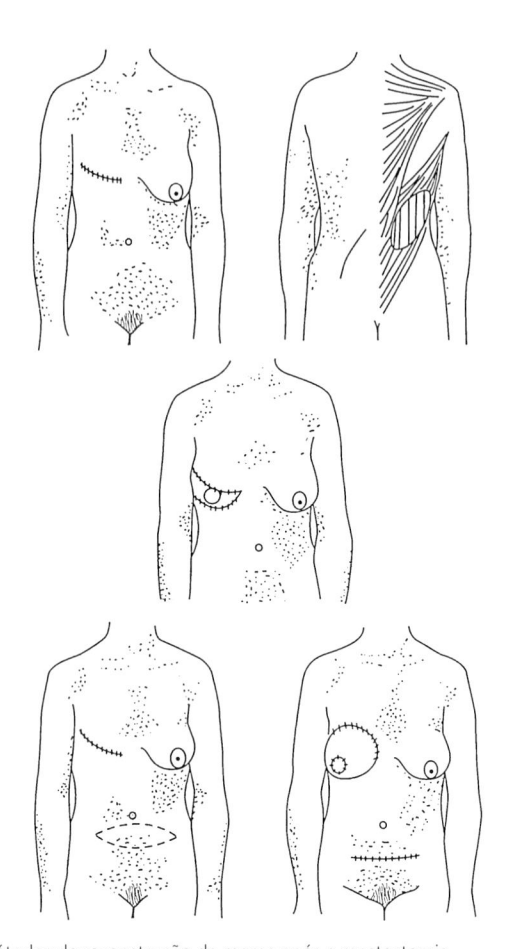

Fig. 10.1 Métodos de reconstrução da mama após a mastectomia.

Reconstrução do complexo areolopapilar

A reconstrução do complexo areolopapilar (NAC) geralmente é feita em pacientes que foram submetidas à reconstrução da mama após a mastectomia. Após a reconstrução da mama, o inchaço do tecido demora certo tempo para se ajustar, e o efeito da gravidade afeta a posição final da mama. Portanto, a reconstrução do NAC geralmente é feita pelo menos 3 meses após a reconstrução da mama para permitir a correta colocação simétrica do NAC. A reconstrução areolar e da papila pode ser feita ao mesmo tempo e sob anestesia local.

Reconstrução da papila
Procedimentos para compartilhar as papilas
Parte da papila oposta é usada como enxerto composto. Não é o ideal se a mama normal for afetada. Usa-se ou a parte inferior da papila oposta ou sua metade mais proeminente.

Retalhos locais
- Retalho tipo *"skate"*, semelhante a uma arraia; requer FTSG.
- Retalho tipo *"skate"* modificado: fechamento direto do sítio doador; evita o FTSG.
- Retalho com quatro pilares (tipo *"quadripod flap"*): quatro retalhos elevados e tracionados centralmente para formar os lados da papila; problema: retração pós-operatória.
- Retalho com abas duplas opostas.
- Retalho em C-V.

Desenhar a altura da nova papila sendo o dobro daquela do lado oposto, imediatamente após a cirurgia, em razão da perda de projeção significativa esperada.

Reconstrução do complexo areolar
Enxerto de pele
- FTSG como parte do procedimento do retalho em forma de arraia.
  - Sítios doadores.
  - Aréola oposta: não é o ideal se a mama normal for afetada; é o ideal se for feita a redução da mama.
  - Virilha; coxa interna superior; lábios vaginais; pigmentos do enxerto com tempo, porém a cor pode desbotar.
  - Axila: não tão pigmentada.
  - Aréola ressecada se não estiver envolvida na doença.

Tatuagem
Frequentemente executada quando da reconstrução da papila. Deve-se aguardar algum tempo antes de executar a tatuagem para permitir que a nova papila cicatrize. A cor, à época do procedimento, é escurecida com pigmento de hemossiderina, que se descolore. A cor da tinta também se descolora com o tempo. Portanto, tentar fazer que a nova papila seja um pouco mais escura que a papila oposta.

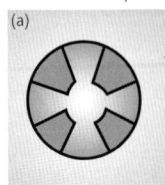

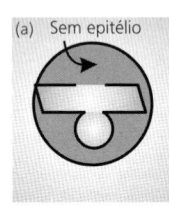

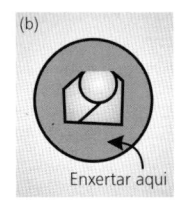

Fig. 10.2 Retalho em quatro pilares *(quadripod)*: (a) desenho; (b) sem epitélio entre os raios; (c) puxar para cima a parte central e suturar os raios juntos, e FTSG para a área neoareolar ao redor. Retalho em *skate* (modificado): (a) desenho e retirada do epitélio da área cinza; (b) elevar a cabeça e os braços do retalho, deixando-o preso ao tórax, envolver os braços para dar suporte à cabeça e ao FTSG ao redor.

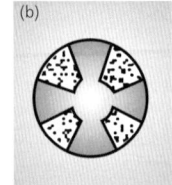

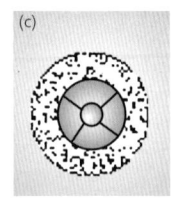

Reconstrução da parede do tórax

Anatomia
- Composição óssea:
    - Vértebras torácicas, costelas, cartilagem costal, esterno.
    - Principais fixações musculares: grande dorsal, serrátil anterior, peitoral maior e menor, intercostais interno, externo e íntimo, reto abdominal e oblíquo externo.
- Fornecimento vascular:
    - Artérias intercostais, artéria torácica interna, artéria subescapular que se desprende da artéria toracodorsal e da ramificação do serrátil e artéria toracoacromial.

Funções da parede do tórax
- Proteção do tórax e das vísceras abdominais superiores.
- Fixação para os músculos da respiração.
- A integridade geral da parede do tórax é vital para evitar movimentos paradoxais durante a respiração e para proporcionar uma função respiratória normal.
- Contribuição aos movimentos do ombro e do braço.
- Respiração.

Etiologia dos defeitos da parede do tórax
- Congênitos:
    - Síndrome de Poland.
    - *Pectus excavatum*.
    - *Pectus carinatum*.
    - Escoliose.
- Adquiridos:
    - Infecção (fascite necrosante, malha infectada, empiema crônico).
    - Neoplasia (tumor pulmonar envolvendo a parede ou tumor primário da parede, incluindo a mama).
    - Iatrogênicos (excisão da costela, radioterapia).
    - Trauma (ferimentos por arma de fogo, acidentes de trânsito em estradas).

Problemas com os defeitos da parede do tórax
- Perda do suporte respiratório e dificuldades respiratórias.
- Segmento oscilante.
- Perda da capacidade de aumentar a pressão abdominal para defecar, urinar e tossir.
- Desconforto.
- Deformidade.

Objetivos
- Restaurar a integridade da parede do tórax.
- Proporcionar cobertura estável das partes moles.
- Remover a deformidade.

Opções para os defeitos adquiridos da parede do tórax
- Malha protética em um sanduíche de cimento metacrilato: para restaurar a integridade da parede do tórax em feridas estáveis, não infectadas. Medida temporária em feridas grosseiramente contaminadas. Necessária onde o segmento oscilante provavelmente comprometerá a função respiratória, o que varia de acordo com a condição respiratória do paciente. Pode ser muito grande: cinco ou seis segmentos de costelas em adultos jovens ou muito menores (três ou quatro segmentos de costela) em doentes respiratórios. O sítio do defeito também é crítico. Um defeito paravertebral posterior causa menos respiração paradoxal que um defeito equivalente na área anterolateral mais móvel.
- Enxertos de pele: método temporário de fechamento de feridas em traumas massivos de tórax. Remoção secundária e cobertura definitiva da ferida, necessária quando o paciente está preparado.
- A expansão do tecido pode proporcionar expansão suficiente do tecido adjacente para permitir o fechamento por meio do avanço ou a cobertura do retalho. Mais fácil que no abdome por ter uma base firme contra a qual se expandir.
- Pressão tópica negativa: proporciona um curativo temporário para a ferida, descontaminando-a e promovendo a formação do tecido de granulação. Boa para feridas exsudativas produtivas.
- Retalhos: proporcionam pele, tecido subcutâneo, fáscia e músculo.
- Retalhos locais e retalhos regionais:
    - Somente pele – deltopeitoral, escapular, paraescapular, abdominoplastia superior.
    - Músculo e fáscia – grande dorsal, peitoral maior, reto do abdome, serrátil anterior.
    - Pele, músculo e fáscia – retalho musculocutâneo do reto abdominal, retalho musculocutâneo do grande dorsal, retalho musculocutâneo do peitoral maior.
    - Retalho de transposição do omento.
- Transferência de tecido livre – retalho do músculo tensor da fáscia lata, anterolateral da coxa.

Seleção
- Considerações gerais.
- Etiologia e momento: reparo imediato em caso de feridas não infectadas causadas iatrogenicamente ou por excisão de neoplasia, tardia se a ferida estiver contaminada ou infectada. Preferir retalho do músculo para fechar defeitos infectados para otimizar o preenchimento de espaço morto, sangue e terapia com antibióticos e melhorar as propriedades antibacterianas.
- Profundidade e complexidade do defeito:
    - A fístula broncopleural precisará de um retalho bem ajustado do omento ou músculo para vedação adequada.
    - Defeito crônico do empiema com espaço morto profundo provocado por fibrose precisará de tecido de bom ajuste para fechar espaços mortos como o músculo ou o omento.

RECONSTRUÇÃO DA PAREDE DO TÓRAX

- Camadas da parede do tórax envolvidas:
    - Costelas somente com partes moles adequadas são reparadas suturando-se as costelas juntas, só com remendos sintéticos de malha, sanduíche de cimento de malha ou remendo autólogo de camada de músculo ou da fáscia.
    - Somente a pele com costelas intactas é reparada com amplo descolamento e fechamento direto, ou com retalhos locais ou regionais. A expansão do tecido com fechamento secundário também é usada quando o déficit de partes moles é grande.
    - Costelas e pele: reconstrução única com tecido composto (p. ex., TFL [tensor de fascia lata] com trato iliotibial) ou duas técnicas separadas para cada defeito (p. ex., malha para defeitos da costela e retalho miocutâneo do grande dorsal para a pele).
- Sítio:
    - Parede do tórax posterior:
        - Trapézio.
        - Retalho do grande dorsal.
    - Parede do tórax lateral anterior:
        - Retalho do músculo reto abdominal com base superior ou retalho miocutâneo.
        - Retalho do músculo latíssimo do dorso.
        - Peitoral maior (com base superior ou medial).
        - Serrátil anterior.
        - Retalho do tensor da fáscia lata.
        - Omento.
- Avaliação das opções:
    - Outras feridas, drenos, cicatrizes.
    - Observar que a toracotomia anterior terá dividido os músculos latíssimo do dorso e serrátil!
    - Fornecimento de vascularidade e nervos para os músculos, pele e gordura remanescentes.
    - Idade, saúde e exigências do paciente.
    - Capacidade do paciente de tolerar pressões torácicas aumentadas depois que a ferida se fechar.

Reconstrução do esterno

Mais comum para deiscência e infecção pós-esternotomia.

Anatomia
- Composição óssea: manúbrio, corpo do esterno, processo xifoide.
- Anexos ósseos: clavícula, cartilagens costais da primeira a sétima.
- Principais anexos musculares: peitoral maior, esternocleidomastoide, esterno-hióideo, esternotireóideo, intercostais íntimos, reto do abdome e oblíquo externo.
- Fornecimento vascular: artérias intercostais, artéria torácica interna.

Funções do esterno
- Proteção do tórax e das vísceras abdominais superiores.
- Anexo para os músculos da respiração.
- A integridade geral da parede do tórax é vital para evitar movimentos paradoxais durante a respiração e para proporcionar uma função respiratória normal.
- Contribuição aos movimentos do ombro e do braço.
- Respiração.

Etiologia dos defeitos do esterno
- Congênitos:
    - Fendas.
    - *Pectus excavatum.*
    - *Pectus carinatum.*
    - Escoliose.
- Adquiridos:
    - Infecção (esternotomia infectada, mediastinite crônica fascite necrosante).
    - Neoplasia (tumor pulmonar envolvendo a parede ou o tumor primário da parede, incluindo a mama).
    - Iatrogênicos (esternotomia, radioterapia).
    - Trauma (ferida de arma de fogo, acidentes de trânsito).

Problemas com os defeitos do esterno
- Perda do suporte respiratório e dificuldades respiratórias.
- Segmento central oscilante.
- Perda da proteção para o coração e o mediastino.
- Desconforto.
- Deformidade.

Objetivos
- Extirpar a causa.
- Obliterar espaços mortos.
- Restaurar a integridade do esterno e da parede do tórax.
- Prover cobertura estável das partes moles.
- Remover a deformidade.

RECONSTRUÇÃO DO ESTERNO

Infecção pós-esternotomia
- Indicação mais comum para a reconstrução.
- Relatada em até 5% das esternotomias medianas.
- A infecção pode envolver o mediastino, as próteses valvulares, a prótese da aorta e as linhas de sutura.
- Amplitude de mortalidade de 5 a 50%.
- A incidência aumenta quando uma das artérias torácicas internas é usada para a revascularização da artéria coronária.
- A incidência aumenta ainda mais quando ambas as artérias torácicas são usadas.

Classificação
Pairolero classificou essa infecção em três tipos:
- Tipo 1: em até 3 dias após a cirurgia. Drenagem de soro e sangue; sem celulite, costocondrite ou osteomielite; culturas negativas.
- Tipo 2: 2-3 semanas após a esternotomia. Descarga purulenta, celulite, costocondrite e/ou osteomielite; culturas positivas.
- Tipo 3: meses a anos após a esternotomia. Drenagem do trato fistuloso com costocondrite ou osteomielite subjacente.

Opções para os defeitos adquiridos do esterno
- A expansão do tecido pode proporcionar expansão suficiente do tecido adjacente para permitir o fechamento por avanço ou cobertura com retalho. O procedimento é mais fácil que no abdome, pois tem base firme contra a qual se expandir. Uso muito raro em decorrência de infecção adjacente.
- Pressão tópica negativa (TNP): proporciona um curativo *temporário* à ferida, o qual descontamina a ferida e promove a formação de tecido de granulação. Boa para ferimentos exsudativos muito produtivos. A presença de espuma colapsada na cavidade da ferida protege o esterno e ajuda a otimizar a função pulmonar. Em pacientes de alto risco que não podem ser submetidos à cirurgia de reconstrução, a TNP tem sido relatada como tendo provocado à união fibrosa do esterno, proporcionando função respiratória adequada.
- Retalhos: fornecem pele, fáscia de tecido subcutâneo e músculo.
- Retalhos locais e retalhos regionais.
    - Somente pele – retalho de avanço da pele da parede do tórax anterior (superpondo-se ao peitoral maior).
    - Músculo – latíssimo do dorso, peitoral maior (baseado medialmente e não pode ser usado se a artéria mamária interna [IMA] foi sacrificada! Ou baseado superiormente, no pedículo toracoacromial), ou reto abdominal (menos confiável se a IMA for sacrificada, porém pode sobreviver sobre as anastomoses intercostais a partir da 8ª intercostal com a artéria epigástrica superior (SEA).
    - Pele e músculo – retalho musculocutâneo do reto abdominal, retalho musculocutâneo do grande dorsal, retalho musculocutâneo do peitoral maior.
    - Retalho da transposição do omento.
- Transferência de tecido livre – grande dorsal, retalho do tensor da fáscia lata.

Seleção
- Considerações gerais.
- Etiologia e momento: reparo imediato em caso de feridas não infectadas causadas iatrogenicamente ou por excisão de neoplasia, tardia se a ferida estiver contaminada ou infectada. Preferir retalho do músculo para fechar defeitos infectados para otimizar o preenchimento de espaço morto, suprimento sanguíneo e terapia com antibióticos e melhorar as propriedades antibacterianas.
- Profundidade e complexidade do defeito.
    - Uma ferida profunda precisará de um retalho bem modelado do omento ou músculo para vedar.
- Camadas do esterno envolvidas.
    - Somente a pele, com o esterno intacto, é reparada com amplo descolamento e fechamento direto ou com retalhos locais ou regionais. A expansão do tecido com fechamento secundário também é usada quando o déficit de partes moles é grande, ou expansão do tecido do retalho antes da transferência.
    - Esterno e pele: usar reconstrução única com tecido composto (p. ex., retalho miocutâneo do reto abdominal) ou duas técnicas separadas para cada defeito (p. ex., peitoral maior para um defeito do esterno e retalho de avanço da parede do tórax para a pele).
- Sítio.
- Esterno superior.
    - Músculo peitoral maior no orifício e depois retalho de avanço da pele da parede do tórax para fechar.
- Esterno médio.
    - Peitoral maior (medial – não se a IMA for sacrificada! – ou com base superior), para orifício do esterno e músculo peitoral maior contralateral, com base superior o qual é deixado ligado ao úmero para dobrar a mama sobre o outro peitoral maior no orifício para assim segurar o esterno como uma tala e depois avançar a pele da parede do tórax para fechar.
    - Músculo reto abdominal no orifício e peitoral maior para dar suporte e depois avançar a pele da parede do tórax para fechar.
    - Omento no orifício e depois SSG sobre o omento. Observar que isso não oferece nenhum suporte à parede do tórax e ao esterno.
- Esterno inferior – menos comum, porém mais um problema, devido à reduzida capacidade de avançar a pele lateral, especialmente na área de convergências dos sulcos mamários inferiores!
    - Músculo reto abdominal no orifício, e peitoral maior para dar suporte e, então, avançar a pele da parede do tórax para fechar.
    - Retalho miocutâneo do reto abdominal – menos confiável quando não há mais IMA.
    - Reto abdominal ± peitoral maior para dar suporte e SSG.
    - Reto abdominal e retalho da mama (tomar cuidado com o fato de que o quadrante medial inferior da mama também está sem vascularização na falta da IMA).
    - Omento no orifício: depois SSG sobre o omento. Observar que isso não proporciona nenhum suporte à parede do tórax e ao esterno.
- Esterno inteiro:
    - Combinar as técnicas média e superior.
    - Grande dorsal e SSG livres.

- Avaliação das opções:
    - Outras feridas, drenos, cicatrizes.
    - Observar que a falta da IMA tem impacto significativo nas opções de reconstrução.
    - Vascularidade e suprimento de nervo aos músculos, pele e gordura remanescentes.
    - Idade, condições de saúde e exigências do paciente.
    - Capacidade do paciente de tolerar pressões torácicas aumentadas depois do fechamento.

Nota
A função respiratória pode ser severamente comprometida pela ausência do esterno e este é consideravelmente restaurado reconstruindo-o por meio de um método que suporte o esforço respiratório. Portanto, o retalho inervado do peitoral maior de base superior e colocado sobre o defeito (no preenchimento de um orifício no defeito, se necessário) proporciona a melhor restauração da função pulmonar.

Capítulo 11

Abdome e tronco

Reconstrução da parede abdominal 384
Fechamento espinhal 387

Reconstrução da parede abdominal

Anatomia
- Camadas: pele, fáscia de Camper, fáscia de Scarpa, camada musculo aponeurótica, fáscia transversal, gordura pré-peritoneal, peritôneo.
- Músculos: lateralmente-oblíquo externo, oblíquo interno, transverso do abdome. Linha mediana-reto do abdome envolto pela bainha do reto.
- Suprimento vascular: artérias epigástrica superior, intercostal, epigástricas inferiores superficial e profunda, ilíacas circunflexas superficial e profunda.

Funções da parede abdominal
- Proteção das vísceras abdominais.
- Locomoção.
- Aumento da pressão intra-abdominal.
- Respiração.

Etiologia dos defeitos da parede abdominal
- Congênito:
  - Onfalocele.
  - Gastrosquise.
- Adquirido:
  - Infecção (fascite necrosante, malha infectada).
  - Neoplasia (parede intra-abdominal envolvida, tumor primário na parede).
  - Iatrogênico (hérnia incisional, radioterapia).
  - Trauma (lesões por arma de fogo, acidentes de trânsito).

Problemas com defeitos da parede abdominal
- Hérnia.
- Perda de suporte respiratório.
- Perda da capacidade de aumentar a pressão abdominal para defecação, diurese, tosse.
- Desconforto.
- Deformidade.
- Fragilidade da pele resultando em ulceração.

Objetivos
- Restaurar a integridade da parede abdominal.
- Fornecer cobertura de tecido mole.

Opções
- Malha protética: restaurar a integridade da parede abdominal em lesões estáveis. Medida temporária em lesões grosseiramente contaminadas.
- Enxertos de pele: método temporário do fechamento da lesão em trauma abdominal massivo. A remoção secundária e cobertura definitiva da lesão são necessárias quando o paciente estiver em condições adequadas.
- A expansão do tecido pode oferecer expansão suficiente do tecido adjacente permitindo o fechamento por avanço ou cobertura de retalho.

RECONSTRUÇÃO DA PAREDE ABDOMINAL

- Pressão negativa tópica: fornece um curativo *temporário* para a lesão que descontamina e estimula a formação do tecido de granulação.
- Também tem função no gerenciamento de fístulas enterocutâneas, permitindo a cicatrização mediante a remoção de secreções entéricas irritantes.
- Retalhos: fornece pele, tecido subcutâneo e fáscia.
- Retalhos locais:
  - Somente pele: retalho da virilha, epigástrica superficial, abdominoplastia.
  - Músculo e fáscia: retalho modificado do oblíquo externo, técnica de separação de componentes.
  - Pele, músculo e fáscia: retalho do musculocutâneo do reto do abdome, retalho musculocutâneo do oblíquo externo.
- Retalhos regionais:
  - Pele, músculo e fáscia: tensor da fáscia lata, reto da coxa ou retalho do grande dorsal estendido.
- Transferência livre de tecido: retalho da fáscia lata.

Seleção

- Considerações gerais.
- Etiologia e tempo: reparo imediato no caso de lesões que não estejam infeccionadas provocadas por iatrogenia ou por neoplasia; reparo retardado se a lesão estiver contaminada ou infectada.
- Camadas da parede abdominal envolvidas:
  - Fáscia somente com tecido mole adequado é reparada com malha ou técnica de separação de componentes.
  - Pele somente com a fáscia intacta é reparada com amplo descolamento e fechamento direto ou retalhos locais. A expansão do tecido com fechamento secundário também é usada quando o déficit de tecido mole é grande.
  - Fáscia e pele: usar reconstrução única de tecido composto (p. ex., TFL com trato iliotibial) ou duas técnicas separadas para cada defeito (p. ex., malha para defeito fascial e abdominoplastia avançada para pele).
- Local.
- Parede abdominal superior:
  - Retalho musculocutâneo do reto do abdome com base superior.
  - Músculo oblíquo externo e aponeurose.
  - Retalho do grande dorsal estendido.
- Parede abdominal inferior:
  - Retalho do tensor da fáscia lata.
  - Retalho do reto da coxa: pode incluir extensão fascial (o retalho '*mutton chop*') para permitir alcance ao epigástrio.
  - Retalho musculocutâneo do reto do abdome com base inferior.
  - Músculo oblíquo externo e aponeursose.
  - Retalho da virilha.
- Avaliação das opções:
  - Outras lesões, estoma, cicatrizes.
  - Vascularização e suprimento do nervo para os músculos e pele/gordura remanescentes.
  - Idade, saúde e necessidades do paciente.
  - Capacidade do paciente em tolerar o aumento da pressão intra-abdominal e, portanto, o aumento das pressões torácicas, uma vez que o abdome está fechado.

Separação do componente (Ramirez *et al.* 1990)

A separação de componentes da parede abdominal permite a mobilização de cada unidade sobre uma grande distância o que não seria possível se elas fossem movidas *em bloco*. O oblíquo externo é separado por uma incisão na linha semilunar. O reto do abdome é separado dos dois terços mediais da bainha do reto posterior por uma incisão exatamente lateral à linha alba. Estas incisões preservam o suprimento neurovascular para o reto entre as camadas do oblíquo interno e do transverso do abdome. Cada reto pode avançar 10 cm e a bainha anterior é suturada à bainha anterior oposta. Isto oferece um suporte dinâmico à parede abdominal.

Referência

Ramirez OM, Ruas E, Dellon AL (1990). *Plast Reconstr Surg* **86**, 519–26.

Fechamento espinhal

Indicações
- Espinha bífida.
- Pós-operatório de cirurgia espinhal.
- Lesões de pressão.
- Queimaduras.

Classificação
- Alto, médio, baixo.

Ou
- Cervical.
- Torácico.
- Lombar.
- Sacral.

Opções
- Qualquer nível:
  - Músculos paravertebrais.
  - Retalho associado a fechamento direto da pele.
  - Expansão de tecidos (exceto cervical).
- Cervical:
  - Trapézio.
  - Grande dorsal.
  - Incisão de relaxamento da linha médio-lateral.
- Torácico:
  - Trapézio.
  - Grande dorsal.
  - Retalho combinado do glúteo grande dorsal.
  - Incisão de relaxamento da linha mediolateral.
- Lombar:
  - V-Y baseados em perfurantes paravertebrais.
  - Grande dorsal.
  - Retalho combinado do glúteo grande dorsal.
- Sacral:
  - Glúteo.
  - Retalho do tensor da fáscia lata, estendido.

Princípios
- Desbridamento excisional.
- Fechar espaço morto com músculo; pode precisar de um retalho para o espaço morto e outro para o fechamento da pele.
- Tentar evitar a cicatriz na linha média.
- Tentar obter um fechamento transpassado.
- Tomar cuidado com fechamento livre de tensão enquanto o paciente estiver em posição prona. Pode estar sob tensão quando o paciente estiver em posição supina, sentado ou flexionado.

Retalhos especiais
Para outros, consultar seção de retalhos.

Retalho combinado do latíssimo do dorso-glúteo
Quando o latíssimo do dorso estiver levantado, baseado no pedículo toracodorsal, o terço inferior do músculo possui um suprimento sanguíneo muito reduzido e, consequentemente, também a pele que o cobre no caso de um retalho miocutâneo. A pele em torno da crista ilíaca posterolateral é uma área vertente do suprimento de sangue. A pele da crista inferior é suprida pelas perfurantes do glúteo. Para defeitos espinhais longos, incluindo as regiões torácicas, lombares e sacrais ou somente entre os níveis torácico inferior ao sacral superior, latíssimo do dorso e o glúteo, tanto um quanto o outro podem ser levantados em suas artérias toracodorsal e glúteas superior, respectivamente, através de uma incisão de pele médio lateral. Manter a pele cobrindo estes músculos em continuidade, criando um retalho massivo da axila ao grande trocanter. Este retalho miocutâneo pode ser avançado medialmente. A borda avançada pode ter a pele e o músculo separados por uma curta distância para permitir que o músculo preencha o espaço morto e que a pele feche de uma maneira transpassada. A incisão de pele médio lateral pode ser parcialmente fechada por sutura direta e o restante enxertado em espessura parcial.

Desenhos do retalho do latíssimo do dorso
Este pode ser baseado na artéria toracodorsal e somente a origem do músculo elevada e o retalho transposto medialmente. Isto fica mantém a inervação e a funcionalidade, mas o alcance deste pedículo faz com que seja adequado somente para os defeitos torácicos e lombares superiores.

Os defeitos inferiores a este podem ser baseados em perfurantes lombares, mas com denervação do músculo. Se feito com base distal, o componente da pele pode ser o padrão V-Y ou transposição utilizando a flacidez da pele dos flancos. O padrão V-Y pode ser desenhado transversal ou obliquamente, movendo da axila à articulação lombossacral.

Capítulo 12

Membro superior

Anatomia do mecanismo extensor dos dedos 390
Defeitos e avaliação do mecanismo extensor digital 392
Infecções da mão 394
Distonia 400
Tumores da mão 401
Tumores de tecido mole 405
Tumores vasculares 409
Tumores ósseos 412
Tumores metastáticos 417
Amputações de membro superior 418
Amputação do raio 420
Amputações proximais do membro superior 421
Próteses 422
Artrodese digital 423
Exame do punho 425

Anatomia do mecanismo extensor dos dedos

O conhecimento do intrincado mecanismo extensor é importante para se compreender o padrão de deformidade e deficiência produzida pela lesão/doença dos vários elementos do sistema e, consequentemente, tratar essas lesões/doenças de forma apropriada.

A extensão é produzida por intricada combinação da ação dos músculos extensores e intrínsecos. O mecanismo extensor do dedo médio pode ser classificado em extensores extrínsecos e intrínsecos, assim como um sistema retinacular.

A extensão extrínseca é produzida pelo extensor comum dos dedos (EDC). O tendão do EDC insere-se no capuz dorsal sobrejacente à articulação metacarpofalangiana (MCPJ), sendo o princípio extensor dessa articulação. Pode haver inserções profundas no tendão que lhe dão aderência às margens articulares e na base da falange proximal. Entretanto, na maioria das vezes, o tendão passa livremente sobre a articulação em sentido distal e se aplana dentro do capuz dorsal. Sobre a falange proximal, divide-se em três partes, uma central e duas laterais. As duas bandas laterais se bifurcam ao redor da banda central (quando ela se fixa à base da falange média) e, em seguida, convergem sobre a parte distal da falange média, reunidas pelo ligamento triangular e, eventualmente, coalescem, inserindo-se na base da falange distal. A banda central insere-se na base da falange média, e é o extensor primordial da articulação interfalangiana proximal – PIPJ (Fig. 12.1).

A extensão intrínseca do dedo inclui a ação dos interósseos e lumbricais. Estes produzem a extensão interfalangiana dos dedos. Os interósseos originam-se dos metacarpianos adjacentes e o lumbrical do tendão flexor profundo dos dedos.

Os interósseos inserem-se proximalmente nos aspectos laterais do capuz dorsal separado do tendão EDC pelas bandas sagitais. As bandas sagitais são as fibras orientadas em sentido transverso e vertical do capuz dorsal que circunda a articulação metacarpofalângica (MCPJ). Elas servem para centralizar e estabilizar o tendão EDC no dorso da MCPJ. Os interósseos formam a maioria das bandas laterais; o resto é formado por fibras divergentes do tendão EDC e são reforçadas mais distalmente, no lado radial do dedo, pela inserção do lumbrical. Distalmente, as bandas laterais são ainda mais reforçadas pela contribuição das bandas laterais da trifurcação da banda central. Em retribuição, as bandas laterais contribuem para a banda central e ajudam na extensão da PIPJ.

O sistema retinacular descrito por Landsmeer (1963) estabiliza o sistema tendíneo acima e é compreendido por fibras retinaculares (ligamentos) transverso e oblíquo.

As fibras transversas, que surgem da falange proximal e bainha do tendão flexor passam através de uma janela no ligamento de Cleland volar ao eixo da PIPJ e insere-se nas bandas laterais em posição dorsal ao eixo e no ligamento triangular que separa as bandas laterais nesse nível. Elas podem ser comparadas, em função, às bandas sagitais na MCPJ.

ANATOMIA DO MECANISMO EXTENSOR DOS DEDOS

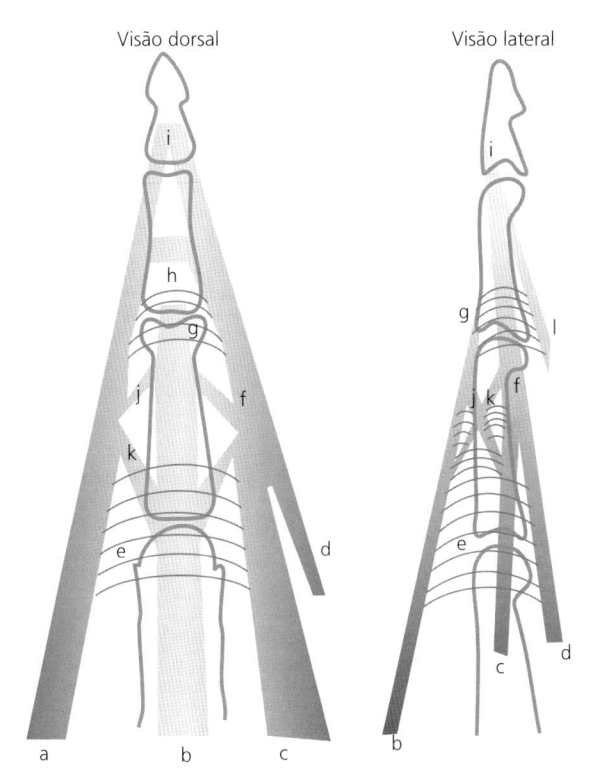

Fig. 12.1 O mecanismo extensor do dedo anular esquerdo: (a) banda lateral (interósseo dorsal); (b) tendão extensor; (c) banda lateral (interósseo palmar); (d) lumbrical; (e) bandas sagitais; (f) banda lateral; (g) fibras retinaculares transversas; (h) área descoberta; (i) fibras triangulares e tendão extensor distal; (j) fibras divergentes das bandas laterais até a banda central; (k) fibras divergentes do tendão extensor até às bandas laterais; (l) fibras retinaculares oblíquas (Landsmeer).

As fibras oblíquas (ligamento retinacular oblíquo – ORL de Landsmeer) são mais profundas e mais tendinosas, originam-se da falange proximal e da bainha do flexor da falange proximal, tendo inserção ampla no lado das bandas laterais da PIPJ até o terço distal da falange média. O eixo passa volar à PIPJ e dorsal à articulação interfalângica dorsal (DIPJ), à medida que o ORL passa para se inserir nas bandas laterais para estender a DIPJ.

A flexão da PIPJ afrouxa o ORL e permite a flexão da DIPJ, enquanto a extensão da PIPJ contrai o ORL e estende a DIPJ. Isso produz movimento coordenado entre as articulações interfalângicas.

Referência

Landsmeer JM (1963). *J Bone Joint Surg Am* **45**, 1654–62.

Defeitos e avaliação do mecanismo extensor digital

Tabela 12.1 Defeitos e avaliação do mecanismo extensor digital

Componente do mecanismo extensor	Causa	Avaliação
Tendão extensor extrínseco	Laceração aguda	Incapacidade para estender ativamente o dedo
	Ruptura por atrito em osso/metal	Extensão passiva possível
	Ruptura por atrito ▶ sinovite (lesão de Vaughan-Jackson)	Incapacidade de manter o dedo passivamente estendido
		Capacidade de estender as articulações interfalângicas (IPJs) mantida
Banda sagital	Trauma fechado	Incapacidade de estender ativamente o dedo
	Ruptura de faixa sagital geralmente radial, levando à subluxação do extensor dentro do canal ulnar	Possível a extensão passiva
		Capacidade de manter o dedo passivamente estendido
		Capacidade para estender IPJs mantida
Banda central	Laceração aguda	Capaz de estender MCPJ; mostra tendência à hiperextensão
	Ruptura traumática fechada ou avulsão	Inicialmente (primeiras poucas semanas) capaz de estender a PIPJ, mas, ao se fazer isso contra a resistência, forma-se uma posição flexionada a 90° (teste de Elson; a DIPJ também se estende
	Ruptura por atrito ▶ sinovite	
	Leva a deformidade em botoeira	Posteriormente, perde a capacidade para estender a PIPJ: inicialmente somente perda ativa, mas progride para perda passiva também e, posteriormente, para hiperextensão da DIPJ
Banda lateral	Laceração unilateral não acarreta déficit	Dificuldade ou incapacidade de estender a MCPJ
	Laceração bilateral rara	Dificuldade em flexionar PIPJ quando a MCPJ é estendida (teste de Finochietto-Bunnell)
	A maioria dos problemas relaciona-se com bandas laterais/intrínsecas contraídas	

Tabela 12.1 Defeitos e avaliação do mecanismo extensor digital *(Cont.)*

Ligamentos retinaculares transversos	Raramente lesionados isoladamente Deficiência ou flacidez nestes permite que as bandas laterais sofram subluxação em direção anterior até se tornarem palmares ao eixo de rotação, onde funcionam como um flexor da PIPJ em vez de um extensor	Desenvolvimento de deformidade em botoeira, com perda de extensão passiva da PIPJ Hiperextensão de DIPJ Capacidade reduzida para flexionar a DIPJ, quando a PIPJ é estendida (teste de HNSAIDs-Zancoli)
Ligamentos retinaculares oblíquos	Raramente lesionados de forma isolada A deficiência destes contribui para a deformidade em pescoço de cisne A contratura destes leva à deformidade em botoeira	Perda de coordenação da extensão e flexão das IPJ DIPJ flexionada mesmo com a extensão de PIPJ
Tendão extensor distal	Laceração aguda Atrito sobre esporão ósseo Estirado na osteoartrite, sinovite, nodos	Incapacidade para estender a DIPJ ativamente (deformidade em martelo)
Outras condições que afetam o mecanismo extensor		
Contratura intrínseca	Pós-traumática (síndrome de Watson) Postural, após flexão prolongada da MCPJ	Dificuldade ou incapacidade de estender a MCPJ Incapacidade ou dificuldade em flexionar PIPJ, quando a MCPJ é estendida (teste de Finochietto-Bunnell)
Lumbrical *plus*	Pós-divisão do tendão flexor distalmente à origem do lumbrical	Flexão da MCPJ e extensão contrária da PIPJ na tentativa de flexão do dedo
Outras condições que podem simular os defeitos de mecanismo		
MCPJ travada	Adesão da placa palmar da MCPJ em um osteófito	Incapacidade de estender a MCPJ passiva ou ativamente Pode flexionar mais e estender o ponto de bloqueio Flexão e extensão da IPJ normal
Dedo em gatilho	Tenovaginite estenosante dos tendões flexores na polia A1	Se grave, incapacidade de estender completamente a MCPJ e a PIPJ passiva, ou ativamente A flexão pode também estar com a amplitude reduzida Crepitação ou o nodo de Notta pode ser palpável

Infecções da mão

Etiologia
- Geralmente há uma história de lesão penetrante, embora infecções ao redor da unha possam ser decorrentes de maceração da pele em pessoas que trabalham com suas mãos imersas em água ou "chupam" o dedo.
- O incidente traumático pode ter sido muito menor e não ser lembrado pelo paciente.
- Infecção hematogênica do osso ou da bainha do flexor é rara.
- *Staphylococcus aureus* é o microrganismo mais comum em culturas; estreptococos, bactérias Gram-negativas e anaeróbios também são encontrados. Os fungos infectam as dobras ungueais.

Características clínicas
- Calor, rubor, dor, edema e perda da função são típicos.
- Progride de celulite para abscesso.
- Os quatro sinais cardeais de infecção da bainha do flexor (três primeiros descritos por Kanavel e o quarto adicionado posteriormente) são:
    - Dor à extensão passiva do dedo.
    - Sensibilidade sobre a bainha do flexor.
    - Edema fusiforme simétrico de todo o dedo; é necessária drenagem cirúrgica imediata.
    - Postura de dedo flexionado.
- Alguns desses sinais podem estar aparentes em coleções subcutâneos.
- Infecções articulares mostram sinais de postura de flexão, dor ao movimento da articulação afetada, edema fusiforme e sensibilidade ao redor e na articulação. Entretanto, as articulações adjacentes se moverão sem dor ou sensibilidade indicando movimentos sem dor dos tendões flexores.
- Celulite mostrará rubor, edema, calor e sensibilidade, mas não haverá intensificação da dor no movimento da articulação ou do tendão dentro da amplitude restrita causada pelo edema. Se não houver coleção ou corpo estranho, podem ser tentados antibióticos. Se, em dúvida, opere.
- Diferenciar entre infecção e condições inflamatórias (como, gota, artrite reumatoide aguda) algumas vezes é extremamente difícil. Cuidadosa consideração da história, do paciente e dos achados de exames podem ajudar na maioria dos casos, mas em imunossuprimidos (artrite reumatoide) pode ser difícil. Se, em dúvida, trate como infecção e obtenha amostras cirúrgicas.

Investigações
- Contagem de células sanguíneas (hemograma completo), taxa de sedimentação de eritrócitos, proteína C reativa, se o paciente tiver sepse; ácido úrico, caso você suspeite de gota (infecção articular fechada).
- Raios X para pesquisa de corpo estranho (matéria orgânica pode ser radiolucente), osteomielite e gás nos tecidos moles.
- Cultura de pus, de preferência antes de iniciar os antibióticos.

Tratamento médico
- Elevação.
- Tala para aliviar a dor.
- Exercícios para manter a mobilidade, com intervalos de repouso.

- Em infecções muito precoces (24-48 h) antibióticos em alta dose podem tratar a infecção.
- A cirurgia será necessária se houver coleção purulenta ou se o tratamento conservador não tiver resolvido a infecção dentro de 2 dias.
- O paciente deve ser cuidadosamente observado.

Tratamento: cirúrgico

Princípios gerais
- Controle com torniquete.
- Incisões extensas.
- Drenagem da coleção purulenta e do material infeccioso.
- Amostras enviadas para exame microbiológico e histopatológico.
- Excisão por desbridamento do tecido necrótico.
- Lavagem.
- Fechamento frouxo permitindo a mobilização.
- Administração de antibióticos intravenosos.
- Considere o retorno ao centro cirúrgico em 24-48 horas para redebridar, lavar e fechar.

Cuidados pós-operatórios
- As feridas são envolvidas com curativos leves, sendo as trocas de curativos e banhos com iodo ou solução salina efetuadas 2 vezes ao dia.
- Mobilize a mão na embebição, durante os banhos.
- Irrigação contínua ou intermitente com solução salina normal é uma alternativa particularmente para as infecções da bainha do flexor ou do espaço palmar.
- Eleve a mão.
- Coloque tala na mão por 24-48 horas para alívio da dor.
- Inicie a fisioterapia quando a dor e o edema estiverem se resolvendo (24-48 h).

Complicações
Se as infecções da mão não forem tratadas de imediato, sobrevirão adesões do tendão, necrose e até ruptura, rigidez e perda permanente da função. Infecções da mão são uma emergência cirúrgica.

Celulite
Geralmente uma ruptura cutânea menor, com infecção por estreptococos ou estafilococos. Produz rubor, sensibilidade e edema leve. Pode-se ver linfangite ascendente na infecção por estreptococo beta-hemolítico. Não há formação de coleções e responde a antibióticos (penicilina, flucloxacilina, cefalosporina) dentro de 24 horas.

Panarício
Infecção subcutânea da polpa digital em espaço fechado devido a pequena ferida de punção ou raramente uma infecção da bainha do tendão flexor que se dissemina distalmente. Os espaços da polpa são formados por conexões fasciais firmes entre a pele da polpa e a falange distal que criam loculações de gordura para acolchoar a polpa. Os panarícios geralmente "fazem uma saliência" na porção média da polpa e devem ser incisados e drenados através da área mais superficial desta. *Staphylococcus aureus* é o patógeno mais comum. Se não tratados, os panarícios levam à necrose de pressão da polpa, osteomielite da falange distal e, raramente, à infecção da bainha do tendão flexor.

Tratamento

Incise longitudinalmente e drene sobre a área em que ele faz saliência, geralmente a porção média da polpa, evitando os nervos digitais. Se ele não fizer saliência de maneira evidente, faça uma incisão mesolateral na polpa e estenda-a através da polpa no plano da unha, dividindo todos os septos verticais envolvidos perto do aspecto palmar da falange distal. Uma abordagem alternativa é a incisão em boca de peixe ao redor da base do hiponíquio (Fig. 12.2), mas isso deixa uma cicatriz apical que pode ser sensível.

Paroníquia

A infecção mais comum da mão. Uma infecção do perioníquio (a dobra de tecido mole ao redor da unha) geralmente devido a uma laceração de pele solta ou avulsão com o uso do dente do indivíduo (portanto, os microrganismos refletem a flora oral, estafilococos, estreptococos) que se torna infectada. O pus então dissemina-se ao redor do perioníquio em forma de ferradura produzindo um "contorno". A necrose de pressão pode levar à morte da prega ungueal. A área é quente, edemaciada e sensível. O pus também pode disseminar-se por baixo da unha e acumular-se subunguealmente, onde também pode necrosar o leito ungueal. Pode também seguir para dentro da polpa.

Tratamento

- Se um tratamento não operatório falhar, faça a operação sob anestesia *ring block*. Incise sobre a dobra onde o pus está apontando (*não* incise paralelo à dobra através de seu comprimento, pois isso causará necrose da faixa distal), ou longitudinalmente, ao longo do leito ungueal lateral, ou perpendicular e através da dobra ungueal, ou na junção do leito e na dobra da prega ungueal. Pode ser necessário elevar e remover a placa ungueal.
- Ocasionalmente, o pus pode ser liberado pelo simples levantamento da dobra ungueal da unha.
- Envolva a ferida com pequena gaze.
- Troque o curativo diariamente ou em dias alternados e embeba a ferida em Betadine.
- Antibióticos.

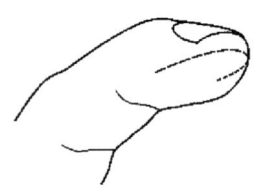

Fig. 12.2 Incisão em boca de peixe da polpa do dedo.

Panarício herpético

Este é causado por infecção por herpes simples tipo 1 e não deve ser tratado com cirurgia, a menos que haja uma infecção bacteriana secundária. É comum em crianças, talvez relacionado com a maceração decorrente de "chupar" o dedo. Tipicamente, a ponta do dedo (dobra ungueal ou polpa) ou todo o dedo se torna latejante, doloroso, vermelho e inchado. Pequenas vesículas coalescem formando bolhas; torna-se hemorrágico, com crostas, descama-se e depois cicatriza. Cada safra de vesículas dura 10-12 dias. Pode-se fazer cultura do fluido da vesícula. A infecção resolve-se espontaneamente dentro de 1 mês. Pode ser tratado utilizando aciclovir 400 mg, 4 vezes ao dia, durante 10 dias, se for uma infecção séria em paciente imunocomprometido.

INFECÇÕES DA MÃO

Infecção da bainha do flexor
Esta é uma emergência, uma vez que pressão e pus na bainha tendínea causam necrose isquêmica do tendão, levando à ruptura. Em casos mais leves, o tendão adere-se rapidamente à sua bainha, resultando em rigidez permanente. A causa geralmente é uma lesão penetrante da superfície flexora ao nível da DIPJ ou PIPJ. A lesão pode não ser notada pelo paciente, embora a maioria se lembre de uma. É importante conhecer o instrumento penetrante e se foi totalmente recuperado. Por exemplo, uma lesão por picada de agulha geralmente não deixa qualquer corpo estranho remanescente; entretanto, um espinho pode muito bem quebrar-se ou lascar-se, deixando um corpo estranho na bainha do flexor.

Tratamento
Se houver suspeita de retenção de corpo estranho, faça uma imagem de ultrassom urgente para ver se ele pode ser localizado. Depois que estiver na bainha, qualquer corpo estranho pode-se movimentar um pouco além de seu local de entrada. Há duas técnicas cirúrgicas principais para drenar uma infecção em bainha do tendão flexor – aberta ou fechada.

Aberta
Uma incisão mediolateral ao longo do dedo, a partir da DIPJ com uma incisão transversa ou oblíqua a partir do espaço membranoso sobre a polia A1, pode ser usada para expor toda a bainha do tendão. Uma incisão tipo Bruner pode ser usada, especialmente se precisar incorporar uma ferida palmar sobre a PIPJ das falanges ou, preferivelmente, pode ser uma incisão mediolateral que faça uma troca de lados incorporando o local de entrada. A vantagem da ferida mediolateral é ser menos dolorosa para mobilizar, dá mais apoio ao tendão flexor e, no caso de problemas com a ferida, não leva à exposição dos tendões flexores. Além disso, é a incisão preferida, caso seja provável o enxerto de tendão posteriormente. As porções cruzadas e superficial da bainha são então excisadas (deixando intactas as polias anulares). Procure por qualquer corpo estranho. Excise a sinóvia espessada. Remova material fibrinoso espessado e pus. Irrigue a ferida. O fechamento é retardado por 48 horas, após uma revisão *(second-look)* e lavagem ou a ferida cicatriza-se secundariamente. Fisioterapia intensiva é essencial para readquirir a amplitude total de movimento.

Fechada
Duas incisões são feitas para ter acesso à bainha do flexor – uma transversa ou em ziguezague exatamente proximal a dobra palmar distal sobre a polia A1 e a outra sobre a DIPJ ou transversa ou mediolateral. A bainha é adentrada e um catéter passado nela a uma curta distância. A solução salina injetada através do catéter drena a infecção e irriga a bainha, saindo através do orifício distal. O catéter é deixado *in situ* para irrigação contínua ou intermitente da bainha do flexor com solução salina durante 24-48 horas.

Esta técnica não explora ou permite a remoção de qualquer corpo estranho ou pus espessado, ou material fibrinoso, ou qualquer espessamento, nem permite o desbridamento da ferida de entrada. Portanto, ela deve ser reservada para apresentações muito precoces de infecções da bainha do flexor, quando, sabidamente, o objeto penetrante foi inteiramente removido e não há possibilidade de haver remanescente na bainha. A técnica aberta deve ser usada para todas as outras infecções da bainha do flexor.

Infecções articulares

A articulação fica quente, inchada e sensível e a amplitude de movimento é reduzida. Há dor na articulação ao movimento. O dedo assume uma postura flexionada semelhante à da infecção da bainha do tendão, mas o inchaço pode ser mais localizado em uma articulação. A causa geralmente é uma lesão penetrante proveniente do dorso da articulação para dentro de uma articulação muito flexionada. Com mais frequência, a MCPJ está infectada em razão de uma mordida humana ou, mais exatamente, o paciente esmurrou a boca de alguém, o que lhe causou uma "mordida" involuntária. A lesão penetrante passa diretamente através dos vários planos teciduais para dentro da articulação, mas quando a articulação se movimenta de volta para a posição de repouso, os planos se movimentam de maneiras diferentes, ocluindo a entrada da articulação e tornando fechada a infecção.

Tratamento
Esta é uma emergência cirúrgica para evitar a destruição da cartilagem articular.

Articulações metacarpofalangianas
Aborde a cartilagem dorsalmente através de uma incisão longitudinal ou em zigue-zague, incorporando a ferida na porção transversa da incisão. Divida o tendão extensor centralmente, incorporando a lesão/laceração do tendão, ou incise ao longo do lado ulnar do tendão extensor central através da banda sagital. Retraindo o tendão, incise a cápsula articular e exponha a articulação. Irrigue, desbride qualquer sinóvia espessada, deixe-a aberta com uma compressa, ou feche a pele frouxamente. Lave a mão, mobilizando-a com uma embebição de betadine (povidona-iodo).

Articulações interfalangianas proximais
Aborde a articulação com uma incisão mediolateral. Divida os ligamentos colaterais acessórios onde eles se inserem à placa palmar para acessar a articulação. Se necessário, os colaterais acessórios podem ser excisados, criando um defeito triangular que permite uma irrigação articular mais eficaz. Mantenha os ligamentos colaterais verdadeiros. Em infecções graves, aborde a articulação com incisões mediolaterais bilaterais. Isso permite a **lavagem** com um fluxo de um lado ao outro. Deixe as feridas abertas e lave-as 2 vezes ao dia com banhos de Betadine.

Articulações interfalangianas distais
Estas podem ser lavadas por meio de incisões mediolaterais ou incisões dorsais de Mercedes longitudinais (ou Y) transversais com extensões laterais (H). O extensor é retraído ou dividido para exposição e **lavagem** da articulação.

Infecções no espaço membranoso
Os abscessos no espaço membranoso ou em botão de colarinho ocorrem no tecido subcutâneo, no espaço membranoso, entre as cabeças do metacarpo e ao redor dos ligamentos metacarpianos. Eles normalmente começam palmares, mas podem seguir dorsais, partindo da direção palmar no espaço membranoso. Eles causam abdução dos dedos a partir do espaço membranoso, ao contrário da infecção subcutânea dorsal, que se estende para baixo até o nível da membrana. Em razão da extensão palmar e dorsal, esses abscessos podem precisar de drenagens dorsal e palmar combinadas. A drenagem dorsal é feita por meio de incisão longitudinal, enquanto a drenagem palmar é efetuada via incisão longitudinal ou em zigue-zague.

INFECÇÕES DA MÃO

Infecções no espaço palmar

Espaços palmares são descritos por Kanavel como espaços médio-palmar (ulnar palmar profundo) e tenar (adutor) (nomenclatura alternativa de Kaplan entre parênteses). O espaço mediopalmar é um espaço central, que é continuação do túnel do carpo situado profundamente na aponeurose palmar e superficial ao interósseo palmar e fáscia do adutor. O espaço mediopalmar possui muitos septos distalmente que dividem o espaço para direcionar os tendões flexores para os seus dedos, e canais para os lumbricais e seus feixes neurovasculares acompanhantes. O espaço tenar é sobrejacente ao adutor e se limita ulnarmente com a inserção do adutor no terceiro metacarpo. O pus aqui pode seguir dorsalmente ao redor do adutor ou entre as suas duas cabeças, acumulando-se no espaço entre o adutor e o primeiro interósseo dorsal. Ambos os espaços são atravessados pelos tendões flexores e pelos nervos, mas o pus geralmente acumula-se profundamente a estas estruturas.

Infecções do espaço mediopalmar podem causar edema dorsal, com perda da curvatura da palma da mão, sensibilidade palmar e dor ao movimento dos dedos anular e médio. Embora o dorso esteja inchado, a incisão deve ser longitudinal palmar alinhada com quarto raio, distalmente ou incluindo o túnel do carpo.

Infecções do espaço tenar causam edema com abdução do polegar, elas podem ser drenadas por meio de incisões dorsal ou palmar, seguindo a prega tenar. Certifique-se de explorar o espaço entre o adutor e o primeiro interósseo dorsal (PDI).

O espaço de Parona é o espaço no aspecto palmar do punho profundo aos tendões flexores, superficial ao pronador quadrado e limitado radialmente pelo flexor radial do carpo (FCR) e ulnarmente pelo flexor ulnar do carpo (FCU). Ele se conecta distalmente com a bursa e o radial ulnar, agindo portanto como uma passagem pela qual o pus pode disseminar-se de um lado da mão para o outro, produzindo um abscesso em ferradura. Este é descomprimido por meio de uma incisão extensa do túnel do carpo, estendida por meio de uma incisão em zigue-zague, com a incisão transversa posicionada ao longo da dobra de flexão do punho, permitindo a proteção do nervo mesmo no caso de edema.

Distonia

Definição
Distonia é definida como um distúrbio indolor do movimento. Com frequência é isolada e associada a uma única tarefa (muitas vezes uma tarefa motora complexa).

Incidência
- 100 por milhão.
- Maior em músicos.
- Prevalência 0,2%.

Classificação
Classificada de acordo com:
- Idade: precoce (< 26 anos) e tardia.
- Local: focal, segmentar e multifocal.
- Etiologia: primária ou secundária.

Apresentação clínica
A distonia geralmente apresenta-se aos 30-50 anos de idade secundária a tarefas motoras complexas, como escrever ou tocar instrumentos musicais. Os pacientes queixam-se de movimento desajeitado e lento sem dor, embora cãibra possa estar presente. A postura pode tornar-se bizarra. Outras atividades manuais são normais. O diagnóstico diferencial inclui síndrome do túnel do carpo, tendinite e artrite.

Investigações
- Estudos de condução nervosa.
- Radiografia e outras imagens.

Tratamento
- Adaptativo (mudança de ferramentas, de técnica, evitar as tarefas).
- Terapia (talas, retreinamento).
- Intervencional (acupuntura, toxina botulínica).

Indicações para cirurgia
- Nenhuma para distonia.

Prognóstico
O prognóstico é mau. Por exemplo, a maioria dos indivíduos acometidos por cãibra do escritor mudam as mãos para escrever.

Tumores da mão

Definição
Tumores da mão são muito comuns. Ocasionalmente, aparecem após trauma (10%), mas, na maioria das vezes, são incidentais. A maioria é de tecido mole e benigno. O tratamento compreende o diagnóstico e tranquilização em muitos casos, mas alguns tumores requerem excisão. Os cânceres de pele são comuns na mão; esses são discutidos em outra parte. Os sarcomas também são discutidos em outra parte do livro.

Classificação
- Pele, tecido mole ou osso.
- Sólido ou cístico.
- Benigno ou maligno.
- Células componentes ou origem de tumor.

Diagnóstico
Com base em história, exame e investigações.

História
- Início.
- Duração.
- Progressão/regressão/curso.
- Sintomas.
- Quaisquer condições associadas – gota, artrite reumatoide, neurofibromatose, malignidades, massas anteriores.

Exame
- Local.
- Tamanho.
- Forma.
- Superfície.
- Solidez/consistência.
- Sintomas, especialmente sensibilidade ou dor.
- Efeitos secundários:
    - Fraturas patológicas.
    - Deformidade.
    - Rigidez.
    - Flacidez.
    - Compressão dos nervos/vasos/osso/unha.

Investigações
- Raios X: essencial para a avaliação dos efeitos secundários, locais potenciais de origem (como articulação artrítica em cisto sinovial) e tumores ósseos, útil para todos os outros tumores, pois pode mostrar calcificação, elementos condromatosos e outra patologia.
- Ultrassom: excelente em tumores de tecido mole para determinar tumores sólidos dentre os císticos e pode mostrar origem ou associações do tumor com estruturas circundantes.

- Imagens de MRI ou CT podem ser necessárias para a delineação mais precisa do local, extensão e associações tanto dos tumores ósseos como de tecido mole antes da excisão, e podem ser diagnósticas em tumores ósseos.
- Biópsia pode estender-se desde a simples aspiração com agulha dos conteúdos císticos até as biópsias incisionais, com consideração de eventual excisão ampla (que deve incluir o trato da biópsia) e reconstrução, e de preferência pelo eventual tratamento do centro do câncer. O método mais comum de biópsia é a punção aspirativa por agulha fina (FNA) de grande calibre, que é útil para maior parte dos tumores, mas há dificuldades no diagnóstico patológico de tumores *neurais e lipídicos com o uso dessa técnica*.
- Microbiologia: infecção pode simular tumor e o tumor pode simular infecção.

Tratamento
- Se benigno, pode ser necessária apenas a tranquilização. Advirta o paciente no sentido de retornar, se aparecerem alterações significativas ou sintomas.
- Tumores que causam sintomas devem ser tratados.
- O tratamento é guiado pelo sistema de estadiamento de Enneking de sarcomas de tecido mole e ósseos (Tabela 12.2) e pelo sistema de estadiamento AJCC (Tabela 12.3) juntamente com o local, extensão e comportamento do tumor.

Margens de excisão (Tabela 12.4)
- Intralesional: a ressecção corta através da lesão primária (deixando tumor macroscópico), "curetagem".
- Marginal: massa tumoral removida do tecido normal dentro da zona reativa (deixando tumor microscópico), "descascamento".
- Larga: bainha significativa de tecido normal retirado ao redor do tecido.
- Radical: compartimento inteiro contendo o tumor é excisado; mais radical é a amputação.

Note que alguns tumores benignos, como a fibromatose agressiva, possuem um padrão comportamental clinicamente agressivo necessitando de ampla excisão local para a cura.

Reconstrução
Evite reconstruir com retalhos locais ou pediculados em razão do risco de disseminação metastática ao longo do local cirúrgico contíguo e pedículo.

Tabela 12.2 Sistema de estadiamento de Enneking (*Musculoskeletal Tumour Society*) para tumores ósseos e de tecido mole

Estádio	Grau cirúrgico (G)	Localização anatômica (T)	Metástases (M)
0	Benigno (G0)	Qualquer (T1 ou T2)	Nenhum (M0)
IA	Baixo (G1)	Intracompartimental (T1)	Nenhum (M0)
IB	Baixo (G1)	Extracompartimental (T2)	Nenhum (M0)
IIA	Alto (G2)	Intracompartimental (T1)	Nenhum (M0)
IIB	Alto (G2)	Extracompartimental (T2)	Nenhum (M0)
III	Qualquer grau	Qualquer (T1 ou T2)	Metástases (Met1)

Tabela 12.3 Sistema de estadiamento AJCC para sarcomas de tecido mole

Estádio	Grau	Tamanho	Relação com a fáscia
IA	Baixo	< 5 cm	Qualquer
IB	Baixo	> 5 cm	Superficial
IIA	Baixo	> 5 cm	Profunda
IIB	Alto	< 5 cm	Qualquer
IIC	Alto	> 5 cm	Superficial
III	Alto	> 5 cm	Profunda
IV	Quaisquer metástases		

Tabela 12.4 Margens de excisão relacionadas com o grau cirúrgico do tumor

Grau	Comportamento	Histologia	Excisão
G0	Benigno		Excisão intralesional ou marginal
G1	Baixo	< 5 mitoses/HPF, mais diferenciado, mais estroma e poucas células, menos necrose	Marginal ou ampla
G2	Alto	> 10 mitoses/HPF, menos diferenciado, menos estroma e mais células, mais necrose	Ampla ou radical

HPF = *high power fields*.

Tabela 12.5 Graduação dos tumores da mão

Benigno (G0)	Baixo grau (G1)	Alto grau (G2)
Pele		
Granuloma piogênico	Ceratoqueratoma	Melanoma
Cisto epidérmico	Carcinoma de células escamosas (SCC)	Célula de Merkel
Ceratoses		Glândula sudorípara
	Câncer de células basais (BCC)	SCC de glândula sebácea
Tecido mole		
Gânglios	Desmoide	Sarcoma sinovial
Tumor de células gigantes (bainha do tendão)	Lipossarcoma LG (baixo grau)	Histiocitoma fibroso maligno (MFH)
Lipoma	Fibrossarcoma LG (baixo grau)	Lipossarcoma HG (baixo grau)
Neurilemoma	Sarcoma de Kaposi	Rabdomiossarcoma
Neurofibroma		Sarcoma epitelioide
Condromatose		Sarcoma de célula clara
Tumor glômico		Angiossarcoma
Dermatofibroma		Hemangiopericitoma
Malformação vascular		Bainha maligna de nervo periférico
		Sarcoma de Kaposi (HIV)
Osso/cartilagem		
Encondroma	Tumor de células gigantes	Osteossarcoma
Osteocondroma	Fibroma desmoplásico	Tumor de Ewing
Displasia fibrosa	Condrossarcoma LG (baixo grau)	Linfoma
Osteoma osteóide	Osteossarcoma parosteal	Condrossarcoma
Cistos ósseos		Mieloma
Osteoblastoma		

Com base em Mankin (1987).

Referência

Mankin HJ (1987). *Hand Clin* **3**,185–95.

Tumores de tecido mole

Cisto sinovial
Cistos moles a duros cheios de mucina e fixados à bainha tendínea ou à cápsula articular.

Incidência
- Muito comuns; compreende 50-80% dos nódulos da mão. Mais comuns no punho dorsal, em 70%; no punho palmar, em 10-20%; cisto sinovial da DIPJ em 10-20% na bainha do flexor, em 10%. Podem ocorrer com relação a qualquer articulação ou tendão.
- Mulheres > homens.
- Em todas as idades, porém é mais comum dos 20 aos 40 anos. Locais diferentes têm diferentes picos de incidência por idade: punho dorsal: na década dos 20 anos; punho palmar: na década dos 40 anos; DIPJ: nas décadas dos 50 a 60 anos.
- Sessenta por cento dos cistos sinoviais do punho dorsal persistem por mais de 6 anos.

Etiologia
Desconhecida: três teorias:
- Abertura na cápsula articular com efeito de válvula em forma de bola – pressão alta nas articulações força para fora o fluido sinovial, e a pressão baixa externamente não pode forçá-lo de volta. A causa da abertura pode ser trauma, degeneração ou congênita. O apoio a teoria é a identificação de um trato e abertura em muitas ocasiões.
- Degeneração mucoide da cápsula articular. Apoio à teoria está baseado no achado patológico de cistos mucoides dentro da substância da cápsula articular adjacente ao cisto sinovial.
- Resto embrionário do tecido sinovial aprisionado nos tecidos subcutâneos. Nesta teoria os cistos sinoviais não são uma herniação da sinóvia.

Características clínicas
- Podem surgir gradual ou subitamente, como um nódulo.
- Pode seguir-se a trauma.
- Pode ser sintomático, causando sensibilidade ou dores possivelmente secundárias à expansão ou a movimento mecânico de bloqueio.
- Tenha cuidado com o cisto sinovial muito doloroso; a dor pode surgir de outra parte qualquer e permanecerá mesmo quando o cisto sinovial tiver sido removido.
- Exclua patologia de base, como lesão ligamentar, vaginite estenosante, artrite com esporões ósseos.

Classificação
- Cistos sinoviais do punho dorsal surgem do ligamento escafolunar ou da articulação carpometacarpiana em associação a uma saliência metacarpiana.
- Cistos sinoviais do punho palmar surgem da bainha do flexor radial do carpo, da articulação trapeziometacarpiana, da radioescafoide ou da articulação escafotrapezoide.
- Os cistos sinoviais digitais palmares surgem da bainha do tendão flexor ao nível da articulação metacarpiana.
- Os cistos sinoviais da articulação interfalângica distal surgem da DIPJ em associação a artrite degenerativa e nodos de Heberden.

Macroscópico
A parede do cisto sinovial não é sinóvia nem epitélio, mas são fibras de colágeno comprimidas. Pode ser multiloculada. Pode haver um ducto que conduz à articulação.

Microscópico
O cisto sinovial contém mucina, uma geleia viscosa que compreende glicosamina, ácido hialurônico e outros mucopolissacarídeos.

Investigações
- Raios X: pode mostrar artrite degenerativa de base ou osteófitos.
- Ultrassonografia ou MRI: mostram a estrutura cística e talvez o ducto.

Tratamento
- Ruptura (classicamente com a Bíblia).
- Tranquilizar.
- Aspiração.
- Injeção de esteroides, esclerosantes, cola de fibrina.

Cirurgia
Excise o cisto sinovial e seu ducto até a origem.

Prognóstico
- Nada fazer resulta em 60% de persistência além de 5 anos.
- Aspiração resulta em 60% de recorrência.
- A excisão resulta 40% de recorrência, em especial se incompletamente excisado, e 9% de complicações.

Complicações
- Dor ou persistência da dor.
- Rigidez.
- Recidiva.
- Cicatriz.
- Lesão colateral de nervo, vaso, tendão ou ligamento.

Sinovite/sinovioma nodular viloso pigmentado
Também conhecido como tumor de células gigantes da bainha tendínea, xantoma fibroso, sinovite nodular localizada.

Incidência
- O segundo tumor de tecido mole mais comum na mão (7-12%), principalmente encontrado na palma e nos dedos, em especial ao redor da DIPJ dos dedos polegar, indicador e médio. Benigno, mas infiltra-se e invade o osso ou envolve a bainha tendínea e a articulação, podendo dificultar sua excisão completa.
- Homens = mulheres.

Etiologia
Desconhecida.

Características clínicas
- Massa assintomática, aumenta lentamente de tamanho.
- Firme.
- Multinodular.
- Pode ter aparência amarelo-amarronzada na cirurgia em razão de acúmulo de hemossiderina.

Investigações
Raios X: pode mostrar efeito da pressão no osso.

TUMORES DE TECIDO MOLE

Tratamento
Tratado com excisão marginal, tentando eliminá-lo para conseguir uma excisão completa.

Prognóstico
Taxa significativa de recidiva (30%), especialmente se surgindo de articulação ou se a excisão for incompleta. A taxa de recidiva referida por alguns relaciona-se com a expressão do gene *nm23-H1*, enquanto outros discordam.

Dermoide de implantação
Também conhecidos como cistos epidérmicos ou de inclusão.
- Cistos epiteliais, de moles a duros, situados subdérmicos ou subcutâneos.
- Podem ter uma história de trauma penetrante, especialmente um espinho, ou outra ferida em punção, ou ocorrer após trauma grave, como lesões por esfoladura ou esmagamento ou cirurgia.

Incidência
- Terceiro tumor de tecido mole mais comum da mão (5-9%).
- Compreende 10-20% dos nódulos da mão.
- Masculino > feminino.
- Todas as idades, porém com mais frequência nas décadas dos 20 aos 40 anos.
- Mais comum nas pontas dos dedos, especialmente na polpa ou espaços membranosos (em barbeiros).

Etiologia
Implantação de células epiteliais que se enucleiam e continuam a produzir epitélio escamoso e produtos sebáceos que se acumulam dentro do cisto. De crescimento lento, eles podem alcançar o tamanho de uma ervilha ou de uma avelã, sendo sintomáticos em razão de suas rigidez e posição.

Características clínicas
- Cisto firme subcutâneo.
- Esférico.
- Não sensível.
- História de trauma.
- Situado na polpa ou superfície do flexor, espaço membranoso.

Investigações
Raios X: podem mostrar indentação no osso adjacente em razão do efeito de pressão.

Tratamento
Cirurgia: a excisão do cisto geralmente é curativa.

Prognóstico
Excelente; taxa de recidiva é muito baixa.

Schwannoma (neurilemoma)
Tumores de nervo periférico que surgem das células de Schwann, de firmes a duros, fixados ao nervo e, assim, movem-se de um lado a outro, mas não longitudinalmente.

Incidência
- Isolados.
- Dez por cento múltiplos (schwannomatose múltipla); podem ser múltiplos na neurofibromatose.

- Encontrados ao longo do trajeto dos nervos.
- Cresce a partir de um fascículo, mas se desloca circundando os fascículos, permitindo a fácil extirpação e preservando o nervo.

Etiologia
Desconhecida.

Características clínicas
- Aumentam lentamente de tamanho.
- Alguns são sensíveis ou transmitem dor neural em pontada à percussão.
- Com frequência assintomáticos.
- É difícil sua diferenciação clínica do neurofibroma ou do tumor maligno de bainha de nervo (MPNST).

Classificação
Simples ou antiga: células A e B de Antoni, patologicamente.

Investigações
Imagens de ressonância magnética (MRI) podem, em geral, determinar a natureza neural do tumor, mas o ultrassom é melhor para mostrar a relação tumoral com o nervo.

Tratamento
- Tranquilização, se assintomático e pequeno.
- Excisão cirúrgica, se sintomático (ou biópsia aberta se não for facilmente extirpado, ou caso a excisão leve a déficit neural).
- "Schwannomas descascam; os neurofibromas nunca descascam."

Prognóstico
- As taxas de recidiva são baixas.
- Geralmente excisados sem déficit neural.
- O risco de transformação maligna é baixo.

Lipoma

Tumores benignos de gordura que tendem a ocorrer ao longo dos feixes neurovasculares na mão ou, com menos frequência, subcutaneamente, na mão.

Incidência
O quinto ou sexto tumor de tecido mole mais comum na mão – uma classificação inferior a outras partes corporais onde os tumores subcutâneos são mais comuns.

Características clínicas
- Muitas vezes é uma massa mole e assintomática, com bordas móveis.
- Crescimento lento.
- Pode causar sintomas de compressão, particularmente no túnel do carpo ou no canal de Guyon.
- São raramente sensíveis a menos que seja angiolipoma ou doença de Dercum.

Tratamento
Excisão, se sintomático. A excisão marginal geralmente é fácil.

Prognóstico
Taxas de recidiva são baixas.

Tumores vasculares

Ampla gama de patologias enquadra-se nessa categoria, algumas das quais não são tumores reais (p. ex., malformações venosas). Os mais comuns na mão são os tumores glômicos e as malformações vasculares.

Malformações vasculares

As malformações vasculares na mão geralmente são venosas. Elas podem ser isoladas ou, raramente, ocorrer em síndromes como a síndrome de Maffucci. Podem ser assintomáticas, se pequenas, mas com o aumento de tamanho podem causar sintomas de hipertrofia, interferência na função devido a tamanho ou edema, e dor em sensibilidade e desconforto. Flebólitos podem-se formar dentro dos canais venosos, criando massas duras palpáveis. A malformação vascular pode envolver todas as estruturas, dificultando sua excisão completa. A taxa de recidiva é alta após cirurgia.

Incidência
- Pode ser aparente somente como uma lesão menor ao nascimento ou na infância e se desenvolver com a idade.
- Lesões menores são muito comuns; malformações maiores são raras.

Etiologia
Desconhecida.

Características clínicas
- Podem ser assintomáticas ou dolorosas.
- Podem causar sintomas devido à compressão secundária ou erosão, incluindo sangramento, fratura patológica, neuropatia causada por aumento do fluxo sanguíneo como na hipertrofia.
- Massa irregular, mole e compressível, de cor azul-escura.

Investigações
- Raios X: pode mostrar flebólitos, erosão de osso pela expansão pelos canais vasculares.
- MRI ou US: demonstram a extensão e a natureza da lesão. Vascular, então o sinal é alto nas imagens T1 e T2.

Tratamento
- Terapia de suporte como malhas de compressão, elevação e atividade reduzida podem ajudar nos sintomas.
- A excisão cirúrgica é indicada nas lesões sintomáticas, especialmente aquelas que causam dor, função reduzida, hipertrofia, sangramento ou incapacidade.

Prognóstico
- Moderado (recidiva a longo prazo 20-100%).
- Se completamente excisada, a recidiva é rara. Entretanto, a excisão completa frequentemente é impossível em razão da natureza infiltrativa e invisível da malformação vascular. Nessas circunstâncias, a taxa de recidiva é de quase 100%.
- A transformação maligna é rara (a síndrome de Maffucci possui alto risco de desenvolver sarcomas de tecido mole e outras malignidades).

Tumores glômicos

Tumores dos corpos glômicos, os quais são desvios arteriovenosos que regulam o fluxo sanguíneo pelas periferias e pela pele. Quando o corpo ou a mão estão frios, o sistema glômico dilata-se, desviando sangue; quando o corpo está aquecido ele se contrai, fazendo com que o sangue flua pela rede de capilares.

Incidência
- Mais comuns na ponta do dedo dorsal, periungueal.
- Qualquer idade e sexo.
- Com mais frequência um diagnóstico retardado.

Etiologia
Desconhecida.

Características clínicas
- Área estranhamente sensível.
- Com ou sem massa palpável.
- Sintomas exagerados pelo frio.
- Massa vermelho-cereja pode ser visível na transiluminação da polpa.
- Sinal de Love: sensibilidade localizada.
- Sinal de Hildreth: a sensibilidade diminui na exsanguinação.

Investigações
- Raios X: pode mostrar uma indentação do dorso da falange distal.
- MRI ou US: demonstra lesão.

Tratamento
Excisão cirúrgica. Evite exsanguinar o membro, caso contrário o tumor glômico pode ser difícil de encontrar, ou permita uma breve deflação do torniquete para expor o tumor. Os tumores com frequência são encontrados ao longo dos vasos que suprem o leito ungueal e, portanto, um conhecimento estreito de sua anatomia é essencial no pré-operatório. Os tumores de leito ungueal são melhor excisados por meio de incisões hiponiquiais em boca de peixe e elevando-se o leito ungueal, abordando-os a partir da superfície profunda mais visível. Isso também diminui o risco de lesão ungueal.

Prognóstico
É bom (a taxa de recidiva < 10%), se completamente excisados. Entretanto, frequentemente o tumor é difícil de encontrar e não é excisado.

Granuloma

Granulomas de corpo estranho ou reações são massas pseudoinflamatórias que se formam em resposta à implantação e retenção de um corpo estranho. O tamanho e a intensidade do granuloma dependem da natureza do corpo estranho e da resposta imunológica do paciente. Geralmente, materiais orgânicos são mais provocantes.

Incidência
- Muito comum.
- Homens > mulheres.
- Todas as idades.

Características clínicas
- História de lesão penetrante.
- Resposta a crescimento que se estabiliza.
- Ejeção espontânea do material.

Investigações
- Raios X: pode mostrar corpos radiopacos.
- US: o melhor método para detectar corpos estranhos.

Tratamento
Excisão cirúrgica da massa e remoção do corpo estranho. Alguns dizem que a remoção do corpo estranho é suficiente, pois sem ele o granuloma se resolve.

Prognóstico
Excelente.

Tumores ósseos
- Tumores ósseos na mão são relativamente raros.
- A maioria deles é benigna. A dificuldade está em um diagnóstico confiável e acurado, permitindo a tranquilidade de se tratar um tumor benigno, mas com excisão no momento correto dos tumores suspeitos.

Classificação
De acordo com o componente:
- Cartilagem.
- Osso e cartilagem.
- Osso.
- Lesões tipo tumor:
    - Cistos de inclusão.
    - Gânglio intraósseo.
    - Ilha óssea (lesões escleróticas muito comuns, situadas excentricamente).
    - Tumor marrom (hiperparatireoidismo, procure por evidência radiológica de erosões subperiosteais patognomônicas de hiperparatireidismo; também conhecido como doença óssea de Recklinghausen.
    - Displasia fibrosa.
    - Bossa carpiana (esporão ósseo na segunda ou terceira articulação carpometacarpiana, muitas vezes com cisto sinovial sobrejacente comum em mulheres jovens com idades entre os 20 e 30 anos; o tratamento é a excisão ± fusão da articulação; tenha cuidado para que a excisão não cause avulsão do extensor radial longo do carpo/extensor radial curto do carpo (ECRL/ECRB).

Princípios do tratamento
- Identifique a lesão: esta geralmente é um diagnóstico clínico baseado no comportamento, dor, edema, fratura patológica, local, com a ajuda da radiologia, raramente CT, cintilografia óssea e biópsia.
- Tratamento, se necessário:
    - Lesão externa – excise.
    - Lesão interna – curete, excise, ± enxerto ósseo ou outra reconstrução, raramente amputação.

Encondroma
Tumor benigno de cartilagem dentro do osso. Mais comum tumor ósseo primário na mão (90%).

Incidência
- Comum na mão especialmente na falange proximal do dedo mínimo.
- Geralmente incidental e solitário, mas ocasionalmente sindrômico e múltiplo (síndromes de Ollier e Maffucci – nessas síndromes há um risco de até 60% de alteração maligna).
- Idade 10-60 anos.

Etiologia
- Desconhecida.

Características clínicas
- Com frequência apresentam-se como fratura patológica.
- Ocasionalmente apresentam-se como edema ou deformidade.
- Geralmente não são dolorosos.
- Podem ser encontrados incidentalmente.

TUMORES ÓSSEOS

Investigações
- Raios X: calcificação pontilhada dentro de um defeito excêntrico expansível dentro do osso com um córtex afinado: pode haver um orifício cortical, mas sem envolvimento de tecido mole.

Tratamento
- Tranquilize, a menos que seja sintomático ou cause deformidade.

Cirurgia
- Faça a curetagem pelo osso cortical; enxertos ósseos não são necessários.
- Fraturas patológicas através de encondromas devem ser reduzidas, estabilizadas (tala ou fios K) e deixadas a cicatrizar.

Prognóstico
- Bom: taxa de recidiva inferior a 5% após curetagem.
- Pequeno risco de transformação maligna; maior nas variedades poliostóticas, como na encondromatose múltipla de Ollier.

Encondroma
Tumor condroide incomum (benigno) externo ao córtex ósseo; com mais frequência na base das falanges em adultos jovens.

Tratamento
- Excise.

Osteocondroma
Tumor ósseo benigno comum com um capuz de cartilagem hialina, crescendo próximo à fise ou às inserções tendíneas. A espessura do capuz (se espessa) é prognóstica/diagnóstica de alteração maligna.

Incidência
- Comum.
- Geralmente isolada.
- Múltipla em pacientes com múltiplas exostoses hereditárias.
- Com mais frequência na extremidade distal da falange proximal.
- Idade 10-30 anos.

Etiologia
- Desconhecida.

Características clínicas
- Massa dura.
- Pode causar rigidez, deformidade, desvio de crescimento.
- Pode ser confundida com exostoses que podem ter um capuz fibrocartilaginoso.

Investigações
- Raios X: aparência característica de lesão óssea exofítica perto da extremidade de um osso; fixada sobre o córtex, talvez com deformidade óssea adjacente.

Tratamento
- Excise se estiver causando sintomas, deformidade ou necessário ao diagnóstico.
- Deformidade adequada, conforme necessário.

Prognóstico
- Recidiva é rara. A excisão não corrigirá qualquer deformidade estabelecida.

Exostose
- Tumor ósseo benigno que cresce a partir da superfície óssea superficial, muitas vezes subungueal, talvez em resposta ao trauma. Pode crescer rapidamente e ser destrutiva à unha sobrejacente e leito ungueal.
- Pode ser coberta por um capuz fibrocartilaginoso, confundindo-se com um osteocondroma.

Incidência
- Comum, especialmente na falange distal.

Características clínicas
- Massa; assintomática ou sensível em razão de pressão externa sobre a massa.
- Se subungueal causa deformidade da unha.

Investigações
- Raios X: massa óssea com capuz cartilaginoso fino.

Tratamento
- Excisão.

Prognóstico
- A taxa de recidiva é baixa.

Osteoma osteoide
Lesão óssea dolorosa benigna que provoca uma resposta inflamatória. Frequentemente difícil de diagnosticar e confundida com condições inflamatórias e infecciosas.

Incidência
- Relativamente comum na mão e no punho (5-15% de osteomas osteoides).
- Idade 20-50 anos.
- Com mais frequência na falange proximal (cabeça e pescoço) e carpo.

Etiologia
Desconhecida.

Características clínicas
- Dor (com mais frequência à noite), sensibilidade sobre a lesão.
- Inflamação.
- Aliviada por aspirina ou medicamento anti-inflamatório não esteroidal (NSAIDs).
- Pode estar associada a edema, rigidez e incapacidade.

Investigações
- Raios X: especialmente na CT – ninho lucente circundado por um anel esclerótico e circundando inflamação/reação óssea.
- Cintilografia óssea mostrará mancha quente.

Tratamento
- Alguns sugerem que o osteoma osteoide pode ser autolimitante, mas em razão da dificuldade do diagnóstico, muitos casos de mão já tiveram sintomas por mais de 1 ano.
- Ablação por radiofrequência radiologicamente guiada e excisão com *core* biopsia foram tentadas e são bem-sucedidas, mas dependem de local, tamanho e especialização.
- Cirurgia: excisão em bloco ou curetagem devem excisar o ninho ou o tumor recidivará. O tumor pode ser difícil de ser localizado e excisado.

Prognóstico
- As taxas de recidiva são baixas se o tumor for completamente excisado, mas a recirurgia é frequente em razão de falha na excisão ou por excisão incompleta.

Cisto ósseo aneurismal
Localmente destrutivo, cisto ósseo muito expansivo com níveis líquidos.

Incidência
- Razoavelmente comum depois que os encondromas forem considerados.
- Tende a ocorrer nos metacarpos.
- Adultos jovens.

Etiologia
- Desconhecida.

Características clínicas
- Achado incidental ou fratura patológica.
- Edema.

Investigações
- Raios X: lesão cística expansível semelhante ao tumor de células gigantes, bem demarcada por margem esclerótica.

Tratamento
- Curetar ± enxerto/cimento.

Prognóstico
- Taxa de recidiva 14%.

Cisto ósseo unicameral
Cisto ósseo assintomático benigno; mais comum no fêmur e no úmero.

Incidência
- Rara.

Etiologia
- Desconhecida.

Características clínicas
- Apresenta-se incidentalmente ou em uma fratura patológica.
- O diagnóstico diferencial é o encondroma.

Investigações
- Raios X: cisto septado bem definido na metáfise com nível líquido.

Tratamento
- Aspiração e injeção de esteroide.
- Curetar.

Prognóstico
- Bom.

Tumor ósseo de células gigantes
Tumores ósseos benignos, mas localmente agressivos, que invadem, destroem e podem até metastatizar.

Incidência
- Muito comuns na mão, relativamente comuns no rádio distal.
- Meia-idade.

Características clínicas
- Edema.
- Dor.
- Achado incidental ou fratura patológica.

Investigações
- Raios X: lesão epifiseal excêntrica lítica expansível ou metafiseal com margens indistintas, sem margens escleróticas. Pode-se estender para dentro dos tecidos moles.
- MRI: útil para diagnóstico e planejamento cirúrgico.
- Biópsia para diagnóstico.
- Estadiamento por raios X ou CT para metástases.

Tratamento
- Curetar ± enxerto/cimento.
- Excisão e reconstrução.

Prognóstico
Tumor de células gigantes tem maior risco que a média de recidiva (50%) com métodos de curetagem, assim, a excisão ampla e a reconstrução são recomendáveis.

Tumores metastáticos

Metástases ósseas e de tecido mole para a mão são raras. Quando elas ocorrem, tendem a indicar metástases disseminadas amplas.

Incidência
- Rara.
- Câncer pulmonar mais comum, seguido de melanoma renal, de mama, colônico.

Características clínicas
- Massa crescente.
- Geralmente uma lesão lítica expansível, com exceção da próstata (esclerótica) pode produzir sintomas de dor, edema, inflamação.

Investigações
- Raios X e MRI ajudarão no diagnóstico e avaliação da extensão da lesão.
- A biópsia é necessária para confirmar a histologia.
- Procure pelo primário, se desconhecido.
- Estudos de estadiamento.

Tratamento
- Excisão, se indicada para o controle de sintomas ou se for uma lesão solitária.
- Radioterapia.

Amputações de membro superior

Definição e objetivos
Procedimento que visa a remover uma parte afetada ou organizar uma parte danificada e produzir um coto estético que deve ser livre de dor, sensível e que não interfira na função das partes remanescentes.

Incidência e etiologia
- Procedimento muito comum, particularmente para lesões da mão.
- Outro trauma de membro superior.
- Doença vascular periférica, especialmente transplante renal com desvio arteriovenoso (síndrome do roubo).
- Infecção.
- Malignidade.

Classificação
Amputação traumática da mão
Classificação de Beasley:
- Transversa (quanto mais proximal, maior a perda de função).
- Radial (a perda do polegar é única).
- Ulnar (leva à perda de força de preensão).
- Central (feia e pode levar à incontinência palmar; perda do dedo médio também causa perda da fixação em três pontos).

Outras amputações
Classificação de acordo com o nível:
- Acima do cotovelo.
- Abaixo do cotovelo.
- Através de articulação especificada.
- Através de osso especificado.

Princípios cirúrgicos
- Preserve o comprimento.
- Previne o neuroma (prepare o nervo para que ele fique em tecido não lesionado bem acolchoado, e não em áreas de função).
- Tratamento do osso:
  - Bordas uniformes.
  - Afunile o coto.
  - Pode deixar a cartilagem articular se for através de uma articulação.
- Tratamento de tecido mole:
  - Fechamento bom livre de tensão.
  - Planeje retalhos para que as cicatrizes se situem em áreas que não sejam de contato e a sensação máxima seja preservada em áreas funcionais ou de contato.
  - Evite contraturas por meio de planejamento da incisão e da cicatriz.
  - Alcance fechamento/cicatrização primária.
- Previna complicações:
  - A excisão completa da matriz germinal da unha onde indicado, prevenirá espículas de unha.
  - Mobilização precoce prevenirá a rigidez.
  - Dessensibilização prevenirá a hiperpatia.
  - Não suture as pontas do tendão sobre o coto (para evitar o efeito de quadriga).

Quadriga é a limitação de um flexor profundo do dedo, impedindo a excursão completa dos outros tendões FDP. Por exemplo, se você segurar um de seus dedos estendido na DIPJ (em vez do dedo indicador, que tem um FDP independente), você não pode flexionar completamente as DIPJs de seus outros dedos!

Complicações
- Precoce:
  - Deiscência da ferida.
  - Exposição óssea.
  - Infecção (geralmente secundária ao desbridamento inadequado ou fechamento sob tensão).
- Tardia:
  - Neuroma.
  - Esporões ósseas.
  - Espículas de unha.
  - Dor.
  - Pele contraída frágil.
  - Ponta instável excessivamente solta.
  - Ponta feita e avolumada.
  - Intolerância ao frio.
  - Quadriga.
  - Hipersensibilidade.
  - Perda de função.
  - Lacuna, se for dedo central.

Cuidados pós-operatórios
- Curativo leve precocemente reduzido.
- Mobilização precoce.
- Programa de dessensibilização.
- Moldagem do coto.

Amputação do raio

Definição
Técnica para amputar o raio inteiro de um dedo (inclui metacarpo/tarso) em vez de um dedo isoladamente.

Objetivos/indicações
- Necessário para eliminação da doença.
- Melhora estética.
- Para reduzir uma lacuna palmar (incontinência).

Contraindicações
A amputação do raio reduzirá a largura da palma reduzindo o torque da preensão enquanto a força de preensão em linha reta continua a mesma.

Método de amputação do raio

Dedo indicador
- Remova o metacarpo do dedo indicador, mas fixe novamente os interósseos e outros intrínsecos ao metacarpo do dedo médio para manter a força da pinça/abdução (chase).

Dedo médio ou anular
- Ampute o dedo pela base do metacarpo e, em seguida, transponha o indicador ou o dedo mínimo através dos metacarpos do dedo médio (anular), e excise a base do metacarpo do indicador/ou do dedo mínimo. Isso reduzirá o movimento em tesoura e melhorará o alargamento radial.
- Alternativamente, excise o raio do dedo médio (anular), mas inclua uma ressecção em cunha na forma de arco do *capitato* (hamato) para obter o fechamento do raio em vez de deixar uma lacuna na base metacarpiana que, com o fechamento distal, leva ao movimento em tesoura (Le Viet).

Dedo mínimo
- Como ocorre com o dedo indicador, remova o raio e fixe-o novamente no abdutor do dedo mínimo ao dedo anular.

Amputações proximais do membro superior

Através do carpo
Vale a pena preservar qualquer movimento possível do punho.

Desarticulação do punho
Vale a pena preservar a articulação radioulnar distal (DRUJ).

Antebraço
- Preserve o máximo do comprimento, porque qualquer pronação e supinação é útil proximalmente.
- É necessário um mínimo de 8 cm para o encaixe do coto. Se houver pouco mais de 8 cm, a inserção do bíceps torna-se-á obstrutiva e poderá ser necessário sua aproximação.

Através do cotovelo
Isto é melhor do que acima do cotovelo, pois permite a transmissão da rotação umeral às próteses, mas a adaptação da prótese é difícil em razão da saliência na ponta do coto.

Acima do cotovelo
- Preserve o máximo possível.
- Próteses funcionais são pesadas e requerem uma braço de alavanca maior e, portanto, comprimento do coto.
- O comprimento é medido a partir da axila, assim o comprimento aparente pode ser aumentado pelo aprofundamento da axila.

Próteses

Objetivo
Para ajudar na função e estética, ou ambas.

Classificação
- Estática: mimetizar com silicone.
- Dinâmica (p. ex., gancho, garra ou pinçar):
    - Mecânica.
    - Mioelétrica.

Até uma prótese estática pode conferir um benefício funcional como um suporte ou uma mão para reter, ou pelo fechamento de uma lacuna.

Encaixe
Depende de um coto sensível afunilado e bem acolchoado. Na maioria das vezes depende de um revestimento de silicone e uma ventosa de sucção com um suporte terminal sobre o qual a prótese se trava.

Prótese osseointegrada (prótese de Branemark)
Uma inovação recente é o suporte osseointegrado sobre o qual a prótese pode ser travada ou montada. Isso requer bom estoque ósseo com pele fina aderente estável sobrejacente ao osso. O primeiro procedimento ajusta o encaixe osseointegrado ao osso. Depois de integrado, uma abertura é feita no epitélio sobrejacente, e o suporte é montado no encaixe. Uma prótese é, então, montada sobre o suporte. Cuidados meticulosos devem ser tomados com a higiene da interface suporte-epitélio. Esta técnica se comprovou mais útil para próteses faciais, uma vez que elas são leves e possuem uma carga e cisalhamento relativamente pequena que as atravessam. Entretanto, a técnica está sendo estudada em próteses de dedos e próteses maiores do membro.

# Artrodese digital

Definição
Fusão cirúrgica de uma articulação digital.

Objetivo
O requisito principal é a união estável indolor no menor tempo possível, o que permite boa função.

Indicações
- Não é possível salvar a articulação:
  - Artrite degenerativa.
  - Artrite inflamatória.
  - Perda articular traumática.
- Dor que causa perda de função.
- Rigidez que causa perda da função em razão de posição inadequada.
- Falha do tratamento conservador – colocação de tala, alteração de uso, exercícios, esteroides, NSAIDs.
- Estratégias alternativas (osteotomia, artroplastia – excisão ou substituição, denervação) são falhas ou impróprias.

Classificação
De acordo com a articulação a ser fundida.

Opções

Fixação
- Fio de Kirschner (fio K).
- Fio com banda de tensão.
- Parafuso.
- Placa e parafusos.
- Pino intramedular (pino de Harrison).

Fio de Kirschner
Sem compressão e somente uma estabilidade relativa, mas é suficiente para soldas fáceis como nos reumatoides.

Banda de tensão
Converte-se a tensão em força de compressão. Ela requer uma carga excêntrica e uma estrutura estável no lado oposto contra a qual as forças podem-se comprimir. O fio da banda de tensão precisa ser pré-estressado e forte o bastante para resistir à força de tensão.

Fios K em banda de tensão
Podem ser intramedulares ou no interior do córtex palmar. Estes últimos possuem menos afrouxamento dos fios. Podem usar parafusos intramedularmente, em vez de fios. Esses fios ou parafusos agem para neutralizar forças de deslizamento/translação.

Lag screw
Dá estabilidade por meio de compressão. As forças de compressão criam fricção que resistem ao cisalhamento, dando fixação estável. Os parafusos só podem fundir DIPJs em uma posição neutra estendida. *Lag screws* canulados são mais fáceis de usar, como o parafuso de Herbert.

Placas e parafusos
Estes são volumosos e requerem superfícies ósseas com bom encaixe e habilidades de aplicação de placa precisas com pré-curvaturas e compressão para conseguir uma boa estabilidade.

Pinos intramedulares
Estes são apenas relativamente estáveis, mas são adequadas para boas soldas.
Nossa preferência pessoal é usar um parafuso canulado de 2,4 mm para DIPJ, fios com banda de tensão ou um parafuso para PIPJ, fios com banda de tensão ou uma placa para MCPJ e uma placa para CMCJ.

Preparação óssea
- Nenhuma (adequada apenas para reumatoides).
- Faça pequenas ressecções em saca bocado na superfície articular.
- Corte de serra.
- Técnica *cup-and-cone:* preparar uma das superfícies articulares para que fique convexa e a outra para que fique côncava, para que tenham um bom encaixe.

Superfícies paralelas ou concêntricas
- As superfícies concêntricas conferem maior área de superfície e melhor variabilidade no estabelecimento do ângulo em todas as três dimensões, mas é mais difícil cortar, a menos que sejam utilizados instrumentos especiais para técnica *cup-and-cone*. Estes precisam ser usados com cuidado, uma vez que podem remover muito osso!
- É mais fácil preparar e fixar a superfície paralela, mas há menor variabilidade na alteração da posição depois de cortada. Comece com 90° na parte distal e em seguida corte a superfície proximal no ângulo necessário (Dica: use um pino intramedular para ajudar no alinhamento dos cortes).

Posição
O objetivo é conseguir a oposição da polpa da ponta do polegar com a polpa da ponta de outro dedo. O ângulo exato depende do grau de encurtamento ósseo. Se houver mais encurtamento ósseo, menos flexão será necessária para alcançar a ponta do polegar. Se não houver encurtamento ósseo e ocorrer a fusão em uma posição estendida, você poderá causar quadriga.

Tabela 12.6 Fusão dos ângulos para as articulações do dedo

	Indicador	Médio	Anular	Mínimo
DIPJ	5°	10°	15°	20°
PIPJ	25°	30°	35°	40°
MCPJ	45°	50°	55°	60°

Resultados
Boas taxas de fusão em todas as técnicas.

Exame do punho

O diagnóstico é imensamente auxiliado pelo conhecimento detalhado da anatomia e biomecânica do punho e, é claro, por alguma noção da patologia. Obviamente, o exame do punho é precedido por uma história completa.

Olhe

- Procure por contusão, edema, eritema, deformidade, anormalidades da postura, cicatrizes ou feridas.
- Observe a amplitude de movimento possível pedindo ao paciente para mostrar a amplitude da flexão, extensão, desvio radial e ulnar, bem como a rotação comparando ambos os lados.
- Note quaisquer limitações, dificuldades ou sintomas provocados pela demonstração.

Sinta

- Comece longe das áreas sintomáticas ou dolorosas.
- Flexione ligeiramente e desvie no sentido ulnar o punho.
- Palpe o estiloide radial, margem distal dorsal do rádio, tubérculo de Lister e o dorso da articulação radioulnar distal (DRUJ).
- Retorne e palpe a "tabaqueira anatômica", sentindo os tendões do abdutor longo do polegar (APL), extensor curto do polegar (EPB) e extensor longo do polegar (EPL) um a um, antes de sentir o escafoide. Compare isso com o lado oposto, pois este normalmente está sensível.
- Continue conduzindo em direção ulnar no dorso, sentindo o polo proximal do escafoide, a articulação escafolunar imediatamente distal ao tubérculo de Lister e, em seguida, o próprio semi-lunar. Note qualquer sensibilidade.
- Mova o punho em desvio radial fazendo com que o piramidal flexione-se, tornando-se palpável a partir do dorso. Palpe esta e a articulação lunar-piramidal.
- Palpe o pisiforme e friccione-o no piramidal, notando dor ou crepitação.
- Sinta a cabeça do ulnar e a DRUJ.
- Palpe ao longo do curso do flexor e do extensor ulnar do carpo.
- Mova-se distalmente e sinta o dorso do hamato e do capitato, incluindo suas articulações. Para sentir o trapezoide e o trapézio é necessário que o punho se mova em desvio ulnar e flexão.
- Vire o punho ao contrário e palpe o tubérculo escafoide e a crista do trapézio no aspecto radial e no aspecto ulnar o pisiforme e o gancho do hamato situados a 1 cm distal e radial.
- Comprima o semi-lunar entre seus dedos dorsal e palmarmente.

Mova

- Mova passivamente o punho em flexão e extensão, sentindo a suavidade do movimento e a amplitude do mesmo.
- Mova o punho de radial a desvio ulnar e supinação e, novamente, de volta, notando as mesmas propriedades.
- Cheque a amplitude de movimento em pronação e supinação, notando qualquer alteração na posição da cabeça ulnar.

Testes provocativos

Teste de mobilidade do escafoide de Watson (examine a dissociação do escafolunar)
Coloque o olécrano na mesa e flexione o cotovelo. Desvio ulnar do punho. Pince o escafoide entre seu polegar e dedo indicador. Coloque a polpa de seu polegar perpendicular à margem dorsal distal do rádio cobrindo o tubérculo de Lister, de forma que a ponta do polegar toque o polo proximal do escafoide. O indicador situa-se distalmente e palmar, prosseguindo para o tubérculo do escafoide. O objetivo é tentar resistir à flexão do escafoide, à medida que o punho se move em desvio radial. Normalmente é impossível impedir que o escafoide se flexione. Contudo, na dissociação escafolunar, seu indicador impede a flexão do escafoide. Para acomodar o espaço reduzido, o escafoide tenta mover-se dorsalmente, aumentando a proeminência do polo proximal, até o momento em que o contato ósseo do repouso do carpo em flexão force o escafoide a flexionar-se com uma dolorosa pancada sonora.

Rechaço lunar-piramidal (avalia a instabilidade lunar-piramidal)
O semi-lunar é pinçado com uma mão e o piramidal e o psiforme segurados com a outra, e são movimentados em direções opostas. É positivo, se houver excesso de movimento, dor e crepitação. A instabilidade lunar-piramidal também pode ser testada pelo teste de Shuck, pelo qual enquanto se segura o semi-lunar, move-se o punho pela sua amplitude de movimento desencadeando dor na articulação.

Teste do estresse manual ou teste da mobilização mediocarpiana
Segure a mão com uma mão e o antebraço distal com a outra e passivamente avalie a amplitude de movimento e a instabilidade do carpo. Aplique uma carga axial à mão sobre o antebraço em direção ligeiramente palmar. Um som de clique ocorre quando o semi-lunar muda da posição flexionada para a estendida.

Clique mediocarpiano
Mova passivamente o punho de desvio ulnar a radial e volte novamente, com e sem carga compressiva. A instabilidade médiocarpiana será evidente com um movimento desajeitado em "degrau" em vez de um suave arco de progressão acompanhado por um som de clique com meio movimento ou pode não ser dolorosa.

Teste de estresse carpo-ulnar ou teste da carga do complexo fibrocartilaginoso triangular – TFCC (examina a DRUJ)
Faça o desvio ulnar do punho e gire o antebraço, com e sem carga axial. Positivo, se doloroso, com som de clique ou amplitude reduzida. O teste positivo indica patologia da área carpiana (laceração ou perfuração do TFCC, impacto ulnar, patologia da DRUJ).

Teste da tecla de piano (examina a estabilidade da cabeça ulnar, ligamentos ulnocarpianos)
Com o antebraço pronado, puxe a cabeça ulnar para baixo. Ela deverá comprimir-se e, em seguida, retornar à posição como uma tecla de piano. Teste positivo, se falhar ou estiver dolorosa, indicando instabilidade ou patologia ulnocarpiana.

Teste da instabilidade da DRUJ
Pince a cabeça ulnar em uma mão e o rádio na outra e movimento em direções opostas, avaliando a estabilidade dos ligamentos radioulnares. Ao realizar o teste em pronação, supinação e meia posição talvez seja possível diferenciar se é o ligamento palmar ou o dorsal que está afetado. Friccione a cabeça ulnar contra a incisura sigmoide do rádio para desencadear dor ou crepitação.

Diagnósticos diferenciais comuns
Dor no lado radial do punho
- Artrite da articulação trapézio-metacarpiana (polegar basal).
- Artrite escafo-trapézio-trapezoidal (STT).
- Patologia escafoide (escafoide avascular de Preiser, não união, fratura).
- Tenovaginite estenosante de De Quervain.
- Tendinite do flexor radial do carpo.
- Artrite da articulação radiocarpiana.
- Síndrome de Wartenberng (neurite radial).
- Síndrome da intersecção.

Dor no lado ulnar do punho
- Tendinite do extensor ulnar do carpo.
- Artrite pisi-piramidal.
- Patologia do TFCC (laceração, desinserção, perfuração, corpo solto).
- Patologia da DRUJ.
- Síndrome do impacto ulnar (impactação).
- Fratura do gancho do hamato.
- Neurite ulnar.
- Neurite do ramo do nervo ulnar dorsal.

Dor centro-transversal do punho
- Necrose avascular de Kienbock do lunar (lunatomalacia).
- Patologia do escafolunar.
- Cisto sinovial.
- Instabilidade mediocarpiana.
- Artrite.

Capítulo 13

Trauma de membro

Trauma de membro inferior. 430
Ulceração do membro inferior 433
Laceração pré-tibial. 435
Pés diabéticos 437
Reconstrução do membro inferior 442
Amputação abaixo do joelho 445
Amputação acima do joelho 448

Trauma de membro inferior

Cirurgiões plásticos frequentemente são envolvidos no tratamento de trauma do membro inferior ajudando os cirurgiões ortopédicos. Não esqueça a ressuscitação EMST (tratamento precoce no trauma grave)/ATLS (suporte avançado de vida em trauma)/MULTI-TRAUMA.

Avaliação
É importante considerar a mecânica da lesão (energia transmitida):
- Lesão óssea (local, tamanho, forma, cominuição, contaminação da fratura, perda).
- Lesão de tecido mole (periósteo, músculo, nervos e vasos).
- Radiografia:
    - Padrão de fratura.
    - Separação da fratura.
    - Deslocamento.
    - Gás.
    - Edema de tecido mole.

A avaliação indica a zona de trauma, grau de lesão e desvascularização do osso e tecido mole, que são preditivos de prognóstico, cura, reoperação, amputação retardada e resultado e, portanto, guia o tratamento.

Classificação
Deve ser determinada após o primeiro desbridamento quando a extensão total do defeito é conhecida:
- Gustilo: não considera a lesão óssea.
- AO/ASIF *(Association for Osteosynthesis/Association for the Study of Internal Fixation)* – classificação do complexo de múltiplos componentes, mas cobre:
    - Osso.
    - Pele de tecido mole.
    - Músculo/tendão.
    - Neurovascular.

Fraturas tibiais abertas (Gustilo e Anderson, 1976)
I Ferida < 1 cm.
II Ferida > 1 cm sem dano extenso a tecido mole, retalhos e avulsões.
III Fratura segmentar aberta ou com extenso dano tecidual ou amputação traumática:
    IIIA Cobertura adequada de tecido mole.
    IIIB Lesão de tecido mole com desnudamento periosteal e exposição óssea.
    IIIC Lesão arterial associada.

Fraturas tibiais abertas (Byrd et al., 1985)
I Baixa energia: fratura espiral/oblíqua com uma ferida < 2 cm limpa.
II Energia moderada: fratura cominutiva ou deslocada com > 2 cm de laceração cutânea, com moderada contusão muscular, mas sem músculo não viável.
III Alta energia: fratura gravemente deslocada e fratura cominutiva/segmentar ou defeito ósseo com extensa perda de pele e músculo desvitalizado.
IV Energia extrema: tipo III com lesões por desluvamento ou esmagamento ou dano vascular.

TRAUMA DE MEMBRO INFERIOR

Tratamento
Cirurgia ortopédica e plástica combinada à admissão. No Reino Unido, há diretrizes combinadas entre a British Orthopaedic Association (BOA) e a British Association of Plastic Surgeons (BAPS) para o tratamento das fraturas abertas. O objetivo do tratamento é alcançar um rápido fechamento sem infecção e com boa vascularização para assegurar a união não complicada.

Princípios de tratamento
- Desbridamento o mais precoce possível.
- Avaliação e formulação de plano de tratamento.
- Fixação da fratura o mais precoce possível.
- Cobertura com tecidos moles bem vascularizados, obliterando espaços mortos o mais precoce possível.

Desbridamento
- Radical, mas preservando nervos e vasos.
- Sob torniquete.

Fixação Óssea
É uma boa ideia estar presente no início da avaliação com o cirurgião ortopédico, uma vez que o método de fixação e incisões da exposição podem ser discutidos. Isto é particularmente pertinente no caso de fixação de estrutura, quando a colocação de anel, barra e pino pode comprometer a exposição do reparo de tecido mole.

Vaso receptor de escolha
- Distante da zona de lesão.
- Proximal ou distal os resultados são equivalentes, mas o distal geralmente é mais acessível.
- Artéria tibial posterior (PTA) melhor que a artéria anterior (ATA), visto que ATA é lesada com mais frequência.

Acesso aos vasos
- Divida os músculos da linha média posterior e passe o pedículo ao redor em sentido medial (Godina et al., 1991).
- Nossa abordagem preferida é medial e mediolateral e destacamos o solear da origem tibial para expor PTA proximalmente ou seguir distal à PTA no tornozelo.

Momento correto para a cobertura com tecido
- Emergência: primeiras 24 h (Lister e Scheker, 1988).
- Precoce: < 3 dias, menos infecção e menos falha (Godina, 1986).
- Retardado: < 3 meses.
- Tardio: > 3 meses (Arnez, 1991).

Apesar da evidência inicial de que o retalho seria mais bem-sucedido, se realizado em < 3 semanas ou > 3 meses pós-lesão, as técnicas atuais não mostram diferença nas taxas de êxito do retalho com relação ao momento da cobertura com retalho. Entretanto, as complicações gerais, como infecção e taxas de não união aumentam, de fato, proporcionalmente ao retardo.

A prática atual é a de desbridamento e fixação no primeiro dia com cobertura com retalho dos dias primeiro ao quinto, dependendo da disponibilidade do cirurgião plástico, centro cirúrgico e saúde do paciente.

Seleção de tecido mole para cobertura
As opções são os retalhos fasciocutâneos, retalhos de músculo local ou retalhos livres.

Retalhos fasciocutâneos (locais)
- Apresentam uma taxa de complicações mais elevada, incluindo perda de retalho (parcial, mas em geral o pouco que você precisa), infecção e não união, mas podem ser indicados para pacientes idosos sem desvascularização do osso e pouca lesão de tecido mole.
- São mais rápidos de realizar (mas não muito mais rápidos).
- Podem ser comprometidos por fixadores externos.
- São restritos pelo pedículo na colocação, alcance e tamanho.
- Deixam marcas inestéticas nas áreas doadoras.

Retalhos de músculo local
Preferíveis aos retalhos fasciocutâneos, uma vez que fornecem músculo, mas ainda são:
- Restritos em tamanho, alcance e volume.
- Podem estar na zona de trauma e lesionados.
- Provavelmente mais aplicáveis a fraturas tibiais do terço superior de baixa energia, quando se utiliza o gastrocnêmio.

Retalhos livres
- 98-99% de taxa de sucesso.
- Perda parcial rara, portanto, nenhuma tentação em deixar para ver.
- Área doadora distante.
- Adaptáveis a todas as situações.
- Sem restrição na colocação, movimento ou tamanho.

Seleção de retalho livre
- Tamanho, volume, requisitos de contorno do defeito.
- Nível de contaminação e desvascularização, se alto utilizar músculo.
- Estética: reconstrução e locais doadores.
- Déficit funcional: área de reconstrução e área doadora.
- Comprimento necessário do pedículo.
- Doadores disponíveis.
- Posição do paciente na mesa e outros procedimentos simultâneos planejados.

Nossa preferência pessoal são os retalhos livres de músculo devido às vantagens:
- Melhor vascularização (maior densidade capilar para o volume tecidual).
- Melhor capacidade de combater a infecção (Chang e Mathes, 1982).
- Melhor complacência (maior flexibilidade de tecido e pedículo).
- Melhor versatilidade no tamanho, forma, volume (menor necessidade de planejamento exato; no caso de retalhos fasciocutâneos qualquer discrepância no tamanho leva à dobra e elevação do retalho com criação de espaço morto).
- Melhor qualidade de preenchimento de espaço (incha preenchendo o espaço disponível).
- Menor morbidade do local doador.
- Maior variedade no local doador, tamanho e volume.
- Potencial para reconstrução funcional.

Referências
Arnez ZM (1991). *Clin Plast Surg* **18**, 449–57.
Byrd HS, Spicer TE, Cierney G 3rd (1985). *Plast Reconstr Surg* **76**, 719–30.
Chang N, Mathes SJ (1982). *Plast Reconstr Surg* **70**, 1–10.
Godina M (1986). *Plast Reconstr Surg* **78**, 285–92.
Godina M, Arnez ZM, Lister GD (1991). *Plast Reconstr Surg* **88**, 287–91.
Gustilo RB, Anderson JT (1976). *J Bone Joint Surg Am* **58**, 453–8.
Lister G, Scheker L (1998) *J Hand Surg (Am)* **13**, 22–8.

Ulceração do membro inferior

Etiologia
Úlceras venosas constituem 80-85% de todas as úlceras na perna nos países desenvolvidos. Outras causas incluem doença arterial, diabetes, neuropatia periférica, vasculite (p. ex., lúpus eritematoso sistêmico – SLE, artrite reumatoide), hematológica (p. ex., policitemia, anemia falciforme), trauma, neoplásica e outras (p. ex., sarcoidose, pioderma gangrenoso).

Patogênese e características clínicas

Úlceras venosas
Hipertensão venosa contínua ou insuficiência venosa crônica causada por fatores como doença venosa (p. ex., veias varicosas, trombose de veia profunda – DVT prévia), função da bomba muscular da panturrilha prejudicada (p. ex., imobilidade, doença articular, paralisia, obesidade) e insuficiência cardíaca congestiva, dão início a alterações da proliferação capilar, deposição de fibrina capilar, ativação e captura leucocitária, maior produção de radicais livres e inflamação proveniente de lesão de reperfusão isquêmica repetitiva.

Úlceras venosas geralmente situam-se próximas ao maléolo medial ou lateral na área da meia ao redor do tornozelo, embora possa ocorrer extensão para o tornozelo e para o dorso do pé. Invariavelmente, elas ocorrem dentro de uma área de lipodermatoesclerose e hemossiderose.

Úlceras arteriais
Estas são secundárias a uma doença de vasos grandes e médios, podendo estar presentes com outros estigmas da isquemia crônica, por exemplo, história de claudicação ou dor em repouso, perda de pelos, atrofia cutânea, pé pálido e frio, pulsos periféricos ausentes ou reduzidos, gangrena.

Úlceras arteriais ocorrem distalmente sobre e entre os dedos dos pés ou nas áreas de pressão, por exemplo, calcanhares, maléolos. Não há sinais característicos, embora a base ulcerosa possa ter aparência pálida.

Úlceras neuropáticas
A maioria das úlceras neuropáticas é secundária ao diabetes. Isso é abordado em detalhes na seção sobre pés diabéticos.

Investigações
O exame deve incluir palpação dos pulsos periféricos. Testes de Trendelenburg e Burger, bem como mensuração de índice de pressão tornozelo-braquial (ABPI) para excluir doença arterial, sinais de neuropatia no diabetes e avaliação Doppler da competência das veias superficiais e comunicantes. A ultrassonografia dúplex é valiosa na determinação do local das veias incompetentes, extensão do dano da veia trombótica bem como da doença arterial. Mais detalhes podem ser obtidos com angiografia. Se o sistema vascular se comprovar normal, podem ser feitos exames de sangue para detecção de distúrbios inflamatórios sistêmicos. Uma biópsia é recomendada para uma úlcera não cicatrizada para que seja excluída malignidade.

Tratamento

Úlceras venosas
A ulceração devido à incompetência venosa superficial responde bem à cirurgia para veia varicosa. A cirurgia não precisa ser retardada até que a úlcera esteja cicatrizada. Tratadas dessa forma, essas úlceras cicatrizam-se dentro de 4 semanas da cirurgia.

No caso de insuficiência venosa profunda ou pacientes inadequados/não desejosos de se submeter à cirurgia, o tratamento é conservador com curativos oclusivos cobertos por bandagens de compressão usadas do pé ao joelho. Troca de curativo uma vez por semana com desbridamento da úlcera; mais frequente, se houver excessivo exsudato. 80-90% das úlceras cicatrizam-se em 12 meses. Aplicações tópicas (p. ex., antibióticos, antissépticos ou cremes) não afetam o tempo de cicatrização, mas podem causar sensibilização. Pacientes com úlceras cicatrizadas devem ser encorajados a usar meias de compressão. As taxas de recidiva são de 25% para as úlceras tratadas de maneira conservadora e de 3% para aquelas tratadas cirurgicamente.

Úlceras arteriais
Analgesia adequada, curativos regulares para minimizar o exsudato e, portanto, a infecção, modificações no estilo de vida (p. ex., parar de fumar), busca de outros fatores de risco (p. ex., diabetes) e desbridamento de tecido necrótico são defendidos. A revascularização arterial deve ser considerada antes dos estágios finais da doença arterial. A amputação é realizada como opção final.

Úlceras infectadas
Úlceras especialmente as venosas, são colonizadas com frequência por bactérias *Staphylococcus aureus* isolados com mais frequência, mas os coliformes, *Pseudomonas aeruginosa*, e os anaeróbios também são encontrados. Os estreptococos dos grupos A, C ou G de Lancefield causam celulite. O grupo A *(Streptococcus pyogenes)* causam a forma mais grave ou potencialmente fatal. O uso de antibióticos é indicado na celulite franca, mas caso contrário deve ser desencorajado, uma vez que resulta em microrganismos mais resistentes.

Futuro
- Uso crescente de fatores de crescimento à medida que estes são desenvolvidos (ver seção sobre fatores que afetam a cicatrização de feridas no Capítulo 1).

Laceração pré-tibial

Definição
Lesão na região pré-tibial, que abrange um amplo espectro de dano de tecido mole, desde lacerações cutâneas superficiais até lesões em desluvamento.

Incidência
Muito comum; ocorre com mais frequência em mulher com mais de 60 anos. Associada a comorbidades que ncluem doença vascular periférica, diabetes e edema periférico.

Etiologia
A pele sobrejacente à tíbia está sob tensão mais elevada que o resto do corpo. A área pré-tibial possui pouca proteção subcutânea e é mal vascularizada. A cura fica ainda mais comprometida pela terapia com corticosteroides.

Classificação
Apesar de sua prevalência, existem poucas classificações das lesões pré-tibiais na literatura. Dunkin et al. apresentaram uma classificação mostrada na Tabela 13.1 e algoritmo para tratamento (quadro oposto) baseados na prática clínica e melhor evidência.

Tratamento
Não há um regime apropriado para todas as lacerações pré-tibiais. O tratamento deve seguir os princípios cirúrgicos básicos de assepsia, desbridamento, hemostasia e fechamento de ferida. O manuseio cuidadoso e o fechamento livre de tensão são vitais para evitar comprometimento do tecido viável. Embora a formação de hematoma possa ser, em grande parte, superada pela abertura de pequenos orifícios no enxerto, os pacientes sob terapia anticoagulante devem ser otimizados antes da colocação de enxerto. O salvamento de pele aparentemente viável do retalho por meio de remoção da gordura e espalhando-o sobre o defeito reduz, significativamente, o tempo de cura, comparado com a excisão primária e colocação de enxerto.

Cuidados pós-operatórios
A mobilização imediata geralmente é recomendada. Não parece comprometer a cicatrização do enxerto, pode reduzir o risco de complicações (p. ex., trombose de veias profundas [DVT], úlceras de pressão, pneumonia) e evita a hospitalização prolongada. Serviços de apoio social devem ser envolvidos precocemente.

Tabela 13.1 Classificação de lacerações pré-tibiais

Tipo	Descrição
I	Laceração
II	Laceração ou retalho com hematoma mínimo e/ou necrose de margem de pele
III	Laceração de retalho com hematoma moderado a grave e/ou necrose
IV	Lesão importante em desluvamento

Algoritmo de tratamento para lacerações pré-tibiais

Tipo 1   Limpe, enfaixe sem tensão, curativo de suporte, mobilize imediatamente.

Tipo 2   Limpe, desbride sob anestesia local (LA). Reveja após 7-14 dias e avalie a cicatrização. Se estiver precária, considere desbridamento sob LA ou anestesia geral (GA), excise a pele danificada e enxerto de pele parcial (SSG), mobilize imediatamente.

Tipo 3   Desbride sob LA ou GA, excise a pele danificada e SSG, mobilize imediatamente.

Tipo 4   Desbride e SSG ou outra reconstrução.

Pés diabéticos

O pé diabético é propenso à ulceração, gangrena e colapso do pé de Charcot. O tratamento no passado considerou sobretudo as amputações de membro inferior; os diabéticos respondem por 50% de todas as amputações de membro por indicações não traumáticas. Uma abordagem abrangente dos cuidados aos pés diabéticos em um ambiente multidisciplinar pode diminuir os custos dos cuidados de saúde com uma taxa de sucesso > 90% de preservação do membro.

Etiologia

Neuropatia periférica

A neuropatia periférica afeta os nervos sensoriais e autônomos. A neuropatia sensorial resulta na negligência às lesões menores ou infecções, predispondo a fraturas e destruição articular causadas por trauma não percebido e suporte de peso em um membro lesado. A neuropatia autonômica causa a abertura de desvios arteriovenosos (AV, permitindo que o sangue se desvie dos vasos de alta resistência do leito capilar cutâneo). O resultante aumento do fluxo através do osso contribui para maior atividade osteoclástica e subsequente osteoporose, maior suscetibilidade a fraturas após trauma menor e o colapso do pé de Charcot. A neuropatia autonômica também causa anidrose (ausência de sudorese) e hiperceratose. Os calos e as pequenas fissuras desenvolvem-se sobre as áreas de pressão desprovidas de sensação, predispondo à infecção. A neuropatia motora leva à gradual denervação dos músculos intrínsecos do pé, resultando em um pé em garra decorrente da perda de flexão metatarsofalangiana, perda de arcos transversais e longitudinais bem como da proeminência da cabeça metatarsiana. A perda progressiva das fibras nervosas é demonstrada nas fibras mielinizadas e nas fibras não mielinizadas e células de Schwann. A fisiopatologia não é clara. É aceita como um processo multifatorial e várias hipóteses foram propostas

- **Teoria metabólica.** A saturação do trajeto glicolítico desvia o excesso de glicose para dentro do trajeto do poliol, convertendo-o em sorbitol e frutose, cujo acúmulo esgota o mioinositol do nervo, diminui a atividade de Na^+/K^+PTAase da membrana, prejudica o transporte axonal e causa colapso estrutural do nervo.
- **Teoria vascular (isquêmico-hipóxica).** Aumento da resistência vascular endoneural ao sangue hiperglicêmico e produtos finais avançados da glicosilação estão implicados, levando a dano capilar, inibição do transporte axonal, bem como à degeneração axonal.
- **Teoria do estresse oxidativo.** O aumento da geração dos radicais livres e a reduzida capacidade de neutralizar os radicais livres compromete a função do nervo por meio de efeito tóxico direto e redução do óxido nítrico.
- **Teoria da ativação da proteína quinase C.** A hiperatividade da isoforma beta da proteinoquinase C causa diminuição da perfusão do órgão e alteração da velocidade da condução nervosa.

Doença vascular periférica

Esta é 4 vezes mais prevalente que a neuropatia periférica e progride com mais rapidez. A razão não é clara, embora a fisiopatologia seja semelhante. A distribuição da doença vascular também é única, afetando os vasos distais à artéria poplítea e poupando as artérias dorsais do pé. Portanto, é receptiva aos desvios distais da artéria dorsal do pé ou fibular ou da artéria tibial posterior.

Resposta imune deprimida
Esta é o resultado de diminuição da cobertura com anticorpo de bactérias e disfunção de leucócitos polimorfonucleares, macrófagos e linfócitos.

Efeitos locais
A hiperglicemia causa glicosilação do colágeno no tendão do calcâneo, levando a perda da elasticidade e encurtamento. A resultante incapacidade de dorsiflexão do pé coloca excessiva tensão sobre o antepé durante a marcha, predispondo a ulceração e colapso medioplantar.

Ulceração do pé
A neuropatia diabética e doença vascular periférica são os principais fatores na ulceração do pé e pode agir sozinha, em conjunto ou em combinação com outros fatores, como doença microvascular, alteração da forma podal, pressões podais elevadas e maior suscetibilidade à infecção.

Incidência
Afeta 3-5% dos pacientes diabéticos, sendo mais comum entre os diabéticos do sexo masculino, 45-60% das ulcerações diabéticas do pé são puramente neuropáticas, 10% são puramente isquêmicas e 25-45% de origem neuroisquêmica mista.

Características clínicas
- **Úlceras neuropáticas.** Pé quente, pulsos palpáveis. As úlceras são úmidas e geralmente localizadas no local do trauma repetitivo não percebido, por exemplo, áreas de alta pressão embaixo das cabeças metatarsais ou, ocasionalmente, corpos estranhos não percebidos alojados dentro do sapato.
- **Úlceras isquêmicas/neuroisquêmicas.** Pé frio, seco, sem pelos, com pulsos ausentes/reduzidos. As úlceras são secas, normalmente dolorosas, e têm uma margem de eritema. Normalmente estão localizadas nos dedos dos pés, calcanhares e aspecto medial da cabeça do primeiro metatarso.

Investigações
- Exame clínico para a distribuição em "meia" da perda sensorial em uma ou mais modalidades (dor, temperatura, pressão e vibração) com reflexos ausentes no tornozelo. A sensação protetora se perde se o pé não for sensível a 10 g de pressão (aplicada com o uso de filamento de Semmes-Weinstein 5,07).
- Avaliação da circulação, com a mensuração do ABPI (indicativo de isquemia quando < 0,9, mas muitas vezes falsamente elevado em razão da calcificação da parede do vaso [(falta de compressibilidade] na neuropatia diabética). O Doppler pode ser mais útil (perda da forma de onda trifásica normal indica doença vascular).
- Raios X/MRI para excluir osteomielite, se a úlcera for profunda ou resistente à terapia.

Tratamento
- **Úlceras neuropáticas.** Raios X para avaliar o esqueleto subjacente e descartar corpos estranhos, gás, osteomielite, fraturas ou colapso ósseo. No caso de úlceras superficiais sem celulite, trate de maneira conservadora com alívio da pressão do calçado, como o molde de contato total que dissipa a pressão ao andar sobre o pé inteiro. O molde é trocado em 48 horas para assegurar um encaixe perfeito e depois semanalmente durante 8-10 semanas até que a úlcera esteja cicatrizada. A quiropodia regular/desbridamento do calo e locais de pressão podem ajudar na detecção precoce dos problemas.

PÉS DIABÉTICOS

- **Úlceras infectadas ou gangrena.** O tratamento imediato com desbridamento cirúrgico, se necessário, e a descompressão de qualquer compartimento de modo que todas as bolsas de pus não drenado em potencial são abertas. A antibioticoterapia de amplo espectro deve ser iniciada após a obtenção de amostras microbiológicas profundas. Monitoração cuidadosa para disseminação de celulite. A reconstrução não deve ser realizada até que todos os sinais de inflamação tenham se resolvido.
- **Úlceras isquêmicas/neuroisquêmicas.** É improvável que as úlceras cicatrizem sem revascularização, se a pressão sobre o dedo do pé for < 30 mmHg e a $TcPO_2$ for < 40 mmHg. Se não houver infecção, revascularize a perna antes de tratar a úlcera. Se houver gangrena ou celulite, o desbridamento deverá preceder a revascularização.
- **Recomendação profilática.** (P. ex., inspeção regular dos pés, calçado apropriado, quiropodia regular) deverá ser feita no estágio inicial especialmente aos pacientes em risco (veja adiante).

Fatores de risco para ulceração
A ulceração prévia, neuropatia, doença vascular periférica, alteração da forma do pé, altas pressões no pé, avanço da idade, comprometimento visual, viver sozinho.

Questões de debate/controverso
- O uso de fatores de crescimento, como becaplermina (uma formulação tópica de fator de crescimento derivado de plaquetas), ou substituições dérmicas vivas (fibroblastos neonatais cultivados em uma trama bioabsorvível, que são metabolicamente ativas quando aplicadas como curativo à ferida, produzindo uma série completa de fatores) para melhorar o tempo de cicatrização da úlcera.
- A oxigenoterapia hiperbárica tem sido utilizada para melhorar a cicatrização de ferida pela melhora da oxigenação tecidual, aumentando a capacidade de matar dos neutrófilos e inibição direta do crescimento dos microrganismos anaeróbios.

Colapso do pé de Charcot
Neuroartropatia de Charcot é uma condição progressiva caracterizada por deslocamento articular, fraturas patológicas e destruição da arquitetura podal, todas causadas pela perda de sensibilidade protetora da articulação.

Incidência
Até 10% dos pacientes com neuropatia e mais de 16% daqueles com história de ulceração neuropática.

Características clínicas e patogênese
Pacientes que apresentam pé edemaciado e quente, que pode ser indolor. Nota-se que as erosões periarticulares precedem as fraturas e a fragmentação. As fraturas podem não se desenvolver até várias semanas após o edema do pé. Depois de alguns meses, durante os quais continua a reabsorção óssea, o edema e o aquecimento começam a se resolver. O tratamento visa a abreviação desse tempo, a fim de minimizar a destruição óssea e articular. A região do arco plantar é um local comum de neuroartropatia de Charcot, que pode resultar em colapso do arco plantar com uma proeminência óssea plantar e pé de "balanço". Alterações de Charcot têm efeito direto sobre a ruptura e ulceração da pele.

Tratamento

Repouso e imobilização em um molde de contato total até que a atividade patológica tenha cedido. O tratamento com bifosfonato intravenoso ou palmidronato, direcionado à atividade osteoclástica excessiva foi eficaz em alguns estudos. O calçado apropriado é necessário, tomando-se muito cuidado com o outro pé em razão do alto risco de alterações contralaterais de Charcot. A cirurgia está contraindicada nos estágios iniciais, pois pode exacerbar a reabsorção óssea. Em estágio avançado, a cirurgia pode ser realizada para remover proeminências ósseas.

Reconstrução do pé diabético

Antepé

- **Úlceras ou gangrena do pé.** Amputação limitada, preservando o tecido volar viável para ajudar no fechamento da ferida. Tente ficar distante da articulação metatarsofalângica (MTPJ) e preserve pelo menos a porção proximal da falange proximal. O hálux é crítico para a deambulação e assim uma política conservadora é desejável e um retalho em ilha proveniente do segundo dedo do pé é indicado.
- **Úlceras na MTPJ sem envolvimento ósseo.** A osteotomia com fixação interna para manter uma parábole metatarsal anatômica, que evite o desenvolvimento de lesões de transferência inerentes à técnica de osteotomia metatarsal flutuante.
- **Úlceras profundas do antepé sem proeminência óssea.** Pequenas úlceras podem ser fechadas com um retalho local, retalho de filete de dedo do pé, retalho em ilha do dedo do pé, retalho bilobado, grande retalho de rotação, ou retalho em V-Y. Nas úlceras grandes, nas quais foi ressecada a cabeça metatarsiana, considere uma amputação em raio.
- **Úlceras com metatarsos expostos.** A política conservadora para preservar o máximo dos ossos metatarsianos é desejável. Considere um retalho microcirúrgico livre: retalho fasciocutâneo para os defeitos dorsais, retalho muscular e enxerto de pele para defeitos plantares. Considere também a ressecção da cabeça pan-metatarsiana, se as úlceras estiverem presentes embaixo de várias cabeças metatarsianas, ou caso as lesões de transferência tenham ocorrido a partir de uma cabeça metatarsiana ressecada de um metatarso vizinho. Deixar os flexores e os extensores do dedo do pé intactos evitará a deformidade equinovaro.

Mediopé

Enxertos de pele são recomendados para os defeitos do arco que é livre de pressão por peso. Qualquer proeminência óssea subjacente (p. ex., colapso de pé de Charcot) pode ser raspada por meio de abordagem medial ou lateral, podendo-se deixar a úlcera para cicatrizar por segunda intenção ou ser fechada com um retalho V-Y, retalho bilobado, retalho romboide ou retalho de transposição, caso o defeito seja pequeno, ou com um retalho aleatório com base medial ou retalho pediculado, caso ele seja grande. Depois de cicatrizada, a fusão do mediopé/retropé para o colapso do pé de Charcot é recomendada para reduzir a recidiva da ulceração.

Retropé

Calcanectomia parcial pode permitir o fechamento linear de pequenos defeitos. Qualquer esporão ósseo deverá ser raspado. O fechamento com retalhos em V-Y duplos, retalhos de rotação com base medial, retalho isolado do peito do pé, retalhos pediculados, retalho fasciocutâneo calcâneo lateral extenso, retalho fasciocutâneo plantar medial, retalho de músculo abdutor do dedo mínimo, retalho do músculo abdutor curto do hálux ou retalho livre de músculo com enxerto de pele têm sido utilizados.

Dorso do pé
Os defeitos geralmente são cobertos com enxerto de pele ou retalhos locais, se pequenos. Retalhos pediculados incluem retalho do músculo extensor curto dos dedos, retalho retrógrado do dorsal do pé, retalho retrógrado do fibular e retalho retrógrado da artéria sural. Os retalhos livres devem ser finos para minimizar o volume, com restauração da sensibilidade e função extensora. Portanto, os retalhos fasciocutâneos ou fascial com enxerto de pele são mais adequados (p. ex., fáscia temporoparietal, fáscia torácica dorsal). Retalhos dos perfurantes devem ser usados com cautela uma vez que sua viabilidade depende da integridade do vaso tibial ou fibular subjacente.

Defeitos do tornozelo
O tecido ao redor do tornozelo é esparso e possui mínima flexibilidade. A reconstrução deverá ser seguida rigorosamente por desbridamento para evitar dessecação da gordura subcutânea mal perfundida nessa área, expandindo assim a zona de tecido não viável. A colocação de enxerto de pele é adequada, se houver suficiente tecido de granulação, mesmo sobre o tendão do calcâneo. Os retalhos locais incluem o retalho fasciocutâneo calcâneo lateral, retalho fasciocutâneo dorsal do pé, retalho fasciocutâneo da artéria sural retrógrada, retalho fasciocutâneo retrógrado fibular e retalho do músculo extensor curto dos dedos. Os retalhos livres podem ser fasciocutâneos ou muscular com enxerto de pele.

Cuidados perioperatórios
- Gerais:
    - Inanição pré-operatória: os diabéticos insulino-dependentes requerem infusão de glicose, potássio e infusão de insulina (GKI) (15 unidades de insulina, 10 mmol de potássio em 500 mL de dextrose a 10% infundida a 100 mL/h) ou em tabela variável.
    - Doença renal: monitoração cuidadosa da pressão arterial e do débito urinário; pare a metformina por 48h antes da angiografia para evitar acidose láctica.
    - Cuide das áreas de pressão: use receptáculo de espuma para a perna e pele de carneiro para proteger os calcanhares; atenção imediata às rupturas da pele; virar regularmente.
    - Especial atenção deve ser dada ao tratamento do edema, que pode comprometer a cicatrização da ferida, elevando-se a perna e colocando-se bandagem distal a proximal.
- Específicos da reconstrução:
    - Incisões na superfície plantar: não carregar peso durante 6 semanas; o pé pode ser protegido em uma tala se o problema for complacência.
    - As incisões em superfícies que não suportam peso: alguns curativos para proteção durante 6 semanas.
    - Enxerto de pele: imobilização posterior ou bota de Unna é aplicada até que o enxerto esteja totalmente vascularizado.

Reconstrução do membro inferior

Considerações anatômicas
Aspectos únicos do membro inferior:
- Suporte de peso:
  - A função principal do membro é o suporte de peso. A deambulação requer um tornozelo móvel e antepé/dedos do pé que permitam a partida. Entretanto, um tornozelo e um pé fundidos ainda resultam em um membro útil.
  - Os músculos da perna proporcionam principalmente o movimento do tornozelo. Portanto, se o tornozelo estiver fundido, considerável perda de músculo poderá ser tolerada.
- Superfície de contato não visível pelo paciente dependente da sensação para a proteção:
  - A força total do corpo é transmitida através da superfície plantar do pé durante a deambulação. Portanto, uma sola com sensação é vital para a deambulação normal. A perda do nervo tibial posterior é uma lesão séria e uma contraindicação ao salvamento do membro no quadro de trauma. Por outro lado, perda do nervo ciático ou nervo tibial posterior, mas com preservação da anatomia de outra forma normal, resulta em membro funcional estável e útil – melhor, então, uma amputação abaixo do joelho (BKA) ou uma amputação acima do joelho (AKA).
- Posição dependente:
  - Edema aumenta, reduzindo a taxa de cura e aumentando a rigidez.
- Aumento do envolvimento da aterosclerose e outra doença vascular:
  - Isquemia e fibrose venosa comprometem a cura e a reconstrução complicada.
- Maior comprimento:
  - Maiores proporções entre comprimento e circunferência complicam: a reconstrução.
- Osso subcutâneo:
  - A porção anteromedial da tíbia é subcutânea e, portanto, vulnerável à exposição no trauma. Depois de exposta, é difícil de cobri-la simplesmente.

Função do membro inferior
- Deambulação.
- Suporte de peso na transferência.

Etiologia dos defeitos de membro inferior
- Infecção (p. ex., osteomielite, fasceíte necrosante).
- Neoplasia (p. ex., sarcoma, carcinoma).
- Úlceras (p. ex., diabético, radioterapia, vascular).
- Cicatrizes instáveis (p. ex., lesão, queimaduras, substituição articular protética ou fixação de fratura).
- Trauma (p. ex., fraturas abertas).
- Iatrogênica (p. ex., feridas pós-operatórias).
- Isquemia.

Princípios de reconstrução de membro inferior
- Comece com uma ferida limpa como após a excisão de "tumor". Fácil após excisão tumoral, mas os mesmos princípios se aplicam a todas as outras circunstâncias, incluindo trauma e infecção. Debride por meio de excisão, com uma margem de limpeza dentro do tecido intacto, preservando estruturas "vitais", conforme necessário.
- Avaliação da zona de lesão e anatomia residual, função e vascularidade.
- Estabeleça um objetivo para reconstrução e eventuais resultados funcionais e estéticos:

RECONSTRUÇÃO DO MEMBRO INFERIOR

- O objetivo deve incluir preenchimento de espaço morto e fechamento primário da ferida.
- É alcançável? Será melhor que uma amputação?
- Fixação/reconstrução óssea para estabilidade.
- Feche a ferida e o espaço morto.

Princípios de fechamento da ferida e preenchimento de espaço morto

- Avaliação de local, tamanho, anatomia e complexidade do defeito.
- Avaliação de opções reconstrutoras disponíveis:
  - Elas são viáveis?
  - Elas são viáveis e estão disponíveis?
  - Elas deixarão um local doador com função e estética aceitáveis?
- Avaliação da perna e do paciente em repouso:
  - Idade e requisitos do paciente.
  - Vascularidade.
  - Estado do pé, tornozelo e outras articulações.
  - Outra comorbidade, como a doença cardíaca isquêmica (IHD), metástases.
- Avaliação de outros requisitos da reconstrução:
  - A radioterapia será necessária? Em caso positivo, precisa de retalho de reconstrução.
  - Serão efetuadas mais cirurgias ortopédicas? Em caso positivo, considere futura exposição, estabilidade de reconstrução para manipulação, reelevação.
  - Foi necessária a reconstrução funcional ou a revascularização?
  - Foi necessário o combate à infecção? Retalhos musculares são melhores para isso.
  - Ele será suporte de peso? Isso inclui cotos de amputação e suas superfícies de suporte de peso – e não necessariamente suas extremidades.
  - Precisa ter sensibilidade?
  - Precisa adaptar calçados ou uma prótese?
- Escolha de reconstrução.
- Reveja o objetivo de reconstrução e eventuais resultados funcional e estético:
  - Ele é ainda alcançável? Será melhor que uma amputação?
- Procedimento reconstrutivo.
- Avaliação da obtenção do objetivo de reconstrução:
  - Recirurgia, reconstrução, conforme necessário.
  - Mudança de objetivo.

Por que o preenchimento de espaço morto é tão importante?

O espaço morto preenche-se com hematoma, que realmente se torna infectado em fraturas abertas e/ou ao redor de próteses (incluindo placas e parafusos). A infecção compromete ou impede a consolidação de osso e tecido mole, e aumenta o risco de complicações e pior resultado. Ainda que a infecção não ocorra, o hematoma é substituído por fibrose, comprometendo a função. Hematoma e fibrose reduzem, significativamente, a eficácia das terapias pós-operatórias, como a radioterapia e os antibióticos. O hematoma pode ser substituído por ossificação heterotópica.

Coxa

- Opções:
  - Retalhos de rotação/avanço de músculos da coxa (p. ex., grácil, vasto lateral, tensor da fáscia lata).
  - Retalhos fasciocutâneos (p. ex., coxa anterolateral, coxa medial).
  - Retalhos regionais (p. ex., reto abdominal).
  - Transferência de tecido livre.

- Preferências pessoais:
  - Substituição total do quadril por defeito acetabular (THR) – reto femoral.
  - Ferida inguinal – sartório, reto femoral miocutâneo, reto abdominal miocutâneo.

Joelho
- Opções:
  - Retalhos musculares (p. ex., gastrocnêmio medial e lateral).
  - Retalhos fasciocutâneos (p. ex., safeno, sural).
  - Transferência de tecido livre.
- Preferências pessoais:
  - Substituição total do joelho por Infecção (TKR) ou exposição, uso de gastrocnêmio medial.

Tíbia
- Opções:
  - Retalhos musculares (p. ex., gastrocnêmio medial e lateral, solear).
  - Retalhos fasciocutâneos (p. ex., safeno, retalhos fasciocutâneos com base proximal ou distal).
  - Transferência de tecido livre.
- Terço proximal:
  - Retalho do gastrocnêmio medial ou lateral, retalhos fasciocutâneos, retalhos livres.
- Terço médio:
  - Retalhos livres, retalho de músculo solear, retalhos fasciocutâneos.
- Terço/tornozelo distal:
  - Retalhos livres, retalho do músculo extensor breve, retalho supramaleolar lateral, retalho do dorsal do pé, retalho neurocutâneo sural, retalhos fasciocutâneos.
- Preferências pessoais:
  - Feridas de fraturas tibiais – retalho muscular livre geralmente o grácil.
  - Defeitos por sarcoma na perna – geralmente retalho cutâneo ou miocutâneo livre.

Pé
- Opções:
  - Retalhos dos músculos abdutor do dedo mínimo e abdutor do hálux, retalho plantar medial, retalho do dorsal do pé, retalho do calcâneo lateral, transferência de tecido livre.
- Preferências pessoais:
  - Defeito da cicatrização – retalho plantar medial sensível. Se não estiver disponível, retalho livre plantar medial proveniente do outro pé.
  - Defeito plantar – retalho local, se pequeno. Caso contrário, retalho livre.

Osso
Em geral, se o defeito esquelético for < 6 cm, a distração para o transporte ósseo através de alongamento por distração é adequado. Para os defeitos com mais de 6 cm, use transferência de osso vascularizado empregando fíbula pediculada ipsolateral ou de preferência uma fíbula contralateral livre ou retalho de osso da crista ilíaca, mantendo, portanto, a estabilidade e a capacidade de suporte de peso da fíbula e ajudando na manutenção do comprimento e orientação do membro.

Amputação abaixo do joelho

Indicações
- Doença vascular periférica que não pode ser reconstruída (com frequência em decorrência do diabetes) com infecção incontrolável, tecido mole ou osteomielite ou dor intensa em repouso causada por isquemia.
- Trauma grave: transecção ou fratura tibial IIIC combinada com lesão do nervo, lesão por congelamento, trauma grave do pé e do tornozelo.
- Tumor: quando o risco de recidiva ou resultado funcional seria inaceitável com cirurgia de salvamento do membro.
- Infecção: devido à isquemia distal subsequente (p. ex., infecção meningocócica) ou infecção potencialmente fatal (p. ex., *Clostridium difficile*) ou.
- Anomalias congênitas: amputação para permitir a deambulação com uma prótese.

Quanto mais proximal a amputação, maior a necessidade de energia para andar. Portanto, a amputação abaixo do joelho é preferida.

Objetivos
Ferida cicatrizada (principalmente sem retardo):
- Coto com sensação e livre de dor.
- Coto estreitado para permitir o fácil encaixe e o uso de prótese.
- Cobertura de músculo e pele não aderente para permitir que a prótese seja usada sem cisalhamento.

Planejamento
- Use um torniquete.
- Administre tratamento com antibiótico para infecção, profilaxia para cirurgia limpa.
- Idealmente, use uma infusão epidural com bom alívio da dor imediatamente no pós-operatório, para reduzir a dor no membro fantasma.
- Tenha como objetivo deixar 12-17 cm da tíbia abaixo da articulação do joelho (ou 1 polegada por pé ou altura corporal), algumas vezes estimados como a largura de um palmo (incluindo o polegar) abaixo do tubérculo tibial.
- Um coto muito pequeno reduz a alavancagem da prótese. Coto muito longo pode dificultar o encaixe da prótese e deixe espaço suficiente para fabricar o tornozelo e o pé. Se, em dúvida, quanto mais longo, melhor. Sempre se poderá encurtá-lo, mas não colocá-lo de volta!

Incisão
- Geralmente é usado um longo retalho musculocutâneo posterior.
- Retalhos anterior ou posterior, assimétricos ou igualados, também são possíveis, especialmente se trauma/incisões anteriores comprometerem um retalho posterior longo.
- No caso de retalho posterior longo, a incisão anterior é transversal ao nível da amputação óssea.
- Tente evitar que a linha de incisão fique no ápice do coto.

Procedimento
- A dissecção prossegue até o músculo, conservando-se o músculo gastrocnêmio fixado à pele para melhorar a vascularidade e proporcionar acolchoamento sobre a extremidade óssea. Os músculos profundos do compartimento posterior (incluindo o solear) são excisados.

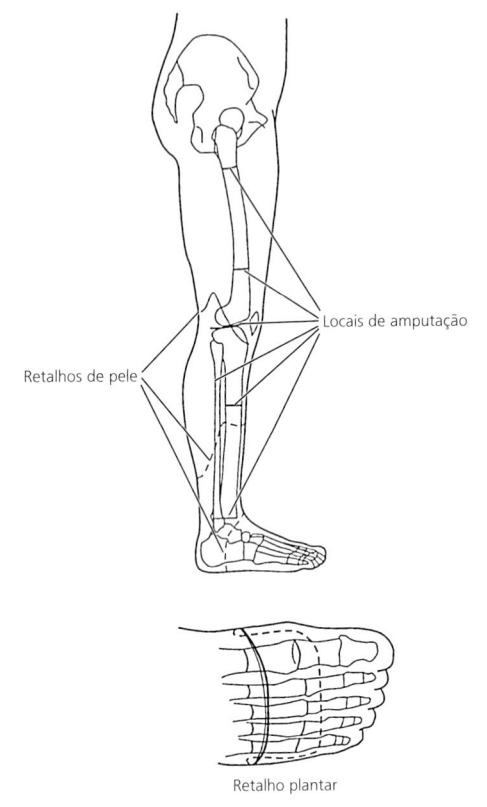

Fig. 13.1 Níveis de linha de amputação de membro inferior.

- Os feixes neurovasculares são identificados. Os vasos são ligados. Os nervos são dissecados separadamente dos vasos e transeccionados o mais proximal e afastado possível do local do corte planejado do osso para evitar a dor. Injete bupivacaína ao redor do coto do nervo.
- O periósteo da tíbia e a fíbula são incisados transversalmente.
- Os retalhos osteoperiosteais podem ser levantados e suturados para segurar a tíbia e a fíbula unidas.
- Nas amputações curtas, um parafuso transversal pode ser colocado entre a tíbia e a fíbula para controlar a abdução da fíbula.
- O osso é dividido com uma serra elétrica ou serra de Gigli no nível apropriado e as margens regularizadas com cortadores de osso e uma lima. A margem anterior da tíbia deve ser em declive para evitar uma forma aguda. A fíbula deve ser 4-5 cm mais curta que a tíbia.

Fechamento
- Um dreno de sucção é colocado profundo na ferida.
- São usadas suturas absorvíveis para fechar retalhos musculares, geralmente um ao outro (suture o gastrocnêmio no tibial anterior), mas caso falte tecido mole, suture ao periósteo ou a osso. Assegure-se de uma cobertura muscular frouxa do osso. Mas não muito frouxa!
- As margens cutâneas são fechadas sem tensão, normalmente com suturas profundas e uma camada cutânea interrompida. "Orelhas de cão" são excisadas, se necessário, visando a um contorno regular.
- Colocam-se curativo e bandagens na ferida com leve pressão.

Cuidados pós-operatórios
- Eleve o membro.
- Administre fisioterapia às articulações adjacentes para evitar contraturas.
- A colocação de bandagem no coto pode ajudar a modelá-lo.
- A dissensibilização da ferida e massagem seguem-se à remoção das suturas em 2 semanas.
- Uma prótese pode ser encaixada em 6 meses de pós-operatório ou quando a ferida estiver estável.

Complicações
- Sangramento.
- Infecção.
- Demora na cicatrização da ferida.
- Necrose muscular ou necrose cutânea.
- Edema do coto.
- Dor decorrente de cicatriz, pontas ósseas agudas palpáveis, neuroma ou pressão sobre os nervos e dor no membro fantasma.
- Contraturas articulares.
- Falha em mobilizar-se com a prótese – multifatorial.
- Bursa no coto.
- Foliculite/formação de cisto epidérmico ao contato da prótese com áreas de suporte de peso.

Amputação acima do joelho

Indicações
- O mesmo que na BKA ou quando a BKA não é possível.
- A marcha é 43% mais lenta e despende 89% mais energia que uma pessoa normal. É mais fácil encaixar uma prótese em uma amputação acima do joelho do que na amputação através do joelho. Entretanto, se os pacientes não tiverem probabilidade de deambular com uma prótese (p. ex., em razão da idade avançada), uma prótese no nível do joelho lhes dá mais alavancagem para se virar no leito.

Objetivos
O mesmo que na BKA.

Planejamento
- Tenha como objetivo deixar 25-30 cm no fêmur abaixo do grande trocanter, mas remova pelo menos 12 cm acima do joelho para dar espaço para o mecanismo de joelho na prótese.
- Use um torniquete, se possível (pode ser necessário que seja estéril).
- Os antibióticos, conforme indicado, para infecção e profilaxia.

Incisão
- Use retalhos anterior e posterior igualados ou um longo retalho anterior.
- Os retalhos são maiores que o nível do osso para permitir o fechamento.
- Use uma incisão em boca de peixe.

Procedimento
- Músculos anteriores são divididos no mesmo nível que a transecção óssea.
- É criado um retalho do músculo adutor 5 cm maior que o osso.
- O fêmur é dividido e levantado anteriormente com um gancho ósseo.
- Os feixes neurovasculares são identificados, os vasos são ligados e divididos e os nervos são divididos sob tensão de modo que se retraiam dentro do músculo. Injete bupivacaína ao redor do coto do nervo.
- O músculo remanescente é dividido posteriormente para se nivelar com a transecção óssea.

Fechamento
- Um dreno de sucção é colocado profundo aos músculos.
- Os músculos adutores podem ser suturados ao fêmur por meio dos orifícios de perfurador para prevenir a adução e o quadríceps é suturado aos músculos adutores.
- Retalhos de pele são fechados sem tensão.
- São colocadas bandagens nas feridas com leve pressão.

Cuidados pós-operatórios e complicações
Os mesmos que na BKA. A deambulação é menos provável que na BKA.

Capítulo 14

Vascular

Fenômeno de Raynaud 450
Linfedema 453
Anomalias vasculares 457
Hemangiomas 459
Malformações vasculares 461

Fenômeno de Raynaud

Definição
Fenômeno de Raynaud (RP) é uma condição vasoespástica que afeta as artérias terminais, classicamente caracterizado pela alteração de cor do órgão terminal que vai desde a palidez à cianose e rubor (esbranquiçado, depois azulado, depois avermelhado). O esbranquiçamento é seguido de cianose decorrente de estase do sangue desoxigenado e, finalmente, o rubor é consequência de fluxo sanguíneo hiperêmico retornando para os dedos.

Incidência
Proporção de 9:1 em mulheres:homens. Afeta 20-30% das mulheres jovens, com possível predisposição familiar. Afeta com mais frequência as artérias dos dedos das mãos, mas também pode afetar dedos dos pés, orelhas, nariz, língua e papilas mamárias.

Etiologia
O vasospasmo das artérias terminais é induzido pela exposição ao frio e a outros estímulos simpáticos, por exemplo, dor e estresse emocional. Outros estimulantes incluem o fumo, drogas e trauma. A causa precisa é desconhecida, mas numerosos fatores estão implicados, incluindo ativação de neutrófilos e plaquetas, respostas inflamatórias e disfunção endotelial. A opinião atual é de que a deficiência de um vasodilatador potente nos nervos dos dedos (um peptídeo relacionado ao gene da calcitonina) permite a ação de liberação sem resistência induzida pelo frio do vasoconstritor endotelina-1.

Classificação
- RP primário (anteriormente doença de Raynaud) ocorre na ausência de qualquer causa orgânica identificável.
- RP secundário (anteriormente síndrome de Raynaud) está associado à doença subjacente (Tabela 14.1). Este diagnóstico é mais provável em casos de início tardio (> 30 anos) ou à presença de alterações tróficas (p. ex., úlceras).

Essa distinção é importante, uma vez que o prognóstico e a gravidade podem variar dependendo de sua causa.

Características clínicas
- A alteração de cor trifásica não é essencial para o diagnóstico de RP.
- História de palidez induzida pelo frio e subsequente ruborização são suficientes para confirmar um diagnóstico. A descoloração azulada, isoladamente, é decorrente de acrocianose.
- Característica cardeal: alteração de cor bastante acentuada (*versus* palidez difusa não patológica observada com mais frequência em tempo frio). Pode ser assimétrica, afetando apenas um ou dois dedos de cada mão. Dor e parestesia no dedo podem estar presentes.

Investigações
Mensurações objetivas não são necessárias a menos que os achados clínicos sejam vagos.
- Aumento de volume dos capilares do leito ungueal: exame diagnóstico útil e simples em que se utiliza um oftalmoscópio de alta capacidade de energia.
- BP sistólica dos dedos: a queda > 30 mmHg (Doppler) após resfriamento a 15° é significativa.

FENÔMENO DE RAYNAUD

Tabela 14.1 Condições associadas ao fenômeno de Raynaud

Doenças do tecido conectivo (CTDs)	Esclerose sistêmica (esclerodermia)
	Lúpus eritematoso sistêmico
	Artrite reumatoide
	Dermatomiosite, polimiosite
	Síndrome de Sjögren
	Tromboangeíte obliterante (doença de Bürger)
Obstrutiva	Aterosclerose (braquiocefálica)
	Microembolia
	Síndrome do desfiladeiro torácico (p. ex., costela cervical)
Drogas	Betabloqueadores
	Citotóxicas (p. ex., bleomicina, vimblastina)
	Ciclosporina
	Ergotamina
	Sulfassalazina
	Interferon
Lesão mecânica	Vibração (dedo branco da vibração)
	Congelamento
Endócrina	Síndrome carcinoide
	Feocromocitoma
	Hipotireoidismo
Miscelânea	Hematológicas (p. ex., crioglobulina, paraproteinemia, policitemia)
	Distúrbios vasoespásticos (p. ex., enxaqueca, angina de Prinzmetal)
	Malignidade (p. ex., ovariana, linfoma)
	Infecciosa (p. ex., parvovírus, *Helicobacter pylori*)
	Distrofia simpática reflexa

Fonte: Block e Sequeira (2001).

- Outras investigações devem ser direcionadas à diferenciação entre RP primário e secundário para facilitar o tratamento da condição de base (Tabela 14.2).

Tratamento

Médico
- Estabeleça o diagnóstico e dê as informações sobre o distúrbio.
- Considere as medidas gerais antes de introduzir a farmacoterapia.
    - Parar de fumar.

- Considere a abstinência de drogas associada ao RP (p. ex., betabloqueadores, preparações com *ergot*).
- Use aquecedores para a mão, luvas e meias.
- Considere a mudança de ocupação.
- Retirada de contraceptivo oral somente se houver claro vínculo com o desenvolvimento de RP.
- Terapia de reposição hormonal (HRT) não é contraindicada no fenômeno de Raynaud e pode proteger contra o desenvolvimento da doença vascular.

• Se os sintomas forem suficientemente graves para merecer a farmacoterapia, considere a seguinte ordem de tratamento:
- Nifedipina (liberação retardada/lenta) 10 mg 1 vez ao dia até o máximo de 20 mg 3 vezes ao dia (bloqueadores do canal de cálcio com efeitos antiplaquetários e antileucocitários). Os efeitos colaterais podem limitar o uso (p. ex., edema do tornozelo, cefaleias).
- Naftidrofuril 100 mg 3 vezes ao dia, até o máximo de 200 mg 3 vezes ao dia.
- Nicotinato de inositol 100 mg 3 vezes ao dia até o máximo de 1 g 4 vezes ao dia.
- Antagonista do receptor tipo 1 da angiotensina II (losartana) demonstrou melhorar a frequência e a gravidade das crises.
- Infusão de Iloprost® (dose relacionada ao peso administrada IV durante 48-72 h) é usada como um último recurso.

• Há evidência insuficiente para recomendar o uso de oxpentifilina, timoxamina, prazosina ou cinarizina no tratamento de RP.

Cirúrgico
- A cirurgia pode ser apropriada em casos de causas obstrutivas ou de costela cervical.
- A eficácia da simpatectomia cervicotorácica geralmente tem vida curta.
- A simpatectomia digital tem sido útil em casos graves.

Tabela 14.2 Testes de triagem para detecção de condições associadas

Sangue	Patologia de base
Exames de sangue	
Hemograma completo	Anemia da doença crônica
Eletrólitos	Doença renal
Função tireóidea	Hipotireoidismo
Taxa de sedimentação de eritrócitos (VHS), autoanticorpos	Doença do tecido conectivo
Exame de urina	
Hemácias, proteína, sedimento urinário (cilindros)	Vasculite (doença do tecido conectivo)
Radiologia	
Radiografia torácica	Fibrose basal (tecido conectivo), costela cervical

Referência
Block JA, Sequeira W (2001). *Lancet* **357**, 2042–8.

Linfedema

Definição
Acúmulo anormal de fluido intersticial decorrente do mau funcionamento dos vasos linfáticos ou de obstrução adquirida.

Anatomia
O desenvolvimento embriológico dos vasos linfáticos se dá de tal forma que eles surgem de brotamentos endoteliais do sistema venoso primordial em quatro áreas: jugulares, ilíacos, retroperitoneais e cisterna quilífera. A partir daqui, os vasos linfáticos se desenvolvem e invadem as periferias em toda parte com exceção do cérebro e da medula óssea.

Os vasos linfáticos distribuem-se de superficiais a profundos. Há vasos linfáticos intradérmicos que drenam no plexo linfático dérmico (valvulado). Estes drenam nos canais coletores e em seguida nos troncos linfáticos fasciais superficiais. Entre 5 e 8 troncos linfáticos seguem com a veia safena longa e cerca de 4 com a veia safena curta. Existe um sistema linfático muscular profundo distinto com vários canais, os quais seguem adjacentes ao osso. Os sistemas superficial e profundo são independentes, com exceção dos canais nas fossas cubitais, fossas poplíteas, cisterna quilífera e inguinal e nas vértebras L1-2, ducto torácico e veia subclávia.

Fisiologia
A função dos vasos linfáticos é:
- Drenar a perda de proteína macromolecular dos capilares (50% de albumina processada a cada 24 horas).
- Remover bactérias e material estranho.
- Transporte gastrointestinal de vitamina K e ácidos graxos de cadeia longa.

A linfa é um ultrafiltrado de plasma; os capilares linfáticos não têm membrana basal e, portanto, são muito permeáveis. O fluxo dentro dos vasos linfáticos ocorre porque a baixa pressão dentro dos vasos linfáticos e válvulas permite o fluxo unidirecional em resposta às alterações de pressão da respiração intra-abdominal e torácica, pulsação arterial e atividade muscular. Pode haver também contratilidade linfática intrínseca.

Etiologia e classificação
A etiologia do linfedema pode ser classificada como segue.

Primário
Linfedema primário é congênito e decorre de desenvolvimento anatômico ou funcional anormal dos vasos linfáticos. O linfedema primário é ainda subdividido como segue:
- Linfedema congênito (doença de Milroy):
    - 10-15% dos casos.
    - Presente ao nascimento.
    - Familiar; mulheres são mais afetadas que os homens.
    - Em dois terços afeta ambas as extremidades.
    - Proporção de 3:1 entre membro inferior e membro superior.
    - Hipoplasia ou aplasia dos vasos linfáticos subcutâneos.

- Linfedema precoce:
  - 65-80% dos casos.
  - 70% em decorrência de hipoplasia segmentar (obstrutiva), 15% devido à aplasia (não obstrutiva) e 15% em razão de vasos linfáticos varicosos hiperplásicos.
  - Geralmente causado por válvulas incompetentes.
  - Presentes durante a puberdade.
  - Proporção de 4:1 entre mulheres e homens.
  - Geralmente no pé e no tornozelo; 70% unilaterais.
- **Linfedema tardio (doença de Meige)**
  - Presente após os 35 anos de idade.
  - Possivelmente um espectro de linfedema precoce.
  - Drenagem inadequada para atender às demandas.

Secundário
Linfedema secundário ou adquirido geralmente é decorrente de patologia de linfonodo regional.
- A causa mais comum em todo o mundo é a elefantíase, causada pela invasão parasitária de *Filaria bancrofti*.
- A outra causa comum é iatrogênica, após dissecção em bloco de linfonodos ou radioterapia.
- Outras causas podem ser vasculares (compressão da artéria ilíaca ou veia ilíaca), outras infecções (TB, febre da arranhadura do gato, linfogranuloma venéreo, linfangite crônica), neoplasia ou trauma.

No linfedema secundário, ocorre aumento da pressão linfática que leva à ruptura da válvula. Um refluxo dérmico induzindo à fibroplasia resulta em aumento adicional da pressão e o ciclo vicioso prossegue.

Apresentação clínica
O linfedema apresenta-se clinicamente com edema e edema depressível, celulite ou linfangite. A ulceração é rara (na ulceração linfática não há descoloração acastanhada como se observa na ulceração venosa). Há fadiga do membro, fibrose e pele hiperceratótica espessa. Diferencie da doença venosa (edema depressível, estigmas de doença venosa). A transformação maligna para linfangiossarcoma é rara.

Investigação
- Estudos com Doppler.
- Venografia.
- Linfangiograma.
- Linfocintilografia (^{99}TC-antimônio marcado).
- Ressonância nuclear magnética (MRI) ou tomografia computadorizada (CT).
- Depuração da linfa com ^{132}I-albumina marcada (RISA, *clearance of radiolabeled tracer albumin*).
- Deslocamento de volume pode ser usado para avaliar o progresso ou para diagnóstico nos casos leves nos quais uma diferença superior a 5% é significativa.

LINFEDEMA

Tratamento

Conservador
O tratamento do linfedema pode ser conservador, visando ao controle do edema, prevenir a infecção e observar quanto à transformação maligna. Isso envolve educação do paciente, elevação do membro afetado e compressão externa com o uso de meias, aparelhos pneumáticos ou massagem (descongestionante para os quatro quadrantes).

Médico
A intervenção médica com o uso de diuréticos e benzopironas, que promovem a proteólise mediante aumento da atividade macrofágica e portanto reduzem as proteínas intersticiais, pode ser útil. Tratamento rápido das infecções com antibióticos e hipertermia do membro. Dietilcarbamazepina é usada para filariose.

Cirurgia

Indicação

A indicação para a intervenção cirúrgica é o comprometimento funcional causado por incapacidade de controlar o tamanho do membro, a linfangite recorrente ou, em menor extensão, a cosmética.

Classificação

As classificações podem ser classificadas como fisiológicas ou excisionais. As cirurgias fisiológicas visam à reconstrução ou provisão de drenagem linfática mediante técnica de retalho ou reconstrução linfática.
- Fisiológico:
    - Feridas penetrantes/por perfuração de agulha (LisFranc).
    - Fios de seda passados (Handley).
    - Faixa da fáscia profunda excisada (Kondoleon).
    - Retalho cutâneo (Gillies).
    - Retalho dérmico sepultado (Thompson).
    - *Shunt* venoso-linfonodal (Nielubowicz).
    - Retalho omental (Goldsmith).
    - Anastomose linfovenosa (O'Brien).
    - Transferência de linfonodo (O'Brien).
    - Enxerto linfolinfático (Baumeister).

A técnica do retalho envolve a rotação local da derme linfática profunda, no compartimento profundo, visando a permitir a drenagem linfática da derme linfática no compartimento muscular profundo. A alternativa é usar um retalho omental levado para dentro do tecido linfedematoso para permitir a drenagem linfática, ou um retalho ileoenteromesentérico. A reconstrução linfática foi tentada com o uso de fios de seda, procedendo-se à anastomose dos linfonodos linfedematosos às veias e realizando-se anastomoses linfaticovenosas e enxertos microlinfáticos, mas nenhum destes procedimentos comprovou-se muito bem-sucedido.
- Excisional:
    - Excisão circunferencial e enxerto de pele parcial (SSG) (Charles).
    - Excisional parcial – retalhos de tecido subcutâneo removido (Homans ou Sistrunk).
    - Excisão subcutânea e sepultamento de retalho dérmico (Thompson).
    - Lipossucção.

As cirurgias excisionais envolvem a excisão de todo o tecido subcutâneo embaixo da pele e retalhos dérmicos (Sistrunk) ou a excisão total da pele e do tecido subcutâneo embaixo da camada de fáscia superficial e colocação de enxerto de pele nessa camada (Charles). Uma alternativa mais recente é usar lipossucção assistida. Entretanto, seu benefício a longo prazo ainda não foi comprovado.

A seleção da cirurgia é importante, assim como a seleção do paciente. Os pacientes devem ter boa compreensão de que essa cirurgia não é curativa e o resultado pode não ser cosmeticamente aceitável. No pré-operatório, devem ser feitas tentativas para reduzir o tamanho do membro por meio de repouso no leito, elevação, massagem e bombeamento. Durante a cirurgia, os procedimentos são melhor realizados com o uso de torniquete e com a cobertura de antibióticos. No pós-operatório, o repouso no leito pode ser necessário por até 1 semana, permitindo a cura antes da mobilização.

As cirurgias realizadas para remover excesso de volume de membros extremamente pesados são as mais bem-sucedidas.

Anomalias vasculares

As anomalias vasculares receberam denominações descritivas, como nevo em morango, mancha em vinho do Porto e hemangioma cavernoso. Elas são lesões muito comuns, encontradas com frequência na pele e no tecido subcutâneo, mas podem ser encontradas em todos os tecidos.

Classificação

Mulliken e Glowacki (1982) sugeriram um sistema de classificação para as anomalias vasculares com base em características celulares e clínicas, assim como na história natural desses edemas. Eles classificaram as anomalias vasculares como segue.

Hemangiomas

Tumores vasculares caracterizados por hiperplasia ou proliferação de células endoteliais e aumento da atividade dos mastócitos.

Malformações vasculares

Erros de desenvolvimento que compreendem vasos displásicos revestidos por epitélio quiescente. As malformações vasculares são também classificadas com base em sua morfologia de canal e suas características de fluxo sanguíneo:
- Fluxo lento:
  - Malformação capilar (mancha em vinho do Porto).
  - Malformação venosa (lago venoso).
  - Malformação capilar (linfangioma, higroma cístico).
  - Malformações complexas (p. ex., síndrome de Klippel-Trenaunay, uma malformação capilar-venosa-linfática).
- Alto fluxo:
  - Malformação arterial (aneurisma, nevo aracneiforme).
  - Fistulas arteriovenosas (AVF).
  - Malformação arteriovenosa (AVM).
  - Malformação complexa (síndrome de Parkes-Weber, uma malformação capilar-arteriovenosa).

Tabela 14.3 Comparação entre hemangiomas e malformações vasculares

Hemangiomas	Malformações vasculares
Aparecem no período neonatal, 1-2 semanas após o nascimento	Normalmente presentes ao nascimento
Rápido e precoce aumento de tamanho	Crescimento que acompanha o crescimento da criança
Proliferam e posteriormente involuem	Continuam progredindo
Regressão espontânea (70% em 7 anos)	Sem regressão espontânea
Proliferação endotelial e aumento da atividade dos mastócitos	Sem hiperplasia celular
Firme; não pode ser completamente esvaziado	Esponjoso: em geral é possível esvaziar a lesão vascular completamente
Não sindrômico	Associado a um grande número de síndromes
Ocasionalmente complicado por obstrução, distorção, destruição, sangramento ou fisiologia aberrante	Complicações são raras, mas quase sempre perigosas
Associados a efeitos fisiológicos na forma de insuficiência cardíaca congestiva ou fenômeno de Kasabach-Merritt	Extremamente raras
Localização cutânea ou visceral	Podem estar presentes em qualquer parte do corpo
Tratamento principalmente conservador	Tratamento principalmente conservador
Intervenção na forma de esteroides, *laser*, excisão cirúrgica	Intervenção na forma de embolização radiológica, excisão, remoção do excesso de volume

Referência

Mulliken JB, Glowacki J (1982). *Plast Reconstr Surg* **70**, 120–1.

Hemangiomas

Definição
Uma forma de anomalia vascular caracterizada pelo aparecimento neonatal de um edema vascular, que cresce rapidamente durante a lactância (fase proliferativa), atinge um pico ao redor dos 2-3 anos de idade e regride na infância (fase involutiva).

Incidência
- Comum.

Patologia
Caracterizada por proliferação endotelial, a lâmina basal torna-se multilaminar, aumento da atividade dos mastócitos e deposição de tecido fibroso perivascular.

Apresentação clínica e história natural
O quadro clínico clássico de uma mancha avermelhada ao nascimento, que se desenvolve rapidamente dentro de um edema vascular firme, crescente, que não pode ser esvaziado.
- Fase proliferativa: o hemangioma cresce rapidamente, comparado ao crescimento contínuo do corpo. O edema parece vermelho fosco ou brilhante, sendo firme à palpação. Muitas vezes, nesse estágio, são chamados de nevo em morango.
- Fase de pico entre as idades de 2 e 4 anos, a atividade proliferativa diminui e segue-se a regressão.
- Fase de regressão ou involução: caracterizada por uma pele com aparência menos vascularizada; a derme espessa-se acompanhada por diminuição do tamanho do edema e amolecimento de sua consistência.
- 50% de todos os hemangiomas resolvem-se em 5 anos, 70% em 7 anos e 90% em 9 anos.
- Em 50-75% dos casos, um defeito anestésico pode permanecer.
- Uma razoável proporção de hemangiomas resolvidos pode deixar um estigma cutâneo residual na forma de papel-crepe como flacidez, telangiectasia ou até cicatrização.

Classificação
- Hemangioma congênito: já proliferado e presente ao nascimento. Pode ser confundido com malformação vascular.
- Hemangioma congênito não involutivo (NICH).
- Hemangioma congênito rapidamente involutivo (RICH).

Complicações
Na maioria das vezes, são descomplicados, mas alguns podem causar problemas em razão de:
- Obstrução.
- Distorção.
- Destruição.
- Fisiologia alterada.

Obstrução
- Eixo visual (hemangioma palpebral) com subsequente ambliopia.
- Obstrução das vias aéreas com lesões endotraqueais.
- Outro orifício.

Distorção
Quando presente na ponta do nariz, ou na pálpebra, pode causar distorção das estruturas vizinhas em razão do volume e peso.

Destruição
Por erosão da cartilagem ou pele.

Fisiologia alterada
Quando presentes em grandes números ou na forma de lesões viscerais, os hemangiomas podem estar associados a uma tríade: insuficiência cardíaca, hepatomegalia e anemia.

A captura primária de plaquetas (fenômeno de Kasabach-Merritt) é uma condição potencialmente fatal caracterizada por múltiplos hemangiomas cutâneos (tronco, ombro, coxa e retroperitônio), associados a petéquias, trombocitopenia (< 10.000/mm^3) com elevado tempo de protrombina (PT) e tempo de tromboplastina parcial ativada (APTT); níveis elevados de produtos de degradação da fibrina também podem ser detectados.

Tratamento

A história natural da resolução da maioria dos hemangiomas faz das observações e tranquilização do paciente e dos pais as bases para o tratamento. A intervenção pode ser desejável, caso ocorram complicações e assume a forma de manipulação farmacológica, terapia com *laser* ou remoção cirúrgica do excesso de volume ou excisão.

Terapia a laser
- A luz pulsada colorida a *laser (dye pulsed)* é defendida para lesões iniciais de pálpebra, nasais ou auriculares (mancha premonitória) para prevenir aumento de tamanho e subsequentes complicações. Há dúvida referente à eficácia.
- A luz pulsada colorida a *laser (dye pulsed)* pode ser útil no caso de hemangiomas hemorrágicos ulcerados e também para telangiectasia residual.

Médico
Hemangiomas que causam problemas obstrutivos ou destrutivos podem ser tratados com corticosteroides intralesionais (triancinolona 25 mg/mL, 3-5 mg/kg) ou sistêmicos. A prednisolona oral (2 mg/kg/dia) é administrada durante um ciclo de 4-6 semanas e em seguida diminuída gradualmente.

Tenha cuidado com os efeitos dos esteroides: retardo de crescimento, supressão adrenal, de modo que o paciente não responde a vacinas vivas, e aumento do risco de infecção. O mecanismo de ação é desconhecido. Um terço responderá bem, 1/3 terá resposta parcial e 1/3 não responderá. Quando os corticosteroides falharem, causaram complicações ou forem contraindicados e em pacientes com hemangiomas potencialmente fatais, o interferon alfa-2a recombinante (2-3 milhões de unidades/m^2 subcutâneas) é a droga de escolha. As complicações, como transaminases hepáticas elevadas, neutropenia e anemia, são reversíveis e os parâmetros geralmente retornam ao normal. A vincristina também tem sido utilizada.

Cirurgia
Indicações:
- Sangramento.
- Obstrução (remoção de excesso de volume).
- Na reconstrução, de anatomia normal destruída ou alterada.
- Problemas cutâneos residuais (cicatrização).

Malformações vasculares

Definição
Uma forma de anomalia vascular geralmente caracterizada pelo aparecimento de algum edema vascular no momento do nascimento. Este normalmente progride proporcionalmente ao crescimento da criança e não mostra regressão clínica espontânea.

Incidência
- Comum.
- Mais comuns são as lesões de baixo fluxo capilares-venosas.

Classificação
Elas são classificadas com base nos seus vasos constituintes:
- Venosa.
- Capilar.
- Linfática.
- Arteriovenosa.
- Combinações.

E com base em suas características de fluxo sanguíneo:
- Baixo fluxo.
- Alto fluxo.

Patologia
Essas malformações representam uma anormalidade da morfogênese que compreende anormalidades do canal vascular. Seu comportamento clínico é um reflexo de sua anatomia vascular e características de fluxo sanguíneo.

Comportamento clínico
Essas lesões estão presentes ao nascimento e crescem de acordo com o crescimento da criança. Certos tipos, que podem ser mais profundos, talvez não se tornem clinicamente aparentes ou sintomáticos até a fase tardia da infância, ou até no início da adolescência. A história natural dessas lesões é o aumento de tamanho gradual. Elas podem causar efeitos clínicos na forma de constrangimento ou percepção, de crescimento tecidual local excessivo, problemas com os vasos que as constituem (trombose), formação de flebólitos, efeito de massa, sangramento e ulceração.

Complicações
- Malformações vasculares podem causar problemas por:
    - Crescimento excessivo local.
    - Obstrução.
    - Destruição.
    - Sangramento.
    - Manifestações clínicas associadas.
- Hipertrofia ou gigantismo localizado é muito comum nas malformalções vasculares (normalmente o tipo arteriovenoso), em especial nos membros. Esta é secundária ao crescimento excessivo do tecido mole, assim como de osso subjacente.
- Macroqueilia, macrotia, macrognatia e macroglossia com frequência complicam as manchas em vinho do Porto.

- Obstrução pode resultar da presença de um edema em qualquer estrutura superficial ou na entrada de qualquer orifício, como um linfangioma da língua, ou pela interferência na função de estruturas adjacentes, como os dedos.
- Malformações linfáticas, especialmente as que envolvem a língua e a região da cabeça e pescoço, são propensas a episódios súbitos de aumento de volume após doenças como as do tipo gripe ou infecções do trato respiratório superior, podendo causar obstruções potencialmente fatais das vias aéreas.
- A destruição pela invasão das estruturas normais geralmente se dá exatamente ao efeito de expansão e pressão, mas pode induzir perda de função ou fratura patológica.
- Sangramento proveniente de malformações vasculares que se ulceram, podem ser dramáticas, especialmente se forem arteriais, podendo ser potencialmente fatais, se internas.
- Trombose espontânea nas malformações venosas e até fenômeno embólico que causa gangrena distante não são incomuns.

Investigação
- Angiografia ajuda a delinear a extensão e o fluxo característicos da lesão.
- MRI também pode ajudar a delinear a lesão.
- Radiografia simples pode mostrar flebólitos, calcificação, destruição óssea, massa.
- Estudos laboratoriais vasculares: Doppler, pletismografia etc.
- Metaloproteinases são elevadas na urina de pacientes com malformação vascular de qualquer tipo. A quantidade é relativa ao tamanho e crescimento da malformação.

Tratamento
- Os princípios de tratamento continuam a ser "expectativas de observação com inatividade e intervenção arbitrárias, onde e quando for necessário". A grande maioria das lesões permanecerão quiescentes e só ocasionalmente podem causar problemas. A tranquilização regular e o suporte a esses pacientes são necessários.
- A intervenção tem o grande auxílio da presença de um laboratório vascular, de um radiologista habilitado em intervenção e embolização e de uma equipe cirúrgica experiente nessa área. Além disso, é essencial um cirurgião reconstrutivo quando a destruição ou uma distorção de tecidos já tenha ocorrido, ou possa ocorrer em consequência de uma cirurgia.
- A embolização do ninho da malformação (o centro), se presente, pode ser um procedimento definitivo por si só ou um adjuvante pré-operatório da cirurgia.
- A intervenção não cirúrgica pode assumir a forma de injeção de esclerosantes ou crioterapia.

Cirurgia
- A ligação proximal de vasos alimentadores será desestimulada, uma vez que a circulação colateral restabelece a patologia e as características de fluxo da lesão original.
- Excisão.
- Procedimento de remoção de excesso de volume.
- Compartimentalização (sutura de Popescu) para controlar ou minimizar a malformação.

MALFORMAÇÕES VASCULARES

Essas opções cirúrgicas têm um papel em certas circunstâncias. Entretanto, a excisão completa muitas vezes é difícil de se conseguir e a recidiva é provável. O tempo de recidiva pode levar anos. Em geral, é melhor deixar essas lesões como estão, a menos que sejam sintomáticas ou complicadas.

Nevo flâmeo
Presente ao nascimento ou logo após; mancha salmão; mancha vascular transitória; muito comum; autorresolução.

Malformação venosa
Ausência de musculatura lisa na parede do vaso e, dessa forma, balões venosos se formam com o tempo. O tamanho e a extensão do envolvimento é muito variável. Os sintomas variam com o local acometido.

Tratamento
- Escleroterapia com punção direta, com sulfato de tetradecil sódico, etanol ou bleomicina. Não é indicada, se o tecido sobrejacente for fino ou a lesão for de alto fluxo.
- Excisão.

Complicações
- Menores, 10%: dor, edema, formação de vesículas, infecção, perda de sensação e função.
- Maiores, 1%: trombose de veias profundas (DVT), embolia pulmonar (PE), parada cardíaca, morte, cegueira, obstrução de vias aéreas, amputação, perda tecidual.

Malformação vascular linfática

Classificação
- Microcística (normalmente era chamada de linfangioma circunscrito).
- Macrocística, se > 1 cm.

Atualmente não é mais chamada de higroma cístico.

Tratamento
- Aspiração e esclerosante.
- Cirurgia.

A recidiva é alta.

Síndrome de Klippel-Trenaunay
- Malformação capilar-linfovenosa com hipertrofia do membro.
- Hipertrofia do membro é decorrente de tecido mole.
- Pode apresentar ulceração recorrente ou gigantismo.
- Note que se houver uma grande área afetada, as veias profundas estão ausentes. Portanto, não remova as veias superficiais; caso contrário há risco de perda do membro.

Malformações arteriovenosas de alto fluxo
Entrada arterial de alto fluxo, mas secundária a aumento de fluxo de saída e dilatação venosa.

Classificação de Schobinger
1. Quiescente.
2. Progressiva.
3. Sintomática.
4. Insuficiência cardíaca.

Investigação
MRI, angiograma.

Tratamento
- Embolize o ninho e, em seguida, excise-o.
- Excise, caso possa controlar por meio de torniquete.
- A ligação proximal é contraindicada, uma vez que pode piorar as coisas por recrutamento de vasos colaterais.

Síndrome de Sturge-Weber
Malformações venosas capilares (mancha vinho do porto), em distribuição do nervo trigêmeo, com anomalias vasculares leptomeníngeas e hipertrofia esquelética e fibrovascular.

Síndrome de Parkes Weber
Múltiplas fístulas arteriovenosas associadas à hipertrofia facial, microcefalia, deficiência mental e convulsões.

Doença de Osler-Rendu-Weber (telangiectasia hemorrágica hereditária)
Malformações arteriovenosas e fístulas cutâneas, nas membrans mucosas, pulmões e vísceras abdominais. É autossômica dominante (AD) hereditária. Na maioria das vezes, outras anomalias vasculares não são hereditárias.

Síndrome de Maffucci
Múltiplas anomalias vasculares – principalmente venosas associadas a encondromas. Há grande risco de várias malignidades. As malformações venosas podem-se transformar em hemangioendoteliomas de células fusiformes benignos dolorosos.

Capítulo 15

Infecção

Microbiologia 466
Clostridia 468
Osteomielite 471
Infecção ou exposição de prótese 475
Infecção necrosante dos tecidos moles 476

Microbiologia
Lepra
Organismo
Mycobacterium leprae (Bacilo de Hansen-Noruega, 1873).

Patologia
M. leprae é infeccioso principalmente em crianças; os adultos possuem transmissão de infecção inferior. M. leprae tem preferência pelo tecido neural, especialmente o sistema nervoso periférico. Os bacilos entram pelos vasos sanguíneos endoneurais e atacam as células. As mudanças histológicas subsequentes nos nervos dependem do estado imune.

Classificação
- A lepra tuberculoide ocorre naqueles, com boa imunidade; os fagócitos se transformam em células epitelioides, levando à destruição do nervo e dos granulomas intraneurais.
- A lepra lepromatosa ocorre naqueles com imunidade deficiente; os fagócitos não destroem os bacilos, mas os carrega para longe, causando lesões amplamente disseminadas, mas não há muitos danos ao nervo (pele de cebola do períneo).
- A lepra limítrofe provoca granulomas de células epitelioides em um padrão mais difuso que a lepra tuberculoide.
- Lepra indeterminada.

Diagnóstico
Evidência clínica do nervo ou envolvimento dérmico (placas).

Investigação
Microscopia dos bacilos ácido-álcool resistentes (coloração de Ziehl-Neelsen), lepromina.

Tratamento
- Isolamento do paciente.
- Tratamento médico: dapsona/rifampicina.
- Administração cirúrgica dos músculos paralisados e complicações surgindo dos músculos paralisados e da pele anestésica.

Pasteurella multocida
Organismo
Pequeno gênero do grupo dos bacilos; comum em mordidas de gato e de cachorro.

Tratamento
- Desbridamento.
- Penicilina.

Pseudomonas aeruginosa (pyocyanea)
Organismo
É uma bactéria anaeróbia gram-negativa que produz dois pigmentos: fluoresceína amarelo-esverdeada ou piocianina azul-esverdeada. *Ps. aeruginosa* gosta de condições úmidas. Outras espécies de *pseudomonas* onde estão incluídas a *Ps. pseudomallei*, que causa melioidose, e a *Ps. putrefaciens,* que infecciona úlceras e produz cheiro de sulfeto de hidrogênio.

MICROBIOLOGIA

Patologia
Provoca pigmentação azul-esverdeada de ataduras, curativos e lesões. Infecciona úlceras necróticas e escaras; gosta de feridas com vascularidade reduzida. Ocasionalmente, usado enxerto de pele para prevenção.

Tratamento
Aplicação tópica de ácido acético ou de solução de Milton era popular. Estes tratamentos foram substituídos pelo uso de sulfadiazina de prata (SSD). Sistematicamente, as espécies de *Pseudomonas* são sensíveis à ciprofloxacina.

Estafilococos

Organismo
Espécies de *Staphylococcus*: bactéria gram-positiva.

Patologia
As condições patológicas causadas pelo *Staphylococcus aureus* incluem impetigo (pele superficial), furunculose (infecção necrosante aguda do folículo piloso), carúncula (muitos furúnculos comunicados), foliculite (infecção do óstio do folículo piloso) e síndrome da pele escaldada. É o organismo mais comum que causa infecções em lesões e infecção no osso e na articulação.

Classificação
- Coagulase negativa: geralmente *Staphilococcus epidermis*.
- Coagulase positiva: mais comum em *Staphilococcus aureus*.

Tratamento
- Médico: flucloxacilina, primeira e segunda gerações de cefalosporinos. Vancomicina IV ou teicoplanina podem ser necessárias para tensões resistentes.
- Cirúrgico: lembrar que devem ser realizados desbridamento do tecido necrótico e drenagem de abscessos.

Estreptococo

Organismo
Espécies de *Streptococcus*: cocos gram-positivos.

Patologia
Responsável por muitas infecções na pele e pode influenciar na falha do enxerto de pele feito!
- Classificação 1:
    - α-hemolítico, p. ex., *Streptococcus viridens* – hemólise parcial verde.
    - β-hemolítico, p. ex., *Streptococcus pyogenes* – hemólise completa.
    - γ-hemolítico, p. ex., *Streptococcus fecalis* (grupo D) – não há hemólise.
- A classificação 2 vai do grupo A ao grupo D, onde o grupo A = *Streptococcus pyogenes* e o grupo D = *Streptococcus fecalis*.

As condições clínicas secundárias ao estreptococo incluem infecções na pele como a erisipela (pele superficial), celulite (subcutânea), impetigo, lesões aos vasos da pele secundários à enterotoxina circulante (febre escarlatina), hipersensibilidade alérgica aos antígenos do estreptococo produzindo vasculite e condições como eritema nodoso. Outras condições incluem EBS e glomerulonefrite. As espécies de *Streptococcus* estão implicadas como organismos envolvidos na fascite necrosante.

Tratamento
- Médico: penicilina.
- Cirúrgico: o desbridamento do tecido necrótico é essencial ao controle.

Clostridia

Família de bacilos gram-positivos que causam muitas doenças infecciosas comuns.

Clostridium welchii (*C. perfringens*)

- **Celulite.** Processo séptico grave do tecido subcutâneo caracterizado por:
    - Celulite crepitante que se espalha rapidamente ao longo de planos fasciais.
    - Dor.
    - Secreção cinza a vermelho-amarronzado.
    - Resultados em trombose.
    - Necrose da pele e necrose da gordura.
- **Miosite ou gangrena gasosa.** Similar à celulite, porém mais grave:
    - Gangrena difusa e toxemia profunda.
    - Gás mais crepitação nos músculos.
    - Músculo vermelho escuro com leve inchaço.
    - Exsudato aquoso marrom com cheiro desagradável.
    - Enfermidade e prostração fora da proporção da febre.

Peptostreptococos e bacteroides coliformes podem também causar gangrena gasosa.

Controle

- Ressuscitação.
- Penicilina IV.
- Desbridamento cirúrgico.
- ± Fasciotomia ± amputação.
- ± Terapia com oxigênio hiperbárico.

Clostridium tetani

Organismo
Bastonete gram-positivo anaeróbio: portador de esporos.

Patologia
Causa tétano produzido por exotoxina potente. Fatal em 40-60%. Incubação por 4-21 dias.

Feridas com propensão para tétano enfraqueceram o tecido com a redução do oxigênio no ambiente necessário para o organismo. Estes são geralmente complexos ou esmagam as lesões profundas com contaminação e denervação.

- Pródromo:
    - Agitação.
    - Dor de cabeça.
    - Rigidez da mandíbula.
    - Contrações tetânicas intermitentes na região da lesão dentro de 24 horas.
- Tétano:
    - Espasmo tônico dos músculos esqueléticos.
    - Trismo, riso sardônico, (distorção facial clássica).
    - Opistótonos e rigidez; contração tônica pode ocorrer até pelo menor estímulo.
    - Parada respiratória pode ocorrer durante convulsões.
    - Contrações dolorosas associadas à taquicardia.
    - Salivação e suor elevados.

CLOSTRIDIA

Administração

Prevenção
- Vacina ADT ± imunoglobulina contra tétano.

Cirúrgico e médico
- Desbridamento cirúrgico da lesão, fonte e infecção.
- Local + antitoxina tetânica IV se estabelecida.
- IV ABs.
- Redução dos estímulos externos (quarto escuro e quieto, sem visitantes).
- Controle das dimensões com benzodiazepina.
- ICU: suporte circulatório e respiratório.
- Geralmente morre de pneumonia de aspiração e parada respiratória.

Profilaxia para o tétano
- Verificar o registro de imunização atual do paciente. Se o paciente teve um período inteiro de imunização, não há necessidade de profilaxia adicional para tétano. Costuma haver uma recomendação de 10 anos, se nenhum reforço foi recebido nos últimos 10 anos de administração da profilaxia para tétano. No entanto, ele pode ser estendido para além de 10 anos, indefinidamente. Em feridas propensas ao tétano ou na dúvida, dê profilaxia.
- A profilaxia inclui desbridamento cirúrgico da lesão para remover tecido morto e que está morrendo (anaeróbico)!
- Toxoide tetânico na forma de ADT ou toxoide tetânico absorvido sempre se apresenta se a condição de imunização é desconhecida ou se o período foi incompleto.
- Além disso, considerar a imunoglobulina tetânica no não imunizado com feridas propensas ao tétano.
- Contraindicação é hipersensibilidade prévia ao toxoide tetânico. Considerar imunoglobulina (imunização passiva).

Clostridium botulinum
- Botulismo é envenenamento agudo pela ingestão de toxina produzida pelo *C. botulinum*.
- Caracterizado pela paralisia muscular descendente progressiva.
- Bloqueio da transmissão neuromuscular nas fibras colinérgicas tanto pela liberação de ACh ou pela vinculação de ACh no local de liberação nas fendas pré-sinápticas.
- (Alimentos enlatados caseiros.)
- Esforço grave: A-G.
- Sintomas:
    - Ocular: diplopia, visão turva, fotofobia.
    - Bulbar: disfonia, disartria, disfagia muscular das extremidades, salivação simétrica.

Investigação
- Injetar fezes ou soro em ratos: observar se eles morreram.

Administração
- Sintomas de IDC (Carcinoma Ductal Invasivo).
- Antitoxina.

Clostridium difficile
Produz uma toxina que destrói a mucosa intestinal, resultando em colite pseudomembranosa.

Espécies de clostrídios
C. welchii
C. tetani
C. botulinum
C. difficile
C. bifermentans
C. histolyticum
C. fallax
C. septicum
C. sordelli
C. novyi

Osteomielite

Definição
A osteomielite é uma infecção do osso e da medula óssea. É classificada tendo como base a trajetória da infecção, foco hematógeno ou contíguo e as formas agudas e crônicas.

Os cirurgiões plásticos possuem papel fundamental no controle de espaço morto na reconstrução óssea e no tratamento de tecidos moles afetados na osteomielite.

Prevalência
A prevalência tanto da osteomielite aguda quanto da crônica é 2/10.000 em países desenvolvidos. É possível que a prevalência em países em desenvolvimento seja mais elevada em razão da maior incidência de feridas puntiformes e fraturas abertas e menor acesso às instalações de cuidado às feridas.

Etiologia
- Idade:
    - Neonatal e pediátrica: geralmente difusão hematógena.
    - Adulto: geralmente difusão contígua.
- Trajetórias da infecção:
    - Osteomielite hematógena: encontrada predominantemente em crianças; 85% dos pacientes com osteomielite têm idade < 17 anos. Afeta os ossos longos em crianças e as vértebras em adultos. Em adultos existe uma associação com o uso de droga intravenosa.
    - Osteomielite de foco contíguo: é responsável por mais da metade de todos os casos. Ocorre inoculação direta no momento do trauma, operação ou infecção estende de uma infecção adjacente (p. ex., de prótese).
    - Osteomielite de foco contíguo em pacientes diabéticos: os ossos pequenos do pé e do tornozelo são comumente envolvidos. Os fatores de predisposição incluem insuficiência vascular; neuropatia motora, sensorial e autonômica e diminuição da resposta imune do hospedeiro.

Classificação
Classificação de Cierny para osteomielite (Fig. 15.1)
- Tipo 1: osteomielite medular superficial com centro endosteal.
- Tipo 2: osteomielite cortical superficial; é comum comprometimento do tecido mole.
- Tipo 3: osteomielite cortical profunda através do espessamento do córtex, muitas vezes com sequestro bem definido do osso cortical. Pelo menos um lado do córtex não é envolvido.
- Tipo 4: osteomielite cortical segmentar. Lesão destrutiva que causa instabilidade.

Cada tipo é subclassificado com base na condição imune do hospedeiro:
- A: normal.
- B: estado imunocomprometido menor.
- C: estado imunocomprometido significante (diabético, PVD, IHD).

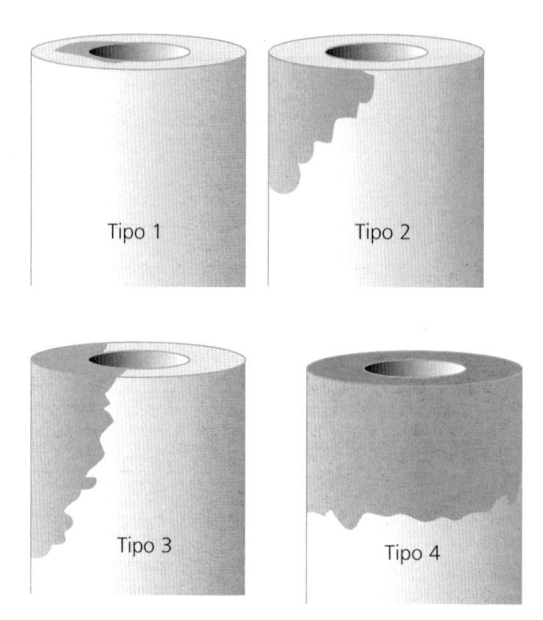

Fig. 15.1 Classificação de Cierny para osteomielite.

Classificação de Weiland
Define a osteomielite crônica como osso exposto, resultados positivos da cultura de osso e drenagem por mais de 6 meses.
- Tipo I: osso exposto aberto somente com infecção no tecido mole.
- Tipo II: infecção óssea sem defeito segmentar.
- Tipo III: infecção óssea com defeito segmentar.

Bacteriologia
- Osteomielite hematógena – geralmente monomicrobiana.
    - Bebês: *Streptococcus* do grupo B, *S. aureus*, *Escherichia coli*.
    - Crianças: *S. aureus*, *S. pyogenes*, *Haemophilus influenzae*.
    - Adultos: *S. aureus*, espécies de *Staphylococcus* coagulase negativa, bacilos gram-negativos.
- Osteomielite de foco contíguo: geralmente polimicrobiana.
    - *S. aureus*, espécies de *Staphylococcus* coagulase negativa, *S. pyogenes*, espécies de *Enterococcus*, bacilos gram-negativos, anaeróbios.
- Osteomielite em pé diabético: geralmente polimicrobiana.
    - *S. aureus*, espécies de *Streptococcus*, espécies de *Enterococcus*, *Proteus mirabilis*, *P. aeruginosa*, anaeróbios.

Indivíduos imunocomprometidos podem desenvolver osteomielite com organismos incomuns, assim como os pacientes que mantiveram uma terapia antibiótica prolongada.

Aspectos clínicos
Osteomielite aguda
- Bebês e crianças:
    - Febre.
    - Letargia.
    - Recusa em usar o membro afetado.
    - Eritema sobre o osso afetado.
- Adultos:
    - Febre.
    - Calafrios.
    - Inchaço.
    - Eritema sobre o osso afetado.

Osteomielite crônica
- Caracterizada por dor crônica e formação de seio com descarga, mas sem febre.
- Se o seio fecha, pode haver formação de abscesso e construção de pressão, causando exacerbação aguda com aspectos clínicos de osteomielite aguda.

Investigações
- Radiográfica:
    - Radiografias simples nem sensível nem específica na osteomielite aguda. Os resultados incluem inchaço no tecido mole, destruição óssea e reação perióstica. As mudanças levam 2-3 semanas para se tornarem aparentes. As mudanças da osteomielite crônica incluem esclerose, nova formação de osso e sequestro. Dificuldade em distinguir infecção ativa e inativa.
    - MRI: investigação mais sensível e específica. O detalhe anatômico permite o planejamento do procedimento cirúrgico subsequente. Resultados positivos falsos podem ser obtidos na osteomielite curada, câncer, necrose por pressão e fratura.
    - Varredura isotópica de osso: a varredura trifásica de osso se torna positiva após 2-3 dias e é útil na avaliação suspeita de osteomielite aguda em paciente com radiografia simples normal.
    - A tomografia computadorizada pode oferecer melhores detalhes do osso.
- Microbiológica:
    - Biópsia de osso com coloração de Gram e cultura é o padrão ouro do diagnóstico. As culturas de sangue podem aumentar o organismo infectado. A biópsia pode ser realizada antes que a terapia com antibióticos seja iniciada.
- Histopatologia:
    - Os resultados incluem osso necrótico com reabsorção excessiva flanqueado por exsudato inflamatório e mudanças de feridas crônicas.

Controle
Médico
A osteomielite hematógena aguda em crianças é, geralmente, tratada somente por terapia antibiótica. A terapia antibiótica adequada é um acessório importante para o controle cirúrgico da osteomielite crônica. A duração da terapia depende do local, da gravidade e do grau de envolvimento do osso e do tecido mole, da vascularidade do osso e do tecido mole e da adequação da excisão, do método de reconstrução, da saúde do paciente e do tipo e sensibilidade do(s) organismo(s), entre outros fatores.

Cirúrgico
O tratamento cirúrgico é indicado se houver sintomas sistêmicos progressivos ou locais apesar da terapia antibiótica para deterioração neurológica na osteomielite vertebral ou para tratamento de osteomielite crônica.

Princípios para o tratamento cirúrgico
- Desbridamento de excisão (estilo tumor) de todo tecido morto, infectado ou desvitalizado em um tecido não afetado e bem vascularizado.
- Múltiplas biópsias em diferentes locais do osso e tecido afetados.
- Estabilização do esqueleto.
- Consideração de reconstrução do osso: imediata ou retardada.
  Se imediata, o retalho do osso deve ser vascularizado.
- Obliteração do tecido mole vascularizado de qualquer espaço morto e cobertura da ferida.
- Terapia antibiótica como determinado pela equipe de doenças infecciosas/microbiologistas. No intervalo, a terapia empírica comum é usar vancomicina e meropenem enquanto aguarda pelas culturas.

Comumente, retalhos de músculo livres ou locais são usados para fornecer uma cobertura ao tecido mole e obliteração do espaço morto. O suprimento sanguíneo melhora a distribuição de oxigênio, nutrientes, antibióticos e células inflamatórias e, portanto, auxilia a cicatrização do tecido mole e do tecido ósseo. O músculo, especialmente como uma transferência livre, é mais fácil para acomodar a configuração complexa do espaço morto e fornecer melhor vascularidade da rede capilar densa e do fluxo sanguíneo do que os retalhos fasciocutâneos ou da pele.

Complicações
- Aguda:
  - Maior perda de osso.
  - Colapso vertebral e danos neurológicos.
  - Osteomielite crônica (3-40%).
- Crônica:
  - Úlcera de Marjolin (transformação maligna para SCC).
  - Amiloidose.
  - Perda óssea.
  - Deformidade.
  - Artrite.
  - Amputação.
  - Mal de saúde.
  - Desenvolvimento de resistência bacteriana.

Infecção ou exposição de prótese

A deiscência de ferida que se segue da artroplastia é uma complicação séria. A exposição de prótese resulta em uma colonização bacteriana e pode levar à perda da prótese. Alternativamente, a deiscência de ferida pode ser um sinal de infecção profunda de prótese que se segue da implantação ou contaminação hematógena. Por conta da localização relativamente superficial, a exposição da artoplastia total de substituição de joelho é mais comum.

Objetivos
- Fornecer cobertura bem vascularizada ao tecido mole e preenchimento do espaço morto para auxiliar a penetração do antibiótico e da defesa do hospedeiro e, portanto, maximizar as chances de retenção do implante.
- Em casos de perda de implante, fornecer cobertura do tecido mole e preenchimento do espaço morto para desobstruir a infecção e permitir a reimplantação posterior.

Princípios
- Desbridamento de todo tecido devitalizado ou infectado ou insuficientemente vascularizado.
- Estabilização do esqueleto pelo espaçador de cimento, fixador externo e gesso.
- Cobertura vascularizada do tecido mole da ferida e de qualquer espaço morto.

Seleção

Joelho
- Os retalhos do músculo gastroctêmio laterais e mediais ou combinação de dois podem ser usados para cobrir, com sucesso, a maior parte dos defeitos de joelho.
- Os retalhos fasciocutâneos também devem ser relatados para recuperar, com sucesso, próteses totais de substituição de joelho.
- Se a deficiência é extensa ou os retalhos locais são inadequados ou indisponíveis, a transferência de músculo livre deve ser o tratamento escolhido.

Cotovelo
- O extensor ulnar do carpo ou braquiorradial pode ser pediculado e movido através de 180°, até mesmo usando o tendão para reconstruir o tendão do tríceps, se necessário.
- Um retalho interósseo posterior baseado proximalmente pode ser útil para a exposição.
- Retalho lateral do braço se a incisão cirúrgica anterior permitir.

Ombro
- Grande dorsal (somente o músculo ou miocutâneo) ou peitoral maior (músculo) são utilizados.

Quadril
Os retalhos não são necessários com frequência por causa da profundidade da articulação e dos tecidos adjacentes. No entanto, se há um leito muito cicatrizado mantendo o espaço morto que se segue da remoção do implante e da criação do quadril em Girdlestone, transposição do reto da coxa, vasto lateral ou reto do abdome pode fechar, com sucesso, o espaço morto e a ferida.

Infecção necrosante dos tecidos moles

Definição
A infecção dos tecidos moles é caracterizada pela inflamação rapidamente progressiva e necrose. Os exemplos específicos incluem fascite necrosante, um termo popularizado por Wilson em 1952, gangrena gasosa, e gangrena de Fournier (fascite necrosante do períneo e do escroto).

Incidência
Nenhum valor confiável, no entanto mais comum do que se acredita.

Etiologia
- Fatores de predisposição:
    - Local: trauma, cirurgia recente, abuso de droga IV, ulceração venosa crônica, infecções de pele superficiais.
    - Sistêmica: imunodeficiência (HIV/AIDS, uso de esteroides, diabetes melito).

Microbiologia
- Geralmente polimicrobiana: média de 2,8 organismos por paciente.
- Comumente anaeróbios, flora da pele, e bacilos gram-negativos.
- As infecções microbianas são geralmente causadas pelo estreptococo hemolítico do grupo A, *S. aureus* e espécies de *Clostridium*.
- A gangrena gasosa é, muitas vezes, causada pela bactéria *Clostridium perfringens* que produz lecitinase levando à mionecrose e à formação de gás.

Aspectos clínicos
- Locais: eritema, dor além da proporção da inflamação, edema, cianose ou bronzeamento da pele, induração, trombose dérmica, epidermólise, anestesia da área afetada conforme os nervos cutâneos ficarem isquêmicos, gangrena dérmica, crepitação, formação de vesícula.
- Sistêmicos: febre, choque, insuficiência renal aguda.

Investigações
- O diagnóstico da infecção de ferida necrosante é clínico e deve ser conduzido à instituição imediata do plano de controle definitivo. Nenhuma investigação deve retardar a ressuscitação e o desbridamento cirúrgico.
- Os raios X simples podem demonstrar gás subcutâneo ou corpo estranho.
- MRI e biópsia de secção congelada podem auxiliar no diagnóstico em casos difíceis.

Controle

Médico
Ressuscitação agressiva com monitoramento invasivo para alcançar o fluido, eletrólito e estabilidade hemodinâmica. A terapia antibiótica deve ser vista como um complemento do desbridamento cirúrgico. A terapia antibiótica empírica deve ser de amplo espectro e ajustada sob a direção de um microbiologista na luz dos resultados das culturas de espécimes cirúrgicos.

Cirúrgico
- **Fase aguda.** O desbridamento cirúrgico é o suporte principal do tratamento e deve ser desempenhado antes e de maneira agressiva – todo tecido necrótico deve ser excisado. O músculo profundo deve ser inspecionado e ressecado se necessário. O desbridamento é adequado quando a dissecação com o dedo não separa mais facilmente o tecido subcutâneo da fáscia. A ferida deve ser mantida aberta e coberta. Os pacientes devem passar por uma re-exploração a cada 24-48 horas ou antes se indicado, até que não haja nenhuma progressão adicional da necrose.
- **Fase reconstrutora.** A cobertura da ferida deve ser retardada até que a infecção seja resolvida clinicamente. Os métodos usados incluem fechamento primário retardado, enxerto de pele de espessamento total, retalhos locais ou transferência de tecido livre. A seleção do método mais adequado depende do local e da extensão da doença.

Cuidado pós-operatório
Os pacientes devem ser tratados em ICU.

Prognóstico
- As condições comórbidas que aumentam o risco de infecção ameaçadora à vida são diabetes melito, doença vascular periférica, desnutrição, malignidade, estados imunocomprometidos (AIDS, terapia com esteroide), obesidade, álcool crônico ou abuso de droga IV.
- Os outros fatores para morte secundários à infecção de tecido mole necrosante são estendidos à infecção, ao retardo do primeiro desbridamento e ao grau de disfunção do sistema do órgão na admissão.

Em Elliot *et al.* (1996) relatada taxa de mortalidade de 25% comparável à taxa de 20% relatada por Meleney (1924).

Referências
Elliot DC, Kufera JA, Myers RA (1996). *Ann Surg* **224**, 672–83.
Meleney FL (1924). *J Exp Med* **40**, 233–52.

Capítulo 16

Tumores

Fibromatoses 480
Sarcoma de tecido mole 481
Neurilemoma (*schwannoma* benigno) 488
Neurofibroma 490
Neurofibromatose 492
Lipoma 495
Dissecção axilar 497
Dissecção inguinal 500
Biópsia de linfonodo sentinela 503

Fibromatoses

Definição
- Hiperplasia de tecido conectivo que se infiltra localmente e não é maligna. Geralmente surge da fáscia.
- Os tipos incluem desmoides (fibromatoses músculo aponeuróticas do reto) fascite pseudossarcomatosa nodular, fibromatose plantar, fibromatose agressiva e fibromatose juvenil.

Tumores desmoides (fibromatoses musculo aponeuróticas do reto)
- Mais comuns em mulheres.
- Geralmente na idade de 20-40 anos.
- Podem ser multifocais, mas geralmente estão em associação à fáscia musculoaponeurótica.
- Localmente invasivos e podem cruzar os planos fasciais.
- Histologicamente veem-se muitas células de colágeno e fusiformes fibrosas, mas poucas mitoses. Pode-se ver alguma degeneração mucoide.
- Etiologia desconhecida: trauma, influência hormonal (estrógeno), relacionadas com a síndrome de Gardner.
- O tratamento é a excisão local ampla.
- As taxas de recidiva local são muito altas, se incompletamente excisados.

Fascite pseudossarcomatosa nodular
- Tumor benigno, mas preocupante, de fibroblastos.
- Geralmente subcutâneo; o tumor subfascial tem crescimento rápido; pode ser sensível; pode atravessar os planos fasciais e parecer invasivo na ressonância nuclear magnética (MRI) e à histopatologia.
- Etiologia desconhecida, mas possivelmente relacionada a trauma.
- O tratamento é a excisão ampla e a reconstrução, se recorrente, considerar a reexcisão e a radioterapia.

Fibromatose plantar
Fibromatose agressiva
Fibromatose digital juvenil

Sarcoma de tecido mole

Definição
A palavra "sarcoma" é derivada de uma palavra grega que significa "crescimento cárneo". Os sarcomas são tumores malignos de origem mesenquimal, por exemplo, músculos estriados, gordura, tecido fibroso e os vasos que servem esses tecidos. Por convenção, os tumores malignos do sistema nervoso periférico também são incluídos.

Incidência
Relativamente raro, é responsável por menos de 1% das neoplasias malignas; 1.300 casos são observados a cada ano na Inglaterra e Gales. Podem ocorrer em qualquer parte no corpo, mas a maioria surge das extremidades, parede torácica, mediastino e retroperitônio. A incidência aumenta gradualmente a cada década da vida, atingindo um pico aos 60 anos. É ligeiramente mais comum em homens.

Etiologia
É desconhecida na maioria dos casos. Muitos pacientes tem uma história de trauma recente, embora isso seja considerado simplesmente para chamar a atenção sobre a neoplasia de base. Pode surgir de lesões de distúrbios hereditários, por exemplo, neurofibromatose, encondromas múltiplos. A exposição à radiação ionizante ou a radioterapia prévia e carcinógenos ambientais (p. ex., pesticidas de ácido fenoxiacético, dioxinas e clorofenol conservante de madeira) têm sido implicados. Pode surgir em cicatrizes de queimaduras térmicas e ácidas e na vizinhança de implantes protéticos após um período latente. O vírus Epstein-Barr (EBV) tem sido implicado no desenvolvimento de tumores de musculatura lisa em pacientes imunodeficientes. A imunodeficiência também tem sido ligada ao desenvolvimento de leiomiossarcoma e angiossarcomas.

Características clínicas
Não existem sinais físicos confiáveis para distinguir uma massa benigna de uma maligna; ambas geralmente se apresentam como uma massa indolor. Suspeite quando estiver presente uma massa com as seguintes características:
- Diâmetro > 5 cm.
- Profundo na fáscia profunda.
- Doloroso (especialmente dor noturna).
- Aumenta de tamanho.

Classificação
As classificações iniciais eram descritivas e baseadas na configuração nuclear e não no tipo de célula tumoral, por exemplo, "tumor de células redondas", "sarcoma de célula em fuso". Classificações recentes são pautadas na linha de diferenciação celular do tumor.

Macroscópica
Eles aumentam de tamanho de maneira centrífuga, comprimindo o tecido normal e dando a aparência de encapsulação. A pseudocápsula contém uma margem interna de tecido normal e uma rima externa de edema, e vasos recém-formados. Os apêndices do tumor podem se estender para dentro e através da pseudocápsula para formar lesões satélites. A fáscia, a bainha de nervo e a adventícia dos vasos são relativamente resistentes à invasão. As metástases para os linfonodos são incomuns; os pulmões são o local mais comum de metástases sistêmicas hematogênicas.

Microscópica
Baseada no tipo de tecido formado pelo tumor. A atual classificação da Organização Mundial da Saúde (WHO) possui 15 tipos (Tabela 16.1). Outra classificação em grau alto ou baixo é fundamentada na celularidade, anaplasia ou pleomorfismo, atividade mitótica, crescimento expansivo ou infiltrativo e necrose. A graduação oferece o melhor guia para o risco futuro de recidiva local, metástases e sobrevivência

Estadiamento
Os dois principais sistemas de estadiamento usados foram desenvolvidos pela *American Joint Committee on Cancer* (AJCC) e pela *Musculoskeletal Tumour Society*, conforme descritos por Enneking *et al.* (1980).

Sistema de estadiamento AJCC (Tabela 16.2)
Baseado no sistema de estadiamento TNM (tumor, nodos, metástases) com a adição de grau e profundidade tumorais relativos à fáscia muscular recoberta. Aplicável aos sarcomas de tecido mole em qualquer local. Utiliza 5 cm como uma dimensão importante para determinar o prognóstico embora essa designação seja arbitrária.

Sistema de estadiamento da Muskuloskeletal Society (Enneking) (Tabela 16.3)
Para sarcomas tanto de tecido mole quanto de ósseo. Com ênfase na compartimentalização, é mais adequado para sarcomas de extremidade. Não inclui tipo, tamanho ou profundidade do tumor, e seu sistema de graduação provavelmente é muito estreito para a ampla gama biológica de sarcomas de tecido mole.

Tabela 16.1 Classificação histológica de sarcomas de tecido mole

Subtipo	Classificação	Exemplo
I	Tumores fibrosos	Fibrossarcoma
II	Tumores fibro-histiocítico	Histiocitoma fibroso maligno
III	Tumores lipomatosos	Lipossarcoma
IV	Tumores de musculatura lisa e esquelética	Rabdomiossarcoma
V	Tumores dos vasos sanguíneos	Sarcoma de Kaposi
VI	Tumores de vasos linfáticos	Linfangiossarcoma
VII	Tumores sinoviais	Sarcoma sinovial
VIII	Tumores mesoteliais	Mesotelioma
IX	Tumores de bainha de nervo periférico	Schwannoma maligno
X	Neuroectodérmico paranganglionar	Neuroblastoma
XI	Tumores paranglionares	Paraganglioma maligno
XII	Tumores extraesqueléticos ósseos e cartilaginosos	Osteossarcoma extraesquelético
XIII	Tumores de mesênquima pluripotencial	Mesenquimoma maligno
XIV	Tumores de histogênese incerta	Sarcoma epitelioide
XV	Não classificado	

Adaptada de Enziger e Weiss (1988).

Investigações
Avaliação adicional ou biópsia (ou ambas) é indicada quando uma massa de tecido mole surge sem uma história de trauma ou persiste por mais de 6 semanas após trauma local.

Raios X
Diferencia tecido mole e osso. Tumores adjacentes ao osso podem causar uma reação periosteal. Na maioria dos casos, os sarcomas de tecido mole invadem o osso, assim, nem os raios X nem a cintilografia se provaram úteis. Alguns sarcomas de tecido mole mostram calcificação com manchas.

Imagens de MRI
É a investigação de escolha para delinear aos limites anatômicos do tumor. É superior às imagens de tomografia computadorizada (CT). A cintilografia com agentes de busca de tumor tem sido utilizada, com uma sensibilidade relatada de 56-93% utilizando gálio ou de 89% utilizando ^{99m}Tc (V)-ácido dimercaptossuccínico (DMSA).

PET
A tomografia com emissão de pósitrons com [^{18}F]fluorodeoxiglicose permite a visualização e a quantificação do metabolismo da glicose nas células (deve ser aumentada nos tumores malignos). Usada para identificação e estadiamento.

Biópsia
Todas as massas de tecido mole > 5 cm de diâmetro e quaisquer lesões novas, que aumentem de tamanho ou sejam sintomáticas devem passar por biópsia. A escolha da técnica é ditada pelo tamanho, localização da massa e experiência do patologista: tumores lipomatosos neurais são difíceis para o patologista diagnosticar com precisão em amostras pequenas (biópsias com agulha) em razão de erro de retirada da amostra, baixos números de células e atividade celular. Os locais de biópsia devem ser excisados com o tumor e, portanto, devem ser planejados e localizados juntamente com o cirurgião, o patologista e o radiologista.

Punção aspirativa com agulha fina (FNA)
É para a retirada de amostra de tumores de inserção profunda (p. ex., retroperitoneal) guiada por ultrassonografia (US) ou CT. Minimiza o potencial para derramamento do tumor na cavidade peritoneal. Aceitável para documentação de recidiva local-distante em pacientes com sarcoma previamente diagnosticado. O uso é limitado pela dificuldade de se fazer um diagnóstico preciso a partir de uma amostra pequena de aspirado celular

Biópsia com agulha grossa (Tru-cuts ou calibre 14)
Tem acurácia preditiva de mais de 90% para a presença e tipo de malignidade de tecido mole (menos em tumores lipomatosos e neurais) e é custo-efetiva. Limitada pelo pequeno tamanho da amostra (1 × 10 mm), ou o tecido obtido pode não ser representativo com consequente subestimação do grau. Não são comprovados os temores anteriores de que poderia causar formação de hematoma e subsequente disseminação de células tumorais além dos limites da lesão primária.

Capítulo 16 ▪ Tumores

Tabela 16.2 Sistema de estadiamento de sarcomas de tecido mole da AJCC

Estádio	Grau	Tamanho do tumor	Linfonodos regionais	Metástases distantes
IA	G1 ou G2	T1a ou T1b	N0	M0
IB	G1 ou G2	T2a	N0	M0
IIA	G1 ou G2	T2b	N0	M0
IIB	G3 ou G4	T1b	N0	M0
IIC	G3 ou G4	T2a	N0	M0
III	G3	T2b	N0	M0
IV	Qualquer G	Qualquer T	Linfonodos ou metástases distantes	

Grau histológico de malignidade: G1 = bem diferenciado; G2 = moderadamente diferenciado; G3 = mal diferenciado; G4 = não diferenciado.
Tamanho do tumor primário: T1 = tumor ≤ 5 cm no maior diâmetro; T1a = tumor superficial (inteiramente acima da fáscia); T1b = tumor profundo (invasão da fáscia ou inteiramente abaixo dela); T2 = tumor > 5 cm no diâmetro maior; T2a = tumor superficial (inteiramente acima da fáscia); T2b = tumor profundo (invasão da fáscia ou inteiramente abaixo dela).
Linfonodos regionais; N0 = sem metástases histologicamente verificadas para os linfonodos; N1 = metástases histologicamente verificadas para os linfonodos.
Metástases distantes: M0 = sem metástases distantes; M1 = metástases distantes presentes.

Tabela 16.3 Sistema de estadiamento da *Musculoskeletal Tumor Society* (Enneking)

Estádio	Grau	Local	Metástases
IA	G1	T1	M0
IB	G1	T2	M0
IIA	G2	T1	M0
IIB	G2	T2	M0
III	G1 ou G2	T1 ou T2	M1

Grau de malignidade: G1 = qualquer tumor de grau baixo; G2 = qualquer tumor de grau alto.
Tamanho do tumor primário: T1 = tumores intracompartimentais confinados dentro dos limites de estruturas anatômicas bem diferenciadas (p. ex., intra-articular, superficial à fáscia profunda); T2 = tumores extracompartimentais, que podem envolver ou surgir de estruturas com os quais não possuem barreiras anatômicas naturais (p. ex., extensão de tecido mole, extensão da fáscia profunda).
Metástases: M0 = sem metástases regionais ou distantes; M1 = metástases regionais ou distantes presentes.

Biópsia excisional
Refere-se à remoção da lesão com ou sem uma margem significativa de tecido normal. Deve ser reservada a lesões extremamente superficiais ou lesões < 3-5 cm de diâmetro. As biópsias excisionais de sarcomas grandes ou profundos são indesejáveis uma vez que contaminam os planos teciduais circundantes e comprometem o procedimento cirúrgico definitivo subsequente. Embora os sarcomas pareçam ser encapsulados, na realidade muitos possuem uma pseudocápsula e a enucleação do tumor através de sua pseudocápsula deixa para trás o câncer macro ou microscópico.

Biópsia incisional (aberta)
Envolve a remoção de uma generosa fatia de tecido realizada através de incisões que podem ser incorporadas com facilidade à incisão planejada para ressecção futura (p. ex., incisão orientada ao longo do eixo longo da extremidade envolvida, mantém as incisões nas nádegas baixas de modo a não prejudicar o retalho posterior de uma amputação subsequente da porção traseira). A atenção para a hemostasia minimiza a formação de hematoma. Os drenos devem sair através ou perto da incisão da biópsia e o trato do dreno deve ser incisado em continuidade com o tumor, se subsequentemente for comprovado que é maligno.

Tratamento
Os regimes atuais visam alcançar controle efetivo do local com mínima perturbação funcional utilizando cirurgia e radioterapia. A quimioterapia adjuvante permanece controversa na maioria dos sarcomas da extremidade, mas tem um papel nos sarcomas intra-abdominais específicos (GIST, tumor estromal gastrointestinal).

Exame físico
Determina o tamanho do tumor, qualquer fixação às estruturas adjacentes, relação com o local da biópsia, estado funcional da parte envolvida e do paciente, envolvimento de linfonodos, estadiamento e quaisquer condições que confundam e possam comprometer o tratamento cirúrgico ótimo ou a radioterapia.

Imagens radiológicas
Raios X e CT torácica para pesquisar metástases pulmonares. A CT incluindo o fígado deve ser acrescentada para os tumores intra-abdominais ou retroperitoneais.

Cirurgia
A alta taxa de recidiva após enucleação e o conhecimento de que os sarcomas inicialmente se disseminam ao longo e não através dos planos fasciais levaram a excisões que incluíram todo o compartimento musculofascial (compartimentectomia). Na prática, é preferível uma excisão radical ampla, consistindo em excisão ampla do tumor com um plano tecidual intacto em todos os lados do tumor. A extensão da ressecção cirúrgica depende do local anatômico exato definido por MRI e CT. Os músculos a serem sacrificados são ressecados desde sua origem até a inserção, sempre que possível. A menos que envolvidas pelo tumor, as grandes artérias são dissecadas livres no plano subadventicial, uma vez que elas raramente são invadidas. A reconstrução com enxerto de veia autólogo é defendida se a artéria for sacrificada. As grandes veias são invadidas com mais frequência e podem ser sacrificadas sem reconstrução, com exceção das veias femoral, comum, ilíaca comum e subclávia. A função subsequente do membro será melhor se essas veias forem reconstruídas. O tumor é dissecado dos nervos, tomando-se o epineuro. A amputação é reservada para os tumores recidivantes irressecáveis. Para re-

duzir o risco de recidiva do coto, a amputação não é realizada através do compartimento de origem (p. ex., amputação da porção traseira para os tumores de coxa proximal, amputação através do joelho para os sarcomas do pé ou do tornozelo).

Ressecção de linfonodo
Não há benefício na remoção clínica de linfonodos normais e a dissecção de linfonodo só deve ser realizada na ausência de outra doença metastática.

Metástases
A ressecção curativa das metástases pulmonares pode ser considerada na ausência de metástases extrapulmonares. As metástases únicas podem ser consideradas para ressecção. As metástases múltiplas precisam ser tratadas em conjunto com o oncologista, mas a ressecção paliativa pode estar indicada.

Radioterapia
A radioterapia pós-operatória após excisão local ampla proporciona excelente controle do local para sarcomas primários das extremidades, reduzindo, significativamente, as taxas de recidiva local de tumores grandes e em alguns casos encolhe os tumores irressecáveis o suficiente para permitir ressecção poupando o membro. A radioterapia é mais eficaz no tecido não traumatizado em razão do melhor suprimento sanguíneo na ausência de espaços mortos avasculares fibróticos ou cicatriciais. Um total de $\geq$ 60 Gy é necessário e, para evitar o linfedema, toda a circunferência do membro não deve ser irradiada, isto é, uma faixa de pele de tecido subcutâneo longe do tumor é excluída do campo de tratamento. A braquiterapia oferece benefícios semelhantes aos da radiação com feixe externo no caso de tumores de alto grau.

Quimioterapia
Não há evidência conclusiva de que a quimioterapia melhore a sobrevida, em comparação com a cirurgia somente. Alguns estudos demonstraram significativo benefício geral e livre de doença no caso de sarcomas da extremidade, mas a magnitude desse benefício contra os efeitos colaterais cardiotóxicos significativos devem ser determinados em base individual. Apesar disso, para pacientes sem uma opção cirúrgica curativa, a quimioterapia representa o melhor tratamento atualmente disponível.

Perfusão de membro isolado
A perfusão do membro com o uso de melfalam, o fator alfa de necrose tumoral e o interferon gama têm sido mais eficazes. Embora a resposta em geral seja temporária, alguns tumores encolhem o suficiente para permitir uma cirurgia que poupe o membro.

Prognóstico
Grau, tamanho e profundidade são fatores preditivos significativos com relação à sobrevida (Tabela 16.4). Entretanto, a relação entre esses fatores e o prognóstico ainda não foi definida, isto é, se um sarcoma de alto grau, pequeno e superficial, tem prognóstico semelhante ao de um sarcoma de grau baixo, grande e profundo. O envolvimento linfonodal acarreta o mesmo prognóstico de uma doença metastática distante, ou seja, estádio IV e a sobrevida em 5 anos é de 20%.

Tabela 16.4 Taxas de sobrevida livre de doença em 5 anos por tamanho de tumor para pacientes com sarcomas de graus intermediário e alto tratados com cirurgia e irradiação

Tamanho do tumor (cm)	Nº de pacientes*	Livre de doença em 5 anos (%)
< 2,5	17	94
2,6-4,9	48	77
5,0-10,0	55	62
10,1-15,0	24	51
15,1-20,0	9	42
> 20,0	6	17

*Somente pacientes nos quais o controle do local foi incluído.
De Suit et al. (1988).

Referências

Enneking WF, Spanier SS, Goodman MA (1980). *Orthop Relat Res* **153**, 106–20.
Enzinger FM, Weiss SW (1988). *Soft Tissue Tumors* (2nd edn). Mosby, St. Louis, MO.
Suit HD, Mankin HJ, Wood WC, et al. (1988). *J Clin Oncol* **6**, 854–62.

Neurilemoma (*schwannoma* benigno)

Definição
Este é um tumor benigno de bainha de nervo que surge de forma descentrada a partir do nervo.

Incidência
- Tumor de nervo mais comum.
- Todos os grupos etários, porém mais comum na faixa etária de 20-50 anos.
- Envolvimento equivalente em ambos os sexos.

Classificação
- *Schwannoma* benigno.
- *Schwannoma* antigo (degenerado): tumores grandes de longa duração com acentuada alteração degenerativa.
- *Schwannoma* celular: diagnosticado erroneamente como maligno em 25% dos casos em razão da alta celularidade e atividade mitótica.
- Neurilemoma plexiforme (5%): estes crescem em um padrão plexiforme ou multinodular que pode não ser clinicamente evidente. Menos de 5% possuem neurofibromatose.

Apresentação clínica
- Geralmente se apresentam como lesões solitárias; ocasionalmente, podem ser múltiplos ou com o contexto de NF1.
- Locais comuns são: a cabeça, pescoço e as superfícies flexoras das extremidades superiores e inferiores.
- Tumores de inserção profunda estão presentes no retroperitônio e mediastino.
- Tumor de crescimento lento; geralmente indolor e perpendicular móvel ao eixo do nervo envolvido.
- Ocasionalmente causa sintomas de sensibilidade, parestesia, dormência ou fraqueza em razão de pressão/compressão do nervo.

Patologia
Aparência macroscópica
Tumores excêntricos bem encapsulados que podem-se assemelhar a neurofibromas. A secção pode mostrar uma aparência amarela, acinzentada ou rosada. As alterações degenerativas podem ser na forma de cistificação ou calcificação.

Aparência microscópica
Cápsula fibrosa bem marcada. Não há evidência de neurite dentro da substância do tumor. Caracterizado pela presença de áreas de Antoni A e Antoni B. As áreas de Antoni A são áreas de coloração de proteína S-100 que são compostas de células em fuso ordenadamente compactadas. As áreas de Antoni B são menos ordenadas e bem menos celulares. Há vasos grandes e irregularmente espaçados que são evidentes nas áreas de Antoni B relativamente acelulares.

NEURILEMOMA (*SCHWANNOMA* BENIGNO)

Tratamento
- Investigação com MRI ou US.
- Alteração maligna é muito rara e não pode ser confiavelmente detectada por imagem. Suspeite de malignidade se tiver > 5 cm de diâmetro, causando dor à noite, ou sintomas neurológicos.
- Indicação para excisão:
    - Massa está crescendo, causando preocupação.
    - Sintomático – dor, sensibilidade, efeito de pressão.
    - Sintomas neurológicos de parestesia, dormência ou fraqueza.
    - A própria massa causa deformação.
- Esses tumores são bem encapsulados e, sendo descentrados, podem em geral ser removidos sem sacrificar o nervo.
- A taxa de excisão incompleta e, portanto, de recidiva, é muito pequena.

Neurofibroma

Definição
Uma lesão benigna que surge de dentro do nervo periférico.

Incidência
- O tumor de nervo mais comum.
- Todos os grupos etários, mas são mais comuns na faixa de 20-50 anos.
- Envolvimento equivalente em ambos os sexos.

Classificação
- Neurofibroma cutâneo solitário: neurofibroma superficial único que surge ao lado do quadro clínico de neurofibromatose. Equivalente em ambos os sexos. Comum no grupo etário de 20-30 anos. Distribuído de maneira uniforme na superfície corporal. Nódulos de crescimento lento, em geral são indolores. Alteração maligna rara é possível.
- Neurofibroma periférico: não associado a NF, mas que ocorre como lesão solitária que surge do nervo periférico.
- Neurofibroma visceral: neurofibroma que envolve vários sistemas de órgãos (trato gastrointestinal, apêndice, laringe, coração etc.).
- Neurofibroma plexiforme (elefantíase neuromatosa); neurofibroma difuso que surge de um nervo superficial principalmente cutâneo e associado à deformação macroscópica. Esse neurofibroma é caracterizado por degeneração mixoide. Também denominado paraneuroma, surge com mais frequência em crianças e adultos jovens.
- Neurofibromatose: subclassificada ainda em tipos I (periférico) e II (central).
- Pseudoartrose: neurofibroma que envolve o osso. Comum na tíbia nas crianças em crescimento.
- Envolvimento ósseo: afinamento do córtex do osso longo ou displasia esfenoide.
- Neuroma acústico: forma central de envolvimento de neurofibroma ou schwannoma em NF2.
- Envolvimento central: glioma de nervo óptico, astrocitoma e uma variedade de heterotopias (não NF2).

Apresentação clínica
- Geralmente se apresenta como lesões solitárias; ocasionalmente pode ser múltiplo, especialmente dentro do contexto de NF1.
- Locais comuns são: a cabeça, o pescoço e as superfícies flexoras das extremidades superior e inferior.
- Tumores de inserção profunda estão presentes no retroperitônio e no mediastino.
- Tumores de crescimento lento, geralmente indolor e perpendicular móvel ao eixo do nervo envolvido.
- Ocasionalmente causa sintomas de sensibilidade, parestesia, dormência ou fraqueza em razão de pressão/compressão do nervo ou invasão após alteração maligna.

NEUROFIBROMA

Patologia

Aparência macroscópica
Tumores branco-acinzentados que não têm alterações degenerativas secundárias associadas a neurilemomas (schwannomas). Eles surgem dentro da estrutura do nervo e tendem a se expandir de maneira fusiforme. O nervo normal geralmente pode ser visto entrando e saindo do edema.

Aparência microscópica
A aparência histológica varia dependendo do conteúdo das células, mucina e colágeno. Há feixes entrelaçados de células alongadas com núcleos de coloração escura e ondulados. Uma pequena quantidade de material mucoide separa essas células dos filamentos de colágeno. As neurites são visíveis dentro da substância do tumor.

Tratamento
- Investigação por MRI ou US.
- A incidência de alteração maligna é rara, exceto em NF. A malignidade pode não ser confiavelmente detectada por imagem.
- Suspeite de malignidade, se:
  - O tumor tiver mais de 5 cm de diâmetro.
  - O tumor está crescendo.
  - O tumor está causando dor à noite.
  - Há sintomas neurológicos.
- Indicação para biópsia de excisão ou incisão (biópsia com agulha não é confiável para tumores de nervo em razão das poucas mitoses).
  - A massa está crescendo, causando preocupação.
  - Sintomático – dor, sensibilidade, efeito de pressão.
  - Sintomas neurológicos de parestesia, dormência ou fraqueza.
  - A própria massa está causando deformação.
- Esses tumores não são encapsulados, mas apesar disso em geral podem ser removidos sem sacrificar a maior parte do nervo. Eles não se "descascam" com os schwannomas.
- A taxa de excisão incompleta e, portanto, de recidiva é moderada.

Neurofibromatose

Também conhecida como doença de Von Recklinghausen.

Definição
Forma hereditária do neurofibroma múltiplo, que foi considerada uma só doença por um logo tempo, mas agora são reconhecidas como duas entidades distintas tanto clínica quanto geneticamente.

Incidência
Neurofibromatose 1 (NF1)
- 1 em 2.500-3.000 nascimentos.

Neurofibromatose 2 (NF2)
- 1 em 50.000 nascimentos.
- Rara, comparada com NF1.

Classificação
- Neurofibromatose 1: forma periférica anterior da doença.
- Neurofibromatose 2 ou neurofibromatose acústica bilateral: forma central anterior da doença.

Neurofibromatose 1
Genética
- Autossômica dominante com alta taxa de penetrância.
- Metade desses pacientes possuem membros da família afetados; o resto representa novas mutações.
- Associada a inserções, deleções ou mutações no gene *NF1*, que é um gene supressor tumoral localizado no cromossomo 17.

Critérios diagnósticos
Dois ou mais dos seguintes sinais ou fatores em um só indivíduo:
- Seis ou mais máculas café com leite com o maior diâmetro > 5 mm em indivíduos pré-púberes e > 15 mm em indivíduos pós-púberes.
- Dois ou mais neurofibromas de qualquer tipo ou um neurofibroma plexiforme.
- Formação de manchas na região axilar ou inguinal.
- Glioma óptico.
- Dois ou mais nódulos de Lisch (hamartomas da íris).
- Uma lesão óssea distinta, como displasia esfenoide ou afinamento do córtex de osso longo com ou sem pseudoartrose.
- Um parente em primeiro grau com NF1 conforme os critérios anteriores.

Características clínicas
- Formação de manchas axilares ou inguinais.
- Neurofibromas cutâneos múltiplos ou viscerais.
  - Apresenta-se como pequenos nódulos cutâneos moles.
  - Alguns podem ser sensíveis.
  - O aparecimento dos neurofibromas ocorre durante a infância ou adolescência e podem envolver qualquer sistema de órgãos (visceral ou cutâneo), o sistema nervoso central (CNS) ou o envolvimento ósseo não é incomum.

- Múltiplas manchas café com leite:
    - Mais de 90% dos pacientes com NF1 têm manchas café com leite e seu número e tamanho servem como guia útil na determinação do diagnóstico e prognóstico dessa doença.
    - Os pacientes com menos manchas café com leite tem um início tardio de neurofibromas palpáveis, envolvimento segmentar com neurofibromatose ou NF2.
    - Grandes manchas café com leite podem prenunciar o desenvolvimento posterior de neurofibromas subcutâneos ou plexiformes de tecido mais profundo.
- Os neurofibromas plexiformes teciduais são áreas pequenas e maciças de neurofibromatose tecidual:
    - Massas homogêneas moles.
    - Envolve todos os planos teciduais profundos até uma mancha café com leite que pode ser muito pálida.
    - Altamente vascularizada.
    - Geralmente quente e úmida.
    - Cicatriza mal.
- Tumores de nervo periférico (neurofibromas ou schwannomas) desenvolvem-se e podem causar sintomas:
    - Esses tumores podem ser múltiplos e grandes e são descritos, de forma confusa, como neurofibromas plexiformes pelos geneticistas.
    - Esses são os tumores que sofrem transformações malignas; contudo, a malignidade pode surgir em pequenas massas subcutâneas.
- Pseudoartrose ou complicações que partem desse ponto podem ser uma característica inicial de apresentação.
- Homens jovens com essa condição podem desenvolver ginecomastia. É uma entida de histologicamente diferente da ginecomastia verdadeira e, portanto, é chamada de *pseudoginecomastia*.
- Gliomas ópticos e nódulos de Lisch raramente são detectados por cirurgiões plásticos.

Tratamento
As indicações para cirurgia incluem:
- Grandes lesões que causam problemas mecânicos ou uma cosmética adversa.
- Múltiplas lesões cutâneas que causam problemas com higiene, cosmética.
- Lesões dolorosas.
- Lesões que comprometem a função orgânica.
- Lesões que causam neuropatia.
- Lesões suspeitas de malignidade (crescimento rápido > 5 cm de diâmetro, situadas em um nervo profundo, causando dor especialmente à noite) ou outra neuropatia.

Mesmo após a chamada excisão completa dessas lesões, com frequência há recidiva clínica porque a maioria é mal definida.

Opções cirúrgicas
- Múltiplas excisões cutâneas por bisturi, diatermia de alça, *laser*.
- Remoção de volume de neurofibromas plexiformes teciduais.
- Biópsia de incisão ou excisão de tumores suspeitos do nervo.
- Excisão de pseudoartroses e reconstrução por meio de transferência de retalho ósseo livre.
- Excisão ampla de tumor maligno de bainha de nervo (MPNST) e reconstrução por meio de enxerto de nervo ou transferências de tendão.

Alteração maligna
- Ocorre em 2-29% dos casos.
- Tumores malignos tendem a se desenvolver em pacientes que manifestaram a doença por, no mínimo, 10 anos.
- O aumento de tamanho rápido em um neurofibroma preexistente em geral sinaliza o desenvolvimento de um neurossarcoma e uma biópsia de incisão ou excisão é obrigatória.
- O prognóstico após tratamento do MPNST por meio de excisão local ampla e/ou amputação é muito precário, com uma sobrevida de 20% em 5 anos.

Neurofibromatose 2
Genética
Autossômica dominante com alta taxa de penetrância (95%).
Localizada pelas alterações em um gene no cromossomo 22.

Critérios diagnósticos
- Massas no nervo craniano (CN) VIII confirmadas por CT ou MRI.
- Parente em primeiro grau com NF2 e massa CN VIII unilateral ou dois dos seguintes:
  - Neurofibroma.
  - Meningioma.
  - Glioma.
  - Schwannoma.
  - Opacidade lenticular subcapsular posterior juvenil.

Características clínicas
O início geralmente é na adolescência ou no começo da vida adulta, com perda auditiva ou zumbido. Manchas café com leite e neurofibromas podem estar presentes, mas números bem inferiores aos da NF1.

Tratamento
- Os neuromas acústicos são excisados por neurocirurgiões e a paralisia de nervo facial que resulta com frequência é tratada por cirurgiões plásticos.
- Os neurofibromas e os schwannomas são excisados como indicado.

Lipoma

Definição
- Um lipoma é uma neoplasia benigna (hamartoma) que contém células adiposas (de gordura) do tipo adulto.
- Um hibernoma contém células adiposas fetais (gordura marrom). Geralmente é encontrado nos primeiros 6 meses de vida, principalmente no retroperitônio.

Incidência
Muito comum.

Etiologia
Desconhecida.

Classificação
Os lipomas podem ser classificados de acordo com:
- Cápsula:
    - Encapsulado.
    - Não encapsulado.
- Localização anatômica:
    - Subcutâneo.
    - Submuscular.
    - Intramuscular.
    - Superiosteal.
    - Retroperitoneal.
    - Espinhal.
    - Mediastinal.
    - Nuca (aparência de "corcova de búfalo"): doença de Madelung.
- Presença de tecido associado:
    - Angiolipoma.
    - Fibrolipoma.
- Número:
    - Único – lipoma.
    - Múltiplos – lipomatose.
- Sensibilidade associada:
    - Lipomas múltiplos – doença de Dercum (indolor).
    - Lipomas múltiplos – adiposo doloroso (angiolipomas dolorosos).

Apresentação clínica
Geralmente bem circunscritos, de moles a císticos (a gordura é líquida à temperatura ambiente), móvel em todos os planos, não é pediculado à pele sobrejacente.

Investigações
- Exame clínico geralmente é suficiente.
- Imagens de US/MRI quando o lipoma é muito grande, associado a estrutura vital, profundo à fáscia profunda ou em localizações anatômicas específicas (cabeça e pescoço, linha média das costas etc.).

Tratamento
Excisão cirúrgica formal. No caso de lipomas subcutâneos moles, uma incisão diretamente sobre o edema e a expressão em geral libera o lipoma. Lipomas maiores e mais profundos requerem excisão formal. Hemostasia meticulosa com drenos, sempre que necessário, uma vez que os hematomas são complicações pós-operatórias comuns.

Complicações
- Dor.
- Necrose gordurosa.
- Calcificação.
- Sintomas de pressão sobre as estruturas circundantes.
- Alteração maligna (para lipossarcoma, geralmente no caso de lipomas muito grandes de longa duração, profundos à fáscia profunda, no retroperitônio, nas costas ou na coxa). Suspeite se superior a 5 cm de diâmetro, profundo à fáscia profunda, causando sintomas (especialmente dor).

Dissecção axilar

Também conhecida como dissecção axilar em bloco, linfadenectomia axilar, limpeza *(clearance)* axilar.

Objetivo
Remover linfonodos axilares em bloco (níveis I, II e III).

Indicações
- Envolvimento nodal metastático com ou sem doença distante limitante.
- Diagnóstico geralmente confirmado por FNA.
- Não indicada no linfoma.

Patologia
- Pele (melanoma maligno [MM]; câncer de célula escamosa [SCC]).
- Carcinoma de mama.

Anatomia clínica
- Ápice: delimitada pela margem externa da primeira costela medialmente, pela superfície posterior da clavícula, anteriormente, e pela margem superior da escápula, posteriormente.
- Base: formada pela fáscia axilar que se estende entre as margens inferiores do peitoral maior anteriormente e grande dorsal posteriormente.
- Parede anterior: peitoral maior e menor, subclávio e fáscia clavipeitoral.
- Parede posterior: subescápula acima, com o redondo maior e grande dorsal abaixo.
- Parede medial: as quatro primeiras costelas e o serrátil anterior.
- Parede lateral: bastante estreita; forma-se na convergência das paredes anterior e posterior e é delimitada pelo úmero, coracobraquial e bíceps braquial.
- Conteúdos: artéria e veia axilares, plexo braquial, nervos intercostobraquiais (ramos cutâneos laterais do segundo e com frequência do terceiro nervo intercostal), gordura, tecido areolar solto e linfonodos axilares.

Grupos de linfonodos axilares
Até 50 (normalmente 15-30) distribuídos em três grupos cirúrgicos:
- Nível I: lateral ao peitoral maior.
- Nível II: profundo ao peitoral maior.
- Nível III: medial ao peitoral menor.

Também distribuídos em grupos anatômicos:
- Grupo anterior (peitoral) (4 ou 5 nodos, equivalente ao Nível I): dentro da parede axilar medial ao longo da margem inferior do peitoral menor e ao longo da artéria torácica lateral. Drena na pele e os músculos das paredes torácicas anterior e lateral e a maior parte da mama.

- Grupo posterior (subescapular) (6 ou 7 nodos, equivalente ao Nível I): dentro do elemento posterior da parede axilar medial ao longo da artéria subescapular. Drena a parede torácica posterior e a parte dorsal axilar da mama.
- Grupo lateral (4 a 6 nodos, equivalente ao Nível II): situa-se nos aspectos medial e posterior da veia axilar. Drena em todo o membro superior.
- Grupo central (intermediário) (3 ou 4 nodos, equivalente ao Nível II): situa-se dentro do tecido na base da axila. Recebe linfa de todos os linfonodos precedentes.
- Grupo apical (subclavicular) (6 a 12 nodos), equivalente ao Nível III): dentro do ápice da axila situado parcialmente posterior à porção superior do peitoral maior e parcialmente acima desse músculo. Recebe linfa de todos os linfonodos precedentes.

Planejamento pré-operatório
O mesmo que para a dissecção inguinal.

Preparação do paciente na sala cirúrgica
Supino ou em cadeira de praia com o braço sem campo cirúrgico para permitir o reposicionamento durante a cirurgia. Um apoio ajustável ou suporte para o antebraço facilita a imobilização do membro superior na posição desejada. Preparação padrão e depilação da pele. Profilaxia de trombose de veias profundas (DVT). Antibióticos profiláticos.

Incisão
A incisão em forma de U invertido (com o braço abduzido) com o ápice do U apontando para o sulco deltopeitoral. Retalhos espessos de pele minimizam o risco de necrose do retalho de pele. Frequentemente há um plano fascial de gordura intrassubcutânea a seguir semelhante à fáscia de Camper. Alternativamente, uma incisão axilar anterior oblíqua ou uma incisão em zigue-zague pode ser feita ao longo da margem posterior do peitoral maior. O U é preferido porque o retalho cai posteriormente, ajudando na exposição e a necrose do retalho é rara.

Procedimento
Com o braço em abdução, eleve o retalho de pele e deixe que ele caia posteriormente. Delineie os limites da axila por meio de incisão da gordura ao longo da margem posterior do peitoral maior anteriormente e a margem anterior do grande dorsal posterior. A margem inferior está na região do canto do peitoral e grande dorsal na axila. Essa margem inferior é indistinta. A margem lateral encontra-se onde a gordura afina-se conforme entra no braço e na convergência do peitoral e do grande dorsal, tendo-se cuidado para preservar o nervo peitoral lateral em sua superfície profunda. Continue dissecando a gordura da parede axilar medial, preservando os nervos longo torácico (até o serrátil anterior) e toracodorsal (até o grande dorsal). Disseque a gordura da parede posterior. Em seguida, trabalhe na margem superior, elevando a gordura da veia axilar. O(s) nervo(s) intercostobraquial(is) podem ser difíceis de identificar (e, portanto, geralmente são danificados) já que se situam profundos e quase paralelos à veia axilar, que é um ponto de referência-chave durante o procedimento. O cirurgião deve assegurar-se de que seu plano de dissecção permanece inferior á veia. Flexionando-se o braço a 90° permite relaxar o peitoral maior, melhorando, assim, o acesso ao redor do peitoral menor, que pode ser dividido em sua inserção no coracoide para melhorar a exposição. A veia axilar é reduzida a esqueleto e as tributárias ligadas à medida que a gordura é dissecada em direção lateral a medial. Oriente e marque a amostra para o patologista.

Na ausência de linfadenopatia palpável dos nodos de Nível III, alguns cirurgiões podem optar por deixá-los *in situ* a fim de minimizar o linfedema pós-operatório.

Note que se a dissecção axilar for realizada concomitantemente com uma mastectomia radical modificada, o tecido mamário e os conteúdos axilares em geral serão removidos em bloco.

Se à dissecção axilar seguir-se uma cirurgia conservadora de mama, mastectomia ou qualquer procedimento de limpeza *(clearance)* de câncer, um novo jogo de instrumentos, luvas etc. devem ser utilizados para a dissecção axilar a fim de evitar disseminação metastática.

Fechamento
Hemostasia; irrigação da ferida; drenagem de sucção; fechamento de pele livre de tensão. Alguns cirurgiões excisam uma faixa de pele de ambas as margens da ferida antes do fechamento primário.

Cuidados pós-operatórios
Mantenha o dreno com sucção. Mobilize o ombro logo que seja tolerado para evitar "ombro congelado" e rigidez. Exercícios para o ombro e fisioterapia podem ser necessários por algum tempo pós-operatório. Mobilize a mão e o braço, logo que possível para reduzir o linfedema e a rigidez. Uma meia Tubigrip pode também ajudar.

Complicações
- Seroma/linfocele.
- Hematoma.
- Deiscência da ferida.
- Necrose da margem da ferida.
- Infecção da ferida.
- Linfedema.
- Parestesia no aspecto medial do braço causada pelo trauma ao nervo intercostobraquial. Isso causa muita morbidade e devem-se envidar todos os esforços para preservar o nervo.
- A fraqueza crônica e a rigidez do ombro podem ser experimentados; assim, é incentivada a mobilização pós-operatória precoce.
- Pode resultar em formação de escápula alada decorrente de lesão do nervo torácico longo.
- Trombose da veia axilar.

Dissecção inguinal

Dissecção inguinal, linfadenectomia inguinal, dissecção em bloco, limpeza inguinal.

Objetivo
Remover linfonodos profundos e superficiais em bloco da região inguinal. Descrita pela primeira vez por Basset, em 1912. Uma dissecção ilioinguinal, ou radical, inguinal pode ser realizada, em que são removidos os linfonodos inguinais, ilíacos e do obturador.

Indicações
- Profilática (visa à remoção clínica de micrometástases indetectáveis a fim de prevenir disseminação adicional da doença). Os benefícios da cirurgia profilática devem ser contrabalançados com a morbidade do procedimento. As diretrizes no Reino Unido atuais para o tratamento de melanoma cutâneo não apoiam a linfadenectomia profilática de rotina uma vez que esta não mostrou melhorar a sobrevida.
- Terapêutica (quando o envolvimento metastático do linfonodo é confirmado patologicamente por FNA ou quando há suspeita muito forte).

Patologia
Malignidade cutânea (MM, SCC), trato genital feminino (SCC da vulva), trato genital masculino (SCC peniano), trato gastrointestinal (SCC anal).

Anatomia clínica
O triângulo femoral é limitado pela margem medial do sartório lateralmente, margem medial do adutor longo, medialmente, e ligamento inguinal em sentido superior. O soalho em forma de canal é formado (de lateral a medial) pelo ilíaco, psoas maior, pectíneo, parte do adutor curto e adutor longo. A bainha femoral (contendo a artéria, veia e canal femorais) situa-se na parte mais profunda do canal com o nervo femoral situando-se fora e lateral à bainha. O teto é formado pela fáscia lata, fáscia cribriforme, tecido subcutâneo e pele.

Linfonodos inguinais superficiais
Estes são encontrados superficiais à fáscia lata e fáscia cribriforme dentro dos limites do triângulo femoral. Eles recebem linfáticos aferentes superficiais da extremidade inferior, escroto, pênis, vulva, clitóris, ânus e região infraumbilical da parede abdominal anterior. Os linfonodos inguinais superficiais podem ser subdivididos em:
- Verticais: linfonodos próximos da veia safena (perna).
- Laterais: linfonodos próximos do ligamento inguinal lateral (nádegas).
- Mediais: linfonodos próximos da metade medial do ligamento inguinal (genitais, períneo, abdome inferior decorrente de espinha ilíaca anterossuperior [ASIS] ao umbigo).

Linfonodos inguinais profundos
Profundos à fáscia cribriforme e mediais à veia femoral, são 6 a 8 linfonodos inguinais profundos, sendo o mais consistente o linfonodo de Cloquet, localizado no ápice do canal femoral. Os linfonodos profundos recebem aferentes dos linfonodos inguinais superficiais e dos troncos linfáticos profundos associados aos vasos femorais que, por sua vez, drenam os linfonodos poplíteos. Os linfonodos inguinais profundos drenam nos linfonodos ilíacos externos, que também recebem aferentes diretos do grupo inguinal superficial.

DISSECÇÃO INGUINAL

Planejamento pré-operatório
Avaliação clínica completa; exclui linfadenectomia generalizada ou doença metastática avançada. No contexto de linfadenectomia clínica (em oposição à biópsia do linfonodo sentinela [SLNB] positiva), confirmar diagnóstico patológico por citologia da punção aspirativa por agulha fina (FNAC) (quase 100% de sensibilidade e especificidade no caso de melanoma). Estadiar com precisão a doença, radiologicamente (CT ou MRI).

Preparação do paciente na sala cirúrgica
Posição supina com o quadril estendido, abduzido e girado externamente. Preparação padrão e depilação da pele. A cateterização uretral opcional. Profilaxia DVT. Antibióticos profiláticos.

Incisão
Longitudinal oblíqua ou longitudinal sobre o canal e em seguida em ângulo agudo lateralmente no ligamento inguinal. Retalhos espessos de pele são levantados.

Procedimento
Delineie as margens do triângulo femoral, superiormente o ligamento inguinal, lateralmente o sartório e medialmente o adutor longo. Trabalhando em cima inferolateralmente, os vasos femorais são esqueletizados. Tradicionalmente, a veia safena longa é dividida, embora a preservação possa reduzir o risco de linfedema pós-operatório. Muitos cirurgiões realizam uma transposição do sartório (ou "troca") a fim de proteger os vasos femorais subjacentes no caso de um colapso pós-operatório da ferida. O músculo sartório é dividido em sua inserção proximal e o ventre muscular é refletido medialmente (virado como a página de um livro) e preso no ligamento inguinal. Oriente e marque a amostra para o patologista.

Fechamento
Hemostasia; irrigação da ferida; drenagem de sucção. Fechamento da pele livre de tensão. Alguns cirurgiões excisam a pele de ambas as margens da ferida antes do fechamento primário.

Cuidados pós-operatórios
Há controvérsia referente à duração da drenagem de sucção pós-operatória. Alguns defendem a remoção precoce do dreno em 24 horas de pós-operatório; outros esperam que a drenagem caia abaixo de um limiar específico (p. ex., 20 mL/24 h), o que pode levar algumas semanas. Em média, o paciente fica internado na Inglaterra 12,8 dias. O paciente pode ir para casa com dreno *in situ*. A deambulação precoce minimiza o risco de DVT, embora possa aumentar a drenagem linfática. Apto a dirigir aproximadamente 4-6 semanas pós-cirurgia. Considere meias antiembolismo (TED) ou Tubigrip para DVT e profilaxia de linfedema.

Complicações
Comuns e com frequência debilitantes, mas raramente fatais:
- Formação de seroma/linfocele (6-40%) é minimizada pela sutura meticulosa ou ligação com grampo dos linfáticos divididos (a diatermia é ineficaz). Tratadas por aspiração percutânea; as recidivas podem ser tratadas com instilação de esclerosantes, como povidona-iodo, talco em pó ou doxiciclina.
- Hematoma (2-4%).
- Deiscência da ferida (17-65%) e infecção da ferida (6-20%) são mais frequentes em idosos e obesos.
- Linfedema (22-80%).
- Parestesia causada por divisão do nervo cutâneo lateral da coxa ou ramo femoral do nervo genitofemoral.
- DVT e embolia pulmonar (PE).

Limpeza *(clearance)* ilioinguinal ou radical
- Sem benefício para a sobrevida.
- Aumenta a morbidade.
- Indicada em certos pacientes após discussão com a equipe multidisciplinar.

Biópsia de linfonodo sentinela

Definição
O linfonodo sentinela é o primeiro na bacia linfática na qual as células de um local tumoral primário específico drenarão.

Princípios
Estudos com seres humanos e animais mostram trajetos bem definidos da linfa levando, de cada território cutâneo (linfossomos cutâneos), linfonodo(s) regional(is) específico(s). O mais importante, no melanoma, a ausência de melanoma no linfonodo sentinela é muito específica da bacia que é livre de melanoma.

Usos
Esta técnica atualmente é usada para a os tumores mais sólidos.

Indicações
O melanoma > 1 mm de profundidade. Há indicações para biópsia do linfonodo sentinela em tumores < 1 mm de profundidade (p. ex., contagem mitótica alta, regressão e ulceração em um paciente jovem). Em profundidades < 1 mm < 1% dos linfonodos sentinelas são positivos, a profundidades de 1-2 mm 5% são positivos e a 2-3 mm 18% são positivos. A taxa positiva gera em todas as profundidades é de 18-20%. O paciente deve se enquadrar e ser preparado para submeter-se à linfadenectomia regional completa em potencial ou a exames adjuvantes.

Sensibilidade
Em mãos experientes é de 95-98%. Entretanto, um número tão baixo quanto 50% foi sugerido para o início na curva de aprendizagem.

Técnica
A biópsia do linfonodo sentinela após biópsia de excisão, mas antes da excisão mais ampla. Pode ser efetuada após a excisão mais ampla, mas a sensibilidade cai para 85%. O mapeamento dos canais linfáticos é quase um teste triplo. Primeiramente, injeção de coloide radioativo ao redor da cicatriz da biópsia para produzir um linfocintigrama. Em segundo lugar, injeção intraoperatória de corante azul patente ao redor da cicatriz da biópsia. Ambos os locais de injeção serão removidos pela excisão mais ampla. A sonda gama é colocada sobre a bacia do linfonodo relevante demonstrada pelo linfocintigrama.

Incisão
Sobre o linfonodo quente, a incisão deverá ser orientada para permitir a extensão para a uma dissecção posterior do nodo, se necessário.

Procedimento
Aprofunde a incisão procurando por canais de linfa azulada. Use a sonda gama para direcionar a dissecção. Assegure-se de que a sonda não está apontando em direção ao local de injeção primário e, então, capte um sinal transmitido dali. Pegue o tecido mole ao redor do linfonodo azulado quente. Prenda um *ligaclip* cuidadosamente ao redor do linfonodo. A bipolar pode ser utilizada, mas longe do linfonodo, pois a queimadura da bipolar pode interferir na patologia do linfonodo. Faça uma contagem-alvo. Verifique a contagem residual. Uma contagem residual > 10% do alvo deverá incentivar o operador a procurar um segundo linfonodo. O número médio de linfonodos removidos é 1,7. Faça a lavagem; o fechamento é com sutura absorvível 4/0.

Cuidados pós-operatórios
Nada específico.

Complicações
Problemas com a ferida, linfedema (2-6%), linfocele.

Dicas
Lembre-se que o linfocintingrama é bidimensional; portanto, um segundo linfonodo pode situar-se embaixo do primeiro.

Vantagens
- A biópsia do linfonodo sentinela dá uma informação prognóstica e, atualmente, o estado do linfonodo sentinela é essencial ao estadiamento acurado. Ela pode identificar os pacientes que podem se beneficiar da linfadenectomia precoce e, portanto, do controle do local.
- O estado positivo do linfonodo sentinela permite a entrada em testes de quimioterapia ou imunoterapia adjuvantes.
- O benefício psicológico de um resultado linfonodo-negativo. Procedimento de baixa morbidade.
- Muito sensível (lesões cutâneas no melanoma 0-2%).
- Define o local de drenagem na cabeça e no pescoço e tronco.

Desvantagens
- Anestésico geral e complicações do procedimento (ver anteriormente).
- Implicações de custo.
- Pode ocorrer dano decorrente de ruptura de linfonodos drenantes e, portanto, prejudicar a resistência corporal ao melanoma.

Sobrevida
Atualmente não há evidência de que a sobrevida aumenta em pacientes submetidos à biópsia de linfonodo sentinela e dissecção completa, em oposição àqueles que tiveram excisão ampla, e observação, bem como dissecção quando a doença se torna palpável. Propõe-se que possa haver algum benefício para a sobrevida no caso de certas profundidades do melanoma.

Capítulo 17

Trauma

Extravasamento 506
Congelamento 508
Tatuagem traumática 510
Lesões em *degloving*
   ("desenluvamento") 511
Lesões por esmagamento 513
Síndrome do compartimento. 515
Fasciotomia 518
Lesões por projétil de arma de
   fogo e explosão 522

Trauma facial
Lacerações faciais 524
Lesões faciais do terço médio 527

Trauma da mão
Avaliação da mão no trauma. 533
Lesões de leito ungueal e
   perioniquiais. 537
Lesões do tendão flexor 540
Reparo do tendão flexor 542
Avulsão do tendão flexor 544
Reabilitação do tendão flexor 546
Lesão de avulsão do anular 548
Deformidade em botoeira. 549
Deformidade em pescoço de cisne. . 551
Lesão de ligamento colateral ulnar
   da MCPJ do polegar 553
Fraturas da mão. 555
Complicações nas fraturas
   metacarpianas e falangianas 570
Fratura do escafoide 573
Instabilidade carpiana 576
Fraturas do rádio distal 579
Distúrbios da articulação radioulnar
   distal (DRUJ). 582

Instabilidade da DRUJ 583
Procedimentos de cabeça da ulna . . 584
Distúrbios do complexo da
   fibrocartilagem triangular (TFCC) . 585
Síndrome do impacto ulnocarpal . . . 587
Lesões do plexo braquial 589
Paralisia obstétrica do plexo braquial 593
Sequelas de paralisia braquial
   obstétrica. 595
Contratura isquêmica de Volkmann . 596

Nervo periférico
Lesão de nervo periférico 598
Transferências de tendão 600

Queimaduras
Cuidados emergenciais de
   queimaduras 602
Ressuscitação de queimaduras com
   fluidos 604
Avaliação de queimaduras. 606
Escarotomia 610
Patologia fisiológica da ferida de
   queimadura 613
Infecção da queimadura 616
Tratamento da queimadura. 618
Reconstrução da queimadura 620
Queimaduras no tronco, genitália,
   cabeça e pescoço 621
Queimaduras na mão 623
Queimaduras no pé 625
Queimaduras químicas 626
Queimaduras elétricas. 628
Lesões não acidentais em
   queimaduras 630

Extravasamento

Definição
Escape de uma droga proveniente de um vaso dentro dos tecidos subcutâneos.

Incidência
Em 2003, houve 365 incidentes relatados no Reino Unido (por meio do sistema *Green card*). Isso inclui todos os extravasamentos, sem considerar as drogas.

Etiologia
- Extremos de idade.
- Pele linfedematosa.
- Estado mental alterado: não pode relatar dor em cânula.
- Múltiplas venipunções e vasos trombosados; reutilização de uma veia.
- Neuropatias periféricas.
- Doença vascular periférica.
- Obstrução da veia cava superior: aumento da pressão nas veias do braço.

Classificação
- Síndrome pré-extravasamento: grave flebite ou hipersensibilidade, mas pouco ou nenhum escape; pode progredir para extravasamento.
- Tipo I: bolha, edema ao redor do local. Em geral devido a injeção sob pressão.
- Tipo II: edema mole difuso indicando dispersão da droga.
- Reações da droga são classificadas como:
    - Vesicante – causa bolhas ou necrose tecidual.
    - Irritante – causa dor e inflamação, mas sem necrose.
    - Nenhuma – sem reação, se administrada por via subcutânea, intradérmica ou intramuscular.

Patogênese
- As drogas vesicantes ligam-se ao DNA e podem reciclar-se localmente. Portanto, a necrose pode progredir durante várias semanas.
- Ácidos, álcalis ou fluidos com osmolaridade maior que o plasma causam necrose tecidual.
- Irritação causada por liberação de histamina.

Características clínicas
- Dor ao redor do local da cânula.
- Edema.
- Eritema ou formação de vesículas.
- Aumento da resistência ao injetar a droga IV.
- Falta de retorno do sangue da cânula, embora a ausência deste sinal não descarte o extravasamento.

Diagnóstico diferencial
Exclua os seguintes diagnósticos diferenciais antes do tratamento:
- Reação de eritema e rubor.
- Infusões coloridas.
- Irritação dos vasos pode causar dor ou rigidez. Aquecer a veia pode ajudar.
- Choque venoso ocasionado pela rápida injeção de drogas frias. Novamente, tente aquecer a veia.

Tratamento

Médico
A prevenção é o ideal. Use um local adequado e monitore a injeção. Se houver suspeita de extravasamento, trate imediatamente:
- Pare a infusão e desconecte-a.
- Aspire a droga da cânula.
- Eleve o membro.
- A recomendação para tratamento varia e depende da droga:
  - Para drogas não vesicantes, eleve e aplique compressas frias por 24-48 horas.
  - Antídotos específicos incluem dimetilsulfóxido (DMSO) e tiossulfato de sódio para vesicantes quimioterapêuticos e a fentolamina para vasoconstritores.
  - Drogas vesicantes que não podem ser neutralizadas são dispersadas. Aplique compressas quentes. Hialuronidase 1.500 UI em 1 mL de água estéril é injetado ao redor do local de extravasamento para quebrar o ácido hialurônico.
  - Solução salina também pode ser administrada via cânula e deixada para lavar a ferida; isto pode ser combinado com hialuronidase. Idealmente dentro de 1-2 horas da lesão.
  - Esteroides (hidrocortisona ou dexametasona) podem ser administrados por via subcutânea ou sistemicamente para reduzir a inflamação.
  - Anti-histamínicos e analgésicos proporcionam alívio do sintoma.

Cirúrgico
- A grande maioria provavelmente cicatrizará com tratamento conservador.
- O desbridamento cirúrgico pode ser necessário para excisar as drogas vesicantes.
- Lipossucção do local de extravasamento: a área é infiltrada com hialuronidase e, em seguida, com solução salina normal. Várias feridas penetrantes ao redor da lesão permitem a saída da solução salina e lavam a ferida. Lipossucção remove a gordura subcutânea e a droga remanescente.

Complicações
Necrose tecidual extensa; dano de nervo, tendão ou articular necessitando até mesmo de amputação, resulta de tratamento precoce inadequado.

Discussão
Os casos encaminhados para cirurgia plástica representam a ponta do *iceberg*. Parece que as lesões cicatrizam-se bem com tratamento conservador. O tratamento conservador provavelmente melhorou com o maior reconhecimento do problema e um tratamento precoce melhor (p. ex., curativos para extravasamento nas enfermarias onde é administrada quimioterapia). Entretanto, algumas lesões progredirão se a droga não for adequadamente removida em um estágio inicial. É difícil julgar quais casos necessitam de cirurgia.

Congelamento

Definição
Lesão tecidual causada por congelamento.

Incidência
Desconhecida na população geral e as internações hospitalares podem subestimar a incidência. É ligeiramente mais comum em raças de climas mais quentes.

Etiologia
- Idade: infância (proporção grande área de superfície:massa), idade avançada (capacidade reduzida para produzir e reter calor).
- Drogas, especialmente álcool: perda de consciência do frio, vasodilatação periférica, perda do mecanismo de tremor.
- Doença psiquiátrica.
- Insuficiência cardiovascular: doença vascular periférica e fumo reduzem o fluxo sanguíneo periférico.
- Trauma: causado pela imobilidade ou estado rebaixado de consciência.
- Fatores ambientais: umidade, vento e altitude aumentam o risco.

Classificação
- Primeiro grau: placas cerosas, eritema, edema, sensação alterada.
- Segundo grau: eritema, edema, bolhas com líquido claro.
- Terceiro grau: bolhas cheias de sangue, necrose em toda a extensa da pele.
- Quarto grau: afeta músculos, tendões e osso.

Lesões de primeiro e segundo graus geralmente recobrem sem perda tecidual.

Patogênese
Três aspectos:
- Lesão fria.
- Isquemia.
- Resposta inflamatória.

O frio danifica os tecidos pela formação de cristais de gelo intracelulares e rompe as membranas, desnatura as proteínas, inibe a síntese do DNA e altera o pH. O resfriamento lento resulta em desidratação intracelular, à medida que a água extracelular se resfria, extraindo água das células. O reaquecimento produz edema profuso. Vasoconstrição, dano endotelial e trombose subsequente causam isquemia. Radicais livres do oxigênio, prostaglandinas, tromboxano A2 e enzimas proteolíticas são geradas e continuam o dano tecidual.

Características clínicas
- Local: cabeça, mãos e pés são afetados com mais frequência.
- Pele fria, firme.
- Sensação alterada: picada, queimação ou dormência.
- Queimadura grave e picada ao reaquecimento.

Investigações
Cintilografias ósseas e ressonância magnética (MRI) são usadas para decidir se uma extremidade deve ser amputada.

Tratamento

Médico
- Assegure-se de que os socorristas e o paciente estão seguros.
- Não reaqueça até que o calor possa ser mantido – o reaquecimento piora a lesão.
- Remova a roupa úmida e troque por roupas secas.
- Reaqueça as extremidades em banho a 40-42°C.
- Não friccione as extremidades; aumenta o dano tecidual.
- Eleve as áreas afetadas.
- Analgesia.
- Profilaxia antitetânica.
- Alfabloqueadores e nifedipina foram usados para aumentar a perfusão.
- NSAIDS (drogas anti-inflamatórias não esteroidais) podem reduzir a lesão induzida por inflamação.
- O tratamento das bolhas é controverso – o desbridamento pode ressecar totalmente o tecido subjacente, mas podem conter uma alta concentração de tromboxano A2 que pode danificar o tecido subjacente.
- Dieta com alto teor de proteínas para permitir a cicatrização.
- Não fumar.
- Curativos para as feridas abertas.
- Mobilize.

Cirúrgico
- Escarotomia ou fasciotomia, conforme indicado.
- A amputação do tecido isquêmico deve ser adiada até estar claramente demarcada – geralmente 6-8 semanas pós-lesão, a menos que haja infecção.

Complicações
- Tétano (lesão de alto risco).
- Queimação, hipersensibilidade e intolerância ao frio após cicatrização.
- Artrite.
- Lesão epifiseal e distúrbio do crescimento em crianças.
- Alterações de pigmento.
- Hiperidrose da pele lesionada.

Tatuagem traumática

Pequenas partículas incrustadas e implantadas na derme ou tecido subcutâneo decorrentes de abrasão tornar-se-ão fixadas no tecido dentro de 12 horas, resultando em descoloração permanente da pele.

Tratamento
- A fricção com uma esponja ou escova de fricção estéril e sabão cirúrgico e solução salina de enxágue é adequada para remover a maior parte de corpos estranhos tatuados. Partículas incrustadas maiores podem ser ressecadas cirurgicamente ou trazidas à superfície com uma agulha, pinça tecidual pequena ou uma lâmina pontiaguda. A fricção é facilitada por anestesia.
- Pequenas quantidades de éter, acetona ou xilol podem ser adicionadas à solução de enxágue, um agente emulsificante não iônico que não é tóxico ao tecido; é útil para remover piche.
- O enxágue tem que ser delicado ainda que completo, devendo-se ter cuidado quando friccionar para não causar mais lesão às camadas dérmicas mais profundas, que podem resultar em cicatrização de má aparência.
- Se debris particulados estiverem incrustados abaixo da profundidade da derme, pode ser necessária a excisão em espessura total usando bisturi ou saca-bocado dérmico.
- Depois que os corpos estranhos se fixarem nos tecidos, é necessária a abrasão cirúrgica formal ou a excisão.

Lesões em *degloving* ("desenluvamento")

As lesões em *degloving* resultam da aplicação de uma força tangencial à superfície da pele, com a resultante separação da pele e tecido subcutâneo proveniente de músculo subjacente rígido e fáscia, no plano suprafascial.

Incidência
Relativamente comuns. Os membros inferiores são afetados com mais frequência. Essas lesões geralmente resultam de compressão entre um veículo em movimento e a estrada em acidentes rodoviários.

Classificação
- Fechado.
- Aberta.
- Uniplanar (simples).
- Multiplanar (complexo).

Características clínicas
A pele com quantidades variáveis de tecido subcutâneo é removida em tiras da fáscia subjacente, rompendo o suprimento sanguíneo perfurante para a pele e produzindo retalhos dissecados. Estes podem ser fechados ou abertos ao ambiente. Quando abertos, a laceração geralmente é uma lesão dilacerante com margens irregulares, que são sujeitas a necrose em razão da circulação comprometida. O espectro da lesão pode variar de um simples retalho cutâneo à avulsão circunferencial do tegumento de um membro. Se o *degloving* estender profundo na fáscia, e até intramuscular, ele se torna uma lesão multiplanar complexa. Lesões concomitantes (p. ex., fraturas, lesão intra-abdominal, lesão cefálica) são comuns.

Tratamento
- Protocolo-padrão de ressuscitação e tratamento de lesões associadas em ordem de prioridade.
- Avalie a viabilidade do tecido avulsionado por retorno capilar, margens dérmicas cruentas como um indicador da viabilidade do retalho são defendidas por alguns cirurgiões. A fluorescência de corpo total (descrita nos anos 1980) pode ser equívoca em razão da perfusão do plexo dérmico na lesão aguda pode ser alterada por um desvio arteriovenoso.
- Debride o tecido necrótico ou mutilado. Debride áreas com gordura subcutânea lesionada mesmo que a pele pareça viável, uma vez que invariavelmente a pele necrosará se ela e a gordura não forem desbridadas.
- Use as áreas não viáveis do retalho como enxertos de pele de espessura total ou parcial.
- Enxerte pele nas feridas.
- Faça um retalho para ferida, quando necessário.
- Providencie imobilização para o enxerto e a fratura subjacente, se presente.
- Outras técnicas, como revascularização do tecido "desenluvado" e a reconstrução com retalho livre podem ser necessárias.

Lesões internas fechadas em *degloving* (síndrome de Morel-Lavallée)
Esta é uma lesão incomum, mas significativa, associada a trauma pélvico em que o tecido subcutâneo é separado da fáscia subjacente, criando uma cavidade preenchida com hematoma e gordura necrótica. Ocorre com mais frequência sobre o trocanter maior, no flanco e área lombodorsal e pode estar associada a fraturas pélvicas e acetabulares. A presença de tecido necrótico e hematoma nas camadas subucutâneas é uma fonte de infecção e o edema pode comprometer a pele sobrejacente se ficar sem tratamento. O desbridamento deverá ser planejado com fixação de fratura em mente para fornecer cobertura de tecido mole sobre fixação interna. As incisões fechadas primariamente correm um risco significativo de complicações (p. ex., reacúmulo de hematoma, ruptura de ferida, infecção); elas devem ser fechadas sobre vários drenos após um bom desbridamento da gordura necrótica e lesada na área "desenluvada". Isso com frequência converte um *degloving* fechado em um aberto com alguma perda de pele. O defeito pode ser deixado a cicatrizar por segunda intenção, se pequeno, ou enxertado; em alguns casos o retardo no fechamento primário pode ser apropriado.

Dicas e discussão
O uso de um aparelho de curativo a vácuo para segurar o enxerto de pele sobre áreas difíceis (p. ex., pé ou mão "desenluvado") e minimizar o edema sob o enxerto tem tido algum sucesso. O desbridamento com o torniquete inflado reduz a perda sanguínea e permite a avaliação acurada do grau de lesão. A liberação do torniquete após desbridamento confirma as margens cruentas e o retorno capilar.

Lesões por esmagamento

As sequelas de esmagamento muscular não se confinam à lesão direta resultantes de esmagamento, mas incluem as manifestações sistêmicas potencialmente fatais de lesões por esmagamento coletivamente descritas como "síndrome do esmagamento".

Mecanismo

Geralmente encontradas em desastres naturais, acidentes industriais ou guerra. Também vistas em pacientes embotados que esmagam uma parte do corpo com seu próprio peso, por exemplo, após *overdose* de drogas ou acidente vascular cerebral. Podem ocorrer após grave pressão, por exemplo, quando um membro é atropelado por um veículo pesado.

Patogênese

- A compressão sustentada do músculo danifica a membrana sarcolemal, liberando mioglobina, urato, fosfato e potássio dentro da circulação sistêmica.
- Aumento da permeabilidade da membrana celular permite o influxo de água, cálcio e sódio, causando edema muscular e depleção de volume intravascular.
- A precipitação de mioglobina nos túbulos renais causa obstrução tubular.
- O mecanismo provável da lesão do rim se dá por meio da peroxidação lipídica induzida pela ciclagem de mioglobina entre suas formas férrica e ferril.

Características clínicas

- Músculo: edema, síndrome do compartimento.
- Circulação: choque hipovolêmico, arritmia, coagulopatia.
- Distúrbio eletrolítico: acidose metabólica, hipercalemia, hipocalcemia, hiperuricacemia, hiperfosfatemia.
- Renal: necrose tubular aguda, obstrução luminal, insuficiência renal aguda.

Indicadores de gravidade da síndrome de esmagamento

- Pico de creatinoquinase > 75.000 U/L está associado a aumento da mortalidade e risco de insuficiência renal.
- Uma maneira mais simples e imediata de estimar a gravidade da síndrome de esmagamento é correlacioná-la ao número de extremidades esmagadas, por exemplo, esmagar uma, duas ou três extremidades prenuncia um risco de 50, 75 ou 100% de desenvolvimento de insuficiência renal.

Tratamento

- O protocolo de ressuscitação padrão, com atenção à possibilidade de lesão concomitante, por exemplo, fraturas, dano a órgão sólido, lesão espinal.
- Investigações: eletrólitos séricos, creatina cinase e gasometria arterial.
- Ressuscitação hídrica adequada: insira catéter venoso central e catéter urinário; monitore o volume urinário e o pH a cada hora; monitore eletrólitos séricos, osmolalidade e gasometria arterial a cada 6 h; tenha por objetivo o aumento sustentado na pressão venosa central (CVP) com bolo de fluidos (p. ex., > 3 mmHg após 15 minutos após prova com 200 mL).

- Alcalinização: se o pH da urina < 6,5, administre bolo de 50 mL bicarbonato de sódio a 8,4%.
- Diurese com manitol aplicada: As opiniões diferem sobre sua eficácia. Administre manitol IV (1-2 g/kg) durante as primeiras 4 horas como uma solução a 20% até uma dose diária máxima de 200 g. Evite em pacientes com anúria estabelecida.

Tratamento da síndrome do compartimento

Permanece controverso. O limiar para desbridamento e fasciotomia é inferior em lesões abertas. Em lesões fechadas, monitorar as pressões de compartimento na ausência de comprometimento neurovascular é uma opção, especialmente Se o manitol for administrado. Se a pressão de compartimento for < 30 mmHg abaixo da pressão diastólica, proceda imediatamente à fasciotomia. Se surgirem quaisquer sintomas ou se em dúvida faça as fasciotomias. Desbride toda a musculatura necrótica ou músculo que não responder aos estímulos mecânicos. Retarde o fechamento de feridas de fasciotomias com enxertos de pele dividida.

Existem poucos estudos a longo prazo para confirmar que a fasciotomia precoce previne as contraturas de Volkmann, ou diminua a gravidade da síndrome de esmagamento.

Síndrome do compartimento

A síndrome do compartimento (Von Volkman, 1872) pode ocorrer em qualquer espaço anatômico fechado quando a pressão intersticial excede a pressão de perfusão. Se não tratada, a síndrome compartimento levará à necrose tecidual (músculo) com grave comprometimento subsequente, insuficiência renal e, possivelmente, morte. A síndrome compartimento é observada com mais frequência nas extremidades (que têm volumes compartimentais osseofasciais comparativamente fixos), embora a síndrome do compartimento abdominal seja uma importante entidade clínica. A síndrome do compartimento glútea também tem sido relatada.

Definições
A elevação persistente na pressão dentro de um compartimento confinado levando a infarto parcial ou completo dos conteúdos do compartimento.

Etiologia
- Primariamente trauma: fratura de osso longo (aberta ou fechada), lesões penetrantes (p. ex., feridas por projétil de arma de fogo com ou sem uma lesão arterial concomitante), ou trauma fechado de tecido mole.
- Pressão externa induzida por acidente vascular cerebral, coma ou drogas podem causar síndrome do compartimento.
- Causas vasculares podem ser arteriais (p. ex., reperfusão após revascularização de um membro agudamente isquêmico) ou venosas (p. ex., trombose venosa).
- Sepse, especialmente meningocócica, é uma causa rara.
- Etiologias incomuns incluem envenenamento por picada de cobra, infarto muscular idiopático, como complicação de *diabetes melito*, ou síndrome do compartimento induzida por exercício.
- A síndrome do compartimento iatrogênica no membro inferior tem sido relatada após a aplicação de calças militares antichoque (MAST), ou em consequência de posicionamento do paciente durante cirurgia prolongada. Fique atento aos moldes de gesso muito apertados e a curativos circunferências no membro!

Fisiopatologia
- À pressão de perfusão capilar (CPP) de ~25 mmHg e uma pressão intersticial de ~ 5 mmHg, uma tensão de oxigênio celular normal de ~7 mmHg pode ser alcançada.
- Uma elevação na pressão de compartimento oclui o fluxo de saída venoso, levando a ingurgitamento venoso, que eleva mais a pressão de compartimento a um nível que oclui os capilares e, eventualmente, as artérias.
- Uma pressão intracompartimental (e, portanto, pressão intersticial) em excesso de CPP interrompe a perfusão capilar, resultando em hipóxia local, diminuição do pH e eventualmente necrose muscular (com liberação de mioglobina). O meio metabólico resulta em aumento da permeabilidade capilar e, portanto, exacerbando mais a situação.

De todos os componentes do compartimento, músculo e nervo são os mais sensíveis à isquemia. As alterações musculares são vistas dentro de 2 horas, mas são inicialmente reversíveis; alterações irreversíveis ocorrer em 4 horas, mas em geral são recuperáveis. Após 6 horas ocorre aumento crescente de lesões irreversíveis e, em 8 horas, isso se torna tão extenso que geralmente a parte não é recuperável. A função do nervo torna-se anormal após 30 minutos e após 12-24 horas torna-se irreversível.

Sinais e sintomas

- Dor: classicamente, o paciente apresenta dor crescente que é desproporcional à gravidade da lesão primária e não é aliviada por analgesia.
- Dor ao movimento passivo: a dor normalmente é exacerbada pela flexão e extensão passivas dos dedos do membro afetado.
- Tensão palpável no compartimento.
- Parestesia: pode ocorrer parestesia, diminuição da discriminação entre dois pontos, e senso de vibração, mas estes são sinais não confiáveis.
- Palidez.
- Falta de pulsação.
- Paralisia.

A presença de pulsos podal e de punho não excluem o diagnóstico de síndrome do compartimento. Palidez e ausência de pulso são sinais tardios! O membro geralmente é tenso, firme e sensível, muitas vezes com edema associado, contusão ou bolhas em fratura, dependendo da etiologia primária. A comparação com o membro não afetado é de grande valor.

Cuidado para não omitir uma síndrome de compartimento oculta no paciente inconsciente (p. ex., paciente com politraumas na ITU) ou paciente em pós-operatório com um bloqueio regional *in situ*. É essencial meticulosa observação da enfermagem das extremidades afetadas.

Embora algumas unidades monitorem eletivamente as pressões intracompartimentais em casos de alto risco, a monitoração da pressão invasiva normalmente é reservada para os casos em que exista um grau de suspeita clínica. Entretanto, em vista das sérias implicações de omitir um diagnóstico de síndrome do compartimento, muitos cirurgiões ainda defendem a fasciotomia "diagnóstica", caso haja qualquer suspeita clínica. Em caso de qualquer dúvida, chame o seu superior imediatamente ou faça uma fasciotomia.

Embora existam monitores de pressão portáteis, disponibilizados comercialmente, o uso de um acesso CVP (pressão venosa central), como uma agulha 18 G *(green)* fixada por meio de tubo de extensão cheio de solução salina, conectado a um transdutor digital padrão (prontamente disponível em todos o centro cirúrgico e ITUs) é igualmente eficaz. As pressões de todos os compartimentos (4 na perna, 3 na coxa e 4 no antebraço) devem ser medidas e registradas nas anotações. Uma pressão absoluta ≥ 30 mmHg (ou < 30 mmHg abaixo da pressão arterial diastólica) indica a necessidade da imediata descompressão. Cuidado: um resultado normal ou limítrofe não exclui o desenvolvimento de síndrome do compartimento em um estágio avançado; caso exista dúvida suficiente, poucos criticarão um baixo limiar para a fasciotomia. Repita as medidas em intervalos curtos, caso os níveis sejam normais, mas continue com a suspeita, embora ainda não esteja convencido a fazer fasciotomias!

Frequência

Até 10% dos casos de trauma de membro inferior e até 30% dos membros após lesão vascular. Aproximadamente 0,5-2% das fraturas de antebraço resultam em síndrome do compartimento.

SÍNDROME DO COMPARTIMENTO

Tratamento pós-operatório
Depende da etiologia e local anatômico. Verifique os níveis de creatinina cinase e a função renal. Cuidado com a mioglobinúria e subsequente insuficiência renal aguda. Mantenha-o bem hidratado; alguns defendem a administração de bicarbonato de sódio IV para induzir uma diurese alcalina forçada. Se estiver em dúvida, procure uma opinião médica. O uso de oxigenioterapia hiperbárica tem sido proposto, mas isso nunca impedirá a descompressão cirúrgica inicial.

Tratamento cirúrgico
O tratamento da síndrome do compartimento aguda é cirúrgico: a fasciotomia imediata com o objetivo de salvar uma extremidade funcional. Rorabeck e Macnab (JBJS Am, 1976) demonstraram que a recuperação funcional completa é provável, contanto que seja realizada uma fasciotomia adequada dentro de 6 horas do desenvolvimento dos sintomas.

No centro cirúrgico, o membro é liberado e preparado com povidona-iodo. Os antibióticos profiláticos são administrados, sendo aplicado um torniquete proximal. A menos que realizada previamente, a correção simultânea da patologia primária (p. ex., redução aberta e fixação interna [ORIF] da fratura) normalmente é realizada após realização da fasciotomia.

Referência
Rorabeck CH, Macnab L (1976). *J Bone Joint Surg Am* **58**, 549–50.

Fasciotomia

Definição
Uma incisão cirúrgica em um compartimento fascial normalmente para fins de alívio da pressão intracompartimental; pode ser realizada profilática ou terapeuticamente.

Indicações
- Pressão elevada dentro de um compartimento fascial.
- Sem descompressão, a estase microvascular resultante inicialmente altera a função do nervo e, então, progride para necrose de tecido mole.
- Valores absolutos de > 30 mmHg ou uma diferença entre pressão arterial diastólica e pressão de compartimento de < 30 mmHg foram sugeridos como orientações para descompressão.
- Não confie demais em medidas. Pelo contrário, se suspeitar de síndrome do compartimento, tenha limiares muito, muito baixos para fazer fasciotomias.
- Suspeita clínica de síndrome do compartimento: história de esmagamento ou isquemia prolongada, membro edematoso, dor desproporcional à lesão, dor ou alongamento muscular passivo, fratura tibial aberta grau II ou acima, fraturas fechadas, compartimentos palpados com firmeza.
- Paralisia, palidez e perda de sensação ou ausência de pulso são sinais de que é muito tarde.

Objetivos
- Liberar completamente a pressão dentro dos compartimentos envolvidos para permitir o fluxo sanguíneo e perfusão.
- Debridar tecido não viável.

Princípios
- Descomprimir todos os compartimentos.
- Deve incluir toda a espessura da pele.
- Pode ser necessário incluir o epimísio.
- Evite a exposição de nervos e tendões.
- Providencie um procedimento *second-look* dentro de 24-48 horas, ou antes, se a dor continuar sem alívio.
- Evite o bloqueio de nervo periférico/epidural prolongado.

Planejamento
- Use um torniquete.
- Lembre-se da lesão da reperfusão – informe o anestesista quando o torniquete deverá ser liberado.

Incisões/procedimento
Antebraço
Existem quatro compartimentos interligados do antebraço:
- Compartimento do flexor superficial.
- Compartimento do flexor profundo.
- Compartimento dorsal (extensor).
- Compartimento contendo o nó móvel de Henry (braquiorradial, extensor curto radial do carpo [ECRB], extensor longo radial do carpo [ECRL]).

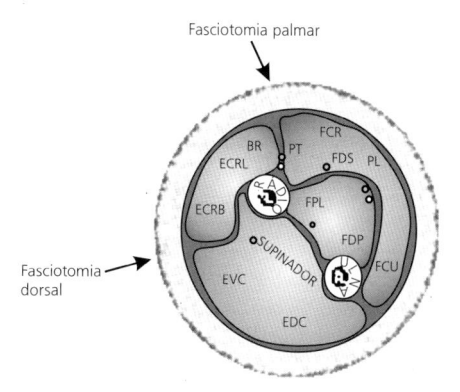

Fig. 17.1 Secção transversal do antebraço e terço proximal mostrando quatro compartimentos; todos eles precisam de descompressão.

Palmar
A incisão palmar reta do punho à fossa antecubital seguindo a margem ulnar do braquiorradial. Descomprima o lacerto fibroso, os compartimentos fasciais profundos, incluindo o flexor profundo do dedo (FDP), pronador, flexor longo do polegar (FPL) (mediante retração do flexor superficial do dedo [FDS] e nervo mediano lateralmente) e os compartimentos superficiais do flexor radial do carpo (FCR), FDS, palmar longo (PL), flexor ulnar do carpo (FCU).

Explore o nervo mediano, se a função estiver alterada, e descomprima o túnel do carpo usando uma incisão em ziguezague com a porção transversa da incisão ao nível da dobra do punho distal de tal forma que, se o edema impedir o fechamento direto, os ápices dos retalhos em ziguezague ainda possam ser aproximados cobrindo o nervo e deixando defeitos secundários lateralmente onde causarão pouco dano. Talvez você possa alcançar os compartimentos dorsais por meio desta incisão palmar; entretanto, se não puder, faça uma incisão dorsal.

Dorsal
Faça uma incisão reta mediodorsal seguindo a margem ulnar do feixe extensor móvel. Descomprima o feixe móvel e o compartimento do extensor profundo.

Mão
As pressões compartimentais de apenas 15-20 mmHg são uma indicação para a fasciotomia. Descomprima o túnel do carpo, como descrito acima. Dois ou três incisões dorsais sobre o segundo e quarto metacarpos ou sobre os espaços intermetacarpianos são usados para descomprimir os 10 compartimentos: os interósseos dorsais (quatro compartimentos), os interósseos palmares (três compartimentos) e os compartimentos do adutor do polegar, tenar e hipotenar. Uma incisão distinta feita distante das áreas de contato principais pode ser necessária sobre as eminências tenar e hipotenar para descomprimir de modo apropriado.

Capítulo 17 ▪ Trauma

Porção inferior da perna
Há quatro compartimentos da perna:
- Compartimento anterior: contém os dorsiflexores do tornozelo e do pé bem como do nervo fibular profundo (sensação para o primeiro espaço membranoso dorsal).
- Compartimento lateral (fibular): contém os eversores do pé e o nervo fibular superficial (sensação para o dorso do pé).
- Compartimento posterior profundo: contém os flexores profundos e o nervo tibial posterior (sensação para a sola do pé).
- Compartimento posterior superficial: contém os flexores plantares do pé e o nervo sural (sensação para o aspecto lateral do pé).

Abordagens usando uma ou duas incisões longitudinais foram descritas. A abordagem de duas incisões foi descrita. A abordagem de duas incisões é descrita aqui.

Os compartimentos anterior e lateral são abordados por meio de incisão de 15-20 cm, 2 cm anterior à fíbula. Esta será situada sobe o septo entre os compartimentos anterior e lateral. O nervo fibular superficial é identificado e preservado, enquanto a fáscia de ambos os compartimentos é liberada longitudinalmente. Os compartimentos posteriores (profundo e superficial) são abordados por meio de uma incisão 2 cm posterior à margem medial da tíbia. Disseque sobre a fáscia profunda para a margem posterior da tíbia; retraia a veia safena e o nervo anteriormente e libere o compartimento superficial. Libere o sóleo da margem medial da tíbia para permitir uma incisão longitudinal na fáscia sobre o flexor longo dos dedos (FDL), que libera o compartimento posterior.

Uma alternativa é uma incisão sobre a fíbula, incisando-se a fáscia quase circunferencialmente ao redor da fíbula. A abordagem de duas incisões é preferida.

Pé
Os nove compartimentos podem ser descomprimidos por meio de incisão medial que corre a partir de sob o maléolo medial (3 cm a partir da planta do pé) até a base do primeiro metatarso:

Retraia o feixe neurovascular. Libere a fáscia sobre o abdutor do hálux (o compartimento medial) e flexor curto do dedo (FDB). Incise a fáscia sobre o septo medial intermuscular longitudinalmente. Preserve o feixe neurovascular plantar lateral que corre sobre as plantas quadradas (compartimento central). Os compartimentos remanescentes (central, lateral, intrínseco) podem ser liberados por meio de dissecção romba ou, de preferência, por meio de incisões dorsais sobre o segundo e o quarto metatarsos.

O músculo necrótico geralmente é escuro, não sangra quando incisado e não se crispa ou fascícula à estimulação. Deve ser debridado adequadamente.

Fechamento
Não feche qualquer das fechaduras primariamente. Entretanto, após redução do edema, o fechamento primário retardado de uma das duas incisões sobre o membro pode ser possível. Enxertos de pele dividida podem ser aplicados imediatamente ou como um procedimento retardado. Geralmente, faça o enxerto autólogo de pele dividida (SSG) da ferida remanescente ao realizar o fechamento primário retardado. Verifique primeiro internamente quanto à necrose muscular.

Os curativos das feridas são feitos com bandagem úmida não aderente (gaze de parafina, em seguida gaze embebida em betadine). Deixe as extremidades expostas para permitir a monitoração da perfusão, sensação e movimento. A imobilização do membro superior na posição de função ou do membro inferior com o tornozelo a 90° é recomendada a menos que de outra forma indicado.

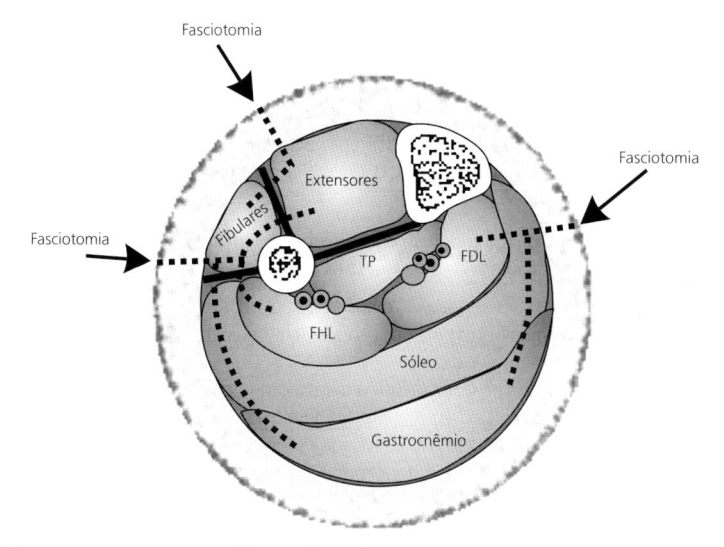

Fig. 17.2 Secção transversal do membro inferior mostrando compartimentos e fasciotomias.

Cuidados pós-operatórios
- O paciente deverá ser monitorado quanto a sintomas e sinais de síndrome do compartimento, em especial quanto a dor e sensação alterada.
- Se os sintomas e sinais da síndrome do compartimento persistirem, leve o paciente de volta ao centro cirúrgico e repita a fasciotomia.
- Bloqueios do nervo raramente são usados para evitar que os sintomas de compressão contínua fiquem mascarados.
- Eleve o membro.
- Procedimento *second-look* e fechamento normalmente em 48-72 horas, quando o edema estiver reduzido. Caso contrário, retarde mais.
- O fechamento retardado de feridas por meio de enxerto de pele é preferível para reduzir a tensão de sutura.

Complicações
- Descompressões inadequadas.
- Sangramento.
- Infecção.
- Estética – má cicatrização, SSG.
- Lesão do nervo.
- As complicações de não fazer a fasciotomia, ou seja, contratura isquêmica, neuropatia, síndromes dolorosas, inibição do crescimento (em crianças) e amputação, são muito maiores do que realizar uma fasciotomia.

Resultados
Bons em 68%, quando a fasciotomia é realizada dentro de 12 horas, mas cai para 8%, se a fasciotomia for efetuada após 12 horas.

Lesões por projétil de arma de fogo e explosão

Definição
Lesões causadas por projéteis de arma de fogo e explosões.

Incidência
- Incomum.

Mecânica da lesão por projétil de arma de fogo
Depende de:
- Velocidade do projétil.
- Massa do projétil.
- Movimento do projétil.
- Resistência à passagem do projétil através do corpo.
- Contaminação.

Velocidade do projétil: projéteis de alta *versus* baixa velocidade. Armas manuais (revólveres) são de baixa velocidade (< 609 m/s). A transferência de energia é relacionada com o quadrado da velocidade de entrada menos a velocidade de saída: $E = mv^2/2$. Portanto, a transferência de energia depende então daquilo o projétil atinge; se este atravessar o pulmão e sair novamente, não há resistência, então há precária transferência de energia comparada à entrada do projétil em um osso e sem que este saia.

Um projétil de arma de fogo possui uma ponta aguda e uma extremidade romba, com o centro da massa na parte traseira e a resistência ao ar na frente, o que estimula o projétil a inclinar-se para cima de modo que ele faz desvios (a ponta se movimenta para cima e para baixo e também realiza movimentos complexos, à medida que avança – movimentos espirais de mudança de rumo e movimento espiral complexo em mutação). O projétil é instável em seu voo. Ele entra primeiramente com a ponta pontiaguda, em seguida começa suas guinadas e depois desloca-se quase verticalmente, antes da saída retrógrada.

Os movimentos laterais provocam grande lesão tecidual, cavitação temporária e entrada de contaminantes. Em seguida, a expansão da cavitação é interrompida, deixando pouco a ser observado. Portanto, se você se concentrar apenas no que pode ver, omitirá a extensão da lesão. Caso explore a área de cavitação, verá contusões, necrose e contaminação.

Um projétil causa lesão por meio de laceração e ondas de choque. A cavitação é causada por transferência de energia para os tecidos moles. Geralmente, há uma pequena ferida de entrada e o tamanho da ferida de saída depende da maneira como o projétil se desloca na saída. Os projéteis não são estéreis e muitas vezes são portadores de contaminantes para o interior do corpo.

Tratamento
Verifique o ABCD (vias aéreas, respiração, circulação e incapacidade), suprimento vascular, síndrome do compartimento e os raios X.

Projéteis de baixa velocidade
- Excise as margens da ferida, limpe-a e não a feche.
- O papel dos antibióticos é controverso.

LESÕES POR PROJÉTIL DE ARMA DE FOGO E EXPLOSÃO 523

Indicações cirúrgicas
- Lesão vascular.
- Lesão óssea que requer redução e fixação.
- Alta energia.
- 8 horas ou mais após a lesão.
- Lesão do nervo, mas 70-80% das lesões do nervo se recuperam.

Lesões por explosão

A onda de choque lesiona por meio de três mecanismos:
- Lascamento explosivo.
- Em corte (cisalhamento).
- Ondas explosivas.

Uma onda de choque surge em razão de expansão rápida e maciça de material sólido dentro do material gasoso, produzindo uma onda de pressão muito rápida que, como uma onda sonora, possui zonas de interferência destrutiva e construtiva. Estas causam lesão por meio de transferência de energia que faz saltar o tecido, o que é chamado de lascamento. O lascamento causa dano na interface tecido-ar.

O cisalhamento (corte) ocorre quando os tecidos de diferentes densidades aceleram-se em diferentes velocidades. Além disso, quando a onda de choque passa sobre uma pequena bolha de ar expande-se, aquecendo-se.

A onda de choque é seguida por uma onda explosiva/de vento que é a rajada de fogo: se muito distante, isso pode derrubar um indivíduo; se próximo, pode transmitir energia suficiente para causar amputação etc. Pode-se, também, atingi-lo por objetos secundários carregados pela onda explosiva.

Lacerações faciais

As lesões faciais merecem especial atenção em razão de seu enorme significado funcional e estético. Na maioria das vezes as lesões de tecido mole da face podem aguardar o reparo primário por até 24 horas sem risco sério de infecção e sem prejudicar o resultado estético final, se efetuada adequada limpeza e curativo.

Preparação da ferida

Aplicam-se os princípios cirúrgicos básicos de limpeza, irrigação e desbridamento. O tecido desvitalizado deve ser excisado independentemente de sua localização ou importância original. O desbridamento deve ser conservador, mas adequado. As margens irregulares, tangenciais e gravemente contusas da ferida são excisadas de maneira conservadora para deixar as margens de pele perpendiculares que cicatrizem com um mínimo de marcas de cicatriz. Lacerações paralelas podem, ocasionalmente, ser convertidas em uma única ferida por meio de excisão da ponte cutânea, caso esta seja fina o suficiente. Excise quaisquer margens chanfradas, quando possível.

Fechamento da ferida

O tecido deslocado é retornado à sua posição original. Normalmente, o tecido contraído deslocado faz com que a lesão pareça pior do que é. Procedimentos reconstrutivos não devem ser realizados em tecido isquêmico contuso uma vez que os planos adicionais para desvascularização e infecção potencial podem ser abertos. Ocasionalmente, há uma indicação para a mudança imediata de direção da ferida por meio de plastia em Z ou permitindo-se a contração da cicatriz no momento do reparo primário.

Fazendo suturas e sua remoção

Feche os tecidos muscular e subcutâneo com suturas absorvíveis para minimizar o espaço morto e formação de hematoma com irregularidades de contorno mais tarde. Use suturas interrompidas de náilon 5-0 ou 6-0 para fechamento da pele. As suturas na pálpebra podem ser removidas em 3-4 dias, em 4-6 dias em outro lugar do rosto e em 10 dias nas orelhas.

Princípios

- Primeiro as margens cirúrgicas anatômicas ou locais juncionais para assegurar o perfeito alinhamento dessas linhas, como a borda em vermelhão, pálpebra, margens da sobrancelha etc.
- Evite distorcer as características faciais fechando diretamente as áreas de perda cutânea, como a base nasal, ponta, pálpebra, lábio etc. Pode ser preferível aplicar um enxerto de pele de espessura total (FTSG) ou retalho local, ou permitir a cicatrização por segunda intenção.
- As cicatrizes são menos conspícuas quando estão em mesmo alinhamento das áreas juncionais anatômicas (em vez de atravessar as junções anatômicas) e paralelas às dobras cutâneas ou linhas de tensão da pele.
- As lacerações superficiais não através do músculo e consequentemente não totalmente abertas ou sob tensão, podem ser unidas com o uso de cola de cianoacrilato. Oponha as margens da ferida da forma mais perfeita possível e aplique a cola como uma soldadura contínua de material de cola sobre o topo da pele incluindo a laceração cutânea oposta. Reforce com fita adesiva ou Steri-Strips. Uma alternativa é usar fita adesiva ou Steri-Strips, ou apenas fita adesiva em borboleta. O princípio é o mesmo.

Lesão em "Para-brisa"

Esta é uma das feridas faciais mais assustadoras, caracterizada por múltiplas lacerações, abrasões, escavações e retalhos em avulsão. O bloqueio da testa é o método preferido de anestesia local. Retalhos com meno de 5 mm de largura e comprimento são fixados com suturas percutâneas não absorvíveis, simples, 6-0. Retalhos maiores podem ser fechados utilizando-se a técnica do canto. Estes retalhos são propensos ao fenômeno de "alçapão" nos quais a congestão, linfedema e contração da cicatriz resultam em uma aparência de "elevada" ao retalho. Abrasões de espessura parcial e escavações superficiais (< 5-10 mm de largura e 1-2 mm de profundidade) podem ser deixados para cicatrizar por segunda intenção. Outras lacerações são fechadas com suturas percutâneas.

Considerações anatômicas especiais

Sobrancelha

A sobrancelha é uma característica anatômica importante que é sempre preservada como um ponto de referência. Nunca a barbeie ou apare-a e dê atenção especial à sua forma e margens durante o reparo. Se estiver macerado ou desvitalizado, o tecido deverá ser removido; excise este tecido paralelo ao seu pedículo piloso.

Testa

Repare qualquer divisão muscular sob a sobrancelha para prevenir expansão e depressão da cicatriz. Uma política conservadora de excisão deve ser adotada quando feridas irregulares forem preocupantes; é melhor preservar o máximo possível de tecido "fixando" as pontas soltas de tecido irregular de modo que revisões posteriores de cicatriz sejam feitas quando as condições forem mais favoráveis. Use um mínimo de suturas dérmicas absorvíveis, pois uma reação tecidual excessiva pode aumentar o tamanho da cicatriz.

Pálpebra

Exclua primeiro a lesão do globo e corpo estranho penetrante. Verifique quanto a dano a estruturas importantes, por exemplo, músculo elevador da pálpebra superior (ptose traumática, extrusão de gordura periorbital decorrente da laceração da pálpebra superior), rafe palpebral lateral, ligamento palpebral medial (aparência de "vesgo") e canalículo lacrimal (lágrimas abundantes). Irrigue as lacerações com solução salina. Substitua o tecido avulsionado por um autoenxerto. Lacerações horizontais extramarginais superficiais requerem um fechamento simples; as lacerações perpendiculares à margem palpebral tendem a se abrir muito e devem ser fechadas com suturas absorvíveis ao músculo e tecido subcutâneo antes do fechamento da pele. Repare as lacerações profundas envolvendo a divisão do elevador das pálpebras, aponeurose ou músculo reto superior. As lacerações intramarginais devem ser reparadas imediatamente; a fibrose das fibras do músculo orbicular e a retração da placa tarsal torna o fechamento tardio difícil. Nessa região, a aproximação anatomicamente acurada resulta em melhor resultado e prevenirá o ectrópio ou o entrópio; depois que o tarso e a margem ciliar são aproximados com precisão, o restante da pálpebra cai em posição. Preserve a integridade do aparelho lacrimal por meio de canulação de um sistema dividido com catéter fino de polietileno ou sutura e reparando-o com suturas finas, se possível.

Orelhas

Excluir hematoma pericondrial, perfurações timpânicas e fraturas da base do crânio. O desbridamento deve ser conservador. O abundante suprimento sanguíneo significa que os estreitos retalhos pediculados de avulsão ou tecido composto amputado muitas vezes sobrevivem se reposicionados corretamente. Suturas de cartilagem, se necessário, devem ser de prolene claro 5-0 ou náilon.

Nariz

Excluir hematoma septal, que pode causar condromalácia e perda subsequente ou espessamento da cartilagem A evacuação é efetuada através de uma pequena incisão da mucosa.

No caso de lesões superficiais, a aproximação acurada de tecidos moles alinhando as bordas das narinas é adequada. No caso de lesões penetrantes profundas, repare primeiro a membrana com sutura absorvível 4-0. A cartilagem rasgada é reaproximada e presa em posição por reparo da membrana mucosa subjacente e pele sobrejacente. As suturas subcutâneas serão desnecessárias se profundos bocados forem alcançados através da pele com náilon 5-0 para se obter uma leve eversão das margens cutâneas. Enxertos de pele pós-auricular de espessura total produzem a melhor combinação com o nariz.

Bochechas e queixo

A glândula parótida e o nervo facial são vulneráveis. O extravasamento de fluido salivar da ferida ou fluido sanguinolento do ducto parotídeo são indicações de lesão parotídea. Teste a integridade dos cinco ramos do nervo facial. Feche as lacerações superficiais com suturas percutâneas não absorvíveis 6-0. Em uma laceração completa, a lesão em mordedura através da junção lábio inferior-queixo, a laceração da mucosa oral podem ser deixada abertas, a menos que tenha mais de 3 cm; feche as lacerações maiores da mucosa com suturas absorvíveis 5-0.

Lábios

A borda do vermelhão, a margem da mucosa e o músculo orbicular da boca requerem aposição cuidadosa e exata para se obter o melhor resultado estrutural e cosmético. Repare a mucosa e o orbicular da boca com suturas absorvíveis 5-0, e o lábio exposto e a pele com suturas não absorvíveis 6-0.

Lesões faciais do terço médio

Este termo refere-se a lesões do terço médio da face, incluindo órbitas, maxilares e nariz, mas tende a excluir lesões isoladas dessas estruturas. O manejo inicial de trauma facial deve incluir o tratamento do paciente como um todo de acordo com os princípios ATLS (suporte avançado de vida em trauma), a manutenção da vida, prevenção da hemorragia, prevenção da aspiração e identificação de lesões ocultas (p. ex., olhos, cérebro, coluna cervical).

Classificação
Fraturas do terço médio são classificadas por região anatômica.

Diagnóstico e avaliação
Avaliação de trauma facial inclui exame da pele e de tecido mole, função ocular, via aérea nasal, oclusão dental, cavidade oral e faringe naso-oral, integridade do sistema neurológico e estrutura óssea.

Pele e tecido mole
- Lacerações: trate as lesões isoladas da pele e de tecido mole de acordo com os princípios cirúrgicos básicos de assepsia, desbridamento, hemostasia e fechamento.
- Equimose: local, qualquer padrão peculiar (p. ex., em forma de óculos).
- Deformidade: local de qualquer edema, perda de proeminência malar, alongamento da porção facial média.

Olho
- Hemorragia subconjuntival.
- Má posição da fissura ocular/palpebral: enoftalmia, canto inferior da fissura palpebral.
- Mensuração da acuidade visual, pressão intraorbital.
- Movimento muscular extraocular: diplopia, teste de ducção forçada.
- Ligamento do canto medial: ruptura, crepitação óssea e distância intercantal. Qualquer evidência de telecanto?
- Aparelho lacrimal: dor, sensibilidade localizada e degrau palpável.
- Sutura zigomático-frontal: degrau, sensibilidade.
- Exclui lesão ocular concomitante (10-25% das fraturas de soalho orbital têm lesões oculares associadas), por exemplo, ruptura do globo, hifema, descolamento da retina.

Nariz
- Deformidade: desvio de septo ou pirâmide, depressão do dorso, encurtamento.
- Obstrução em ambas as narinas.
- Secreção: epistaxe (uni/bilateral), sangramento nasofaríngeo, rinorreia de CSF (líquido cefalorraquidiano).
- Excluir hematoma septal. Palpe em busca de crepitação.

Cavidade oral
- Má oclusão.
- Excursão mandibular limitada ou dolorosa.
- Mobilidade do arco dental maxilar, ou segmentos alveolares dentais.
- Dentes soltos ou fraturados.
- Examine a cavidade bucal em busca de hematoma e palato fendido.
- Gengiva com contusão ou sangramento, especialmente estendendo-se ao redor de um dente.
- Degrau, sensibilidade palpável ao longo da mandíbula.

Neurologia
Exame de todos os nervos cranianos, especialmente o nervo infraorbital e nervo facial.

Estrutura óssea
Dor, sensibilidade localizada, deformidade ou discrepâncias em degrau/nível especialmente no malar, zigoma.

Investigações
- Radiografias simples: empregadas com pouca frequência porque não permitem suficientes detalhes para se tomar uma decisão em geral. Podem mostrar antro opaco, degraus infraorbitais, fraturas mandibulares, suturas zigomáticofrontais deslocadas.
- Imagens de CT: tornaram-se o padrão para o diagnóstico de fraturas faciais e planejamento do tratamento. Imagens axiais e coronais de janelas ósseas, de tecido mole e da órbita devem ser realizadas. As reconstruções tridimensionais podem auxiliar no planejamento.

Padrão de fratura
Nasal
As fraturas podem envolver os ossos nasais e/ou septo cartilaginoso e são deprimidas ou deslocadas lateralmente. Os sinais incluem edema, dor, obstrução nasal, epistaxe, desvio/deformidade do septo e crepitação

Etmoide naso-orbital
Um ou ambos os processos frontais da maxila e do nariz podem ser envolvidos. O movimento do processo da maxila à pressão digital direta sobre o ligamento do canto medial é um sinal confiável; outros sinais incluem telecanto (alargamento e/ou assimetria da distância intercantal), equimose palpebral, epistaxe, depressão/encurtamento nasal e crepitação óssea no ligamento cantal. Frequentemente acompanha as fraturas frontocranianas.

Soalhos zigomático e orbital
Todas as fraturas zigomáticas incluem componentes na órbita lateral e soalho orbital (exceto fraturas isoladas do arco zigomático). Os sinais incluem perda da proeminência malar, canto inferior da fissura palpebral (deslocamento inferior do zigoma), enoftalmia (aumento de volume da cavidade orbital). As fraturas deslocadas na sutura zigomático-frontal requerem a redução aberta para restaurar simetria e descomprimir o forame infraorbital. A fratura orbital mais frequente é a fratura "em explosão" confinada ao soalho orbital medial para o nervo infraorbital e a metade inferior da órbita medial (a porção mais fraca da órbita). Os sinais de fratura de soalho orbital incluem equimose em forma de óculos, diplopia voltada para cima ou para baixo (encarceramento de gordura prendendo os músculos extraoculares).

LESÕES FACIAIS DO TERÇO MÉDIO

Maxilar
Fraturas da maxila inevitavelmente envolvem outros ossos na porção média da face:
- Le Fort I: fratura transversa que separa o alvéolo maxilar da porção média superior da face e se estende através do seio maxilar.
- Le Fort II: fratura piramidal que separa o segmento central em forma de pirâmide a partir da estrutura craniofacial superior com a linha da fratura estendendo-se pelas margens inferiores e através da ponte do nariz.
- Le Fort III: disjunção craniofacial com separação do esqueleto craniofacial superior a partir do zigoma, soalho orbital, região nasoetmoidal.

A mobilidade da maxila é um sinal importante. Fique atento para a maxila imóvel na rara fratura de fragmento único LeFort III, fraturas impactadas ou incompletas na porção média da face (impacto do processo coronoide da mandíbula), sangramento nasofaríngeo, edema periorbital e na porção média da face), rinorreia do CSF e alongamento facial. Cerca de 10% das fraturas do maxilar são acompanhadas por divisão do palato.

Tratamento
Abordagens cirúrgicas da porção média da face
Incisão subciliar
- Acesso: margem orbital inferior, soalho orbital, sutura zigomático-frontal.
- Faça a incisão 2 mm inferior à linha ciliar a partir do *punctum* até o canto lateral, retalho músculo cutâneo à maneira de degrau, descendo até a margem orbital inferior. Incise e eleve o periósteo. Disseque no plano subperiosteal até alcançar o soalho orbital. A ressuspensão do periósteo é crucial no fechamento.

Margem pálpebra-geniana
- Acesso: margem orbital inferior, soalho orbital, sutura zigomático-frontal.
- Faça a incisão na margem palpebral inferior na bochecha; incise diretamente para baixo até a margem orbital inferior. Incise e eleve o periósteo. Disseque no plano subperiosteal até alcançar o soalho orbital. A ressuspensão do periósteo é crucial no fechamento.

Incisão bicoronal
- Acesso: arco zigomático, sutura zigomático-frontal, região etmoidal naso-orbital.
- Faça a incisão (reta, anteriormente curva ou em zigue-zague) descendo até à gálea. Ele no plano subgaleal areolar; no plano entre a fáscia temporal superficial e profunda (evitando o nervo facial) sobre o músculo temporal. O arco é exposto por meio de incisão da fáscia 1,5 cm em direção à cabeça até o arco. Ressuspenda a fáscia temporal profunda no fechamento.

Incisão no sulco
- Acesso: pilar zigomático-maxilar.

Incise a mucosa do sulco bucal superior evitando o ápice do sulco e o frênulo. Deixe uma bainha de mucosa e de músculo par a facilitar o fechamento. Incise através do músculo descendo até o osso e disseque no plano subperiosteal.

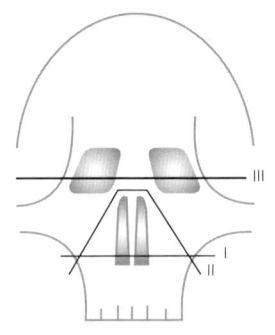

Fig. 17.3 Padrões de fratura Le Fort.

Tratamento da fratura

Nasal
- Indicação para cirurgia: deslocamento/deformidade do nariz ou septo, hematoma septal.
- Hematoma septal: evacue prontamente via incisão pequena na mucosa.
- Redução fechada: reduz o septo por meio de manipulação com uma pinça de Asch, completando a fratura septal e reposicionando o septo na linha média. A pirâmide nasal é reduzida por meio de "fratura externa" para completar a fratura e em seguida manipular a pirâmide de volta em posição. A redução é avaliada por meio de palpação e inspeção visual. Um molde nasal é aplicado na ausência de lesão cutânea e mantida por 7 dias. Curativo intranasal a critério do cirurgião.
- Momento oportuno: a redução fechada pode ser realizada dentro de 2 semanas da lesão. Fraturas nasais cicatrizadas são tratadas por meio da redução aberta 6 meses ou mais após a lesão, juntamente com rinoplastia, septoplastia para corrigir obstrução das vias aéreas e reconstrução com enxerto ósseo de perfil nasal, conforme necessário.

Etmoide naso-orbital
- Indicação para cirurgia: deslocamento, distância intercantal alargada.
- Fraturas não cominutivas: fixação rígida com placa e parafusos.
- Fraturas cominutivas: fios transnasais anterior e posterior torcidos para comprimir o segmento. Se a cominuição se estender sob o ligamento cantal, deverá ser desnudada e refixada após redução óssea.
- Manter ou restaurar a continuidade da drenagem nasolaríngea. A dacriocistorrinostomia formal pode ser realizada se um ducto lacrimal lacerado for previsto. A redução imperfeita deve, ocasionalmente, ser aceita.

Soalhos zigomático e orbital

- Indicação para cirurgia: teste de ducção forçada positiva, herniação de conteúdo orbital, enoftalmia, deslocamento da sutura zigomático-frontal, arco zigomático ou malar deprimido, trismo, outro deslocamento significativo.
- Redução aberta: fixação rígida com placa e parafusos. Alguns defendem que evitar a anquilose do processo coronoide da mandíbula para a mandíbula, resseque o processo coronoide.
- A redução fechada (fraturas incompletas): mais fácil e mais rápida sem incisões cutâneas, mas os resultados são menos exatos e confiáveis. A incisão do sulco bucal. Entre no átrio maxilar acima do primeiro dente molar. Passe a tesoura curva de Mayo dentro do antro para elevar o zigoma de baixo para cima. À medida que o curativo é inserido, a margem orbital inferior é palpada para controlar o fragmento de fratura e prevenir a supercorreção. A incisão muitas vezes fica aberta para proporcionar drenagem e o curativo é removido após 10 dias.
- Arco zigomático medialmente deslocado: reduza com um elevador de Killner inserido através de uma abordagem de Gillies. Incise o couro cabeludo na área do cabelo temporal e disseque até que o músculo temporal seja visualizado. Passe um elevador embaixo da fáscia temporal profunda sob o arco e eleve este em posição. A estabilidade inerente da forma de arco evita a necessidade de apoio. Entretanto, se estiver instável, pode-se apoiar o arco introduzindo-se a sonda torácica ou outro dispositivo de diâmetro semelhante sob o arco por 1-2 semanas. Alternativamente, o arco pode ser suturado através da pele e sobre um molde arqueado externo.
- A abordagem de Gillies e levantamento também podem ser usados para as fraturas malares deslocadas, contanto que a sutura zigomático-frontal permanece não deslocada. A abordagem é a mesma anterior e o malar é levantado lateral e anteriormente. Depois de reduzida, normalmente é estável. Entretanto, se for instável pode ser transfixada no septo ósseo nasal com um fio K.
- Fraturas de soalho orbital: remova o tecido encarcerado a partir do local da fratura e cubra o defeito com uma lâmina aloplástica de silicone ou enxerto ósseo fino, que pode precisar ser rigidamente fixado a uma margem inferior. O periósteo é fechado e a pálpebra em camadas. A percepção de luz deve ser checada a cada 6 horas por vários dias. Os antibióticos são administrados a critério do cirurgião.

Maxilar

- Indicação para cirurgia: todas as fraturas Le Fort. O objetivo é estabilizar a oclusão e reconstruir a largura da porção média, altura e projeção da face.
- Le Fort I: a fixação intermaxilar com placa e parafusos ± enxerto ósseo.
- Le Fort II: fixação rígida com placa e parafusos ± de enxerto ósseo. A fixação intermaxilar na oclusão por 4-8 semanas. Mobilização precoce, se as técnicas de fixação rígida forem utilizadas. As barras de arco devem ser deixadas em posição. Fixação intermaxilar é reinstituída ou elásticos de tração são utilizados, se houver qualquer deslocamento da oclusão.
- Le Fort III: reduza como as fraturas Le Fort II com a adição de uma incisão bicoronal ou abordagem anterior para as fraturas zigomáticas. Os dentes devem ser colocados na melhor oclusão possível. Dentes postiços ou blocos fabricados de mordida podem ser fixados com fios para obter a melhor redução possível e relações intermaxilares.

- Estabilização do palato: molde palatal ou redução aberta e fixação com placa/malha metálica.
- Apresentação retardada: a união fibrosa ocorre em 3 semanas. A refratura cirúrgica ou a aplicação de forças externas desimpactantes, com reposicionamento em monobloco de massa óssea e preenchimento do defeito com enxertos ósseos.

Complicações

- Fraturas nasais: hematoma, sinéquias, osteíte. Algum grau de deformidade pode existir apesar da redução precoce, por exemplo, da giba dorsal, leve formação de sela do septo, desvio septal e de pirâmide nasal, obstrução da via aérea, degrau palpável.
- Fraturas dos soalhos zigomático e orbital: cegueira (até 3%), diplopia, ectrópio, insuficiência de convergência (até 21%), fístula carotídea do seio cavernoso (rara), trismo, anquilose temporomandibular (TMJ), depressão da eminência malar (redução inadequada ou após reabsorção óssea não tratada). Às vezes pode ser restaurada com refratura tardia e redução usando técnica aberta; restauração adequada raramente ocorre com alteração de tecido mole somente. Cerca de 10-20% dos pacientes com fraturas orbitais requerem uma segunda cirurgia para ajustes menores no globo ocular ou posição palpebral.
- Fraturas Le Fort: a porção facial média deprimida com má oclusão, geralmente um mordida aberta anterior (redução inadequada, não tratada), parestesia persistente do nervo infraorbital.

Avaliação da mão no trauma

Princípios
- A história da lesão e a descrição do paciente devem lhe dar um prognóstico das estruturas lesionadas antes que você comece a examinar.
- Evite causar dor que seja essencial, então, realize primeiro todos os testes que não provoquem dor, especialmente em crianças.
- Avalie a sensação antes do movimento ativo, antes da palpação, antes de pressionar a fratura e o movimento passivo.
- Verifique os achados com a mão oposta. As anomalias congênitas existem.

História
- Idade.
- Mão dominante: destreza.
- Ocupação.
- Hora exata da fratura: hora da lesão é relevante para o reimplante e para fraturas abertas.
- Mecanismo da lesão: isto lhe dará uma boa ideia do que foi lesionado – por exemplo, cortou a mão com o vidro quando passou pela janela ou o braço foi arrancado. Os dedos estavam apertando a faca ou estavam estendidos?
- Partes amputadas: foram transportados adequadamente?
- Histórias médica e medicamentosa passadas, para informações sobre riscos anestésicos e, provavelmente, problemas de cicatrização.
- História psiquiátrica para mal deliberado contra si mesmo.
- História social: fumar afetará o suprimento sanguíneo para retalhos da ponta do dedo; os pacientes com um braço enfaixado podem precisar de auxílio em casa. O paciente continuará sua terapia ou usará o seu molde. Caso contrário, pode não haver propósito para um reparo complicado.

Exame
Olhe, sinta, mova e sinta novamente
Lembre-se de avaliar a função da mão em pacientes com lacerações no braço e antebraço. A mão pode ser examinada sem remover os curativos proximais.

Os curativos podem ser deixados para o conforto até que a maior parte da avaliação seja efetuada. Se um curativo for utilizado para interromper uma hemorragia, deixe-o em posição até que o paciente esteja no centro cirúrgico com um torniquete no local. Se não for eficaz, ponha um torniquete ao redor do braço (p. ex., manguito de pressão arterial) não inflado para uso em emergência; prepare os curativos; exponha a ferida; aplique pressão com sua mão proximal à ferida e reaplique um curativo à pressão. Eleve o braço. Colocar curativos adicionais sobre um curativo à pressão ineficaz provavelmente não interromperá o sangramento, uma vez que a pressão dispersar-se-á no primeiro curativo. É melhor removê-lo aplicando pressão direta no ponto de sangramento. Não coloque grampo! Não deixe um torniquete inflado.

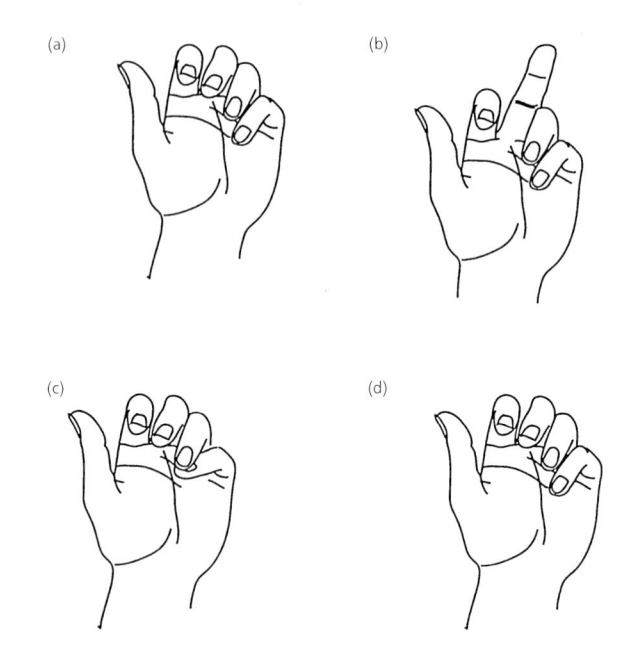

Fig. 17.4 Cascata digital demonstrando (a) normal, (b) lesão do tendão flexor no dedo médio, (c) fratura rodada no dedo mínimo e (d) lesão do nervo digital.

Observe
- Avalie a deformidade incluindo postura da mão e a cascata dos dedos. Há uma quantidade esperada de flexão em cada articulação? Compare com a mão normal.
- Avalie a vascularidade examinando a cor e o turgor tecidual (se a polpa está completa).
- Examine as rugas nas pontas dos dedos; em dedos denervados não haverá rugas) (teste de O'Riordan).
- Note o local e o tamanho do edema, contusão e feridas. Qual é a extensão e a direção das feridas? Que estruturas anatômicas situam-se embaixo?
- Desenhe uma figura ou fotografe as feridas para poupar o cliente de repetida trocas de curativos.

AVALIAÇÃO DA MÃO NO TRAUMA

Sinta
- Sensação: verifique as distribuições dos nervos mediano, ulnar e radial bem como os territórios do nervo digital, conforme apropriado. Compare os dois pontos.
- Sinta a pele ou passe o cabo de uma caneta ao longo da pele de uma área com suspeita de denervação. O suor normal faz com que a caneta se arraste ligeiramente; isto é perdido nas áreas denervadas (teste de adesão tátil).
- Verifique a vascularidade por meio de teste de preenchimento e pulsos capilares.

Mova
- O paciente pode fechar a mão completamente e estender seus dedos? As fraturas impedem os movimentos devido à dor ou, ocasionalmente, por compressão do tendão. Articulações deslocadas ou subluxadas não farão toda a amplitude de movimento mesmo depois de aliviada a dor, por exemplo, com uma anestesia por bloqueio ao redor do dedo. A amplitude de movimento (ativa e passiva) deverá ser reavaliada após redução articular.
- À flexão do dedo, há uma deformidade em rotação? Compare com a mão normal. Todos os dedos apontam para o tubérculo escafoide? Todas as articulações flexionam-se e estendem-se ou ocorre algum retardo? O padrão e a coordenação da flexão são normais?
- As articulações estão estáveis à flexão lateral? A articulação metacarpofalângica (MCPJ) deverá ser examinada na flexão, mantendo-se o metacarpo parado; há alguma instabilidade lateral quando estendido.
- Teste a força de todos os flexores e extensores longos da mão e do punho. Para verificar a função do flexor superficial do dedo (FDS), segure todos os dedos menos o que está sendo testado em extensão total; a articulação interfalângica proximal (PIPJ) deverá flexionar-se, deixando a articulação interfalângica distal (DIPJ) flexível. Dor ao tentar usar o tendão pode indicar divisão parcial. Se o paciente tiver problema para efetuar a tarefa, peça-lhe para fazer isso do lado normal, simultaneamente. O dedo indicador pode trapacear nesse teste em razão da independência do flexor profundo do dedo (FDP), assim assegure-se de que a DIPJ permaneça frouxa. Para verificar a função do FDP, peça ao paciente para curvar cada dedo por sua vez na PIPJ, deixando os outros retos. Eles podem ser mantidos retos para ajudar. Muitas pessoas têm tendões FDS dos dedos mínimo e médio ligados de modo que eles não se movem independentemente. Alguns poucos têm FDS ausente no dedo mínimo.
- Para testar o nervo mediano, verifique a função do abdutor curto do polegar (APB) (oposição); quanto ao nervo ulnar, teste a abdução e a adução do dedo e faça o teste de Froment (primeiro interósseo dorsal). Note que a abdução do dedo mínimo pode ser realizada pelo extensor do dedo mínimo (EDM) na ausência do abdutor do dedo mínimo (ROM), assim assegure-se de palpar o ROM quando testá-lo.

Sinta novamente
- Examine os ossos quanto à sensibilidade, deformidade, crepitação e estabilidade. Assegure-se de estar testando o osso e não se enganando no movimento articular para instabilidade da fratura.
- Verifique as articulações quanto à sensibilidade e estabilidade. Note que a margem da articulação é mais sensível ou cede. Lembre-se que as MCPJs são supostamente estáveis na flexão e devem ser testadas nessa posição, enquanto as articulações interfalângicas (IPJ) são estáveis na extensão e devem ser testadas nessa posição.

Investigações

- Radiografia de qualquer osso ou articulação sensível (incluindo as articulações proximais e distais) em dois planos.
- Radiografia de corpos estranhos suspeitos. Se não há nada a ser visto ao raios X, mas o paciente tem certeza de que há algo lá, a ferida deverá ser explorada. Matéria orgânica pode não ser mostrada na radiografia.
- Ultrassom, se disponível, pode ser útil.
- Verifique a hemoglobina (Hb) se suspeitar de perda sanguínea significativa.
- Hemograma completo, ureia e eletrólitos (U&E) e raios X de tórax podem ser necessários antes da anestesia geral. As generalizações são perigosas incluindo esta. Entretanto, elas podem ser úteis.
- "Equimose significa quebrado".
- "Dor ao movimento do tendão significa lesão tendínea".
- "Sensação alterada com uma ferida aberta significa exploração cirúrgica".
- "Você nunca será processado por explorar, mas somente por omitir uma lesão".

Lesões de leito ungueal e perioniquiais

Incidência
- A lesão mais comum da mão.
- O dedo médio, sendo o mais longo, é lesionado com mais frequência.
- Extremamente comum em crianças.

Etiologia
Esmagamento entre portas (geralmente no lado da dobradiça do batente da porta) ou entre objetos pesados, e as lesões em serra são as mais comuns.

Classificação
Zook *et al.* (1984) classificam as lesões de leito ungueal em:
- Lacerações simples.
- Lacerações estreladas.
- Grave lesão por esmagamento.
- Avulsão.

Patogênese
- O leito ungueal é esmagado entre um objeto pesado e o osso.
- Portanto, a maioria das lesões também envolve o paroníquio ou a polpa.
- Metade das lesões está associada a fratura da falange distal.
- Uma fratura de falange distal pode movimentar-se em alavanca e causar deslocamento da placa ungueal, sempre com uma laceração do leito ungueal embaixo.
- Deslocamento da placa ungueal sobre a dobra ungueal indica uma fratura basal subjacente da falange distal ou lesão epifiseal em crianças (geralmente Salter-Harris tipo 1). Isto é chamado de fratura de Seymour e é, essencialmente, uma fratura aberta que envolve a fise. Ela precisa ser lavada, reduzida e o leito ungueal reparado.
- Lesões agudas o suficiente para cortar a unha geralmente amputam a ponta do dedo.
- Hematoma subungueal resulta de laceração ou de outra lesão do leito ungueal, que é bem vascularizado com uma unha sobrejacente intacta. É dolorosa e pode levar à lesão isquêmica do leito ungueal.

Características clínicas
Hematoma subungueal de > 25% da unha ou avulsão desta a partir de seu paroníquio com uma lesão perioniquial adjacente sugere lesão significativa do leito ungueal.

Investigações
Sempre raios X da falange distal. Examine a fise; ela pode parecer ligeiramente mais larga do que o normal em uma fratura de Seymour, ou o deslocamento pode estar aparente.

Tratamento
- Hematomas pequenos (< 25% do leito ungueal) podem ser descomprimidos com um clipe de papéis ou agulha aquecidos.
- Use anestésico local (bloqueio digital) com um torniquete e amplificação com lupa.

538 Capítulo 17 ▪ Trauma

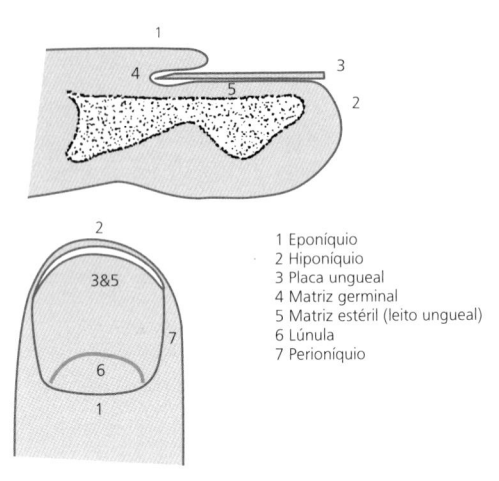

Fig. 17.5 Anatomia do leito ungueal.

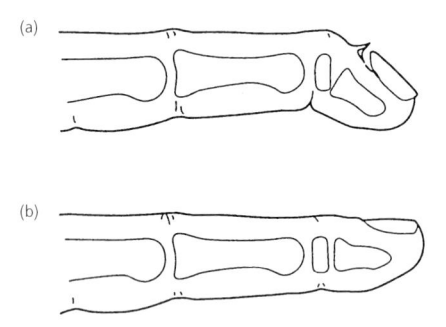

1 Eponíquio
2 Hiponíquio
3 Placa ungueal
4 Matriz germinal
5 Matriz estéril (leito ungueal)
6 Lúnula
7 Perioníquio

Fig. 17.6 Deslocamento da base da unha só pode ocorrer se houver uma lesão óssea ou articular embaixo, neste caso uma fratura epifiseal de Salter-Harris tipo 1 (fratura de Seymour). Esta precisa de lavagem cirúrgica da fratura composta, redução e relocalização da unha para agir como uma tala imobilizadora.

- Remova o máximo da unha, conforme necessário, para ter acesso à lesão; normalmente é mais fácil remover toda a unha do que uma porção dela.
- Desbridamento do leito ungueal deve ser absolutamente mínimo.
- Explore as fraturas da falange distal; debride o osso frouxo ou mal vascularizado; irrigue a cavidade aberta com abundante solução salina normal.
- Repare o leito ungueal (Vicryl 7-0 é ideal).
- Fraturas estáveis da falange distal ou fraturas em ramalhete (rachadura) não precisam de fixação. Um fio K simples pode ser usado para as fraturas de diáfise instáveis (i. é., aquelas que envolvem inserções no FDP/EDC).

LESÕES DE LEITO UNGUEAL E PERIONIQUIAIS

- Limpe e fenestre a unha, repondo-a para imobilizar o leito ungueal, moldar a unha ao dedo e imobilizar a fratura de falange distal (DP).
- Suture a unha na ponta da ponta se estiver instável e suscetível a cair.
- Se a unha estiver ausente ou muito danificada, uma imobilização com uma lâmina metálica (embalagem de fio de sutura) poderá ser fabricada.
- Incisões retas perpendiculares ao leito ungueal podem ser usadas para permitir o reparo de avulsões muito proximais do leito ungueal. Contudo, repare estas tanto no leito ungueal profundo como na superfície para evitar chanfraduras.
- Feche a pele com suturas absorvíveis ou não absorvíveis 5-0 ou 6-0.
- Use um curativo não aderente.
- Se o leito ungueal estiver completamente avulsionado, tente substituí-lo com um enxerto (idealmente ainda fixado à unha para manuseio e imobilização mais fáceis).
- A perda do leito ungueal pode ser substituída por um enxerto de leito ungueal dividido a partir de um leito ungueal adjacente ou do hálux. Alternativamente, poderá ser usado um enxerto dérmico ou de pele em espessura total (FTSG).

Cuidados pós-operatórios
- Eleve a mão.
- Troque os curativos 12 semanas pós-reparo, ou então conforme necessário.
- Inicie a fisioterapia para mobilizar a articulação interfalangiana distal (DIPJ) e dessensibilizar a ponta após a primeira troca de curativo.
- Remova as suturas após 2 semanas. A imobilização da unha cairá.

Complicações
- Deformidade/distrofia ungueal: cristas, divisões ou não aderência devido a cicatrizes ou cristas na matriz/leito ungueal estéril.
- Pterígio da dobra ungueal para o leito ungueal com uma divisão da unha.
- Osteomielite da DP.
- Polpa sensível.
- Não união da fratura DP.
- Se não tratadas, um hematoma subungueal significativo pode causar necrose da matriz estéril causado por pressão. Lacerações substanciais do leito ungueal levarão a uma unha deformada. Fraturas DP abertas não reconhecidas podem progredir para osteomielite.

Deformidade da unha
- Linhas de Beau: sulcos transversos devido à cessação temporária do crescimento da unha.
- Linhas de Muehrcke: linhas transversas esbranquiçadas na placa ungueal (leuconíquia estriada) em razão de ceratinização incompleta, de modo que os debris nucleares ou os núcleos são retidos. Ocorrem na hipoalbuminemia crônica, quimioterapia.

Referência
Zook EG, Guy RJ, Russell RC (1984). *J Hand Surg (Am)* **9**, 247–52.

Lesões do tendão flexor

Definição
Uma lesão dos tendões flexores da mão, normalmente sustentada por uma laceração aguda; ocasionalmente por avulsão da origem.

Incidência
- Lesão comum da mão.
- Dedos indicador e mínimo envolvidos com mais frequência, em seguida, o anular, médio e polegar.
- Mais comum em homens do que em mulheres e nas idades de 15-40 anos.

Etiologia
- Uma lesão aguda (geralmente com faca ou vidro), mas também por lesões esportivas ou acidente rodoviário causando avulsão do tendão.
- Ocasionalmente uma ruptura médiotendinosa secundária à artrite, formação de espora óssea ou implante metálico.

Classificação
De acordo com a zona/nível da lesão.
- Zona 1: distal à inserção do flexor superficial do dedo (FDS).
- Zona 2: a partir da margem da polia A1 até o final da inserção FDS.
- Zona 3: na palma.
- Zona 4: embaixo do túnel do carpo.
- Zona 5: antebraço.

A Zona 2 está ausente no polegar.

Apresentação clínica
Apresenta-se com uma história de lesão e incapacidade flexionar o dedo afetado ou dor à tentativa de flexão. Determine o mecanismo da lesão e então preveja o nível da extremidade do tendão distal e o grau de retração da extremidade proximal. Uma laceração na posição estendida marcará a extremidade do tendão distal ao nível da laceração. Se lacerado na flexão extrema, a extremidade distal se retraíra distalmente à medida que o dedo for estendido. A retração do flexor profundo do dedo (FDA) proximal está limitada pelo lumbrical. Flexor longo do polegar (FPL); com frequência se retrai dentro do antebraço.

Exame
- Examine a ferida.
- Procure por perda da cascata de flexão natural de dedos, perda de movimento.
- Verifique o movimento independente do FDS e do FDP.
- Suspeite de dor ao movimento ou sua deflagração indicando lesão parcial.
- Fique atento de que um tendão flexor possa ainda estar presente mesmo que seja possível alguma flexão em razão da tração sobre um vínculo intacto (este geralmente falha com o tempo).

Tratamento
- Estenda a ferida: a extensão da ferida deve ser suficientemente grande para permitir a exposição das extremidades divididas e espaço adequado para o seu reparo.
- Exploração da ferida: procure por extremidades divididas e estruturas intactas. Explore áreas de hematoma, sempre conduzido a partir da anatomia normal na direção da lesão. Os tendões podem ser diferenciados dos nervos pela tração que causa a flexão passiva do dedo apropriado, pela cor amarelo-esbranquiçada, sem ramificações, músculo inserido, sem artéria aderente, sem estrutura fascicular e à flexão do dedo ou do punho com frequência deslizarão para a visão (cuidado porque as trações sobre os nervos podem causar alguma flexão).
- Identifique as várias estruturas divididas: a identificação é auxiliada pelo conhecimento de que os tendões superficiais do flexor do anular e médio situam-se superficiais aos do dedo mínimo e indicador, exatamente ulnares e profundos ao tendão do palmar longo. Os tendões têm diferentes tamanhos e formas transversais e isso também pode ser utilizado para comparar as extremidades. A tração sobre a extremidade distal pode ajudar a identificar o coto distal. A tração sobre um tendão profundo produzirá flexão em múltiplos dedos além do dedo afetado. Isso pode ser diferenciado pela sensação da tensão correta nos dedos. Depois de identificados, os tendões devem ser marcados com diferentes agulhas, ou outras técnicas. Quando reparado, o tendão deverá recriar a cascata normal dos dedos e produzir o efeito de tenodese normal e extensão do punho.
- Repare os tendões.

Reparo do tendão flexor

Opções de reparo
- Reparo primário.
- Reparo primário tardio.
- Reparo secundário.
- Repare por meio de um enxerto de tendão (em um ou em dois estágios).

Técnicas de reparo do tendão

Incisões
As extensões da ferida por meio de ziguezagues estilo Brunner ou ao longo de linhas mediolaterais. Tente evitar áreas de contato. Evite cicatrizes que causem contraturas.

Exposição
Use uma técnica atraumática de contato mínimo com instrumentação fina e magnificação. Preserve as polias. Crie uma incisão em forma de L na bainha do flexor sobre cruzado ou porções retinaculares que podem ser reparadas com mais facilidade. Crie incisões nas quais o coto distal pode ser liberado por pelo menos 1 cm através desta abertura (geralmente por meio de flexão da DIPJ). Depois que o coto distal foi liberado, fixe-o ali com agulha hipodérmica.

Recuperação do tendão
Libere a extremidade proximal flexionando o punho e a palma, auxiliando por meio de "ordenha" do tendão a partir do antebraço até o dedo. Se isso não revelar o tendão, ele poderá ser recuperado passando-se um recuperador de tendão ou uma pequena pinça hemostática mosquito embaixo da bainha do flexor. Deve-se ter cuidado para não lesionar o tendão ou a bainha. Se isso falhar, crie uma incisão separa mais proximalmente para identificá-lo. Recupere a extremidade do tendão proximal. Passe uma sonda de alimentação pediátrica da ferida distal até a bainha do tendão flexor até que ele possa ser recuperado na incisão proximal. Suture-o no tendão proximal e, com delicada retração, libere a extremidade do tendão proximal através da ferida distal. Fixe-o com uma agulha hipodérmica em uma posição adequada para reparo. A preparação acurada das extremidades do tendão para o reparo é vital para o bom resultado.

Relações
Restaure a relação entre FDP e FDS. O FDS é dividido sobre a falange proximal onde as duas fitas que envolvem o FDP para alcançar sua inserção deixam de envolvê-lo depois de divididas. É importante restaurar a orientação, caso contrário o quiasma capturará o tendão FDP.

Reparo do tendão
Suture o tendão. Há muitas técnicas para reparo do tendão e muitos tipos e resistências de suturas também são descritos. O princípio é para a criação de um reparo forte que seja suficientemente resistente para suportar a tensão criada na mobilização, dure por tempo suficiente para que ocorra a cicatrização do tendão, e cujo volume seja pequeno o suficiente para não interferir na cicatrização do tendão ou no deslizamento. Para técnicas de mobilização ativa precoce, um reparo com sutura central de, no mínimo, quatro fios 3-0/4-0 é necessário, apoiada e organizada por uma sutura 6-0 epitendinosa continua (Fig. 17.8).

REPARO DO TENDÃO FLEXOR 543

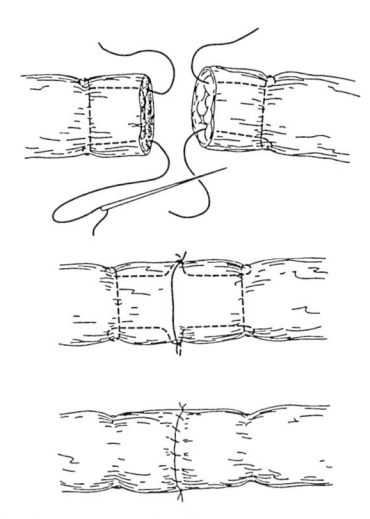

Fig. 17.7 Sutura de Kessler e ponto epitendinoso.

A técnica de reparo mais comum é um reparo do tipo Kessler modificado repetido (Kessler duplo) para produzir um reparo de quatro fios com uma sutura epitendinosa contínua invertida de Halstead. Strickland descreveu um reparo de Kessler combinado com uma sutura de colchoeiro para criar uma sutura central de quatro fios.

Reparo da bainha
As janelas da bainha devem ser reparadas com náilon 6-0. Depois de reparada, a capacidade de deslizamento do reparo através da bainha do tendão, particularmente das polias anulares, deve ser avaliada por meio de teste de tenodese ou por meio de tração sobre o tendão proximalmente e extensão passivamente. As vantagens do reparo de bainha são a melhora da nutrição do tendão, redução das adesões, melhor deslizamento e melhor remodelagem. As desvantagens são: contração do reparo do tendão, mais adesões e pior deslizamento.

Documentação
É importante, particularmente para o terapeuta, documentar o local e o tipo do reparo, para confirmar que o tendão desliza através das polias e os reparos são fortes o suficiente para mobilização imediata.

Avulsão do tendão flexor
Também conhecida como lesão da camisa de rugby (lesão de jersey).

Definição
Uma avulsão fechada do tendão FDP a partir de sua inserção, classicamente sustentada enquanto tenta agarrar o jogador que passa pela camisa.

Incidência
O dedo afetado com mais frequência é o dedo anular, uma vez que ele possui a menor área de inserção do tendão flexor e é longo.

Classificação (Leddy e Packer, 1977)
- Tipo 1: avulsão do tendão que se retrai em todo o trajeto dentro da palma, portanto, não possui suprimento sanguíneo.
- Tipo 2: avulsão do tendão com ou sem pequeno fragmento ósseo capturado na PIPJ, portanto, mantém o vínculo PIPJ e o suprimento sanguíneo.
- Tipo 3: fragmento ósseo capturado na polia A4; mantém todo o suprimento sanguíneo e não há retração do tendão.

Apresentação clínica
- Clinicamente a falha em flexionar a DIPJ pode não ser notada por algum tempo.
- Sensibilidade ou uma massa palpável pode indicar o nível da retração do tendão.

Tratamento
- É necessária reinserção cirúrgica. Nas lesões tipo 3 não há problema relativo à duração da lesão até o reparo, uma vez que o tendão não se retrai significativamente. Entretanto, nas outras lesões o reparo deve ser realizado antes que ocorra encurtamento significativo do tendão (10-14 dias).
- Nas lesões tipo 3, o fragmento pode ser suficientemente grande que o reparo é essencialmente uma redução aberta e fixação interna (ORIF) de fratura.
- Nas outras lesões um reparo de tendão flexor de zona 1 é necessário. Da mesma forma, em lesões sem avulsão de zona 1 pode haver coto distal insuficiente no qual formar o reparo padrão. Nesses casos, as opções a seguir são sugeridas.

Reparo de tendão flexor de zona 1
A sutura do coto proximal usando técnica de sutura central padrão. Este pode ser preso à falange distal por meio de:
- Perfuração de dois orifícios paralelos através da falange distal, saindo sobre a porção nasal média, passando as pontas da sutura através dos orifícios perfurados (auxiliada por uma agulha hipodérmica calibre 14 ou 16) e amarrando as pontas sobre um botão.
- Incisar o ápice do dedo logo abaixo do hiponíquio e passando as pontas da sutura ao longo dos lados da falange distal para serem amarradas, através de incisão apical separada, sobre a extremidade distal da falange distal.

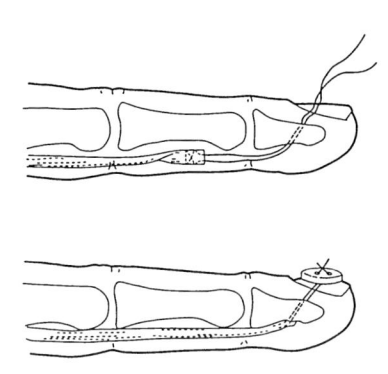

Fig. 17.8 Sutura transfixante para avulsão profunda.

- Uma variação é criar um orifício transverso perfurado através da massa da falange distal através do qual a sutura é passada para tornar a fixação mais segura.
- As técnicas alternativas envolvem o uso de uma sutura de fio farpado que se ajusta ao coto do tendão proximal e atravessa o coto do tendão distal e a falange distal para ser amarrada sobre um botão na unha. O fio proximal é deixado percutaneamente para que, ao ser removido o botão, o fio possa ser retraído (Jennings, 1954).

Referências

Jennings ER (1954). *Md State Med J* **3**, 17–18.
Leddy JP, Packer JW (1977). *J Hand Surg (Am)* **2**, 66–9.

Reabilitação do tendão flexor

Introdução
O reparo dos tendões flexores é apenas o começo do processo da função restauradora da mão. Um bom resultado depende de uma boa reabilitação e proteção do reparo contra a tensão indevida.

O tendão fica mais fraco em 14-21 dias pós-reparo e só readquire 50% de sua força em 6 semanas. O reparo precisa ser protegido durante esse período. Pode ficar desprotegido após esse período, mas o paciente deverá ser prevenido de que não deverá realizar atividade completa por mais 6 semanas, uma vez que esse é o período que antecede a reaquisição de 75% de sua força. Alguma tensão e movimento são necessários para maximizar e promover a proliferação colagenosa e o alinhamento.

Classificação
- Mobilização retardada: moldes de imobilização ou talas.
- Mobilização passiva com tala estática.
- Mobilização ativa precoce com tala estática.
- Dinâmica.

Mobilização retardada (colocar tala e deixar)
A mão é imobilizada ou coloca-se tala na posição da função durante 6 semanas. Após remoção do molde, começa a mobilização sem proteção.

A mobilização retardada tem as vantagens da simplicidade e menos risco de ruptura do tendão – pode deixar e esquecê-la. É escolhida para os pacientes não cooperativos que com frequência acabam se saindo bem, provavelmente porque eles estão se mobilizando com seus moldes. Não é tão eficaz com pacientes cooperativos.

Mobilização passiva (Duran)
A mão é imobilizada com o punho flexionado a 20°, as articulações metacarpofalângicas (MCPJs) flexionadas a 80°-90° e as articulações interfalangianas (IPJs) estendidas. A terapia consiste de flexão passiva e extensão somente durante as primeiras 6 semanas, seguida de movimento ativo progressivo e retirada do molde.

As vantagens são reduzidas adesões, melhora da excursão e da força tênsil do reparo, com menos risco de ruptura do tendão e menos contraturas de flexão comparada com as técnicas ativas.

Mobilização ativa precoce (Belfast)
A mão é imobilizada com o punho flexionado a 20°, as MCPJs flexionadas a 80°-90° e as IPJ estendidas. A terapia começa com a flexão passiva e mantém a extensão ativa durante as primeiras 2-3 semanas, seguida de flexão e extensão ativa após 6 semanas, com movimento ativo progressivamente mais independente e retirada da tala.

A mobilização ativa precoce tem vantagens da construção simples, um regime terapêutico mais simples e as vantagens da mobilização precoce no aumento do deslizamento, excursão, remodelagem e força. A desvantagem é o risco maior de ruptura do tendão.

Kleinert (colocação de tala dinâmica)

Um sistema de mobilização protegida para reparos do tendão flexor. Esta técnica reverteu os pensamentos da época sobre a inutilidade dos reparos de tendão flexor de zona 2. Consiste de uma tala de bloqueio dorsal com o punho neutro e articulações metacarpofalângicas entre 60° e 90° de flexão com as articulações interfalângicas retas. Talas em forma de presilhas são coladas nas unhas dos dedos e faixas de borracha são fixadas a estas para puxar os dedos para a posição flexionada. As pontas proximais das faixas de borracha são fixadas ao nível do punho. Foi descrita uma variação desse tema em que as faixas de borracha passam sob uma barra palmar de tal forma que a tração das faixas permite a flexão da DIPJ assim como a flexão da MCPJ e PIPJ. Outra variação envolve as faixas que passam para o dorso da mão por espaços membranosos para melhorar a flexão da DIPJ.

O regime terapêutico começa com a extensão ativa contra a força das faixas de borracha, assegurando que as articulações interfalangianas (IP) alcancem a extensão total com as MCPJs mantidas flexionadas. Deixa-se que o dedo relaxe em flexão passivamente sob a força da faixa de borracha. A supervisão de terapia intensiva é necessária, sobretudo, no início, quando a tensão da fita de borracha precisa ser ajustada, ensinando-se ao paciente os exercícios necessários.

A colocação de tala dinâmica tem vantagens em um retorno mais rápido ao deslizamento e remodelagem do tendão bem como um retorno mais rápido da força do tendão mediante modificação deste pela aplicação de tensão longitudinal. A tração da faixa de borracha reduz o risco de ruptura do tendão e oclui os dedos e a palma, impedindo o uso inadvertido da mão. As desvantagens são a complexidade na construção e no regime terapêutico. Risco de contratura da PIPJ.

Lesão de avulsão do anular

Definição
Uma lesão digital causada pela tração pelo uso de um anel neste dedo.

Incidência
- Lesão esportiva associada a redes de gol no futebol.
- Indústria comum.
- Pessoas que saltam de plataformas e prendem o anel em uma unha.

Etiologia
Tração sobre um anel empurrado para frente em direção às pontas dos dedos ou a mão que é puxada enquanto o anel preso resulta em vários graus de lesão.

Classificação (Urbaniak et al., 1981)
- Tipo 1: laceração, circulação intacta.
- Tipo 2: circulação comprometida, precisa de revascularização, sem fratura/deslocamento.
- Tipo 3: ("desenluvamento") total/com ou sem fratura/amputação.

Apresentação clínica
História e lesão são características.

Exame
- Examine a ferida.
- Procure pela perda da cascata de flexão natural dos dedos, perda de movimento, verifique o movimento independente de FDS e FDP.
- Verifique a sensação e a perfusão.
- Radiografia do dedo.

Tratamento
- Tipo 1: é tratado com desbridamento e fechamento ou curativos.
- Tipo 2: requer revascularização, geralmente com interposição de enxertos de vaso.
- Tipo 3: é uma lesão grave com mau resultado e amputação é necessária.

Cirurgia
Em razão da natureza de avulsão da lesão dos vasos, a extensão da lesão de vaso é maior do que parece. Procure por uma estria vermelha na parede do vaso, indicando lesão e verifique o fluxo interno após desbridamento. Os enxertos são necessários algumas vezes para anastomosar o vaso desde o nível MCPJ até o nível DIPJ distal. Uma incisão longitudinal separada pode ser efetuada sobre a artéria exatamente proximal à DIPJ. Enxertos de veia podem ser coletados do dorso do dedo médio ou da superfície palmar do antebraço.

Resultado
- Tipo 1: é esperado um excelente resultado.
- Tipo 2: 80% de sucesso na revascularização; 60% recebem amplitude de movimento de boa a excelente. A maioria volta a funcionar em 8-9 semanas. Prognóstico muito melhor se não houver fratura ou lesão de PIPJ.

Referência
Urbaniak JR, Evans JP, Bright DS (1981). *J Hand Surg* **6**, 25–30.

Deformidade em botoeira

Definição
Alteração no flexor e no músculo extensor e o equilíbrio do tendão que resulta na deformidade com três componentes:
- Flexão da PIPJ.
- Hiperextensão da DIPJ.
- Hiperextensão da MCPJ.

Incidência
- Uma deformidade comum da mão.
- Ocorre frequentemente em pacientes com artrite reumatoide/trauma.
- Mais comum em homens do que em mulheres e nas idades 15-40 anos.

Etiologia
A deformidade resulta de uma anormalidade primária da PIPJ (ao contrário das deformidades em pescoço de cisne que podem surgir em qualquer articulação). Trauma ou proliferação sinovial causa incompetência da fita central.

Incapaz de alcançar a extensão total na PIPJ, a postura de flexão na PIPJ desenvolve-se, as bandas laterais subluxam-se em sentido palmar e encurtam-se para se tornar fixa e os ligamentos retinaculares oblíquos encurtam-se causando hiperextensão, limitando flexão da DIPJ. À medida que a deformidade de flexão na PIPJ aumenta, o paciente compensa pela hiperextensão da MCPJ.

A perda funcional pode ser mínima até que os estágios tardios e assim o tratamento nos estágios iniciais deve ser simples e tem risco mínimo.

Classificação
Classificada por Nalebuff e Millender (1975) como leve, moderada ou grave de acordo com o grau de flexão, se a flexão pode ou não ser passivamente corrigida e o estado da superfície articular PIPJ.
- Estágio 1: deformidade em botoeira (corrigível passivamente) – somente 10°-15° de defasagem na extensão PIPJ; a extensão completa pode restringir a flexão da DIPJ. A DIPJ pode ser ligeiramente hiperestendida. A MCPJ geralmente é normal. A flexão da DIPJ melhora, à medida que a PIPJ é flexionada e a perda funcional é relacionada, em grande parte, com a falta de flexão total da DIPJ, assim como da extensão da PIPJ.
- Estágio 2: a deformidade em botoeira moderada (corrigível passivamente) – perda funcional se torna significativo quando a PIPJ alcança 30°-40°. Os pacientes compensam por meio de hiperextensão da MCPJ. A DIPJ se torna hiperestendida com diminuição da flexão.
- Estágio 3: deformidade em botoeira grave – PIPJ não pode ser estendida passivamente.

Tratamento
Tipo 1
- Tratamento cirúrgico pode piorar a função existente.
- A injeção esteroide ou sinovectomia, se estiver presente sinovite.
- Tenotomia do extensor sobre a MCPJ para aumentar a flexão da DIPJ.
- Colocação de tala dinâmica ou estática para estender a PIPJ, mas permitindo a flexão da DIPJ; restaura o equilíbrio sem se arriscar à perda da flexão PIPJ.

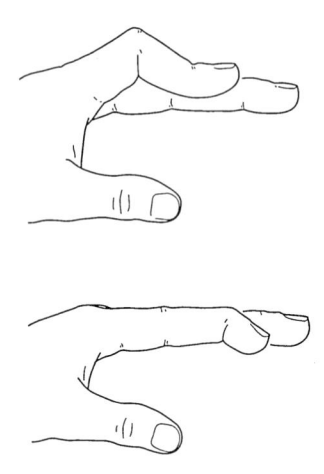

Fig. 17.9 Deformidades em botoeira e martelo.

Tipo 2
- Reconstrução do mecanismo extensor se o seguinte se aplicar: boa pele dorsal, superfícies articulares lisas, tendões flexores funcionais, deformidade da flexão da PIPJ pode ser corrigida passivamente.
- Se presente, a deformidade da flexão do punho deve ser corrigida antes de tentar restaurar a extensão da PIPJ.

Tipo 3
- Tente converter para o tipo 2 mediante colocação de tala dinâmica ou moldes em série para restaurar a extensão passiva.
- Liberação de tecido mole (dividir os ligamentos retinaculares transversos e ligamentos colaterais acessórios) pode ser necessária. Cirurgia como esta não é indicada com frequência.
- Fusão ou artroplastia para deformidades graves com superfícies articulares inadequadas (note que a perda da flexão da PIPJ é compensada pelo ganho na flexão MCPJ).

Cinco tipos de reparo de tecido mole do mecanismo extensor
- Anatômico (Mason).
- Enxerto de tendão usando um enxerto ou um retalho retrógrado (Snow).
- Tenotomia do extensor distal (Fowler): libere as bandas laterais da falange distal de modo que a fita central aproveite o afrouxamento e possa estender a PIPJ. A DIPJ ainda pode-se estender devido aos ligamentos retinaculares oblíquos funcionais.
- Reconstrução utilizando as bandas laterais (Littler, Matev).
- Tenólise (Curtis).

Reparos ósseos
Artrodese ou artroplastia.

Referência
Nalebuff EA. Millender LH (1975). *Orthop Clin North Am* **6**, 753–63.

Deformidade em pescoço de cisne

Definição
Deformidade dos dedos causada por desequilíbrio musculotendinoso caracterizado pela hiperextensão da PIPJ e flexão da DIPJ e pode estar associada à flexão da MCPJ. A deformidade pode-se originar de qualquer dessas articulações. A perda funcional está relacionada com a perda de movimento na PIPJ.

Incidência
- Comum, especialmente em reumatoides.
- Pode seguir-se à divisão do FDS ou coleta (recurvado).
- Pode ser congênita devido à flacidez generalizada.

Etiologia
Depende das articulações de origem.

DIPJ
No nível da DIPJ, estiramento ou ruptura do tendão extensor terminal produz uma deformidade em marreta; descolamento da inserção distal do mecanismo extensor concentra sua ação na PIPJ e causa hiperextensão.

PIPJ
Na PIPJ, a flacidez ou ruptura da placa palmar do FDS secundária a trauma ou sinovite, resulta em hiperextensão na PIPJ, afrouxando por sua vez as bandas laterais e causando uma defasagem do extensor na falange distal.

MCPJ
Na subluxação da flexão palmar ulnar da MCPJ na AR (artrite reumatoide) causa constrição do músculo intrínseco, criando hiperextensão da PIPJ. Inicialmente posicional dependente da MCPJ (uma vez que a posição MCPJ altera a tensão do intrínseco), posteriormente se torna fixo.

Classificação
De acordo com a perda de movimento na PIPJ e aparências radiográficas da articulação (Nalebuff e Millender, 1975).
- Tipo 1: deformidade, mas sem perda de movimento.
- Tipo 2: deformidade com perda de movimento de acordo com a posição das MPJs.
- Tipo 3: deformidade com perda de movimento independentemente da posição da MCPJ, mas sem alterações radiográficas.
- Tipo 4: como no Tipo 3, com alterações radiográficas.

Tratamento

Tipo 1
Visa à correção da hiperextensão PIPJ e restauração da extensão da DIPJ:
- Não operatório: tala em anel, anel de Murphy, anel em forma de oito.
- Cirúrgico:
  - Fusão da DIPJ.
  - Dermotenodese da DIPJ.
  - Tenodese do flexor (FDS) da PIPJ.
  - Reconstrução do ligamento retinacular oblíquo.

Tipo 2
Libera a constrição do intrínseco e corrige qualquer distúrbio articular MCP geralmente com artroplastia.

Tipo 3
- Tente converter para tipo 2 e restaure o movimento passivo por meio de:
  - Manipulação da PIPJ sob anestesia.
  - Liberação da pele.
  - Mobilização da banda lateral.
  - Tenotomia do extensor.
  - Artrólise.
- Em seguida, trate como o tipo 2.

Note que se a flexão ativa for significativamente menor que a flexão passiva, os tendões flexores deverão ser explorados quanto a adesão, nódulos ou sinovite.

Tipo 4
Fusão ou artroplastia de PIPJ.

Referência

Nalebuff EA, Millender LH (1975). *Orthop Clin North Am* **6**, 733–52.

Lesão de ligamento colateral ulnar da MCPJ do polegar

Também conhecida como polegar do esquiador, polegar do guarda-caça.

Incidência
- Dez vezes mais comum que a lesão do ligamento colateral radial (RCL).
- Comum como a lesão aguda do esquiador, ou a lesão de atrito do guarda-caça.

Classificação
- Incompleta simples.
- Completa.
- Avulsão.
- Subluxação.

Patologia
- Laceração intraligamentar.
- Avulsão da falange proximal.
- Pode ser fragmento de avulsão.
- Laceração da cápsula dorsal e volarmente.

Lesão de Stener
Em dois terços dos casos a aponeuroses interpõe-se entre a extremidade rasgada do ligamento e o local que foi avulsionado (Stener, 1963). Assim o tratamento conservador não permitirá a cicatrização, levando ao ligamento colateral ulnar (UCL) fraco, que provoca aperto e preensão fracos e, posteriormente, o desenvolvimento de artrite.

Diagnóstico
- História e exame:
  - Examine quanto à frouxidão do UCL, avalie na flexão da MCPJ visto que esta pode retesar os ligamentos colaterais, tornando a articulação mais estável.
  - Sinta para chegar a um ponto conclusivo.
  - Avalie o grau da dor.
  - Se for muito doloroso, proteja e reavalie quando o edema se reduzir ou tente anestesia local (LA).
  - Uma lesão de Stener pode também ser diagnosticada mediante palpação da ponta do UCL como uma massa dorsal lateral à MCPJ.
- Raios X:
  - Vistas comparativas de estresse.
  - Procure por avulsão de fragmento.
  - Tome cuidado ao exame e raios X de estresse para não completar uma lesão incompleta.
- Ultrassonografia e ressonância magnética (MRI) podem ajudar na detecção da lesão de Stener.

Tratamento
- Laceração parcial: imobilização.
- Laceração completa:
  - Se não houver lesão de Stener, imobilização.
  - Se houver lesão de Stener, explore e repare.

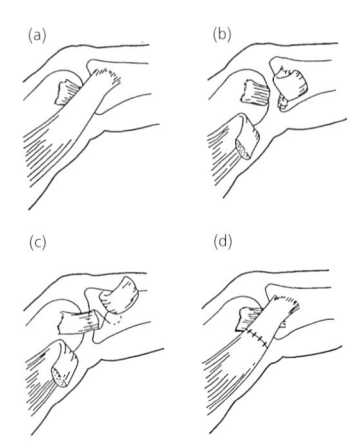

Fig. 17.10 Ligamento colateral ulnar (UCL) roto da articulação metacarpofalângica (MCPJ) do polegar: (a) adutor escondendo o UCL; (b) divisão do adutor revela UCL roto; (c) UCL reparado por sutura, fio metálico ou âncora óssea; (d) reparo do adutor.

- Avulsão do fragmento ósseo:
  - Se não deslocado, imobilização.
  - Se deslocado, redução aberta e reparo.
  - Se o fragmento é pequeno, suture o UCL pelo fragmento dentro do osso.

Cirurgia
- Incisão em forma de V no aspecto ulnar da MCPJ.
- Se uma lesão de Stener estiver presente você verá a ponta saliente do UCL proximal à aponeurose do adutor.
- Divida a aponeurose do adutor para expor o local de inserção do UCL.
- Restaure o ligamento e repare (âncora óssea).
- Estabilize a articulação com fio K e/ou tala.

Instabilidade crônica
- Polegar do guarda-caça (Campbell, 1955): atenuação crônica do UCL.
- Outras causas de instabilidade crônica são a lesão aguda não tratada ou o não reconhecimento da lesão de Stener, artrite reumatoide congênita.

Tratamento
Depende do estado da articulação:
- Se artrítica, articulação fundida.
- Se não, reconstrua o ligamento: pode ser necessário enxerto ou use uma tira baseada distalmente à aponeurose do adutor.

Referências
Campbell CS (1955). *J Bone Joint Surg Br* **37B**, 148–9.
Stener B (1963). *Acta Chir Scand* **125**, 583–6.

Fraturas da mão
- Um dos problemas de emergência mais comuns, tratados pelos cirurgiões plásticos, são as fraturas da mão.
- Fraturas da mão mais isoladas são bem vascularizadas e cicatrizam-se rapidamente; a não união é rara.
- A perda da função se deve à perda de movimento (edema/rigidez/adesões).

Incidência
- 242/100.000 por ano.
- 8% precisam de cirurgia (20% nos EUA).
- Principalmente pacientes jovens.
- A maioria das fraturas de dedo mínimo e polegar. Dedos anular, médio e indicador aproximadamente equivalentes.
- A maior incidência, 31%, metacarpo do dedo mínimo.
- 17% intra-articular.
- 21% cominutiva.

Patologia mecânica da fratura
- Deformação elástica: primeira parte da curva de estresse-tensão; ossos normalmente atuam nessa parte e quando a força diminui, volta ao normal.
- Deformação plástica: segunda parte da curva; quando a força é removida aqui, ocorre alguma deformidade residual (p. ex., fratura em galho verde em crianças).
- Quebras ocorrem na terceira parte da curva quando a força excede a limitação da estrutura (osso).
- Fraturas ocorrem em resposta à compressão, torção, ou forças de tensão. Lacerações no lado da tensão e cominuições no lado da compressão.
- O osso trabalha bem na compressão axial, músculo e tendão recebem alguma tensão.
- O risco de fratura está associado ao estado do osso (osteoporose, idade, tumor, deformidade anterior), propriocepção (que pode ser treinada), grau de força, direção da força, bem como força muscular e tendínea.

Classificação
Adulto ou criança; idade e mão dominante do paciente; aberta ou fechada, que osso é afetado; nível de envolvimento; padrão de fratura; intra ou extra-articular; deslocada ou não deslocada; estável ou instável; grau de lesão de tecido mole; comparação das avaliações clínicas e radiológicas. Fraturas de crianças têm sua própria classificação.

Classificação de Salter-Harris de lesões epifiseais (Salter e Harris, 1963)
- Tipo 1: separação por corte ao longo da placa fiseal.
- Tipo 2: separação da fise com um pequeno canto de metáfise.
- Tipo 3: fratura através da epífise separando a placa.
- Tipo 4: fratura longitudinal através da metáfise e a placa e a epífise.
- Tipo 5: fratura por compressão da placa.

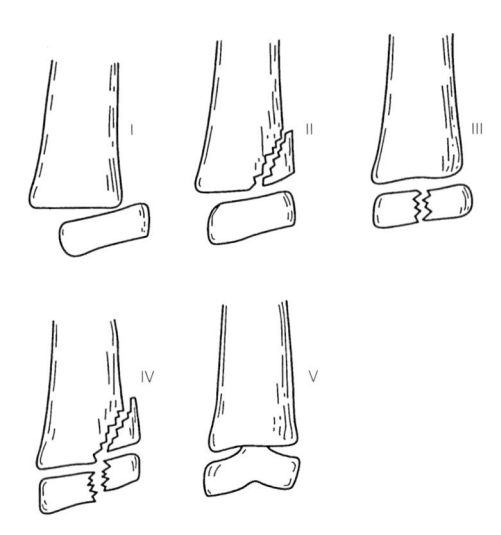

Fig. 17.11 Classificação de Salter-Harris das lesões epifiseais.

Considere

Personalidade da fratura
- Força de transferência direta ou indireta.
- Baixa ou alta energia.
- Deslocamento: deslocamento, rotação, angulação.
- Deslocamento anatômico *versus* clínico, isto é, está em uma posição que prejudicará a função?
- Estabilidade: há potencial para deslocar durante a cicatrização para uma posição que prejudicará a função? A estabilidade depende da linha da fratura, cominuição, impacto, lesão de tecido mole, qualidade do osso.

Personalidade do paciente
- Idade.
- Ocupação.
- Cooperação.
- Função.
- Escolha.

Personalidade do cirurgião
- Idade e experiência.
- Atividade.
- Acesso.
- Escolha.

FRATURAS DA MÃO 557

Em geral
- Estável não deslocada – não faça nada.
- Instável não deslocada – tratamento conservador, vigilante ou fixação.
- Estável deslocada – aceite o deslocamento ou reduza e imobilize.
- Instável deslocada – reduza e fixe.

Fraturas estáveis
Incluem:
- Fraturas de diáfise impactada fechadas.
- Fraturas com pouco ou nenhum deslocamento.
- Fraturas falângicas mais distais.
- Muitas fraturas de diáfise metacárpica isolada.
- Fraturas bem alinhadas que mantêm sua posição por meio de arco total de movimento.

Critérios radiográficos de alinhamento aceitável (Pun et al., 1989)
- 10° e angulação tanto no plano sagital como no coronal.
- 45°-50° de angulação sagital no colo do quinto metacarpo.
- 50% de sobreposição (translação da fratura) no local de fratura.
- Sem deformidade rotacional.

Direção da instabilidade determina método de fixação
- Axial = tração = *lag screw*, fixador externo.
- Angular = tensão ou suporte.
- Rotacional = torção = pinos, parafusos, placa de neutralização.
- Translacional = compressão.

Objetivo do tratamento
Fratura unida com função livre de dor e com sensação, mobilidade, força e estabilidade. Para atingir este objetivo, o cirurgião deve escolher um método de tratamento que ofereça o mínimo de dano ao tecido mole e permita a mobilização logo que a estabilidade da fratura permitir.

Tratamento conservador
A maioria das fraturas digitais podem ser tratadas de modo conservador.

Princípios do tratamento conservador
Tratamento conservador significa:
- Não faça nada cirúrgico (em vez de não fazer nada absolutamente).
- Imobilize.
- Mobilize.
- Identifique deslocamento/deslizamento.
- Detecte e evite complicações.
- Revise regularmente a decisão.

Indicações para o tratamento conservador
- Fraturas estáveis não deslocadas.
- Fraturas estáveis aceitavelmente deslocadas.
- Algumas fraturas instáveis não deslocadas.
- Fraturas de diáfise:
  - Angulação dorsal melhor em razão das forças de flexão.

- Fraturas articulares.
  - Não deslocadas ou minimamente deslocadas, ou grosseiramente cominuídas.
  - Fraturas unicondilares se de tipo 1 (p. 564): os outros tipos geralmente giram à medida que o fragmento da fratura cede.
- Deslocamento de fratura:
  - Reduza e imobilize para manter a zona estável e mobilize dentro da zona.
  - Imobilize, por exemplo, um bloqueio dorsal, tala dupla. Se a subluxação for persistente, então fixe.

Contraindicações
Fraturas múltiplas e o envolvimento de tecido complexo tendem a indicar a fixação de fratura em vez do tratamento conservador.

Técnicas de tratamento conservador
- Sem restrição.
- A fixação com fita adesiva na vizinhança (incentiva a angulação e a rotação).
- Exercícios de flexão e extensão (incentiva a correção da angulação, particularmente se o ápice estiver palmar/dorsalmente angulado).
- Imobilização com tala (estática ou dinâmica).

Complicações
Rigidez, má união, síndrome do complexo regional doloroso (CRPS), instabilidade, não união, artrite, dor.

Tratamento cirúrgico
Lembre-se que se você for fixar a fratura, ela deve estar estável o suficiente para permitir a reabilitação funcional imediata para superar o trauma extra da fixação!

Indicações de fixação de fraturas da mão
- Fraturas irredutíveis.
- Fraturas abertas (até a pele ou leito ungueal).
- Fraturas com lesão de tecido mole (vaso, nervo, tendão, ligamento, pele).
- Perda óssea segmentar.
- Politrauma com fraturas da mão.
- Múltiplas fraturas da mão ou do punho.
- Reconstrução (osteotomia, não união).
- Fraturas intra-articulares.
- Fraturas subcapitais (falângicas).
- Má rotação (espiral e oblíqua curta).
- Fraturas instáveis.

Escolha da fixação
Depende da experiência, padrão de fratura e direção da instabilidade:
- Instabilidade axial precisa de tração com fixador externo, *lag screw*.
- Instabilidade angular precisa de tensão ou suporte.
- Instabilidade rotacional precisa de contenção de torção por meio de pinos, parafusos, placa de neutralização.
- Instabilidade translacional precisa de placa de compressão.

FRATURAS DA MÃO

Princípios de abordagem cirúrgica
- Proporcione exposição adequada, evite estruturas deslizantes, reduza a cicatriz com base na anatomia.
- Metacarpiana: longitudinal dorsal, sobre a diáfise do metacarpo, exposição profunda ligeiramente escalonada de modo que não é uma linha reta para o osso e placa. Se houver dois metacarpos, siga entre eles. Se houver o quinto metacarpo tente a abordagem lateral. Evite um plano único da pele para o tendão até à placa e ao osso.
- Dedo: linha média ou lateral. A linha média possui excelente vista e é fácil, mas cruza o plano deslizante. A porção média axial ou lateral é realizada marcando-se com pontos a parte superior das dobras da flexão e em seguida unindo os pontos; menos exposição, mas evita o plano deslizante.

Técnicas de fixação interna
Estabilidade; promove a cicatrização direta do osso sem formação de calo; isto é melhor para fraturas intra-articulares, fraturas diafiseais oblíquas curta e artrodese. Alcançada por meio de compressão, produzindo fricção entre fragmentos que produz estabilidade.

Técnica lag screw
- Uma técnica e não um tipo de parafuso. Produz excelente compressão interfragmentar.
- Lag screw é uma técnica de introdução de um parafuso, que produz compressão entre duas superfícies.
- *Lag screw* produz 7 vezes uma compressão; usando-se uma placa de compressão é produzida uma compressão de 3 vezes. Produz 2 ou 3 vezes mais compressão que uma placa de compressão dinâmica.
- É preciso de um orifício deslizante no fragmento próximo e um orifício de retenção no fragmento distante para que o parafuso só retenha lado distante e leve para dentro do lado próximo preso pela cabeça do parafuso, criando compressão.
- Compare com um *parafuso de posicionamento* com ambos os córtices perfurados com orifícios com rosca; a compressão adquirida é somente aquela obtida apertando-se dois ossos juntos à medida que o parafuso é inserido. Nenhuma vantagem de alavanca provém do próprio parafuso.
- Crie um orifício deslizante perfurando-o no diâmetro roscado do parafuso e o orifício de retenção ou roscado no diâmetro do centro do parafuso.

Indicações
- Ideal como única fixação para a fratura longa oblíqua onde o comprimento da fratura é maior que 2 vezes (de preferência 3!) o diâmetro (largura) do osso. Use dois ou 3 parafusos.
- Para produzir compressão para uma fratura oblíqua curta usando um único parafuso em que a estabilidade adicional é produzida pela placa de neutralização.

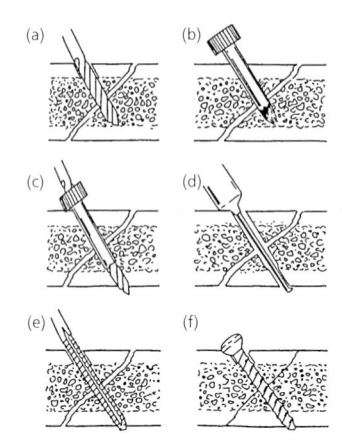

Fig. 17.12 Técnica *lag screw*: (a) broca de orifício deslizante; (b) inserção de broca de orifício deslizante (somente conjunto OA); (c) perfure um orifício roscado; (d) meça a profundidade usando um calibrador; (e) faça rosca, se necessário; nivele, se necessário (f) insira parafuso que prenda e comprima as duas superfícies juntas.

Técnica
Geralmente faz-se primeiro o menor orifício do centro e, em seguida, perfura-se sobre o fragmento próximo. Com o *kit* AO, que possui guias especiais para perfurar orifícios deslizantes, o orifício deslizante pode ser feito primeiro. Há seis etapas:
- Reduza e segure temporariamente a fratura.
- Perfure o orifício deslizante; a broca maior através do córtex próximo somente.
- Perfure o orifício roscado (menor diâmetro do centro do parafuso de fixação) por ambos os córtices.
- Use o escareador.
- Meça.
- Faça a rosca (a rosca não é necessária em parafusos autorroscados).
- Insira o parafuso.

Dicas técnicas para lag screws
- A entrada no orifício tem que ser de, no mínimo, três diâmetros a partir da margem para evitar microfraturas da ponta do fragmento ósseo.
- Ângulo do parafuso:
    - Se perpendicular à linha axial da falange dará melhor resistência para a carga axial, mas perpendicular à linha de fratura dará melhor compressão e resistência ao cisalhamento.
    - Se usar dois *lag screws*, tenha um em cada posição.
    - Um parafuso ótimo é aquele no ângulo/posicionado a meio-caminho entre os dois.
- Primeiro perfure um pequeno orifício até o fim, em seguida perfure sobre o córtex/superfície próxima. Pode-se fazer isso de outra forma, mas a menos que você tenha um guia de broca que se encaixe dentro do grande orifício proximal você se arrisca a perfurar excentricamente o pequeno orifício distal. Além disso, se você não notar a cavidade medular, poderá perfurar até o fim com sua grande broca, não dando ao parafuso qualquer ponto de apoio.
- Meça a profundidade usando um calibrador de profundidade: assegure-se de que a ponta aponte para fora do ângulo.

FRATURAS DA MÃO

Técnicas de compressão dinâmica
Estas incluem a banda de tensão com placa e a banda de tensão com fios metálicos. Produzem forças de compressão sobre o lado flexor e forças de tensão sobre a superfície dorsal, de modo que a força de flexão é neutralizada pela placa/fio metálico de tensão.

Fio K e banda de tensão
- Indicações: fraturas falangianas e metacarpianas instáveis que necessitam de redução aberta e fixação interna (ORIF), placas e parafusos reduzidos, fraturas diafiseais com três ou quatro fragmentos.
- Vantagens: muito estáveis, forças biomecanicamente sólidas (forças de carga funcional são convertidas em cargas compressivas pela fratura).
- Desvantagens: exposição operatória pode ser significativa.

Compressão com placa
- Indicações para fraturas metacarpianas:
    - Fraturas com perda de tecido mole.
    - Fraturas cominutivas ou periarticulares.
    - Fraturas cominutivas com encurtamento ou má rotação.
    - Fraturas com perda óssea segmentar.
- Indicações para fraturas falangianas (fraturas complexas):
    - Fraturas com perda de substância.
    - Fraturas condilares intra-articulares em T.
    - Algumas fraturas com cominuição periarticular.
- Vantagens:
    - Fixação esquelética estável.
    - Mantém ou restaura o comprimento.
    - Placa condilar em posição lateral permite colocação extra-articular.
- Desvantagens:
    - Dificuldade técnica extrema.
    - Pequena margem de erro.
    - Volume do implante é um problema com tendões sobrejacentes.
- Dicas:
    - Pré-curvatura (curvar ligeiramente fora da placa para o contorno) se quiser usar como placa de compressão para impedir espaços vazios no córtex distante à medida que o córtex próximo é comprimido.
    - Contorne a placa exatamente se quiser usar como placa de neutralização.
    - Placa reta somente com osso reto (exceto placas de travamento).

Placa de neutralização e lag screw
Se ambos forem usados juntos, fixe a placa primeiro à medida que a compressão seguida por *lag screw* que acrescentará até mais compressão. Se o *lag screw* for usado primeiro, use placa de neutralização em vez da placa de compressão quando tentar comprimir uma placa que não tem um bom contorno pode causar deslocamento dos fragmentos.

Problemas com placas
- Exposição e lesão de tecido mole.
- Aderência de tecidos.
- Volume de placa dificulta o fechamento da ferida.
- Infecção.
- Requer terapia e reabilitação.
- Proteção contra estresse: placa apertada sobre o osso pode causar necrose óssea em baixo da placa.

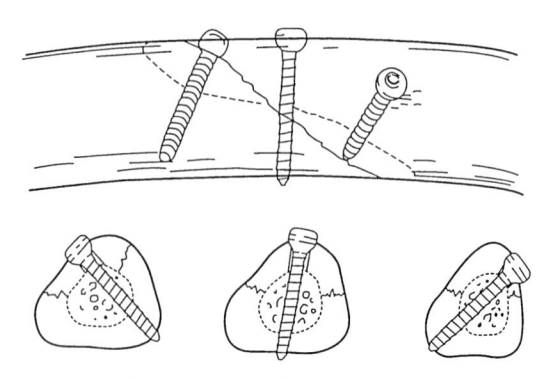

Fig. 17.13 Fixação com triplo *lag screw* de fratura em espiral.

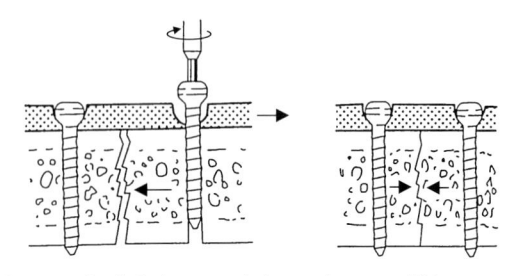

Fig. 17.14 Compressão dinâmica contrabalançando-se os orifícios no parafuso.

Fios K
Introduzidos por Kirschner em 1909.
- Vantagens: aplicação percutânea; evite exposição cirúrgica e trauma a tecido mole; baratos.
- Desvantagens; não é fácil; implante fraco que é apenas relativamente estável e está sujeito a soltura e migração; a exposição do fio metálico pode levar à infecção; se aplicado com fios metálicos que cruzam o local da fratura pode desviar a fratura levando a retardo na união ou à não união.
- Indicações nas fraturas falangianas: fraturas diafiseais instáveis fechadas, de pescoço e base.
- Indicações nas fraturas metacarpianas: fraturas de diáfise isolada, pescoço ou base (fios metálicos inseridos longitudinal ou transversalmente, dependendo da localização da fratura).
- Dicas técnicas:
    - Fios K com ponta de diamante são preferíveis (outras pontas tendem a fazer um orifício maior que o diâmetro do fio e assim sua retenção é reduzida).
    - Use um impulsionador de baixa velocidade (menos calor, mais controle).
    - Acerte na primeira vez (tende a seguir os trajetos anteriores).

- Desenhe uma linha na pele para ajudar na direção.
- Verifique em três planos – visualmente e use intensificador.
- Conheça sua anatomia de superfície.
- Irrigue o fio metálico e dissipe o calor.
- Se você não conseguir acertar em três ou quatro tentativas mude sua técnica, isto é, use abordagem aberta.

Fios K oblíquos e fios intraósseos
- Indicações: fraturas falângicas transversas abertas; replantação; artrodese.
- Vantagens: tecnicamente direta; mínimo equipamento; fixação estável adequada para mobilização precoce.
- Desvantagens: aplicação clínica limitada; requer exposição cirúrgica, o fio K metálico pode limitar o deslizamento do tendão.

Técnica de colocação de fio metálico intraósseo 90-90
- Indicações: fraturas falangianas transversas; replantação; artrodese.
- Vantagens: tecnicamente direta; mínimo equipamento; fixação biomedicamente forte (secundária somente a uma placa) para mobilização precoce; implante de perfil baixo.
- Desvantagens: aplicação clínica limitada; requer alta exposição cirúrgica; precária no osso osteopênico.

Colocação de fio metálico intraósseo de fragmentos individuais
- Indicações: fraturas intra-articulares; fraturas de avulsão.
- Vantagens: exposição limitada do fragmento da fratura; mantém a vascularidade do fragmento; implante de perfil baixo; tecnicamente direta; mínimo equipamento; fixação adequada estável para mobilização precoce algumas vezes.
- Desvantagens: aperto indireto do fio metálico pode limitar a segurança da fixação; precário controle rotacional.

Fixação externa nas fraturas da mão
Permite a estabilização de uma fratura a partir de uma distância.

Força e estabilidade afetadas por:
- Distância da estrutura para o osso: menos = melhor.
- Distância dos pinos para a fratura: menos = melhor.
- Espessura dos pinos: mais espessa = melhor.
- Número de pinos: mais = melhor.
- Número de barras: mais = melhor.
- Espessura das barras: mais espessa = melhor.
- Distância entre pinos: mais = melhor.
- Número de córtices apoiados pelos pinos: dois melhor que um.

Classificação
- Estático *versus* dinâmica.
- Estruturas uni, bilateral, em anel (circular).
- Grampos, pinos ou fio metálico tensionado.

Mecanismo de ação
- Estática: une a área lesada mantendo o comprimento e concede estabilidade axial e rotacional; permite a mobilização das articulações adjacentes.
- Dinâmica: ligamentotaxia – a distração puxa os tecidos moles e os fragmentos ósseos fixados a eles e esperançosamente ajuda a reduzir e a descarregá-los para ajudar no movimento. O movimento ajuda ainda a melhorar a posição e a recuperação funcional.

Indicações
- Fraturas cominutivas múltiplas.
- Perda óssea.
- Espaço insuficiente para fixação interna.
- Contaminação/infecção.
- Menos dissecção de tecido mole.
- Paciente inadequado.

Benefícios
- Versátil.
- Algumas vezes é a única solução.
- Menos dissecção de tecido mole.

Resultado
- Estática: pouca evidência uma vez que é usada principalmente nos casos complexos – rigidez esperada.
- Dinâmica: principalmente série de casos decorrentes de deslocamentos da fratura PIPJ com resultados relatados como amplitude de movimento (ROM) 10°-90° sem dor.

Complicações
- Infecção no local do pino.
- Perda de posição.
- Aprisionamento de tecido mole impede o movimento.
- Rigidez.
- Osteomielite.
- Artrite séptica.
- Problemas usuais relacionados à fratura: não união, má união, síndrome do complexo regional doloroso (CRPS) etc.

Fraturas falangianas intra-articulares

Os problemas são: rigidez, deformidade, dor, artrite. A redução perfeita deve resultar em menos artrite no futuro.

Classificação

Classificação de Londres (1971) das fraturas condilares
- Tipo 1: caixa.
- Tipo 2: oblíqua curta.
- Tipo 3: oblíqua.
- Tipo 4: bicondilar.

Classificação de Weiss e Hastings (1993)
- Palmar oblíqua.
- Sagital longa.
- Coronal dorsal.
- Coronal palmar.

FRATURAS DA MÃO

Nota: fraturas condilares raramente são uniplanares – portanto, quando encurtam geralmente gira. Totalmente complexo, então use:
- Aberta ou fechada.
- Deslocada ou não.
- Funcionalmente estável.
- Instável.

Tratamento de fraturas falangianas intra-articulares
- Conservador.
- Fixação externa.
- ORIF.

Objetivos da ORIF
- Restaura a congruência da superfície articular.
- Estabilidade articular.
- Inserção do tendão.
- Fixação rígida.
- Mobiliza o mais cedo possível.

Técnica de fixação
- Depende do tamanho e do local do fragmento de fratura.
- Difícil.
- Fragmento completamente intra-articular: parafuso através da superfície articular ou use um parafuso sem cabeça.
- Depressão em pilao com cominuição extrema: use fixador externo.
- Se houver perda óssea acrescente enxerto ósseo: fixador externo fornece fixação de neutralização para apoiar a fixação mínimia e o enxerto ósseo.

Resultado de fraturas do dedo

Huffaker *et al.* (1979) descobriram em uma série de 150 fraturas metacarpianas que a presença de uma lesão articular, lesão de tendão, perda de pele ou mais de uma fratura estavam associados a uma ROM reduzida e que a lesão do flexor era pior que a do tendão extensor.

Strickland relatou as seguintes características como prognósticos de mau resultado.
- Fatores do paciente:
  - Idade > 50 anos.
  - Doença sistêmica (vascular, diabética).
  - Fatores socioeconômicos.
- Fatores da fratura:
  - Localização (polegar com menos ROM que o dedo).
  - Intra-articular.
  - Cominutiva pior que a transversa.
  - Deslocada pior.
  - Instabilidade.
  - Lesão de tecido mole.
  - Lesão da pele e do tendão.
  - Lesão do flexor pior do que a lesão do extensor.
- Fatores do tratamento:
  - Reconhecimento da lesão.
  - Tratamento tecidual.
  - Redução da fratura.

- Mobilização.
- Manutenção da redução.
- Tratamento das complicações: 19% tinham complicações em uma série de Strickland).

Algumas fraturas específicas

Fratural metacarpal (Figs. 17.16 e 17.17)
Fratura comum.

Classificação
- Extra-articular:
  - Transversa de diáfise: estável se não estiver deslocada, é improvável que encurte; pode girar, mas é limitada pelos ligamentos intermetacarpianos, portanto trate com imobilização, proteja a mobilização; se próxima de um dedo ou múltipla, considere ORIF (placa de compressão).
  - Oblíqua curta de diáfise: a instável encurtará e poderá girar, mas é limitada pelos ligamentos intermetacarpianos, assim trate com imobilização, proteja a mobilização; se próxima de um dedo ou múltipla, considere ORIF (*lag screw* e placa de neutralização).
  - Oblíqua longa de diáfise: a fratura encurtará e poderá girar, mas é limitada pelos ligamentos intermetacarpianos, portanto trate com imobilização, proteja a mobilização; se próxima de um dedo ou múltipla, considere ORIF (dois *lag screws* se o comprimento da fratura for maior que 2 vezes o diâmetro).
  - Perda óssea: trate com ORIF com placa de união ± enxerto ósseo.
  - Fraturas cervicais: considere o grau de angulação, encurtamento e rotação – geralmente não é girada e aceitavelmente encurtada. O encurtamento metacarpiano de 2 mm produz 7° de defasagem do extensor, mas a MCPJ média pode hiperestender-se, desta forma não é notada clinicamente.
- Intra-articular:
  - Metacarpiana tem uma área articular de superfície muito grande, articulação muito móvel.
  - Redução acurada e estável e movimento precoce.

Fratura de Bennett (Fig. 17.18)
A fratura intra-articular da base do metacarpo do polegar. O segmento do bico volar com o ligamento do bico volar inserido é retirado, permitindo o deslocamento do principal segmento do metacarpo. A base do metacarpo move-se em abdução e supinação em razão da tração do abdutor longo do polegar (APL) e cabaça se move em adução em decorrência da tração do adutor.

Gedda e Moberg (1953) relataram que 50% dos 14 casos tinham osteoartrite. Burton e Pellegrini (1987) relataram somente 2,8% e assim concluíram que se houver menos de 3 mm de deslocamento reduz-se fechada e com fio K metálico e se mais de 3 mm de deslocamento articular então com ORIF.

O método preferido do autor é colocar um fio metálico no metacarpo do polegar angulado de tal forma que avançar o faria atravessar o centro da superfície articular basal. Então, reduz-se a fratura por meio de distração e abdução. Depois de reduzida, peça ao assistente para impulsionar o fio K metálico para dentro do trapézio, enquanto você mantém a redução. Não é necessário prender com pinos o pequeno fragmento de fratura, uma vez que ele é relativamente estável e suficiente para impedir a subluxação do metacarpo do polegar.

FRATURAS DA MÃO

Fratura de Rolando
- Fratura da base do polegar em padrão T.
- Associada à subluxação dorsal.
- O APL supina-se proximal em sentidos radial e dorsal.
- Os adutores puxam a cabeça do metacarpo para dentro da palma.
- O fragmento permanece *in situ*; ele é distal ao metacarpo que se desloca.
- Vista de Robert: vista hiperpronada da base do metacarpo do polegar.

Opções de tratamento
- ORIF, se os fragmentos forem grandes.
- Fio K.

Resultado
- Força de preensão de 75% do outro lado.
- ROM 10°-15° reduzida.
- Raios X com estreitamento de articulação em 50-80%.

Deslocamento de fratura de PIPJ
- Procure por um sinal em V indicando subluxação dorsal da falange média.
- Trate de modo conservador por meio de tala bloqueadora de extensão ou fio K metálico (uma vez que estes são estáveis na flexão), métodos de distração (ligamentotaxia) ou trate cirurgicamente com métodos abertos.
- ORIF por meio de abordagem volar. Deve-se reconstruir o lábio basal palmar da falange média mediante redução, com tecidos moles usando avanço da placa palmar (Eaton e Malerich, 1980), ou se há perda óssea com o uso de enxerto ósseo articular composto por autógeno do hamato (Hastings) ou navicular. Ou pode-se fundir a articulação.
- A chave é a redução e a restauração da estabiliade, permitindo a mobilização precoce.

Fraturas abertas na mão
- Ferida que se comunica com a fratura ou hematoma na fratura.
- Comum na mão; pode ser 30-50%.
- A implicação é que a contaminação bacteriana ocorreu e a lesão interfere na cicatrização óssea desnudando o periósteo, desvascularização, criando espaço morto e efeitos da ferida à exposição e acesso.
- Considere o mecanismo da lesão.
    - De dentro para fora: normalmente é baixa energia, menos contaminação.
    - De fora para dentro: normalmente de alta energia mais contaminação.

Tratamento
- Antibióticos profiláticos.
- Limpeza e desbridamento (mais importante).
    - "Se pouco faz algum bem, muito faz um pouco mais".
    - "A solução para a poluição é a diluição".
- Estabilize a fratura (normalmente fixação interna ou externa, sem imobilização ou fios K).
- Reparo de tecido moles.
- Fechamento de tecidos moles.

Mobilize, reabilite.

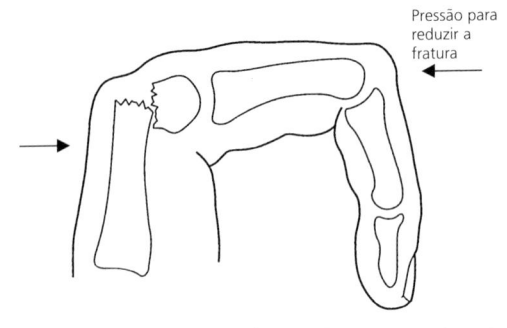

Fig. 17.15 Manobra de Jahss para reduzir fraturas do pescoço e do metacarpo.

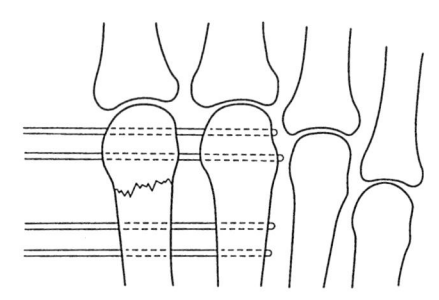

Fig. 17.16 Fios em K metálicos transmetacarpianos para fratura do pescoço do quinto metacarpo.

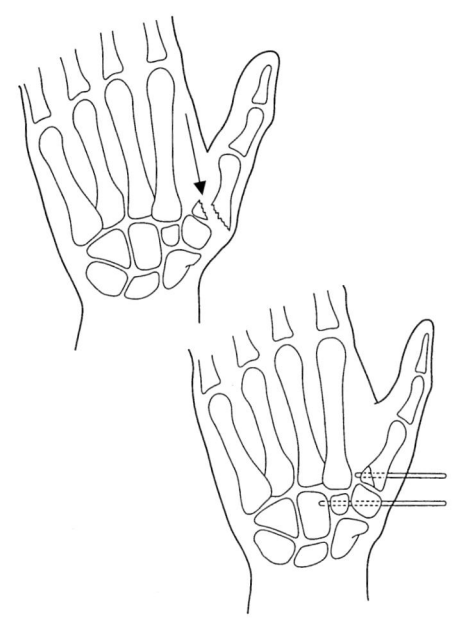

Fig. 17.17 Fratura de Bennett demonstrando o deslocamento e a redução e fixação com fios K metálicos.

Referências

Burton RI, Pellegrini VD, Jr (1987). *J Hand Surg (Am)* **12**, 645.
Eaton RG, Malerich MM (1980). *J Hand Surg (Am)* **5**, 260-8.
Gedda KO, Moberg E (1953). *Acta Orthop Scand* **22**, 249-57.
Huffaker WH, Wray RC, Jr, Weeks PM (1979). *Plast Reconstr Surg* **63**, 82-7.
London PS (1971). *Hand* **3**, 15-18.
Pun WK, Chow SP, So YC, et al. (1989). *J Hand Surg (Am)* **14**, 474-81.
Salter RB, Harris WR (1963). *J Bone. Joint Surg* **45A**, 587-622.
Strickland JW et al. (1982). *Orthop Rev* **11**, 39-50.
Williams RM, Hastings H, Kiefhaber TR (2002). *Tech Hand Up Ertr Surg* **6**, 185-92.
Weiss AC, Hastings H, II (1993). *J Hand Surg* **18A**, 594-9.

Complicações nas fraturas metacarpianas e falangianas

"Fraturas da mão podem ser complicadas pela deformidade decorrente de não tratamento, rigidez decorrente de excesso de tratamento e tanto a deformidade e rigidez decorrente precário tratamento..." (Swanson, 1970).

Complicações
- Não união.
- Má união.
- Infecção.
- Rigidez.
- Dor e distrofia simpática reflexa.

Complicações mais comuns nas lesões intra-articulares, terço médio e combinadas abertas (Ouelette e Freeland, 1996).

Não união
- Incomum: 0,5% de fraturas do dedo.
- Pode ser assintomático: geralmente união fibrosa firme, levemente sintomática (união fibrosa) ou móvel sintomática e dolorosa, se a união for um pouco fibrosa (não união atrófica). Pode também ter uma formação calosa (não união hipertrófica).
- Causas: fatores de fratura, fatores cirúrgicos ou do paciente.
- A causa mais comum é a fixação imprópria. Lesões abertas de alta energia com lesão vascular complicada por infecção são os maiores riscos.

Tratamento
- Depende de qual dedo e de qual o nível envolvido.
- Assintomático: conduto expectante (muitos destes consolidarão).
- Sintomático: trate o campo, debridamento, fixação rígida ± enxerto ósseo, movimente precocemente.
- Não consolidação das falanges: pode cicatrizar depois de 6-12 meses, portanto o melhor tratamento é esperar.

Má união
- Cicatrização com deformidade: radiológica ou clínica causando deformidade funcional ou cosmética.
- Causas: fraturas deslocadas não detectadas e não tratadas, fratura mal reduzida fixada com deformidade, fraturas não deslocadas não reconhecidas como instáveis que se deslocam com o tratamento, falha na fixação.
- Fraturas podem se deformar em quatro planos: angular, inclinado, girado e encurtado. Raramente é uniplanar.
- Os metacarpos vão para o ápice dorsal, as falanges proximais para o ápice palmar, as falanges distais vão para o ápice palmar e as falanges médias dependem da relação da fratura na inserção FDS e fita central.
- Observe que nas falanges proximal e média, a angulação dorsal (ápice palmar) dá uma redução linear na distância entre articulações, produzindo um comprimento aparente do extensor que resulta em uma falha da extensão em PIPJ ou DIPJ.

COMPLICAÇÕES NAS FRATURAS METACARPIANAS E FALANGIANAS

Consequências da má união (não é somente um problema ósseo!)
Perda da extensão e da flexão, massa dolorosa palpável, adesão do tendão, travamento do tendão, deformidade, bloqueio do osso.

Tolerância da má união
Depende do dedo, nível, graus e tipo (Tabela 17.1).

Tabela 17.1 O grau aceitável de má união antes da intervenção é indicado

Osso	Direção da má união		
	Dorsal/palmar	Inclinação lateral	Rotação
Metacarpo	Pouco	Muito	15°
Falange proximal	Menos	15°	10°
Falange média	Pouco	20°	15°

Assim, a falange proximal é pelo menos aceitável na má união e o metacarpo dos dedos mínimo e anular é o mais aceitável. Na rotação dos dedos das extremidades não é tão importante. Note que a angulação pode aumentar a carga articular e aumento do risco de artrite

Tratamento
- Indicado se houver deformidade suficiente e perda de função, contanto que haja um máximo de mobilidade e os tecidos moles estejam prontos.
- Nas deformidades em crianças é possível a autocorreção. Melhor quando mais próximas da fise, e quando novas e com potencial de crescimento máximo. Na angulação dorsal há melhor chance, na rotação, menos chance.

Momento correto do tratamento
- Se detectada < 8 semanas e corrija precocemente.
- Se detectada em > 8 semanas deixe até que a fratura esteja firmemente unida, todo o tecido cicatrizado esteja resolvido e a mobilidade da mão maximizada.

Técnicas

Em cunha (abertura, fechamento ou troca)
Pivô; corte escalonado; transversa; mista. O planejamento é essencial; use radiografias, exame clínico. Marque a pele no pré-operatório e insira fios metálicos para ajudar como marcadores e pinos/alças para julgar o movimento antes da exposição e osteotomia. A técnica envolve osteotomia e fixação rígida. De preferência, realize a osteotomia no local da fratura.

Deformidade angular
Faça a osteotomia em cunha para abertura; em seguida, fixe com enxerto ósseo (extraído do tubérculo de Lister) com banda de tensão com fio metálico ou placas/parafusos.

Deformidade rotacional

Proceda à osteotomia no local da fratura quando possível, embora alguns prefiram fazer a osteotomia em nível metacarpiano no caso da falange proximal a fim de evitar adesões em potencial e rigidez. Contudo, a rotação máxima no nível metacarpiano é de 19% (Gross). Se for usada a metacarpiana para corrigir a deformidade distal tome cuidado com a correção inadequada e com a deformidade dupla. A osteotomia intra-articular é muito difícil e há o risco de necrose; considere a possibilidade de correção extra-articular. Se uma ponta óssea estiver bloqueando o movimento, remova a ponta em vez de corrigir a má união.

Infecção

- Rara.
- Evitada pelo bom desbridamento, fixação rígida, fechamento completo livre de tensão.
- Antibióticos profiláticos não têm um papel na redução da taxa de infecção.
- O tratamento depende da fixação, padrão de fratura e grau de união. Se unida, a fixação deverá ser removida. Se a fratura não estiver unida ainda e ocorreu a supressão com antibióticos até união suficiente para remover a fixação com segurança pode ser possível. Se não, a fixação interna deverá ser removida e substituída pela fixação externa ou colocação de molde de gesso.

Rigidez

- Extremamente comum. Cuidado com a rigidez em dedos não envolvidos.
- Edema, fibrose e imobilização por edema, colocação de tala ou dor são fatores na rigidez. A rigidez pode ser reduzida pela minimização do edema, hematoma, trauma cirúrgico, quantidade de fixação e maior estabilidade da fratura para permitir mobilização precoce.
- Qualquer colocação de molde ou tala de repouso deverá minimizar os efeitos mediante conservação do punho a uma extensão de 20°, a MCPJ a 60° e as IPJ a 0-10°.
- O controle do edema usando elevação, terapia e bandagens ajuda a reduzir a rigidez.
- O tratamento é tempo, exercícios passivos e ativos, controle da dor, colocação de talas passiva e dinâmica.
- Ocasionalmente artrotenólise operatória é necessária. Pré-operatoriamente determina a causa da rigidez, incluindo radiografias. O tendão e a contratura capsular podem ser corrigidas cirurgicamente por artrotenólise. Entretanto, a incongruência articular e o bloqueio ósseo não podem ser corrigidos com essa abordagem, nesses casos, o salvamento por meio de artrodese ou artroplasita pode ser necessário.

Referências

Gross MS, Gelberman RH (1985). *Jnl Hand Surg* **10**,105–8.
Ouellette EA, Freeland AE (1996). *Clin Orthop Relat Res* **327**, 38–46.
Swanson AB (1970). *Orthop Clin North Am* **1**, 261–74.

Fratura do escafoide

- Fratura mais comum do carpo, 70-80%; piramidal 17%; gancho do hamato, 5%.
- Normalmente causada por queda em cima de uma mão superesticada, com hiperextensão forçada.

Anatomia
- O escafoide é 80% coberto por cartilagem; muito móvel, cinco articulações; instável à compressão; estabilizado por ligamentos intrínsecos e extrínsecos.
- Ligamentos intrínsecos são o escafolunato e escapotrapezio-trapezoidal (STT).
- Os ligamentos extrínsecos são o radioescafocapitato e o radiolunato longo.
- O escafoide é o elo estabilizador entre as séries proximal e distal. Portanto, a não união significa perda da cinemática, cargas alteradsa e portanto degeneração radiográfica.
- A vascularidade escafoide entra distalmente: 13-40% do risco de necrose avascular após fratura; aumento com deslocamento > 1 mm, e com posição da fratura (cintura 30-50%, polo proximal, 50-100%).

Personalidade da fratura
- Um escafoide fraturado tende a assumir a postura pronada levando à diminuição da extensão do punho.
- O ângulo intraescafoide lateral se torna maior que 45° levando a rigidez, dor, artrose.
- 5° de flexão do escafoide leva a 24° de perda de extensão do punho.

Diagnóstico
- Tenha alto índice de suspeita.
- Clinicamente sensível em anatomia em caixa de rapé e tubérculo escafoide; pode apresentar edema, contusão. Amplitude de movimento (ROM) reduzida, especialmente extensão e desvio radial.
- A fratura normalmente (90%) pode ser detectada em série de escafoide em radiografia de quatro vistas do punho.
- Se em dúvida, trate como se estivesse fraturado e reveja em 14 dias, com radiografia e exame clínico.
- Fraturas ocultas levam a um subtratamento, possivelmente resultando em não união, má união.
- O supertratamento leva a rigidez e dor.
- Se ainda em dúvida, MRI ou CT.
- Cuidado com lesões associadas: 7% têm fratura da cabeça radial, outras lesões carpianas (ligamento escafolunato, deslocamentos carpianos).

Cicatrização de fratura do escafoide
- Localização da fratura:
  - Terço distal (10%) cicatrizam em 6-8 semanas.
  - Terço médio (70%) cicatrizam em 8-12 semanas.
  - Terço proximal (20%) cicatrizam em 8-12 semanas.
- Na melhor das hipóteses, 90% de fraturas não deslocadas cicatrizam em uma tala gessada, se tratadas prontamente. Se demorar mais de 4 semanas, a não união aumenta para 40%.
- Sem comentários sobre taxa de refratura.
- O tratamento com tala é com a tala para polegar para escafoide. Discuta sobre incluir o polegar, o cotovelo ou ambos.

Preditores de não união
Deslocamento, isquemia, demora no diagnóstico e no tratamento, localização intracapsular, dificuldade em manter coaptação óssea, vascularidade, mobilidade.

Indicações cirúrgicas
- Não controversas: deslocamentos de fratura, fratura deslocada.
- Controversas: polo proximal, subaguda, pacientes com necessidades específicas, não deslocada.
- Vantagens da fixação de fratura não deslocada são: menos moldes gessados, cuidados mais fáceis. Sem melhora no tempo ou taxa de união. Na redução e fixação de fraturas deslocadas a taxa de união melhora.

Técnicas
Abordagens
- Percutânea, miniabertas, aberta.
- Percutânea ou miniaberta adequada para fraturas não deslocadas ou minimamente deslocadas. Não requer enxerto ósseo.
- Abordagem dorsal, se forem fraturas de polo proximal ou da cintura.
- Abordagem palmar efetuada com punho supinado e estendido que tende a reduzir a fratura.

Colocação de parafuso
- Centro do escafoide, perpendicular à fratura.
- Avalie a espessura da cartilagem.
- Compressão antecipada: não use um parafuso muito longo 4 mm menos que o comprimento medido e uma broca 2 mm mais curta do que a profundidade medida.
- Use a orientação com raios X.

Percutânea
- Abordagens palmar e dorsal podem ser efetuadas percutaneamente.
- Na abordagem palmar, a fixação é retrógrada. Use um catéter intravenoso calibre 14 para encontrar a articulação STT e a linha do escafoide sob intensificação de imagem. Em seguida, insira um fio K através da cânula. Verifique a posição do fio metálico em três planos sob intensificação de imagem. Perfure a mão. Meça a profundidade. Insira parafuso de compressão canulado intraósseo (Herbert, Whipple, Accutrac, Twin Fix, AO etc.).
- Semelhante à abordagem dorsal.

FRATURA DO ESCAFOIDE

Aberta
- Abordagem palmar é melhor para escafoides "abaulados" deslocados e não uniões; algumas vezes pode ser necessária a remoção do tubérculo do trapézio para o acesso adequado ao escafoide distal; bom acesso para enxerto ósseo.
- Abordagem dorsal para fraturas de polo proximal.

Pós-operatório
Mobilize imediatamente com tala removível. Proteja por 4-5 semanas.

Complicações
- Parafuso muito longo.
- Parafuso muito dorsal.
- Parafuso quebra-se de um lado a outro do escafoide.
- Não união, má união, infecção, artrose, dor, CRPS.
- Desenvolvimento de artrose relacionado à não união (CRPS) ou lesão de ligamento escafolunato (SLAC).
  - SLAC do punho tipo 1 com artrite do escafoide e rádio distal é tratada com estiloidectomia ± escafoidectomia.
  - SLAC tipo 2 com artrite do escafoide e rádio proximal pode ser tratada com carpectomia de série próxima.
  - SLAC tipo 3 com artrite, que também afeta o *capitato* e o *lunato*, pode ser tratada com a fusão de quatro cantos.

Enxerto ósseo vascularizado (Roy-Camille, 1965)
- As opções de local são o pronador (Braun, 1992), carpiano volar (Kuhlmann *et al.*, 1987), ulnar, 1,2 CSR.A (1-2 artéria intercompartimental suprarretinacular) (Zaidemberg *et al.*, 1991).
- Pode melhorar as taxas de união nas fraturas não unidas.

Referências
Braun C (1992). *Arch Orthop Trauma Surg* **111**, 250–4.
Kuhlmann JN, Mimoun M, Boabighi A, Baux S (1987). *J Hand Surg (Br)* **12**, 203–10.
Roy-Camille R (1965). *Actual Chirurg Orthop* **4**, 197–214.
Zaidemberg C, Siebert JW, Angrigiani C (1991). *J Hand Surg (Am)* **16**, 474–8.

Instabilidade carpiana

Definição
Instabilidade dos ossos carpianos.

Incidência
Provavelmente mais comum que o informado uma vez que muitas lesões não são diagnosticadas.

Etiologia
Normalmente, causada por destruição de tecido mole ligamentar ou lesão, mas, ocasionalmente, ocasionada por distúrbio de tecido conectivo subjacente.

Classificação
- Tipo 1: cronicidade (aguda, subaguda, crônica).
- Tipo 2: (estática [redutível ou irredutível] ou dinâmica).
- Tipo 3: etiologia (congênita, trauma, inflamatória, artrite).
- Tipo 4: localização.
- Tipo 5: direção (DISI, VISI, radial).
- Tipo 6: padrão:
  - CID – instabilidade do carpo dissociativa (série proximal).
  - CIND – instabilidade do carpo não dissociativa.
  - CIC – instabilidade do carpo combinada.
  - CIA – instabilidade do carpo adaptativa.

Dissociação do escafolunato
É mais comum a instabilidade do carpo. Lesão esportiva comum causada por dorsiflexão do punho desvio ulnar.

Tanto o ligamento escafolunato como o lunopiramidal são em forma de C, abertos distalmente. São fortes dorsalmente palmarmente e membranos proximalmente. O ligamento escafolunato é forte comparado com os ligamentos capsulares e o segmento dorsal é o mais forte. O segmento palmar é o mais importante na prevenção da rotação do escafoide.

Na instabilidade, o escafoide tende à flexão palmar enquanto o piramidal tende à dorsiflexão; o lunato segue qualquer osso que seja inserido mais fortemente. Na lesão do escafolunar o lunato dorsiflexiona-se (DISI) e, nas lesões lunotriquetrais, o lunato flexiona-se palmarmente.

Apresentação clínica
- Apresenta-se com história de lesão e dor no punho ao movimento e preensão. A dor é pior à extensão e desvio radial.
- Diagnóstico diferencial:
  - Síndrome do impacto dorsal.
  - Cisto sinovial dorsal.

Exame
- Teste da alteração do escafoide de Watson.
- Radiografia.
- MRI e artrogramas não são muito úteis.
- Artroscopia pode ser útil.
- Cinerradiografia pode ser útil.

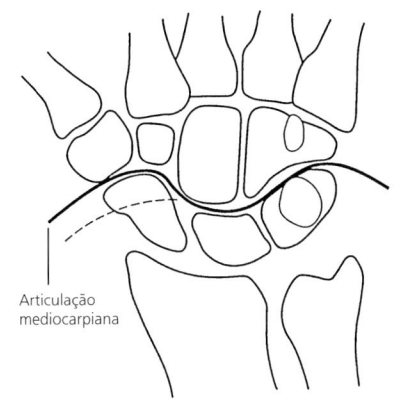

Fig. 17.18 Ossos carpianos e linha de deslocamento do perilunato transescafoide.

Tratamento
- Observe.
- Engesse.
- Pino percutâneo (Whipple).
- Reparo dorsal.
- Capsulodese dorsal (Blatt).
- Reconstruçao de ligamento
- Tenodese (FCR).
- Artrodese (STT, escafocapitato).

A fusão escafolunato não é recomendada em razão de alta taxa de não união provavelmente devido à grande força de torção.

O paradoxo de Mayfield
A dissociação escafolunato produz diástase (intervalos) e má rotação. A dorsiflexão produz um ângulo escafolunato melhor, mas pior intervalo escafolunato. A flexão palmar reduz o intervalo escafolunato, mas cria pior ângulo escafolunato. Portanto, a redução fechada não é eficaz.

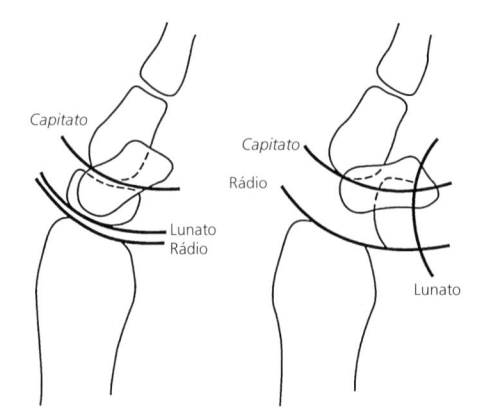

Fig. 17.19 Vista lateral de ossos carpianos no deslocamento lunato.

Fraturas do rádio distal

A fratura de Colle (descrita pela primeira vez em 1814) é apenas um tipo, mas, com frequência, utilizada para descrever todas as fraturas do rádio distal.

Incidência
- 15% de todas as fraturas do pronto-socorro.
- Dois picos de incidência:
  - 6-10 anos.
  - 60-69 anos (proporção de mulher para homem 6:1).
- A maioria é de baixa energia.

Classificação
Com base nos padrões de fratura e questões de tratamento (Fernandez, 1987).
- De acordo com o mecanismo de lesão:
  - Curvatura (p. ex., de Colle/de Smith).
  - Compressão (p. ex., *die punch*).
  - Cisalhamento (corte) (p. ex., de Barton/estiloide radial).
  - Avulsão (margem) e deslocamento de fratura radiocarpiana.
  - Mista.
- Considere sempre a ulna distal e também a lesão DRUJ.
  - Tipo I: estável (complexo da fibrocartilagem triangular – TFCC intacto).
  - Tipo II: instável (TFCC roto).
  - Tipo III: potencialmente instável (ruptura articular).

Ponta de fratura do estiloide ulnar não é significativa, mas as da base do estiloide são em razão da inserção do TFCC na base.

Radiologia

Raios X
Inclui ossos carpianos e o punho oposto:
- Inclinação (normal = 22°-23°).
- Comprimento radial (11-12 mm).
- Variância ulnar (61% neutra ulnar).
- Inclinação palmar (10°-12°).

Lembrado com mais facilidade como 11, 11, 22.

CT
- Melhor para as fraturas do complexo intra-articular.

Tratamento

Considerações
- Fratura:
  - Padrão e estabilidade.
  - Qualidade do osso.
  - Cominução.
  - Deslocamento/impacto.
  - Energia da lesão.

- Paciente:
  - Estilo de vida.
  - Condição médica.
  - Perspectiva funcional.
  - Complacência.

Características radiológicas da instabilidade
- Cominuição dorsal > 50%.
- Cominuição metafiseal palmar.
- Inclinação dorsal > 20°.

Fraturas extra-articulares
Função comprometida, se:
- > 20° de agulação dorsal.
- < 10° de inclinação radial.
- > 2 mm de diáfise radial.
- Encurtamento radial e ruptura da articulação radioulnar distal (DRUJ).

Fraturas intra-articulares
- Reduza dentro de 1-2 mm para evitar risco de redução da ROM e artrite degenerativa.

Fratura estável
- 75-80% das fraturas extra-articulares são estáveis e em posição aceitável.
- Redução fechada e tala.
- Posição de tala controversa – posição do antebraço, duração, acima do cotovelo.

Fraturas instáveis ou estáveis, mas posição inaceitável

Manipulação fechada e colocação de pino percutâneo
- Indicada em:
  - Fraturas instáveis extra-articulares.
  - Fraturas intra-articulares anatomicamente reduzidas.
- Suplemento com molde de gesso de Paris (POP) ou fixador externo, se houver lesão grave de tecido mole.
- Enxerto ósseo se houver defeito metafiseal significativo pós-redução.

Pinos e gesso
- Alta incidência de complicações no local do pino (30%).
- Não recomendado.
- Colocação de pino em fratura de Kapandji de lado a lado *versus* fratura incompleta.

Fixador externo
- Taxa de complicações 20-60%: geralmente infecção no trato do pino, neurite sensorial radial, síndrome do complexo regional doloroso (CRPS), punho rígido.

Redução aberta limitada
- Indicada em fraturas intra-articulares de 2 a 4 partes.
- Mini-incisão/reduza/fixador externo ou fio K.
- Enxerto ósseo se houver defeito metafiseal.

ORIF/Colocação de placa
- Indicado em fratura por cisalhamento ou fratura intra-articular complexo.
- Abordagem volar +/- liberação do túnel do carpo.
- Abordagem dorsal.

FRATURAS DO RÁDIO DISTAL

Artroscopia
- Avalie/auxilie redução de fratura intra-articular e ligamento carpiano ou lesão TFCC.

Ulna distal e articulação radioulnar distal
- Fratura de cabeça ou colo ulnar: redução de placa/fechada.
- Fratura de estiloide ulnar: fio com banda de tensão ou parafuso.
- Ruptura de complexo da fibrocartilagem triangular (TFCC): reparo (suturas intraósseas), segura o ligamento radioulnar dorsal e extensor ulnar do carpo (ECU) e imobiliza em supinação a 30°-40°.

Complicações
- Incidência de 20-30%.
- Má união/não união.
- Artrite pós-traumática em articulações radiocarpianas ou radioulnares.
- Ruptura de tendão (EPL ou EDC em esporão ósseo ou placa, FPL na placa).
- Adesões peritendinosas (rigidez do dedo).
- Tenossinovite estenosante (síndrome de DeQuervain).
- Síndrome do túnel do carpo.
- Lesão de nervo ulnar associada a fixador externo.
- Síndrome do compartimento.
- Necrose da pele, infecção no local do pino.
- CRPS.

Abordagens cirúrgicas
- Pelo flexor radial do carpo (FCR) até o neurovascular e tendões, descendo até o pronador quadrado (PQ), que se retrai a superfície palmar do rádio.
- Via lado ulnar entre os tendões e feixe neurovascular ulnar.
- Diretamente pela superfície flexora entre o mediano.

Distúrbios da articulação radioulnar distal (DRUJ)

Considere duas partes:
- Articulação radioulnar.
- Estabilidade ligamentar ulnar.

Definição
- Distúrbios que afetam a articulação radioulnar distal; normalmente pós-traumáticos ou artríticos.
- Em grande parte negligenciado e ainda não totalmente compreendido.

Causas
- Lesão de Essex-Lopresti.
- Subluxação de DRUJ.
- Fratura envolvendo a DRUJ.

Exame
- Dor. Localiza-se em?
- Sensibilidade. Onde?
- Amplitude de movimento.
- Teste do estresse manual.
- Teste do estresse ulnocarpiano.
- Teste da tecla do piano.
- Teste de instabilidade da DRUJ.

Investigações

Raios X
- Variância ulnar (positiva, negativa ou neutra).
- Cistos lunotripiramidal ou osteoartrite (OA).

Outras investigações
- Cintilografia óssea.
- CT; vistas dinâmicas de ambos os punhos, em pronação e supinação.
- MRI.
- Artroscopia.

Lesões
- Sinovite de DRUJ.
- Incongruência de DRUJ que levam à OA.
- Síndrome do impacto ulnar; a ulna é muito longa e impacta o lunato especialmente com o desvio ulnar. A contusão cortical e a formação de cisto pode ser vista no canto ulnar proximal do lunato, especialmente na MRI.
- Lacerações e descolamento de TFCC: leva à instabilidade da DRUJ com dor e resulltante ROM.

Instabilidade da DRUJ

Aguda
- Redutível:
  - Deslocamento dorsal quando pronada, relocalizada pela supinação.
  - Trata com POP na supinação.
- Irredutível:
  - Não pode ser relocalizada.
  - Trata com ORIF (fixa fratura do estiloide).

Crônica
- Articulação intacta:
  - Articulação subluxada.
  - Trate com reconstrução com tecido mole, encurtamento da ulna, compressão TFCC.
- Articulação desarranjada com má união de ulna/rádio:
  - Trate com osteotomia corretiva.
- Articulação desarranjada com má união da DRUJ:
  - Trate com excisão/prótese da ulna, Suave-Kapandju (fusão da cabeça da ulna com o rádio e excisão do colo ulnar).

Procedimentos com tecido mole
- Amarração com o uso de transferência de tendão para estabilizar a DRUJ: enxerto livre de tendão (Bunnel): transferência de ECU (Hill); transferência PL (Leung).
- Fortalecimento utilizando estruturas existentes como ECU como estabilizadores.

Procedimentos ósseos
- Encurtamento ulnar contrai o complexo TFCC estabilizando assim a DRUJ.
- Excisão da cabeça ulnar.
- Excisão parcial da cabeça ulnar e interposição de tecido mole.
- Substituição da cabeça ulnar.
- Fusão da cabeça ulnar (Suave-Kapandji).

Procedimentos de cabeça da ulna

Em ordem de preferência e mínima destruição:
- Encurtamento da ulna (Milch).
- Procedimento de em wafer (Feldon 1992).
  - Indicações – onde a variância ulnar é inferior a 3 mm.
- HIT de Bowers (artroplastia de interposição com hemirressecção da cabeça da ulna).
  - Indicações – como acima, melhor na incongruência de DRUJ.
  - Não indicada quando a causa de instabilidade da DRUJ é o impacto ulnar.
  - Procedimento – resseque obliquamente a metade radial da cabeça da ulna (e DRUJ) preservando o estiloide ulnar e suas inserções ligamentares.
  - Complicações – estiloide ulnar – impacto carpiana.
- Fusão de Suave-Kapandji da cabeça da ulna com o rádio e excisão de colo da ulna segmentar:
  - Indicações – como acima.
  - Procedimento – excise as superfícies da DRUJ (tente fazer o mais oblíqua e distal possível); faça a fusão da DRUJ.
  - Complicações – instabilidade e impacto do coto da ulna, OA radioumeral proximal.
- Excisão da cabeça da ulna de Darrach:
  - Indicações – instabilidade crônica com desarranjos da DRUJ.
  - Não indicado nos não reumatoides com menos de 70 anos.
  - Procedimento – excisão de toda a cabeça ulnar ao nível do colo exatamente abaixo da DRUJ.
  - Complicações – impacto ulnar, coto ulnar instável (impacto da ulna).
- Prótese da cabeça ulnar.
  - Indicações ainda não confirmadas, mas foi utilizada em todas as condições acima.
  - Procedimento – excisão da cabeça ulnar e substituição com prótese.
  - Complicações – infecção, deslocamento, instabilidade, exposição, dor.
- Reconstrução com um osso de antebraço:
  - Indicações – quando as técnicas acima falharem ou não forem possíveis.
  - Procedimento – a ulna distal é excisada, o rádio é dividido e o coto da ulna proximal é unido ao rádio distal.
  - Complicações – não é possível rotação do antebraço, não união, má união.

Referência

Feldon P, Terrono AL, Belsky MR (1992). *Clin Orthop Relat Res* **275**, 124–9.

Distúrbios do complexo da fibrocartilagem triangular (TFCC)

Considere como dois componentes; TFCC e os ligamentos ulnares. Os ligamentos ulnares estabilizam e transmitem força. Dois ligamentos dorsais e dois palmares, superficial e profundo. Na pronação, o superficial dorsal e o profundo palmar são tensos e na supinação ocorre o inverso.

Classificação (Palmer, 1989)
- Tipo 1: traumático:
    - 1A: laceração central ao longo do rádio.
    - 1B: Fratura do estiloide ulnar e laceração da parte ligamentar (descolamento ulnar).
    - 1C: laceração do ligamento carpiano radial dorsal a partir da fóvea ulnar.
    - 1D: 1C mais fratura (descolamento radial).
- Tipo 2: degenerativo (geralmente impacto ulnocarpal):
    - 2A: desgaste *(scuffing)* do segmento central do TFCC.
    - 2B: mais alterações nas articulações lunoulnar e lunotriquetral (condromalacia).
    - 2C: mais perfuração central e laceração na inserção radial.
    - 2D: mais laceração de ligamento lunotriquetral e alterações na articulação lunotriquetral.
    - 2E: mais artrite na DRUJ.

Etiologia

Trauma
Normalmente a queda sobre a mão estendida em desvio ulnar.

Degenerativa
- Condições degenerativas normalmente relacionam-se com o aumento do comprimento da ulna.
- Normalmente a ulna suporta 20% de carga, mas se ela for 2,5 mm mais a carga será 40%.
- Uma ulna longa pode resultar em síndrome do impacto = impacto ulnar = impacto ulnocarpiano. Note que isso é diferente de impacto ulnar no qual, após a excisão da cabeça da ulna, ocorre atrito do coto ulnar com o rádio.
- As causas de uma ulna longa são congênitas (desenvolvimento ou lesão da fise) ou adquiridas (fratura do rádio e má união, lesão de Essex-Lopresti).
- Má união da rádio, especialmente encurtamento e aumento da angulação, aumenta a carga da ulna. Um aumento na angulação dorsal normal de 11° para 40 o coto da ulna duplica a carga.

Apresentação clínica
Clinicamente os problemas de TFCC apresentam-se com:
- Dor de punho ulnar, piora com desvio ou rotação ulnar.
- Edema ulnar.
- Sensibilidade sobre o TFCC.
- Testes de provocação positiva (compressão do TFCCe rotação da DRUJ, teste da tecla do piano, "teste da casca" do movimento do lunato e piramidal).

Investigações
- Radiografias devem estar na posição padrão de 90°-90°:
    - Examine comprimento da ulna, alinhamento do rádio, articulação ulnocarpiana, geometria/artrite DRUJ, qualidade do lunato, forma, cistos.
    - Comprimento da ulna ou mensurações da variância por meio de método de nível articular ou método de círculos concêntricos.
    - Note que a ulna é radiograficamente mais longa se o antebraço estiver pronado.
- Artrografia do punho.
- MRI ± artrografia.
- Artroscopia.

Note que 75% das perfurações são assintomáticas.

Tratamento
Trauma: normalmente imobiliza-se em molde de gesso de cotovelo, acima, em rotação neutra por 6 semanas.

Não operatório
- Modificação de atividade, talas, drogas anti-inflamatórias não esteroides (NSAIDs).

Operatório
- Desbridamento artroscópico de TFCC.
- Ressecção em *wafer* da ulna.
- Osteotomia de encurtamento da ulna.
- Correção da má união do rádio.

Referência
Palmer AK (1989). *J Hand Surg (Am)* **14**, 594-606.

Síndrome do impacto ulnocarpal

Também conhecida como impacto da ulna, sobrecarga mecânica ulnocarpiana. Não deve ser confundida com o impacto ulnocarpiano que, geralmente, se refere a atrito do coto ulnar sobre a diáfise do rádio após excisão da cabeça.

Definição

Uma ulna longa em impacto contra o lunato, produzindo dor, degeneração e cistos no lunato, além de contribuir para a degeneração do TFCC e condromalacia.

Etiologia

Congênita e desenvolvimental
Se a ulna for congenitamente longa, por que se torna sintomática na meia-idade? Possivelmente ocasionada pela modificação no uso ou degeneração.

Traumática
- Má união do rádio distal.
- Fusão do punho.
- Fratura de Galleazzi.
- Lesão de Essex-Lopresti.

Apresentação clínica
- Clique.
- Perda de força.
- Dor à rotação, especialmente nos extremos e no desvio ulnar.

A variância da ulna geralmente é neutra, medida em vista 90°-90° (abdução do ombro e flexão do cotovelo), incluindo desvio radial e ulnar, rotação e preensão mecânica.

Diagnóstico diferencial
- Subluxação de ECU.
- Patologia de DRUJ.
- Instabilidade carpiana.

Obtenção de imagens
- Raios X em 90°-90°.
- Cintilografia óssea.
- MRI.
- Artrografia, artrograma por ressonância magnética (MR).
- Artroscopia do punho.

Classificação
É o tipo 2 na classificação de TFCC de Palmer.

Tratamento

Não cirúrgico
Repouso, colocação de tala, NSAIDs.

Cirúrgico
- Artroscopia.
- Encurtamento ulnar: transverso, oblíquo e escalonado.
- Ressecção da ulna distal: toda a cabeça de Darracha, em *wafer* de Watson, hemirressecção de Bowers ou outros tipos.

Encurtamento ulnar
- Desvantagens: a forma da incisura sigmoide pode impedir o alinhamento dos superfícies articulares. As superfícies articulares paralelas vistas à radiografia pré-operatória são, obviamente, preferíveis.
- A não união menos provavelmente com osteotomias oblíqua ou escalonada.

Lesões do plexo braquial

Também conhecidas como lesões do plexo braquial (BPI), paralisia de Bell.

Definição
Uma lesão do plexo braquial entre as raízes espinhais e ramos terminais.

Incidência
Crescente por causa dos capacetes que preservam a vida em acidentes com motociclistas; muito alta na Tailândia, que tem alta prevalência de motociclistas.

Etiologia
Traumáticas: geralmente causadas trauma por motocicleta, mas também por quedas, rúgbi, acidentes com veículos motorizados, raramente por lacerações agudas e lesões por projétil de arma de fogo. As lesões do plexo braquial também podem ocorrer pós-radioterapia, infiltração tumoral ou compressão e, raramente, pós-vacinação, postural, "mochila" e compressão secundária a síndrome do desfiladeiro torácico. Pode ocorrer espontaneamente por causa desconhecida com dor característica na síndrome de Parsonage-Turner.

Anatomia
A anatomia do plexo braquial deve ser conhecida; é essencial ser capaz de diagnosticar o nível da lesão. Dermátomos sensoriais e miótomos musculares também devem ser conhecidos para determinar quais músculos funcionam e quais também não são capazes de relacionar isso com o nível da lesão.

Topografia do plexo braquial para ajudar na colocação do enxerto
- Raízes do segmento anterior vão para os cordões lateral e medial.
- Segmentos posteriores vão para o cordão posterior.
- Segmentos craniais da C5 vão para o nervo supraescapular.
- Segmento cranial posterior de C5 e C6 vai para o nervo axilar.
- Segmento cranial anterior de C5 e C6 vai para os peitorais.

Classificação
De acordo com a área, extensão e nível da lesão.
- Supraclavicular/infraclavicular.
- Extensão da lesão: completa/parcial, por exemplo, lesão C567, lesão C5678.
- Nível da lesão: avulsão da raiz, ruptura do tronco, cordões, ramos etc.

Apresentação clínica
Perda sensorial, perda motora e dor, mas normalmente apresenta-se como trauma múltiplo com braço agitado como uma das características de apresentação.

Suspeite também se houver deslocamento do ombro, fratura dos processos transversos das vértebras cervicais inferiores, fratura da primeira costela, clavícula com fratura aberta, grande hematoma na fossa supraclavicular e/ou ruptura de artéria subclávia, uma vez que todos estes representam uma força significativa e distração nessa área e, com frequência, estão associados a BPI.

Exame
- Observe quanto a consumpção, postura (rotação interna do úmero, pronação/supinação do antebraço, flexão do punho), alteração de cor e outras alterações simpáticas.
- Sinta a massa na fossa supraclavicular ou no sulco deltopeitoral.
- Avalie quanto à sensação em cada dermátomo distinguindo entre cada nervo periférico.
- Avalie a função motora de cada músculo para ser capaz de diferenciar entre um nervo periférico e uma lesão de plexo braquial e também de diagnosticar o nível da lesão. Tente distinguir entre a lesão supra e infraganglionar.

Tome cuidado porque as inserções ligamentares durais na C5 são mais fortes do que as da C6 e C7, as quais são mais fortes que as da C8 e T1. Quanto mais fracas as inserções, mais facilmente a raiz é avulsionada em vez de rota. As rupturas tendem a ocorrer entre locais de origem e ancoragem, por exemplo, o tronco superior romperirá se entre o forame e o nervo supraescapular. 10-20% das lesões são em múltiplos níveis, como as de raízes superiores e troncos, ou de raízes superiores e médias e, ainda, dos nervos musculocutâneo ou axilar. A paralisia dos romboides ou serrátil anterior indica avulsão das raízes inferiores. Dor e dor-fantasma incidam dor da deaferentação por avulsão de raiz.

Obtenção de imagens
- Mielogramas: bastante antiquado; usado para visualizar meningoceles e perda de sombras de radículas para diagnosticar avulsões da raiz.
- Mielogramas com CT podem ser melhores em detalhes.
- MRI pode ser útil se positiva, mas não se for negativa, isto é, é específica, mas não é sensível.
- Raios X mostram fraturas do pescoço, costelas, escápulas, clavículas ou úmero.

Diagnóstico
- Importante para determinar o local (que raiz, tronco, divisão, cordão ou ramos) e nível da lesão (supraclavicular, infraclavicular ou ambas) e para fazer alguma avaliação de sua gravidade (avulsão, ruptura ou neurotmese, ruptura em descontinuidade ou axonotmese, neurapraxia).
- A dificuldade está em predizer a extensão da lesão. Essa predição é importante para determinar a necessidade de cirurgia e prognóstico. Pode-se não querer operar, desnecessariamente, alguém com neuropraxia, ou retardar ou negar a um paciente com uma lesão grave a chance de um reparo cirúrgico.
- Evidência de um lesão em continuidade ou alguém com mais probabilidade de se recuperar espontaneamente (mais provavelmente de ter uma neuropraxia decorrente de lesão de baixa energia), lesões incompletas do nervo, sinais de recuperação precoce, estudos de condução nervosa.
- Evidência de ruptura sem chance de recuperação espontânea inclui lesão de alta velocidade ou alta energia, consumpção ou envolvimento dos músculos posteriores do pescoço e paraescapulares (indicando avulsão uma vez que a inervação desses músculos surge imediatamente após a saída da raiz do forame), lesões completas do nervo, sinal de Horner (indica avulsão da T1 com lesão do simpático), lesão vascular.

História natural
- Lesões neurapráxicas devem se recuperar em 3 meses; lesões mais extensas (axonotmese e neurotmese) não se recuperarão.
- A recuperação sensorial também pode dar uma orientação sobre a extensão da lesão.

Essas são lesões graves que alteram significativamente a vida do paciente. Deve-se dizer aos pacientes que sua lesão é significativa e que eles devem procurar emprego alternativo caso pensem que serão incapazes de retornar ao seu trabalho original. Eles devem ser incentivados a voltar a alguma forma de trabalho o mais cedo possível.

A dor neuropática associada a BPI é grave e deve ser tratada pelo serviço local de dor crônica e aguda. A dor será diminuída com o retorno ao trabalho e aos *hobbies* e, também, pela reinervação. Após 3 anos, 50% terão pouca ou nenhuma dor, 30% terão dor tolerável e os restantes 20% terão dor insuportável.

Tratamento
Depende do local da lesão de nervo, gravidade da lesão e presença de lesões associadas.

Tratamento não cirúrgico
- Fisioterapia para manter a mobilidade articular e prevenir contraturas.
- Psicoterapia para ajudar no reajuste.
- Recomendação de reabilitação.
- Terapia ocupacional para proporcionar auxílios para a vida diária etc.
- Clínica de dor.
- Talas – dinâmicas ou estáticas.

Indicação operatória
- Qualquer lesão grave nessa região com BPI (Narakas).
- Não melhora com o tempo.

Princípios operatórios
- Boa exposição no supraclavicular, sulco deltopeitoral e descendo para o braço medial. Pode incluir osteotomia clavicular. Também incluirá enxertos de nervo de doador em potencial (dorso da perna para sural) ou entrada de nervo de doador (intercostais para os nervos intercostais).
- Determine o nível e a extensão da lesão.
- Decida sobre os métodos e plano de reinervação.
- Se possível, o enxerto de nervo entre as extremidades proximal e distal. Se houver cotos proximais insuficientes uma vez que a raiz foi avulsionada, ou compartilhe as raízes ou traga uma fonte extraplexural de nervo.
- Reparo nervoso microscópico com suturas e cola de fibrina.

Enxertos de nervo de doador
Os nervos sural, radial superficial, cutâneo lateral do braço e do antebraço; podem, também, usar um nervo que você pode ter decidido não reinervar (p. ex., use o nervo ulnar se não estiver reinervando o tronco inferior).

Fontes de nervo extraplexurais
Nervo acessório, nervos intercostais, plexo cervical, nervo frênico, C7 contralateral.

Controvérsias

Exploração precoce versus tardia
- A exploração tardia evita cirurgias desnecessárias, o paciente encontra-se estável e é mais fácil dizer se uma lesão em continuidade encontrada na cirurgia é funcional ou não, correlacionando-a com o exame pré-operatório.
- Cirurgia precoce: a dissecção é mais fácil, mais segura e associada a um melhor resultado (Hentz e Narakas, 1988, descobriram que quanto mais longa a demora par ao reparo, menor a recuperação total do músculo no membro superior). Permite que seja dado melhor prognóstico ao paciente (para que ele possa começar sua reabilitação); mais difícil predizer o estado das lesões em continuidade.

Prioridades para a reinervação
Usada para concentrar-se no ombro e no cotovelo em paralisias totais do plexo, uma vez que o resultado da reinervação da mão foi precário e assim desejou-se conseguir um braço controlável e capaz de posicionar a mão de modo que ela possa ser usada com um peso ou um dispositivo auxiliar. Recentemente, as ações se concentram na reinervação da mão e do ombro uma vez que é mais fácil de realizar transferências eficazes para movimento do cotovelo.

Referência
Hentz VR, Narakas A (1988). *Orthop Clin North Am* **19**, 107–14.

Paralisia obstétrica do plexo braquial

Também conhecida como paralisia braquial obstétrica (OBP), paralisia de Erb.

Definição
Paralisia do plexo braquial apresenta-se ao nascimento e acredita-se que seja decorrente de trauma de parto.

Incidência
- Mais comum em mães mais velhas, primíparas, diabéticas, bebês grandes, história passada de bebê com OBP.

Etiologia
Acreditava-se que se devesse a falha de rotação dos ombros depois que a cabeça atravessava a margem pélvica, fazendo com que o o ombro fosse capturado no alto da sínfise pubiana, produzindo distocia escapular. Isso causa distração entre a cabeça e o ombro e tração do plexo braquial, levando a casos graves de ruptura ou avulsão.

Classificação
A classificação de Narakas de acordo com a gravidade da apresentação:
- Tipo 1: C5, C6.
- Tipo 2: C5, C6 e C7.
- Tipo 3: C5, C6, C7, C8 e T1.
- Tipo 4: C5, C6, C7, C8 e T1 total com síndrome de Horner.

Apresentação clínica
- A parteira ou a mãe nota a postura do membro afetado e a falta de movimento.
- A clássica postura é a posição "gorjeta do garçom" com o braço internamente girado, o cotovelo estendido, o antebraço pronado e o punho flexionado.
- Com a paralisia completa do plexo total pode-se ter o antebraço supinado e o punho estendido sob a ação da gravidade.
- Procure pela presença de síndrome de Horner e paralisia do nervo frênico.
- Procure por extensão de contusão, edema e presença de fraturas da clavícula, escápula ou úmero.
- Avalie quanto a torcicolo.
- Faça um exame do membro lateral e das pernas.

Tratamento
- Avaliação regular.
- Fisioterapia para manter a flexibilidade articular, especialmente a rotação externa do ombro, abdução e adução e supinação.
- Indicações para cirurgia são discutíveis:
  - Gilbert – falha em boa recuperação do bíceps em 3 meses.
  - Toronto – pontuação de graduação de Toronto que falha em progredir.
  - Paralisia completa do plexo ao nascimento associada à síndrome de Horner e paralisia do nervo frênico.

- A cirurgia compreende exploração e avaliação com reparo de nervos rotos por meio de enxertos de nervo.
- Os enxertos de nervo normalmente são de sural, mas alguns usam de radial superficial, cutâneo medial do antebraço ou até o nervo ulnar, se ele não estiver sendo reinervado.
- Quando presentes as avulsões de raiz as raízes que podem ser enxertadas são espalhadas até os nervos distais (transferências intraplexurais) ou uma combinação de transferências extraplexural e intraplexural é realizada. Por exemplo, uma C5 rota, mas C6 avulsionada com C7, C8 e T1 intacta, pode ser reparada com o uso de nervo acessório para neurotizar o nervo supraescapular e a raiz de C5 para neurotizar o resto do tronco superior ou, se mais distal, as divisões anterior e posterior do tronco superior.
- No pós-operatório, em um bebê com mau controle da cabeça é colocado um capuz por algumas semanas para estabilizar o pescoço. A fisioterapia recomeça após 4 semanas.
- Observação regular para avaliar a recuperação e observar as sequelas de paralisia obstétrica do plexo braquial.

Sequelas de paralisia braquial obstétrica
Ombro
A incidência de problemas secundários do ombro é de 10%.

Etiologia
- Acredita-se que a contração da rotação interna do ombro se deva a desequilíbrio muscular (Babbit e Cassidy, 1968) ou inervação cruzada (Chuang e Wei, 1998).
- A displasia desenvolvimental do ombro não está associada à gravidade da lesão do plexo braquial. A etiologia deve ser o desequilíbrio muscular ou a epifisiólise (Zancolli), ou deslocamento neonatal (Dunkerton). O prognóstico é mau, se não detectado.

Apresentação clínica
A contratura do ombro e a displasia desenvolvimental presente no encurtamento umeral, membrana de pele axilar, clique ao movimento do ombro, plenitude do ombro posterior, subluxação, hipertrofia coracoide e hipoplasia da cabeça umeral. Perda rápida (dentro de 1 mês) da rotação externa para 65°.

Classificação da deformidade escapular (Waters e Peljovich, 1999).

Investigação
Radiografia simples é de pouca utilidade; ultrassom e CT podem ser úteis (Torode e Donnan, 1998).

Tratamento
- Liberação anterior por meio de prolongamento subescapular (Carlioz e Brahimi, 1971).
- Liberação posterior do subescapular.
- Se os rotadores externos estiverem fracos ou inativos, transferências de tendão do músculo usando o grande dorsal.
- Pearl (1998) recomendou liberação antes das transferências uma vez que a atividade dos rotadores externos era impossível de ser determinada.

Referências
Babbitt DP, Cassidy RH (1968). *J Bone Joint Surg Am* **50**, 1447–52.
Carlioz H, Brahimi L. (1971). *Ann Chir Infant* **12**, 159–67.
Chuang Wei (1998). *Plast Recon Surg* **101**, 686–94.
Pearl (1998). *Jnl Bone Jt Surg* **80**, 659–67.
Torode I, Donnan L (1998). *J Pediatr Orthop* **18**, 611–15.
Waters PM, Peljovich AE (1999). *Clin Orthop Relat Res* **364**, 144–52.

Contratura isquêmica de Volkmann

Uma contratura isquêmica e paralisia do membro superior relatada pela primeira vez por Volkmann, em 1881.

Definição
A contratura da flexão crônica do membro superior como resultado de síndrome do compartimento do antebraço não tratadas ou tratada tardiamente.

Etiologia
- Geralmente lesão pós-traumática ou extravasamento, mas pode ocorrer após sepse (meningocócica), queimaduras, pressão externa após coma/acidente vascular cerebral.
- Os músculos afetados mais gravemente são: flexor profundo dos dedos e superficial, flexor longo do polegar e pronador redondo. Os mais bem preservados são os flexores e extensores do punho (os músculos mais superficiais). O nervo mediano é mais afetado que o ulnar, que é mais afetado que o radial.

Apresentação clínica
- Leve ou localizada se somente alguns músculos flexores profundos estiverem afetados.
- O quadro clínico geralmente é a contratura na flexão em dois ou três dedos.
- Moderada ou clássica se todos os FDPs e FDL estiverem envolvidos e com alguns flexores superficiais também afetados.
- O quadro clínico é então o de contraturas na flexão de todos os dedos, do polegar e do punho.
- Grave se, além do envolvimento dos flexores, houver importante transtorno neurológico e alguns dos extensores também estiverem afetados.
- Muito grave, se não houver função motora ou nervosa.

Classificação
Contratura de Volkmann (Lipscomb)
- Leve: se nervo, déficit muscular mínimo; trate com deslizamento do flexor.
- Moderado: sem nervo, alguma disfunção muscular; trate com deslizamento do flexor.
- Grave: déficit de nervo e pouca função residual muscular; trate com ressecção, neurólise, transferências.
- Muito grave: déficit completo de nervo sem qualquer função muscular residual; trate com transferência livre de músculo funcionante.

Tratamento
Conservador
- Colocação de tala dinâmica.
- Fisioterapia.
- Treinamento funcional.

Cirúrgico
Neurólise
Neurólise de nervos mediano e ulnar pode permitir alguma recuperação, especialmente no nervo mediano.

Enxertos de nervo (imagem de coleta de nervo sural que vai para um sentido oposto).
Excisão e colocação de enxerto dos nervos; se eles estiverem muito fibrosados, pode ser útil para proporcionar inervação para transferências musculares para livre funcionamento.

Excisão, dissecção muscular
Dissecção muscular e excisão se estiver muito fibrosado.

Prolongamento do tendão
- Deslizamento (Zancolli) do flexor: liberação do epicôndilo medial da origem do flexor (deslizamento do flexor) liberará contraturas leves conferindo prolongamento de 2-3 cm.
- Prolongamento musculotendinoso (liberação aponeurótica do flexor [FAR] Zancolli; liberação aponeurótica do flexor e fascial intermuscular): libera o músculo na fáscia intermuscular e junção musculotendinosa. Esta liberará contraturas leves, proporcionando um prolongamento de 2-4 cm.
- Prolongamento do tendão (transferência de FDP e FDS) por meio de divisão dos tendões FDP muito proximalmente dos tendões FDS muito distalmente e unindo as extremidades proporcionando prolongamento de 10 cm e usando o músculo FDS mais bem preservado para dar energia ao movimento FDP.

Transferências do tendão
Transplante de músculo de livre funcionamento geralmente o grácil ou gastrocnêmio proveniente do epicôndilo medial do FDP e FPL.

Indicação cirúrgica
Depende da gravidade da contratura e do grau de perda funcional.

Lesão de nervo periférico
Fisiopatologia do nervo e avaliação de lesões.

Diagnóstico de lesão de nervo
- História.
- Perda de função.
- Sinal de Tinel.
- Aderência tátil.
- Imersão.
- Testes eletrodiagnóstico.
- Iodo-amido/ninidrina/resistência elétrica da pele/termografia.
- Exame sistemático com bom conhecimento de anatomia neural.

Classificação

Tabela 17.2 Classificação de lesão de nervo

Seddon	Sunderland	
Neurapraxia	I	Perda de condução
Axonotmese	II	Perda de continuidade do axônio
	III	Incluindo endoneuro
	IV	Incluindo perineuro
Neurotmese	V	Separação completa

Consequências da lesão
Nervo distal:
- Degeneração walleriana.
- Remoção de debris de célula/macrófago.
- Proliferação/organização de célula de Schwann.
- Produção de fatores tróficos de célula de Schwann.
- Tubo de colágeno endoneural.

Cicatrização do nervo
- Retardo inicial.
- Retardo local.
- Crescimento de axônio até a meta final.
- Recuperação funcional.
- Neurotropismo:
    - Capacidade inerente de um nervo em regeneração de encontrar seu trajeto correto.
    - Um nervo motor preferencialmente se moverá até um ramo motor distal.
- Neurotrófico:
    - Fatores de crescimento do nervo (gene humano do neuroglicano C [NGF], laminina, fator de crescimento de fibroblasto ácido [aFGF], gangliosídeos, pirogênios, T3, esteroides, adenosina monofosfato cíclico [cAMP]).

LESÃO DE NERVO PERIFÉRICO

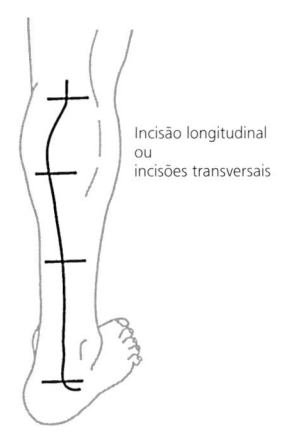

Fig. 17.20 Coleta de nervo sural.

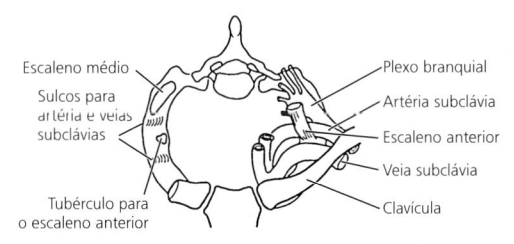

Fig. 17.21 Desfiladeiro torácico: primeira coleta e estrutura próxima a ele.

Transferências de tendão

- O tendão de um músculo em funcionamento é destacado de sua inserção e então reinserido em outro tendão ou osso para restaurar a função de um músculo paralisado ou tendão lesionado.
- O tendão transferido permanece inserido a seu músculo original com um pedículo neurovascular intacto.
- As transferências de tendão corrigem instabilidade, desequilíbrio e falta de coordenação não pela adição, mas pela redistribuição das forças musculares remanescentes.

Indicações para transferência de tendão
- Restaura a função de músculos paralisados devido a lesões de nervo periférico, plexo braquial ou medula espinal.
- Restaura função após rupturas de tendão ou lesões de tendão.
- Restaura o equilíbrio da mão deformada.

Princípios
- Receptor.
- Doador.
- Técnicos.

Receptor
- Boa mobilidade articular.
- Bom leito (equilíbrio do tecido: sem cicatrizes/infecção/inflamação).
- Boa cobertura.
- Bom paciente.

Doador
- Energia (3,65 × área transversal).
- Ativo/disponível/ativo.
- Amplitude:
  - Flexores e extensores do punho, 33 mm.
  - Flexores do dedo da mão, 70 mm.
  - Extensores do dedo da mão, 50 mm.
  - Flexores do polegar, 50 mm.
- Duas maneiras de aumentar a amplitude efetiva:
  - Uso de efeito de tenodese.
  - Liberando as inserções fasciais do músculo
- Pode ser sacrificado.
- Tenodese dinâmica.
- Sinergístico.
- Independente.
- Um tendão para uma função.
- Artrodese de punho para proporcionar tendões doadores adicionais.

Técnica
- Incisões remotas.
- Inserção forte.
- Tensão adequada.
- Linha reta de tração.

TRANSFERÊNCIAS DE TENDÃO

Lesões inferiores do nervo ulnar
- Em garra intrínseca:
  - Alças de Zancolli (FDS).
  - Palmar longo (PL) e enxertos.
  - Extensor curto radial do carpo (ECRB) e enxertos.
  - Extensor do quinto dedo (EDQ)/intercostal interno (EI).

Lesões superiores do nervo ulnar
- O mesmo que para as lesões inferiores do nervo + tenodese FDP.

Lesões inferiores do nervo mediano
- Oposição do polegar:
  - Flexor superficial do dedo (FDS).
  - Flexor radial do carpo (FCR).
  - PL.

Lesões superiores do nervo mediano
- Oposição do polegar: intercostal externo (EI)/extensor longo radial do carpo (ECRL).
- Flexão do polegar: ECU/BR.
- Flexão do dedo indicador/médio: outros FDPs.
- Pronador: bíceps de Zancolli.

Lesões inferiores dos nervos mediano e ulnar
- Intrínsecas: muitas caudadas de ECRB, FDSs, EDQ/EI.
- Oposição do polegar: FDS, flexor ulnar do carpo (FCU).

Lesões superiores dos nervos mediano e ulnar
- Oposição do polegar: EI.
- Flexão do polegar: braquiorradial (BR).
- Flexão do dedo da mão: extensor ulnar do carpo (ECU)/extensor longo radial do carpo (ECRL).
- Intrínsecas: ECRB.

Lesões do nervo radial
- Punho: pronador redondo (PT).
- Dedo da mão: FDS(IV)/FCR/FCU.
- Polegar: PL para o extensor longo do polegar (EPL); FDS(IV)/FCR para o abdutor longo do polegar (APL).

Cuidados emergenciais de queimaduras

- Resgate o paciente enquanto garante a segurança do socorrista.
- Preste os primeiros socorros.
- Pare o processo de queimadura.
    - No caso de queimaduras em chamas, role o paciente no chão.
    - No caso de escaldaduras, remova a roupa úmida caso contrário ela continuará a aquecer a pele.
    - Remova roupas queimadas (a menos que grudadas à pele), relógios, joias e cintos.
- Esfrie a ferida de queimadura:
    - Idealmente, esfrie, deixando a água correr entre 8 e 25°C por 20 minutos.
    - Fazer *sprays* ou passar esponjas na ferida também funciona; toalhas úmidas são menos eficientes e devem ser regularmente trocadas.
    - Assegure-se de que o paciente não se torne hipotérmico; se necessário, pare de aplicar água e cubra o paciente.
    - Não use gelo, que provocará a vasoconstrição da pele, causando mais dano.

Pesquisa primária: ABCDEF

- (**A**irways) Manutenção das vias aéreas com controle da espinha cervical. Limpe a via aérea dos debris. Abra a via aérea com levantamento do queixo e propulsão mandibular.
- (**B**reathing) Respiração e ventilação. Verifique quanto à expansão torácica. Intube e ventile, se necessário. Sempre dê oxigênio suplementar. Considere envenenamento por monóxido de carbono e queimaduras torácicas circunferenciais (pode ser necessária a escarotomia).
- **C**irculação com controle hemorrágico. Elevação e pressão direta para os pontos de sangramento. Cheque o preenchimento capilar < 2 segundos distal às áreas queimadas. Circunferencial, queimaduras de espessura total podem necessitar de escarotomia.
- (**D**isability) Incapacidade: estado neurológico.
- **E**xposição e controle ambiental: mantenha o paciente aquecido; o tamanho da queimadura pode ser estimado.
- (**F**luid resuscitation) Ressuscitação com fluidos: insira duas cânulas IV de grande calibre, de preferência na pele não queimada. Tire sangue para contagem de células sanguíneas (FBC), ureia e eletrólitos (U&E), coagulação, amilase, carboxiemoglobina. Inicie a ressuscitação com fluidos. Insira um catéter urinário, monitore com ecocardiograma (ECG), pressão arterial (BP), frequência respiratória, oximetria de pulso, conforme necessário. Sonda nasogástrica (NG) para queimaduras grandes para descomprimir o estômago.
- Raios X: espinha cervical, tórax e pelve para queimaduras associadas a trauma.

Pesquisa secundária

Esta prossegue de acordo com as orientações de suporte avançado de vida em trauma (ATLS):
- Uma história completa da queimadura é necessária – local, mecanismo da queimadura, duração da exposição e ressuscitação prestada.
- Ofereça profilaxia para tétano.
- Reavalie adequação da ressuscitação.
- Faça um curativo simples para queimadura. Cobrir o paciente com filme plástico é o ideal, pois permite a inspeção da ferida. Se não estiver disponível, um lençol servirá. Mantenha o paciente aquecido. Não use antimicrobianos tópicos, que dificultam a avaliação adicional da ferida.

Encaminhamento para a unidade de queimaduras
Todas as queimaduras complexas devem ser encaminhadas para uma unidade de queimadura. Estas incluem:
- Extremos de idade: menos de 5 anos ou mais de 60 anos.
- Locais especiais: rosto, mãos, pés, períneo, períneo, superfícies de flexuras, queimaduras circunferências.
- Lesão por inalação.
- Lesões químicas, elétricas ou por radiação.
- Queimaduras grandes: > 5% área da superfície corporal total (TBSA) em crianças, > 10% TBSA em adultos.
- Condições médicas existentes.
- Outras lesões.

Na dúvida, encaminhe!

Ressuscitação de queimaduras com fluidos

Princípios
- As lesões de queimaduras causam liberação de mediadores inflamatórios resultando em vasodilatação e maior permeabilidade vascular nos tecidos ao redor da área queimada. Nas queimaduras com mais de 20% de TBSA (área da superfície corporal total) isso pode ocorrer no corpo inteiro. O fluido se move da vasculatura para dentro dos espaços intersticiais causando edema. A falta de volume hídrico circulante causa falência de órgãos (especialmente falência renal) e morte.
- A superfície da pele queimada também perde fluido rico em proteína por meio de evaporação. A perda de proteína exacerba o edema.
- Os desvios de fluido devido à permeabilidade vascular são máximos nas primeiras 24 horas especialmente nas primeiras 8 horas após a lesão por queimadura. Após 8-24 horas, pode ser usado coloide como fluido de ressuscitação; a maioria das unidades usam cristaloide inicialmente.
- As unidades de queimadura variam em suas orientações para ressuscitação com fluidos. A ressuscitação com fluidos com cristaloide (solução de Hartman) de acordo com a fórmula de Parkland é descrita aqui.
- A ressuscitação deve ser cuidadosamente monitorada e ajustada de acordo com os resultados.

Indicação
A ressuscitação com fluido intravenoso é necessária para:
- Crianças com queimaduras > 10% TBSA.
- Adultos com queimaduras > 15% TBSA.

Método
- Coloque duas cânulas IV de grande calibre, de preferência através da pele não queimada.
- Calcule a porcentagem de área da superfície corporal total (%TBSA) queimada.
- Pese o paciente (ou estime seu peso).
- Necessidade estimada de fluido.
  - **3-4 mL de solução de Hartmann/peso corporal/% de queimadura TBSA.**
  - Metade do fluido acima nas primeiras 8 horas a partir do momento da lesão (não a partir do momento avaliado); segunda metade durante as 16 horas seguintes.
- Crianças devem ter manutenção de fluidos com glicose a 4% ou 1/5 de solução salina normal além do acima. Durante 24 horas, dê:
  - 100 mL/kg para os primeiros 10 kg de peso corporal e mais.
  - 50 mL/kg para 10-20 kg e mais.
  - 20 mL/kg para cada kg acima de 20 kg.
- Manutenção de fluidos do adulto, conforme necessário.

Resultados de monitoração
Um catéter urinário deve ser inserido. Com o objetivo de:
Adultos: 0,5 mL/kg/h ou 30-50 mL/h.
Crianças: 1,0 mL/kg/h (0,5-2 mL/kg/h).
- Se o débito urinário for inadequado, administre *bolus* de 5-10 mL/kg ou aumente em 50% o fluido para a hora seguinte.
- Monitore hemoglobina (Hb), ureia e eletrólitos (U&E) e pH de sangue arterial.

- A acidose geralmente reflete ressuscitação com fluido inadequada. Considere a lesão tecidual, por exemplo, queimaduras elétricas e lesões por esmagamento (procure por mioglobinúria) e necessidade de escarotomia.
- Hipercalemia ocorre em consequência de lesão tecidual em queimaduras elétricas. Bicarbonato ou glicose e insulina podem ser necessários.
- O dano tecidual extenso libera mioglobina e hemoglobina no sangue, para serem filtradas pelos rins. A urina mostra uma cor vermelha suja. A deposição de hemocromógenos nos túbulos proximais do rim causa insuficiência renal. Verifique a urina quanto à mioglobina/hemoglobina. Aumente a eliminação urinária para 1-2 mL/kg/h. Considere a adição de bicarbonato ao fluido de ressuscitação (para alcalinizar a urina e reduzir a deposição de cristais hemocromógenos) ou manitol.
- No caso de queimaduras grandes ou pacientes com lesões significativas, considere a monitoração da pressão venosa central (CVP) e um acesso arterial para a pressão arterial.
- A ressuscitação extra com fluidos muitas vezes é necessária em:
  - Crianças.
  - Lesão por inalação.
  - Lesão elétrica.
  - Ressuscitação retardada.
  - Desidratação.

Avaliação de queimaduras

As queimaduras precisam ser avaliadas com relação à sua espessura (que reflete a duração, temperatura e mecanismo da transferência de calor) e a área de pele corporal envolvida, assim como o envolvimento do sistema respiratório. Geralmente descritas como queimaduras de primeiro, segundo ou terceiro graus, que é a avaliação da profundidade da queimadura feita por leigos. Em termos médicos, as queimaduras são descritas como superficiais, superficiais-parciais, parciais ou dérmicas, dérmicas profundas e de espessura total. A superfície queimada é referida como uma porcentagem da área da superfície corporal total.

Estimativa da profundidade da queimadura
- Todas as queimaduras contêm áreas de diferentes profundidades.
- A história lhe dará uma pista relativa à profundidade.
- Procure por cor, bolhas, retorno capilar e sensação dentro da área queimada.
- As bolhas indicam a separação da pele morta da derme íntegra por meio de exsudato inflamatório.
- Coloração fixa (i. e., eritema não esbranquiçado) indica dano aos capilares dérmicos.
- A falta de sensação implica em dano aos receptores de dor; portanto, uma queimadura profunda.
- Queimaduras superficiais cicatrizam-se espontaneamente por meio de reepitelização das estruturas anexas intactas. Elas podem ser epidérmicas ou dérmicas.
- Queimaduras profundas podem cicatrizar-se espontaneamente, mas deixarão. Elas são dérmicas profundas ou em espessura total.

Tabela 17.3 Sinais e sintomas de diferentes profundidades de queimadura

Profundidade	Cor	Bolhas	Preenchimento capilar	Sensação	Causas comuns
Epidérmica	Vermelha, pode ser brilhante e úmida	Não	Rápido	Dolorosa	Queimadura solar, queimaduras de raios
Dérmica superficial	Rósea, pode ser seca	Sim, pequenas	Sim, pode ser lento	Dolorosa	Chamas, escaldadura, queimaduras químicas, queimaduras de contato rápido
Dérmica média	Rosa-escuro	Sim, grandes	Lento	Pode estar ausente	
Dérmica profunda	Vermelho manchado	Podem estar presentes	Ausente	Ausente	
Espessura total	Densa, esbranquiçada, coriácea	Não	Ausente	Ausente	Chamas, queimadura em pontos de entrada/saída elétrica, queimaduras de contato prolongado

Avaliação da porcentagem da área de superfície corporal total (%TBSA)
- Importante uma vez que orienta um outro tratamento, mas quase sempre é malfeita, com falta de consenso entre os especialistas.
- Grandes queimaduras tendem a ser subestimadas, enquanto as pequenas são superestimadas.
- Tente subtrair a porcentagem de tecido não queimado de 100% para obter uma avaliação mais precisa.
- O eritema não está incluído na %TBSA queimada.
- Lembre-se de virar o paciente e avaliar as costas.

Métodos
- A palma da mão do paciente representa 0,8% TBSA. Útil em queimaduras muito grandes ou muito pequenas. No caso de crianças ou nas queimaduras irregulares, corte um molde da mão em papel e veja quantas vezes ela se adapta à área queimada.
- A regra dos "nove" de Wallace: esta é rápida, porém menos precisa para crianças. Use-a para verificar seus cálculos, por exemplo: uma queimadura de um braço não pode ser > 9%.
- Gráfico de Lund-Browder: o método mais acurado, permitindo a mudança da forma com o crescimento. Sombreie as áreas queimadas na figura e use o gráfico para computar TBSA.

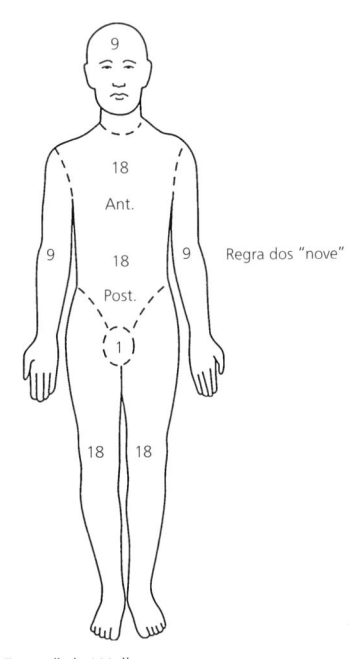

Fig. 17.22 Regra dos "nove" de Wallace.

DATA:
Peso:
Idade: 7 1/2 anos até adulto

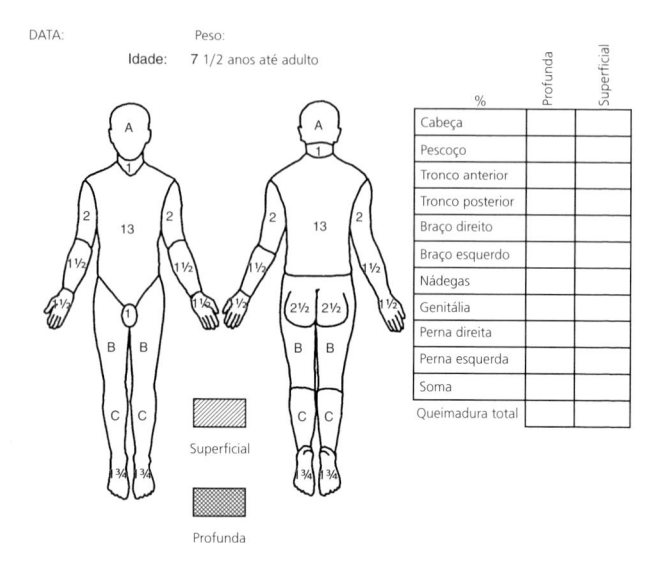

%	Profunda	Superficial
Cabeça		
Pescoço		
Tronco anterior		
Tronco posterior		
Braço direito		
Braço esquerdo		
Nádegas		
Genitália		
Perna direita		
Perna esquerda		
Soma		
Queimadura total		

Superficial

Profunda

Porcentagens relativas de áreas afetadas pelo crescimento

Área	Idade 0	Idade 1	Idade 5	Idade 10	Idade 15	Adulto
A = 1/2 da cabeça	9 1/2	8 1/2	6 1/2	5 1/2	4 1/2	3 1/2
B = 1/2 de uma coxa	2 3/4	3 1/4	4	4 1/4	4 1/2	4 3/4
C = 1/2 de uma perna	2 1/2	2 1/2	2 3/4	3	3 1/4	3 1/2

Fig. 17.23 Gráficos de Lund-Browder para queimaduras: adulto e criança.

AVALIAÇÃO DE QUEIMADURAS 609

DATA: Peso:
Idade: nascimento aos 7½ anos

%	Profunda	Superficial
Cabeça		
Pescoço		
Tronco anterior		
Tronco posterior		
Braço direito		
Braço esquerdo		
Nádegas		
Genitália		
Perna direita		
Perna esquerda		
Soma		
Queimadura total		

Superficial   Profunda

Porcentagens relativas de áreas afetadas pelo crescimento

Área	Idade 0	Idade 1	Idade 5	Idade 10	Idade 15	Adulto
A = 1/2 da cabeça	9 1/2	8 1/2	6 1/2	5 1/2	4 1/2	3 1/2
B = 1/2 de uma coxa	2 3/4	3 1/4	4	4 1/4	4 1/2	4 3/4
C = 1/2 de uma perna	2 1/2	2 1/2	2 3/4	3	3 1/4	3 1/2

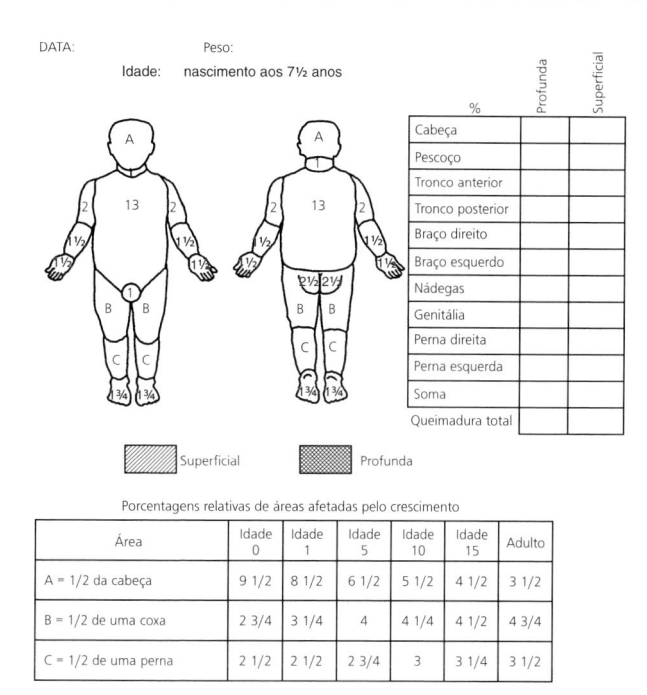

Fig. 17.23 *(Cont.)* Gráficos de queimaduras de Lund-Browder: adulto e criança.

Escarotomia

Um procedimento salva-membro e salva-vidas para prevenir a síndrome do compartimento, causada por inelasticidade e efeito constritor da pele queimada em associação com edema devido à permeabilidade capilar e resposta à queimadura.

Indicações
- Queimadura circunferencial ou semi-cincunferencial de espessura total nos dedos, membros, tórax ou no pescoço.
- A combinação da queimadura de espessura total não-expansiva e de inchaço edematoso do tecido subjacente pode causar isquemia do músculo e de outros tecidos dentro de 6 horas após a lesão.
- Queimaduras circunferenciais de espessura total no peito interrompem a excursão da parede torácica, aumentam o trabalho respiratório e diminuem a capacidade pulmonar.
- Queimaduras de espessura total abdominal aumentam o risco de hipertensão intra-abdominal, reduzindo a perfusão renal.

Objetivos
Dividir o tecido queimado, permitindo que a pele se expanda para acomodar o edema subjacente, prevenindo assim a síndrome do compartimento e a isquemia das estruturas subjacentes e distais, permitindo também o movimento.

Planejamento
- Ressuscitação é a prioridade devendo estar em andamento antes de se fazer escarotomias.
- Faça-a dentro de 6 horas da lesão, idealmente sob anestesia geral (GA) em um anfiteatro cirúrgico em uma unidade de queimados.
- Tenha sangue disponível.
- Paciente supino com os braços sobre apoios para o braço.
- Se o ideal não estiver disponível, não permita demora na escarotomia.

Incisão
Melhor com escalpelo, mas o sangramento pode ser profuso, sendo mais fácil controlá-lo com diatermia monopolar.

Procedimento
- Membros: incise ao longo da linha média lateral e, se necessário, também a partir da linha axial central. Passe anterior ao epicôndilo medial no cotovelo e anterior à cabeça da fíbula: incise uma margem lateral – radial dos dedos mínimo, anular e polegar; ulnar do indicador e médio para evitar as margens principais.
- Dedos: incise uma margem lateral – radial: nos dedos mínimo, anular e do polegar; ulnar: nos dedos indicador e médio, para evitar as extremidades principais.
- Mãos: incise o dorso do primeiro, segundo e quarto compartimentos e realize fasciotomias dos pequenos músculos, se necessário.
- Tórax: em forma de escudo que corre para baixo de ambas as linhas axilares anteriores em forma de "V" pela margem inferior das costelas.
- Abdome: continue descendo nos lados medial e lateral.
- Pescoço: incisões longitudinais laterais. Seja cuidadoso com as estruturas subjacentes.

Todas as incisões devem ter suficiente profundidade para permitir que a pele se dividida aberta e as articulações devem esse mover livremente. Inclua a fáscia profunda, se os compartimentos musculares estiverem inchados e contraídos. Se estiver em dúvida, faça fasciotomias. Estenda sempre as incisões para a pele não queimada; caso contrário a margem queimada pode produzir efeito de torniquete.

Fechamento
A gaze parafinada, como Jelonet (ou curativo com alginato, como Kaltostat) é adequada para cobrir feridas, em seguida use gaze coberta com o mesmo curativo como descanso da queimadura.

Cuidados pós-operatórios
- Eleve braços e pernas envolvidos.
- Verifique a Hb dentro de 24 horas.
- Fisioterapia para os membros queimados, especialmente as mãos; talas de repouso para as mãos.
- As trocas de curativos dependerão do tratamento do repouso da queimadura.
- As feridas necessitarão de enxerto de pele, mais uma vez em conjunto com a outra pele queimada.

Complicações
- Sangramento.
- Dano a estruturas subjacentes, em especial, nervos.
- Escarotomias inadequadas deixarão o paciente em risco de dano isquêmico e, finalmente, contraturas.
- Escarotomias realizadas tardiamente sujeitam o paciente à lesão por reperfusão decorrente de metabólitos necróticos.

Dicas
- Use diatermia com comutador digital nos modos de corte e coagulação e um par de pinças na outra mão para controlar os vasos sangrantes.
- Em queimaduras extensas, realize escarotomias torácicas primeiro – isso facilitará a ventilação.
- Edema causado por queimadura geralmente aumenta durante 48 horas e, assim, os efeitos de uma escarotomia inadequada podem não ser imediatamente aparentes.

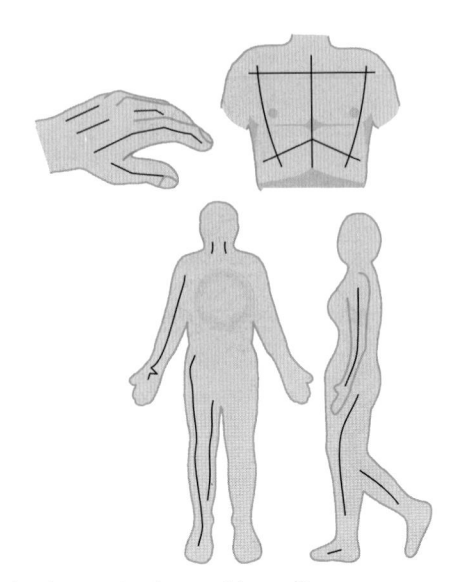

Fig. 17.24 Desenho de escarotomias em várias regiões.

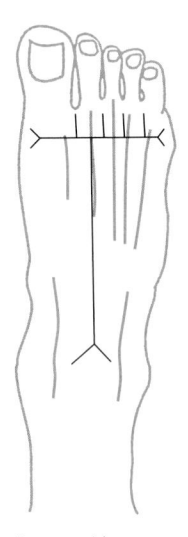

Fig. 17.25 Desenho de escarotomias sugeridas para o pé.

Patologia Fisiológica da Ferida de Queimadura

Agressões iniciais
- Lesão induzida por calor: imediata; proteínas desnaturadas; células danificadas. A profundidade da queimadura depende da temperatura e da duração do contato. A queimadura úmida (escaldadura) desloca-se através da pele mais rapidamente que a queimadura seca (com chamas).
- Lesão inflamatória: nos dias 1-3 pós-queimadura. Os mediadores inflamatórios causam dano tecidual adicional e aumentam a permeabilidade tecidual.
- Lesão isquêmica: capilares lesionados em pele viável adjacente à queimadura trombosam em razão de lesão mediadora, provocando mais necrose nos tecidos.
- Agressões retardadas: a inflamação continua devido aos mediadores liberados da ruptura de escara, colonização bacteriana, exsudato da ferida e trauma na ferida aberta. Os efeitos da inflamação só são conhecidos em parte. Específicos da ferida.
- Dano a neutrófilos adjacentes ao tecido produzindo proteases e oxidantes e o uso de oxigênio contribui para a isquemia.
- Proteases, particularmente metaloproteases, aumentam nas feridas abertas da queimadura. Elas lesionam o tecido recém-formado e desativam os fatores de crescimento locais.
- A demora na cicatrização estimula o excesso de síntese de colágeno, resultando em maior cicatrização.

Modelo jacksoniano da ferida de queimadura
Descrita por Jackson, em 1947:
- As zonas correspondem ao atual conhecimento da histopatologia das feridas de queimadura.
- Zona de coagulação: tecido necrótico, lesão irreversível.
- Zona de estase: zona circundante de coagulação em três dimensões. Contém células lesionadas, mas viáveis.
- Zona de hiperemia: periférica à zona de estase; mediadores inflamatórios causam vasodilatação. Em geral recupera-se totalmente. Em uma queimadura de 25%, essa zona pode envolver o corpo inteiro.

Fatores locais
A conversão (de zona de estase para necrose) aumenta por meio dos fatores locais:
- Fluxo sanguíneo reduzido.
- Aumento da inflamação.
- Dessecação.
- Exsudato.
- Trauma mecânico ou químico, por exemplo decorrente de curativos.
- Fatores sistêmicos:
    - Septicemia.
    - Hipovolemia.
    - Catabolismo excessivo.
    - Doença crônica.

Choque por queimadura

Inicialmente, o choque hipovolêmico deve-se à perda de fluido da ferida. Seguem-se redução do volume plasmático, do débito cardíaco e do débito urinário. A concentração da hemoglobina e o hematócrito se elevam. O débito cardíaco também está reduzido independentemente da perda de fluido; isso pode-se dever aos mediadores liberados na ferida da queimadura.

Se o choque não for tratado, a estimulação simpática e a hipovolemia resultam em liberação de catecolaminas, hormônio antidiurético (ADH), angiotensina II e neuropeptídeo Y, causando vasoconstrição arteriolar e, eventualmente, isquemia de órgão terminal.

O choque hipovolêmico é mantido pelo desenvolvimento de edema da queimadura.

Edema da queimadura

- Dentro de uma hora da lesão, o conteúdo de água do tecido queimado aumenta rapidamente.
- Nas primeiras 12-24 horas após uma queimadura, o extravasamento de fluido continua mais lentamente, tanto no tecido queimado como no não queimado.
- Acredita-se que a permeabilidade capilar na ferida da queimadura aumenta, permitindo que as proteínas extravasem do plasma. A pressão hidrostática no interstício do tecido queimado cai, possivelmente devido à função da integrina. O fluido irrompe da vasculatura e para dentro do tecido queimado reduz os gradientes de pressão hidrostática e osmótica. A hipoproteinemia e o aumento da permeabilidade capilar respondem pelo edema na pele não queimada.
- Os fatores de necrose tumoral, interleucinas, histamina, cininas, serotonina, tromboxanas e prostaglandinas todos têm sido implicados como mediadores do choque por queimadura e edema.

Efeito da queimadura no sistema imune

Todas as lesões, incluindo as queimaduras, são imunossupressoras. O mecanismo não é conhecido, mas a extensão da imunossupressão está relacionada ao tamanho da queimadura. A resposta inflamatória a uma queimadura segue o padrão normal em resposta à lesão, isto é, ativação das cascatas inflamatórias localmente; migração de neutrófilos e, em seguida, macrófagos para dentro da ferida e uma tentativa para eliminar o tecido lesionado por meios de fagocitose. Os efeitos deletérios específicos incluem:

- Proporção de linfócitos T_4 (helper) para T_8 (supressora) é revertida.
- Os linfócitos T_4 alteram o perfil do receptor e se tornam menos efetivos.
- A produção de citocina pelos macrófagos parece se tornar superativa.
- Os neutrófilos liberam conteúdos tóxicos dos fagolisossomos dentro dos tecidos, causando necrose em vez de matar bactérias intracelularmente.
- Produtos de cascata de ácido araquidônico são distorcidos para níveis aumentados de prostaglandina E_2 e tromboxana B_2. O resultado é o aumento da permeabilidade capilar e imunossupressão.

Resposta hipometabólica a uma queimadura

- O metabolismo se torna lento durante 2-3 dias pós-queimadura e então aumenta para 3 vezes a taxa normal.
- Os níveis de catecolaminas, cortisol, insulina, glucagon e prolactina se elevam.
- As consequências incluem aumento da temperatura corporal (para ~38,5°C), aumento do consumo de oxigênio e glicose, aumento da produção de dióxido de carbono (CO_2) e esgotamento das reservas de glicogênio, proteína e gordura.

- Essa resposta ao estresse parece ser má adaptativa no contexto de uma queimadura e resulta em reciclagem de reservas de energia que são depletadas com muita rapidez.
- O estado hipermetabólico pode durar 9 meses.
- A erosão de massa corporal magra, fraqueza muscular, imunossupressão e má cicatrização da ferida são consequências a longo prazo.

Tratamento das queimaduras

Infelizmente, apesar da melhor compreensão dos aspectos da patologia fisiológica, poucos tratamentos demonstraram melhorar o resultado. Entretanto, o seguinte realmente salva vidas:
- Ressuscitação com fluido agressiva precoce.
- Alimentação enteral precoce.
- Excisão precoce da queimadura.
- Aquecimento do ambiente a 33°C reduz a resposta hipermetabólica.

Infecção da queimadura
Antes dos anos 1970, a maioria dos pacientes com queimaduras com mais de 50% TBSA morriam de sepse, normalmente originando-se da ferida da queimadura.

Etiologia
As barreiras à infecção são violadas em consequência da lesão ou seu tratamento. Os ramos inatos e adaptativos da resposta imune estão deprimidos.

Portais da infecção
A ferida da queimadura é um excelente meio de cultura, cercado por uma zona de isquemia que compromete a vigilância imune da ferida. Transferência de microrganismos ou endotoxina dentro da circulação causa sepse:
- Trato respiratório: lesão inalatória, redução da complacência da parede torácica, intubação e ARDS contribuem para o risco de infecção.
- Trato gastrointestinal: translocação bacteriana está aumentada por dano isquêmico e falta de alimentação enteral precoce.
- Trato urinário: cateteres residentes.
- Cânulas intravasculares.

Características clínicas
- Sinais de ferida da queimadura infectadas incluem:
    - Aumento de eritema.
    - Tecido necrótico, exsudato ou pus franco.
    - Progressão da queimadura envolvendo a zona de estase.
    - Dor.
- Sinais de infecção sistêmica incluem:
    - Hiper ou hipotermia.
    - Hipotensão.
    - Taquicardia.

Investigações
- A proteína C reativa normalmente está elevada em uma queimadura, assim pode não ser útil no diagnóstico da infecção.
- O leucograma pode não aumentar em razão da supressão imune.
- Radiografia torácica.
- Microbiologia tecidual: > 10^5 microrganismos por grama de tecido queimado (feridas de queimadura geralmente são colonizado).
- Biópsia tecidual para mostrar evidência histológica de invasão de microrganismos infectantes dentro do tecido viável adjacente à queimadura.
- Cultura microbiológica do escarro ou lavados bronquiais, urina, fezes e pontas de cateteres (urinário ou intravascular).
- Microrganismos infectantes comuns em sepse de queimaduras incluem *Pseudomonas aeruginosa*, *Staphylococcus aureus*, *Klebsiella pneumoniae*, *Escherichia coli*, *Enterobacter* spp. e *Candida* spp.

Tratamento
- Medidas preventivas incluem ressuscitação com fluidos, excisão precoce da ferida, alimentação enteral precoce, suporte nutricional contínuo, fisioterapia torácica.
- Curativos antimicrobianos reduzem a colonização da ferida.
- Antibióticos para sepse.
- Tratamento de suporte para efeitos sistêmicos da sepse.
- Síndrome do choque tóxico:
    - Consequência rara da queimadura; mais comum em jovens.
    - Os sintomas incluem náusea, vômito, diarreia, dores musculares, cefaleia.
    - Os sinais incluem febre, hipotensão, erupção cutânea, descamação cutânea. A queimadura pode parecer normal.
    - Pode progredir rapidamente para falência de múltiplos órgãos e morte.
- Patogênese:
    - A queimadura é colonizada com um estafilococo produtor de exotoxina.
    - A exotoxina é absorvida dentro do sangue e causa maciça resposta inflamatória.
    - O tratamento é de suporte com antibióticos para tentar reduzir a colonização bacteriana.

Tratamento da queimadura

Conservador

Indicações
- Queimaduras superficiais: queimaduras dérmicas superficiais e profundas mistas que cicatrizarão em menos de 2 semanas.
- Pedido do paciente.
- Queimaduras com incerteza da profundidade. Revisão após 48 horas dos curativos.

Tratamento
- Uma decisão para tratar de maneira conservadora, troque os curativos com pouca frequência para permitir a cicatrização.
- Revise para se assegurar da meta de cicatrização dentro de 2 semanas. Se houver falha, considere mudança de plano.

Curativos
Tenha o objetivo de:
- Reduzir a dor.
- Prevenir a infecção.
- Absorver fluido e permitir a cicatrização.
- Permitir a mobilidade.

A primeira camada é de curativos simples não adesivos de *tulle gras* (gaze parafinada) ou mepitel. A segunda camada é de gaze para absorver exsudato. A terceira camada é de bandagem, fita ou Tubigrip para segurar. Creme de sulfadiazina de prata (SSD) pode ser aplicado às pequenas queimaduras. Ele tem uma ação microbiana tópica, mas altera a cor da queimadura, assim, só deve ser utilizado quando a profundidade da queimadura for conhecida ou avaliada como não importante. As mãos podem ser envolvidas com sacos cheios de creme SSD ou glicerina para permitir o movimento e fisioterapia.

Cirúrgico

Indicações e metas
- Procedimento imediato salva-vidas ou salva-membro.
- Prevenção e controle da infecção.
- Preserve o tecido viável.
- Manter a função.
- Redução da cicatriz.

Momento correto da cirurgia
- Imediato: escarotomia, fasciotomia, amputação, traqueostomia, *cut down* (redução).
- Precoce (< 5 dias): excisão precoce da queimadura e enxerto.
- Retardado (> 5 dias): excisão retardada e enxerto e revisão da cicatriz.

Tipos de excisão
- Excisão direta de queimaduras em espessura total até o tecido viável.
- Excisão tangencial usando um bisturi de enxerto de pele ou escalpelo para raspar o tecido queimado até que seja excisado.
- Excisão da avulsão é a excisão tardia do tecido necrótico no plano da separação natural.

TRATAMENTO DA QUEIMADURA

Tipos de fechamento
- O fechamento direto geralmente não é recomendado em razão do alto risco de infecção. O enxerto de pele dividida pode ser autólogo (coletado ou por meio de cultura celular), aloenxerto (de cadáver ou de membro da família), xenoenxerto ou artificial (p. ex., Integra®). O enxerto de pele geralmente é combinado a 1:1,5, onde não há escassez de doador; a proporção de combinação pode ser aumentada onde há escassez de pele.
- O enxerto em espessura total é geralmente usado em áreas especializadas (p. ex., mão, rosto ou pescoço).
- Os retalhos podem ser usados para osso exposto, vasos, nervos e vísceras.

Reconstrução da queimadura

A quantidade e a qualidade da reconstrução da queimadura são determinadas em grande medida pelo tratamento inicial da lesão da queimadura e pelo paciente. A reconstrução está principalmente relacionada com o efeito da cicatrização e contratura da queimadura e, em menor grau, à reconstrução das partes e perda da função dessa lesão.

De 26-63% das cicatrizes de queimadura são hipertróficas. Se a ferida cicatrizar em menos de 21 dias, há menos da metade da probabilidade de ocorrer uma cicatriz hipertrófica. Se a cicatrização levar mais de 14 dias, provavelmente será uma cicatriz hipertrófica (Deitch et al., 1983).

Princípios
- Prevenção:
    - Tratamento e fechamento precoces da ferida de queimadura.
    - Imobilização e compressão pré-operatórias.
    - Imobilização pós-operatória, compressão e tratamento da cicatriz.
    - Mobilização e retorno à atividade.
- Abordagem de equipe: cirurgião, enfermeira, psicólogo, terapeuta ocupacional, fisioterapeuta.
- Momento correto: quando as cicatrizes maturaram, a menos que haja um grave déficit funcional ou deformidade.
- Objetivos: prevenção da deformidade, restauração da função, considerações estéticas.
- Plano: revisão da queimadura como um todo, avalie cada área de problema e opções para reconstrução e então priorize.
- Psicologia: discussão pré-operatória e envolvimento do paciente em decisões. Seja realista sobre os resultados.

Tratamento conservador
Vestuários de compressão por 24 meses ou até que seja clinicamente aparente que as cicatrizes tenham maturado. Se a deformidade estiver aumentando, considere uma intervenção cirúrgica precoce.

Tratamento cirúrgico

Liberação
- Assegure-se de que esta seja completa em largura e profundidade. Se necessário, estenda-se até dentro da pele normal ou tecido mais profundo. Contraturas significativas podem ter encurtado estruturas vitais como tendão, nervo e artéria.
- A incisão é normalmente adequada. Entretanto, a excisão pode ser necessária para restaurar movimento ou função. A excisão de cicatriz profunda, que provoca aderência de tendão ou articulação, pode ser necessária.
- O defeito resultante, mesmo na incisão isoladamente, pode ser surpreendentemente grande.

Reparo
Se não houver deficiência de tecido e alguma flacidez lateral, considere o fechamento direto ou procedimentos de prolongamento, como Z-plastia e avanço Y-V. Se houver uma deficiência de tecido, o enxerto de pele (dividido, completo, ou composto) ou retalhos devem ser considerados. Nos casos em que as estruturas mais profundas são afetadas (local, distante e livre), podem ser utilizados retalhos e expansão tecidual.

Referência
Deitch EA, Wheelahan TM, Rose MP, Clothier J, Cotter J (1983).*J Trauma* **23**, 895–8.

Queimaduras no tronco, genitália, cabeça e pescoço

Mama
- Tratamento conservador: deve-se permitir a demarcação do complexo areolopapilar. Isso não afeta o desenvolvimento da mama, mas uma cirurgia secundária pode ser necessária.
- Tratamento cirúrgico: trate a pele queimada da mama como uma área não especializada.
- Cirurgia secundária: liberações múltiplas na mama podem ser necessárias para auxiliar o desenvolvimento. Apesar disso, pode haver um bom contorno nas deformidades. As incisões de liberação são inframamária, superior e lateral, conforme necessário. Em queimaduras profundas, a reconstrução formal da mama será necessária.
- Queimaduras profundas ou queimaduras na mama podem resultar em galactorreia.

Períneo
- Tratamento conservador de escolha para queimaduras irregulares de espessura total e nas superfícies. Se não houver envolvimento uretral, o paciente pode ser cateterizado. Se houver queimaduras uretrais, deverá ser usado um catéter suprapubiano.
- Tratamento conservador: reservado a grandes queimaduras de espessura total.
- Cirurgia secundária: pode ocorrer formação de membrana perineal e é tratada com Z-plastias. As contraturas penianas são tratadas com incisão e FTSG. A estenose perianal requer envolvimento cirúrgico colorretal, com liberação e eversão de tecidos não queimados provenientes do revestimento anal. A reconstrução peniana total pode ser necessária algumas vezes.

Queimaduras da cabeça e do pescoço
- Tratamento conservador: observe quase todas as queimaduras ostensivas de FT durante 2-3 semanas. Sente-se para reduzir edema e aplique antimicrobianos tópico, por exemplo, Polyfax, Betadine. Máscaras de compressão podem ser necessárias durante ou após a cicatrização.
- Tratamento cirúrgico: reconstrua em unidades estéticas, uma reconstrução de grande porte pode abranger mais de uma unidade estética. A reconstrução precoce deve ser considerada para preservar a função e prevenir a contratura

Pálpebras
Se houver exposição corneana, esta é a prioridade. No caso de ectrópio da pálpebra inferior extrínseco (ectrópio causado pela contratura dos tecidos faciais), se necessário, pode-se estender medial e lateralmente acima da linha cantal. O músculo orbicular é liberado e um FTSG em forma de crescente que age como uma tipoia é colocado sobre o defeito. Para a liberação da pálpebra superior, a incisão é 7-10 mm superior à margem ciliar, estendo-se lateralmente acima da linha cantal lateral.

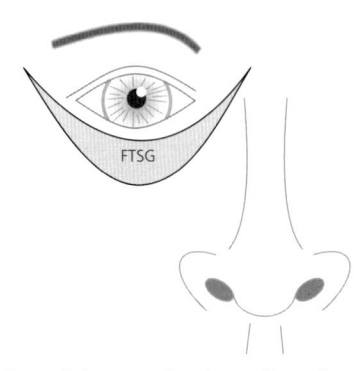

Fig. 17.26 Liberação de ectrópio por queimadura; a liberação estende-se além das margens da pálpebra.

Boca e lábios
- Classificação: intrínseca (contração das partes componentes) e extrínseca (contração do tecido facial e cervical).
- Princípios: correção de microstomia primeiro; portanto, trate as comissuras antes dos lábios e do vermelhão labial. No caso de perda do vermelhão labial e formação de membrana nas comissuras, use o procedimento de avanço de mucosa. O lábio inferior é excisado melhor como uma unidade estética, deixando uma proeminência para destacar o queixo. No lábio superior, a columela pode ser prolongada com retalhos em forquilha. A excisão de cicatriz deve ser feita nas unidades estéticas, sendo a costura do enxerto de pele efetuada ao longo da coluna filtral.

Pescoço
- Considere a influência da contratura torácica no pescoço.
- Deformidades: uma faixa vertical simples é tratada com Z-plastia ou incisão e enxerto. O envolvimento parcial ou total da pele do pescoço requer a liberação formal, incluindo liberação da cicatriz do platisma. A reconstrução com FTSG, expansão de tecido ou retalhos bem como imobilização pós-operatória.

Nariz
- Deformidades: eversão das narinas, pele fina no dorso e perda de suporte cartilaginoso.
- Princípios: considere as unidades estéticas e avalie quanto à reconstrução do nariz.

Orelha
Área de menor prioridade do rosto. Veja reconstrução da orelha.

Alopecia de couro cabeludo
Tratada melhor com excisão serial, retalho de rotação ou transposição, ou com expansão tecidual.

Queimaduras na mão
Aproximadamente 30% das queimaduras são na mão.

Tratamento conservador
Em um quadro de queimaduras de espessura parcial ou mista conceda às queimaduras da mão o benefício da dúvida e permita a cicatrização conservadora. Eleve e faça o curativo em bolsa com Flamazine ou glicerina para permitir movimento e fisioterapia, com imobilização noturna, conforme necessário. A prevenção da deformidade e de contratura articulares é essencial e requer tratamento pro ativo usando imobilização terapia e, em alguns casos, fixação ou liberação articular cirúrgica para manter posições articulares ideais.

Tratamento cirúrgico primário
Escarotomias serão necessárias em queimaduras circunferenciais de espessura total. A excisão tangencial e o enxerto de pele sob controle de torniquete (lembre-se de marcar a área queimada antes da aplicação do torniquete). A cobertura com retalho será necessária se estruturas vitais forem expostas ou para melhorar a função de áreas especializadas, como a ponta do dedo ou queimaduras em espaços membranosos.

Cuidados pós-operatórios
Nos primeiros 7 dias, imobilize em posição de função, permitindo que qualquer enxerto cicatrize. Em seguida, fisioterapia durante o dia e imobilização à noite em posição de função. Os fios de Kirschner (K) podem ser usados para articulação ou contraturas de espaço membranoso para manter a correção ou a posição. Vestuários de compressão para controlar a formação de cicatriz. Estes podem ser enchimentos, moldes ou modificações especiais para permitir que a pressão seja aplicada aos contornos complexos da mão.

Tratamento secundário
Sindactilia
O tratamento desta pode ser conservador, em alguns casos, com vestuários de pressão especializados, com espaçadores e braçadeiras tecidas. Tratamento cirúrgico com divisão da sindactilia e reconstrução do espaço membranoso é indicado, quando há limitação da abdução, perda da independência dos dedos sindactilizados, ruptura persistente da pele nas membranas sindactilizadas, limitação da extensão, ou impossibilidade de usar anéis. As técnicas para sindactilia são variadas, mas em princípio consistem na reconstrução do espaço membranoso utilizando retalhos locais, bem como em liberação e dissolução da cicatriz por meio de retalhos ou enxertos interdigitados.

Contraturas articulares
A articulação metacarpofalângica (MCPJ) geralmente fica contraída em uma posição estendida. Uma liberação dorsal é indicada, estendendo-se além das linhas axiais com enxerto de pele de espessura total (FTSG) ou retalho para defeito. As contraturas de PIPJ normalmente ocorrem na flexão, que além de liberar a pele do flexor e o tecido mole também requer a liberação do acessório colateral e verificação dos contensores dos ligamentos.

Deformidade em botoeira
Pode resultar da destruição da queimadura da faixa central ou contratura por flexão da PIPJ. É difícil de tratar depois de estabelecida. Os tratamentos não são diferentes para a etiologia da queimadura.

Dobras ungueais
É melhor deixar estas por 6 meses para avaliar o crescimento da unha. A cicatrização dorsal pode causar retração da dobra eponiquial e isso deve ser tratado com uma liberação dorsal, retalho de transposição e/ou FTSG. Nas queimaduras graves do leito ungueal pode ser necessária a reconstrução formal deste. Próteses de unha podem ser usadas se o leito estiver aplanado.

Outras preocupações
Há uma incidência aumentada de neuropatia periférica nas queimaduras da mão. Em 2-3% dos pacientes há ossificação para-articular. Procedimentos reconstrutivos mais extensos são necessários nas queimaduras extremas com perda de dedos e do polegar. Estas não diferem da perda traumática de outras etiologias.

Queimaduras no pé

Tratamento conservador
Elevação, imobilização e curativos serão suficientes para as queimaduras de espessura parcial. A mobilização precoce é encorajada. As queimaduras plantares geralmente cicatrizam com curativos apenas.

Tratamento cirúrgico
Nas queimaduras mais profundas a excisão tangencial e o enxerto de pele pela elevação e imobilização até o enxerto é estável. Em seguida, a mobilização gradual com vestuários de pressão. Os calçados ortopédicos e talas devem ser usados para prevenir contratura. Com o tendão exposto, osso ou articulação, avalie a viabilidade do pé. A cobertura com retalho será necessária se o pé estiver viável e valer a pena ser conservado.

Cirurgia secundária

Contratura por Queimadura Dorsal
Isso confere hiperextensão e subluxação dos dedos do pé, com sindactilia e pé de roqueiro. É tratada com uma liberação horizontal que se estende medial até o primeiro dedo do pé e lateral ao quinto, com extensões para os espaços membranosos e ascendendo longitudinalmente na largura pelo pé, dependendo da gravidade (Fig. 17.25). O defeito pode ser reconstruído com um enxerto ou um retalho. Tratamento pós-operatório como acima.

Cicatriz de queimadura plantar
Esta leva à deformidade de pé cavo que, nos casos leves, pode ser liberada e enxertada, mas, se grave, necessitará de um fixador Ilizarov e osteotomias.

Deformidades de pé equino
Nos casos leves, podem ser tratadas com capsulotomia e prolongamento do tendão. Se a pele sobre o tendão do calcâneo estiver muito cicatrizada, pode ser necessário que este procedimento seja acompanhado de reposição com retalho da pele sobre o local da cirurgia. Na deformidade grave, uma combinação de fixador de Ilizarov para distração e artrodese para manter a posição é indicada.

Pele ou tecido mole instável
Isso precisará de excisão e cobertura com retalho livre. Pode ser necessário reposicionar as unidades funcionais para localizar as cicatrizes juncionais em áreas com menos cisalhamento e movimento.

Amputação
Com exceção dos dedos do pé, esta deve ser considerada como um último recurso (decisão de dois consultores).

Queimaduras químicas

Epidemiologia
A minoria (1-4%) das internações por queimaduras são químicas. Na maioria das vezes (95%) são < 10% TBSA, sendo tratadas de maneira conservadora. As queimaduras por álcali são as mais comuns.

Patologia Fisiológica
As substâncias químicas causam dano até serem neutralizadas pelo tecido. O dano tecidual depende da concentração, toxicidade, temperatura e quantidade da substância química, área de superfície e duração do contato, reação exotérmica, facilidade de absorção e efeitos sistêmicos.
- Os ácidos causam necrose de coagulação (como as queimaduras térmicas).
- Os álcalis causam necrose de liquefação.

Locais de lesões químicas
Pele, córnea, gastrointestinal (engolida), respiratória (inalada) e sistêmica (absorvida).

Tratamento
- História de incidente e de substância química (folha de dados).
- Exame: ABC etc., exclua lesão concomitante.
- Tratamento.
  - Lavagem extensa, inicialmente 2 horas para queimaduras com ácido e 12 horas para queimaduras com álcalis, mas continue até que a dor ceda e o pH (papel de tornassol) volte ao normal.
  - Assegure a remoção de fluido de lavagem.
  - Só aplique um antídoto no caso de substâncias químicas usadas com mais frequência, já que pode ser difícil controlar a concentração e a geração de calor exotérmico proveniente da reação.
  - Ressuscitação com fluido no caso de grandes queimaduras da área da superfície corporal (BSA).
  - Envolve outras equipes (p. ex., respiratória e gastrointestinal) e encaminhamento precoce para queimaduras corneanas.
  - Contate o centro de intoxicações no que se refere à composição química.

Ácidos

Ácidos sulfúrico, nítrico e clorídrico
Queimaduras por ácido sulfúrico são a segunda causa mais comum de queimaduras químicas. Trate com irrigação abundante, limpando a resultante solução ensaboada. Excisão precoce e enxerto.

Ácido clorídrico
Irrigação e gel de gliconato de cálcio a cada 4 horas durante 3-4 dias. Injeções de gliconato de cálcio ao redor da área queimada. Continue até o alívio da dor. Injeções locais de cálcio também têm sido usadas. Excisão e reparo precoces, especialmente em mais de 1% TBSA, uma vez que a morbidade e a mortalidade são altas.

Ácido crômico
Muito tóxico; produz insuficiência renal em 1%. A dose letal é 5-10 g. Trate com lavagem e enxágue com solução de hipossulfato sódico. A não ser que esteja obviamente superficial, proceda à excisão urgente e colocação de enxerto (< 2 h). Envolva uma equipe médica precocemente em decorrência da alta toxicidade sistêmica.

Fenol
Absorção sistêmica rápida; portanto, irrigação abundante e limpeza com óleo vegetal. Excisão urgente.

Álcalis

Hidróxido de sódio e hidróxido de potássio
As queimaduras com hidróxido de sódio são as queimaduras químicas mais comuns. Irrigação somente ou tampão embebido em fosfato a cada hora durante 24 horas.

Cimento
Dependendo da duração do contato tende a produzir queimaduras de espessura total que requerem excisão e colocação de enxerto.

Betume
Irrigue, se ainda estiver dentro de 30 minutos do contato. Se permanecer na pele, deixe *in situ* e separe-o como uma escara. Pode removê-lo com óleo de amendoim *(Arachus)* ou óleo vegetal, se necessário.

Queimaduras elétricas

Epidemiologia
3% das queimaduras.

Classificação
- Baixa voltagem < 1.000 V.
- Alta voltagem > 1.000 V.

Patologia fisiológica
- As queimaduras de baixa voltagem imitam as queimaduras térmicas.
- Nas queimaduras de baixa voltagem, o calor é produzido, à medida que a corrente atravessa o corpo. A quantidade de calor é diretamente dependente da corrente, resistência e duração do contato (lei de Jowle). A quantidade de dano tecidual está relacionada com o acima mencionado, mais área de superfície de contato e trajeto através do corpo. A resistência tecidual aumenta na ordem: nervo, vasos, músculo, pele, tendão, gordura, osso.
- Duas teorias da necrose tecidual progressiva encontradas nas queimaduras elétricas.
  - Núcleo de necrose perióssea se deve ao osso que gera mais calor, uma vez que ele possui maior resistência ou devido à elevação prolongada da temperatura óssea. O dano muscular se deve à trombose retardada dos vasos ou ao dano microscópico irreversível ao músculo no momento da queimadura.
  - A eletroporação é a necrose tecidual na ausência do efeito térmico. A corrente excede o limite crítico que leva à ruptura da membrana celular.

Tipos de queimadura
- Contato: entrada e saída.
- Raio, arco: saída e reentrada.
- Térmica: inflamação de vestuário e estruturas próximas.

Tratamento imediato
- Remova o perigo; resgate e ressuscite no local.
- História: é melhor se vinda de um observador, determine o local de lesão, voltagem da fonte, lesões associadas.
- Exame: ABC e espinha; B (pneumotórax geralmente associado), C (incluindo ritmo cardíaco); neurologia e estado de consciência; pesquisa completa secundária uma vez que em 10-15% há trauma associado.
- Avaliação da queimadura, local, entrada e saída (verifique o couro cabeludo), viabilidade dos membros. Avalie a necessidade de escarotomia ou fasciotomia. Se, em dúvida, realize-as.
- Investigações: exame de urina (mioglobinúria), ureia e eletrólitos (U&E) (insuficiência renal), teste de função hepática (LFT) (função visceral), contagem de células sanguíneas (FBC), enzimas cardíacas, tira de ritmo e ECG, radiografia e arteriografia são indicados.
- Ressuscitação: como anteriormente. A necessidade de fluidos excede as estimativas da ferida de superfície. Mantenha o débito elevado (50-75 mL/h em adulto). Aumente para 100 mL/h, se houver mioglobinúria. Considere o diurético osmótico, por exemplo, manitol.

Tratamento cirúrgico
- Imediato: escarotomia, fasciotomia, descompressão nervosa e desbridamento.
- Inicial: excisão, enxerto de pele e desbridamento.
- Tardio: como nos outros tipos de queimadura.

Complicações
- Ferida da queimadura: fibrose muscular, neuropatia periférica. A neuropatia pode aparecer em fase tardia e situar-se em locais distantes da lesão evidente.
- Ferida que não é da queimadura: hemorragia cerebral, mudança de personalidade, paralisia, formação de catarata.

Prognóstico
Mortalidade 8-14%.

Lesões não acidentais em queimaduras

O abuso infantil é considerado a causa de até 20% das queimaduras pediátricas. A seguir, uma lista de verificação de indicadores:
- Criança criada por adulto sem parentesco.
- Mais de 12 horas de demora na apresentação sem explicação.
- Afeto paterno inadequado.
- Culpa partilhada com a criança ou irmãos.
- História e queimadura não compatíveis com a lesão.
- História incompatível com a idade de desenvolvimento.
- História anterior de lesão não acidental (NAI) do paciente ou irmãos.
- Histórias diferentes do incidente.
- Lesão no períneo, nádegas ou genitália.
- Padrão de lesão:
  - Lesão de imagem espelhada das extremidades.
  - Implica em imersão forçada.
  - Queimadura de contato deliberada.
- Outras lesões não relacionadas.
- Afeto inadequado da criança.

Qualquer destes deve levantar suspeitas; dois ou mais dão um risco de 60% de lesão não acidental. Quaisquer casos suspeitos devem ser tratados com uma abordagem de equipe, incluindo uma enfermeira especialista, pediatra, cirurgião e assistente social.

Suspeite de queimaduras com cigarro, queimaduras com clara demarcação/margens, queimaduras com profundidade consistente.

Caso suspeite de NAI, documente a história e o exame da queimadura de forma cuidadosa e completa, e registre o afeto e o comportamento da criança e dos pais. Peça a outro médico para repetir os passos acima. Fotografe as lesões. Obtenha registros médicos provenientes do hospital, do hospital do local do domicílio da criança e os registros do médico generalista para determinar o número, frequência e tipos de internação hospitalar ou contato médico. Discuta suas preocupações com a equipe veterana e enfermeiros. Eles repetirão a história e o exame, bem como discutirão o assunto com os serviços sociais e os pediatras. Uma reunião multidisciplinar será realizada. O problema será discutido com os pais, em geral individualmente. As preocupações serão explicadas e os pais solicitados a dar sua explicação. Um número surpreendente de pais admite uma lesão não acidental.

Uma percepção crescente tem sido levantada quanto à NAI em adultos dependentes, particularmente idosos. A lista de verificação acima pode ser modificada e usada em tais casos.

Capítulo 18

Metabólico, endócrino, degenerativo

Artrite reumatoide 632
Escleroderma, síndrome de CREST, esclerose sistêmica. 636
Osteoartrite 638
Gota 640

Artrite reumatoide

Definição
Doença autoimune sistêmica crônica que causa inflamação e proliferação de sinóvia.

Incidência
- 1%, consistente pelo mundo todo.
- Razão entre mulheres e homens 3:1.

Etiologia
- Multifatorial e incerta; possivelmente um agente ambiental em indivíduos suscetíveis geneticamente, com modulação hormonal.
- Genética: concordância de 20% em gêmeos monozigóticos (aumentada em doença grave); 5 vezes maior do que em gêmeos dizigóticos. Alta prevalência em certas tribos indígenas americanas. Risco elevado em parentes daqueles com doença soropositiva grave. Alto risco de certos tipos de HLA: *DR1* tem 2 vezes mais risco; *DR4* tem 6 vezes mais risco.
- Ambiental: rara na área rural da África Subsaariana, mas com prevalência similar em população africana de área urbana da Europa. Menos de 50% de concordância em gêmeos monozigóticos. Parece não estar presente na Antiguidade; então, pode ser relativamente causado por um novo antígeno, possivelmente infeccioso.
- Hormonal: muitas vezes estabelecido durante a gravidez que deve ser seguida de exacerbação após o nascimento (embora possa ser mediada por imunidade). A evidência está apontando para um papel do estrogênio na mediação da inflamação.

Classificações
- Por número de articulações afetadas:
    - Monoartropatia – uma articulação.
    - Pauciartropatia – duas a quatro articulações.
    - Poliartropatia – mais do que quatro articulações.
- Por curso clínico:
    - Policíclica – 80% dos casos. Exacerbações intermitentes causam destruição progressiva da articulação, com quiescência eventual.
    - Início explosivo – 10%; normalmente homens acima de 55 anos, início rápido, poliartropatia grave, mas há sequelas mínimas a longo prazo.
    - Progressiva: 5% dos casos. Inflamação, destruição da articulação, desgaste do músculo e progresso inexorável da doença sistêmica.
    - Monocíclica – rara ou possivelmente não diagnosticada. Um ou dois episódios; em seguida diminui.
- Por estágio da doença:
    - Estágio 1 – proliferativo, inflamação das membranas sinoviais, reversível.
    - Estágio 2 – destrutivo. Erosão da cartilagem articular, osso, cápsula da articulação e ligamentos; rupturas do tendão.
    - Estágio 3 – reparativo. Fibrose dos tendões e articulações resulta em deformidades fixas.

Deformidade do polegar
Classificação de Nalebuff:
- Grupo 1: botoeira-MCPJ (articulação metacarpofalângica) flexionada.
- Grupo 2: MCPJ flexionada com adução metacárpica.
- Grupo 3: polegar em forma de Z, polegar em zigue-zague, ou deformidade pescoço de cisne – CMCJ (articulação carpometacárpica) e IPJs (articulações interfalângicas) flexionadas; MCPJ hiperextendida.
- Grupo 4: polegar de esquiador-CMCJ subluxado em razão de atrito ou ruptura de UCL.

Patogênese
Autoimune: 70% dos pacientes tem fator reumatoide no sangue (complexos anticorpo-antígeno para IgG nativo). Células plasmáticas no subsinovial sintetizam imunoglobulinas (predominantemente IgM e IgG), as quais formam complexos com a IgG nativa. Elas ativam o complemento e causam infiltração de leucócitos em volta do tendão ou da articulação envolvida. A sinóvia prolifera e invade os tendões, os tecidos moles periarticulares, a cartilagem auricular e o osso.

Aspectos clínicos
Uma doença heterogênea com um curso recorrente e remitente. Pode-se apresentar em crianças (artrite reumatoide juvenil) ou, mais comumente, em adultos entre as idades de 25 a 50 anos. Vários sistemas podem ser atingidos. A doença extra-articular é mais comum e mais grave com altos títulos do fator reumatoide.

Articulações
Distal, simétrica, poliartrite de pequenas articulações. As PIPJs (Articulações Interfalângicas Proximais), as MCPJs, punhos, MTPJs (Articulações Metatarsofalângicas), tornozelos, joelhos e espinha cervical são comumente afetados. Qualquer articulação sinovial pode ser afetada, incluindo as articulações cricoaritenoide e temporomandibular, e também, bursa. Sintomas de dor e rigidez, muitas vezes piores de manhã e à noite. O exame revela sensibilidade, inchaço, calor local e vermelhidão sobre as articulações, que podem ter movimentos passivo e ativo reduzidos.

Tendões
A tenossinovite da palma pode causar dedo em gatilho, sobre as superfícies extensora e flexora do punho pode causar rupturas do tendão e pode resultar em compressões do nervo. Os tendões ficam inchados, vermelhos, sensíveis doloridos e há crepitação no movimento.

Nódulos reumatoides
Os nódulos subcutâneos e intracutâneos ocorrem em 25% dos pacientes. A nodulose reumatoide é um fenômeno raro de nódulos sem que haja doença de articulação associada. Os nódulos são macroscopicamente discretos, firmes e sem inchaços sensíveis em vários lugares, incluindo sobre o olécrano, antebraço, dorso e palma da mão. Pode causar ulceração da pele coberta, ou dor devido à pressão (especialmente nas palmas). A histologia mostra necrose fibrinoide central envolvida com paliçada de fibroblastos e células inflamatórias crônicas. Também pode-se desenvolver em olho, pleura, pericárdio, coração, parênquima pulmonar e pregas vocais.

Vasculite
Hemorragias em gotículas, infartos do leito ungueal e fenômeno de Raynaud.

Capítulo 18 ■ Metabólico, endócrino, degenerativo

Sangue
A anemia normocítica e normocrômica é um resultado comum. A contagem de plaqueta é, muitas vezes, elevada na doença ativa, mas pode ser reduzida em razão da supressão da medula por tratamento com medicamentos. A síndrome de Felty (artrite reumatoide (RA), esplenomegalia e leucopenia) se desenvolve em menos de 1% e provoca uma elevada suscetibilidade à infecção.

Pulmões
Pode apresentar pleurisia, nódulos no pulmão, fibrose pulmonar e bronquiolite obliterante. A síndrome de Caplan (fibrose pulmonar massiva com nódulos pulmonares) se desenvolve na exposição ao carvão ou pó inorgânico. Os pacientes possuem fator reumatoide positivo, mas podem não ter doença na articulação.

Coração
Efusões pericardiais, válvulas do coração inflamadas e fibrose miocárdica irregular causa pericardite, incompetência valvular e defeitos de condução.

Olhos
Epiesclerite e esclerite. Síndrome de Sjögren, a inflamação das glândulas exócrinas (incluindo lacrimal) afeta 20%. A síndrome de Brown é uma causa rara de diplopia causada por tenossinovite estenosante do tendão oblíquo superior.

Nervos
Neuropatia encarceramento periférico dos túneis cárpico, cubital e radial decorrente da tenossinovite. Raramente ocorre polineuropatia.

Músculos
A miosite é rara; o desgaste do músculo normalmente é ocasionado pelo desuso por causa da dor na articulação. Considerar também espinha cervical e compressões do nervo.

Fígado
A hepatoesplenomegalia branda é comum, mas raramente a função do fígado é significantemente reduzida.

Rins
Pode resultar em amiloidose renal.

Diagnóstico
Os critérios do *American College of Rheumatology* (Colégio Americano de Reumatologia) para o diagnóstico da artrite reumatoide (quatro ou mais desses sintomas indicam RA):
- Rigidez matutina por mais de 1 hora.
- Artrite de três ou mais áreas de articulação.
- Artrite das articulações da mão.
- Artrite simétrica.

Os sintomas acima podem ser apresentados por pelo menos 6 semanas.
- Nódulos reumatoides.
- Fator reumatoide soro positivo.
- Mudanças características nas radiografias da mão e do punho.

ARTRITE REUMATOIDE

Investigações
Os exames de sangue mostram taxas elevadas de ESR, CRP e plaquetas em doença ativa; fator reumatoide em 70%; anticorpos antinucleares em 30%. Mudanças típicas nas radiografias incluem:
- Inchaço do tecido mole.
- Osteoporose periarticular.
- Espaço da articulação reduzido causado por perda da cartilagem articular.
- Erosões do osso periarticular.
- Deformidades da articulação.

Administração
Tem por objetivo interromper a sinovite, prevenir deformidade, reconstruir articulações instáveis ou deformadas e reabilitar o paciente.

Médica
- Analgésicos como paracetamol e codeína para dor.
- NSAIDs também melhoram a dor e a rigidez, mas podem ter significantes efeitos colaterais gastrointestinais. Os inibidores COX-2 evitam que isso aconteça.
- Medicamentos modificadores da doença incluem metotrexato, sulfassalazina, ouro, penicilamina, antimaláricos, azatioprina, ciclofosfamida e clorambucil. Eles reduzem a sinovite em muitos pacientes, mas possuem efeitos colaterais significantes, e a contagem sanguínea e a função do fígado e dos rins devem ser monitoradas. O metotrexato é geralmente o medicamento de primeira linha mais popular.
- "Biológicos" (p. ex., infliximab) são bloqueadores de TNF alfa e geralmente são usados em RA grave que não responde aos tratamentos acima descritos. Os efeitos colaterais incluem suscetibilidade a infecções, que podem ser dominantes ou atípicas, por exemplo, TB extrapulmonar.
- Esteroides: injeções para sinovite localizada ou doença limitada a algumas articulações. Os esteroides sistêmicos são usados de maneira moderada (por conta dos efeitos colaterais) para exacerbações agudas.
- Imobilização: reduz a inflamação, alivia a dor e protege as articulações e os tendões.
- Fisioterapia: exercícios passivos são usados em exacerbações agudas para preservar a variedade de movimentos. A resistência dos músculos em volta de uma articulação melhora o funcionamento e reduz a dor.

Cirúrgica
Tem por objetivo aliviar a dor, melhorar o funcionamento, prevenir a deformidade e melhorar a cosmese. Em uma mão deformada indolor, a função é a consideração essencial e não deve ser sacrificada para melhorar a cosmese. A cirurgia envolve a seleção de:
- Sinovectomia e tenossinovectomia.
- Cirurgia de tendão – reparo, transferência, enxerto ou reposicionamento.
- Transferência ou descompressão do nervo.
- Artroplastia – excisão ou substituição.
- Artrodese.

Geralmente, as articulações proximais são operadas antes da distal (a cirurgia das articulações proximais pode afetar a função das articulações distais). Uma exceção são as PIPJs na deformidade da Botoeira que pode ser corrigida antes da cirurgia das MCPJs já que a PIPJ flexionada afeta a função da MCPJ. Os membros inferiores são tratados antes dos membros superiores, exceto quando os procedimentos como a fusão do punho sejam necessários antes da cirurgia dos membros inferiores para permitir mobilização com bengalas.

Antes da cirurgia, considere a coluna cervical e a articulação temporomandibular (podem dificultar a entubação) se os medicamentos modificadores da doença forem interrompidos para melhorar a cicatrização, reduzir o risco de infecção e evitar a interação de drogas potenciais com agentes anestésicos.

Escleroderma, síndrome de CREST, esclerose sistêmica

Definição
Uma doença do tecido conectivo que causa danos aos vasos sanguíneos pequenos, fibrose da pele e de órgãos internos. O escleroderma se refere ao espessamento da pele característico da doença.

Incidência
- 2/100.000 por ano.
- Razão mulher: homem é de 4:1; elevada em mulheres em idade fértil.
- Levemente mais comum e mais grave em afro-americanos do que em caucasianos.
- Ocorre em todo o mundo.
- Pico inicial 30-60 anos de idade.

Etiologia
- Pensa-se ser ambiental e genética.
- É acarretada por compostos químicos orgânicos, resinas epóxi, óleo tóxico, sílica, isolamento de espuma e algumas drogas.
- Pode estar relacionada com o tipo HLA.
- Não existe evidência de que os implantes de silicone causem escleroderma.

Classificação
- Esclerose sistêmica: pele espessa com envolvimento de órgão interno.
- Escleroderma cutâneo limitado (CREST): calcinose, fenômeno de Raynaud, esofagite, esclerodactilia, telangiectasia. Afeta somente a pele da mão, a face e os pés. Órgãos internos envolvidos posteriormente.
- Escleroderma cutâneo difuso: envolvimento da pele difusa com envolvimento anterior de órgão interno.
- Escleroderma sem escleroderma: órgãos internos afetados; pode haver fenômeno de Raynaud; nenhuma modificação da pele.

Patogênese
Pensa-se ser ocasionada pela ativação autoimune dos fibroblastos com deposição excessiva do tecido conectivo.

Aspectos clínicos
- Pele: espessada, endurecida e brilhante; hipo ou hiperpigmentação; telangiectasia.
- Mãos: fenômeno de Raynaud; depósitos de cálcio nas polpas do dedo; ulceração, reabsorção das polpas falangeanas distais.
- Gastrointestinal: microstomia, boca seca (síndrome seca); esofagite de refluxo; hipomobilidade intestinal; incompetência do esfíncter anal.
- Respiratório: fibrose pulmonar; hipertensão pulmonar.
- Cardíaco: efusão pericárdica; fibrose miocárdica e miocardite causada por insuficiência cardíaca e arritmia.
- Renal: insuficiência renal; hipertensão arterial maligna de início repentino; anemia hemolítica microangiopática.
- Os pacientes podem ser impotentes, desenvolver neuralgia do trigêmeo ou sofrer de hipotireoidismo.

ESCLERODERMA, SÍNDROME DE CREST, ESCLEROSE SISTÊMICA

Investigações
- Anticorpos antinucleares, topoisomerase I, anticorpos anticentrômeros, anticorpos à fibrilarina, antiThRNP e antiPM-Scl podem estar presentes e prognosticar qual tipo de escleroderma o paciente tem (e, portanto, probabilidade de envolvimento de órgão interno).
- Ecocardiografia com Doppler, testes da função pulmonar e função renal (creatinina, microscopia da urina e *clearance* de creatinina) são monitorados com frequência, dependendo do tipo de doença.
- Microscopia ungueal em pacientes com fenômeno de Raynaud pode revelar uma fileira de alça capilar na alça da unha o que pode prever esclerose sistêmica subsequente.

Gerenciamento

Médico
- Cuidado com a pele: emolientes; protege dos traumas; mãos e pés aquecidos.
- Astralgia: aspirina; NSAIDs.
- Espessamento da pele: D-penicilamina, metotrexato, interferon gama, ciclofosfamida.
- Azia e dor abdominal: antiácidos, bloqueadores H2, inibidores de bomba de próton, agentes procinéticos, octreotide e laxantes.
- Fenômeno de Raynaud: bloqueadores dos canais de cálcio, curativos de GTN; SSRIs, infusões de prostaciclina.
- Hipertensão e doença renal: inibidores ACE.

Cirúrgico
- Úlceras da pele podem precisar de desbridamento ou amputação do dedo.
- Artéria digital ou simpatectomia lombar para fenômeno de Raynaud.
- Calcinose pode precisar de excisão.

Osteoartrite

Definição
Doença das articulações sinoviais caracterizada pela perda da cartilagem hialina e pelo aumento no osso marginal e subcondral.

Incidência
Cerca de 10% de adultos com mais de 60 anos têm sintomas de OA. A maioria das pessoas com mais de 70 anos apresenta evidências radiológicas de OA.

Etiologia
- Idade: reflete o tempo necessário para a OA se desenvolver.
- Obesidade.
- Genética: tende a aparecer em famílias; concordância de OA generalizada em gêmeos monozigóticos.
- Sexo: o local de OA se difere, sendo mais comum em joelhos e mãos nas mulheres e desenvolvida após a menopausa. Incidência de sexo igual para o OA de quadril.
- Artrite inflamatória ou infecciosa.
- Trauma: fratura, lesão no tecido mole ou trauma repetitivo.
- Deformidade desenvolvente: principalmente doença no quadril (DDH, doença de Perthes, epífise superior deslocada).
- Metabólica: Doença de Paget, ocronose, hemocromatose, doença de Wilson.
- Endócrina: acromegalia, diabetes.

Classificação
- Primária: nenhuma causa óbvia.
- Secundária: seguindo uma anormalidade demonstrável.

Patogênese
Pouco entendido, mas pensa-se ser devido à disparidade entre o estresse aplicado à cartilagem e a capacidade da cartilagem de resistir a este estresse. Inicialmente, o metabolismo da cartilagem é alterado para que o equilíbrio das proteases e dos inibidores de protease se mova para favorecer a destruição da cartilagem. É seguida pela fibrilação (erosão da superfície da cartilagem). Desenvolve inflamação crônica seguida de destruição da cartilagem. Aparece hipertrofia óssea para tentar estabilizar a articulação. A dor, provavelmente, está relacionada com fibrose capsular, pressão na base do osso e espasmo de músculos em volta da articulação já que a cartilagem e a sinóvia por elas mesmas não têm suprimento nervoso.

Aspectos clínicos
Comumente, se apresenta após a meia-idade, apesar de que pode-se apresentar anteriormente se secundário à lesão ou distúrbio da junta. Dor, inchaço, inflexibilidade e fraqueza são as queixas principais. A dor é pior após atividade, rigidez é pior após repouso. O exame revela articulações sensíveis, efusões, inchaço ósseo causado por osteófitos, amplitude de movimento reduzida e crepitação. Desgaste do músculo é um aspecto da OA de longa duração. Afeta as articulações que sustentam o peso e a mão.

OSTEOARTRITE

Mudanças normais na mão são:
- Padrão da doença envolvendo DIPJs (articulações interfalangeanas distais) e a base do polegar.
- Nódulos de Heberden – inchaço ósseo das DIPJs.
- Nódulos de Bouchard – inchaço ósseo das PIPJs.

Investigações
Radiografias normalmente mostram:
- Espaço da articulação estreito.
- Esclerose subarticular.
- Cistos no osso.
- Osteófitos periarticulares.

Administração
Médico
Tem como objetivo aliviar a dor, reduzir a carga na articulação e melhorar a mobilidade.
- Talas e modificação de atividades descansam as articulações afetadas.
- Fisioterapia pode melhorar amplitude de movimento e força.
- Inibidores de NSAIDs ou COX-2.
- Injeções esteroides intra-articulares.

Cirúrgico
Normalmente para alívio da dor. As opções incluem:
- Osteotomia para realinhar as articulações.
- Reconstrução do ligamento.
- Artroplastia – excisão, interposição ou substituição.
- Artrodese: procedimento mais útil para DIPJ, reduzindo a dor e a instabilidade.
- Opções para CMCJ do polegar:
  - Osteotomia do metacarpo.
  - Reconstrução do ligamento.
  - Trapeziectomia – o defeito pode ser preenchido com FCR ou tendão do palmar longo; um dispositivo espaçador ou deixar livre.
  - Substituição da articulação.

Gota

Definição
Artropatia inflamatória causada por deposição de cristais de urato monossódico monohidratado (MUM).

Incidência
1%; razão entre macho e fêmea 10:1.

Etiologia
Hiperuricemia devido tanto à excreção deficiente quanto à produção excessiva de ácido úrico. No entanto, a maioria das pessoas com hiperuricemia não tem gota, e os pacientes com gota podem não apresentar hiperuricemia. Os excretores deficientes reduziram a capacidade de limpar o urato dos rins. Raramente, os produtores excessivos possuem um defeito hereditário no metabolismo da purina, mas na maioria dos casos não está claro. A gravidade da doença depende do nível de ácido úrico sérico. As mulheres possuem baixa incidência, e a doença se apresenta posteriormente por causa do efeito protetor dos estrogênios que têm um efeito uricosúrico leve.

Classificação
- Primária: maioria homens; muitas vezes dado histórico familiar.
- Secundário: em razão de medicamentos diuréticos, ciclosporina, abuso de álcool, insuficiência renal, saturnismo e hipotireoidismo. Prevalência igual de sexos.

Patogênese
Cristais de MUM são depositados gradualmente em volta das articulações sinoviais. A superfície do cristal, exposta por causa das alterações nos níveis de ácido úrico, ativam vias inflamatórias. A inflamação crônica produz dano à articulação e gota de longa duração.

Aspectos clínicos
Normalmente apresentada na idade 30-60 anos com sinovite aguda. Uma artropatia progressiva de maneira leve ou tofos podem ser desenvolvidos sem ataque agudo. O depósito tofáceo pode-se desenvolver em articulações já comprometidas pela OA, por exemplo, em nódulos de Heberden. A doença progride em quatro fases:
- Hiperuricemia assintomática por 10-20 anos.
- Ataque agudo: envolve primeiro a MTPJ (podagra) em 50% dos primeiros ataques e 70% de todos os ataques. A leve irritação rapidamente progride para uma articulação quente, vermelha, inchada e extremamente sensível. Pode apresentar febre e mal-estar. Resolve em mais de 2 semanas.
- Períodos intercríticos: períodos assintomáticos. Na maior parte dos casos, o próximo ataque ocorre dentro de 1 ano, ele aumenta gradualmente na frequência e na gravidade.
- Gota tofácea crônica: depósitos grandes de cristal produzem nódulos calcários e firmes em volta das articulações, tendões, bolsas e hélix da orelha (raramente no olho, pálpebras, língua, laringe e coração). Caracteristicamente assimétrica. Pode haver ulceração e liberação de conteúdo calcário com pus, apesar de não haver infecção. Se não for tratada, progride para a destruição da articulação causando dor, crepitação, movimento reduzido e deformidades na articulação especialmente das MTPJs, mediopé, articulações do dedo mínimo e punhos.

GOTA

A gota está comumente associada a pedras nos rins. Também é associada a hipertensão, diabetes, hiperlipidemia e aterosclerose coronária, embora não seja a causa.

Investigação
- Urato sérico: a articulação aspirada mostra cristais, que são negativamente birrefringentes em microscopia de luz polarizada compensada. As alterações nas radiografias dependem do estágio da doença:
    - Ataque agudo: inchaço do tecido mole (raramente com osteopenia justa-articular).
    - Doença crônica: espaço estreito da articulação, esclerose, cistos e osteófitos. Similar à OA.
    - Erosões da gota: incomum, mas específica à gota, elas são assimétricas, excêntricas, defeito para-articular do osso retirado; elas possuem margens escleróticas bem definidas e contêm ganchos ressaltados do osso.
    - Tofos podem ter calcificação irregular.

Controle

Médico
- O tratamento com droga pode ser evitado pela perda de peso, redução do consumo de álcool e interrupção de diuréticos.
- Altas doses de NSAIDs reduzem a dor e a inflamação durante a fase aguda. Se começar a administração de drogas hipouricêmicas elas prolongarão o ataque.
- Colchicina oral é normalmente evitada por causa de seus efeitos colaterais: náusea, diarreia e cólicas abdominais.
- Alopurinol reduz a síntese de ácido úrico inibindo a xantino oxidase.
- Drogas uricosúricas (p. ex., probenecida) previnem a reabsorção tubular renal do urato, mas são contraindicadas para falhas renais.

Cirúrgico
Outros além do desbridamento de descarga ou tofos dolorosos, a cirurgia segue princípios similares ao tratamento da OA.

Diagnósticos diferenciais
Uma ampla variedade de cristais pode ser depositada nas articulações ou em volta delas. O pirofosfato de cálcio causa pseudogota. Foi apresentada nos anos de 60 e 70 e é mais comum nas fêmeas. Muitas vezes é associada à OA. Pode ser inteiramente assintomática ou ser apresentada como uma sinovite aguda ou artrite crônica. Os cristais são positivamente birrefringentes no microscópio de luz. Tratada com aspiração da articulação, injeções de esteroide, NSAIDs ou colchicina.

Capítulo 19

Distúrbios diversos

Lesões por pressão 644
Síndrome complexa da dor regional 647
Hidradenite 649
Hiperidrose 651
Mudança de sexo 653

Lesões por pressão

Definição
Perda de tecido resultante de pressão. Observe que a úlcera de decúbito é resultante do fato de estar deitado (do latim *decumbere*). Por essa razão, nem todas as lesões de pressão são úlceras de decúbito.

Incidência
Entre 3 e 10% dos pacientes hospitalizados apresentam uma lesão de pressão e 2,7% desenvolverão uma durante sua estadia. A prevalência em pacientes de enfermaria doméstica é entre 3 e 33%. Entre 25 e 85% dos pacientes jovens com lesões espinhais desenvolverão uma lesão por pressão; 7-8% morrem como resultado direto da lesão por pressão.

Etiologia
- Fatores intrínsecos: ver avaliação de Waterlow.
- Idade: 2/3 das lesões por pressão em hospital estão na faixa acima dos 70 anos.
- Mudanças na pele em idosos aumentam a susceptibilidade de cisalhamento e de redução do fluxo sanguíneo.
- Mobilidade reduzida: o risco aumenta conforme a mobilidade diminui; tetraplégicos possuem risco maior que os paraplégicos.
- Estado mental.
- Sensação reduzida devido à falta de retorno protetor.
- Desnutrição: baixas contagens de proteína sérica total, albumina, hemoglobina e linfócito estão associadas a altas taxas de formação de lesões por pressão, apesar de a evidência para cicatrização, quando isto for corrigido, ser menos aceitável.
- Sobrepeso ou peso deficiente.
- Outra predisposição à doença.
- Fatores extrínsecos:
    - Pressão: a pressão arterial capilar é 32 mmHg; a pressão de fechamento capilar venosa é 8-12 mmHg. Modelos animais mostram que pressão constante por mais de 2 horas produz mudanças irreversíveis na pele.
    - Cisalhamento: pode ser mais importante em capilares de fechamento do que na pressão direta.
    - Fricção.

Classificação de lesão por pressão (*National Pressure Ulcer Advisory Panel* – Conselho Consultivo Nacional sobre Úlceras por Pressão)
- Estágio I: eritema não branqueável na pele intacta.
- Estágio II: perda dérmica ou epidérmica espessa parcial apresentada como abrasão, bolha na pele ou cratera rasa.
- Estágio III: dano de espessura total ou necrose embaixo, mas não através da fáscia coberta; pode ter tecido adjacente minado a produzir a cratera.
- Estágio IV: dano de espessura total ou necrose envolvendo músculo coberto, osso, tendão ou articulação incluindo osteomielite ou artrite séptica.

LESÕES POR PRESSÃO 645

Patogênese
A teoria de isquemia de pressão afirma que as lesões por pressão são causadas pela pressão contínua suficiente para prevenir fluxo sanguíneo para tecidos moles. Em um paciente em posição supina a pressão é maior sobre o sacro, calcanhar e occipúcio em 40-60 mmHg; quando em posição prona, o peito e os joelhos ficam sob maior pressão em 50 mmHg; quando sentado, as tuberosidades isquiáticas ficam expostas a 100 mmHg (Lindan et al., 1965). O músculo parece ser mais suscetível à pressão do que a pele e a fáscia, possivelmente por causa das elevadas necessidades metabólicas. A epiderme, que pode tolerar longos períodos de baixa oxigenação, mostra sinais de pressão mais tarde.

Investigações
- Hb e albumina sérica para verificar condição nutricional.
- ESR e contagem de leucócitos elevadas podem indicar osteomielite.
- Raios X, cintilografia óssea, MRI e biópsia óssea, caso haja suspeita de osteomielite.

Controle
Médico
- A chave é a prevenção. As medidas profiláticas devem permitir a cicatrização de todas as úlceras de estágio I e II e de muitas úlceras de estágio III e IV:
- Alívio da pressão regular, a cada 2 horas quando em posição supina ou a cada 15 minutos quando sentado, até que demonstre tolerância (pela falta de vermelhidão da pele após um longo período de pressão).
- Colchão e almofada para minimizar a pressão. Os exemplos incluem colchão de ar com pressão alternada, colchão ovo esponja borracha, colchão de gel de silicone; colchão de flutuação de ar; almofada para cadeira de roda Roho.
- Manter a pele limpa e seca. Considerar catéter urinário e desvio fecal.
- Otimizar a alimentação.
- Minimizar a sedação.
- Fisioterapia para melhorar a mobilidade e a postura e para aliviar as contraturas.
- Tratar espasticidade com baclofeno e diazepam.
- Tratar infecção com desbridamento. Usar antibióticos para a celulite e a sépsis que envolve, mas também a desbridar a lesão.
- Úlceras de estágio III e IV podem precisar de desbridamento, mas isto pode ser feito sem cirurgia tanto mediante curativos quanto com desbridamento agudo na enfermaria.

Cirúrgico
- A seleção de paciente é importante a fim de evitar falha na cicatrização. Os fatores de risco intrínsecos devem ser ótimos. Os pacientes devem estar aptos e preparados para cooperar com os cuidados na área de pressão.
- Debridar a cavidade da úlcera usando método de bursectomia: a cavidade é comprimida com gaze ou esponja embebida em azul de metileno e é excisada como um tumor. As áreas com azul residual indicam excisão inadequada.
- Articulações infeccionadas ou proeminências ósseas devem ser debridadas até que se obtenha sangramento do osso. Isto pode precisar da desarticulação da articulação, por exemplo artroplastia de Girdlestone para quadril infeccionado. As tuberosidades isquiáticas não devem ser excisadas em excesso, já que isto impõe pressão elevada no lado oposto da tuberosidade isquiática.

- Fechamento direto é raramente uma opção por causa da tensão na linha de sutura. Manter as linhas de sutura afastadas da área de pressão.
- Acolchoar cotos do osso e preencher as cavidades com retalhos contendo músculo ou fáscia.
- Escolher os retalhos que podem ser avançados novamente se a ulceração retornar e que não viole o território dos retalhos de salvamento.
- Se for possível, trazer pele sensível, isto pode reduzir a recorrência da ulceração.
- Comumente usada para opções reconstrutoras para locais diferentes que incluem:
    - Lesão isquiática: retalho fasciocutâneo da região da coxa e glútea (com base na artéria glútea inferior), retalho do músculo do tendão isquiotibiais, retalho da pele da coxa posterior ou pele + bíceps femoral, retalho do TFL, retalho do glúteo máximo inferior.
    - Lesão sacral: rotação ou avanço V-Y da pele glútea ou do retalho musculo-cutâneo do glúteo máximo. Podem ser necessários retalhos bilaterais.
    - Lesão trocantérica: retalhos de TFL; retalho do vasto lateral; retalho anterior da coxa.
- Retalhos da coxa total e hemicorporectomia são usados como um último recurso em pacientes com infecção incontrolável com nenhuma outra opção reconstrutora. Tanto uma quanto a outra apresentam uma elevada morbidade.

Cuidados do pós-operatório
- Drenagem por sucção da lesão.
- Colchão para aliviar a pressão.
- Progressão gradual para sentar, com observação cuidadosa das áreas de pressão.

Complicações
- Cirúrgicas:
    - Hematoma.
    - Seroma.
    - Infecção.
    - Deiscência da lesão; se isto falhar para cicatrizar dentro de 1 semana ou mais, suspeite de desbridamento inadequado.
    - Recorrência: mais de 80% dos paraplégicos.
- Lesões por pressão crônicas:
    - Fístula urinária e de intestino.
    - Degeneração maligna (úlcera de Marjolin).
    - Morte.

Questões de contenção
Um retalho fascial é mais resistente à pressão do que o retalho muscular? Apesar de os músculos terem um risco teórico mais elevado de necrose isquêmica do que os retalhos fasciais, eles são úteis para o preenchimento de espaço, para fornecer um tecido bem vascularizado e para acolchoar as áreas.

Referência
Lindan et al. (1965). Arch Phys Med Rehab **46**, 378–85.

Síndrome complexa da dor regional

Também conhecida como causalgia, atrofia de Sudek, distrofia simpática de reflexo, dor simpaticamente mantida, CRPS.

Definição
Um termo que descreve a variedade das condições dolorosas seguindo lesão ou cirurgia, que excede tanto em magnitude quanto em duração o curso clínico esperado do evento incitado. Há uma predominância de descobertas anormais distais à lesão, muitas vezes resultando em falha significante da função motora e apresentando progressão variável ao longo do tempo.

Teve anteriormente vários sinônimos, mas o termo atual CRPS surgiu de um consenso em um *workshop* realizado em 1993.

Incidência
- Comum, porém muitas vezes branda.
- Mais comum em pacientes ansiosos e neuróticos.

Classificação
- CRPS tipo 1 (RSD).
- CRPS tipo 2 (causalgia).

Nos dois tipos há um início de estímulo nocivo (apesar de isto poder ser muito brando): no tipo 1 o estímulo nocivo não é claramente uma lesão ao nervo, enquanto que no tipo 2 uma lesão no nervo pode ser claramente identificada. Em ambos os tipos isto é acompanhado por uma dor espontânea ou alodinia/hiperalgesia que precisa não ser limitada ao território de um único nervo periférico e é desproporcional ao evento incitado. Há ou houve evidência de edema e anormalidade do fluxo sanguíneo da pele ou atividade sudomotora anormal (suor alto ou baixo/crescimento de cabelo/marcas na pele) na região da dor desde o evento incitado.

O diagnóstico é excluído pela existência de condições que poderiam de outra forma justificar o grau da dor e a disfunção.

Gerenciamento
- Rápido reconhecimento é muito importante.
- CRPS é mais reativa ao tratamento em estágios anteriores.
- Remoção do estímulo nocivo. Isto pode significar a exploração e reparo do nervo ou transposição de neuroma ou de retalho.
- Analgesia.
- Tranquilizar e educar o paciente.

Opções específicas
- Farmacológicas:
  - Antidepressivos (Amitriptilina).
  - Gabapentina (Neurontin).
  - Drogas simpatolíticas (bloqueadores α-adrenérgicos (p. ex., prazosin).
  - Bloqueadores do nervo somático.
  - Bloqueadores do gânglio estrelado.
  - Corticosteroides.
  - NSAIDs.
  - *Sprays* de calcitonina.

- Fisioterapia.
- Apoio psicológico.
- Cirurgia:
    - Remoção da estenose da veia subclávia (Albrecht Wihelm).
    - Implante de eletrodos para estímulo elétrico (Cooney).

Fisioterapia
As prioridades de tratamento são:
- Interrupção da dor e do edema.
- Manutenção ou ganho de mobilidade.
- Reconstrução da força.
- Restauração da função.

Os pacientes precisam saber que algumas dores são esperadas nos estágios iniciais do tratamento, mas diminuirão com a perseverança. A TENS (Estimulação Elétrica Neural Transcutânea), analgesia e tratamento físico (compressas quentes/frias) podem ajudar. Alodinia e hiperalgesia pode ser administrada com curativos adesivos de contato ou luvas. O edema pode reagir a luvas de compressão, elevação ou movimento.

Mobilidade e amplitude de movimento são melhores tratadas pelo exercício funcional como programa de carregamento de estresse de Kirk Watson com atividades simples como fricção, polimento e carregar o que pode ser adaptado até nos casos mais graves para que a atividade funcional real possa ser iniciada imediatamente.

A preferência pessoal do autor para o tratamento é erradicar o estímulo, educar e reassegurar e depois iniciar o paciente em NSAIDAs, gabapentina e amitriptilina (à noite). Referência para fisioterapia intensiva para usar a parte afetada o máximo possível.

Hidradenite

Definição
Uma condição inflamatória crônica do epitélio folicular na apocrine pele portadora de glândulas apócrinas, resultando em formação de abscesso e sino.

Incidência
- 4%, 1/300.
- Razão entre mulheres/homens 3:1.
- Prevalência do pico nos anos 20 e 30.

Etiologia
Etiologia exata não clara. Muitos fatores foram indicados:
- Desodorantes.
- Produtos depilatórios e barbeação.
- Obesidade provavelmente exacerba a condição naqueles que têm propensão pelo aumento de forças de cisalhamento.
- Influências androgênicas foram sugeridas, mas andrógenos mostraram ter pouco efeito sobre as glândulas apócrinas, diferente das sebáceas.
- Hidratação de ceratina favorece a oclusão e isto é mais provável em áreas de suor elevado como a virilha e a axila.
- O fumo exacerba os problemas associados à hidradenite por prejudicar a cicatrização.
- Uma ligação genética que seria autossômica dominante foi proposta, mas com uma penetrância variável.

Classificação
De acordo com a área do corpo atingida e:
- Tipo 1: solitário ou múltiplo, formação isolada de abscesso sem formação de sino.
- Tipo 2: abscessos recorrentes, lesões sozinhas ou múltiplas amplamente separadas, formação do trato do sino e cicatrização.
- Tipo 3: envolvimento difuso, tratos do sino e abscessos interconectados.

Patogênese
Dois tipos de glândulas sudoríparas, écrina (sal) e apócrina (gordura, colesterol e sal). A apócrina é encontrada nas axilas, na virilha, periareolar e perianal.
O evento principal parece ser:
- Oclusão dos ductos apócrinos drenando nos folículos pilosos pelo tampão do epitélio escamoso estratificado ceratinizado.

Isto em evidência pode resultar em:
- Apocrinite e reação inflamatória local subsequente o que piora por conta da dilatação.
- Ruptura das glândulas apócrinas devido à oclusão. O conteúdo que é derramado, incluindo a ceratina e bactérias é responsável pela descarga de odor associada a esta condição e forma um estímulo quimiotático vigoroso para um infiltrado celular inflamatório que consiste em neutrófilos, linfócitos e histiócitos.
- A formação de abscesso ocorre, o que piora a destruição do tecido local e resulta na formação de sinos e na progressão a um estado crônico. Este estado crônico demonstra células inflamatórias dérmicas, células gigantes, trato sinusal, abscessos subcutâneos e fibrose.

Aspectos clínicos
Dor, liberação de mau cheiro, abscessos e seios afetando uma ou mais áreas do corpo incluindo a virilha, axila, períneo, perianal, submamária, púbis, escroto, lábios, periumbilical, canal da orelha externa e pálpebras.

Investigações
Diagnóstico clínico, não é recomendada nenhuma investigação específica.

Gerenciamento
Médico
- Geral: perda de peso; interrupção do fumo; roupas folgadas o que limita o cisalhamento.
- Antibióticos: podem ser úteis no tratamento de infecção sobreposta e na prevenção de infecção secundária a longo prazo (300 mg de clindamicina 2 vezes ao dia). Não trate problema primário de oclusão; não pode tratar sino.
- Antiandrógenos (acetato de ciproterona); relatórios de caso de remissão de curto prazo. No entanto, perfil de efeito colateral alto (p. ex., crescimento de pelos e androgenização fetal).
- Retinoides também foram usados com sucesso heterogêneo.
- Radioterapia: sucesso anterior com alívio significante de sintoma, mas não foi amplamente investigado.

Cirúrgico
Suporte principal do tratamento da doença estabelecida; único tratamento passível de efeito após a ocorrência da formação de seios.
- Incisão e drenagem de abscesso para alívio sintomático.
- Projetar abertura do trato sinusal.
- Excisão com margens livres como para tumores da área afetada com fechamento primário (o fechamento está associado com uma elevada taxa de recorrência), curativos e cicatrização de intenção secundária, enxerto de pele ou cobertura local com retalho. Com relação à taxa de recorrência, não há benefício claro de uma técnica sobre a outra; cf. fechamento primário.
- Tratamento a *laser*: ablação de *laser* de CO_2 e cicatrização de intenção secundária. Estágios anteriores da avaliação; proponentes solicitam o tempo mais curto de cicatrização com um rápido retorno ao trabalho e pouca dor e cicatriz.

A hidradenite supurativa não é uma condição primariamente infecciosa, mas, especialmente, uma oclusão das glândulas apócrinas resultando em uma inflamação local e formação de abscesso subsequente. O tratamento não cirúrgico é apropriado para limitar a progressão da doença e possivelmente diminuir a recorrência, mas não se destinará à doença estabelecida.

Hiperidrose

Definição
Suor em excesso em relação às necessidades homeostáticas do corpo causando desconforto e constrangimento social. Bromidrose é o odor corporal causado pela degradação bacteriana da secreção da glândula sudorípara apócrina.

Etiologia
A causa da hiperidrose primária, que ocorre isolada, é desconhecida. A hiperidrose secundária ocorre por conta de causa orgânica fundamental, por exemplo, disfunções endócrinas (hipertireoidismo, diabetes, obesidade, mudança da menopausa), malignidade, trauma, infecção crônica, disfunções psiquiátricas, causas iatrogênicas, lesão do nervo e medicação (análogo da gonadorelina, antidepressivos tricíclicos).

Incidência
A hiperidrose branda é comum; hiperidrose grave afeta 1% da população. A hiperidrose primária tem uma tendência familiar. Ela se apresenta na infância ou adolescência e pode durar por toda a vida.

Aspectos clínicos
Os sintomas da hiperidrose afetam as palmas, as axilas, as solas, a face, o pescoço e o torso em ordem decrescente. O suor pode ser episódico, contínuo ou sazonal e pode ser precipitado pela ansiedade. Em contraposição, a hiperidrose secundária induz um suor generalizado, aparte da hiperidrose localizada relacionada ao trauma local ou à lesão do nervo.

Investigações
O diagnóstico é baseado no histórico e em sinais visíveis de suor excessivo. Testes gravimétricos de suor podem fornecer um parâmetro objetivo de gravidade antes do tratamento; o teste iodo-amido representa, graficamente, a área para tratamento.

Administração e complicações
A maioria dos tratamentos está localmente direcionada (médico/cirúrgico); os tratamentos sistêmicos estão reservados a pacientes com mais sintomas generalizados. O tratamento para hiperidrose secundária é direcionado à causa fundamental.

Não cirúrgico
- Antiperspirantes: compostos baseados em alumínio (p. ex., Driclor®) que faz o suor engrossar e acumular, tampando os poros. Reaplicações regulares são necessárias conforme o tampão se dissolver. Usado, na maior parte, em sintomas axilares. Uso limitado por erupção, sensação de picada, irritação.
- Iontoforese: envolve a imersão da área de suor em uma solução e uso de corrente elétrica DC (corrente contínua) de baixa intensidade para conduzir íons carregados na pele, rompendo, temporariamente, a função das glândulas sudoríparas. Dispositivos (p. ex., Idrostar®) para serem usados em casa estão comercialmente disponíveis. São necessárias várias sessões semanais; por isso, consome muito tempo e é ineficiente. Irritação suave, que é uma reação à hidrocortisona, é comumente relatada; por outro lado, é seguro. Não deve ser usado durante a gravidez ou na presença de marca-passo cardíaco ou implantes de metais.

- Drogas anticolinérgicas: inibe os receptores de acetilcolina nas glândulas sudoríparas, interrompendo a produção de suor. Limitado pelos efeitos colaterais comuns dos colinérgicos. O glicopirrolato (Robinul®) está disponível com prescrição controlada.
- Drogas bloqueadoras de alfa-adrenérgicos: os bloqueadores alfa como aqueles usados na administração da hipertensão (prazosina) podem diminuir, efetivamente, o grau de suor.
- Complexo da toxina botulínica A – hemaglutinina: previne a liberação de acetilcolina na sinapse axonal por 4-14 meses (depende da dose).
- Administrado por muitas injeções intradérmicas. Tratamento efetivo de primeira linha para a hiperidrose axilar e pode ser repetido. A formação do anticorpo para a toxina pode limitar a eficácia a longo prazo. Uso na hiperidrose palmar é limitado pela paralisia do grupo muscular local induzida pela toxina. Erupções, sensação de queimação e suor compensatório são raros.

Cirúrgico
- Excisão da pele afetada: excisão elíptica ampla do ápice da axila é limitada por cosmese deficiente, formação de seio/abscesso e cicatriz constritiva/hipertrófica. Pode superar uma dessas pela excisão e reconstrução de retalho local.
- Denervação local da pele afetada: excisão do tecido subcutâneo ou enfraquecimento do tecido adjacente no plano subdérmico para denervar as glândulas sudoríparas por uma incisão cruciforme ou duas incisões paralelas (procedimento de Skoog).
- Simpatectomia cirúrgica aberta (cervical ou lombar): interrompe a cadeia de simpatectomia. Efetiva para hiperidrose palmar, axilar e facial, mas atualmente é pouco usada em razão da necessidade de dissecação extensiva e traumática.
- Simpatectomia endoscópica transtorácica (TES): desempenhada via um ou dois portais do tórax de 5 e 10 mm através do hemitórax ipsolateral. Alcança controle satisfatório dos sintomas em 95, 85 e 75% dos pacientes com sintomas palmar, facial e axilar, respectivamente. A hiperidrose compensatória (tronco e virilha) afeta 50-70% dos pacientes; mais de 11% se arrependem do procedimento de TES. O suor reflexo (um suor de recorrência temporária inexplicado) afeta mais de 31% dos pacientes; os pacientes devem ser advertidos a evitar ansiedade para que o procedimento não falhe. Outras complicações incluem o pneumotórax (mais de 2,3% necessitando drenagem torácica) hemotórax, enfisema cirúrgico (mais de 2,7%), efusão pleural, atelectase, síndrome de Horner, suor gustatório, dor torácica pleurítica, neuralgia intercostobraquial, lesão dos nervos toracodorsal e do torácico longo e recorrência do suor. As mortes seguem por hemorragia intratorácica massiva da inserção de trocarte e hipóxia grave e desconhecida provocado por anestesia. Contraindicado em doença pulmonar e cicatriz queloide.

Mudança de sexo

Definição
Transexualismo é o desejo de viver e ser aceito como membro do sexo oposto, geralmente com a vontade de fazer o corpo ficar o mais similar possível ao sexo preferido mediante tratamento de hormônio e cirurgia. Esta identidade deve estar presente por pelo menos 2 anos; o distúrbio não envolve um distúrbio mental ou anomalia cromossômica.

Incidência
1/30.000 em homens adultos e 1/100.000 em mulheres adultas procuram a cirurgia de mudança de sexo; em um estudo, a prevalência do transexualismo é maior com 1/11.900 em homens e 1/10.400 em mulheres.

Administração
Uma combinação de hormônios, experiência da vida real e cirurgia, não necessariamente nesta mesma ordem.

Médica
- É dada, geralmente, uma combinação de hormônios após experiência na vida real como sexo oposto por 3 meses ou psicoterapia por 3 meses.
- É dado testosterona às mulheres.
- É dado uma combinação de estrogênio, progesterona e antiandrógenos aos homens.
- Pode aumentar o efeito do tratamento por mais 2 anos.
- Os homens podem achar que o crescimento dos seios é irreversível.
- As mulheres podem achar que a voz grave, o crescimento do clitóris, a atrofia dos seios, o aumento de pelos na face e no corpo e a calvície padrão masculina sejam irreversíveis.
- Os efeitos colaterais em homens incluem o risco elevado de trombose venosa, prolactinomas hipofisários benignos, infertilidade, ganho de peso, instabilidade emocional, doença no fígado, cálculo biliar, sonolência, hipertensão e diabetes.
- Os efeitos colaterais em mulheres incluem infertilidade, acne, instabilidade emocional, aumento do desejo sexual, aumento do risco de doença cardiovascular e doença no fígado incluindo malignidade.

Cirúrgico

Cirurgia de seios
- A experiência na vida real por 3 meses e a revisão psiquiátrica são recomendadas antes da cirurgia de seios.
- Para homens, 18 meses de terapia hormonal também é recomendada, já que pode ser adequado o crescimento de seios sem cirurgia.
- Pode ser necessário, em mulheres, a mastectomia, excisão de pele, redução areolar e das papilas e reposição de NAC.

Cirurgia genital
- São recomendadas terapia hormonal por 12 meses, experiência na vida real por 12 meses e duas revisões psiquiátricas.
- Os homens podem ter orquidectomia, penectomia e vaginoplastia.
- A neovagina é geralmente criada pela inversão da pele do eixo peniano e posicionada posterior à próstata; enxertos de pele ou pediculado do cólon também podem ser usados.

- Parte da glande pode ser preservada pediculada no suprimento neurovascular para formar o clitóris.
- Os lábios menores são formados pela pele peniana ou prepucial; os lábios maiores são formados pela pele escrotal.
- As mulheres podem ter histerectomia, salpingo-ooforectomia, vaginectomia, metoidioplastia, escrotoplastia, uretroplastia, prótese testicular e faloplastia.
- A mucosa vaginal pode ser usada para engrossar a uretra; os enxertos da mucosa bucal e da bexiga são alternativos.
- A metoidioplastia envolve a liberação do clitóris para criar uma neoglande com o retalho da pele dos lábios menores para cobrir o eixo. Isto produz um microfalo perceptível que, geralmente, não é grande o suficiente para a penetração sexual.
- A faloplastia envolve a transferência livre de tecido (geralmente retalho antebraquial radial) designado para que a neouretra seja formada de um lado do retalho e que o neofalo fique enrolado em volta dele. A sensação erógena é atingida pela anastomose do nervo. A função erétil pode ser atingida em um segundo procedimento com um implante de prótese.
- Um novo escroto pode ser modelado pelos lábios maiores e implantes testiculares.

Procedimentos adjuntivos
Em mulheres a homens transexuais eles incluem lipoaspiração dos quadris, coxas e nádegas; rinoplastia; aumento do queixo e da mandíbula; implantes peitoral e da panturrilha.

Em pacientes homens para mulheres, os procedimentos incluem redução da cartilagem tireoide; lipoaspiração da cintura; rinoplastia; genioplastia; redução da mandíbula; cirurgia facial, blefaroplastia; avanço do escalpo; elevação da testa; contorno da margem orbital; aumento da bochecha e aumento do lábio.

Cuidado pós-operatório
- Acompanhamento a longo prazo melhora os resultados.
- Os pacientes que tomam hormônio por muito tempo devem ser monitorados para verificar os efeitos colaterais.

Complicações
O arrependimento persistente é raro: menos de 1% de mulheres para homens e 1-1,5% de homens para mulheres. Parece que esta taxa está diminuindo, possivelmente por conta da melhora dos cuidados cirúrgicos e psicológicos.

Referência principal
A *Harry Benjamin International Gender Dysphoria Association* (Associação Internacional de Disforia de Gênero Harry Benjamin) criou o documento 'Standards of Care' (Padrões de Cuidado) que inclui os critérios mínimos de elegibilidade e critérios de disposição usados por todo o mundo para advertir pessoas sobre o tratamento de mudança de sexo.

Capítulo 20

Estética

Cirurgia estética 656
Avaliação de um paciente para cirurgia estética 657
Envelhecimento facial 660

Mama
Tamanho do sutiã e da mama 661
Avaliação em cirurgia estética da mama 662
Cirurgia de redução da mama 664
Aumento da mama 670
Ptose da mama 674
Mamilos invertidos 677
Mama tuberosa 678
Ginecomastia 679

Pele
Técnicas estéticas não cirúrgicas 682
Toxina botulínica 684
Métodos de clareamento da pele 685

Facial
Blefaroplastia 686
Lifting da sobrancelha 692
Rinoplastia 694
Ressecção submucosa 698
Lifting facial 700
Aumento do esqueleto facial 704
Genioplastia 706

Contorno corporal
Contorno corporal 709
Redução do braço 711
Abdominoplastia 713
Contorno da coxa e das nádegas 717
Lifting da coxa medial 719
Aumento da panturrilha 720
Lipoaspiração 722

Cirurgia estética

Também conhecida como cirurgia cosmética

Definição

Os procedimentos de cirurgia plástica foram durante muito tempo classificados como procedimentos reconstrutivos e estéticos (do grego, *aesthetikos*, perceptível pelos sentidos).

Procedimentos

Eram considerados procedimentos reconstrutivos aqueles que tentavam retornar ao normal o que estava anormal em consequência de defeitos de nascimento, doença, trauma ou após cirurgia excisional. Eram considerados procedimentos estéticos, por outro lado, aqueles que tentavam sobrepujar o normal.

A cirurgia puramente estética pode agora ser considerada aquela que lida com a aparência e não com a função mecânica de uma parte do corpo. Isso inclui:

- Anormalidades congênitas com consequências cosméticas apenas (correção de orelhas proeminentes, excisão de aurícula acessória).
- Melhora cosmética da aparência normal (aumento da mama).
- Correção de deformidade secundária a trauma ou a procedimentos anteriores (rinoplastia secundária, revisão de cicatriz).
- Rejuvenescimento após os efeitos de dano actínico e processo de envelhecimento (ritidectomia).
- Remoção de excesso de gordura (lipoaspiração).
- Remoção de excesso de pele (abdominoplastia, mastopexia).

Todos os procedimentos de cirurgia plástica contêm elementos de melhora estética e funcional. As proporções relativas desses elementos determinam a percepção do procedimento como estético. Procedimentos com um benefício predominantemente estético são considerados estéticos. Eles ainda podem ter consideráveis benefícios psicológicos e outros benefícios funcionais, mas estes podem ser difíceis de mensurar e quantificar e, portanto, podem ser subestimados.

Avaliação de um paciente para cirurgia estética

Introdução
A consulta inicial deve avaliar tanto a adequação psicológica quanto física de um paciente para a cirurgia estética. A documentação deve ser meticulosa.

As várias responsabilidades do cirurgião estético incluem: médico, técnico, artista, psicólogo e conselheiro.

Benefícios psicológicos da cirurgia estética
É bem reconhecido que os pacientes selecionados de maneira apropriada podem ganhar um significativo benefício psicológico decorrente da cirurgia estética. A evidência publicada demonstra melhora da imagem corporal, redução da autoconsciência, menos evitação de exposição durante a atividade sexual e melhora da função psicossocial do paciente. Entretanto, pacientes mal selecionados não ficarão satisfeitos e operar estes pacientes prejudicará não só o paciente, mas também o cirurgião!

História
- Ouça, cuidadosamente, o paciente; demonstre discernimento e empatia por suas preocupações. Estabeleça bom relacionamento e confiança do paciente.
- Observe os maneirismos e a comunicação não verbal, como o contato ocular.
- O paciente deve ser capaz de delinear claramente sua preocupação estética percebida.
- Determine os motivos verdadeiros para a cirurgia. Seja cuidadoso quando as razões forem melhorar os relacionamentos pessoais ou sociais.
- As expectativas são razoáveis? Note em especial as expectativas de cunho emocional e não físico.
- O paciente já fez procedimentos estéticos anteriores? Quantas consultas já tiveram referentes a essa preocupação em especial?
- O paciente tem uma história de quaisquer condições psiquiátricas?
- Registre uma história clínica para determinar a conveniência da cirurgia.

Exame
- O problema percebido pelo paciente é aparente e corrigível?
- Há algum outro achado associado que esteja influenciando na condição básica e que também precise ser abordada como parte do tratamento?
- Realize um exame completo para determinar sua conveniência para a cirurgia.

Discussão
Discuta os achados da história e exame. Fale a respeito das complicações decorrentes do procedimento, das limitações de quaisquer áreas de incerteza.

Avaliação psicológica
- O paciente tem realmente uma expectativa realista do que pode ser alcançado?
- O paciente tem um transtorno de personalidade. Manipulador, exigente, impulsivo, caprichoso, reativo, deprimido, fraco, obsessivo, fala sem parar, tem perguntas intermináveis. Esses pacientes têm personalidades inadequadas e podem mascarar a razão real da cirurgia. Transtornos de personalidade não podem ser corrigidos com cirurgia. O risco de litígio é maior nestes pacientes.
- Há alguma história de um transtorno psicótico, por exemplo, esquizofrenia? Pensamentos confusos, emocionalmente vulgar, incapaz de estabelecer entendimento, sem senso de humor. Até a cirurgia que seria inteiramente apropriada em outros, deve ser realizada como grande cautela em tais indivíduos. Suspeita de outros, sentimentos de perseguição, excessiva preocupação consigo mesmo. Esses pacientes requerem avaliação psiquiátrica completa antes da cirurgia.
- O paciente é viciado em cirurgia ou sofre de dismorfofobia? Esta é uma condição caracterizada por intenso e irracional desgosto contra as próprias partes ou características corporais. Com frequência, eles passaram por repetidos procedimentos com diferentes cirurgiões. Evite esses pacientes. Encaminhe-os para uma avaliação psiquiátrica.
- O paciente é enganoso? Os achados não têm qualquer semelhança com a extensão de suas preocupações? Falsifica e exagera os sintomas para ganho pecuniário proveniente das companhias de seguro ou simulando sintomas pós-operatórios para evitar o pagamento.
- Observe que esses pacientes podem revelar falta de cooperação com o exame e inconsistência entre sintomas e achados de exame.
- O paciente é neurótico? Com frequência, isso é ansiedade e com um aconselhamento eficaz a cirurgia pode ser bem-sucedida nestes pacientes.

Avaliação física
O paciente se ajusta bem a submeter-se ao procedimento? Se não, podem ser otimizados com informações médicas adicionais

Avaliação cirúrgica
Você tem experiência e especialização para realizar o procedimento necessário de modo a atender às taxas de sucesso aceitáveis?

Opções após a consulta
Selecione o procedimento. Aguarde por outras investigações e avaliações. Encaminhe para uma segunda opinião ou para outro cirurgião para tratamento. Rejeite.

Segunda consulta
Esta se realiza após um intervalo de tempo adequado (o período de esfriamento). Assegure-se de que o paciente está bem informado e que todas as perguntas são respondidas. Tire fotografias e assegure-se de que as consultas sejam meticulosamente documentadas.

Desapontamento pós-operatório
- Existe uma causa justa para o desapontamento? Em caso positivo, assegure-se de que isso seja corrigido sem custo para o paciente.
- As complicações muitas vezes surpreendem os pacientes, mesmo que tenham sido bem aconselhados.
- Apesar das melhores tentativas do cirurgião no aconselhamento e do consentimento, alguns pacientes ficarão insatisfeitos de modo injustificável.
- Ouça por longo tempo e cuidadosamente tais pacientes e demonstre preocupação. Delineie com clareza suas preocupações exatas. Não seja defensivo, mas enfático. Uma proporção significativa de tais pacientes se acostumou à sua nova forma corporal e esqueceu sua queixa preexistente. Muitas vezes é suficiente apenas a discussão com fotos pré-operatórias para tranquilizá-los.
- Procedimentos secundários devem receber a mesma atenção, no que se refere a aconselhamento e consentimento, da cirurgia inicial. A confiança entre paciente e cirurgião deve permanecer. Bons colegas que também são capazes de oferecer uma segunda opinião devem ser consultados em certos casos.
- Demonstrando-se compreensão e com a explicação e revisão regular, a insatisfação do paciente resultante de expectativas irrealistas geralmente se resolve no tempo.

Litígio
- O risco de processo é reduzido mediante cuidadosa seleção do paciente.
- Pacientes bem selecionados não são litigiosos antes de sua cirurgia, mas podem-se tornar em consequência de expectativas não atendidas.
- Rejeite ou encaminhe a outros para uma segunda opinião aqueles com expectativas irrealistas/problemas psicológicos/mau relacionamento.
- Os pacientes devem ser bem informados no pré-operatório.
- Algumas vezes, justifica-se o litígio. Em tais casos, ele revela a má qualidade da cirurgia e pode resultar em algo e na melhora do s padrões.
- Quando é injustificado:
    - Não leve a crítica a sério.
    - Não discuta com o paciente.
    - Tente compreender o paciente, por mais que você discorde.
    - Tente ser compreendido pelo paciente na medida em que isso for possível.
    - Confie no processo judicial.

Resumo
- Previna futuros problemas ouvindo, aconselhando e estabelecendo um bom relacionamento.
- Reconheça aqueles pacientes que são psicologicamente inadequados para a cirurgia.
- Lembre-se de que o cirurgião não tem obrigação de operar.
- Em pacientes selecionados, os sintomas psicológicos, bem controlados, não implicam necessariamente em mau prognóstico psicológico.
- Os pacientes selecionados que são bem informados e com bom resultado cirúrgico desfrutarão de grande benefício psicológico proveniente da cirurgia estética.

Envelhecimento facial

Etiologia

Mecânica
A gravidade age sobre as características faciais, resultando em ptose do queixo e da sobrancelha, afundamento da bochecha e da linha mandibular, formando "papos" e aprofundamento das dobras nasolabiais e bolsas orbitais.

Fisiológico
O processo de envelhecimento da pele e do tecido subcutâneo (intrínseco) e os resultados do dano actínico crônico (extrínseco) resulta em falta generalizada de tônus, formação de rugas e irregularidades na pigmentação.

Alterações microscópicas
Estas consistem em alterações na epiderme, junção dermoepidérmica e na derme:
- Displasia epidérmica (dano solar – extrínseco).
- Achatamento da junção dermoepidérmica (envelhecimento – intrínseco).
- Número reduzido de células de Langerhans (envelhecimento – intrínseco).
- Elastose dérmica (dano solar – extrínseco).
- Diminuição na quantidade de glicosaminoglicano: substância básica (envelhecimento – intrínseco), diminuição na quantidade de colágeno, especialmente o tipo 3 (envelhecimento – intrínseco).

Essas alterações celulares resultam em aparências desagradáveis descritas anteriormente, que assumem a seguinte forma:
- Afinamento da pele.
- Diminuição da resistência às forças de cisalhamento.
- Diminuição da elasticidade.
- Aumento da suscetibilidade ao dano da radiação ultravioleta.
- Aumento da suscetibilidade ao desenvolvimento de cânceres de pele.
- Diminuição da capacidade de regenerar/reparar as estruturas cutâneas danificadas.

Genética
Certas síndromes podem causar envelhecimento precoce, por exemplo, cútis laxa, pseudoxantoma elástico, síndrome de Ehlers-Danlos, progeria.

Tratamento
Os efeitos mecânicos podem ser corrigidos por procedimentos cirúrgicos (*lifting* facial, blefaroplastia, *lifting* da sobrancelha etc.) enquanto se lida melhor com os efeitos intrínsecos do dano solar e o envelhecimento fisiológico com técnicas de *resurfacing* (*peelings*, dermabrasão, *laser*). Algumas condições genéticas podem melhorar com a cirurgia (cútis flácida, pseudoxantoma), mas a cirurgia não deve ser contemplada em outros (síndrome de Ehlers-Danlos, progeria).

Tamanho do sutiã e da mama

Os tamanhos de sutiã são indicados por número e tamanho do bojo, por exemplo, 32B, 34C. O número corresponde à circunferência torácica em polegadas é medido ao nível da dobra inframamária.

O tamanho do bojo não é uma medida absoluta, mas é proporcional à circunferência do tórax. Baseia-se na diferença da circunferência ao redor do tórax e das mamas ao nível da papila e da circunferência do tórax, em incrementos de 1 polegada, ou 2 cm. Por exemplo, se a circunferência do tórax for de 32 polegadas e a circunferência do tórax/mama for de 34 polegadas, o tamanho do sutiã seria 32B e se a circunferência do tórax for de 32 polegadas, mas se a circunferência do tórax/mama for de 38 polegadas, o tamanho do sutiã seria de 32F. Um bojo tamanho AA indica que não há diferença ou uma diferença inferior a 1 polegada entre a medida do tórax/mama e a circunferência torácica inframamária.

Há enormes diferenças nas notações do tamanho do bojo entre os fabricantes. Isso é especialmente verdadeiro nos tamanhos acima de D, nos EUA, Reino Unido, Austrália e Nova Zelândia. Em geral, os tamanhos entre AA e DD são quase o padrão, mas para os tamanhos acima disso há pouca coerência, ou nenhuma. Alguns fabricantes utilizam o tamanho DD, mas depois continuam com tamanhos E, F, G, H, I, J etc. Outros usam DDD para representar um tamanho E, e alguns continuam a usar E, EE, F, FF, G, GG, H, HH etc.

Os fabricantes europeus usam a circunferência do tórax em centímetros e o tamanho do bojo em incrementos de 2 cm. Eles também tendem a usar uma escala-padrão de tamanhos AA, A, B, C, D, E, F, G, H, evitando dessa forma a confusão com DD, DDD, EE. Fora essas diferenças na notação de tamanho do bojo, há outra importante diferença na notação dos tamanhos internacionais de sutiã; os tamanhos padrão do bojo, nos Estados Unidos, tendem a ser calculados em incrementos de meia polegada, enquanto os fabricantes no Reino Unido tendem a usar incrementos de uma polegada. Entretanto, para confundir mais a questão, alguns fabricantes nos EUA usam incrementos de uma polegada.

Volume da mama

O volume da mama em cada tamanho de bojo varia com a circunferência do tórax, mas um tórax de 32 polegadas, tem um incremento de volume de bojo de aproximadamente 100 g/bojo. Um tórax de 34 polegadas tem um incremento de volume de aproximadamente 120-140 g/bojo. Um tórax de 36 polegadas tem um incremento de volume de 180 g/bojo e um tórax de 38 polegadas um incremento de 200 g/bojo.

Essas aproximações de volume podem ajudar na escolha do volume de implantes, embora técnicas alternativas também possam ajudar, como pedir à paciente para emprestar um sutiã do tamanho que gostariam de usar (certifique-se de que seja um sutiã com bojo inteiro e não um sutiã meia-taça!) e encha o bojo com saco plástico com água dentro. Pode-se ajustar o volume de água até que as pacientes estejam satisfeitas com o tamanho, e em seguida medir e registrar o volume. De forma alternativa, algumas instituições têm modelos de tamanho que as pacientes podem experimentar em seus sutiãs embaixo de camisetas ou de malhas. O ajuste do tamanho do implante também pode ser baseado nas dimensões da parede torácica, como altura e largura da base da mama.

A circunferência do tórax acima também pode ser uma mensuração útil para determinar o volume dos quadrantes superiores da mama.

Avaliação em cirurgia estética da mama

História
- Estabeleça as preocupações do paciente com suas mamas e motivos por trás de seu pedido de cirurgia. Qual é o seu atual tamanho de sutiã? Ele mudou? Determine que tamanho e forma de mamas elas deseja após a cirurgia. Ela notou quaisquer diferenças entre suas mamas?
- Há quaisquer sintomas físicos devido à mama? As pacientes de redução da mama com frequência se queixarão de dor no pescoço, nas costas, nas marcas das alças do sutiã, de intertrigo e má postura. A dor na mama não será curada com cirurgia estética.
- O problema mamário dela interfere nas atividades diárias, como exercício e escolha de vestuário?
- Ela recebe quaisquer comentários com relação ao tamanho ou forma de sua mama?
- Qual é a opinião de seu parceiro sobre suas mamas? Existem quaisquer problemas psicossexuais devidos ao tamanho da mama (incapacidade de se despir na frente do parceiro, dificuldade na relação sexual)?
- Existem quaisquer outros problemas psicológicos produzidos pelo tamanho da mama, como falta de confiança e redução na interação social?
- O tamanho da mama altera-se com o ciclo menstrual, alteração de peso, ou anticoncepcional oral e, em caso positivo, em quanto? Se é assim, isso continuará a ocorrer após a cirurgia. O tamanho da mama é estático ou mutável? É melhor considerar a cirurgia apenas em mamas de tamanho estático.
- O peso da paciente é estável ou ela está planejando ganhar ou perder peso? Isso pode afetar o tamanho da mama no pós-operatório.
- Ele tem filhos? Ela tem uma família completa ou está planejando completá-la? Ela deseja amamentar no futuro? Qualquer cirurgia feita antes de ter filhos tem maior chance de precisar de revisão após tê-los.
- Há alguma secreção mamilar? A sensação na papila é normal e qual é a importância disso em suas relações sexuais? A sensação papilar pode ser perdida em qualquer forma de cirurgia da mama.
- Ela teve nódulos mamários, cânceres, ou fez cirurgia anterior da mama?
- Há alguma história de família de doença ou câncer de mama?
- História clínica passada: cirurgia anterior e formação de cicatriz. Onde se situam as cicatrizes? Há algum problema médico?
- História de drogas: particularmente importante em pacientes com ginecomastia.
- Fumo: muitos cirurgiões não farão a redução de mama ou operações de mastopexia em fumantes.

Exame
Procure por qualquer curvatura espinhal ou deformidades da parede torácica e visibilidade das costelas. Note a formação de depressão no ombro. Examine a pele da mama em busca de intertrigo, afecções cutâneas e marcas de estiramento. Note a altura da papila, tamanho da aréola, nível da dobra inframamária e distribuição do volume na mama, em especial, registre qualquer assimetria nesses. Avalie a extensão lateral da mama. Note a posição e a simetria da papila.

Sinta. Verifique se há nódulos ou massas. Avalie o turgor da pele e faça o teste do pinçamento, bem como de espessura e densidade da mama. Avalie a sensibilidade da papila.

Meça a distância da papila a partir da incisura esternal, distância entre as papilas, de papila para dobra inframamária, a largura da mama e o comprimento da dobra inframamária, circunferência do tórax ao nível da dobra inframamária e na altura da papila.

No aumento da mama, outras medidas são solicitadas à paciente para determinar o tamanho correto do implante. A largura da mama é importante, visto que a largura do implante é equivalente à largura desejada da mama menos a espessura da mama. A altura do implante depende da distância da papila para a incisura esternal. Se > 21 cm um implante de altura total deverá ser considerado. Se < 21 cm um implante baixo ou médio é melhor. A projeção do implante está baseada na flacidez da pele e nos desejos da paciente. Os pedidos de mamas maiores necessitam de implantes de projeção maiores.

Cirurgia de redução da mama

Indicações
- A hipertrofia da mama, seja do desenvolvimento (virginal) ou secundária a ganho de peso, gravidez e amamentação.
- A hipertrofia da mama que causa vergonha, incapacidade de se exercitar, intertrigo, marcas das alças do sutiã no ombro, dor cervical e nas costas, problemas posturais, sintomas de membro superior, incluindo parestesia e dor.
- Unilateral: ou assimetria mamária do desenvolvimento ou simetrização após reconstrução da mama ou mastectomia parcial.

Objetivo
Alívio dos sintomas mediante redução do volume da mama deixando a mama simétrica e menor, mais proporcional às características corporais.

Anatomia
O tecido da mama compreende um sistema de ducto em um estroma lipomatoso. Existem ligamentos de suporte (de Cooper) estendendo-se da parede torácica através do estroma até à pele. A mama ideal situa-se sobre a 3ª-7ª costelas anteriormente entre as linhas axilares paraesternal e anterior. O mamilo situa-se sobre o quarto espaço intercostal ligeiramente lateral à linha média clavicular, cerca de 2-3 cm abaixo do nível médio do úmero.

O suprimento sanguíneo para a mama se dá por meio das perfurantes a partir dos ramos mamários (torácicos internos) (60%) vindos dos ramos torácicos laterais (30%) e com uma pequena contribuição dos ramos intercostais e das artérias axilares, toracodorsal, subescapular e peitoral.

A drenagem linfática é principalmente para os linfonodos axilares, mas há alguma drenagem para a cadeira mamária interna e até uma drenagem menor para os linfáticos subdiafragmáticos e linfonodos intra-abdominais.

O suprimento nervoso para a mama se dá por meio dos ramos arteriais do segundo ao sexto nervo intercostal e dos ramos laterais do terceiro ao sexto nervo intercostal. O principal suprimento é o proveniente do quarto ramo lateral.

Avaliação
Veja seção em avaliação da mama.

Planejamento
Mamografia pré-operatório em paciente com > 40 anos; condição fibrocística da mama (FBC, *fibrocystic breast condition*). Marque as mamas e as principais referências antes da cirurgia com a paciente em pé.

Opções cirúrgicas
Lipoaspiração (sozinha ou em combinação com técnicas de excisão de tecido mamário).

As técnicas de redução da mama diferenciam-se pela cicatriz resultante e pelo desenho do pedículo do tecido mamário usado para conter as inserções dos mamilos à parede torácica. Historicamente cada tipo de cicatriz foi experimentada com cada pedículo.

Incisões da pele
- Periareolar.
- Buraco de fechadura/T invertido/padrão Wise (1956).

CIRURGIA DE REDUÇÃO DA MAMA

- Vertical (Lejour *et al.*, 1990).
- Em forma de B (Regnault, 1980).
- Em forma de L.
- Periareolar e inframamária.

Pedículos
- Medial.
- Inferior (Robbins, 1977).
- Superior (Weiner).
- Bipedículo horizontal (Strombeck, 1960).
- Lateral (Skoog).
- Bipedículo vertical (McKissock, 1972).
- Monte central (Balch, 1981).
- Nenhum (técnica de enxerto livre na papila). A técnica de enxerto livre na papila (Thorek, 1931) envolve amputação de tecido mamário e aplicação do mamilo como um enxerto composto sobre a pele desepitelizada. Esta técnica geralmente é reservada para reduções maciças da mama em idosas.

Complicações

Sangramento, hematoma e abscesso que requer cirurgia. Necrose gordurosa. Assimetria, orelhas de cão. Alteração sensorial no mamilo (aumentado/diminuído) e dormência nos mamilos. Perda de mamilo (parcial/completa). Incapacidade de amamentar (todos os pedículos com exceção dos montes central e inferior). Infecção da ferida, deiscência da ferida (especialmente na junção em T na incisão da pele em padrão Wise). Raramente, grandes áreas de necrose e perda de pele. Descoberta de carcinoma oculto resultando em mastectomia futura (1%). Extrusão de pontos. Hipertrofia da cicatriz/queloide, problemas mais provavelmente nas extremidades medial e lateral da cicatriz mamária. Alteração na forma com o tempo, incluindo novo aumento de volume com o ganho de peso ou drogas (pílula contraceptiva oral, OCP ou terapia de reposição hormonal, HRT) ou redução com a perda de peso. Previna-se com relação a assentamento baixo da mama (técnicas de pedículo inferior).

Dicas

- Mamilos implantados muito alto são difíceis de corrigir.
- Assegure-se de que o envelope de pele não esteja excessivamente reduzido ou muito contraído, caso contrário você terá de reduzir em excesso a mama para ajustá-la ou fechá-la sob tensão com consequente necrose ou deiscência da pele.
- Complicações são reduzidas significativamente em pacientes com BMIs (índice de massa corporal) (< 30).
- O tecido da mama deve ser enviado para avaliação histológica. Ocasionalmente, malignidade não suspeitada é diagnosticada.

Redução da mama com pedículo medial e cicatriz vertical (Hall-Findlay, 1999)

Indicações
Inicialmente para pequenas a médias reduções; à medida que aumenta a experiência pode-se usar para mamas maiores.

Objetivos
Redução da mama com cicatriz reduzida.

Planejamento
Previna a paciente de que a forma da mama será incomum nos primeiros 3 meses (proeminente superiormente, achatada inferiormente). Marque na mama o meridiano mamário e a dobra inframamária. Projete a dobra inframamária sobre a mama. Coloque o mamilo 1-2 cm inferior a essa linha e no meridiano da mama. Desenhe uma abertura de 16-18 cm em forma de mesquita, começando em um ponto 2,5 cm acima da posição do novo mamilo. Vire a mama medialmente e desenhe uma linha desde a extremidade da mesquita até a dobra inframamária. Faça o mesmo lateralmente. Dependendo da extensão da ressecção deixe 2 cm (< 400 g), 4 cm (400-800 g), 6 cm (800 g) de pele superior à dobra e una as bordas medial e lateral. O pedículo é baseado medialmente, com metade da base na abertura da aréola e uma proporção entre comprimento e largura de 1:1,2.

Incisão
Ao longo das marcas, preservando o pedículo.

Procedimento
Desepitelize o pedículo. Aprofunde a incisão ao redor do pedículo diretamente até a parede torácica, fazendo o pedículo em espessura total e fixado na parede torácica, assim como na pele medial. Remova o tecido mamário em bloco inferiormente, lateralmente e em menor extensão superiormente. Remova o suficiente superiormente para uma inserção adequada do pedículo. Assegure-se de que inferiormente a pele tem espessura de apenas 0,5-1 cm. Gire o pedículo dentro da abertura da aréola e faça uma sutura para fechar essa abertura. Suture o pilar medial (que está de fato na borda inferior girada do pedículo até o pilar lateral (tecido mamário residual na incisão lateral) com PDS 3/0. Ajuste com lipoaspiração lateral e inferiormente, quando necessário.

Fechamento
Use monocryl 3/0 interrompida para a derme. Em seguida, uma sutura corrida com monocryl 3/0, firme (dobrada) no terço inferior da incisão para fechar a pele. Drene, se necessário. Ponha bandagens nas feridas.

Cuidados pós-operatórios
Sutiã sem aro metálico no bojo durante 6 semanas; ponha bandagens nas feridas por 3 meses.

Complicações
10% precisarão de revisão de cicatriz em orelha de cão.

Dicas
Não tire muita pele. Não tire muito tecido superiormente. É muito difícil ocorrer ressecção exagerada e as mamas podem ficar ligeiramente maiores com essa técnica do que com as técnicas de pedículo inferior.

CIRURGIA DE REDUÇÃO DA MAMA 667

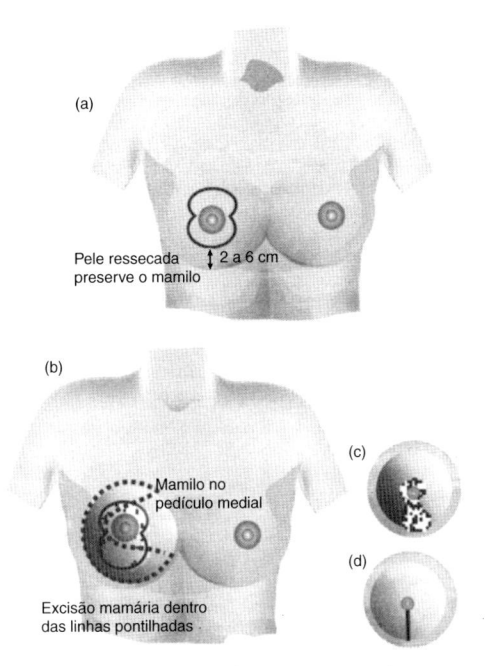

Fig. 20.1 Redução mamária vertical. (a) Padrão: resseque a pele em um padrão em forma de oito preservando o NAC (complexo areolopapilar). (b) Disseque os retalhos de pele. Excise a mama dentro da linha pontilhada. Mantenha o NAC no pedículo medial. (c) Feche o orifício superior com padrão em forma de oito ao redor da papila. (d) O orifício inferior é uma cicatriz vertical embaixo do NAC.

Redução da mama com pedículo inferior (padrão Wise/T invertido)

Indicações
Qualquer tamanho de mama. A técnica mais confiável para sensação da papila e capacidade de amamentar no pós-operatório (50%). Boa para redução unilateral em mamas assimétricas uma vez que pode ajustar tanto a diferença horizontal quanto a vertical.

Objetivos
Mamas menores, esteticamente agradáveis, com mínima interrupção na sensação e função.

Planejamento

Note quaisquer diferenças de tamanho entre as mamas. Marque a linha média do tórax (desde a incisura esternal até o apêndice xifoide) e a linha média vertical de cada mama descendo até a dobra mamária inferior. Transponha a dobra inframamária sobre a superfície anterior da mama. Marque a nova posição do mamilo no ponto em que a linha da dobra inframamária faz a transecção com a linha média mamária vertical. Desenhe um ramo medial e lateral descendo da nova posição do mamilo por uma distância de 7 cm. Os dois ramos deverão ter um ângulo igual a partir do meridiano da mama e geralmente não cria um ângulo de mais de 90° entre eles. Conecte a ponta do ramo lateral à ponta lateral da dobra inframamária. Conecte a ponta do ramo medial à extremidade medial da dobra inframamária. O comprimento dessas duas linhas transversais deve ser maior que o comprimento da linha inframamária, porque depois serão suturadas conjuntamente no final. O pedículo é baseado inferiormente, e tem pelo menos 10 cm de largura e está centrado no ponto médio da dobra inframamária subindo até os mamilos e circundando-os. O uso de anestésico local pré-operatório e de adrenalina é uma preferência pessoal. Pode haver alguma evidência de que isso reduza a perda sanguínea.

Incisão

Centre um anel com diâmetro de 4,5 cm no mamilo e desenhe ao seu redor. Faça a incisão através da epiderme ao longo desse círculo e desepitelize o pedículo. Corte ao longo da dobra inframamária (epitélio somente para o pedículo) e das marcas. Incise ao longo da margem do pedículo.

Procedimento

Corte aprofundando nas margens medial, lateral e superior do pedículo até a parede torácica. Fique atento para não cortar a parte de baixo do pedículo ou deixá-lo muito estreito. Aprofunde as incisões inferiores ao longo das marcas até a parede torácica deixando uma camada de gordura e de fáscia sobre o peitoral maior. Em seguida, levante os retalhos de pele superiores com uma espessura de 1 cm até as margens da mama. Remova tecido mamário, iniciando medialmente, movendo-se superiormente e, por fim, lateralmente. Apare e ajuste o pedículo, conforme necessário. Pese o tecido e mande-o para histologia.

Fechamento

Feche a mama mediante ligação da ponta do ramo medial com a ponta do ramo lateral até o ponto médio da dobra inframamária. Em seguida, suture a nova dobra inframamária e a ferida vertical (3/0 e 4/0 absorvível). Certifique-se de que você liberou a tensão da junção em T. Centre o anel do mamilo sobre a ponta superior dessa linha vertical. Corte ao seu redor e libere o mamilo. Feche a ferida do NAC com suturas absorvíveis 4/0. Os drenos dependem da sanguinolência das feridas e da preferência pessoal, mas não há evidência para o seu uso.

Cuidados pós-operatórios

Faça as bandagens das feridas e coloque um sutiã para suporte, por baixo dele coloque gazes para absorver qualquer exsudação. Verifique os curativos a cada 2 semanas. Recomende à paciente o uso de um sutiã 24 horas por dia por 6 semanas. Aplique curativos à ferida durante 3 meses.

Complicações

Ver anteriormente.

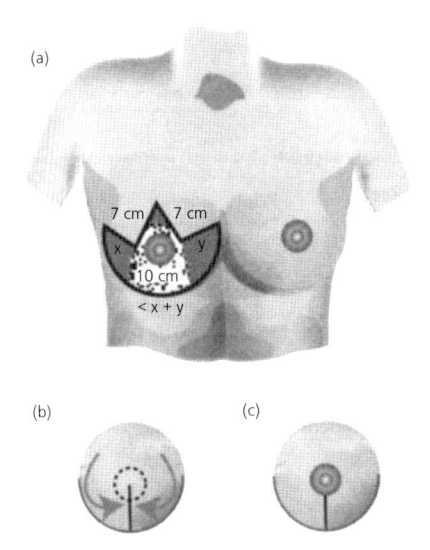

Fig. 20.2 Redução da mama em padrão Wise. (a) Padrão: 7 cm desde o ponto da nova papila até a nova dobra inframamária. O comprimento dos retalhos superiores deve ser igual ou ligeiramente maiores que a incisão inframamária. Mantenha 10 cm de gordura dérmica e subcutânea e pedículo mamário. Ressseque a mama medial e lateral a esse pedículo. (b) Suture os retalhos superiores um ao outro para criar uma cicatriz vertical e fechar a dobra inframamária. (c) Resseque um disco de 4 cm para permitir a saída areolopapilar.

Dicas
Essa técnica tende à queda com o tempo, dessa forma, colocar o mamilo 1 cm para baixo da dobra inframamária é uma boa ideia. Durante a marcação verifique o comprimento medial e lateral do ramo oscilando a mama e certificando-se de eles atingiram a linha média. Reduza o ângulo entre as linhas para que o fechamento seja mais livre de tensão.

Referências

Balch CR (1981). *Plast Reconstr Surg* **67**, 305–11.
Halk-Findlay EH (2002). *Aesthet Surg J* **22**, 185–94.
Lejour M, Abboud M, Declety A, Kertesz P (1990). *Ann Chir Plast Esthet* **35**, 369–79.
McKissock PK (1972). *Plast Reconstr Surg* **49**, 245–52.
Regnault P (1980). *Plast Reconstr Surg* **65**, 840–5.
Robbins TH (1977). *Plast Reconstr Surg* **59**, 64–7.
Strombeck JO (1960). *Br J Plast Surg* **13**, 79–90.
Thorek M (1931). *Med J Rec.* **134**, 474.
Wise RJ (1956). *Plast Reconstr Surg* **17**, 367–75.

Aumento da mama

Indicação
- Congênito: mamas pequenas congênitas, mamas assimétricas, síndrome de Poland, mamas tuberosas.
- Adquirido: ptose mamária leve, reconstrução da mama.

Objetivo
Par tentar criar mamas simétricas esteticamente normais.

Escolha do implante
O revestimento do implante é feita de silicone; a superfície pode ser lisa ou com mais frequência texturizada. Esta se integra ao corpo e reduz o risco de contratura capsular. Praticamente 100% dos implantes usados no Reino Unido contêm enchimento de silicone. Este geralmente é um gel coesivo e não um gel líquido, uma vez que esse diminui o risco de contratura capsular e extravasamento do gel. O gel coesivo também mantém sua forma sendo usado em implantes anatômicos. O enchimento salino é mais comum nos Estados Unidos, Austrália e França, e para implantes colocados por via transumbilical.

Os implantes são redondos ou anatômicos (em forma de lágrima, biodimensionais). Os fatores que determinam a escolha são a preferência da paciente e do cirurgião. Se a paciente desejar um polo superior mais proeminente então os implantes redondos são os preferidos.

Planejamento
A boa troca de informações com a paciente, especialmente na determinação do tamanho e da forma desejados da mama e informando-a de todos os riscos. A marcação pré-operatória é importante. Pedir à paciente que coloque suas mãos sobre a cabeça pode revelar a elevada posição da papila pós-implante. Desenhe uma linha a partir dessa posição da papila até a linha média sobre o esterno. Meça da metade da altura do implante para baixo a partir daí para dar o novo nível da dobra inframamária. Marque a mesma distância, superiormente, para o limite superior da dissecção da loja. Marque a largura da nova mama (largura do implante + espessura da compressão da pele); isso dá dimensões à loja. Marque a linha média. Flucloxicilina ou antibióticos cefalosporínicos pré-operatórios.

Incisão
- Inframamária: boa exposição para a área importante da dissecção da loja. A cicatriz mais comum, mas pode ser visível. Dependendo do tamanho do implante, a cicatriz varia de 4,5 a 6 cm de comprimento. A extremidade medial é disposta igual à aréola medial.
- Axilar: para colocação subpeitoral. Dissecção mais difícil, particularmente da área inferomedial importante. A cicatriz é fora da mama e muito bem escondida.
- Periareolar: a cicatriz é disfarçada pela junção aréola-pele. Alterações sensoriais da papila são riscadas e a dissecção pelo tecido mamário pode aumentar o risco de infecção e outras complicações.
- Umbilical: dissecção remota pode provocar complicações de sangramento. Cicatriz excelente. Somente implantes com solução salina expansível.

AUMENTO DA MAMA

Exposição
A loja geralmente é feita sob visão direta com hemostasia usando diatermia, todas assistidas com um retrator luminoso. As lojas submusculares são um plano mais fácil para dissecar, exceto na liberação da origem do peitoral a partir das costelas inferiores.

Colocação

Subglandular
Continue profundo até o tecido mamário, superficial ao peitoral maior. Uma vez acima da papila, a dissecção se torna mais fácil. Os proponentes sugerem que os implantes subglandulares parecem mais naturais do que os colocados no plano subpeitoral. Não há risco de atrofia do peitoral maior. Menos risco de distorção do implante ou de deslocamento por atividade muscular. Melhor para mamas ptóticas. Menos risco de sangramento. Menos dor pós-operatória.

Submuscular parcial
Uma pequena loja subglandular é constituída até o nível da aréola. Incise pelo músculo peitoral ao longo da quarta costela e continue profundo até o peitoral maior, superficial ao peitoral menor. As vantagens são cirurgia mais rápida e implante mais estável e aparência da mama, especialmente até o polo superior. Incidência reduzida de formação de cápsula. Ondulações do implante menos aparentes, especialmente em mulheres com mamas pequenas. Método de escolha em mulheres magras. Mamografia mais acurada.

Submuscular total
Usada na reconstrução da mama. Profunda ao peitoral maior em sua maior parte. Inferiormente, profunda à fáscia do reto abdominal. Lateralmente, profunda ao serrátil anterior.

Fáscia subpeitoral
Levante a fáscia fora do músculo peitoral; isso dá uma camada extra para cobrir o implante.

Fechamento
Drene somente, se houver preocupação. Fechamento da fáscia de Scarpa até a parede torácica na dobra inframamária com sutura absorvível 3/0. Sutura dérmica profunda e cutânea 4/0 absorvível.

Cuidados pós-operatórios
Permanência hospitalar sem internação ou de uma noite. Mantenha os braços em movimento na amplitude total, mas sem atividade extenuante por 2 semanas. Desde o início, uso contínuo de sitiã sem aro de metal no bojo por 6 semanas

Complicações
- Cicatriz.
- Problemas de cicatrização da ferida.
- Hematoma que requer evacuação.
- Infecção e abscesso que requer remoção do implante, tempo de espera e reinserção.
- Dormência no mamilo (10%) e hipersensibilidade na mama e no mamilo (pode levar de 3 a 6 meses para se resolver).

- Ruptura ou deflação do implante. Rupturas podem ser intracapsulares, e nesse caso podem ser assintomáticas, ou extracapsulares, e nesse caso a paciente notará a deflação.
- Difusão em gel (extravasamento) de mínimas quantidades de silicone podem ocorrer, mas geralmente não são problemáticas.
- Granulomas de corpo estranho de silicone podem se formar nos tecidos ou nos linfonodos. Geralmente eles são assintomáticos, mas podem causar preocupações de serem uma massa maligna e precisa passar por biópsia.
- Rotação de implantes anatômicos (1%).
- Interferência na mamografia.
- Assimetria, estrias e alteração na aparência com o tempo.
- Dobras palpáveis ondulantes.
- Substituição do implante com recomendação variável já em 8 anos após a colocação e qualquer momento/caso se torne sintomático. Próteses que foram explantadas como parte do medo de silicone mostraram extravasamento no gel em 50-60% dos casos, sendo, na maioria das vezes, assintomático.

Contratura capsular

O organismo coloca tecido conectivo ao redor do implante. Este se torna ativado e se contrai em 8% dos aumentos de volume cosméticos (20% dos pacientes de reconstrução). Esta contração começa nos primeiros 3 meses em 80% das pacientes. O risco e o grau de contratura capsular é reduzido por um fator de 6-10 com o uso de implantes texturizados (Coleman et al., 1991), lavando-se a loja com povidona-iodo (Betadine) e pela colocação de implante subpeitoral.

A contratura capsular pode ser decorrente de infecção clínica, reação de corpo estranho, formação de fibrose comum.

Classificação de Baker (1975)
- Classe I: sem contratura capsular.
- Classe II: contratura capsular palpável.
- Classe III: contratura capsular palpável/visível.
- Classe IV: contratura capsular dolorosa palpável/visível.

Tratamento

Não há urgência clínica de se interferir, a menos que a paciente o solicite, geralmente com preocupações estéticas ou sintomáticas. A ruptura da cápsula pela manipulação (capsulotomia fechada) tem sido utilizada, mas há risco de ruptura do implante. O método mais confiável é a remoção da cápsula e implante e substituição (capsulectomia). A pele com frequência é fina e é vital chegar à cápsula e dissecar os tecidos com o implante *in situ*. Tente utilizar um implante diferente em um plano diferente, quando possível. A contratura capsular pode recidivar após a capsulectomia.

Controvérsia sobre o silicone

- Em 1982, Van Nunan relatou três casos de doença do tecido conectivo em mulheres que tinham implantes mamários de silicone.
- Isto deu início a um frenesi nos meios de comunicação e de casos legais. Vários casos notórios nos EUA garantiram enormes somas de dinheiro em cima de falsas evidências ligando a doença do tecido conectivo a seus implantes. Os implantes mamários de silicone foram banidos nos EUA, Austrália e França entre outros lugares. Não fo-

ram banidos no Reino Unido. Os implantes mamários **salinos** eram as alternativas mais comuns utilizadas. Estes implantes ainda têm uma casca externa de silicone!
- Vários estudos subsequentemente não mostram aumento de risco de doença do tecido conectivo em pacientes com implantes mamários de silicone.
- Em 1998, um grupo de revisão do UK Department of Health não encontrou ligação entre os implantes de silicone e a doença autoimune ou do tecido conectivo.
- Em 1999, um relatório do *Institute of Medicine da National Academy of Science of the USA* não encontrou evidência de uma ligação entre os implantes de silicone e a doença sistêmica.
- Não há risco comprovado de indução de câncer de mama.
- Vários estudos com animais relatam uma incidência reduzida de câncer de mama na presença de um implante, talvez em razão de alterações do suprimento sanguíneo.
- O silicone (polidimetil siloxane) é um produto quase universal com ampla aplicação em aparelhos médicos, incluindo revestimentos de agulhas, válvulas, articulações e implantes testiculares e penianos.
- Não há evidência de silicone no leite da mama de mães com implante causando problemas. Um estudo não demonstrou aumento nos níveis de silicone.

Referência

Coleman DJ, Foo IT, Sharpe DT (1991). *Br J Plast Surg* **44**, 444–8.

Ptose da mama

Definição
Queda ou inclinação das mamas após o envelhecimento, involução da mama ou perda de peso.

Etiologia
As causas comuns são o avanço da idade, pós-parto, pós-amamentação e pós-perda de peso.

Classificação
Esta foi descrita pela primeira vez por Regnault, em 1973, e foi baseada na posição do mamilo com relação à dobra mamária.
- Tipo A: menor – mamilo na dobra inframamária.
- Tipo B: moderada – mamilo abaixo da dobra inframamária (1-3 cm), mas acima da parte mais projetada da mama.
- Tipo C: maior – mamilo abaixo da dobra inframamária (> 3 cm) e situada na parte inferior da mama.
- Pseudoptose – mamilo acima e glândula abaixo da dobra inframamária.

Princípios
É importante determinar as preocupações da paciente. Se ela estiver preocupada de que suas mamas são muito grandes, são empregadas técnicas de redução. Se estiver preocupada de que elas sejam muito pequenas será necessário o aumento somente ou em combinação com mastopexia. Quando a paciente está feliz com o tamanho de sua mama, somente a mastopexia é utilizada. Depois de explicada a extensão da cicatriz resultante, a paciente pode recusar a cirurgia ou escolher uma técnica inferior com resultados inferiores. Isto deve ser claramente definido antes de operar.

Tratamento
- Tipo A: ptose menor/volume normal:
  - Mastopexia com cicatriz periareolar ou vertical pequena.
- Tipo A: ptose menor/hipoplasia:
  - Aumento da mama.
- Tipo B: ptose moderada/volume normal:
  - Mastopexia com cicatriz vertical ou em T invertido.
- Tipo B: ptose moderada/hipoplasia:
  - Mastopexia de aumento. Geralmente formação de cicatriz menor, é possível com o uso de mastopexia com pequena cicatriz vertical para acesso a mastopexia e implante.
  - Mastopexia periareolar com implante colocado via incisão inframamária.
- Tipo C: ptose maior/volume normal:
  - Mastopexia em T invertido.
- Tipo C: ptose maior/hipoplasia:
  - Aumento com mastopexia em T invertido.
- Pseudoptose/volume normal:
  - Excisão horizontal de tecido ao longo da dobra inframamária.
- Pseudoptose/hipoplasia:
  - Aumento da mama.

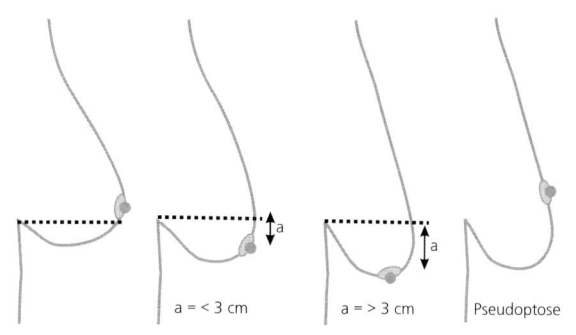

Fig. 20.3 Classificação de Regnault da ptose da mama.

Técnicas de mastopexia

Todas as formas de mastopexia podem ser somente dérmicas ou envolver a sutura da glândula mamária e o rearranjo. O princípio por trás do rearranjo da mama é manter a viabilidade do mamilo em um pedículo e mover mais o tecido mamário por trás do mamilo para dar um resultado mais duradouro, com mais projeção.

Mastopexia periareolar (circunferencial)
Este procedimento remove tecido em um plano vertical e horizontal por meio de desepitelização de maneira elíptica superior e ao redor da aréola, elevando a aréola até a margem superior da elipse e retirando o excesso à maneira de bolsa de tabaco deixando uma cicatriz areolar.

Cicatriz vertical pequena
Esta técnica permite a transposição da aréola e do mamilo com redução no tamanho da aréola, se necessário. A elipse é desenhada e desepitelizada como acima, mas depois de elevada a aréola, a tensão e o excesso de pele são retirados principalmente da pequena cicatriz vertical.

Princípios da cicatriz em T invertido e vertical
Por favor, veja redução da mama. Essas técnicas utilizam incisões semelhantes e deixam cicatrizes semelhantes, mas em vez de remover tecido mamário, os pilares mamários laterais são centralizados para estreitar e elevar a base da mama, aumentando a projeção.

Mastopexia de aumento
Este é um procedimento difícil. A melhor abordagem é primeiro aumentar, elevar a paciente a uma posição sentada, enquanto anestesiada e fazer os ajustes finais na posição da papila e da aréola no intraoperatório para os quais qualquer técnica é apropriada.

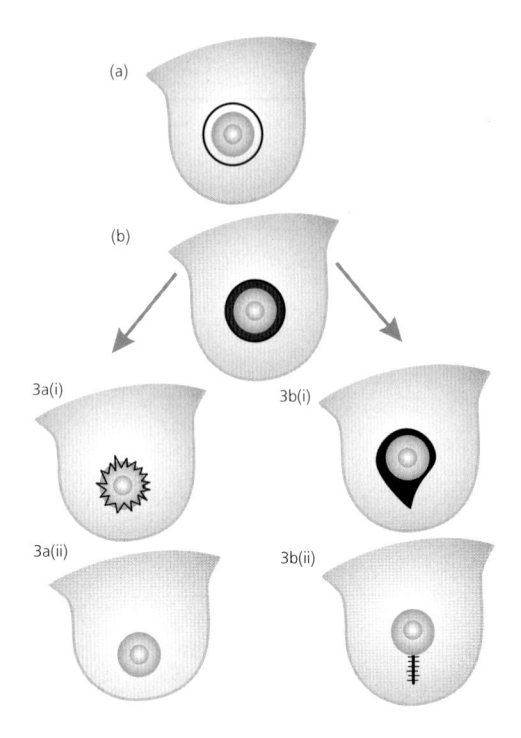

Fig. 20.4 Mastopexia periareolar: (a) excisão periareolar em forma circular da pele; (b) defeito; 3a(i) fechamento em bolsa de tabaco; 3a(ii) cicatriz perioareolar; 3b(i) tecido retraído abaixo do mamilo para levantar e criar o fechamento vertical pequeno; 3b(ii) cicatriz vertical pequena.

Leitura adicional

Whidden PG (2003). *Can J Plast Surg* **11**, 73-8.

Mamilos invertidos

Definição
Uma projeção invertida do mamilo, na qual ele é retraído sob a aréola.

Incidência
Comum: mulheres > homens.

Etiologia
- Tecido subcutâneo areolar diminuído.
- Pequenos ductos lactíferos hipoplásicos e bandas fibróticas retraindo o mamilo. Fibrose pós-mastite.

Classificação (Han e Hong, 1997)
- Grau 1: fibrose mínima. Facilmente corrigível manualmente. Mantém a posição sem tração.
- Grau 2: fibrose moderada. Corrigível manualmente, mas a posição não é mantida após a liberação da tração.
- Grau 3: Fibrose grave. Difícil de corrigir manualmente.

Características clínicas
- Retração do mamilo.
- Interferência na amamentação.
- Desconforto psicológico.

Tratamento

Não cirúrgico
- Aparelhos de aspiração: aparelhos simples, por exemplo, seringas plásticas encurtadas (êmbolo removido), colocadas sobre o mamilo e aspiração aplicada.
- Aparelhos comerciais, como Niplette (McGeorge, 1994).

Cirúrgico (Hamilton 1980; Teimourian e Adham, 1980)
- Grau 1: tração e uma única sutura em bolsa de tabaco.
- Grau 2: dissecção romba para liberar bandas fibróticas sem divisão dos ductos lactíferos. Sutura em bolsa de tabaco para manter em posição.
- Grau 3: divisão cruenta das bandas fibróticas e ductos lactíferos pela incisão mamilar e areolar transversa (Pitanguy) ou através de uma incisão circunferencial na base mamilar utilizando retalhos dérmicos desepitelizados a partir dos ramos em estrela para substituir a perda tecidual e ligar embaixo do mamilo. Os defeitos do ramo em estrela são fechados diretamente depois de dar o apoio ao mamilo.

Referências
Hamilton JM (1980). *Plast Reconstr Surg* **65**, 507–50.
Han S, Hong YG. (1999). *Plast Reconstr Surg* **104**, 389–95.
McGeorge DD (1994). *Br J Plast Surg* **47**, 46–9.
Teimourian B, Adham MN (1980). *Plast Reconstr Surg* **65**, 504–6.

Mama tuberosa
Também conhecida como mama tubular.

Definição
Deformidade da mama quando a mama tem uma forma tubular ou tuberosa com uma base estreita.

Incidência
Desconhecida, já que existem muitos casos leves não relatados e nunca se apresentam para tratamento. Vários casos que se apresentam para tratamento são incomuns. Unilateral é menos comum que bilateral.

Etiologia
Causa congênita. Acredita-se que seja em razão da ausência da fáscia superficial sobre a mama, permitindo que ela se hernie anteriormente.

Apresentação e avaliação clínicas
As pacientes apresentam-se solicitando aumento de volume da mama, ou ficam envergonhadas com relação à forma e assimetria de sua mama. Em vez da forma piramidal ou cônica de base ampla de mamas normais, estas mamas apresentam base constricta e herniação da mama em direção ao NAC (complexo areolopapilar), dando, em casos extremos, uma aparência de "bola de tênis dentro de uma meia". O NAC tende a ser maior que o esperado. Ele tem uma aparência de "beiço projetado" com um forte anel fibroso na circunferência e herniação do tecido mamário sob ele, empurrando-o para a frente. Isso pode dar à mama uma aparência de bolha dupla. As mamas geralmente estão hipoplásicas e pequenas.

Classificação
- Tipo 1: hipoplasia medial inferior.
- Tipo 2: hipoplasia lateral e medial inferior.
- Tipo 3: como acima mais deficiência de pele areolar no plano circunferencial.
- Tipo 4: base gravemente constrita.

Tratamento cirúrgico
O aumento com loja submamária com ruptura do anel fibroso na base da mama corrige deformidade leve. Isso pode necessitar combinação com uma excisão tipo círculo peri-intra-areolar para reduzir o tamanho da aréola. O implante pode ser introduzido através da mesma incisão.

Em casos mais graves, um implante expansível pode ser necessário para superar gradualmente a escassez de pele. A alternativa é usar um retalho para introduzir pele ao longo do meridiano inframamário proveniente do NAC para e através da dobra inframamária. Este retalho pode ser uma grande zetaplastia ou uma transposição de retalho toracoepigástrico.

Alguns tentaram retalhos mamários internos para rearranjar a anatomia mamária interna e preencher a deficiência inferior.

Resultado
Raramente perfeito, mas geralmente muito melhor. A formação de "beiço projetado" do NAC tende a recidivar.

Ginecomastia

Definição
O superdesenvolvimento anormal da mama masculina.

Incidência
Em 60% dos recém-nascidos, 65% de meninos na puberdade, 8% por volta dos 17 anos de idade, 30% em homens idosos.

Etiologia
- Fisiológica: neonatal, na puberdade, idade avançada.
- Farmacológica: espironolactona, digoxina, diazepam, metildopa, cimetidina, metoclopramida, esteroides, teofilina, maconha, estrógenos, antiandrógenos (acetato de ciproterona).
- Patológica: má nutrição, hipogonadismo (congênita ou adquirida), síndrome de Klinefelter (XXY), doença tireoidea, cirrose, tumores malignos secretores de esteroides/gonadotrofina coriônica humana (testicular, hipofisário, renal, suprarrenal, hepático, broncogênico), carcinoma da mama masculina, idiopática.

Classificação (Simon *et al.*, 1973)
- Grau 1: pequeno aumento de volume, sem excesso de pele.
- Grau 2A: aumento de volume moderado, sem excesso de pele.
- Grau 2B: moderado aumento de volume, com pele extra.
- Grau 3: aumento de volume acentuado, com pele extra.

Histologia
- Exagerada: aumento de tecido ductal e vascular.
- Fibrosa: estroma fibroso acelular, poucos ductos.
- Intermediária.

Características clínicas
Superdesenvolvimento de tecido mamário, no sexo masculino. Alguns têm apenas desenvolvimento do disco mamário, mas outros também têm hiperplasia estromal adiposa associada. A maioria dos pacientes é assintomática. Alguns pacientes têm sensibilidade na mama.

Investigações
Sempre examine a genitália, características sexuais secundárias e possíveis causas. Testes da função hepática (LFTs), triagem hormonal, outras investigações direcionadas por características clínicas, por exemplo, análise cromossomal, ressonância magnética/tomografia computadorizada/ultrassonografia (MRI/CT/USS) do fígado, US dos testículos, raios X.

Tratamento médico
- Na maioria das vezes, a ginecomastia é fisiológica e não precisa de tratamento. A ginecomastia fisiológica da puberdade resolve-se em 2 anos.
- Danazol, tamoxifeno, ou clomifeno algumas vezes são úteis na ginecomastia da puberdade.

Tratamento cirúrgico

Indicações
Indicado quando o tratamento médico falhou, a ginecomastia fisiológica persistente da puberdade por > 3 anos e nos pacientes em seus 20 anos, resistente à perda de peso, e causando problemas funcionais ou psicológicos.

Técnicas cirúrgicas

Lipoaspiração (Rohrich et al., 2003)

A lipoaspiração assistida por ultrassom (UAL) para tecido mamário denso e lipoaspiração padrão para tecido adiposo (graus 1 e 2A e grau 2B se a pele for boa), dependendo dos prós e contras para UAL de tecido mamário.

Excisão

- Procedimento de Webster: incisão semicircular ao longo da margem areolar inferior, a excisão do tecido mamário (graus 1 e 2A e grau 2B se for pele boa).
- Desepitelização de pele em forma de círculo ao redor da papila (grau 2B e grau 3 moderado). A metade inferior da pele desepitelizada é removida para permitir o acesso para excisar o tecido mamário. O mamilo permanece viável no retalho dermoglandular com base superior. A incisão circum-areolar é então fechada sobre a pele desepitelizada, sendo presa firmemente no excesso.
- É importante não exagerar a ressecção, deixando uma deformidade em forma de pires ou um mamilo ressecado.
- A redução formal com ramos de cicatriz estendendo-se sobre a mama de cada lado do mamilo, estendendo-se até a redução em padrão de Wise (grau 3 grave).
- A drenagem é necessária.

Cuidados pós-operatórios
Os curativos de compressão são empregados durante uma semana; pode ir para casa com drenos em posição, se houver drenagem excessiva.

Complicações
Sangramento, hematoma e reoperação. Abscesso, infecção da ferida, deiscência da ferida, perda de mamilo, dormência na indentação, deformidade em pires, assimetria, recorrência. A formação de seroma requerendo aspirações frequentes e possível cirurgia posterior. A queixa mais comum é a redução insuficiente, porém, é mais fácil repetir a excisão e em seguida tentar corrigir uma deformidade em pires.

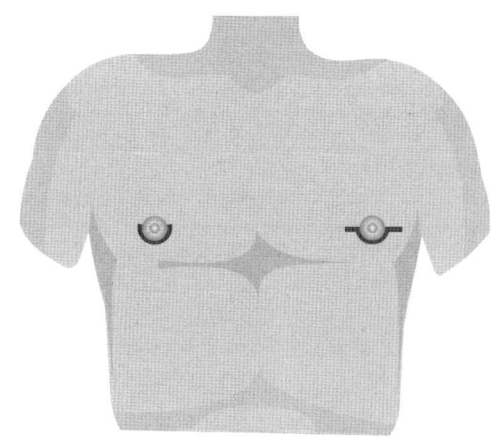

Fig. 20.5 Incisões de ginecomastia: (direita) com periareolar hemicircunferencial inferior; (esquerda) com extensões laterais.

Referências

Simon BB, Hoffman S, Kahn S (1973). *Plast Reconstr Surg* **51**, 48–52.

Rohrich RJ, Ha RY, Kenkel JM, Adams WP, Jr (2003). *Plast Reconstr Surg* **111**, 909–23.

Técnicas estéticas não cirúrgicas

Peelings químicos

Agentes
- Ácido salicílico e ácidos alfa-hidróxi.
- Ácido tricloroacético 10-50%.
- Fenol a 50% em solução saponácea: o fenol não é dependente da dose mas um fenômeno de "tudo ou nada" (cuidado com a toxicidade hepática e arritmias cardíacas). Fórmula de Baker: 3 mL de fenol; 2 mL de água da torneira; 8 gotas de sabão líquido; 3 gotas em óleo de cróton.

Indicações
Rugas faciais finas (rítides), pigmentação cutânea manchada, lesões cutâneas pré-cancerosas e cicatrizes de acne. Rugas faciais profundas (fenol).

Método de ação
Os *peelings* químicos são aplicados à pele e produzem uma lesão química controlada. Dependendo da concentração do *peeling*, a necrose estende-se da epiderme para o interior da derme papilar até diferentes profundidades. A cicatrização resulta em nova epiderme e estimulação dos fibroblastos para formar uma nova matriz extracelular. O colágeno se estabelece de maneira mais compacta e paralela. A epiderme geralmente cicatriza-se em uma semana e a alteração geral é visível após 2 meses.

Complicações
Hipopigmentação/despigmentação/hiperpigmentação, eritema, mílios, cicatrizes hipertróficas, ectrópio, sensibilidade ao sol.

Dermabrasão

Indicações
Iguais aos *peelings*, em especial para rítides periorais em pacientes de pele mais escura.

Método de ação
Remoção mecânica da epiderme e derme superficial. A profundidade é controlável e produz menos clareamento.

Laser de dióxido de carbono

Indicações
Como acima.

Método de ação
Veja *laser*. Neste contexto, semelhante ao *peeling* químico.

Retin A (creme de tretinoína a 0,05-0,1%)

Indicações
Sinais precoces de envelhecimento e dano solar. Irregularidades menores da pele.

Modo de ação
Aumenta a formação de colágeno, remove a atipia e as ceratoses microscópicas.

Dose
Aplicação noturna e protetor solar durante o dia. Resultados após 4-8 meses.

Hidroquinonas (creme a 2-4%)
Indicações
Pigmento irregular devido a dano solar.

Método de ação
Inibe a tirosinase que converte tirosina em melanina. Portanto, clareia a pele e produz uma cor uniforme da pele. É usada geralmente no rosto e no dorso das mãos.

Dose
Diariamente com resultados em 3-6 meses.

Preenchedores não autólogos
Agente
Hoje existem mais de 70 preenchedores no mercado. Os dois mais comuns são o ácido hialurônico e o colágeno.

Indicações
Linhas faciais, como de lábio superior, dobra nasofacial, comissura oral.

Método de ação
O preenchedor é injetado por via intradérmica para preencher linhas e rugas finas a moderadas. Isso dá um resultado imediato, mas temporário, que precisará ser repetido a cada 6-9 meses.

Complicações
Mínimas. O colágeno pode dar reação alérgica. Por outro lado, vermelhidão, equimoses, prurido e descoloração são os principais problemas. O preenchimento excessivo pode produzir instantaneamente lábios reconhecíveis "em beiço projetado".

Preenchedores autólogos
Agente
Enxerto de gordura.

Indicações
Rugas da testa e glabelares, rugas e aumento dos lábios, aumento malar.

Método de ação
A gordura é colhida da porção inferior do abdome usando uma cânula de 3 mm e em seguida é centrifugada (transferência de gordura de Coleman) ou lavada com solução salina normal até não haver mais sangue descolorindo a solução. É colocada no plano subdérmico sob a dobra relevante da pele. A ponta chanfrada da agulha é usada para quebrar as ligações entre as camadas dérmicas e mais profundas, criando assim um plano claro com 5 mm de largura embaixo da ruga. A gordura é injetada, supercorrigindo-se para permitir a absorção.

Complicações
A reabsorção é o maior problema e a reinjeção pode ser necessária. Grandes quantidades de NB Lipofilling (100-200 cm^3) para aumentar um retalho pós-reconstrução da mama usa a mesma técnica.

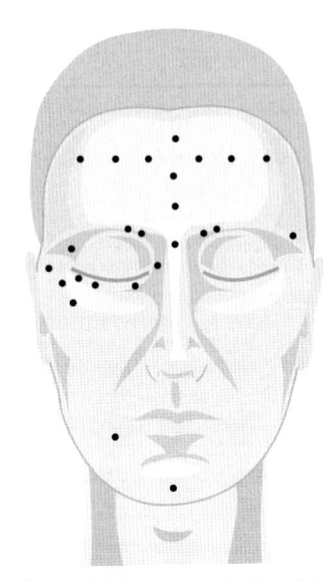

Fig. 20.6 Pontos para aplicação de injeção de toxina botulínica para as rugas faciais.

Toxina botulínica

Indicações
Linhas glabelares e da testa, pés de galinha, levantamento lateral e medial da sobrancelha.

Método de ação
Clostridium botulinum produz oito exotoxinas. A exotoxina tipo A possui licença comercial. Ela inibe a liberação de acetilcolina na junção neuromuscular, causando uma paralisia flácida temporária. Com ou sem anestesia tópica, a toxina é injetada no músculo (ou sobre o músculo no caso de pés de galinha) nos locais pré-planejados. Leva de 24-48 horas para atuar e dura 1-6 meses, dependendo da dose local e do paciente.

Complicações
Equimose, sub ou supercorreção, cefaleia, diplopia. Ptose da pálpebra superior ocorre em 0,5-5%. Este geralmente cai 1 a 2 mm e se reverte com o tempo. Ptose da pálpebra superior (pés de galinha).

Métodos de clareamento da pele

Lesões benignas hiperpigmentadas, como lentigo e cloasma com frequência causam vergonha e necessidade de agentes ou métodos de despigmentação são comuns. As lesões benignas hiperpigmentadas são tratadas com aplicações tópicas, *lasers* ou cirurgia. Determine a causa por meio de investigações da história do paciente. Procure por etiologias, como:
- Drogas (hormonais).
- Agentes fotossensibilizantes.
- Hiperpigmentações pós-inflamatórias.
- Exposição ultravioleta (UV).
- Doenças sistêmicas (fígado, doença de Addison), gravidez.

Hidroquinona

Um agente químico catecol fenol que se encontra prontamente disponível em formas não prescritas para clareamento da pele. É um dos inibidores mais efetivos da melanogênese e age mediante inibição do metabolismo celular. O efeito é não específico, mas os melanócitos tornam-se mais sensíveis. Pode levar 4-6 semanas antes de se ver o efeito, em seguida continua a melhorar por 4-6 meses.

A hidroquinona a 2% pode ser composta por outros agentes clareadores da pele, como ácido retinoico e dexametasona (Triluma). É mais eficaz se combinada com tretinoína.

Efeitos colaterais: dermatite de contato, raramente ocronose (escurecimento fuliginoso da pele com degeneração de fibras de colágeno e elásticas).

Há uma forma de éter monobenzílico que produz despigmentação irreversível. Existe também uma forma glicosilada chamada arbutina.

Outros agentes químicos

- Mequinol (4-hidroxianisol): semelhante à hidroquinona; citotóxico aos melanócitos. Usado em combinação com o ácido retinoico.
- Ácido azelaico e ácido kójico: ácidos de ocorrência natural que inibem a tirosinase. Efetivos, mas podem causar irritação local.

Laser

- *Laser* Q-switched ou Nd:Yag, melhor para tratamento de lesões hiperpigmentadas. A melanina na lesão age como um cromóforo que absorve a energia destruindo-a. O comprimento de onda determina a profundidade da penetração e os cromóforos visados. As reações adversas são dor, irritação, hiperpigmentação pós-inflamatória.
- Luz intensa pulsada: luz pulsada de alta intensidade com comprimento de onda amplo (515-1.200 nm) é liberado na pele e absorvido pelos cromóforos. As reações adversas são dor, irritação, hiperpigmentação pós-inflamatória.
- Fototermólise fracionária (Fraxel): cria dano térmico à epiderme e à derme. Variante de *laser*, consegue 15-20% de *resurfacing* de pele em um único tratamento As reações adversas são dor, irritação, hiperpigmentação pós-inflamatória.

Blefaroplastia

Definição
Procedimento cirúrgico plástico realizado nas pálpebras, geralmente com o objetivo de reverter o processo do envelhecimento.

Indicações
- Restaurar uma aparência de juventude à região periorbital e, portanto, ao resto do rosto.
- Aliviar a obstrução ao campo visual mecânico causada por excesso de pele, especialmente sobre a pálpebra superior.
- Como adjuvante ao *lifting* facial como um meio de restaurar uma aparência de juventude ao rosto envelhecimento.

Objetivos
- Livrar-se de excesso de pele palpebral e eliminar rugas.
- Recriar dobras supratarsais simétricas.
- Abordar projeções de gordura sem criar uma aparência encovada.

Anatomia
Veja anatomia da pálpebra, Capítulo 3.
- Gordura orbital possui duas bolsas superiores e três bolsas inferiores (Castannares, 1951).
- Dobra palpebral 8-10 mm, centralmente, mas 5-6 mm medial e lateral.
- Homens: dobra é inferior (caso contrário parece feminina), assim faça a incisão mais reta.
- Olhos asiáticos: a gordura pré-septal desce diretamente em razão do septo orbital inserindo-se na expansão distal.
- Em pálpebras asiáticas pode-se desejar a criação de duplo sulco palpebral *versus* ocidentalismo, dobras epicantais, cantoplexia lateral.

Fisiopatologia
- Com a idade, o orbicular se torna hipotônico, relaxa e desce, produzindo a dobra que pende sobre a prega palpebromalar. A adaptação da pálpebra inferior ao globo diminui, produzindo epífora.
- As estruturas de suporte relaxam-se, produzindo ectrópio, alongamento da pálpebra inferior, queda do canto lateral, ptose e fórnice inferior raso com possível entrópio.
- A pele se torna mais fina e as fibras elásticas menos resilientes. A gordura atrofia-se. O septo relaxa-se, permitindo que a gordura se hernie anteriormente e o globo ocular se retraia.
- Quatro fatores contribuem para as bolsas palpebrais:
    - Pressão intraorbital (p. ex., ↑ volume de gordura).
    - Fraqueza no septo orbital.
    - Queda do globo ocular (devido à flacidez das estruturas musculofasciais orbitais, por exemplo, ligamento de Lockwood).
    - Relaxamento do orbicular e pele.

BLEFAROPLASTIA

Tipos de blefaroplastia
- Pálpebra superior.
- Pálpebra inferior.
- Combinadas (quatro pálpebras).

Avaliação do paciente

Preocupações
O paciente deve definir claramente suas preocupações. Em especial, as rugas são de preocupação mimética ou estática? Se mimética, a cirurgia não será de ajuda. Na pálpebra inferior, a formação de bolsa das pálpebras inferiores deve ser separada das bolsas malares. Avalie o que o paciente não gosta. Pele demais? Pálpebras inchadas? Círculos escuros ao redor dos olhos? (Podem ser pigmentadas). A tendência ao estrabismos com frequência significa um músculo orbicular excessivamente ativo que precisará ser abordado. Os asiáticos podem desejar parecer ocidentais ou apenas ter uma prega palpebral.

História ocular
Cirurgia ou trauma ocular ou palpebral anterior. Condições oculares, como cataratas, uso de óculos e lentes de contato, olho seco (você tem olhos secos em aviões?), lágrimas e condições oculares inflamatórias.

História de drogas
Em particular aspirina ou varfarina.

História médica
Hipotireoidismo, diabetes, distúrbios de sangramento. Obtenha uma história da pele, em especial de infecções, como herpes.

Exame

Estrutura palpebral
Obtenha as proporções de todo o rosto. Procure por assimetrias e ressalte-as. Palpe a anatomia corporal. Avalie a posição da sobrancelha, especialmente quanto a ptose (ela deve situar-se sobre a crista supraorbital). Se existir ptose, a pele da pálpebra superior deverá ser examinada com a pálpebra mantida na posição correta. Tenha cuidado com a ptose adaptada em que uma constante ação frontal oculta a ptose da sobrancelha, mas depois de realizada a blefaroplastia, a necessidade da atividade frontal reduzir-se-á, tornando aparente a ptose da sobrancelha. Avalie as margens supra e infraorbitais.

Pálpebra: qualitativa e quantitativa
Na pálpebra superior avalie o excesso de pele. Ele existe com a pálpebra em posição normal? Deve haver 8 mm de pele pré-tarsal ao olhar diretamente para frente. Há pele pendente cobrindo os olhos? Avalie a ptose palpebral. A pálpebra superior situa-se 1 mm abaixo do limbo (borda da íris/córnea). Avalie as saliências de gordura (mediais e centrais) e a proeminência da glândula lacrimal (lateral). Essas podem ser acentuadas pela pressão delicada sobre o globo ocular com as pálpebras fechadas. O teste de tensão e o teste de Flower: retração descendente da pálpebra.

Avalie o orbicular. Avalie o tônus do orbicular.
- Teste de tônus sentido com o dedo – sinta o tônus à contração forte.
- Teste do beliscão – belisque o orbicular em repouso e à contração.
- Teste da contração sem fechar totalmente o olho – para avaliar o músculo hipertrófico, espessamento lateral oblíquo descendente; também avalia o músculo pré-tarsal.
- Teste da contração forçada – avalia quanto a redundâncias de pele pendentes.

Avalie e meça a abertura da pálpebra (geralmente 7-11 mm), a distância do canto lateral até a ponta da sobrancelha e o ângulo da fissura palpebral até a linha axial transversa.

Na pálpebra inferior, avalie o excesso de pele, as bolsas palpebral e malar, e as dobras nasojugais. Procure por flacidez palpebral usando o teste de tração (*snap test*). Puxe a pálpebra inferior em sentido inferior ao máximo possível; ela deve fechar-se em uma fração de segundo. Examine a posição da pálpebra. A pálpebra deve situar-se no limbo (borda da íris/córnea) e a abertura vertical do olho deverá ser de 10-11 mm. A mostra escleral (esclera entre o limbo e as pálpebras) é indesejável. Faça o teste de Schaefer – tração da pálpebra inferior (o normal é 3-5 mm, certamente < 8 mm com involução até 10-12 mm). Procure por herniação adiposa (medial, central, lateral) ou depressão acima da margem infraorbital. Se o teste de tração for precário evite uma blefaroplastia ou faça uma excisão mínima e uma suspensão do canto lateral ou uma remoção de gordura conjuntival. As bolsas diminuem ao fechamento contraído do olho? As bolsas se devem à herniação adiposa ou a redundâncias de músculo? As bolsas malares se devem a edema e não podem ser corrigidas por blefaroplastia.

Vetor
A partir do acima exposto, avalie o vetor do olho e da bochecha. Este é o ângulo entre a linha para baixo verticalmente a partir da córnea e aquela que une a córnea à proeminência da bochecha. Um vetor positivo é aquele onde a bochecha se situa anterior ao olho. Cuidado com um vetor negativo em que a proeminência da bochecha se situa posterior à córnea, que geralmente é decorrente de proptose ou de uma bochecha rebaixada. Esses pacientes muitas vezes têm mostra escleral e o risco de entrópio é alto.

Função ocular
Faça um exame geral (VA, acuidade visual, teste de movimentação ocular, PERLA, *pupils equally reacting to light and accommodation* – reação igual das pupilas à luz). Procure por qualquer reação conjuntival. Verifique movimento extraocular. Teste também a reação pupilar e a acuidade visual, uma vez que 2% de ambliopia não é documentada previamente. Assegure-se de que o paciente fez um exame oftalmológico no último ano. Observe o piscar, geralmente 10-15 piscadas por movimento movimentando as lágrimas de lateral a medial. Avalie a função do levantador. Para fazer isso imobilize a cabeça e meça a distância entre a pálpebra no olhar descendente máximo e no olhar ascendente máximo. Fotografe.

Princípios e planejamento objetivos
- Corrija primeiro a ptose da sobrancelha! Corrija a ptose periorbital (com *lifting* facial).
- Planeje o procedimento, dependendo dos achados clínicos e dos desejos dos pacientes.
- Se a pele for redundante, planeje excisão da pele e do orbicular. Levantar a pele somente ou um elemento miocutâneo.
- Se houver bolsas/herniação adiposa planeje a excisão da gordura ou reposicione gordura retroseptal (Hamra, 2004).
- Se ocorrer ptose palpebral, considere o encurtamento do levantador e a fixação supratarsal.

BLEFAROPLASTIA

- Se houver ptose da glândula lacrimal, faça dacroadenopexia.
- Para criar dobra supratarsal (em asiáticos) faça fixação supratarsal.
- Na pálpebra inferior, se houver acentuada redundância da pele ou o orbicular estiver hipotônico, considere a plicatura ou suspensão do orbicular.
- Se houver redundância palpebral considere a tarsectomia em cunha ou cantoplastia lateral.
- Será necessário tratar entrópio ou ectrópio.

Anestesia
Anestesia local (LA) com sedação ou anestesia geral (GA). Infiltração mínima com agulha fina (~1 mL com lidocaína a 2% com 1.200.000 de adrenalina) para evitar distorção da pálpebra. Se sob LA, então use prilocaína ocular tópica e coloque proteção corneana.

Blefaroplastia superior
- *Objetivo do procedimento:* criar uma agradável dobra superior sem pele redundante pendente, ou protuberância de gordura. Clarear a visão se obscurecida. Pode reduzir a sensação de peso sobre a pálpebra superior.
- *Planejamento:* marque com o paciente supino. Coloque a marca inferior sobre a dobra tarsal e com o olho fechado, belisque com a pinça para ver a quantidade de pele que pode ser removida. Em seguida, marque a incisão superior; estenda-se lateral e medialmente com a curva superior em cada extremidade. Assegure-se de que pele suficiente permanece entre o cílio e a sobrancelha.
- *Incisão:* incise através das marcas até o músculo (Fig. 20.7(a)).
- *Procedimento:* remova a pele e o tecido subcutâneo. Se remover uma tira do orbicular, faça-o cuidadosamente com tesouras afiadas. Assegure-se de uma hemostasia meticulosa durante todo o procedimento. Se for removida gordura, faça uma pequena incisão no septo orbital e remova a gordura dos coxins adiposos central e medial. Disseque delicadamente a gordura, retraia-a sob mínima tensão e remova-a com cautério, certificando-se da coagulação de todos os vasos. Note que a glândula lacrimal é cinza-acastanhada, a gordura ocular é amarelada e o coxim adiposo nasal é branco. Feche utilizando sutura monofilamentar subcuticular 6/0. Use Steristrips para o curativo da ferida. Remova a sutura em 5 dias. CUIDADO com a protuberância lateral da glândula lacrimal, que pode ser confundida erroneamente com uma herniação de gordura. A redução da glândula lacrimal também pode ser realizada como parte da operação.
- *Variação:* contração septal com cautério; incise o septo utilizando a casa de botão ou abertura a céu aberto; sutura para fixar a dobra ao levantador.

Pálpebra inferior
- *Objetivo do procedimento:* restaurar o contorno do osso zigomático, remover círculos escuros e melhorar a forma da fissura.
- *Planejamento:* marque a incisão estendendo-se lateralmente a partir do ponto inferior ao longo da via subciliar até o canto lateral, ligando-o com uma das rugas ou pés de galinha.
- *Incisão:* pequena incisão inicial lateralmente. Incise com o bisturi ou corte ao longo da incisão marcada com um par de tesouras serreadas afiadas (Fig. 20.7(b)).
- *Procedimento:* deixe intacto o orbicular pré-tarsal. Abaixo deste, desenvolva um plano com tesouras descendo até a margem intraorbital. Permaneça dentro dos limites da pálpebra e não se estenda sobre a bochecha. Incise o septo orbital. Remova a

gordura, começando com o compartimento central e movendo-se mais medialmente do que lateralmente, como acima. A pressão delicada sobre o globo ocular produzirá uma saliência se houver excesso de gordura a remover. Faça uma prega com a pele em direção lateral e excise o excesso (lateralmente < 3 mm). Fechamento: sutura monofilamentar 6/0 e Steristrips; remova em 5 dias. CUIDADO para não fazer excisão excessiva de pele. Preserve a pele ressecada por 10-14 dias, caso seja necessário para um ectrópio pós-operatório macroscópico.
- **Outras opções:** em vez de remover a gordura, recubra a gordura. Cubra a gordura para evitar a aparência encovada ou côncava e preencher a dobra nasojugal (Hamra, 2004). A plicatura fascial capsulopalpebral em direção vertical também pode ser usada. Se as bolsas forem causadas por redundância de músculo, esta redundância pode ser plicada lateralmente.
- **Blefaroplastia transconjuntival** com uma excisão na metade do caminho entre o fórnice e a placa tarsal. Isto permite a remoção de gordura somente. O *laser* até a pálpebra inferior produz retração da pele, se necessário.

Complicações
Com mais frequência o olho levemente arenoso, conjuntivite, edema projetado, contusão excessiva, contusão conjuntival por 2-3 semanas e excesso persistente de pele na pálpebra superior. Com menos probabilidade, infecção, sangramento, deiscência da ferida, queloide ou cicatrizes hipertróficas, epífora, hiperpigmentação, bolsas residuais, assimetria, olhos fundos decorrentes da excisão excessiva de gordura, ptose, diplopia, síndrome do olho seco, inflamação da margem palpebral (blefarite), edema conjuntival (quemose), mostra escleral, ectrópio decorrente de excisão excessiva da pele palpebral inferior. Raramente, retração da pálpebra inferior, hematoma retrobulbar, cegueira (0,04%).

Tratamento das complicações
- Hematoma palpebral deve ser drenado.
- Hematoma orbital (retrobulbar) deve ser tratado com extrema urgência. Remova as suturas na enfermaria e drene o hematoma. Considere uma cantotomia lateral. Prescreva acetazolamida e manitol. Descomprima a órbita e procure a opinião de um oftalmologista.
- Olho seco deve ser tratado com lubrificantes, bandagens e umidificação. Considere uma sutura Frost temporária.
- A má posição da pálpebra pode-se resolver em 4-6 semanas por meio de massagem e bandagens.
- A excessiva remoção de pele só pode ser tratada com enxertos de pele.

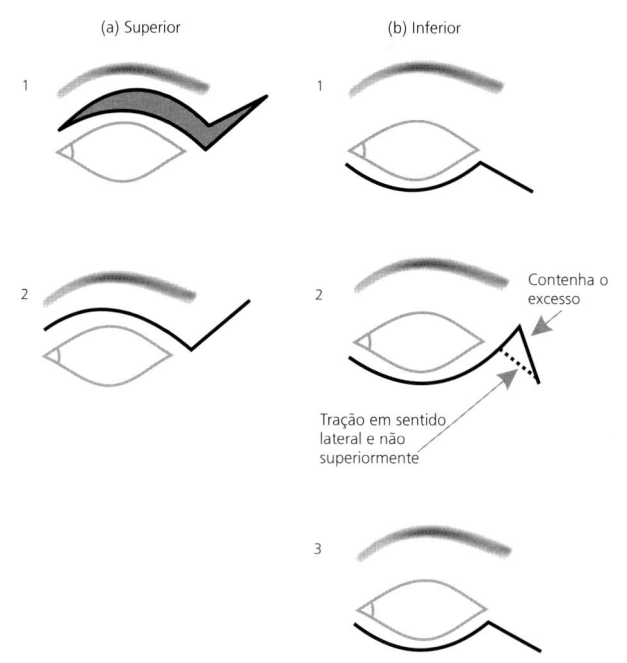

Fig. 20.7 (a) Blefaroplastia palpebral superior: (1) desenho e excisão; (2) fechamento.
(b) Blefaroplastia palpebral inferior: (1) incisão subciliar contínua em linhas altas de pés de galinha; (2) retalho de pele elevado e tensionado lateralmente, não superiormente; suture a margem subciliar e em seguida resseque o excesso lateralmente;
(3) fechamento.

Referências

Castanares S (1951). *Plast Reconstr Surg* **8**, 46–58.
Hamra ST (2004). *Plast Reconstr Surg* **113**, 2124–41.

Lifting da sobrancelha

Avaliação
Pode apresentar-se como pedido de *lifting* facial e ser incorporado ao rejuvenescimento facial. Geralmente apresenta-se como um problema palpebral e a avaliação deve incluir a de blefaroplastia. Além disso, avalie a posição da sobrancelha em repouso e com a atividade frontal, peso da testa, forma da linha do cabelo e distribuição e densidade do cabelo.

Anatomia
A sobrancelha medial situa-se nivelada com o canto medial e o alar. Ela se arqueia até o ponto mais alto dois terços de seu comprimento, em uma linha vertical acima do limbo lateral. Em homens, a sobrancelha situa-se na margem supraorbital e em mulheres, o ponto alto do arco situa-se exatamente acima da margem. A distância da pupila média até o topo da sobrancelha é de 2,5 cm. A distância do topo da sobrancelha até a linha do cabelo é de 6 cm em homens e de 5 cm em mulheres.

Objetivos
Retorno da sobrancelha à sua posição natural com boa forma e simetria.

Indicações
Ptose da sobrancelha devido ao envelhecimento ou paralisia do nervo facial.

Abordagens
Aberta ou endoscópica.

Aberta
- Bicoronal:
    - Alta.
    - Baixa.
- Sobrancelha média.
- Suprassobrancelha.

As duas últimas abordagens são para homens com rugas profundas na testa e calvície em padrão masculino. As abordagens bicoronais podem ser na linha do cabelo ou no cabelo. As abordagens na linha do cabelo são boas para aqueles com testa alta, visto que a ressecção da pele encurta a testa. As abordagens na linha do cabelo (geralmente 5 cm atrás da linha do cabelo) são úteis naqueles com cabelo para cobrir a cicatriz. A abordagem aberta deixa uma grande cicatriz, dormência e possível perda de cabelo, mas é eficaz. A excisão da pele é cada vez menos eficaz à medida que se desloca a incisão a partir da sobrancelha. Uma excisão de 1 cm a partir da suprassobrancelha elevará a sobrancelha em 1 cm; contudo, uma excisão de 3 cm é necessária para alcançar a mesma elevação de uma abordagem bicoronal.

Procedimento
Disseque em plano subgaleal centralmente e superficial até a fáscia temporal profunda lateralmente. Mobilize a pálpebra lateral fora da margem supraorbital evitando os nervos supraorbital e supratroclear. Resseque o corrugador. Tracione a pele para trás e resseque, sendo conservador na porção central, para alcançar a anatomia ideal. Drene.

Fechamento
Absorvível em camada dupla.

Endoscópica
Empregue cicatrizes pequenas. Menos problema com o nervo e menos perda de cabelo, mas é menos eficaz: "80% do resultado para 20% de cicatriz". É adequada se a sobrancelha for muito ptótica ou muito pesada.

Incisões
Três a cinco incisões verticais na linha do cabelo.

Procedimento
Endoscopicamente em túnel, subperiostealmente em sentido central e superficial à fáscia temporal profunda e lateralmente até a margem da sobrancelha. Resseque os músculos corrugadores, evitando os nervos supraorbital e supratroclear. Fixe a sobrancelha com suturas de fáscia lateral até a fáscia temporal e fixe na porção média lateral com cola ou suturas ancoradas em parafusos ou pelo túnel ósseo.

Fechamento
Absorvível em camada dupla.

Complicações
- Lesão de nervo supraorbital, supratroclear ou frontal.
- Alopecia.
- Dormência.
- Assimetria.
- Elevação da linha do cabelo.
- Ptose recorrente.
- Prurido temporal.
- Formação de cicatriz.

Rinoplastia

História
O paciente deve definir claramente a área de preocupação. Se houver mais de uma devem ser priorizadas. Cuidado no caso de os pacientes apenas não gostarem de seus narizes! Problemas de história nasal específica de epistaxe, rinite alérgica e obstrução nasal devem ser procurados. Trauma nasal prévio ou cirurgia devem ser documentados. Também é importante notar o uso de medicações que promovem sangramento.

Exame

Relativo ao rosto
Examine primeiro o nariz com relação a outras características faciais. Algumas vezes, um nariz proeminente é, de fato, um queixo retraído!

Exame nasal interno
Examine o septo, cornetos, valvas nasais e mucosa. Assegure-se de que não há desvio, aumento de volume dos cornetos ou válvulas defeituosas. O teste de Cottle é o colapso/estreitamento das cartilagens inferiores laterais, produzindo estreitamento da parte média à inspiração forçada, que pode ser exagerado com a oclusão da narina. Se a inspiração se tornar mais fácil pelo estiramento da bochecha lateralmente, este será um teste positivo. Isso pode ser reconstruído com enxertos expansores (Sheen, 1984).

Exame nasal externo
Avalie o nariz de maneira sistemática a partir da frente, lateral e vista de baixo para cima.
- **Pele:** avalie a qualidade e variação da pele do nariz. Se for espessa e sebácea, a pele não revestirá bem qualquer alteração esquelética.
- **Desvio:** procure por desvios nasais óbvios.
- **Raiz:** o ângulo nasofrontal, que deve estar no nível da linha ciliar da pálpebra superior no olhar para a frente.
- **Ponte:** examine os ossos nasais e as cartilagens laterais superiores procurando por variações de largura e altura. A largura dos ossos nasais devem ser de 75% da base alar. Procure por giba dorsal.
- **Supraponta:** note os pontos de referência da quebra da supraponta, isto é, onde ela começa e a projeção da supraponta relativa à ponte e à ponta.
- **Ponta:** onde está o ponto de definição da ponta.
- **Columela:** examine a columela, avaliando sua relação com o lábio (columela-ângulo labial geralmente de 90°-105°) e as asas. A columela deve pender exatamente inferior às margens alares.
- **Alar:** a base alar deve ter a mesma largura da distância intercantal. A vista de baixo para cima do nariz deve mostrar a base nasal como um triângulo equilátero com a ponta como o ápice.

Documente todos os achados meticulosamente. Fotografe as vistas de frente, lateral, oblíqua e de baixo para cima, no mínimo.

RINOPLASTIA

Indicações
- Para alterar a aparência de qualquer ou vários constituintes do nariz.
- Para acrescentar definição do dorso nasal: rinoplastia de aumento.
- Para reduzir a altura e/ou proeminência do dorso nasal: rinoplastia de redução.
- Para alterar a aparência da ponta nasal ou cúpula nasal, ou a largura do nariz; rinoplastia da ponta.
- Para corrigir qualquer forma de desvio nasal lateral.

Todos os anteriores podem ser combinados com uma septoplastia (para corrigir desvio do septo nasal ou obstrução nasal) ou osteotomias para dar forma à abóbada osteocartilaginosa.

Objetivos
Para criar ou remodelar um nariz que esteja proporcional com as características faciais de acordo com o desejo do paciente. Se realizado em conexão com a obstrução nasal, o objetivo será o de aliviar a obstrução.

Planejamento
A análise de imagem computadorizada pode ajudar no planejamento pré-operatório e consentimento, mas pode criar expectativas irrealistas. Os desenhos para ilustrar os princípios e alterações esperadas podem ser melhores e asseguram que o cirurgião e o paciente tenham a mesma ideia sobre as necessidades. O planejamento cirúrgico deve incluir uma análise passo a passo e a correção de cada componente do nariz.

Anestesia
Anestesia local como um bloqueio nasal e em seguida subcutaneamente e submuco pericondrial para elevar a pele e a mucosa nasal. Um vasoconstritor tópico, como pasta ou *spray* de cocaína é posto via intranasal. Limpe a parte interna do nariz e remova os pelos nasais com o bisturi.

Incisão
Há duas abordagens de rinoplastia: interna (fechada) e externa (aberta).

Fechada
As incisões internas podem ser:
- Intercartilaginosas (entre cartilagens laterais superior e inferior).
- Trans ou intracartilaginosa (através pelas cartilagens laterais).
- Infracartilaginosa (margem caudal da cartilagem lateral inferior).
- Incisões marginais ou da borda.

Se a exposição ampla da ponta nasal for necessária, são usadas incisões inter e infracartilaginosas com liberação da cartilagem. A incisão continua descendo atrás da columela e atrás da columela no plano coronal que a separa do septo. A abordagem fechada é melhor para pacientes que precisam de um mínimo de ajuste na ponta. As incisões podem ser variadas, dependendo da deformidade e a recuperação pós-operatória e o tempo cirúrgico são mais curtos. Entretanto, a exposição é limitada.

Aberta

Uma abordagem aberta combina uma etapa transcolumela ou incisão em V na parte mais estreita da columela, que normalmente é a porção média, com uma incisão marginal ou infracartilaginosa. A vantagem de uma rinoplastia aberta é a boa exposição da estrutura nasal sem distorção, e é particularmente útil para a cirurgia de ponta significativa e para a grave deformidade pós-traumática ou congênita. Entretanto, o tempo cirúrgico é mais longo, há uma cicatriz externa e o edema nasal é prolongado.

Exposição

Os tecidos moles são dissecados da cartilagem em um plano submuscular, parando no aspecto inferior dos ossos nasais. Aqui, o periósteo é incisado e o plano é alterado para subperiosteal. Levante a pele da abóbada osseocartilaginosa dorsalmente. Disseque e exponha as cartilagens laterais inferior e superior. Separe a mucosa das laterais superiores.

Procedimento

Existe discussão referente a abordar a ponta antes do dorso ou vice-versa. A preferência pessoal do autor é o princípio da estabilidade esquelética antes da correção do tecido mole.

As pequenas gibas dorsais (< 5 mm) pode ser reduzidas com lima apenas. Gibas maiores requerem excisão. Um retrator de Aufricht é introduzido para elevar o tecido mole nasal da abóbada osteocartilaginosa. A excessiva proeminência dorsal das cartilagens septal e lateral superior são cortadas transversalmente com tesoura de cortar cartilagem. Um osteótomo protegido é introduzido com sua borda cortante transversalmente orientado no intervalo criado pela tesoura de cartilagem e localizado contra os ossos nasais. O excesso ósseo agora é removido. O tecido ressecado da giba deve ser envolvido em gaze embebida em solução salina para o caso de ser necessário realizar qualquer aumento.

Em alguns casos, o dorso nasal parece estar achatado e a relação triangular normal entre os ossos nasais precisa ser restaurada. Isso é feito com mais frequência realizando-se osteotomias nos aspectos laterais dos ossos nasais (fratura interna). Às vezes, um enxerto dorsal sobreposto será utilizado.

As osteotomias são realizadas para retificar ossos nasais, restaurar o triângulo ósseo ou estreitar ossos nasais. Isso pode ser efetuado via pequenas incisões perfurantes ao lado do canto medial (e, se necessário, na borda da bochecha nasal) e em seguida introduzindo um elevador periosteal para levantar cuidadosamente um túnel subperiosteal e descer para o ângulo nasomaxilar. Em seguida, um osteótomo fino de 1-2 mm, o osso é perfurado até a linha de fratura pretendida como um selo de postagem. A pressão digital criará então a fratura. Alternativamente, uma osteotomia interna pode ser feita mediante pequena incisão através da mucosa na fossa piriforme. Preservando-se o periósteo, o osteótomo é golpeado, cortando através do osso do processo frontal da maxila. À medida que o som se altera, o osso cefálico mais fino pode ser fraturado com a pressão digital, causando uma fratura em galho verde. Dependendo da direção da fratura escolhida pelo cirurgião, as osteotomias são classificadas como "baixa a baixa", "baixa a alta" ou "alta" com relação ao ângulo nasomaxilar.

As técnicas para melhorar a projeção da ponta são os suportes de columela, técnicas de sutura crural e enxertos de sobreposição. As duas primeiras são usadas preferencialmente já que o enxerto tem uma taxa de revisão de aproximadamente 30%. As pontas bífidas podem ser suturadas juntas após excisão do tecido conectivo entre os ramos. Uma ponta bulbosa ou proeminente pode ser reduzida mediante excisão de uma cunha da margem alar e/ou da margem coronal cefálica ou metade da cartilagem alar.

A columela e a base alar são então abordadas. O objetivo é obter um ângulo nasolabial de 95°-105° aparando-se o septo caudal. Se a ponta pender sobre a columela, o septo e a columela são aumentados por meio de um enxerto de cartilagem proveniente do septo. A ressecção alar é efetuada em razão de dilatação alar ou uma base alar alargada.

Enxertos expansores são enxertos de cartilagem colocados em bolsa submucopericondrial paralela à margem septal dorsal, até a margem livre da cartilagem lateral superior. Elas são destinadas a segurar a cartilagem lateral superior do septo.

Outros procedimentos que pode ser necessário realizar incluem septoplastia, turbinectomia e coleta de enxerto. Quando os enxertos são necessários, o septo nasal é o doador preferido. A cartilagem auricular e da costela pode também ser utilizada.

Fechamento
Sutura absorvível 5/0 rápida para a mucosa e de náilon 6/0 para a pele. Bandagens (Steristrips) para o nariz e talas internas e externas.

Pós-operatório
As talas permanecem por 1 semana; remoção da sutura em 5 dias.

Complicações
- Resultante do procedimento:
    - Sangramento (1-4%).
    - Infecção (2-3%).
    - Sensação de odor distorcida.
    - Sinusite.
    - Perfuração septal.
    - Edema prolongado.
    - Distúrbio sensorial do nariz ou incisivos superiores anteriores.
- Sequelas estéticas indesejáveis:
    - Sub ou supercorreção.
    - Desvio lateral.
    - Deformidade de supraponta.
    - Irregularidades de contorno.
    - Local(is) de osteotomia palpável.
    - Membrana vestibular nasal.
    - Válvulas nasais.
    - Assimetria nasal.

A taxa de revisão relatada de rinoplastias é de até 18%.

Referência
Sheen JH (1984). *Plast Reconstr Surg* **73**, 230–9.

Ressecção submucosa

Também conhecida como septoplastia ou coleta de enxerto de cartilagem septal.

Obstrução de via aérea
Causada por:
- Desvio septal.
- Aumento de volume ou cornetos inferiores constantemente congestionados.
- Pólipos.
- Colapso de válvula interna.
- Colapso de válvula externa.
- Rinite.

Definição
A ressecção submucosa (SMR), conforme inicialmente descrita por Freer e Killian (1902-1904), incluía a ressecção da cartilagem e osso septais (vômer e etmoidal), retendo as margens dorsal e caudal para a ponte nasal, apoio da ponta e da columela. A SMR agora é sinônimo de septoplastia, que é uma ressecção mais conservadora das áreas limitadas da cartilagem septal somente. A zona ressecada normalmente é limitada à área projetada. O dorso e os suportes caudais são retidos.

Indicações
- Um adjuvante da rinoplastia quando o septo é desviado causando obstrução nasal.
- Pode ser realizada como um procedimento isolado para a obstrução nasal causada por desvio do septo ou para coleta de cartilagem septal para enxerto.
- Ocasionalmente, indicada na epistaxe crônica uma vez que o desvio do septo pode obstruir a visão do sangramento ou causar turbulência de ar, levando a secura e formação de rachaduras na mucosa.

Desvio de septo
- Congênito ou relacionado ao crescimento? Relacionado ao trauma, microtrauma.
- Trauma com fratura septal em qualquer plano.

Procedimento
Anestésico local com injeção de adrenalina e bandagem ou *spray* de cocaína.

Incisão
Incise verticalmente no lado convexo do septo cerca de 0,5-1 mm da margem posterior a anterior do septo (incisão de Killian). Se o septo anterior também for projetado, então, o septo poderá ser abordado via incisão de transfixação que foi feita posterior à columela para exposição na abordagem de rinoplastia fechada. Se uma rinoplastia aberta estiver sendo feita, ou nenhuma rinoplastia, esta poderá ser uma incisão de hemitransfixação por meio de uma mucosa do septo deixando intacta a mucosa oposta. Em uma rinoplastia aberta, o septo também pode ser abordado a partir do dorso. Se uma transfixação ou incisão dorsal for utilizada, a ressecção septal ainda deve deixar suportes dorsal e anterior para apoio.

RESSECÇÃO SUBMUCOSA

Dissecção/ressecção
Disseque a mucosa a partir da cartilagem no plano subpericondrial. Isso é auxiliada por hidrodissecção com anestesia local com adrenalina. Incise cuidadosamente através do septo até o outro lado, mas não através da mucosa contralateral. Faça essa incisão 1 cm posterior à margem anterior do septo. Deixe também um suporte dorsal de 1 cm. Disseque o pericôndrio (lado côncavo) e a mucosa da cartilagem septal. Em seguida, resseque a cartilagem septal na área da deformidade usando tesoura ou uma faca giratória (faca de Ballenger). Esta cartilagem pode ser revertida ou remodelada mediante corte e substituição, porém, é descartada com mais frequência. A cartilagem pode ser minimamente ressecada na margem caudal e a maior parte deixada em posição, mas remodelada por meio de corte.

A mucosa é fechada com suturas absorvíveis. Os pequenos orifícios da mucosa podem ser deixados para cicatrizar contanto que não fiquem diretamente opostos, criando uma perfuração total. Orifícios grandes ou perfurações totais são fechadas com retalhos mucopericondriais. Uma ou duas suturas para perfuração total são usadas para acolchoar o mucopericôndrio a fim de evitar hematoma septal.

A cavidade nasal é envolvida levemente por 24 horas ou até a alta.

Complicações

Iniciais
- Hematoma septal: precisa ser drenado para evitar necrose da cartilagem.
- Epistaxe.
- Extravasamento de líquido cefalorraquidiano (CSF) em decorrência do dano na placa cribriforme; geralmente se resolve.
- Infecção.

Tardias
- Obstrução nasal persistente.
- Sinéquias entre o septo e os turbinados.
- Perfuração septal.
- Colapso da ponte septal (deformidade dorsal em sela).
- Retração da columela.
- Queda da ponta.
- Alargamento alar.
- Anosmia.

Lifting facial

Definição
Ritidectomia é o rejuvenescimento cirúrgico do rosto em envelhecimento.

Classificação
De acordo com o plano de dissecção e estruturas abordadas.

Indicações
Face envelhecida, paralisia facial. Linhas profundas, como dobras nasolabiais não são removidas por *lifting* facial.

Fisiopatologia

Causas
- Fotoenvelhecimento.
- Flacidez do desenvolvimento.
- Atrofia de estruturas subjacentes.

Sinais do rosto em envelhecimento
- Sobrancelhas caídas.
- Afundamento dos sulcos glabelares.
- Linhas horizontais na testa (tentativa de levantar a sobrancelha).
- Dobras nasolabiais.
- Queda da pele e da gordura da bochecha sobrepondo-se à mandíbula, formando "papos".
- Formação de banda no pescoço anterior devido à flacidez da pele e do músculo.
- Linhas verticais ao redor dos lábios.
- Lábio superior mais longo.
- Canto da boca vira-se para baixo.
- Lábios finos.

Avaliação do paciente
Defina claramente as preocupações do paciente e peça que ele as priorize:
- O que o paciente deseja alcançar?
- Eles têm expectativas realistas?
- Por que o paciente está fazendo isso?
- Eles estão fazendo isso para outra pessoa?

História
Particularmente incluir fumo (risco 12 vezes maior de necrose da pele), uso de drogas anti-inflamatórias não esteroides (NSAID), hipertensão e qualquer defeito hematológico que pode aumentar o risco de sangramento.

Exame
- Deve ser feito de todo o rosto.
- Procure por sinais de assimetria, mesmo que pequenos, e aponte-os ao paciente.
- Avalie a qualidade e as rugas da pele. é necessário um procedimento adjuvante de *resurfacing*?
- Avalie os tecidos moles, procurando por flacidez das estruturas de apoio do rosto.
- Examine a deposição de gordura e determine se a lipoaspiração (pescoço) ou o aumento de gordura serão necessários (malar e labial).

- Avalie o esqueleto subjacente. A mentoplastia, osteotomia mandibular, implantes malares ou avanço ajudam?
- Examine sistematicamente o rosto que começa na testa e termina no pescoço. O *lifting* adjuvante de sobrancelha, pálpebra ou pescoço ajudará? Como estão as dobras nasolabiais e as rugas periorais?
- Ajuste o rosto do paciente para ver que direção de tração criará o efeito desejado e anote isso.
- Discuta objetivos de cirurgia com o paciente, incluindo fotografias e uma expectativa realista dos resultados.

Anatomia
Um conhecimento detalhado da anatomia facial é desejado. O sistema musculoaponeurótico superficial (SMAS), uma camada fibromuscular contínua que reveste e interliga os músculos da expressão facial com os septos fibrosos que se estendem através da gordura para fixar-se à derme (Mitz e Peyronie, 1976) (termo cunhado por Tessier) é contínua ao platisma e fáscia parotídea superficial situada sobre a glândula parótida. O nervo facial verticalmente aproxima-se da pele cerca de 1 cm abaixo e anterior à base auricular e os ramos aprofundam-se no SMAS. Os ramos do nervo facial situam-se abaixo deste plano, separados do ramo frontal que é quase periosteal ao nível do arco zigomático, então assenta-se no SMAS à medida que cruza o arco zigomático, e em seguida entre duas camadas da fáscia temporoparietal sobre a testa. CUIDADO com o nervo frontal 1 cm lateral à sobrancelha lateral e o ramo mandibular marginal 1 cm abaixo da mandíbula, cruzando a mandíbula com os vasos faciais.

Anestésico
Pode ser um LA (geralmente com sedação) ou GA.
- **Incisão:** estende-se da região temporal até a pós-auricular/occipital ou uma parte dessa (Fig. 20.8).
- **Temporal:** 2-3 mm dentro da linha do cabelo.
- **Pré-helicoidal:** incisão curva paralela à hélice dentro da área de mudança de cor da junção hélice-face.
- **Tragal:** pode ser pré ou pós-tragal. A pré-tragal leva ao fácil acesso e fechamento. Entretanto, se for prevista excisão de pele significativa, a combinação errônea de cor da pele é provável, visto que a textura da pele altera-se em direção ao nariz. A pós-tragal comprova-se de acesso e fechamento ligeiramente mais difíceis; entretanto, a cicatriz é mais escondida. A cirurgia pode avançar a pele com cabelos sobre o trago e isso é superado por meio de excisão e eletrocautério dos bulbos capilares no lado de baixo da pele; a tensão deve ser evitada.
- **Lóbulo da orelha:** 2-3 mm distante da margem inferior do lóbulo da orelha para evitar uma deformidade em brida.
- **Pós-auricular:** dentro do sulco retroauricular na direção do occipúcio. Ao nível do trago, uma direção posterior de incisão. Se prevista excisão de pele > 1,5 cm, a direção deve seguir a linha do cabelo; caso contrário uma extensão posterior reta deverá ser utilizada.

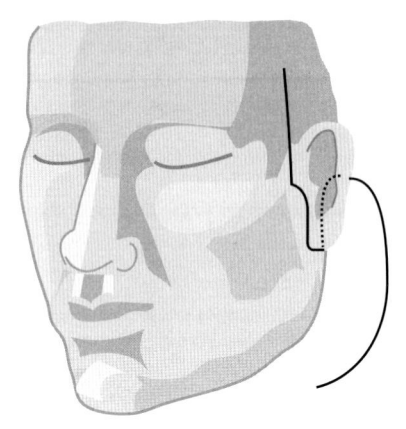

Fig. 20.8 Incisão de *lifting* facial.

Procedimento

A **dissecção** procede-se subcutaneamente, elevando um retalho de pele com 2-3 mm de gordura subcutânea tão distante quanto a margem anterior da parótida. Continue descendo para dentro do pescoço, evitando o nervo auricular maior que se situa na porção média do esternocleidomastoideo 6,5 cm abaixo do meato auditivo externo. O SMAS-platisma pode ser abordado de várias maneiras: excisão, plicatura, imbricação (dobrar-se para trás sobre si mesmo e suturar). A imbricação tem o benefício de aumentar o arco zigomático assim como de proporcionar um *lifting* do SMAS. A plicatura tem efeito de *lifting* semelhante, sem o benefício de aumento do arco zigomático, mas com uma taxa menor de complicações com relação à lesão do nervo. No caso de excisão de SMAS, comece 1 cm anterior ao trago. A partir desse ponto, incise horizontalmente por aproximadamente 3 cm paralelos ao zigoma, e estenda-se distalmente até 5 cm abaixo da borda inferior da mandíbula. Tenha o cuidado de evitar o ramo marginal do nervo facial e a veia jugular externa, puxe o SMAS para cima e excise o excesso. Em seguida, feche o SMAS. Com todas as técnicas de abordagem do SMAS, o vetor correto de tração sobre o SMAS é importante para dar o resultado desejado. Isso produzirá um *lifting* não só facial, mas também do pescoço.

O **procedimento no pescoço** é efetuado depois que os retalhos de SMAS-platisma forem suturados. A lipoaspiração subcutaneamente e subplatisma pode ser suficiente. Entretanto, uma incisão submentual de 3 cm, dividindo o platisma na linha média, permite a direta excisão da gordura. O platisma pode então ser ressecado se em excesso, ou fechado ou imbricado, se for necessário maior preenchimento.

O **fechamento da pele** livre de tensão é o objetivo e tem sido auxiliado pela adição de sutura do SMAS. Certifique-se de que a cabeça encontra-se em posição neutra. Coloque a sutura temporal e a sutura occipital. Avance o retalho de pele sobre a orelha. Marque e apare o excesso. O fechamento é com suturas subcuticulares. Os drenos geralmente são utilizados e saem na incisão pós-auricular.

Cuidados pós-operatórios

Cuidados estritos para não comprimir os retalhos faciais, o que leva à necrose. Evitar o excesso de flexão do pescoço ou virar a cabeça. Minimize o aumento da pressão venosa na cabeça e no pescoço (p. ex., tossindo, esticando e curvando-se). Os curativos devem ser mínimos para permitir a observação e limitar a pressão. Remoção das suturas em 7-10 dias.

Complicações
- Hematoma.
- Lesão de nervo facial.
- Lesão de nervo sensorial (auricular maior ou menor).
- Deiscência da ferida, necrose da pele (chance de 1%) ou crosta.
- Alopecia.
- Infecção.
- Assimetria.
- Aparência de exposta ao vento.
- Cicatrizes hipertróficas.
- Nódulos embaixo da pele – demoram a se resolver.
- Deformidades do lóbulo da orelha, como formação de brida.
- Edema prolongado ou equimose.
- Depressões submentais.

Outras técnicas de *lifting* facial

Skoog levantou o SMAS como um composto com um retalho de pele, que tem o benefício de aumentar o suprimento sanguíneo do retalho de pele. Entretanto, a desvantagem é um modelamento mais limitado da pele do que no caso de dissecção de uma camada de SMAS separada. O *lifting* do SMAS dá uma linha mandibular e um pescoço excelentes, mas pode aprofundar a dobra nasolabial porque a pele não é puxada para cima, e esta é a razão pela qual foi desenvolvido o *lifting* facial em plano profundo. Entretanto, outras técnicas são mais seguras.

Um *lifting* facial é um procedimento em duas camadas. Pode ser comparado a um lençol e a um cobertor. Não se pode arrumar apenas o lençol. É preciso virar para baixo o lençol e o cobertor arrumado. Portanto, disseque a dobra subcutânea até a nasolabial e puxe a pele, e embaixo dessa, puxe o SMAS.

- A plicatura do SMAS é o objetivo da suspensão cranial com acesso mínimo (MAC, *minimal access cranial suspension*), que também tem o benefício de uma cicatriz menor. Nessa técnica, o SMAS é suspenso com suturas não absorvíveis. Pode ser comparado ao *lifting* em S – pouca dissecção, duas suturas para plicar o SMAS. Os benefícios de ser muito rápido e ter uma rápida recuperação, mas não dura.
- *Lifting* facial subperiosteal.
- *Lifting* facial composto e de plano profundo (Hamra, 1992).
- Rejuvenescimento peri-oral. Retire um canto superior da boca triangular; o *lifting* labial raramente é indicado; pode ser necessário injetar gordura ou outro preenchedor de volume.
- Dobra nasolabial: eleve e suspenda a pele, injete gordura ou outro preenchedor.

Segredos do sucesso
- Mantenha-o simples.
- Pré-plano.
- Escolha seus pacientes.

Referências
Mitz V, Peyronie M (1976). *Plast Reconstr Surg* **58**, 80–8.
Hamra ST (1992). *Plast Reconstr Surg* **90**, 1–13.

Aumento do esqueleto facial

Os implantes podem ser usados para melhorar as proporções faciais ou reconstruir defeitos. Os implantes podem ser de tecido autólogo, material alógeno ou aloplástico.

Indicações
Congênita
- Cosmética.
- Fissuras faciais congênitas.
- Fenda labial e palatal:
  - Enxertos de osso alveolar.
  - Aumento da base alar.
- Microssomia hemifacial.
- Síndromes craniofaciais:
  - Sequência de Pierre Robin – hipoplasia do queixo.
  - Síndrome de Crouzon e Apert – hipoplasia facial média.

Adquirida
- Trauma:
  - Soalho orbital.
  - Nariz.
  - Malar.
- Radioterapia na infância causando hipoplasia óssea ou osteorradionecrose.
- Doença de Romberg (atrofia hemifacial progressiva).
- Síndrome de Treacher Collins, síndrome de Crouzon.
- Síndrome do primeiro e do segundo arco branquial.
- Cosmético (envelhecimento):
  - Genioplastia (descrita na próxima seção).
  - Aumento malar.
  - Aumento do nariz (ponte ou ponta).

Complicações
- Infecção.
- Má colocação levando a mobilidade e assimetria.
- Lesão de nervo.
- Ectrópio: pálpebra ou lábio inferior.
- Seroma.
- Desmineralização óssea.
- Lesões corneanas.
- Contorno imperfeito (no queixo levando a sulco geniomandibular).
- Extrusão ou exposição do implante.
- Assimetria, no caso de implantes bilaterais.
- Super/subcorreção.

Aumento malar e da bochecha

Implantes cosméticos para aumentar a proeminência e a projeção dos ossos zigomáticos são as razões mais comuns para o aumento na face. Entretanto, não raro, os defeitos da bochecha decorrentes de atrofia hemifacial são tratados com transferência de tecido livre do omento ou retalhos de gordura dérmica. Mais recentemente, o afundamento bucal decorrente de medicação antirretroviral instigou uma gama de procedi-

AUMENTO DO ESQUELETO FACIAL

mentos para corrigir essa deformidade, sendo a mais comum o aumento aloplástico injetável.

Anatomia da região malar
A proeminência do malar é formada pela maxila e pelo zigoma. O forame infraorbital está a 1 cm abaixo da margem infraorbital alinhado com a pupila, emitindo o nervo infraorbital.

Avaliação e planejamento do perfil
Linhas de referência, como o meridiano zero. Radiografias e estudos cefalométricos podem ser usados para quantificar a falta de projeção, porém com mais frequência isso é feito com o uso de fotografias 1:1 (AP e lateral). As imagens MRI e a CT tridimensional (3D) também podem ser úteis. Uma prótese experimental (moldagem) pode ser utilizada para medir o tamanho e o local do implante.

Implantes
Geralmente silicone, mas Gore-Tex, Medpor, Mersilene e osso ou cartilagem autólogos também são empregados.

Procedimento de implante malar

Abordagem intraoral

Crie uma incisão 2-3 cm através da mucosa bucal no sulco bucal superior perpendicular ao primeiro dente pré-molar superior. Prossiga pelo periósteo da maxila. Crie uma bolsa subperiosteal com tamanho exatamente suficiente para o implante.

Subciliar

Incisão escalonada pele-pele/músculo semelhante à da blefaroplastia palpebral inferior. Em seguida, desça para a margem infraorbital e prossiga subperiostealmente.

Lifting facial

Por meio de incisões de *lifting* facial como adjuvante do *lifting* facial. Esta é a abordagem favorita para a transferência de tecido livre, permitindo acesso ao defeito e aos vasos faciais ou pré-auriculares para anastomose.

CUIDADO com o ramo zigomático, que está vulnerável nas abordagens oral e de ritidectomia, cujo nervo frontal está vulnerável nas abordagens auricular e temporal, e com o nervo infraorbital, que está vulnerável em todas as abordagens.

Genioplastia

Técnicas para alterar a forma e a proeminência do queixo.
- Opções para aumentar a proeminência do queixo:
  - Implante aloplástico.
  - Implante de autoenxerto – osso/cartilagem.
  - Osteotomia de avanço deslizante.
- Opções para reduzir a proeminência do queixo:
  - Ressecção ou osteotomia de recessão deslizante.

Anatomia
Região mandibular
- O forame mental está 2,5-3,5 cm lateral à linha média, 1,2-1,8 mm acima da margem mandibular inferior e diretamente abaixo do segundo pré-molar. O nervo mental é direcionado supramedialmente.
- O queixo central é a área entre os dois forames mentais. Os implantes aqui aumentam a projeção anteroposterior (AP).
- Mandibular mesolateral: forame mental até o ponto médio entre o ângulo com o tubérculo mental. Os implantes aqui aumentam a largura do terço inferior do rosto.
- Mandibular posterolateral: terço posterior da mandíbula até o ângulo e incluindo o terço inferior do ramo ascendente. Os implantes aqui modificam o contorno da mandíbula posterior e podem ser isolados ou estendidos até incluirem o central ou lateral.
- Submental: espaço abaixo da margem anatômica da mandíbula. Os implantes aqui aumentam a dimensão vertical do terço inferior do rosto e o contorno da mandíbula.

Avaliação e planejamento do perfil
Linhas de referências, como o meridiano zero. Radiografias e estudos cefalométricos podem ser realizados para quantificar a falta de projeção, porém, com mais frequência, isso é feito com o uso de fotografias 1:1 (AP e lateral).

Uma prótese experimental (moldagem) pode ser utilizada.

Implantes de queixo
- Geralmente silicone, mas Gore-Tex, Medpor, Mersilene e osso autólogo ou cartilagem também são utilizados.
- Ousterhoudt (1975) estendeu os implantes, aumentou a largura lateral e superou o defeito de contorno de linha mandibular adjacente associado a aumento central isolado do queixo. A projeção varia de 4-9 mm. Esses implantes, conhecidos como revisão D, têm pouca ou nenhuma projeção central, mas projeção de 5-8 mm, 2,5-4 mm lateral à linha média.
- Sulco geniomandibular: este é uma ranhura lateral até a projeção mental central. Pode ser secundária ao envelhecimento facial, devido a papo lateral (Jowl), ou secundário a aumento mental central isolado.

Abordagens

Mandibular

Submentual

Reservada aos casos em que a incisão normalmente é planejada para essa área, isto é, platismaplastia, ou caso excessiva dificuldade técnica seja prevista. Há menor risco de infecção como em todas as abordagens e dissecções extraorais. A dissecção continua até o plano subperiosteal pré-mandibular. Assegure-se de que a bolsa é criada sobre o osso cortical (e não dentoalveolar). O periósteo é levantado com um elevador, lateralmente; deve-se tomar cuidado ao redor do forame mental para deslocar os nervos em suas bainhas duras. Os dedos colocados inferiores à mandíbula evitam a formação de um falso túnel e também protegem contra o risco de lesão de nervo mandibular marginal. Um falso túnel pode levar a problemas de contorno, assimetria e mobilidade persistente do implante. A centralização do implante é ajudada por palpação posterior cuidadosa e utilização de uma marcação em linha azul na linha média do implante. Deve-se ter o cuidado de assegurar que não ocorra torção ou deformação.

Abordagem intraoral

A incisão transversa central 1,5-2,5 cm de comprimento, 1 cm do sulco labial inferior, com tesoura. Dissecção vertical através da rafe mediana da musculatura até o periósteo. O plano subperiosteal é, então, desenvolvido lateralmente, pela incisão vertical, em varredura em direção ascendente e usando os dedos contralaterais para proteger e direcionar a margem mandibular inferior. O implante é cuidadosamente colocado com relação à linha média e girado, sendo mantido com segurança em posição pela musculatura sobrejacente.

Resultado dos implantes

Politetrafluoretileno carbono (Proplast) (Whitaker, 1987):
- 176 implantes durante 6 anos para aumento malar.
- Infecção 2,3%.
- Remoção ou reposição de implante 8,5%.

Pontas

- A colocação do implante de queixo depende da distância entre o lábio e o queixo: se pequena, coloque o implante inferior e vice-versa.
- A má oclusão ou microgenia acentuada é tratada melhor com osteotomia.
- Na inserção intraoral há a tendência à colocação muito alta do implante, especialmente na mandíbula pequena.
- Seja cuidadoso naqueles com um sulco raso, já que pode haver perda da dobra labiomentual ou a produção de massa palpável no sulco labial.

Osteotomia de avanço (transversa) horizontal (Hofer, 1942)

O princípio é osteotomizar a mandíbula anterior inferior e deslizá-la para frente: genioplastia de avanço ou salto.

Procedimento
- GA ou LA com sedação.
- Exposição desenluvamento intraoral.
- Dissecção subperiosteal limitada.
- Serra oscilatória: marcar osteotomia de linha média óssea.
- Tenha cuidado com as raízes dentárias e nervo mental.
- Fixação: fios (3), miniplacas ou parafusos.
- O enxerto ósseo pode ser necessário para grandes movimentos.

Referência

Whitaker LA (1987). *Plast Reconstr Surg* **80**, 337–46.

Contorno corporal

A cirurgia de contorno corporal é realizada para remover o excesso de pele e gordura e melhorar o contorno corporal dos pacientes.

De acordo com Regnauld e Daniel (1984), "o princípio fundamental do contorno corporal total é a excisão, do máximo possível, de tecido redundante com um mínimo de dissecção e tensão moderada". A tensão pode ser reduzida mediante reparo ou suspensão do sistema fascial superficial. O comprimento da incisão deve ser tão grande quanto o necessário para remover o excesso.

- **Causas** de excesso de pele e gordura incluem obesidade, perda de peso, gravidez, defeito pós-traumático, deformidade congênita.
- **Classificada** como somente pele ou pele e gordura: localizada, regional ou generalizada.

Fisiopatologia

À medida que as pessoas envelhecem, a gordura acumula-se e se redistribui. A gordura acumula-se não pelo aumento no número de células, uma vez que estas param de se replicar na puberdade, mas pelo aumento do tamanho de cada célula adiposa. A gordura acumula-se no abdome e nos flancos, em homens, e no abdome, quadris e coxas, em mulheres.

A maior parte da gordura é suprida por perfurantes verticais que se deslocam com os septos fasciais verticais. Lockwood (1991) descreveu o sistema fascial superficial (SFS) como uma camada horizontal de fáscia na gordura que interliga-se com os septos verticais. Sua função é apoiar e modelar a gordura. *Lifting* e fixação do SFS podem ajudar o *lifting*, reduzindo a tensão da pele. Lockwood também descreve zonas de aderência do SFS, as quais, se não liberadas, impedem a transmissão da tensão do *lifting* e reduz o resultado. As zonas de aderência são o abdome superior, coxa medial e coxa lateral.

A celulite é o resultado da extrusão da gordura subcutânea para dentro da derme reticular e da distensão pela gordura, assim como de retração do sistema fascial superficial e das fibras radiais e longitudinais. A celulite primária ocorre na obesidade enquanto a celulite secundária decorre da flacidez após perda de peso ou lipoaspiração (os ligamentos da pele estirados curvam-se e pendem devido à gravidade). O padrão de tecido conjunto difere entre homens e mulheres. Os homens têm mais fibras radiais e assim os depósitos de gordura são diferentes. As mulheres possuem um padrão difuso de tecido conectivo regular e descontínuo, imediatamente abaixo da derme, mas este é regular e contínuo nos homens. Como a fáscia não pode ser removida por lipoaspiração, a única maneira de remover a celulite é por excisão direta da área envolvida.

Avaliação do paciente

História

Verifique as áreas exatas de preocupação e os objetivos do paciente: perda e ganho de peso, dieta, distúrbios alimentares: história de gravidez e história familiar com relação a distúrbios da pele e flacidez; fumo. Evite operar fumantes.

Exame
Pese e avalie o BMI. Não opere obeso ou aqueles com peso flutuante. Os pacientes submetidos à cirurgia de banda/desvio gástrico devem atingir um peso estável durante 6 meses. Avalie o corpo como um todo, uma vez que a redução em uma área pode piorar a aparência de uma deformidade em outra parte. Avalie a pele quanto a estrias e tônus. Registre áreas de deposição de gordura.

Investigações
Os pacientes de banda/desvio gástrico requerem uma avaliação dietética e sanguínea completa antes de se proceder à cirurgia.

Tratamento
- Para os depósitos localizados a lipoaspiração é adequada.
- Para depósitos regionais e generalizados, especialmente aqueles com pele redundante, é mais adequada a excisão e a redistribuição de pele e gordura adjacentes dentro do defeito.
- Planeje uma abordagem de um estágio, se houver múltiplos problemas. Se fizer uma abdominoplastia, faça-a com/sem *lifting* de uma coxa e nádega, antes do *lifting* da coxa medial.
- Regnauld e Daniel (1984) basearam sua abordagem na localização da maior redundância. Se esta for anterior, realize uma abdominoplastia. Se anterolateral, é realizada uma "lipectomia de tronco em forma de asa de morcego, que incorpora uma toracobraquiplastia". Uma deformidade circular requer uma "lipectomia circunferencial inclinada.

Contraindicações
- Obesidade.
- Fumo.
- Expectativas irrealistas.
- Doença vascular.
- Linfedema.
- Comorbidade.

Complicações
Complicações sérias: morte, trombose venosa profunda (DVT) e embolia pulmonar (PE), êmbolo gorduroso ocorrem em menos de 0,1%. Necrose importante da ferida em 3%. Complicações menores são mais prováveis (20%). Hematoma, seroma requerendo aspirações frequentes, problemas menores de cicatrização da ferida, deiscência da ferida, expulsão da sutura, infecção, irregularidade, má cicatrização (larga ou hipertrófica), dormência, orelhas de cão, assimetria, linfedema. A taxa de complicações é ligada ao BMI.

Referências
Regnault P, Daniel R (1984). *Aesthetic Plastic Surgery*. Little Brown, Boston. MA
Lockwood TE (1991). *Plast Reconstr Surg* **87**, 1009–18.

Redução do braço

Uma técnica de contorno corporal direcionada a melhorar o contorno do braço, especialmente para corrigir "braços em asa de morcego". Descrita originalmente por Correa-Iturraspe e Fernandez (1954), desde os anos 1970 têm ocorrido inúmeras revisões e aperfeiçoamentos, mais recentemente por Lockwood (1995).

Indicações
Flacidez moderada ou grave dos braços, estendendo-se do olecrano para a dobra axilar com ou sem excesso de gordura.

Objetivos
Restaurar o contorno do braço com uma cicatriz oculta e axila normal.

Planejamento
O paciente sentado, com os braços abduzidos a 90°. Pince a dobra de pele dependente inferior, estimando a possível largura de pele que poderia ser excisada. Uma elipse vertical de tecido redundante é marcada deixando a cicatriz no sulco bicipital ou mais posteriormente. Nos casos moderados a graves, a excisão se estenderá até o epicôndilo medial. O excesso no na axila é abordado com um fechamento em T-plastia, cauda de peixe, L-plastia ou Z-plastia, cujo ramo medial assenta-se na dobra axilar. Anestesia geral, posição supina, braços com campo cirúrgico livre abaixo dos cotovelos, braços abduzidos a 90°.

Incisão
Ao longo das marcas faça uma incisão axilar e na parte inferior do braço somente quando a modificação intraoperatória é possível, particularmente na variação de comprimento da excisão do braço.

Procedimento
Remova a pele e a gordura subcutânea descendo até a fáscia axilar. Aprofunde a incisão do braço através do sistema de fáscia superficial (SFS). Levante o tecido a ser ressecado no plano sub-SFS usando uma combinação de dissecção cega e penetrante. Dissecção mínima. Antes de ressecar o excesso de pele sobre o braço, suspenda temporariamente o SFS da fáscia axilar. Isso pode levar a um ajuste do excesso a ser removido do braço. Drene.

Fechamento
O fechamento da fáscia superficial começa na axila com suturas não absorvíveis 1/0, absorvíveis 3/0 para a derme e absorvíveis 4/0 para a pele.

Cuidados pós-operatórios
Curativos e bandagens volumosos das mãos até às axilas inicialmente. Depois de cicatrizadas as feridas, vestuários com leve compressão durante 2-4 semanas com retorno gradual à atividade normal, evitando, inicialmente, a abdução.

Complicações
- Dano às estruturas axilares: linfáticos, veias e nervos.
- Ferida: deiscência secundária à necrose, ou infecção.
- Cicatrizes: alargamento, proeminência ou hipertrofia.
- Assimetria.
- Super/subcorreção.
- Deformidade de contorno devido a excessiva ressecção no centro e subressecção proximal e distalmente.
- Dobras cutâneas transversas.
- Linfedema.

Referências
Correa Iturraspe M, Fernandez JC (1954). *Prensa Med Argent* **41**, 2432–6.
Lockwood T (1995). *Plast Reconstr Surg* **96**, 912–20.

Abdominoplastia

Procedimento operatório para reduzir a gordura proeminente ou redundante na parede abdominal inferior. Conhecida geralmente como plástica de abdome.

Avaliação
Uma cuidadosa revisão é necessária para recomendar a operação correta e evitar desapontamento pós-operatório.

História
Delineie as exatas preocupações do paciente. Medicação atual, doença coexistente, cirurgia abdominal prévia ou gravidez, bem como história de tabagismo são importantes na determinação do que oferecer ao paciente. Assegure-se de que o peso e a saúde estejam estáveis em um paciente em perda de peso.

Exame
Calcule o BMI. Avalie a qualidade da pele, incluindo sua elasticidade, cicatrizes, estrias e marcas de estiramento, bem como a quantidade de protuberâncias tanto na posição deitada como em pé. Teste para porções preexistentes de dormência. Determine onde se situa o excesso de gordura no abdome. Examine quanto a quaisquer hérnias, especialmente umbilical e o grau de diástase dos músculos retos Ressalte qualquer assimetria existente.

Evite operar obesos, fumantes e aqueles com comorbidades significativas. Idealmente, deve-se parar de fumar 6 semanas e a medicação contraceptiva oral 4 semanas pré-operatoriamente.

Opções
- *Lipoaspiração* somente: esta é uma boa opção se a qualidade da pele e o tônus muscular forem bons e a protuberância for mínima.
- *Miniabdominoplastia:* se a flacidez e o excesso forem abdominais inferiores, com bom contorno no abdome superior, esta é uma boa opção. Pode ser combinada com lipoaspiração do abdome superior, caso excesso de gordura seja o único problema nessa área.
- *Abdominoplastia formal:* quando há flacidez em todo o abdome, esta é a cirurgia de escolha. Alguns autores farão uma lipoaspiração limitada do panículo adiposo abdominal em conjunto com essa operação. Entretanto, isso é arriscado, aumenta a taxa de complicação e deve ser realizada somente de maneira conservadora por cirurgiões experientes.
- *Procedimentos combinados:* quaisquer dos anteriores podem ser efetuados em conjunto com a lipoaspiração para "culotes" nos quadris e flancos, ou lipectomia em cinto ou *lifting* da coxa.
- *Apronectomia:* excisão do "avental" abdominal sem dissecção ou redistribuição da pele abdominal remanescente e gordura ou plicatura dos retos. Usada em pacientes de alto risco uma vez que este é um procedimento menos traumático e mais rápido, com menor incidência de complicações, particularmente problemas de ferida.

Cirurgia
- *Objetivos:* melhorar o contorno e aparência externa do abdome com uma cicatriz bem colocada e uma aparência umbilical natural.

- **Indicações:** excesso de pele na parede abdominal e tecido subcutâneo com ou sem flacidez musculoaponeurótica.
- **Planejamento:** planeje no pré-operatório as áreas que requerem excisão, as quais determinarão o desenho da excisão (abdominoplastia). Marque a incisão com o paciente em pé e deitado. Assegure-se de que ela se situe protegida sob a roupa de baixo.Meça e verifique quanto à simetria. Tire fotografias. Heparina subcutânea e meias TED (*thrombo-embolic dete*rrent, antitromboembolismo); GA; catéter. No intraoperatorio prepare e coloque o campo cirúrgico no paciente desde o xifiesterno até às coxas. Antibióticos IV. Compressores pneumáticos do pé ou da panturrilha. Posicione o paciente na mesa cirúrgica de modo a "quebrar" ou curvar a mesa nos quadris e "destensionar" o fechamento da pele abdominal inferior. Tatue ou marque a linha média.
- **Incisão:** uma variedade de desenhos de incisão, as variações na maioria das vezes sobre uma curva suprapubiana que se estende lateralmente. Raramente, uma incisão subcostal superior é usada para a flacidez abdominal superior. A modificação de incisão superior mais comum é a suprapubiana transversa com extensões laterais em desenho de W aberto (Regnault, 1975). As extensões laterais podem ser continuadas posteriormente no caso de lipectomia em cinto ou na ressecção no tronco, promovendo um *lifting* corporal. O outro desenho comum é o T invertido ou o padrão em flor-de-lis que pode ser usado para a ressecção de excesso de tecido (Castañares e Goethel). Uma incisão circular ao redor do umbigo é utilizada e um semicírculo (sorriso), em V ou linear, é efetuada para restabelecer o umbigo na pele abdominal reposicionada.

Procedimento

A incisão é feita verticalmente através da fáscia muscular abdominal. O panículo adiposo abdominal é levando da parede abdominal no plano suprafascial até a margem costal e processo xifoide, tendo-se o cuidado de isolar e preservar o pedículo umbilical. Use a diatermia nos vasos perfurantes acima da bainha do reto uma vez que eles podem retrairn o músculo reto causando sangramento. A flacidez musculoaponeurótica (diástase) é abordada por meio de plicatura da bainha do reto na linha média com suturas não absorvíveis (náilon 0), tendo-se o cuidado de não tornar o umbigo isquêmico. As suturas são colocadas na bainha do reto anterior até o músculo reto, dessa forma puxando junto o reto. Atenção especial deve ser dada à profundidade das suturas, visto que essas devem estar somente na bainha do reto anterior, evitando assim a perfuração intra-abdominal. Essas podem ser suturas interrompidas ou corridas. Recubra a pele abdominal com leve tração caudal e flexão dos quadris e excise o excesso. Remodele o umbigo na linha média ao nível da parte superior da crista ilíaca.

Fechamento

Feche a pele sobre os drenos de aspiração começando com a fáscia de Scarpa (absorvível 2/0); em seguida use um fechamento de pele em camadas com suturas absorvíveis. Tracione o excesso de pele superior em direção da incisão abdominal inferior, criando a maior parte da dobra na zona suprapubiana. Ocasionalmente, o defeito umbilical não é excisado e deve ser fechado como uma cicatriz vertical na linha média. Isso às vezes cria uma cicatriz em T invertido através do qual o excesso da linha média da pele superior pode ser excisado.

Cuidados pós-operatórios
Use calços ou travesseiros para o joelho para manter a flexão do quadril. Comece a mobilização precoce dentro de áreas de conforto mantendo uma posição flexionada. Medidas antiembólicas devem continuar até que o paciente esteja móvel. Volte às atividades leves em 2-3 semanas; atividades e exercícios estressantes a partir de 4-6 semanas. Mais tempo no caso de plicatura muscular.

Complicações
- Problemas com a ferida, incluindo infecção, expulsão da sutura, granuloma, necrose menor e deiscência da pele.
- Orelhas de cão.
- Hematoma ou seroma: requer repetição da cirurgia ou aspiração.
- Necrose e perda significativa da pele: requer 3 meses de cicatrização e cirurgia de revisão incluindo enxerto parcial de pele – SSG *(split skin graft)*.
- Necrose umbilical.
- Umbigo muito pequeno ou muito grande.
- Assimetria.
- Dormência do abdome ou das coxas.
- Necrose gordurosa levando a abdome encaroçado ou secreção prolongada.
- Formação de cicatriz hipertrófica.
- Tração ascendente do monte levando à linha de pelos pubianos alta e tração sobre os genitais.
- Fascite necrosante.
- DVT, PE.
- Embolia gordurosa.
- Recidiva da deformidade.

Referências
Castañares S, Goethel JA (1967). *Plast Reconstr Surg* **40**, 378–83.
Lockwood T (1995). *Plast Reconstr Surg* **96**, 603–15.
Pitanguy I (1975). *Clin Plast Surg* **2**, 401–10.
Regnault P (1975). *Plast Reconstr Surg* **55**, 265–74.

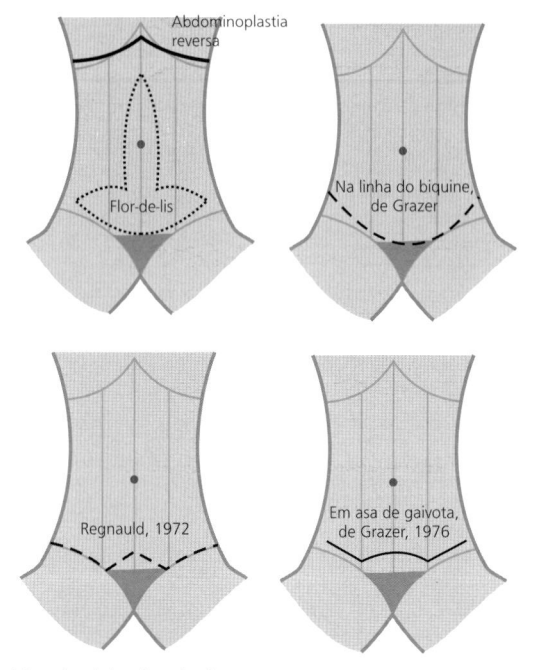

Fig. 20.9 Incisões de abdominoplastias.

Contorno da coxa e das nádegas

A descrição original foi de Pitanguy (1964) para a excisão de gordura trocantérica. A redução da coxa e da nádega refere-se à excisão da pele e da gordura das coxas e nádegas com ou sem ressuspensão do sistema de fáscia superficial (SFS), a fim de melhorar o contorno das coxas e nádegas.

Indicações

Flacidez moderada ou acentuada e lipomatose do tronco/coxas, ptose da nádega ou uma combinação de ambas.

Objetivos

Ressecção de excesso de tecido. Colocação de cicatrizes esteticamente estáveis e aceitáveis. Isso se relaciona à posição das roupas (p. ex., linhas do biquíni) e nas áreas de excesso e flacidez tecidual.

Planejamento

- Observa-se a posição do fechamento pretendido, isto é, colocação da cicatriz final, e as áreas e direção do excesso máximo e flacidez do tecido. A flacidez da coxa somente pode ser excisada como uma elipse vertical semelhante ao desenho e procedimento de braquioplastia.
- O excesso e a flacidez de coxa e nádega bem como do flanco/abdominal normalmente são excisados em elipses direcionadas transversalmente, que são centradas nas linhas laterais médias. O fechamento das elipses eleva as coxas e contrai os flancos. Portanto, o procedimento algumas vezes é chamado de coxo/flancoplastia. Essas elipses podem coalescer anteriormente ou posteriormente ou até estender-se circunferencialmente (lipectomia em cinto).
- Com o paciente em pé, uma estimativa de ressecção de pele superior e de pele inferior é efetuada e marcada (até 4-5 cm e 10-18 cm, respectivamente, acima e abaixo da linha do biquíni lateralmente).
- GA com o paciente colocado lateralmente; quadris flexionados de 30°-45° e coxas abduzidas até 30-45 cm de separação entre os joelhos. Se lipoaspiração for necessária, esta é realizada primeiro.

Incisão

Através da linha de incisão marcada e da fáscia superficial.

Procedimento

A dissecção continua profunda e inferiormente até o SFS para liberar zona de aderência. Superiormente somente dissecção mínima. Distalmente disseque além do tecido a ser ressecado, preservando o tecido sobre a nádega, posteriormente, e permanecendo lateral ao triângulo femoral, anteriormente. A dissecção com cânula descontínua é realizada mais distalmente, se a deformidade se estender além da coxa para baixo. O tecido redundante é então excisado, tendo-se o cuidado de deixar mais pele do que SFS, pois isso resulta em fechamento de pele livre de tensão e, portanto, em cicatrizes estáveis. As incisões de pele anterior com frequência se encontram através da linha média incorporando uma abdominoplastia. Drenos.

Fechamento
Fechamento de SFS com sutura de náilon 1/0 ou 2/0 ou absorvível. Sutura absorvível de derme 3/0 e de pele 4/0.

Cuidados pós-operatórios
Quadris flexionados 15°-20° e coxas abduzidas durante 12 semanas. Retorno ao trabalho limitado em 3 semanas, atividade regular em 6-10 semanas.

Complicações
- Assimetria.
- Super/subcorreção.
- Instabilidade ou estiramento da cicatriz.
- Complicações cirúrgicas gerais, como deiscência, infecção, hematoma etc.

Referência
Pitanguy I (1964). *Plast Reconstr Surg* **34**, 280-6.

Lifting da coxa medial

Indicações
Flacidez medial da pele da coxa.

Objetivos
Ressecção do excesso de tecido e cicatrizes estéticas estáveis.

Planejamento
Com o paciente em pé, a extensão da redundância medial da coxa é marcada distal à dobra da coxa/virilha. A incisão é marcada ao longo da dobra perineal da coxa, parando, posteriormente, na dobra da nádega. Anteriormente, a marcação ascende verticalmente no tubérculo pubiano. Avalie a necessidade de lipoaspiração adjuvante. Anestesia geral, paciente supino, pernas livres de campo cirúrgico.

Incisão
Lipoaspiração profunda, conforme indicado. Incisão na pele somente.

Procedimento
Anterior ao tubérculo pubiano disseque na gordura subcutânea deixando retalhos de pele de aproximadamente 1 cm de espessura, preservando assim os linfáticos. Posterior ao tubérculo disseque profundo ao SFS, superficial ao adutor longo até a cocha por 2-3 cm distal à ressecção planejada para permitir o fechamento tensionado do SFS e, portanto, "destensionando" o fechamento da pele. A ressecção da pele provavelmente terá 5-7 cm. A fáscia de Colles é identificada no monte pubiano lateral. Resseque o tecido e ancore a fáscia de Colles no SFS da coxa. Normalmente não é drenado.

Fechamento
Não absorvível 1/0 até a fáscia; da derme 3/0 e de pele 4/0.

Cuidados pós-operatórios
Curativos leves; retorno gradual à atividade normal.

Complicações
- Assimetria.
- Super/subcorreção.
- Instabilidade da cicatriz.
- Linfedema do monte pubiano e complicações gerais da cirurgia.
- Risco de 35% de demora da cicatrização de ferida; piora se combinada com outros procedimentos ou se for utilizada lipoaspiração na coxa.

Leitura adicional
Lockwood TE (1988). *Plast Reconstr Surg* **82**, 299–304.
Lockwood TE (1991). *Plast Reconstr Surg* **87**, 1019–27.

Aumento da panturrilha

Definição
Aumento baseado em implante subcutâneo para melhorar a qualidade estética da perna. Relato inicial de seis casos (Carlssen, 1979).

Classificação
Medial, lateral ou total.

Indicações
- Aumento de um membro hipoplásico, por exemplo, secundário a trauma, pólio ou escleroderma.
- Aumento cosmético.

Planejamento
A colocação de implante é geralmente no plano subfascial. Relatos mais recentes colocaram implantes em um plano submuscular abaixo do gastrocnêmio ou do sóleo, mas estes são uma série muito pequena. GA, posição lateral ou supina. A posição prona é preferível para colocação bilateral.

Incisão
Dobra poplítea transversa de 4 cm.

Procedimento
Disseque através da gordura e incise a fáscia poplítea. Continue com a dissecção romba em um plano subfascial sem sangue para formar a bolsa do implante. Igualmente, a bolsa lateral pode ser criada mediante dissecção a partir da incisão original lateral à rafe mediana e, portanto, produzindo bolsas distintas. Assegure-se de que os implantes sejam planos contra o gastrocnêmio e não dobrados ou deformados. Fechamento em camadas, conforme indicado.

Em um membro grosseiramente hipoplásico um expansor de tecido pode ser necessário, o qual é maior do que os implantes padrão de aumento. A dissecção da bolsa é como acima, mas a colocação do implante é auxiliada pelo uso de uma agulha de Keith e a sutura é amarrada ao pólo distal do implante. Isso permite a apropriada colocação cuidadosa distal. A agulha é então avançada através da pele e removida e as suturas são cortadas sob tensão.

Pós-operatório
Repouso no leito e elevação por 12-24 horas. Roupas de baixo e meias de compressão durante 4-6 semanas de pós-operatório.

Complicações
- Vascularidade da pele comprometida secundária à dissecção inadequada de bolsa superficial à fáscia profunda ou um implante muito grande.
- Síndrome do compartimento.
- Infecção.
- Extrusão.
- Deiscência da ferida.
- Colocação incorreta do implante, isto é, posição ou deformidade.
- Migração devido a dissecção de bolsa inadequada ou excessiva.
- Alteração sensorial, provavelmente neurapraxia de nervos sural ou safeno, deve ser cuidadosamente monitorada quanto a risco de síndrome do compartimento.
- Contratura capsular – muito rara.

Referência
Carlsen LN (1979). *Ann Plast Surg* **2**, 508–10.

Lipoaspiração

Definição
Remoção da gordura subcutânea com o auxílio de aspiração.

Classificação
- Profunda (deixando 8-10 mm de gordura superficial) ou superficial (deixando 2-4 mm de gordura superficial).
- Aspiração com seringa ou com aparelho de aspiração.
- Assistida por ultrassom, manual ou mecanicamente assistida.
- Seca, úmida, superúmida ou tumescente.

Princípios
Remoção de células adiposas em uma região por meio de trauma mecânico e aspiração para restaurar o contorno estético evitando-se irregularidade superficial e assimetria.

Usos
- Depósitos de gordura localizados mínimos a moderados não tratados com dieta ou exercício sob áreas de mínima flacidez da pele e boa elasticidade cutânea.
- Como adjuvante para a cirurgia reconstrutora, particularmente da mama.
- Para reduzir retalhos fasciocutâneos de gordura volumosa.

Indicações
- Remoção cosmética de gordura, isoladamente ou como adjuvante de outra cirurgia (p. ex., abdominoplastia ou *lifiting* facial).
- Lipomas.
- Contorno de retalhos.
- Coleta para injeção de gordura/enxerto.
- Ginecomastia.
- Redução da mama.
- Lesões de extravasamento.
- Linfedema.

História
- Avalie as expectativas do paciente e as áreas de preocupação.
- História de dieta e de perda/ganho de peso.
- História familiar de distribuição depósitos de gordura.
- Distúrbios de sangramentos/história de contusão.
- Cirurgias/trauma/formação de cicatriz passadas.

Exame
- Registre BMI.
- Avalie a pele procurando por estrias, cordões fibrosos, teste do beliscão e velocidade de retração.
- Examine a gordura quanto a tamanho e extensão de seu depósito, "covinhas" pre-existentes, ondulações e fraturas de gordura.
- Defina a assimetria e avalie o efeito da contração do músculo subjacente nos depósitos de gordura.

Planejamento

Paciente completamente preparado com uma expectativa realista dos resultados. Objetivos do tratamento estabelecidos. Marcação pré-operatória com o paciente em pé para mapear irregularidades de contorno. Mostre as marcações ao paciente ao espelho e obtenha o seu consentimento. Fotografe antes e após a marcação. Áreas grandes requerem hemograma completo e U&E (ureia e eletrólitos) pré-operatórios.

Requisitos

LA ou GA. Cânulas de aspiração apropriadas e sistema de lipoaspiração. Cânulas grandes são mais rápidas, porém provavelmente deixarão mais defeitos de contorno, assim, a tendência é usar cânulas menores. Compressão pneumática para casos GA ou com duração superior a 1 hora.

Opções

Infiltração

- Seca: sem solução umectante, somente o essencial.
- Úmida: 100-300 mL de solução umectante por área de tratamento.
- Superúmida: 1 mL de solução umectante por 1 mL esperado do aspirado.
- Tumescente: infusão de solução umectante para obter o turgor da pele, tipicamente 3 mL por 1 mL de aspirado.

Escolha da cânula
Orifício único ou múltiplos. Múltiplos orifícios podem ser do tipo cesta ou tubular.

Escolha da aspiração
- Seringa (Tulip) ou aspiração de parede (1 atm).
- Assistida por US, mecânica ou manual.

Nível de lipoaspiração
Superficial (Gasparotti) ou profunda.

Solução umectante
Cristaloide fisiológico, geralmente solução salina normal, com adrenalina 1 mg/500.000 a 1 mg/milhão e anestésico local, como lidocaína ou bupivacaína na dose apropriada. Doses de lidocaína de até 55 mg/kg têm sido referidas como seguras. Contudo, um limite superior de 35 mg/kg geralmente é utilizado. O nível plasmático de pico de lidocaína ocorre em 8-14 horas após a cirurgia.

Método

Após infusão da solução umectante, a cânula de sucção é introduzida através de pequenas incisões perfurantes orientadas de modo a permitir a passagem da cânula através da área a ser tratada. Alguns defendem a pré-tunelização, isto é, a passagem da cânula através dos tecidos a serem tratados sem sucção inicialmente.

A tunelização cruzada é o conceito de tratar uma área em mais de uma direção. Plumagem é o tratamento da periferia da área a fim de se obter uma transição sem problemas para as áreas não tratadas.

Lipoaspiração
Passe a cânula para frente e para trás através dos depósitos de gordura em raios centrífugos a partir da incisão e em diferentes planos (técnica em leque). Aponte a ponta de

abertura da cânula profundamente. A lipoaspiração, classicamente, aborda o plano adiposo profundo. Contudo, a lipoaspiração superficial tem sido defendida (Gasparotti, 1992). Deve-se ter o cuidado de não criar "covinhas" de pele ou depressões em túnel visíveis quando superficial à fáscia. Beliscar a pele durante a cirurgia avalia a quantidade removida. Verifique o aspirado de gordura (amarelo, róseo, vermelho) e deslocar-se para. um novo túnel, quando o aspirado se torna mais sanguinolento.

Lipoaspiração assistida por US
Adote a energia US para romper o tecido adiposo e emulsificá-lo. Isso pode ser liberado externa ou internamente, e normalmente é de 1 MHz. Acredita-se que a energia US atue por meio de três mecanismos: cavitação, ruptura micromecânica e dano térmico.
- Externo: a energia é liberada via sonda, a qual deve ser movimentada continuamente em movimento circular sobre a pele para evitar o supertratamento e as complicações decorrentes do superaquecimento. A gordura emulsificada é então evacuada por seringa ou por vácuo.
- Interna: a energia é liberada por meio de sondas destinadas a isso, ou com mais frequência por meio de cânulas ocas e provavelmente funcione principalmente por cavitação. As complicações incluem a necessidade de incisões maiores para o acesso para reduzir lesão térmica local e lesão cutânea por trauma da ponta da cânula. A gordura emulsificada geralmente é removida mediante o corpo oco da cânula.

O maior risco de seroma assim como de incidência de lesão térmica fez com que essas técnicas se tornassem praticadas com menos frequência do que quando surgiram pela primeira vez. (No momento da redação deste livro, a venda de aparelhos assistidos por US não é mais autorizada no Reino Unido.)

Lipoaspiração mecanicamente assistida
Uma cânula é mecanicamente movida para frente e para trás, tipicamente 2-4 mm. Isso simula o movimento do cirurgião, consequentemente amplificando os efeitos. O perfil de efeito colateral parece ser o mesmo das técnicas de lipoaspiração padrão e, portanto, parecem ser as preferidas.

Sistema de lipoaspiração de Coleman
Uma centrífuga é utilizada para girar a gordura após a remoção, e esta pode ser então usada para reinjeção para aumento de outras áreas. O tratamento com a centrífuga visa prolongar a duração desse aumento. Incisões de acesso podem com frequência ser fechadas apenas com Steritrips.

Cuidados pós-operatórios
- Monitoração cuidadosa do estado de volume (cateterização urinária, monitoração hemodinâmica não invasiva, comunicação com anestésicos). Após lipoaspiração de grande volume (> 2 L) os pacientes devem submeter-se à monitoração de seu equilíbrio hídrico e hemograma completo durante 24 horas.
- Roupas de compressão usadas por pelo menos 6 semanas; preferivelmente 3 meses para resultados melhores.

Complicações
- Iniciais:
    - Choque decorrente de desvios de líquido para o terceiro espaço e perdas ou menos provavelmente perda sanguínea.
    - Sangramento que requer drenagem aberta.
    - Hematoma ou seroma.
    - Edema.
    - Lesão térmica (particularmente com técnica assistidas por US).
    - Queimaduras de fricção de entrada/saída.
    - Lipoaspiração pode lesar ou entrar em qualquer estrutura ou cavidade no corpo (p. ex., perfuração intestinal).
    - DVT/PE.
    - Êmbolos gordurosos.
    - Infecção.
    - Necrose de pele.
    - Contusão.
- Tardias:
    - Irregularidades de contorno de superfície (sulcos, rugas e declives) – visíveis ou palpáveis.
    - Dormência.
    - Descoloração.
    - Assimetria.
    - Remoção de gordura insuficiente.
    - Remoção excessiva de gordura, exagerando em áreas adjacentes.
    - Pele flácida intumescida.

Referência
Gasparotti M (1992). *Aesthetic Plast Surg* **16**, 141–53.

Capítulo 21

Reconstrução

Escada reconstrutora 728
Fechamento direto (intenção primária). 729
Intenção secundária 734

Escada reconstrutora

É um simples auxílio à memória para se lembrar das várias opções para reconstruir um defeito.

A filosofia inicial dos cirurgiões plásticos era oferecer o tratamento mais simples, e onde não fosse possível esse procedimento subir a escada até o próximo procedimento mais complexo. A escada segue do procedimento mais simples para o mais complexo:

- Cicatrização de intenção secundária/tratamento conservador:
    - Curativos simples.
    - Curativos a vácuo.
- Fechamento primário.
- Enxerto:
    - Enxerto de pele de espessura parcial.
    - Enxerto de pele de espessura total.
    - Enxerto composto.
- Transferência de tecido local.
- Expansão do tecido.
- Transferência de tecido distante.
- Transferência de tecido livre.

Na prática moderna, o tipo de reconstrução depende de uma análise do seguinte:
- Defeito: tamanho, local, profundidade, estruturas expostas e função.
- Doador: tamanho, local, função e estética.
- Paciente: preferências, expectativas, impacto na qualidade de vida e saúde sistêmica.
- Ambiente: instalações do hospital, cuidados do pós-operatório, taxa de complicação, sistema de seguro.
- Cirurgião: habilidade e preferências.

Menu reconstrutor

Muitos cirurgiões opõem-se ao conceito de uma 'escada reconstrutora' de maneira que ela incentive a opção reconstrutora mais simples em detrimento das mais complexas. Eles preferem o conceito de um menu reconstrutor em que qualquer item pode ser escolhido, permitindo a preferência pessoal, mas, como qualquer menu, sempre com uma visão do custo e do valor distribuído por item.

Fechamento direto (intenção primária)

Definição
Oposição das bordas da pele de uma lesão seguindo uma ruptura de pele de espessura total.

Fisiopatologia
Ver cicatrização.

Métodos de fechamento
Sutura, grampos, cola, fita.

Princípios
- Se estiver criando a ferida:
  - Local da incisão nas linhas de tensão das peles relaxadas, contração do músculo ou dobras da articulação ou ao longo dos limites anatômicos.
- Se a ferida for criada por uma lesão traumática:
  - Desbridamento adequado.
  - Lesão limpa.
  - Possivelmente reorientar a lesão para linhas favoráveis pela Z-plastia/W-plastia. Formação de cicatriz.
- Técnica atraumática (não aperte as bordas da lesão com fórceps, quanto maior trauma = maior cicatrização).
- Minimize os espaços mortos mediante fechamento das camadas de fáscias.
- Fechamento da epiderme livre de tensão (mediante suturas dérmicas profundas que aliviam a tensão).
- A gordura não aliviará a tensão. NÃO suture a gordura para aliviar a tensão. Suturas frouxas para reduzir espaços mortos são aceitáveis.
- Eversão das bordas da pele (para que a cicatriz eventual fique lisa).
- Evitar que as bordas da pele se sobreponham, como a epiderme é à prova de água, levará à inibição por contato impedindo a cicatrização.
- Evitar orelhas de cachorro nos cantos; certificar-se de que as suturas estejam posicionadas para se adaptarem às bordas de pele opostas sem translação e para dividir igualmente qualquer discrepância de comprimento durante o fechamento da lesão. Isso pode ter o auxílio da *técnica da bipartição*. Posicione as suturas no meio da lesão, dividindo igualmente, e repita isto até que a lesão seja fechada.
- As suturas são um corpo estranho, então use uma quantidade mínima da sutura mais fina possível para a tensão.

Suturas
- Suturas absorvíveis mantêm a força na porção profunda da lesão, dependendo do tipo, com variação dos períodos de tempo de 2 semanas a 6 meses. Elas podem ser usadas como suturas profundas individuais ou contínuas ou como suturas intradérmicas (subcuticulares) corridas.
- A escolha da sutura depende da força da sutura necessária, das características do tratamento, do período que é necessário para a sutura atuar, do período para a absorção da sutura e das escolhas adicionais, considerando o tamanho e a forma das agulhas.

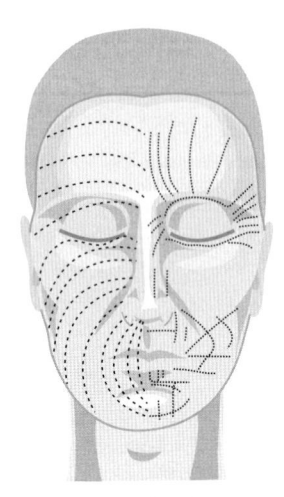

| RSTL | Linhas de contração |
| (Langer) | muscular (Kraissl/straith) |

Fig. 21.1 Linhas de tensão da pele facial relaxada à direita do paciente, e pregas da contração muscular à esquerda.

- Suturas não absorvíveis são usadas para o fechamento da pele e são removidas assim que começa a cicatrização. Elas também são usadas quando for necessária uma fixação permanente, como suspensão de tecido ou reparo dos tendões.
- A escolha da sutura depende da força da sutura necessária, características de tratamento, cor, estrutura de monofilamento ou entrelaçada e agulhas.

Mecânica da sutura
- Como elas estão amarradas, todas as suturas interrompidas tentam assumir a forma de um círculo conforme a sutura é apertada. Os pontos de entrada e de saída serão confrontados conforme as bordas da pele são aproximadas, enfatizando a necessidade de estar exatamente posicionada nestes pontos.
- As suturas contínuas tentarão assumir uma linha reta conforme a sutura for tensionada; elas serão prevenidas disto pelo tecido interposto, mas a tensão resultante segura a lesão. Novamente, os pontos de entrada e de saída serão confrontados conforme as bordas da pele são aproximadas, enfatizando a necessidade de estarem posicionadas no lugar exato desses pontos.

Método de sutura fascial
- Fechamento fascial por sutura absorvível, tanto interrompida quanto contínua.
- A força da sutura depende do tamanho e do local da fáscia.
- NÃO suture a gordura; a tensão da sutura causa necrose da gordura.

Método de sutura dérmica profunda

A sutura dérmica profunda usa uma sutura absorvível. Os pontos são enterrados profundamente, para minimizar o risco de palpabilidade, abscesso e exposição da sutura. Use somente suturas suficientes para criar eversão e opor a borda da pele.

Comece no aspecto mais profundo da derme. Pegue uma porção da derme tanto vertical quanto horizontalmente. Qualquer que seja a direção escolhida, tente incluir na porção a derme mais superficial para o ponto de entrada, já que a agulha se estende exteriormente. Volte para a mesma profundidade do ponto de entrada como a agulha entra novamente na lesão. Isto tem o efeito de everter a lesão conforme a sutura está amarrada. Uma boa sutura reverterá e desenhará a borda da pele juntamente, para que não haja tensão na borda epidérmica.

Método de sutura da pele

Tipos de sutura da pele

Interrompida simples, colchoeiro vertical, colchoeiro horizontal, colchoeiro semi-interna (sutura de MacGregor), corrida, intradérmica (subcuticular).

Técnica interrompida simples de fechamento da pele

- O objetivo é fechar a lesão com eversão das bordas da lesão.
- Posicione a agulha através da pele em um ângulo de 90°, pegando uma quantidade maior da derme do que da epiderme.
- Pegue uma porção igual do outro lado da lesão.
- O ponto de saída da agulha deve ser a mesma distância da superfície da lesão quanto do portal de entrada.
- As suturas devem espalhar-se uniformemente por todo o comprimento da lesão ~5 mm separada.
- Depois que a sutura estiver amarrada as bordas da lesão devem toca-se levemente, para permitir inchaço pós-operatório.
- Ajustes finais pequenos do alinhamento epidérmico podem ser alcançados pelo posicionamento do nó. O lado do nó irá acomodar-se levemente na parte superior conforme os nós causam um círculo de sutura para ter uma leve forma de lágrima.

Sutura intradérmica (subcuticular) contínua

- O objetivo é fechar a lesão com eversão das bordas da lesão.
- Dependendo da sutura usada, um nó pode ser necessário para começar a sutura.
- A sutura é inserida do nível médio ao profundo da derme.
- Conforme a sutura é inserida, a porção dérmica deve ser angular à superfície epidérmica antes de voltar para retornar à superfície dérmica do corte no mesmo nível do local de entrada.
- Insira a sutura no lado oposto no mesmo nível da superfície epidérmica como ponto de saída, para garantir oposição precisa das bordas.
- Não volte, mas entre no lado oposto diretamente oposto ao ponto de saída.
- Repita novamente a sutura dérmica, angulando através da superfície, antes de voltar, e retroceda e se aprofunde para recuperá-la na superfície do corte.
- Na seção cruzada certifique-se de que a sutura tem a forma de um V, um U ou de uma quilha.
- Isto garante eversão conforme a sutura se firma e fica lisa.

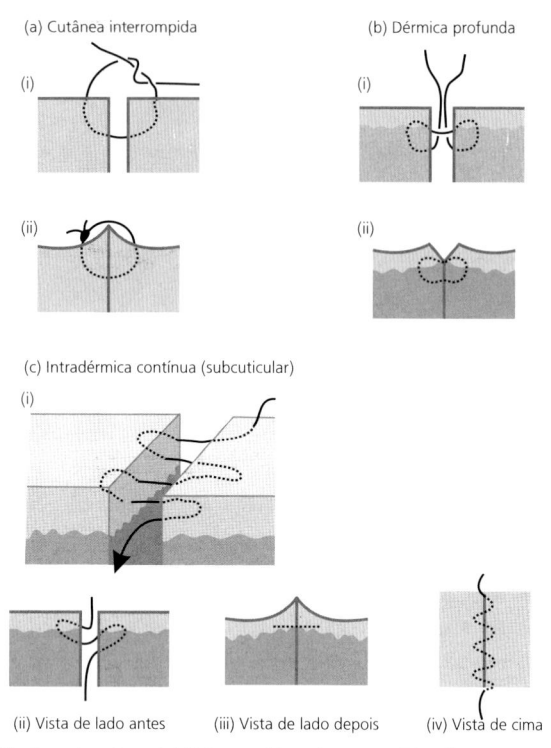

Fig. 21.2 Técnicas de sutura. (a) Sutura cutânea interrompida. Observe a maior porção da derme do que da epiderme, provocando eversão conforme o círculo da sutura fecha. (b) Sutura dérmica profunda. Observe o nó enterrado e a forma da porção dérmica. (c) Sutura subcuticular ou intradérmica contínua. Observe a forma da sutura similar à quilha do barco.

Cuidado pós-operatório

Lesão presa com fita ou Steri-Strip, se possível. Manter seca por 24 horas; em seguida, tomar banho de chuveiro e não de banheira. Remover as suturas na face após 5-7 dias, e em outros locais após 7-14 dias; prenda novamente com fita por mais 1 semana. Em áreas de tensão como no ombro, usar fita por 3 meses. Quando cicatrizada, aplicar creme hidratante para a cicatriz. Proteger do sol por 6 meses.

Complicações

- Posicionamento incorreto da sutura pode causar falha na cicatrização primária.
- Infecção, sangramento e falha no nó ou na sutura podem provocar deiscência da ferida, resultando em uma cicatrização prolongada e em uma formação visível da cicatriz.
- Cicatrização adversa, produzindo cicatrizes esticadas, hipertróficas ou com queloide.
- Abscesso da sutura: estéril ou infectada.

Protocolo sugerido
- Face: 5/0 ou 6/0 sutura absorvível agindo em meio profundo e 6/0 ou 5/0 para pele removida em 7 dias. Fita micropore por 2 semanas.
- Corpo: 3/0 ou 4/0 sutura profunda, absorvível, de média ou longa duração e 4/0 ou 5/0 absorvível subcuticular ou não absorvível (removido em 2 semanas) para pele. Fita micropore por 3 semanas.

Fechamento primário retardado
Também conhecido como intenção terciária. A lesão é coberta inicialmente por um período e suturada mais tarde.

Intenção secundária
Também conhecida como gerenciamento conservador.

Definição
Este é o processo de cicatrização em que nenhuma forma de fechamento direto, enxerto ou retalho é usada. Cicatrização de locais doadores de enxerto de pele de espessura parcial por intenção secundária; entretanto, o termo tem mais relevância em área de espessura total de perda de pele que cicatriza pela granulação e epitelização das bordas.

Fisiopatologia
Ver cicatrização.

Usos
Certas lesões deixam-se cicatrizar, por preferência, pela intenção secundária:
- Queimaduras: espessura parcial superficial e áreas pequenas de profundidade de queimaduras de espessura parcial e de espessura total.
- Trauma: escoriações, pequenas áreas de pele principalmente perda do pedaço do dedo (< 1 cm^2).
- Eletiva: excisão em *shave*, excisão de espessura total de pequenas lesões particularmente do nariz e do canto interno do olho, depois da retirada parcial do enxerto de pele, pequenas lacerações pré-tibiais.

Vantagens
- Nenhuma intervenção cirúrgica, particularmente no debilitado.
- Nenhuma cicatriz ou cicatrizes mínimas caso seja um defeito raso.
- Nenhum defeito no doador.

Desvantagens
- Curativos e suas trocas.
- Cicatrização prolongada.
- Risco de infecção.

Princípios
- A chave é a seleção do ferimento ou lesão apropriados e o regime de curativo. Para alguns pacientes, o tempo de cicatrização com curativos será similar àquele com cirurgia, e os resultados serão melhores.
- Os curativos devem ser escolhidos para fornecer um ambiente úmido e confortável, enquanto for fácil de aplicar e de cuidar. O custo é uma consideração importante, dada a diferença mínima que um curativo faz no tempo ou na qualidade da cicatrização.
- Os curativos não devem ser mexidos pelo maior tempo possível, contanto que eles se mantenham intactos e confortáveis.
- A decisão de proceder com a cicatrização de intenção secundária deve ser uma decisão ativa e deve ser revista. Caso haja falha em alcançar o resultado esperado, a decisão deve ser reconsiderada.

Capítulo 22

Retalhos

Retalhos. 736
Terminologia do retalho 739
Classificação dos retalhos 741
Transferência de tecido livre 743
Lições de transferências de retalho
    livre 746
Monitoração e cuidados com
    o retalho 748
Retalhos de avanço. 750
Retalhos pivô 756
Retalhos de rotação 758
Retalhos distantes. 760
Retalhos fasciocutâneos 762
Retalhos musculares 764
"Enxerto" ósseo vascularizado 766
Drenagem venosa em retalhos com
    fluxo reverso 769
Retalhos venosos 771
Z-plastia. 773
W-plastia 776
Retalho Romboide 778
Retalho de Dufourmental 780
Retalho bilobado 781
Retalho em forma de corno. 783
Retalho de Banner 785
Retalho nasal dorsal 787
Retalho nasal 789
Retalho nasolabial 791
Retalho cervicofacial 793
Retalho jejunal 795
Retalho omental. 797
Retalho lateral do braço 799
Retalho medial do braço 801
Retalho radial do antebraço 803
Retalho ulnar do antebraço. 806
Retalho ulnar dorsal 808
Retalho de artéria interóssea
    posterior 810
Retalhos da ponta do dedo 813
Retalho "em pipa" 816
Retalho em bandeira. 819
Retalho do polegar ulnar dorsal de
    Brunelli 821
Retalho em ilha neurovascular 823

Retalho cruzado de dedo 826
Retalho de Moberg. 828
Retalho tênar 830
Retalhos dorsais do dedo 832
Retalhos da testa 835
Retalho temporal 839
Retalho temporoparietal 841
Retalho auriculotemporal 843
Retalho deltopeitoral 845
Retalho do peitoral maior 847
Retalho escapular 850
Retalho paraescapular. 853
Retalho do trapézio 855
Retalho do glúteo máximo 858
Retalho do reto abdominal 861
Retalho miocutâneo do reto
    abdominal vertical (VRAM) 863
Retalho miocutânco do rcto
    abdominal transverso (TRAM) . . . 865
Retalho DIEP (perfurante epigástrico
    inferior profundo) 868
Retalho do grande dorsal
    (latíssimo do dorso e retalho
    perfurante da artéria
    toracodorsal – TAP) 870
Retalho do serrátil anterior 873
Grácil. 876
Retalho da virilha 878
Retalho DCIA (artéria ilíaca circunflexa
    profunda). 880
Retalho TFL (tensor da fáscia lata) . . 882
Retalho da coxa anterolateral 884
Retalho do bíceps femoral 886
Solear 888
Retalhos do gastrocnêmio medial e
    lateral 890
Retalho plantar medial 892
Transferência do dedo do pé 894
Retalho do envoltório do hálux 896
Retalho da fíbula 898
Retalho sural 901
Retalhos fasciocutâneos da perna . . 903

Retalhos

Definição
Um retalho é uma unidade de tecido de composição variável que, quando transferido de um doador para um receptor, *traz o seu próprio suprimento sanguíneo* e circulação intrínseca.

Classificação
Os três métodos de classificação de retalhos baseiam-se nas características: vascularidade, movimento e composição.

Suprimento sanguíneo
- Aleatório.
- Não aleatório.
  - Axial.
  - Fasciocutâneo.
  - Septocutâneo.
  - Perfurante.
  - Retalhos de fluxo reverso.
  - Retalhos venosos.

Movimento
- Local:
  - Avanço:
    - Pedículo único.
    - Bipedículo.
    - V-Y.
    - Y-V.
  - Pivô:
    - Rotação.
    - Transposição.
    - Interpolação.
- Distante:
  - Pediculado.
  - Tubulado.
- Livre.

Composição
- Cutâneo.
- Fasciocutâneo.
- Musculocutâneo (miocutâneo).
- Osseocutâneo.
- Músculo.
- Osso.
- Fáscia.
- Tendão.
- Dedo.
- Várias combinações dos anteriores.

Notas

Um retalho aleatório é aquele sem viés significativo em seu padrão vascular. A vascularidade baseia-se no plexo subdérmico. Não há um pedículo definido, em consequência, a proporção entre comprimento e largura é limitada a 1:1 no corpo e a 4:1 no rosto. Os retalhos não aleatórios baseiam-se no padrão direcional vascular conhecido. O vaso pode entrar e seguir através do retalho em diferentes planos dando origem a subclassificação.

Retalhos locais fazem uso de tecido adjacente ou em proximidade estreita com o defeito e continua fixado ao local doador por um pedículo.

Retalhos distantes são aqueles que usam o tecido a alguma distância do defeito. Eles não têm fixação em seu local doador primário (p. ex., retalho livre) ou podem reter a fixação via pedículo. Este pedículo pode necessitar de divisão depois que o retalho estiver inserido, isto é, desenvolveu seu próprio suprimento sanguíneo a partir do leito receptor. O pedículo pode ser inserido sepultado (tunelizado sob a pele e tecido mole), tornando-se um componente da pele e do tecido mole, ou exteriorizado.

O movimento dos retalhos também pode ser descrito como estágio único ou múltiplos estágios (p. ex., segundo estágio para dividir o pedículo).

Planejamento (desenho) do retalho e das incisões

As incisões devem ter o objetivo de proporcionar uma exposição excelente, ao mesmo tempo protegendo o pedículo do retalho no fechamento. Deve haver a opção para a incisão extensa proximal, distal ou lateralmente, se necessário.

No caso de um retalho pediculado, o planejamento deve acomodar suficientes comprimento e largura de retalho para preencher o defeito sem tensão. Planeje-o maior, especialmente mais longo do que o necessário. Ao cobrir uma articulação, verifique sempre os movimentos articulares para assegurar que estes não comprometam a estabilidade e a tensão do retalho.

É muito importante considerar a zona da lesão e de cicatrização, pois essas zonas podem não ser adequadas para revascularização de um retalho livre ou para basear um retalho pediculado (a rigidez dos tecidos pode impedir a transposição, por exemplo).

É muito importante que o pedículo vascular seja protegido por tecido mole adequado contra exposição, tensão, compressão interna ou pressão externa.

Por que os retalhos morrem?

Os retalhos morrem por comprometerem a vascularidade. Isso pode ocorrer pelas seguintes razões.

Planejamento e levantamento do retalho

- Um retalho pode ser planejado ou levantado estendendo-se para fora da área suprida pelo pedículo.
- Um pedículo terá áreas primária e secundária de suprimento e as áreas secundárias podem ser mais sensíveis à redução da pressão de perfusão decorrente de causas sistêmicas ou causas locais, como tensão ou compressão do pedículo.
- Quando o retalho é levantado, o pedículo pode ser lesionado.
- Falta de conhecimento da área de suprimento ou habilidades precárias podem levar ao levantamento do retalho sem um suprimento sanguíneo.
- A drenagem venosa de um retalho pode ser diferente do suprimento arterial.

Inserção do retalho
- Comprometimento do pedículo por torção, tensão, dobras ou compressão externa, como fechamento ou bandagem muito contraídos, reduzirá ou interromperá o fluxo sanguíneo, a perfusão e/ou o fluxo venoso externo.
- Comprometimento do retalho por inserção sob tensão, que só pode-se tornar aparente no pós-operatório quando o edema tornar-se estabelecido ou quando a parte começa a ser mobilizada.
- A tensão no retalho ocorre com mais frequência em decorrência de mau planejamento subestimando-se o tamanho ou o comprimento do pedículo necessário à transposição e para o defeito.
- Se um retalho pediculado se tornar comprometido após transposição e não puder ser retificado mediante atenção aos detalhes anteriores, então, retorne-o ao local de onde se originou para minimizar o estresse sobre o seu pedículo e maximizar sua perfusão. Vai haver uma autonomização e 2 semanas depois ele poderá tolerar a transposição.

Escolha do retalho
Ficar atento às razões pelas quais um retalho pode falhar levará a processos que evitam o fracasso e ao sucesso do retalho. Todas as características acima devem ser checadas e rechecadas em todos os estágios da escolha de retalho, planejamento e execução. A escolha do retalho depende de:
- Conhecimento e percepção das opções de retalhos.
- Experiência e habilidades.
- Paciente.
- Detalhes locais e necessidades.

Geralmente há muitas escolhas adequadas para cada defeito. Cada uma destas terá os benefícios e as desvantagens, alguns dos quais serão muito individualizados conforme o cirurgião e o paciente.

Terminologia do retalho

Pré-fabricação de retalho (indução vascular)
Implante de um pedículo vascular em um novo território, seguido por um período de maturação e neovascularização e subsequente transferência desse tecido com base em seu pedículo implantado (Shen, 1981).

Pré-laminação de retalho
Implante de tecidos ou aparelhos em um território vascular antes de ser transferido. O suprimento sanguíneo não é manipulado (Pribaz et al., 1999). Os exemplos incluem expansão pré-retalho, implante de cartilagem sob a fáscia do antebraço radial na reconstrução da orelha.

Estilo livre de retalho
Um retalho de perfurante (geralmente livre) em que o perfurante é encontrado por meio de Doppler ou exploração na cirurgia e então é seguido proximalmente até que o tamanho do vaso se torne suficiente para se realizar anastomoses ou basear um retalho.

Retalho com fluxo ao longo de seu comprimento
Um retalho livre no qual o pedículo arterial é usado para revascularizar o membro/parte, assim como o próprio retalho. Idealmente, os retalhos do tipo C (p. ex., retalho de antebraço radial) com uma artéria bastante larga fluindo através do septo que os alimentam por meio dos perfurantes, sendo realizada anastomose adicional na extremidade distal da artéria que revasculariza o membro.

Retalho quimérico
Um retalho com componentes separados ligados por terem o mesmo pedículo. Um exemplo é o grande dorsal e serrátil anterior, ambos nos vasos subescapulares. Também pode ser semelhante ao retalho com fluxo que o atravessa, exceto que a extremidade distal é usada para revascularizar outro retalho livre.

Princípio do içamento
Se um defeito inadequado para colocação de enxerto for temporariamente coberto com um retalho (10-20 dias), quando o retalho for removido o defeito terá se granulado o suficiente para permitir a colocação de enxerto.

Retalho com almofada de alfinete
Uma complicação em que o retalho se contrai, abaulando-se sobre a superfície do tecido circundante como uma almofada de alfinete. Acredita-se que seja devido a excessivo tamanho do retalho para o defeito e à contratura da cicatriz no plano profundo e circunferencial comprimindo o retalho em direção externa. Evite isso ajustando cuidadosamente o retalho, prevenindo defeitos e retalhos circulares, rompendo a cicatriz circunferencial por meio de Z-plastia, e previna hematoma no plano profundo mediante suturas acolchoadas.

Retalho supercarregado
Retalho em que o suprimento arterial ou venoso é aumentado por anastomose adicional, por exemplo, um retalho miocutâneo transverso do reto abdominal (TRAM) de grande volume/tamanho, que foi pediculado superiormente nos vasos epigástricos superiores para reconstrução da mama. Para aumentar o suprimento sanguíneo e a drenagem, os vasos epigástricos inferiores são anastomosados na axila.

Retalho superdrenado
Retalho em que uma anastomose de drenagem venosa adicional é realizada drenando para uma rede venosa diferente.

Suprafascial
Ocorre dissecção no plano exatamente superficial à fáscia.

Subfascial
A dissecção ocorre no plano exatamente profundo à fáscia.

Pedículo
Ligação vascular e/ou neural do corpo com o retalho.

Retalho neurocutâneo
Retalhos baseados no princípio da descoberta anatômica de que os nervos são acompanhados por uma artéria. O padrão varia de se ter uma grande artéria que acompanha o nervo (proximal a distal ao longo de seu comprimento anastomosando-se com outra artéria que acompanha o nervo de distal a proximal) ou ser acompanhado por arcadas de artérias que suprem segmentos de nervos (p. ex., como aqueles que suprem segmentos do intestino). As artérias que perfuram a fáscia profunda com o nervo tendem a ser do tipo longo. Aquelas que não acompanham o nervo através da fáscia profunda tendem a ser do tipo arcada ou em cadeia. Um nervo que atravessa uma artéria geralmente apreende os ramos da artéria. Quando um nervo atravessa um local fixo da pele, geralmente ele apreende seu próximo companheiro vascular. Essa relação neurovascular apresenta a base para os retalhos neurocutâneos. Muitos retalhos axiais são, na realidade, retalhos neurocutâneos.

Referências
Pribaz JJ, Fine N, Orgill DP (1999). *Plast Reconstr Surg* **103**, 808–20.
Shen (1981). *Zhong Wai Ke Za Zhi* **19**, 692–5.

Classificação dos retalhos

Classificação de retalhos musculares (Mathes e Nahai, 1981)
Baseada na relação anatômica entre músculo e pedículo vascular e nas anastomoses intramusculares. Ajuda na seleção e utilidade do retalho.
- Tipo 1: um pedículo vascular (tensor da fáscia lata, gastrocnêmio, reto femoral).
- Tipo 2: um pedículo dominante e um menor (grácil, trapézio, solear, bíceps femoral, abdutor do dedo mínimo).
- Tipo 3: dois pedículos dominantes provenientes de fontes diferentes, os quais podem apoiar todo o músculo (glúteo máximo, reto abdominal, serrátil anterior, temporal).
- Tipo 4: suprimento segmentar suprindo cada um deles o seu segmento e um segmento imediatamente adjacente (sartório, esternomastoide, tibial anterior, flexor e extensor dos dedos).
- Tipo 5: um pedículo dominante próximo da inserção que pode suprir todo o músculo e vários pedículos menores próximos da origem que também podem suprir o músculo (grande dorsal).

Classificação de retalhos fasciocutâneos
Baseada na rota para alcançar e direcionar o suprimento do pedículo vascular. Ajuda na seleção e utilidade do retalho.
- Tipo A (base ampla com perfurantes não vistos): múltiplos perfurantes na base do retalho, vasos longitudinalmente orientados ao longo do eixo do retalho (Ponten, Becker).
- Tipo B (perfurante/axial): único perfurante compatível que alimenta um plexo vascular fascial que pode correr ao longo do eixo do retalho (ramo medial, retalhos de perfurantes, antebraço cubital, retalhos de Quaba, virilha).
- Tipo C (tipo escada): vasos septais longitudinais que enviam múltiplos perfurantes para a fáscia e pele conforme segue (interósseo posterior, ramo lateral, antebraço radial, antebraço ulnar).
- Tipo D (osteofasciocutâneo): tipo C com osso (antebraço radial com o rádio, lateral do braço com crista supracondilar, ulnar com a ulna).

Classificação de retalhos fasciocutâneos
- Tipo A (axial): o vaso corre embaixo e depois em cima da fáscia profunda dentro da pele (virilha, sural, testa, fáscia temporoparietal, art. metacarpiana dorsal).
- Tipo B (septocutâneo): vaso(s) para o ramo da pele proveniente do vaso intramuscular profundo ao longo do septo intermuscular (antebraço radial, ramo lateral, ulnar, coxa anterolateral, PIA).
- Tipo C (musculocutâneo): vaso para a pele segue através do músculo (coxa anterolateral, deltopeitoral, gastrocnêmio, grácil, DIEP).

Referências
Cormack GC, Lamberty BG (1984). *Br J Plast Surg* **37**, 80–87.
Mathes SJ, Nahai F (1981). *Plast Reconstruct Surg* **67**, 177–87.

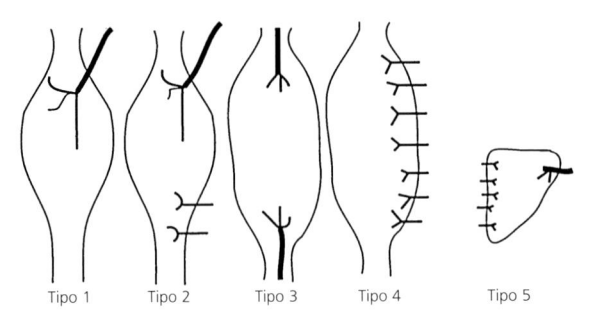

Fig. 22.1 Classificação de retalhos musculares (Mathes e Nahai, 1981).

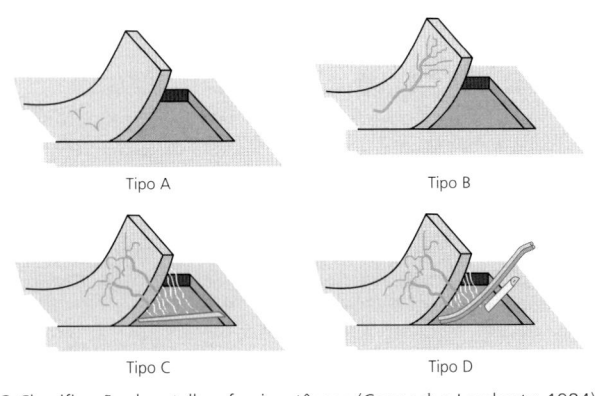

Fig. 22.2 Classificação de retalhos fasciocutâneos (Cormack e Lamberty, 1984).

Tipo A (axial) Tipo B (septocutâneo) Tipo C (musculocutâneo)

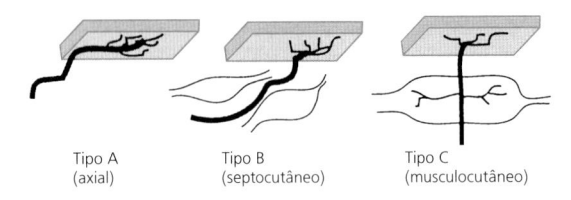

Fig. 22.3 Classificação de retalhos fasciocutâneos.

Transferência de tecido livre

Definição
Este é um autotransplante. O tecido é removido de uma parte do corpo com a artéria que o supre e a veia drenante e é transferido para outra parte do corpo onde a artéria e veia são anastomosadas aos vasos receptores.

Classificação
Por composição tecidual (ver classificação de retalho).

Fisiopatologia
Tecido livre gera um período de isquemia e hipóxia. Diferentes tecidos podem tolerar diferentes períodos. O período de tempo pode ser prolongado por resfriamento (pele e tecido subcutâneo, 4-6 horas aquecido e 12 horas frio; músculo: 2 horas aquecido e 8 horas frio; osso: 3 horas aquecido e 24 horas frio). O metabolismo anaeróbico no tecido durante isquemia aumenta a produção de radicais de superóxido. Após reperfusão, os eliminadores *(scavengers)* de radicais livres (p. ex., superóxido dismutase) atacam os radicais, lesionado as células. Isso causa edema endotelial e extravasamento de fluido dentro do espaço intersticial, estreitando mais o lúmen do vaso. A agregação plaquetária intravascular ocorre em seguida. Isso é conhecido como *lesão de reperfusão* induzida por isquemia e dá origem a um efeito de *não refluxo*. Clinicamente, isso aparece como perfusão de retalho inicial que diminui gradualmente à medida que o efeito ocorre e resulta em isquemia irreversível.

Indicações
As indicações gerais são ressecção pós-tumor, trauma, defeitos congênitos ou feridas crônicas, nas quais a transferência de tecido livre dá um resultado estético e funcional ótimo (qualquer defeito). As indicações específicas incluem:
- Necessidade de um certo tecido, por exemplo, osso, especialmente se o defeito for maior que 6 cm.
- Onde não há opção local, por exemplo, o pé e o terço distal da perna, cabeça e pescoço.
- Defeitos maciços.
- Defeitos que necessitam de complexa reconstrução de múltiplos tipos de tecido.
- Áreas nas quais é necessário tecido vascularizado fresco, por exemplo, trauma de membro inferior.

Vantagens
- Procedimento de único estágio.
- Variedade de locais doadores.
- Grandes quantidades de tecido podem ser transferidas.
- Defeitos do doador podem ser ocultados em áreas cosmeticamente aceitáveis.
- Menos imobilização do que os retalhos pediculados.
- Aumento da vascularidade do retalho e para a área receptora.
- Mais estético do que os retalhos locais.

Desvantagens
- Cirurgia demorada.
- Vaso receptor pode não estar disponível, estar danificado, ou aterosclerótico.
- Morbidade no local doador (ver cada um dos retalhos): problemas como cicatriz, perda de função, má cicatrização e herniação.
- Podem ocorrer trombose e perda do retalho.

Planejamento

Pré-operatório
- Local receptor: tamanho e composição do tecido do retalho necessários após ressecção ou desbridamento, vasos disponíveis, zona da lesão/cirurgia/radiação. Considere a necessidade de arteriograma (perda anterior de retalhos livres, extensa zona de lesão) ou Doppler.
- Local doador: melhor retalho em termos de tamanho, composição, comprimento do pedículo, compatível com o diâmetro do vaso, morbidade do local doador, características especiais, por exemplo, fáscia neurossensorial etc., fácil de levantar, pode ser operado por duas equipes cirúrgicas. Doppler de vasos doadores ou perfurantes pode ser útil.

Avaliação do paciente
- Idade: não há contraindicações para bebês e idosos.
- Saúde geral, doença concomitante, estado cardiovascular, tabagismo (incentive o paciente a parar pelo menos 10 dias antes da cirurgia) não afetam a sobrevivência do retalho, mas a cicatrização da ferida é prejudicada.
- Radioterapia anterior não é contraindicação, mas pode haver problemas de cicatrização de ferida.
- Medicações não são uma contraindicação.

Investigações
Ureia e eletrólitos (U&E), contagem de células sanguíneas (FBC), coagulação, prova cruzada (≥ 2 unidades) e investigações mais avançadas e raios X, conforme indicado.

Operatório
Ver cada um dos retalhos.

Pós-operatório
Ver cuidados com o retalho.

Complicações

Geral
Estas podem ocorrer em qualquer cirurgia, mas são particularmente comuns nos procedimentos prolongados. Problemas anestésicos, posicionais (neuropraxia e úlceras de pressão), trombose de veias profundas (DVT) e embolia pulmonar (PE), problemas respiratórios e sobrecarga cardíaca.

Específica

Intraoperatório
- **Falha na perfusão do retalho.** Esta é principal complicação, e os fatores do paciente assim como os fatores locais devem ser considerados. Assegure-se de que o paciente está aquecido com uma boa pressão e eliminação urinária indicando bom fluxo sanguíneo. Certifique-se de que essa boa pressão arterial não está sendo produzida por agentes vasoconstritores usados pelo anestesista. Localmente, verifique se foram deixados grampos, se a artéria não está recurvada, muito solta ou muito tensa e se a anastomose está patente (faça o teste da patência na veia e *não* na artéria). Se as demais coisas estiverem em boa ordem então o espasmo do vaso será a causa mais provável e lidocaína a 2% colocada ao redor dos vasos sem interferência durante 5-10 minutos produz uma melhora. Se não houver sinal de perfusão, a anastomose deverá

ser refeita e o influxo verificado. Se não houver razões técnicas ou do paciente/anestésicas para ausência de fluxo sanguíneo, a anastomose parecer patente e o sangue estiver fluindo no pedículo, mas o retalho não está se perfundindo, o efeito de não refluxo terá que ser considerado. O salvamento do retalho com trombolíticos ou prostaciclina será necessário. O problema pode não ser anastomótico; verifique quanto a uma lesão da íntima no local em que o pedículo entra no retalho.
- **Falha na drenagem venosa.** Novamente, um espasmo, um grampo errante, torção da veia receptora, ou problemas de anastomose podem ser a causa. Se houver alguma dúvida, a anastomose deverá ser refeita. Pode ser necessário encontrar diferentes vasos receptores.

Pós-operatório
As primeiras 72 horas são as mais críticas, mas a falha do retalho pode ocorrer em até 7 dias após a transferência. Os sinais iniciais da perfusão ou ingurgitamento venoso devem provocar um retorno ao centro cirúrgico. Enquanto se aguarda o retorno, solte a bandagem, remova suturas e eleve ou abaixe o membro. Não se deixe enganar por uma melhora temporária. O hematoma tende a indicar oclusão venosa que causa sangramento fora do retalho, o qual mantém o retalho com boa coloração durante algum tempo. No retorno ao centro cirúrgico explore a anastomose, a posição dos vasos e o retalho. Determine trombose ou o motivo da cessação de fluxo. Há pouca razão para apenas revisar a anastomose sem corrigir a causa do problema. Alguns cirurgiões anticoagulam formalmente seus pacientes após revisão anastomótica. Vasos com tromboses extensas podem em algumas ocasiões ser salvos por embolectomia e trombolítico intrarretalho. Entretanto, a maioria desses sofre necrose ou, caso sejam salvos, terão placas necróticas, comprometendo o objetivo do procedimento original.

Outras complicações
Perda parcial do retalho, má cicatrização, perda de sangue resultarão em abaulamento ou má estética. Problemas de local doador. Para complicações específicas ver cada um dos retalhos.

Taxas de sucesso
Taxas de sobrevivência de retalhos de 95-98% são esperadas. Há uma curva de aprendizagem do cirurgião. A transferência de tecido livre está sendo realizada para os casos cada vez mais complexos.

Lições de transferências de retalho livre

Definição
Lições pessoais sobre transferências de retalhos livres podem ajudá-lo a evitar o fracasso.
- Desbride, desbride, desbride antes de cobrir.
- Chame o cirurgião ortopédico se estiver em dúvida sobre fixação óssea, viabilidade óssea ou defeito ósseo.
- Não feche sob tensão.
- A grande opção é a melhor.
- Use um retalho maior do que o orifício a ser preenchido.
- A melhor exposição do vaso facilita a microcirurgia. Caso você esteja tendo problemas técnicos com a anastomose, estenda a ferida.
- Use retalho muscular para casos de infecção ou contaminados, uma vez que eles têm melhor vascularidade, melhor capacidade de preenchimento e maior flexibilidade/versatilidade com menos restrições de encaixe do que os retalhos fasciocutâneos.
- O retalho com fluxo através dele e não por fístula arteriovenosa (AV) ou fístula AV, com retalho saindo dela; com drenagem venosa separada para o retalho.
- Espere 30 minutos antes do fechamento para verificar anastomose/fluxo externo etc. Use este período para fechar o local doador, completar a inserção do retalho, colher o enxerto de pele etc.
- Se estiver em dúvida sobre a perfusão após o fechamento, reabra e verifique a posição dos vasos/pedículo/anastomoses novamente. Eles podem estar se tornando torcidos ao fechamento.
- Use sempre um microscópio.
- Proteja sempre o retalho contra avulsão do pedículo, prendendo-o ao corpo.
- Insira o retalho antes de ajustar o comprimento do pedículo, a tensão e posição.
- Não apare ou jogue fora o excesso de retalho até que ele seja revascularizado e você tenha a certeza da inserção e posição finais.
- Não traumatize os vasos com dissecção excessiva de seu comprimento ou da adventícia.
- Verifique o fluxo arterial descendente e o fluxo de saída venoso antes da anastomose em casos nos quais haja maior obstrução proximal, por exemplo, trauma de membro inferior, DVT, osteomielite, radioterapia.
- Torção ou rotação se propagarão e ocorrerão no ramo mais próximo da anastomose, assim desloque-se do ponto fixo para o ponto de anastomose quando verificar que não há rotação.
- As veias, em especial, encurtam-se depois de divididas, assim, assegure que estejam tensionadas até o comprimento, antes da anastomose, para evitar torção causada pelo comprimento excessivo.
- Tente evitar uma anastomose no ápice de qualquer curvatura no trajeto do vaso.
- Se o retalho não estiver se perfundindo bem, não o aqueça, pois isso causará a necessidade metabólica de tecido, provocando mais lesão isquêmica. Em vez disso, aqueça o paciente e o membro.

O mau fluxo descendente pode ser um problema de espasmo, lesão proximal ou sistêmico. Para tratar o fluxo descendente e o espasmo, otimize a anestesia, disseque o vaso receptor mais proximalmente com uma técnica de mínimo toque e, em uso extremo, use vasodilatadores, como papaverina ou lidocaína simples a 2%. Em alguns casos, apesar do mau fluxo descendente, a anastomose deverá ser realizada, a ferida fechada e o paciente despertado, o que de certa forma alivia o espasmo. Acredita-se que o espasmo seja em parte devido a ramos sangrantes não grampeados ou não coagulados do vaso, assim, certifique-se de que os ramos encontrados se encontrem diatermizados ou grampeados.

No caso de cessação de fluxo através de uma anastomose, o que geralmente é ocasionado por uma técnica precária ou um trombo plaquetário, é importante grampear o vaso a jusante da anastomose antes de fechá-lo. Isso é para evitar que qualquer plaqueta se derrame em direção a jusante e embolize-se dentro do retalho, sem causar refluxo. Depois que os grampos estiverem colocados para proteger o retalho, coloque um grampo contra a corrente para impedir influxo, trazendo para baixo a anastomose, e identificar a causa: um pedículo pode ser muito longo, muito curto, torcido ou girado, a anastomose pode ser tecnicamente precária ou ter mau influxo devido a causas locais ou sistêmicas. Em todos esses casos, corrija a causa e refaça a anastomose. Se foi, previamente, uma anastomose terminolateral, considere a alteração para terminoterminal.

Os retalhos podem ser salvos, mas apenas se levados de volta imediatamente ao centro cirúrgico, assim, em caso de dúvida, volte para lá.

Monitoração e cuidados com o retalho

A abordagem de cuidados dos retalhos pode-se aplicar a retalhos locais e livres. O retalho é mais vulnerável a complicações durante as primeiras 72 horas de pós-operatório, e cuidadosa monitoração deverá ser realizada durante esse período.

Monitoração do retalho

Clínica

Esta continua a ser o fundamento da observação do retalho. Durante as primeiras 12 horas isso deverá ser feito de meia em meia hora e depois de hora em hora. Os possíveis parâmetros são as diferenças de cor, aparência, preenchimento capilar, turgor tecidual, sangramento dérmico e de temperatura. A observação é feita por meio de uma janela no curativo, e esta deverá ser alargada, se houver alguma dificuldade. As sondas de temperatura adesivas simples são colocadas no retalho (somente retalhos de pele) e na pele adjacente. O sangramento pode ser detectado a partir de uma ferida perfurante no retalho. Os problemas arteriais são demonstrados por um retalho pálido com lento retorno capilar e uma aparência de "subpreenchimento". Uma ferida perfurante produz um lento escoamento de sangue vermelho-escuro ou nada, e o retalho será frio com uma diferença de temperatura de ≥ 2°C. A congestão venosa é representada por um retalho ingurgitado azulado com preenchimento capilar ativo e rápido sangramento de sangue escuro se puncionado. Mais uma vez, haverá diferença de temperatura, e o tecido será frio.

Doppler

O Doppler usado com mais frequência é o ultrassom (US) Doppler que usa reflexão de som proveniente de vasos pulsáteis para detectar o fluxo. Isso pode ser usado tanto para artéria como para veia para detectar fluxo de pedículo e intrarretalho. Assim como as máquinas manuais mais comuns, as sondas implantáveis podem ser usadas. O Doppler *laser* mede a frequência do deslocamento da luz, tem penetração limitada (1,5 mm^3) e não tem um uso amplo. Infelizmente, o Doppler pode produzir leituras falsas, provavelmente em razão de pulso refletido ou transmitido para um vaso ocluído. Não confie no Doppler se discordar de seus achados clínicos.

Outros métodos

- Mensurações vitais com corantes: geralmente uma injeção de *bolus* de fluoresceína e em seguida visualização do corante no retalho com lâmpada ultravioleta (UV) de Woods.
- Espectroscopia quase infravermelha: detecta as alterações em concentrações oxi, desoxi e de hemoglobina (Hb) no retalho.
- Fotopletismografia: detecta alterações de volume de fluidos em um retalho de pele usando variações na absorção infravermelha.
- O oxímetro de pulso tem sido utilizado para o efeito, e há muitos outros métodos que são principalmente experimentais nesse estágio.

Monitoração do paciente

- Medidas simples iniciais incluem assegurar-se de que não há efeito de torniquete decorrente de curativos muito apertados ou itens externos, por exemplo, tiras de traqueostomia na cabeça e reconstrução cervical. O paciente deve estar adequadamente posicionado em uma sala quieta e estar sem dor.

MONITORAÇÃO E CUIDADOS COM O RETALHO

- Observação regular (de meia em meia hora nas primeiras 12 horas, em seguida de hora em hora) de temperatura, pulso, pressão arterial, eliminação urinária e drenagem. Há muitos parâmetros, mas um pulso < 100 e pressão sistólica > 100 mmHg é desejável. A eliminação urinária não deve cair abaixo de 30 mL/h e, idealmente, deverá ser, em média, de 50 mL/h. Os diuréticos NÃO devem ser usados para manter a eliminação urinária. Ao contrário, aumentam o volume intravascular.
- A hemoglobina e o hematócrito devem ser realizados 4-5 horas do pós-operatório e diariamente por 3 dias. O hematócrito deverá ser de ~30. Se < 25 administre sangue; se > 35 administre cristaloide. Uma hemoglobina (Hb) de 10 é ideal em termos de viscosidade e oxigenação do sangue.

Terapia antitrombolítica
Heparina, dextrana, enzimas proteolíticas (uroquinase, estreptoquinase, ativador de plasminogênio tecidual) e prostaciclinas são todos usados. Seu uso rotineiro não é comprovado e pode causar hematoma ou reação alérgica. Entretanto, em situações nas quais fatores técnicos ou do paciente é que ditam, ou após reexploração, seu uso pode ser prudente.

A heparina pode ser administrada como um *bolus* intraoperatório isolado (3.000-5.000 unidades) ou como anticoagulante formal com uma dose de carga de 5.000 unidades e 2.000 unidades/h, ajustando-se com tempo de tromboplastina parcial ativada (APTT) para manter em 1,5-2 acima do normal. Dextrana 40 (solução a 10%) ocasionalmente é administrada como dose de carga (50 mL) seguida de infusão IV a 25-50 mL/h usando 500 mL/dia. Proteolíticos e prostaciclina têm sido usados no intraoperatório em situações de salvamento de retalho.

Sanguessugas
Estas são úteis para retalhos pequenos e áreas de grandes retalhos que exibem congestão venosa. Elas não são um substituto de uma anastomose venosa patente.

Resumo
A observação cuidadosa é essencial. O reconhecimento precoce dos problemas ou qualquer dúvida deve causar o imediato retorno para o centro cirúrgico. Taxas de sobrevivência > 50% podem ser esperadas em retalhos salvos e são diretamente proporcionais à demora na detecção de problemas e retorno ao centro cirúrgico.

Retalhos de avanço

Definição
Um retalho de avanço é um retalho local que é avançado para a frente do local doador para o receptor sem movimento de rotação ou lateral. A forma mais simples é uma ferida dissecada para fechamento direto.

Princípios
O retalho está adjacente ao defeito. Ele deve ser orientado para se aproveitar do suprimento vascular e da elasticidade da pele. Com exceção do retalho V-Y, esses retalhos podem ser baseados em um suprimento sanguíneo subdérmico apenas ou em um pedículo subcutâneo.

Técnicas
- **Pedículo único:** incise linhas paralelas a partir do defeito, eleve a pele em um plano subcutâneo e avance o retalho retangular dentro do defeito. Com frequência há excesso de pele na base desses defeitos que pode ser excisada como dois triângulos (de Burrow) ou incorporada com a Z-plastia como no retalho de avanço de rotação da testa.
- **Bipedículo:** incise em linha paralela ao defeito, eleve o retalho deixando-o pediculado a ambas as pontas e avance-o para dentro do defeito. Esta técnica é usada no reparo de palato fendido (Langenbeck), permitindo ao doador cicatrizar por segunda intenção. Ele é usado infrequentemente na pele em razão da necessidade de enxerto de pele no local doador.
- **V-Y:** este retalho é baseado em um pedículo subcutâneo. A frouxidão nos tecidos subcutâneos permite o avanço do retalho, e a elasticidade lateral na pele permite o fechamento da cauda (defeito secundário). O princípio V-Y é muitas vezes usado no planejamento de outros retalhos para fechar defeitos secundários.
    - **Pedículo profundo:** retalhos V-Y podem ser baseados em tecidos profundos ao retalho, apoiando-se na profundidade e extensibilidade da gordura subcutânea para permitir o movimento para frente. Após incisão da pele, aprofunde-se dentro da gordura subcutânea cortando em ângulos longe do retalho para permitir uma base ampla. Avance o retalho. O avanço extra é obtido por meio de "pescoço de cisne": disseque a margem principal do retalho e descole profundamente a base e a linha da margem do retalho permitindo que o pedículo se desdobre. Isso é usado principalmente para defeitos faciais cutâneos. Os retalhos V-Y com base profunda também podem ser baseados em perfurantes podendo incluir a fáscia ou o músculo (p. ex., o bíceps femoral para fechar as úlceras de pressão e V-Y fasciocutâneos no membro inferior).
    - **Pedículo lateral:** baseado em tecido subcutâneo bilateral de conexão dividindo o retalho a partir de sua conexão com a fáscia subjacente. Provocar, delicadamente, com tesoura, permite mais avanço. Algumas vezes, é usado como pedículo unilateral como em um retalho em forma de corno.
    - **Variações V-Y:** há muitas variações do retalho V-Y. Ocasionalmente, a técnica V-Y é usada para fechar outro defeito de retalho, existindo a combinação de retalhos, como o retalho de Hatchet, que possui elementos de avanço e de rotação com fechamento V-Y do defeito secundário.

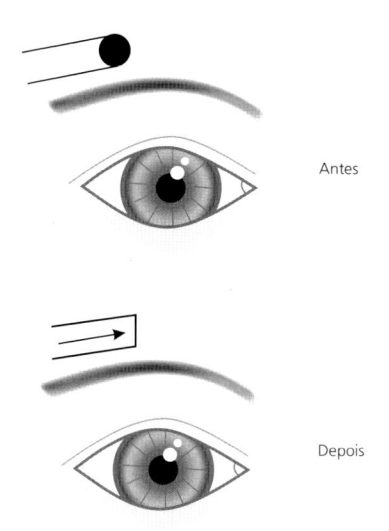

Fig. 22.4 Retalho de avanço: pedículo único.

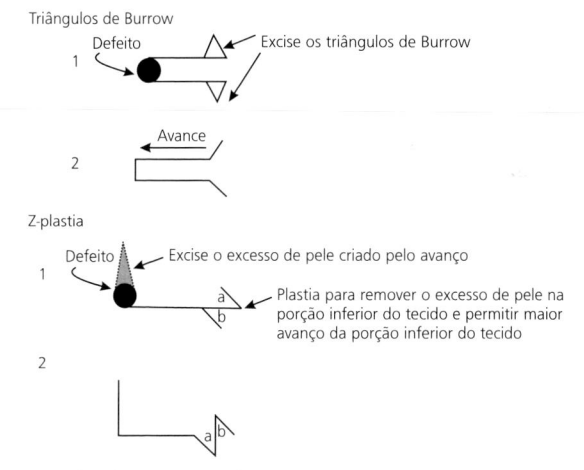

Fig. 22.5 Triângulos de Burrow e Z-plastias: métodos de lidar com o excesso de pele na base dos retalhos de avanço.

Y-V
Quase sempre é usado para romper uma cicatriz em contratura de queimaduras ou contratura de Dupuytren. Uma linha de Y adjacente é desenhada perpendicular ao eixo da cicatriz. Todos são incisados, e os retalhos triangulares são avançados para dentro dos ramos longitudinais do Y, produzindo um zigue-zague. Isso alonga a cicatriz por meio de largura adicional de todos os retalhos triangulares.

Erros comuns
- Erro 1: retalho planejado muito pequeno.
- Erro 2: o retalho não será avançado sem tensão. Geralmente devido a erro no planejamento (pequeno demais) ou dissecção insuficiente do pedículo. Inserção sob tensão induzirá necrose ou retração da ponta do retalho.

Como excisar uma "orelha de cão" ou o triângulo de Burrow
- Suture a "orelha de cão" em um canto.
- Com um gancho de pele estique a "orelha de cão" para nivelá-la.
- Corte ao longo de uma margem da "orelha de cão".
- Abra a "orelha de cão".
- Apare o outro lado da "orelha de cão" e suture. Pode ser excisada alinhada ou perpendicular à incisão/excisão original.

RETALHOS DE AVANÇO

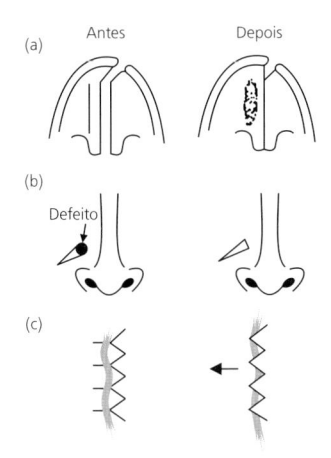

Fig. 22.6 Retalhos de avanço: (a) bipedículo (usado aqui para fechar um palato fendido): (b) V-Y (usado aqui para fechar um defeito paranasal); (c) Y-V (usado aqui para romper uma cicatriz).

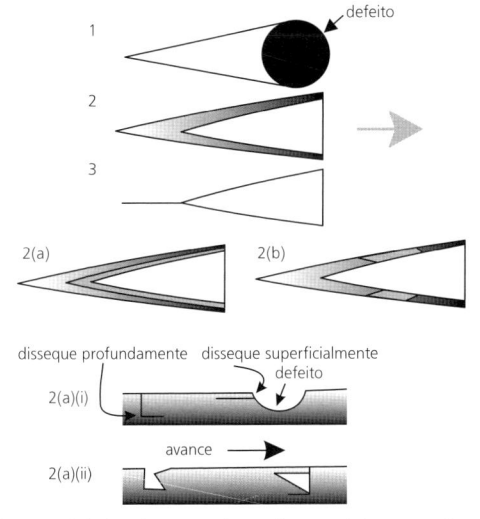

Fig. 22.7 Retalho V-Y: (1) planejamento do retalho V-Y; (2) avanço do retalho; (3) fechamento como um Y. O retalho pode ser baseado em (2a) um pedículo profundo ou (2b) um pedículo lateral. 2(a)(i) Um retalho V-Y pediculado profundo pode ganhar avanço extra por meio de retalho em "pescoço de cisne". Disseque superficialmente, na margem principal, e profundamente, na linha da margem, permitindo que o retalho seja estendido como em 2(a)(ii).

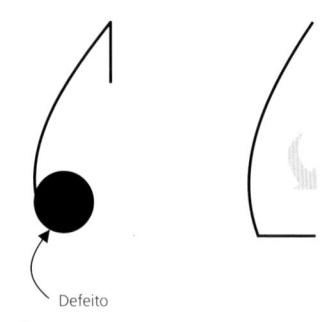

Fig. 22.8 Retalho de Hatchet.

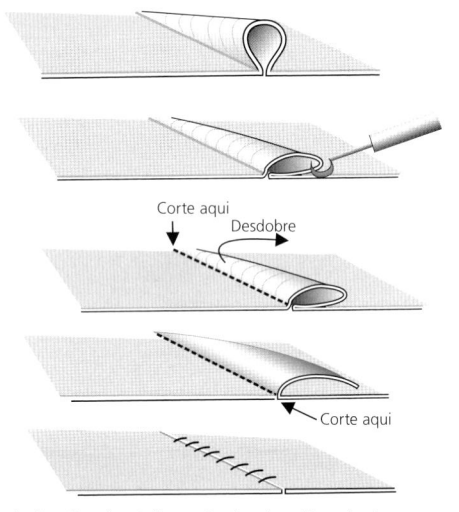

Fig. 22.9 Excisão da "orelha de cão" ou técnica do triângulo de Burrow.

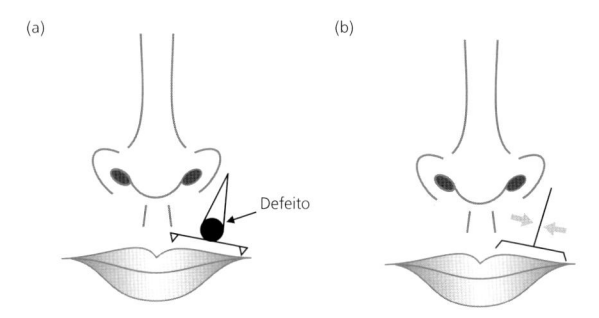

Fig. 22.10 Retalho AT: dois retalhos de avanço com triângulo de Burrow excisados.

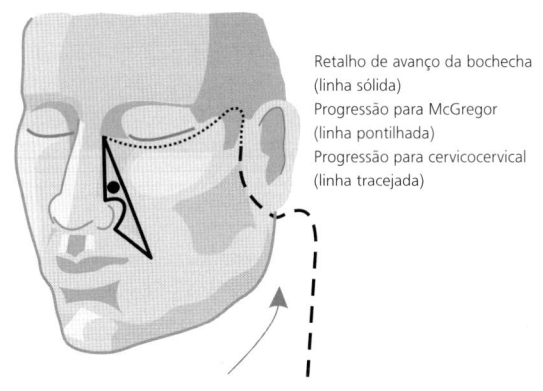

Fig. 22.11 Um retalho de avanço da bochecha demonstrando a amplitude dos retalhos de avanço. Ver seção sobre reconstrução da bochecha.

Retalhos pivô

Definição
Estes são retalhos que possuem um arco de movimento sobre um ponto fixo (ponto pivô) para alcançar o defeito. O ponto pivô é o ponto de origem da linha de tensão máxima no retalho e o ponto no qual ele se centralizará. É fácil enganar-se considerando o ápice do defeito como o ponto pivô. Ele NÃO é. A escolha incorreta do ponto pivô compromete o planejamento de retalho!

Retalho de transposição
Este é geralmente um retalho retangular ou quadrado que se move lateralmente a partir de um ponto pivô para fechar o defeito.

Planejamento
O defeito é triangulado para excisar o excesso de pele na base do defeito e o retalho. Esta excisão pode ser realizada depois que o retalho é transposto de maneira que seja usado para excisar uma "orelha de cão".

Regras
- **Regra 1.** O comprimento a partir do ponto pivô para o ápice do retalho deve ser igual ou maior que o comprimento do ponto pivô até o ápice do defeito mais distante do retalho.
- **Regra 2.** O comprimento da margem principal do retalho deverá ser igual ou maior que o comprimento da margem mais distante do defeito.

O caminho mais simples para planejar esse retalho é usar um pedaço de barbante e medir as dimensões do retalho necessárias a partir do ponto pivô proposto para preencher o defeito. O doador pode ser fechado utilizando-se o princípio V-Y, um outro retalho ou com um enxerto de pele dividida (SSG).

Erros comuns
- **Erro 1.** Planejar as pontas distais do retalho e do defeito como incisões paralelas. Quando triangular o defeito ou planejar o retalho, as incisões distais devem estar em ângulos mútuos como o mesmo grau do ângulo de movimento ou a linha de tensão máxima moverá a transposição do retalho. A alternativa é aumentar o comprimento do retalho relativo ao defeito pela quantidade que crie um ângulo entre os ápices do retalho e do defeito igual ao ângulo de movimento da linha de tensão máxima.
- **Erro 2.** Não seguir as regras resultará em um retalho muito pequeno ou será inserido sob excessiva tensão de encaixe.

Dicas
- Um corte em recuo pode ser empregado para movimentar o ponto pivô como é feito para redução da tensão.
- Planeje um retalho 20% maior do que pensa que deva ser.

RETALHOS PIVÔ

Retalho de rotação
Este é um retalho semicircular que gira em torno de um ponto pivô para fechar o defeito. É uma extensão dos princípios do retalho de transposição e pode ser visto como retalhos de transposição contíguos múltiplos, cada qual sendo planejado para fechar o defeito secundário do retalho anterior. Cada retalho gradualmente aumenta de tamanho, e o ponto pivô gira e se desloca para além do defeito. O tamanho desses retalhos contíguos eventualmente aumenta o suficiente para ser capaz de aproveitar a elasticidade da pele para permitir o fechamento do defeito secundário.

Planejamento
O defeito deve ser convertido em triângulo isósceles, com um ângulo de 30° em seu ápice. O diâmetro ou a base do semicírculo deverá ter 3 vezes o comprimento do lado do triângulo de 30°. A circunferência do retalho deve ser 5-8 vezes maior que a largura do defeito. A rotação adicional pode ser ganha por um corte em recuo. Idealmente, o doador deve fechar primariamente, mas um enxerto de pele ou um retalho de pele pode ser necessário.

Regras
- **Regra 1.** O comprimento a partir do ponto pivô até o ápice do retalho deverá ser igual ou maior que o comprimento do ponto pivô até o ápice do defeito mais distante do retalho.
- **Regra 2.** O comprimento da margem principal do retalho deverá ser igual ou maior que o comprimento da margem mais distante do defeito.

Erros comuns
- **Erro 1.** Não planejar um retalho grande o suficiente.
- **Erro 2.** Não planejar uma rotação com um raio constante, pois isso cria tensão entre o ponto pivô e os pontos de fechamento ao longo do círculo.
- **Erro 3.** Não seguir as regras.
- **Erro 4.** Não considerar a convexidade da superfície corporal, o que dá alguma perda de rotação.

Dicas
- Um corte em recuo pode ser empregado para mover o ponto pivô de modo a reduzir a tensão. Isso manejará a tensão na ponta do retalho, mas não a tensão ao longo da linha de fechamento, assim, certifique-se de que o retalho seja circular!
- Planeje o retalho 20% maior do que pensa que ele deva ser.

Retalho de interpolação
Este retalho se move ao redor de um ponto pivô, mas os locais doador e receptor não são adjacentes e, portanto, o pedículo tem que passar acima ou abaixo da pele interposta para alcançar o defeito. Em geral é considerado um retalho distante do tipo ilha, e não um retalho local.

Planejamento
O planejamento é mais bem feito com um molde de tecido ou barbante, assegurando-se que o comprimento do pedículo e as dimensões do retalho sejam suficientes para alcançar e fechar o defeito sem tensão. O fechamento do doador é direto, por retalho local ou enxerto. Com um pedículo externalizado, ocorre divisão e inserção em aproximadamente 2 semanas após o procedimento inicial.

Retalhos de rotação

Os retalhos de rotação são úteis quando há grandes superfícies de pele sem significativos pontos de referência anatômicos para obstruir a rotação. A instrução comum para os retalhos de rotação é planejá-los com 5-8 vezes o tamanho do defeito. Isso pode ser comprovado geometricamente, o que pode ajudar no planejamento, particularmente porque o erro mais comum é planejar o retalho muito pequeno.

Para um retalho de rotação semicircular, o raio do semicírculo precisa ter 2 ou 3 vezes o arco do círculo estendendo-se sob o defeito. Isso resulta em um segmento de semicírculo com um ângulo que lhe dá aproximadamente 5 vezes o arco do defeito para o retalho de rotação.

Geometria

Comprimento(s) do arco é dado por

$$s = r \times \theta$$

onde *r* é o raio e θ é o ângulo central no radiano.

Desejamos escolher um ângulo de 30° que lhe daria seis segmentos em um semicírculo (180°/6 = 30°). Uma revolução completa é radiano 2π (360°). Portanto, meia revolução (um semicírculo) é o radiano π (180°). Assim, 30° = radiano $\pi/6$ o comprimento do arco para um ângulo central de 30° é

$$s = r \times \pi/6$$

Quando um defeito é excisado, o comprimento do arco (s) é geralmente igual à largura do defeito. Queremos saber o raio, de modo que o retalho de rotação possa ser planejado, o qual, por meio do rearranjo da fórmula acima, é dado por

$$r = s/\theta$$

Portanto para um semicírculo de seis segmentos

$$r = s \times 6/\pi$$

e visto que $\pi = 3,14$

$$r \approx 2s.$$

Se quisermos nove segmentos em um semicírculo (talvez em razão de pele inelástica ou pela necessidade de girar também em torno de uma convexidade), o ângulo é 180°/9 = 20° = radiano $\pi/9$. Portanto, o raio necessário para um semicírculo com nove segmentos é 3 s.

Para um retalho de rotação com um círculo de quatro partes, é necessário escolher um ângulo que nos dê seis segmentos como em um círculo de quatro partes, i. e., 15° = radiano $\pi/12$. Portanto:

$$s = r \times \pi/12$$

Visto que $\pi = 3,14$, o raio de 1/4 de círculo o qual dará seis arcos é 4 s e o raio para 1/4 de circulo o qual dará nove arcos é 6 s. Portanto, o raio do quarto de círculo deve ter a largura de 4 a 6 vezes à largura do defeito! Isto explica porque é preferido um desenho semicircular para o retalho!

RETALHOS DE ROTAÇÃO

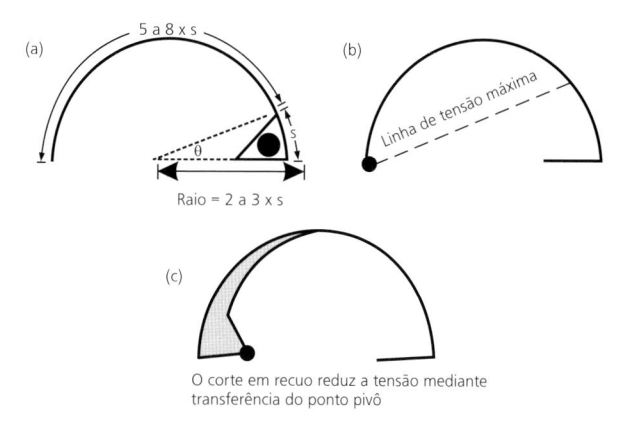

Fig. 22.12 Geometria do retalho de rotação.

Considerações práticas
Na prática, as considerações geométricas significam que o defeito e as áreas de frouxidão da pele bem como a disponibilidade ao seu redor devem ser avaliados. Meça a largura do defeito que formará o segmento do círculo necessário para o fechamento. Dobre ou triplique essa medida para calcular o raio do retalho de rotação. Desenhe esse raio ao longo de uma linha do defeito até o centro do retalho. Desenhe um semicírculo que se estende do defeito e gira em torno do ponto central do círculo. A semicircunferência deste retalho será de 5 a 8 vezes a largura do defeito. Note que o ponto pivô desse retalho não está no ponto central do círculo, mas é o ponto distante da incisão oposta ao defeito. Portanto, quando o retalho é levantado e transposto, a linha de tensão se estende do ponto pivô até o ponto mais distante no semicírculo. Esta linha de tensão pode ser reduzida pela realização de um corte em recuo. Isso traz o ponto pivô do retalho mais próximo do ponto central do círculo; entretanto, ele também diminui o suprimento sanguíneo que entra na base do retalho.

Se for efetuado um corte em recuo, então ele é acertado para fechar o defeito do corte recuado.

Retalhos distantes

Retalhos diretos
Doador e defeito são locais distantes, mas estes podem ser aproximados.

Exemplos
Virilha para mão, perna cruzada, dedo cruzado e retalhos hipogástricos ou outros do tronco para o membro superior.

Técnica
Geralmente retalhos em um padrão aleatório com uma proporção de comprimento para largura de 1:1, embora alguns tenham padrão axial (p. ex., virilha). O retalho é levantado, o retalho e os locais receptores são aproximados e o retalho é inserido. A imobilização sólida das áreas doadora e do defeito sem tensão é a chave para a transferência bem-sucedida. Isso pode ser por meio de fixação externa, gesso de Paris (POP) ou suturas. O pedículo é dividido em 2-3 semanas após preenchimento do defeito. A margem do pedículo do retalho geralmente é então inserida, mas, ocasionalmente, isso tem que ocorrer como um terceiro procedimento se houver excesso de tecido fibroso no defeito.

Indicações
Doador e defeito podem ser aproximados e imobilizados para a duração necessária sem maus efeitos.

Vantagens
Tempo cirúrgico mais curto; menos perda funcional no local doador; confiável, especialmente com recursos limitados; sem necessidade de microcirurgia.

Desvantagens
Imobilidade do paciente quase sempre com a parte dependente em vez de elevada; rigidez articular; dificuldade nos cuidados da ferida na área; dois ou mais procedimentos; menos flexibilidade na inserção do retalho; permanência hospitalar mais prolongada.

Retalho de pedículo tubulado
Estritamente, um retalho de pedículo tubulado é um retalho distante direto cujo segmento de união é feito longo, a fim de permitir algum movimento entre os locais doador e receptor. Essa ponte pode ser longa o suficiente para que possa ser suturada dentro de um tubo. Entretanto, geralmente entende-se que os retalhos com pedículo tubulado sejam para transferência estagiada de um retalho distante usando um condutor. Este retalho é principalmente de interesse histórico.

Técnica
Inicialmente um retalho bipediculado é levantado e tubulado. Depois de 2-3 semanas uma das extremidades do tubo é liberada e inserida em um defeito criado no punho. Depois de outras 2-3 semanas a outra extremidade do tubo é liberada e então fixada ao local receptor. Depois de mais 2-3 semanas o punho é liberado e o retalho aparado até o tamanho adequado. Uma alternativa a utilizar o punho/antebraço como carreador é rodar o retalho extremidade sobre extremidade a cada 2 semanas até que ele alcance o local receptor.

Indicações
Doador e defeito não podem ser aproximados e um condutor é necessário. Outras técnicas ou retalhos não estão disponíveis.

Vantagens
Não é necessária microcirurgia; não há necessidade de vasos receptores.

Desvantagens
Múltiplos estágios; o defeito/ferida original se contrai ou cicatriza durante esse período; imobilização, falta flexibilidade no planejamento e na inserção; o retalho se contrai em tamanho antes de alcançar o defeito.

Retalho pediculado (ilha)
Um retalho distante cujo pedículo tem o tamanho reduzido, em alguns casos até exatamente o tamanho dos vasos. É assim chamado porque o desenho deste retalho é semelhante a uma ilha com uma ponte de ligação. Essa ponte pode situar-se embaixo do retalho como um retalho perfurante.

Técnica
O desenho é geralmente baseado em vasos axiais. O retalho é planejado e depois incisado (em geral, circunferencialmente), preservando os vasos supridores. O retalho é elevado de tal forma que a única conexão com o corpo são os vasos e seu tecido conectivo circundante. A relativa quantidade de tecido conectivo varia inversamente de acordo com o calibre dos vasos. O retalho gira em torno do pedículo, sendo transposto dentro do defeito, em geral, por um túnel subterrâneo. Raramente, o pedículo é deixado externamente, é feito o curativo e excisado depois de 2 semanas. O pedículo pode ser mantido com uma faixa de pele sobrejacente para ajudar a cobri-la.

Indicações
O retalho mais comum após os retalhos locais; usados quando não há opções locais ou quando as opções locais são subótimas, ou os defeitos do doador são difíceis de fechar.

Vantagens
Não é necessária a microcirurgia; não são necessários vasos receptores.

Desvantagens
Alcance restrito ao comprimento do pedículo; o pedículo pode-se tornar torcido ou comprimido; pode envolver o sacrifício de um vaso importante de um membro (p. ex., artéria radial).

Retalhos fasciocutâneos

Definição
Retalhos fasciocutâneos são retalhos de pele que incluem a fáscia profunda para aumentar a confiabilidade de circulação de pele.

Anatomia
Predominantemente o suprimento de sangue para retalhos fasciocutâneos é por meio dos vasos septocutâneos que passam ao longo dos septos fasciais entre os músculos para o suprimento dos plexos pré e subfasciais. A própria fáscia é relativamente avascular, mas sua inclusão garante a segurança do plexo pré-fascial. O sangue ascende dos plexos fasciais para alcançar a pele. A orientação dos vasos do plexo fascial geralmente é longitudinal à artéria profunda, e o fluxo pode ser multidirecional, permitindo, assim, os retalhos distalmente baseados. Os retalhos fasciocutâneos são mais comuns nas extremidades que surgem dos septos entre os músculos longos. O tronco possui músculos mais largos e mais perfurantes musculocutâneos; entretanto, retalhos fasciocutâneos podem ser levantados ao longo de um eixo transverso ou oblíquo. Isso contrasta com a orientação longitudinal dos retalhos levantados sobre os membros.

Classificação (Cormarck e Lamberty, 1984) (Fig. 22.2)
- Tipo A: múltiplos perfurantes fasciocutâneos na base do retalho e orientado ao longo de seu eixo longo (p. ex., super-retalho de Ponten na parte inferior da perna).
- Tipo B: retalho pediculado ou livre baseado em um único perfurante fasciocutâneo (p. ex., retalho de braço medial e retalho de artéria safena). Uma modificação é pegar também a artéria profunda, aumentando assim o comprimento do pedículo.
- Tipo C: retalho pediculado ou livre apoiado em múltiplos perfurantes que alcançam a fáscia a partir da artéria profunda via septo fascial entre os músculos. Portanto é necessário incluir a artéria profunda no retalho (p. ex., retalho do antebraço radial).
- Tipo D: extensão do retalho tipo C; o septo fascial é levado em continuidade com o músculo e osso adjacentes que derivam seu suprimento sanguíneo da mesma artéria (p. ex., antebraço radial com flexor longo do polegar [FPL] e osso do rádio).

Método de uso
- Rotação: o ponto de rotação de um retalho fasciocutâneo é onde entra o suprimento sanguíneo (p. ex., o retalho escapular gira no vaso circunflexo).
- Avanço: retalhos de avanço V-Y ou de avanço comum.
- Transposição: o retalho é transposto para o defeito.
- *Turnover* (transferência): geralmente somente de fáscia ou adipofascial (p. ex., retalho cruzado de dedo desepitelizado).
- Fluxo reverso (retrógrado): retalho distalmente baseado que requer a divisão do vaso principal como um retalho de antebraço radial reverso. Muito caro e pode comprometer a perfusão de membro distal.
- Livre: o pedículo é dividido e refixado para restaurar o suprimento sanguíneo.
- Neurotizado: manutenção ou reconexão de um suprimento sensorial pode melhorar muito o resultado.

Vantagens
- Confiável.
- Fácil de elevar e transferir.
- Relativamente fino.
- Sem déficit funcional.
- Pode ser sensível.

Desvantagens
- SSG com frequência necessário para fechar um local doador.
- Menos maleável e menos volume para preenchimento do espaço morto.
- Limitações de tamanho.
- Local doador.

Variações cirúrgicas
- Com a inclusão da fáscia (retalhos tipo A) a proporção de comprimento para largura do retalho pode ser aumentada de 1:1 nos retalhos aleatórios subcutâneos para 2-2,5:1.
- Retalhos fasciais e adipofasciais podem ser planejados para deixar o componente de pele atrás e, portanto, reduzir a deformidade do doador.
- Retalhos fasciocutâneos podem ser levantados sem a fáscia, mas com a preservação do plexo pré-fascial. A dissecção é mais difícil e o retalho pode ser mais confiável.

Referência
Cormack GC, Lamberty BG (1984). *Br J Plast Surg* **37**, 80–87.

Retalhos musculares

Retalhos que compreendem músculo como o seu principal componente ou que o utilizam para levar o suprimento sanguíneo para a pele requerem o conhecimento do suprimento sanguíneo para cada músculo e a rede intramuscular. O retalho em ilha de pele miocutâneo é baseado em perfurantes que ascendem pelo músculo para suprir a pele. Em geral, a pele diretamente superficial ao músculo que se estende por 3-4 cm centrifugamente pode ser confiavelmente coletada com o músculo.

Classificação

Mathes e Nahai (1981) classificam os retalhos musculares de acordo com o seu suprimento sanguíneo (Fig. 22.1):

- Tipo 1: um pedículo vascular (tensor da fáscia lata, gastrocnêmio, reto femoral).
- Tipo 2: um pedículo dominante e um menor (grácil, trapézio, solear, bíceps femoral, abdutor do dedo mínimo).
- Tipo 3: dois pedículos dominantes de diferentes origens, que podem suportar todo o músculo (glúteo máximo, reto abdominal, serrátil anterior, temporal).
- Tipo 4: suprimentos segmentares, cada um dos quais supre somente o seu e um segmento imediatamente adjacente (sartório, esternomastoide, tibial anterior, flexor e extensor dos dedos).
- Tipo 5: um pedículo dominante perto da inserção que pode suprir todo o músculo e vários pedículos menores perto da origem que também podem suprir o músculo (grande dorsal).

Um pedículo dominante pode suprir o músculo na ausência de qualquer outra entrada vascular. Um pedículo menor só pode manter a viabilidade de uma porção do músculo. Múltiplos suprimentos sanguíneos que só seguem para segmentos de músculo são denominados pedículos segmentares. A maioria dos músculos é de tipo 2.

Método de uso

- Rotação: o ponto de rotação de um retalho muscular é onde o suprimento sanguíneo entra (p. ex., reconstrução da mama com o grande dorsal). Os músculos de tipo 5 têm dois arcos de rotação, um no pedículo dominante, o outro nos pedículos secundários.
- Avanço: avanço V-Y e avanço comum.

Os retalhos musculocutâneos podem ser utilizados (p. ex., o bíceps femoral para cobrir a úlcera isquial).

- *Turnover:* geralmente músculos supridos por via segmentar, como o sartório para proteger os vasos femorais após dissecção inguinal, o tibial anterior para cobrir a tíbia, ou o grande dorsal para cobrir a área lombossacral.
- Fluxo reverso (retrógrado): retalho muscular baseado distalmente que requer a divisão do vaso principal como um retalho reverso de antebraço radial (p. ex., solear com fluxo reverso para cobertura de perna distal com divisão de vasos tibiais posteriores). Muito caro, e pode comprometer a perfusão do membro distal. Não é usado com frequência.
- Livre: o pedículo é dividido e refixado para restaurar o suprimento sanguíneo.
- Funcional: o músculo permanece inervado e pode restaurar/preservar a função (p. ex., o grande dorsal para reconstrução do bíceps).

Anatomia

O suprimento sanguíneo para os músculos é mostrado na classificação. Deve-se lembrar que existem outras pequenas fontes de suprimento sanguíneo para um músculo, particularmente na origem e na inserção. A drenagem venosa é por meio das veias comitantes (VC) que acompanham as artérias. O nervo motor para um músculo geralmente acompanha o pedículo principal. Em um músculo suprido por mais de um pedículo, os territórios são ligados por artérias "comunicantes" que permitem o fluxo bidirecional.

Vantagens
- Flexibilidade e maleabilidade, portanto a capacidade de obliterar efetivamente espaços mortos de qualquer forma ou volume.
- Área maior de superfície vascularizada e taxas maiores de fluxo permitem a distribuição eficaz de leucócitos, oxigênio e antibióticos para uma ferida. Mais resistente à infecção do que os retalhos fasciocutâneos.
- As transferências funcionais dinâmicas são possíveis.
- Incorporação de tecido marginal na margem da ferida.
- Anatomia vascular mais confiável.
- Vasos com frequência fora da zona de lesão.
- Um grande retalho pode ser tirado, deixando pouca ou nenhuma deformidade no contorno externo. Melhor local doador nos retalhos de músculo apenas.
- Com frequência pode ser dividido longitudinalmente para diferentes componentes.
- Pode ser contornado.

Desvantagens
- Déficit funcional (potencialmente) no local doador.
- Defeito de contorno do local doador.
- Pode ser muito saliente especialmente se for musculocutâneo.
- O músculo pode-se atrofiar a menos que seja neurotizado.

Referência
Mathes SJ, Nahai F (1981). *Plast Reconstruct Surg* **67**, 177–87.

"Enxerto" ósseo vascularizado

"Enxerto" ósseo vascularizado (VBG) é uma denominação imprópria. Um enxerto não possui suprimento sanguíneo; ele deve ganhar um suprimento sanguíneo proveniente de seu leito receptor. As palavras "vascularizado" e "enxerto" são mutuamente excludentes e o termo correto é, realmente, "enxerto ósseo". Entretanto, VBG é usado com mais frequência!

VBGs podem ser retalhos pediculados ou retalhos livres. Os pedículos muitas vezes são muito pequenos para permitir transferência do osso para o local receptor. Portanto, a maioria dos procedimentos é efetuada como retalho livre.

Locais doadores de VBG
- Calvária nos vasos temporais superficiais.
- Clavícula no músculo esternocleidomastóideo.
- Úmero nos vasos recorrentes radiais posteriores.
- Rádio na artéria radial ou nos vasos radiais do arco carpiano volar, ou no pronador quadrado do arco carpiano dorsal, ou na primeira ou segunda artérias suprarretinaculares.
- Metacarpiano na primeira ou segunda artérias metacarpianas dorsais.
- Escápula nos vasos escapulares circunflexos ou com o trapézio.
- Costela nos vasos intercostais ou toracodorsais ou com o peitoral maior.
- Crista ilíaca nos vasos ilíacos circunflexos profundos ou ilíacos circunflexos superficiais.
- Côndilo medial ou femoral nos vasos geniculares descendentes.
- Fíbula nos vasos fibulares.
- Segundo metatarso nos vasos dorsais do pé.
- Dedos do pé/articulações na primeira artéria metatarsiana dorsal.
- Condroepífises nos vasos tibial anterior e fibular.

Suprimento sanguíneo do osso
- 16% do débito cardíaco vai para o osso (o mesmo dos rins).
- 5-20 mL/min/100 g de tecido.
- Grandes diferenças regionais entre os ossos e entre as áreas de cada osso.

A mecânica real do fluxo sanguíneo ósseo é controversa, mas a teoria aceita de forma mais ampla é a de Brookes (1971).

Suprimento arterial
- Artéria nutrícia (suprimento principal).
- Periosteal (por meio de tecidos mole somente).
- Metafiseal (ambas as vias *circulosis articuli vasculosis*).
- Epifiseais (que é suprida pelos vasos articulares).

Microcirculação
Existem duas microcirculações que podem ou não agir como uma circulação portal:
- Cortical: fluxo sanguíneo proveniente dos capilares na direção dos canais centrais do sistema haversiano de maneira centrífuga e drena no plexo venoso periosteal.

- Medular: o sangue flui dos capilares na direção dos sinusoides medulares de maneira centrípeta e, em seguida, para as veias, que finalmente drenam no seio venoso central.

Drenagem venosa
- Nutrícia.
- Metafiseal.
- Epifiseal.
- Periosteal.

Efeitos do trauma e da fixação no suprimento sanguíneo ósseo
- As fraturas causam dano local ao suprimento sanguíneo do osso e este leva à isquemia no local da lesão que é proporcional à velocidade do trauma.
- Placas e parafusos causam dano no suprimento sanguíneo periosteal, especialmente na drenagem venosa.
- Perfurações intramedulares danificam o suprimento sanguíneo endosteal e podem levar a alguma necrose, mas se o suprimento periosteal estiver intacto este não será clinicamente significativo (Trueta e Cadavias, 1955; Smith *et al.*, 1990).
- A fixação externa causa mínima quantidade de trauma e também de compressão do suprimento sanguíneo e, portanto, a mínima quantidade de comprometimento vascular.

Tipos de enxerto ósseo
- Poroso.
- Cortical.
- Corticoporoso.
- Vascularizado.

Indicações
- Aumento da cicatrização da fratura.
- Reconstrução de defeitos ósseos.
- Aumento da artrodese.
- Tratamento de não uniões.
- Necrose avascular (osso) (AVN).
- Perda de tecido complexo vascularizado.
- Aprisionamento fiseal.
- Pseudoartrose congênita.

Mecanismos de cicatrização
Difere em cada tipo de enxerto:
- Poroso: a maioria das células morre devido à isquemia, mas a grande área da superfície e os poros bem abertos do osso trabecular permitem o rápido crescimento para dentro por osteocondução. A osteoindução se segue devida à liberação dos fatores de crescimento decorrente de osteoblastos mortos no enxerto. A cicatrização geralmente é rápida. De início, o enxerto é estruturalmente muito fraco, mas adquire força com o tempo. Esta técnica geralmente é reservada aos defeitos de 6 cm ou menos.

- Cortical: todas as células morrem e quando é o osso lamelar duro a revascularização é lenta e incompleta. Até 50% do enxerto se torna necrótico e nunca é substituído por osso natural. De início, o enxerto é estruturalmente forte, mas isso diminui com o tempo e os pacientes estão em risco de fratura por estresse, especialmente em 6-12 meses de pós-operatório. É preciso proteger o enxerto por até 5 anos. Portanto, esses enxertos são reservados a defeitos com mais de 6 cm (Enneking, 1980).

Os enxertos ósseos em defeitos de 7,5-12 cm, 68% de união e 17% das fraturas por estresse; em defeitos de 12-25 cm, 67% de união e 58% as fraturas por estresse. Essa taxa de complicação é a razão para se usar osso vascularizado.

- Vascularizado: a maioria das células sobrevive, e elas são capazes de participar da cicatrização óssea normal. Portanto, o processo lento de revascularização, osteocondução e osteoindução é evitado. Estruturalmente, o osso é forte e adquire força com a cicatrização e hipertrofia. É adequado para defeitos grandes nos quais o suporte de carga é importante e pode ser combinado com tecidos moles para reconstruir defeitos complexos. Ele também pode ser usado quando o enxerto ósseo convencional falhou ou onde o leito é desfavorável (p. ex., pós-irradiação).

Desvantagens

Tempos cirúrgicos longos; morbidade potencial do local doador; falha vascular parcial ou total e necessidade de enxerto ósseo suplementar em vários casos. Entretanto, o osso vascularizado se comprovou superior ao osso não vascularizado nos ambientes experimentais e clínicos.

Leitura adicional

De Boer HH, Wood MB (1989). *J Bone Joint Surg Br* **71**, 374–8.

Haw CS, O'Brien BM, Kurata T (1978). *J Bone Joint Surg Br* **60**, 266–9.

Shaffer JW, Field GA, Goldberg VM, Davy DT (1985). *Clin Orthop Relat Res* **197**, 32–43.

Zdeblick TA, Shaffer JW, Field GA (1988). *Clin Orthop Relat Res* **236**, 296–302.

Referências

Brookes M (1971). Growth cartilages. The blood supply of bone: an approach to bone biology. Butterworth, London.

Enneking WF, Eady JL, Burchardt H (1980). *J Bone Joint Surg Am* **62**, 1039–58.

Smith SR, Bronk JT, Kelly PJ (1990). *J Orthop Res* **8**, 471–8.

Trueta J, Cavadias AX (1955). *J Bone Joint Surg Br* **37**, 492–505.

Drenagem venosa em retalhos com fluxo reverso

O retalho chinês ou retalho de antebraço radial, descrito em 1981, foi útil no planejamento e na expansão de retalhos distalmente baseados. Anteriormente, o retalho com base distal era aparentemente impossível porque as válvulas venosas obstruíam a drenagem. Entretanto, os retalhos distalmente baseados eram bem-sucedidos, e a drenagem venosa parece ocorrer apesar da presença das válvulas.

Anatomia do sistema venoso

Três planos de drenagem venosa: o sistema superficial, como a veia cefálica e a veia safena que claramente possuem válvulas; o sistema profundo, que geralmente são veias comitantes pareadas em que cada artéria tem poucas válvulas, e o sistema venoso comunicante, que também é chamado de veias perfurantes, que corre entre ambos.

Há várias teorias sobre os mecanismos da drenagem venosa em retalhos com fluxo reverso:

- Comunicações intervenosas em escala nas VC, pelas quais múltiplas anastomoses venosas entre VCs que correm paralelas permitem que o sangue passe por cima e se desvie das válvulas.
- Incompetência da válvula criada por:
    - Aumento da pressão e fluxo sanguíneo.
    - Distensão da veia.
    - Simpatectomia e denervação da veia e das válvulas.
    - Fluxo anterógrado causado pela entrada de sangue na veia pelos canais arteriovenosos, fazendo com que as válvulas se abram brevemente e devido à pressão retrógrada o efeito cumulativo é o fluxo retrógrado.
- Drena por meio de pequenas veias sem válvulas, chamadas de veias oscilantes avalvulares.
- Há veias com válvulas que direcionam o fluxo perifericamente primeiro antes de se conectarem às veias que têm fluxo proximal.

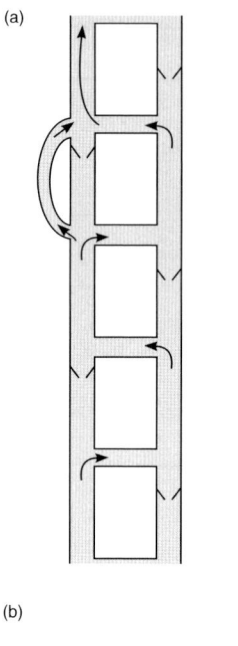

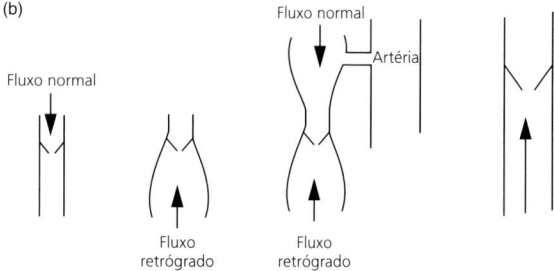

Fig. 22.13 (a) Fluxo reverso retrógrado por meio do desvio das válvulas usando comunicações em escala; (b) fluxo venoso retrógrado por meio de simpatectomia, denervação e distensão venosa levando à incompetência da válvula.

Retalhos venosos

Um conceito relativamente recente em retalhos baseados em perfusão da pele. Retalhos venosos puros sobrevivem no sangue desoxigenado atravessando o retalho dentro de seu sistema venoso. Como isso perfunde a pele? Ninguém sabe realmente. Esses retalhos têm grande índice de fracasso.

Retalhos venosos arterializados, nos quais uma artéria é anastomosada em pedículo venoso de uma área da pele, criando assim uma fístula arteriovenosa através do retalho, parece ser mais confiável. O mecanismo de perfusão da pele é desconhecido, mas proposto como segue:
- Fluxo retrógrado a partir da veia arterializada através de minúsculas comunicações arteriovenosas de volta para dentro da artéria e então para o fluxo para frente pela rede capilar, drenando através do lado venoso não arterializado (também chamado de *shunt* reverso).
- Fluxo retrógrado de alta pressão através das veias e retrógrado através da rede de capilares (também chamado de fluxo reverso).
- Desvio capilar, no qual a rede capilar é completamente desviada e a nutrição do retalho é inteiramente suprida pelo sangue nos vasos grandes.

Classificação (Thatte e Thatte, 1993)
- Venovenoso:
  - Unipediculo.
  - Bipedículo.
- Tipos arteriovenosos:
  - *Shunt* arteriovenoso.
  - Retalho venoso completamente arterializado *(follow-through)* (VFTE).

Vantagens
- Muitos locais doadores em potencial (antebraço, pé dorsal, mão e dedos, perna).
- Sem sacrificar a artéria principal.
- Elevação e dissecção simples.
- Tecido fino.

Desvantagens
- Não confiável.
- Tecido fino.
- Somente pele.
- Somente pequeno tamanho.
- Microcirurgia necessária.

Território do retalho
O maior retalho venovenoso registrado que sobreviveu tinha 10 × 8 cm. Entretanto, muitos retalhos menores (2 × 1) necrosaram. Retalhos venosos arterializados com um tamanho de 3 × 3 cm podem relativamente sobreviver.

Indicações
- Reconstrução de defeito pequeno e fino nos dedos e na mão, de preferência já necessitando de reconstrução da artéria e/ou veia.

Método
- **Posição:** paciente supino, torniquete.
- **Planejamento:** estique as veias superficiais do antebraço distal palmar. Escolha a área de retalho onde passa uma veia através do retalho e de preferência que tenha ramos dentro da zona de retalho.
- **Incisão:** incise ao redor do retalho.
- **Dissecção:** deixe as veias estenderem-se 1 cm além das bordas do retalho. Grampeie os ramos e deixe o eixo venoso escolhido marcado com dois grampos. Comece distalmente e levante o retalho suprafascialmente. Transfira o retalho e anastomose as veias na artéria e na veia, ou artéria e artéria.
- **Fechamento:** feche o local doador diretamente ou por meio de enxerto de pele de espessura total (FTSG).

Complicações e morbidade do local doador
- Ajuste o retalho pequeno se quiser conseguir o fechamento primário; caso contrário, FTSG.
- Taxa de necrose relativamente alta, em especial em retalhos venovenosos.

Descobertas e dicas
Escolha área com extensa rede de veias, feche a derme. Retalhos venosos compostos foram referidos (Inoue *et al.*, 1990).

Referências
Inoue G, Maeda N, Suzuki K (1990). *Br J Plast Surg* **43**, 135-9.
Thatte MR, Thatte RL (1993). *Plast Reconstr Surg* **91**, 747-51.

Z-plastia

Uma técnica extremamente versátil para alongar ou romper uma cicatriz.

Princípios
- Incise ou excise cicatriz ou contratura.
- Planeje retalhos triangulares opostos dividindo uma margem comum ao longo da cicatriz.
- Transponha os retalhos triangulares.

Indicações
- Reorientar a cicatriz linear para linhas de tensão relaxadas.
- Romper a cicatriz linear.
- Alongar cicatriz ou pele contraída.
- Criar ou aprofundar o espaço membranoso, ou obliterar a depressão.
- Trocar tecidos de uma área para outra.

Geometria
- O ângulo da Z-plastia determina o ganho potencial no comprimento.
- A fórmula geométrica dá um aumento de 25% no comprimento para cada aumento de 15° no ângulo.
- Quanto maior o ângulo, mais frouxidão lateral é necessária para permitir a transposição dos retalhos.

Tabela 22.1 Geometria da Z-plastia

Ângulo	Ganho no comprimento (%)
30°	25%
45°	50%
60°	75%
75°	100%
90°	Impossível transpor

Método
- *Planejamento*
    - Desenhe ao longo da cicatriz ou contratura a ser corrigida.
    - Marque os pontos onde você gostaria de situar a nova cicatriz.
    - Se possível, planeje-o de modo a situar-se nas linhas de tensão da pele relaxada (RSTLs).
    - Desenhe uma linha a partir da cicatriz até os pontos, criando retalhos triangulares que dividem a margem comum ao longo da linha da cicatriz.
- *Incisão:* incise as linhas e eleve os retalhos.
- *Fechamento:* se bem planejados, os retalhos geralmente transpõem-se à medida que a contratura relaxa; caso contrário, transponha os retalhos e suture.

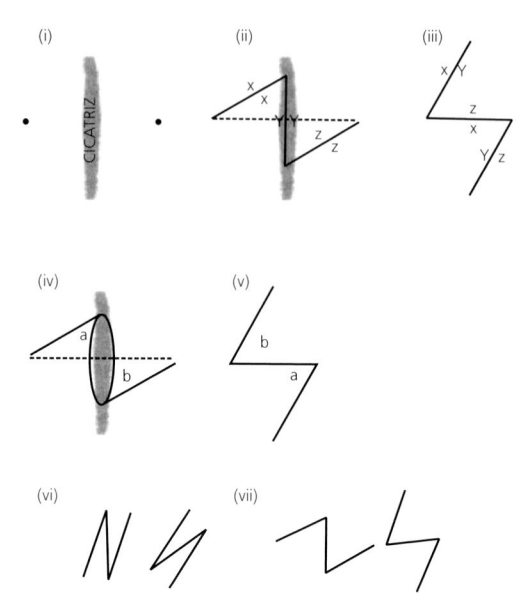

Fig. 22.14 Planejamento de uma Z-plastia. (i) Marque pontos onde gostaria que estivessem os ramos transversos. (ii) Desenhe os retalhos; os comprimentos de *x*, *y* e *z* devem ser os mesmos. (iii) Complete a transposição. (iv) Com a excisão da cicatriz, use a técnica da linha pontilhada para marcar a eventual posição do ramo transverso. (v) Posição completada. (vi) Uma Z-plastia de ângulo estreito não dá muito ganho no comprimento. (vii) Uma Z-plastia de ângulo largo dá um ganho acentuado no comprimento.

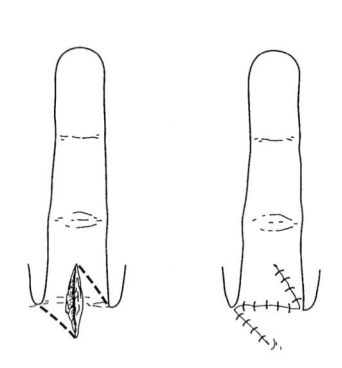

Fig. 22.15 Fechamento de Z-plastia de laceração que atravessa uma dobra do flexor.

Complicações
- Falha em transpor os retalhos e ressuturar os Zs dentro de sua posição inicial.
- Necrose da ponta (especialmente se suturada sob tensão; tente reduzir a tensão por meio de sutura de alívio de tensão no ponto médio ao longo do retalho que corre obliquamente na direção do ápice receptor).
- Incapacidade de transpor os retalhos em razão de frouxidão lateral insuficiente.

Descobertas e dicas
Use um par de pinças abertas ou compasso para determinar os pontos de partida de sua Z-plastia, quando uma posição das pontas dessas pinças indicarem o eventual local do ramo transverso depois que os retalhos triangulares forem transpostos.

Variações
- Múltiplas, em série: boa para grandes cicatrizes.
- Z-plastias duplas opostas; boas para espaços membranosos.
- Z-plastia inclinada (retalhos desiguais): boa quando a anatomia a ditar.
- Retalhos volantes ou saltadores são uma combinação de Z-plastia com V-Y.

W-plastia

Descrita por Borges (1959), esta técnica de mascarar uma cicatriz envolve a excisão desta com um desenho em ziguezague de triângulos em cada lado que se interpenetram quando fechados.

Indicações
- Reoriente a cicatriz linear.
- Rompa a cicatriz linear.
- Trate uma cicatriz em alçapão.

Limitações
Pode-se contrair para se apresentar como uma cicatriz linear. Pode acabar como uma cicatriz de superfície irregular necessitando de dermoabrasão. Deve ter frouxidão lateral suficiente para permitir a excisão e o fechamento.

Método
- *Planejamento:* desenhe uma linha contínua de triângulos ou ziguezagues de um lado da cicatriz com diminuição do tamanho do triângulo nos extremos da cicatriz. Repita os triângulos do exato tamanho do lado oposto, mas contrabalance de modo que um triângulo insira-se no seu membro oposto. O ponto do triângulo de um lado corresponde ao ponto médio da base do triângulo no lado oposto. Isso aumenta a tensão lateral, portanto, o excesso de tecido é necessário lateralmente. Se possível, desenhe-o de modo que alguns ramos dos triângulos situem-se na RSTLs.
- *Incisão:* incise ao redor do desenho e excise a pele central e a cicatriz.
- *Fechamento:* feche os triângulos.

Complicações e morbidade do local doador
- A cicatriz se contrai e torna-se linear.
- A cicatriz é sulcada.

Descobertas e dicas
Pode-se usar um molde para assegurar a equivalência dos triângulos.

Referência
Borges AF (1959). *Br J Plast Surg* **12**, 29.

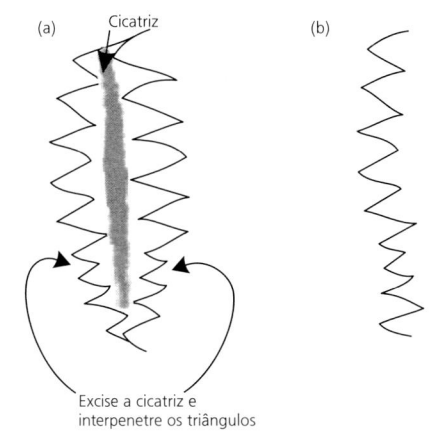

Fig. 22.16 W-plastia: (a) desenhe triângulos que se adaptem em cada lado da cicatriz. Excise a cicatriz e interpenetre os triângulos. (b) Resultado final.

Retalho romboide

(Também conhecido como retalho de Limberg)

Descrito por Limberg (1966) e, portanto, também conhecido como retalho de Limberg, este retalho em padrão aleatório usa um desenho geométrico para fechar defeitos como tecido local.

Indicações
- Qualquer defeito em que a frouxidão do tecido pode ser identificada pelo menos em um plano adjacente ao defeito.

Método
- **Planejamento:** determine as RSTLs e a direção de frouxidão máxima. Planeje o retalho primeiramente desenhando-o em forma de V (os dois lados do retalho), que permitirá o fácil fechamento e resultará em uma cicatriz doadora em uma RSTL. Mova o V mantendo sua relação com a RSTL e o plano flácido, até que ele centralize-se no defeito. Desenhe um romboide ao redor do defeito de modo que um de seus lados esteja paralelo a um dos lados do retalho e o outro lado do retalho encontre a junção dos dois lados do romboide que formaram um ângulo de 120° igual ao comprimento dos lados. O romboide deve ter lados de comprimentos iguais, dois ângulos de 60° e dois ângulos de 120°, com a distância entre os dois ângulos de 120° iguais ao comprimento dos lados. Para qualquer romboide, quatro retalhos romboides potenciais podem ser planejados desenhando-se linhas paralelas aos lados do romboide e igual ao seu comprimento. Escolha um dos dois retalhos romboides que deixa o doador em RSTL.
- **Incisão:** incise ao redor do retalho e ao redor do romboide.
- **Dissecção:** eleve o retalho no plano subcutâneo. Transponha-o dentro do defeito.
- **Fechamento:** feche o local doador diretamente. Insira o retalho.

Vantagens
- Fácil desenho geométrico.

Complicações
- Colocação incorreta do retalho para posicionar a cicatriz de fechamento no local doador na RSTL.
- Retalho planejado muito pequeno.
- Mais tensão está no fechamento do defeito secundário e no canto mais distante do retalho. Esta é reduzida no desenho de Dufourmental.

Variação
Retalho quadrado para dentro do orifício redondo. Nessa variação o defeito é cortado como um círculo e um romboide é levantado a partir disso e aparado até o tamanho necessário.

Referência
Limber AA (1966). *Mod Trends Plast Surg* **2**, 38–61.

(a) 120°
60° 60°
120°

Todos os lados com igual comprimento
Lado do retalho com igual comprimento
Ponta do retalho com igual comprimento

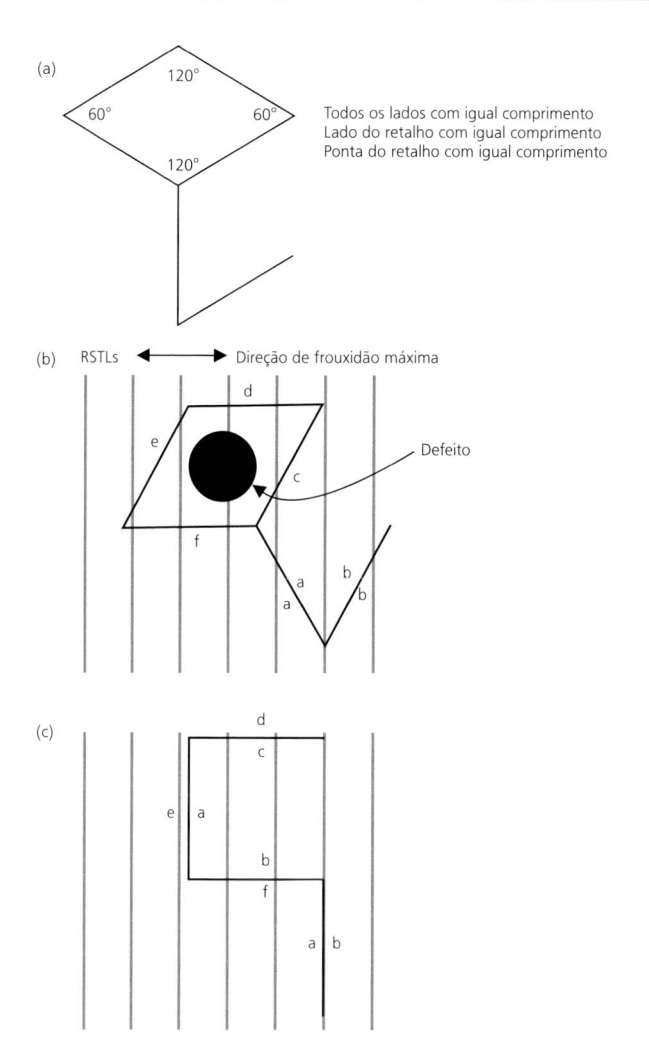

(b) RSTLs ←——→ Direção de frouxidão máxima

Defeito

(c)

Fig. 22.17 Retalho romboide: (a) desenho geral; (b) desenho orientado contra linhas de tensão da pele relaxada (RSTLs) e, então, o fechamento de defeitos secundários alinhado com a tensão mínima; (c) transposição de retalho e fechamento.

Retalho de Dufourmental

Uma variação do retalho romboide proposta por Dufourmental (1963), este retalho reduz a tensão necessária para fechar o retalho romboide mediante angulação do fechamento secundário distante do romboide. É mais difícil de planejar.

Método
- Antes da excisão da lesão, desenhe um romboide ao redor do defeito. Ao contrário do retalho romboide, este não precisa ser um romboide estrito de 120° e 60° (alguns recomendam ângulos de 30° e 150°). Entretanto, o romboide deverá ter lados de igual comprimento.
- Estenda o lado do romboide na área escolhida do retalho com uma linha (pontilhado 1).
- Desenhe uma linha pontilhada conectando o ângulo do romboide na área escolhida do retalho com o ângulo oposto do romboide e estenda esta linha para dentro da área do retalho por uma boa distância (pontilhado 2).
- Divida ao meio o ângulo formado pelo pontilhado 1 e pontilhado 2 e desenhe uma linha igual ao comprimento dos lados do romboide ao longo dessa divisão (retalho 1).
- Desenhe uma linha perpendicular ao pontilhado 2, unindo a ponta do retalho 1. Seu comprimento deverá ser igual ao do lado do romboide.
- Corte o romboide e o retalho, sendo cuidadoso para não cortar as linhas de planejamento.
- Transponha o retalho e feche o local doador diretamente antes da inserção.

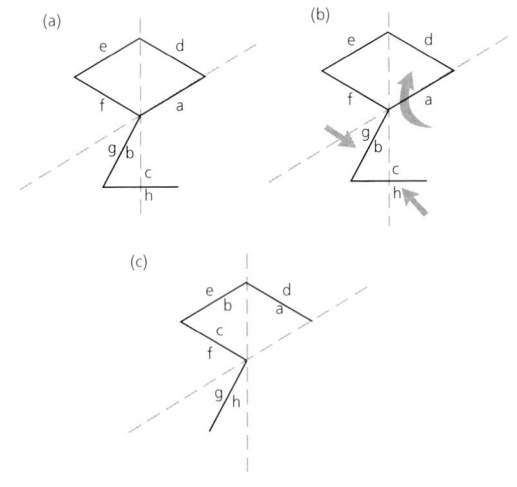

Fig. 22.18 Retalho de Dufourmental: (a) desenho; (b) transposição; (c) resultado final.

Referência
Dufoumental C (1966).

Retalho bilobado

Um desenho de retalho em padrão aleatório em dois retalhos cutâneos usado para transferir o defeito em duas etapas para dentro de uma área com maior frouxidão tecidual que permita o fechamento direto. Descrito, pela primeira vez, por Esser, em 1918, e modificado por Zitelli (1989).

Vascularidade
Aleatória.

Movimento
Retalho pivô por meio de retalhos de transposição.

Princípios
Esta é uma técnica de duplo retalho. O retalho primário, que está adjacente e é um pouco menor que o defeito, fecha o defeito. O retalho secundário fecha o defeito do primeiro retalho. É desenhado para ter a metade do tamanho do retalho primário e deve ficar em uma área de frouxidão que esteja adjacente ao primeiro retalho (transposição) ou mais distante (interpolação).

Usos
Principalmente defeitos faciais, em especial a ponta nasal onde há uma escassez anatômica de tecido diretamente ao redor do defeito, mas próximo à frouxidão, mas pode ser usado em qualquer parte.

Planejamento
Avalie o tamanho do defeito e a localização do tecido solto. Marque o retalho. Em geral, um desenho com base lateral é utilizado para a ponta do nariz e um desenho com base medial para os defeitos do lóbulo alar. Não tente atravessar a linha média do nariz.

Geometria
- Uma linha vertical é desenhada através do centro do defeito. A localização do ponto pivô situa-se perto de um raio do defeito distante do defeito. Evite colocar o ponto pivô perto da margem alar ou do canto medial do olho. O primeiro retalho geralmente está em um ângulo de 30°-45° a essa linha e adjacente ao defeito. A largura do retalho é ligeiramente menor que o defeito.
- O segundo retalho pode estar adjacente ao primeiro, porém com mais frequência há uma ponte de tecido entre eles.
- O ângulo do segundo retalho pode estar a 60°-180° da linha através do defeito, mas geralmente a 120°.
- O segundo retalho tem metade do tamanho do primeiro e fica em torno do defeito deixado pelo primeiro retalho. O comprimento dos retalhos é planejado para alcançar a ponta do defeito que eles precisam preencher, mas, na prática, eles são planejados para serem mais longos. O ponto pivô para um retalho bilobado é o centro de um círculo na convergência do eixo dos retalhos.
- Os retalhos são incisados e escavados. O primeiro retalho é colocado dentro do defeito. O segundo retalho fica em torno do doador deixado pelo primeiro retalho para que o segundo retalho seja fechado diretamente.

Cuidados pós-operatórios
Nada de específico; assegure que não haja hematoma.

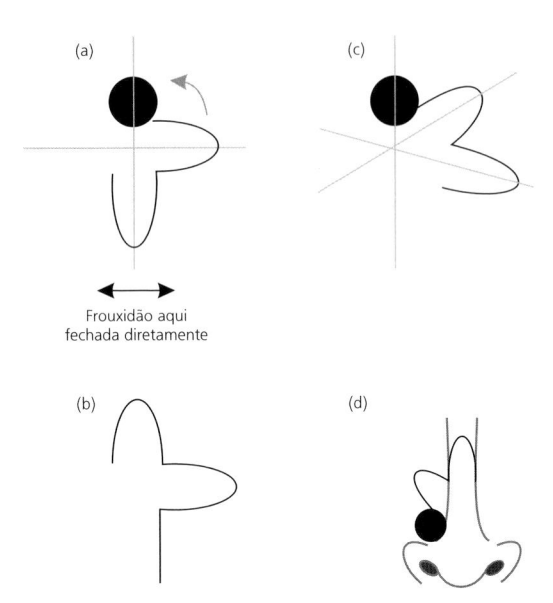

Fig. 22.19 Retalho bilobado: (a) desenho; (b) fechamento; (c) desenho alternativo; (d) exemplo no nariz, note o defeito terciário fechado diretamente ao longo das linhas de tensão da pele relaxada (RSTL) e na área de tecido mais solto.

Riscos e complicações
Algumas vezes, uma almofada de alfinete especialmente no nariz. O mau planejamento leva a maus resultados (retalhos pequenos, excesso de tensão, dano ao suprimento sanguíneo, hemostasia inadequada). O planejamento inadequado também pode levar a elevação ou distorção da margem alar.

Dicas
Útil nas costas em perfurantes paraespinais. Além disso, é usado para redistribuir a pele, como na correção da displasia radial (Evans) ou polegares desviados. Zitelli (1989).

Referência
Zitelli JA (1989). *Arch Dermatol* **125**, 157–9.

Retalho em forma de corno

Outra variação do retalho V-Y que avança e gira. Ele se apoia em seu suprimento sanguíneo que vem pelo pedículo subcutâneo unilateral.

Classificação
O retalho em ilha local que é avançado de modo V-Y.

Composição
Cutânea.

Dimensões
O retalho em forma de corno que corresponde ao arco do círculo, com um pedículo que é análogo a um raio do mesmo círculo, permitindo o avanço do retalho ao redor da circunferência. O pedículo entra no retalho no lado côncavo, e a dissecção é mais superficial nesse lado.

Usos
A face, incluindo o lado do nariz e a pálpebra, especialmente na área do canto medial. Também defendido na perna.

Anatomia
Pedículo radialmente (lateralmente) baseado. Aleatório.

Método
- **Planejamento:** curvatura/forma de retalho é ajustado para acomodar a posição exata do defeito, por exemplo, lesão excisada perto do canto medial é reconstruída com um retalho mais curvo do que o excisado do lado do nariz, embora ambos possam se originar na área glabelar. Um retalho em forma de corno no membro inferior tem um raio muito maior e pode ser um retalho grande.
- **Incisão:** ao redor do retalho, descendo até a gordura subcutânea somente. Descendo até ou através da fáscia no lado convexo do retalho.
- **Procedimento:** a pele adjacente no lado côncavo do retalho é elevada subdermicamente para expor o pedículo. A margem principal do retalho e o pedículo são incisados. O retalho é levantado do lado convexo para o côncavo no plano subfascial. A elevação prossegue até que o ponto pivô seja alcançado sob a fáscia. A linha da margem do pedículo é dividida. A pele adjacente ao defeito no lado côncavo do retalho também é escavada para permitir o avanço rotacional do pedículo do retalho. O retalho e o pedículo são avançados, e a ponta é aparada para encaixar-se no defeito.
- **Doador:** fechado diretamente.
- **Pós-operatório:** rotina.

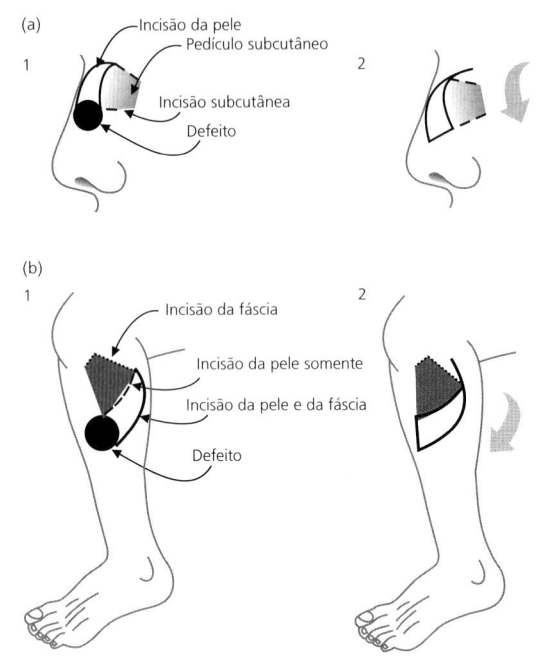

Fig. 22.20 (a) Retalho nasal em forma de corno. (1) Defeito e desenho de um retalho V-Y pediculado unilateral. A linha pontilhada indica liberação de tecido subcutâneo que também é liberado da pele sobrejacente e osso profundo na área sombreada assim como profundo ao retalho. (2) Avançado e fechado. (b) Retalho em forma de corno na perna. (1) Defeito e desenho. O retalho em V é baseado na fáscia em um lado do retalho. A linha pontilhada deverá ser através da pele e da gordura, somente deixando intacto o pedículo da fáscia. A linha fina pontilhada indica a liberação da fáscia permitindo que o retalho oscile. (2) Avançado e fechado.

Vantagens

- Cicatrização com menos "alçapão" (possivelmente pela forma curva do retalho dispersando a tendência à contratura ao longo da curva).
- Entrada do pedículo no lado radial/côncavo possibilita um significativo avanço.
- Fácil de executar na parte superior do dorso nasal; também é fácil na perna com o pedículo da fáscia somente (Pennington).

Desvantagens

- Dissecção bastante extensa relativa ao defeito.
- Mais difícil de planejar.

Retalho de Banner

Um padrão aleatório de retalho de transposição local que consiste em um retalho de pele em forma de *banner* ou de bala, usado com mais frequência ao redor do nariz e na face para defeitos circulares.

Composição
Cutânea.

Dimensões
Limitadas pela capacidade de se fechar um defeito secundário sem causar deformidade e pela proporção máxima de comprimento para largura de 2:1.

Usos
Para defeitos pequenos < 1,5 cm de diâmetro no dorso nasal distante da ponta, ou em outra parte do rosto, especialmente na testa.

Anatomia
Padrão aleatório de suprimento sanguíneo.

Método
- ***Planejamento:*** eixo longo do retalho é significativamente maior que o diâmetro do defeito para permitir o fácil fechamento do defeito secundário. A base do retalho é feita mais estreita do que o diâmetro do defeito. Planeje ao reverso do ponto pivô para assegurar que o comprimento do retalho seja adequado e não cause deformidade no fechamento do retalho ou do local doador. Desenhe o local doador na zona de frouxidão da pele nas RSTLs.
- ***Incisão:*** desça até a gordura subcutânea.
- ***Procedimento.*** o retalho é transposto a 90° e a ponta é aparada para se encaixar ao defeito.
- ***Doador:*** fechado diretamente.
- ***Pós-operatório:*** rotina.

Vantagens
Fácil de executar na parte superior do dorso nasal.

Desvantagens
Não confiável no terço inferior do nariz, muitas vezes resultando em proeminente "orelha de cão", que requer outras cirurgias para correção. A excisão da "orelha de cão" durante a primeira cirurgia tem risco de comprometimento do suprimento sanguíneo. A elevação assimétrica da margem alar tende a ocorrer quando o retalho é retirado primariamente de um lado do nariz; isso pode ser minimizado retirando-se o retalho pela ponte do nariz, de modo que o defeito do doador envolva ambos os lados do nariz. Isso pode ser mais evidente esteticamente, uma vez que o retalho perturba as linhas nasais dorsais.

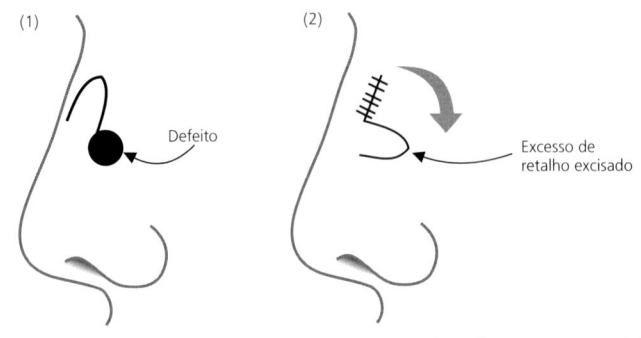

Fig. 22.21 Retalho em *banner*: (1) defeito e desenho; (2) retalho transposto e defeito secundário fechado diretamente alinhado com as linhas de tensão da pele relaxada (RSTL).

Retalho nasal dorsal

Um retalho que consiste de pele nasal dorsal inteira levantada como um retalho com base na artéria angular utilizado com mais frequência para defeitos da ponta ou alar no nariz. Existem dois desenhos possíveis: ipsolateral ou contralateral. O defeito secundário é planejado para assentar-se na glabela, permitindo o fechamento como V-Y.
Um retalho esteticamente muito agradável.

Composição
Local, cutâneo de avanço rotacional.

Dimensões
Dorso inteiro do nariz.

Usos
Para pequenos defeitos < 2 cm de diâmetro na ponta nasal e defeitos juncionais entre o dorso e alar.

Anatomia
Tipo A com um padrão de suprimento sanguíneo aleatório proveniente de minúsculos ramos da artéria angular ou com um suprimento sanguíneo proveniente de um ramo da artéria angular que entra na pele da raiz nasal abaixo do ligamento cantal medial.

Tipos de retalho nasal dorsal
- Contralateral (Marchac).
- Ipsolateral (Rieger).

Método
- **Planejamento:** pode ser usada anestesia local (LA). Decida sobre o tipo de retalho nasal dorsal de acordo com o local e a forma do defeito. Desenhe o retalho mantendo incisões ao longo das junções da unidade estética do nariz e da bochecha e em seguida do sulco alar, da ponta e do outro sulco alar. Na parte ipsolateral há um corte retrógrado ao longo da junção nariz-bochecha.
- **Triangule:** o defeito para encaixar o retalho ao longo das junções estéticas. Tente estender o retalho ao longo das bordas nasais em vez de cortar através da unidade estética; isso pode aumentar o defeito mas valerá a pena. Faça a hidrodissecção com LA no plano profundo.
- **Incisão:** excise a lesão e triangule o defeito. Incise ao redor do retalho até a camada submuscular.
- **Procedimento:** pele, tecido subcutâneo e músculo são elevados do lado convexo na direção da base do retalho, logo acima do periósteo e pericôndrio do dorso nasal, no plano subcutâneo profundo logo acima do osso e cartilagem nasais. Essa dissecção é muito mais fácil após a hidrodissecção com LA. Avance o retalho preso com Vicryl.
- **Doador:** fechado diretamente, por meio de fechamento V-Y na glabela.
- **Pós-operatório:** rotina.

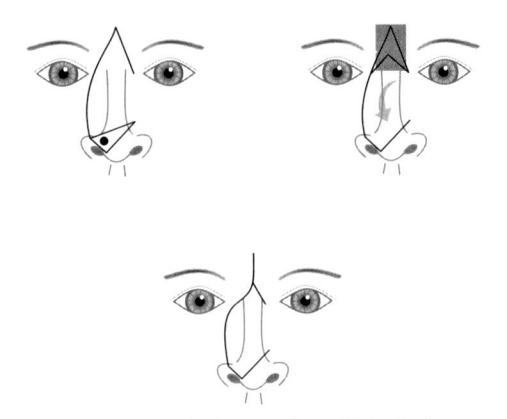

Fig. 22.22 Retalho nasal dorsal: pedículo contralateral (Marchac).

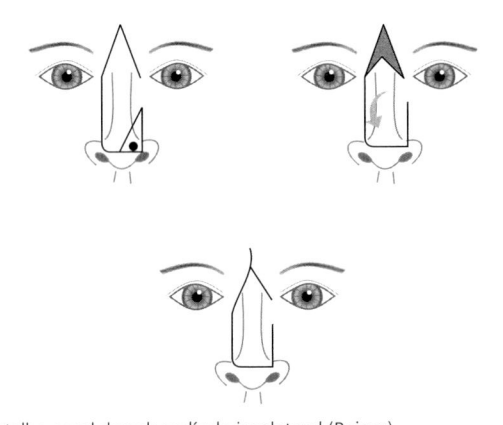

Fig. 22.23 Retalho nasal dorsal: pedículo ipsolateral (Reiger).

Vantagens

Proporciona uma única unidade de tecido estreitamente compatível com cicatrizes que coincidem com as junções da unidade estética, retalho grande, assim as cicatrizes são vistas com menos facilidade e menos "alçapão" no retalho; o doador fecha-se diretamente, pode ser feito sob LA; o mesmo tecido com muito boa compatibilidade de cor e textura.

Desvantagens

Podem causar chanfradura se os defeitos forem dentro da ponta; parece um grande retalho, mas tem melhor aparência do que um pequeno; especialmente no paciente jovem.

Retalho nasal

Um retalho miocutâneo de avanço local que consiste de uma ilha de pele em forma de cometa ou lágrima baseado nos perfurantes musculares e que é avançado como um retalho V-Y. Usado, geralmente, para reconstrução de defeitos alares no nariz.

Classificação
Pediculado, em ilha.

Composição
Miocutânea.

Dimensões
Em forma de lágrima; incisão inferior direita no sulco alar; incisão superior é continuada a partir do polo superior do defeito; dimensão longitudinal variável.

Usos
Para pequenos defeitos (≤ 1,25 cm) da ponta lateral ou asa da narina, lesões paramedianas.

Anatomia
O músculo nasal é um músculo com forma quadrilateral com uma origem fina ao longo da abertura piriforme, alargamento à medida que se move para cima até o lado do nariz e se tornando aponeurótico, conforme continua medialmente, ficando associado à derme da ponta e ponte nasais. É suprido por um ramo da artéria labial superior na base muscular.

Método
- *Planejamento:* o retalho deve se estender por todo o trajeto até a base alar, uma vez que a separação da pele a partir do músculo e suprimento sanguíneo ocorre ali. Planeje ao reverso do ponto de avanço para assegurar que a largura do retalho é adequada e não causará elevação alar ou deformidade no fechamento do retalho ou local doador.
- *Incisão:* até a gordura subcutânea com exceção da base alar onde somente a pele está completamente dividida, criando uma ilha. A base do retalho continua mais larga do que o ápice do retalho e é exposta pela elevação da pele adjacente.
- *Procedimento:* o retalho é elevado e suas inserções musculares na base piriforme são destacadas, preservando as inserções subcutâneas laterais. Os cantos redundantes do retalho são excisados e o retalho é avançado.
- *Doador:* fechado diretamente.
- *Pós-operatório:* rotina.

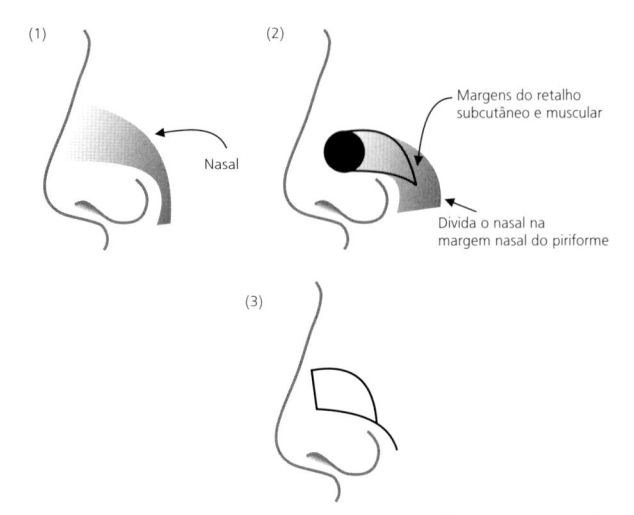

Fig. 22.24 Retalho nasal: (1) contorno do músculo nasal; (2) defeito e desenho de um retalho V-Y com base profunda mediante avanço da maior parte do nasal, preservando os perfurantes miocutâneos; (3) avançado e fechado.

Vantagens
Vantagem estética distinta sobre o retalho de rotação, isto é, cicatrizes em ou paralelas às linhas naturais do pedículo alar lateral, sem deformidade em "orelhas de cão" e edema ou "alçapão". O retalho bilateral pode ser usado para refazer a superfície de defeitos grandes (2 cm). Tem sido utilizado com êxito para a reconstrução de narinas retraídas após queimaduras.

Desvantagens
Pode ocorrer elevação assimétrica da margem alar.

Retalho nasolabial

Um retalho local que consiste de pele na dobra nasolabial, sulco alar e margem bochecha-nariz ao longo do eixo das artérias facial e angular. Usado com mais frequência para defeitos da ponta ou alar no nariz quando proximalmente baseado e para a reconstrução labial, quando baseado inferiormente. Existem dois desenhos possíveis, proximal ou distalmente baseado. O defeito secundário é planejado para se assentar na dobra nasolabial ou na junção bochecha-nariz. Um retalho esteticamente agradável.

Composição
Local, transposição, cutâneo.

Dimensões
Pode ter 1-2 cm, especialmente se a pele for retirada da dobra nasolabial.

Usos
- Proximalmente baseado: para pequenos defeitos (< 2 cm de diâmetro) na ponta nasal; defeitos alar e juncional entre o dorso e alar. Pode reconstruir defeitos em espessura total virando-se a ponta do retalho para formar a margem alar e a mucosa.
- Distalmente baseado: reconstrução alar e perialar; reconstrução do lábio e comissura; defeitos intraorais, incluindo a língua e o soalho da boca.

Anatomia
O Tipo B com padrão de suprimento sanguíneo axial com base na artéria angular e terminação da artéria facial, e que se anastomosa com a artéria oftálmica na parede orbital medial de modo que possa ser proximal ou distalmente baseado.

Método
- *Planejamento:* pode ser usada LA. Decida sobre o tipo de retalho nasolabial de acordo com o local e a forma do defeito. Desenhe um retalho, mantendo as incisões ao longo ou paralelas às junções da unidade estética, isto é, seguindo a junção do nariz e da bochecha ao longo do sulco alar e dobra nasolabial. Triangule o defeito para encaixar o retalho ao longo das junções estéticas. Tente estender o retalho ao longo das margens bochecha-nariz, fazendo um retalho nasolabial muito longo em vez de um retalho que atravesse a unidade estética, especialmente o sulco alar. A obliteração desse sulco é bastante notada, sendo o erro mais comum cometido com esse retalho.
- *Incisão:* excise a lesão e triangule o defeito. Incise ao redor do retalho até a camada supramuscular subcutânea (bastante profunda).
- *Procedimento:* pele e tecido subcutâneo são elevados a partir da porção superior e protegido em direção da base do retalho. Transponha o retalho.
- *Doador:* feche diretamente.
- *Pós-operatório:* rotina.

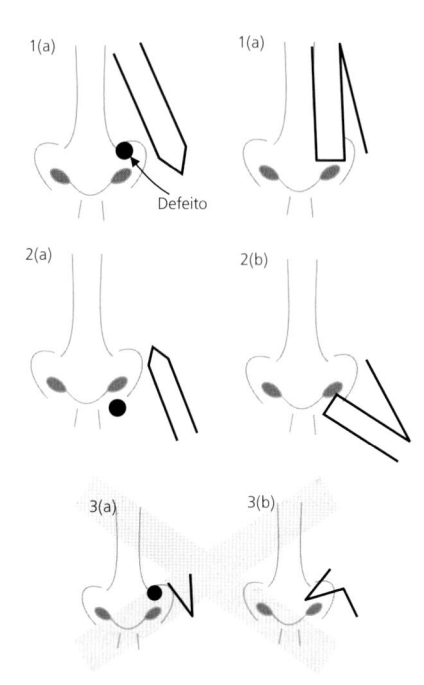

Fig. 22.25 Retalhos nasolabiais. 1(a) Levante o retalho baseado alto na artéria angular para que 1(b) quando ele for transferido não oblitere o sulco alar. 2(a) Uma dobra nasolabial com base inferior aplicada a um defeito de base nasal; 2(b) fechado: 3(a) não desenhe o retalho nasolabial dessa forma 3(b) pois ele vai obliterar o sulco alar e será evidente.

Vantagens
Forneça uma unidade única de tecido estreitamente compatível com cicatrizes que coincidam com as junções da unidade estética; o doador fecha-se diretamente; pode ser feito sob LA; mesmo tecido com muito boa compatibilidade de cor e textura.

Desvantagens
Pode causar chanfradura se for muito pequeno. Pode obliterar o sulco alar de forma crítica. Pode ser proeminente para a margem alar e mucosa.

Dicas
Evite obliterar o sulco alar mediante cuidadoso planejamento e retirando o retalho na altura da margem da bochecha-nariz como do canto medial. Estratégias alternativas são uma técnica de pedículo exteriorizado em dois estágios com divisão do pedículo após 2-3 semanas para assegurar a preservação das margens anatômicas críticas ou ter um pedículo desepitelizado que esteja enterrado.

Retalho cervicofacial

Um retalho usado com frequência e versátil para reconstrução da bochecha. Levantado no plano subcutâneo profundo logo acima do platisma. É um retalho particularmente útil, uma vez que pode ser mantido estendido inferiormente até prover tecido suficiente para fechamento livre de tensão.

Composição
Retalho de avanço rotacional local.

Dimensões
Toda a bochecha.

Usos
Defeitos de qualquer tamanho e em qualquer zona na bochecha.

Anatomia
A pele facial sobre a bochecha é de espessura bastante consistente, maior que a da pálpebra ou dos lábios. A camada de gordura subcutânea também é mais espessa e possui mais conexões fasciais. Profunda à gordura subcutânea situa-se a camada sistema musculoaponeurótico superficial (SMAS)-platisma, que é indistinta em áreas, mas é uma bainha contínua da fáscia. O plano é o mais facilmente encontrado superficial ao platisma e então é seguido inferiormente O nervo facial situa-se profundo ao SMAS na aponeurose superficial do masseter. A pele é suprida pela artéria facial medialmente e ramos terminais da carótida externa, o temporal superficial e o maxilar, lateralmente.

Tipos
- Retalho de avanço rotacional baseado anterior e inferiormente, mas que se estende mais além, descendo para o pescoço (Juri e Juri, 1979).
- Posteriormente (com base lateral inferior).
- Retalho cervicopeitoral: uma variante do acima, mas que se estende sobre o tórax acima do peitoral maior na zona do retalho deltopeitoral (Becker, 1978).

Método
- *Planejamento:* LA para defeitos pequenos, mas anestesia geral (GA) é preferida para defeitos grandes. Decida sobre o tipo de retalho cervicofacial de acordo com local, tamanho e forma do defeito. Desenhe o retalho, mantendo as incisões ao longo das junções da unidade estética, isto é, siga a junção do nariz e da bochecha e, então, a margem palpebral-bochecha, margem pré-auricular ou dobra nasolabial. Triangule o defeito para encaixar o retalho ao longo das junções estéticas.
- *Incisão:* excise a lesão e triangule o defeito ou deixe-o até depois que o retalho seja avançado. Incise ao redor do retalho até a gordura subcutânea ou camada SMAS.

- ***Procedimento:*** pele e tecido subcutâneo são elevados da incisão na direção da base do retalho. Levante o retalho e avance-o; se não for suficiente, estenda o retalho até dentro do pescoço, e se ainda for insuficiente, estenda-o sobre o peito. Avance o retalho.
- ***Doador:*** feche diretamente.
- ***Pós-operatório:*** rotina.

Vantagens
Forneça uma única unidade de tecido estreitamente compatível com cicatrizes que coincidam com as junções da unidade estética; retalho grande, assim as cicatrizes são menos vistas e um retalho com menos "alçapão"; doador fechado diretamente; pode ser feito sob LA se for pequeno; mesmo tecido com muito boa compatibilidade de cor e textura.

Desvantagens
Parece um grande retalho! Entretanto, com aparência muito melhor do que um pequeno, especialmente em paciente jovem.

Complicações
- Hematoma.
- Necrose de margem de retalho.

Referências
Becker DW, Jr (1978). *Plast Reconstr Surg* **61**, 868–70.
Juri J, Juri C (1979). *Plast Reconstr Surg* **64**, 692–6.

Retalho jejunal

O transplante do intestino foi descrito pela primeira vez por Carrel, em 1905. Foram usados retalhos gástrico e de cólon, mas o jejuno é o mais popular em razão de sua baixa taxa de complicações.

Anatomia

Anatomia vascular: tipo 1 ou 3 (se empregar dois pedículos)
O jejuno compreende os 40% proximais do intestino delgado. Começa na flexura duodenojejunal e termina no íleo. As artérias jejunais são ramos da artéria mesentérica superior e correm dentro do mesentério em direção ao intestino. À medida que se aproximam do jejuno, elas formam arcos que se anastomosam entre si. Os ramos das arqueadas (vasos retos) passam para a parede do intestino. As veias correspondem às artérias.

Território do retalho
O pedículo tem um comprimento de 20 cm. O comprimento normal do jejuno levantado é de 10-14 cm. Pode receber mais de duas arcadas vasculares.

Indicações
- Pediculado proximalmente:
  - Reconstrução esofágica inferior; geralmente a reconstrução supercarregada de dois segmentos do esôfago total.
- Livre:
  - Substituição faringoesofágica.
  - Defeitos da cavidade oral; pode ser usado como um tubo ou dividido no comprimento de sua margem antimesentérica e aberto.
  - Reconstrução vaginal.

Limitações
Cirurgia intra-abdominal; lúmen de 3-5 cm; cirurgia intestinal anterior pode complicar a coleta.

Método
- **Posição:** paciente em posição supina.
- **Incisão:** laparotomia de linha média.
- **Dissecção:** mobiliza o jejuno sobre seus vasos. Identifique o ligamento de Treitz e pegue um segmento de jejuno proximal ~50 cm distal a este. Assegure-se de que o segmento é mais longo do que o necessário e esteja centralizado em uma artéria e veia adequadas. Escolha uma arcada que supra a extensão suficiente de intestino. Rastreie o vaso até o vaso de origem. A dissecção começa a partir da raiz do mesentério e terminações distais do intestino, que é grampeado e dividido. Marque corretamente as extremidades distais do intestino de modo que ele possa ser colocado na direção correta do peristaltismo no colo. Quando estiver no colo, proceda à anastomose proximal, dividindo ao longo da margem antimesentérica para espatular a extremidade nos casos de discrepância no tamanho. Em seguida, proceda à microcirurgia e finalmente à anastomose distal, aparando o jejuno redundante para que se adapte com conforto. Lembre-se de que o colo geralmente é estendido para a cirurgia ablativa! Sangramento e peristaltismo indicam que o retalho está vivo.
- **Fechamento:** anastomose o intestino. Feche o local doador diretamente.
- **Doador:** monitore quanto a problemas anastomóticos intestinais.

Vantagens
- Diâmetro do jejuno semelhante ao do esôfago.
- Substitui mucosa com mucosa.
- Bom comprimento de pedículo.

Desvantagens
- Alta taxa de fístula (até 30%), especialmente se houver significativa discrepância de tamanho na ponta seguinte.
- Envolvimento da cavidade abdominal em um paciente já doente.

Complicações e morbidade do local doador
- Hérnia.
- Infecção abdominal.
- Complicações intra-abdominais.

Dicas
- Consiga a ajuda de um cirurgião geral.
- Não para um caso acidental.
- Em unidades onde isto é feito rotineiramente é um bom retalho. Em outros lugares pode ser mais apropriado um retalho de pele tubulado.

Retalho omental

Transferência de volumes potencialmente grandes de gordura bem vascularizada com alguma atividade linfocitária macrofágica exclusiva. Usado como retalho pediculado para reconstrução mediastinal e da cabeça e pescoço. Descrito pela primeira vez como retalho livre por MacLean e Buncke (1972).

Anatomia
O omento maior é uma camada dupla de peritônio que contém vasos linfáticos e tecido adiposo. Ele fica pendurado da curvatura maior do estômago por aproximadamente 25 cm e se dobra para trás, fixando-se no mesocólon transverso.

Anatomia vascular: tipo 1 ou 3 (se usar dois pedículos)
Os vasos gastroepiploicos formam uma arcada vascular ao longo da curvatura maior do estômago. O retalho pode ser baseado no gastroepiploico direito ou esquerdo. O retalho livre é baseado no gastroepiploico direito, um ramo do gastroduodenal. O comprimento do pedículo pode ser aumentado dissecando-o a partir do tecido do retalho proximal. A veia gastroepiploica direita acompanha a artéria.

Território do retalho
Todo o omento pode ser usado (tamanho máximo de aproximadamente 25 × 35 cm).

Adequabilidade para a transferência de tecido livre
Bom comprimento do pedículo e diâmetro do vaso. Pode ser usado como um retalho de fluxo completo *(flow-through)*.

Indicações
- Pediculado proximalmente (gastroepiploico direito):
  - Mediastino.
- Pediculado distalmente (gastroepiploico esquerdo):
  - Reconstrução pélvica.
  - É usado para linfedema.
- Livre:
  - Atrofia facial, doença de Romberg.
  - Couro cabeludo.
  - Bochecha.
  - Costas.
  - Radionecrose.

Limitações
- O tamanho pode ser alterado com a alteração do peso.
- Tecido frágil.
- Abre a cavidade abdominal com risco de infecção, quando usado para indicação infecciosa.

Método
- **Posição:** paciente supino.
- **Planejamento:** consiga a ajuda de um cirurgião geral.
- **Incisão:** laparotomia de linha média.
- **Dissecção:** o omento é encontrado e levantado sob tensão. O saco menor é abordado pelo lado de baixo do omento e separado do cólon transverso nesse plano avascular. Os ramos vasculares até a curvatura maior do estômago são divididos, deixando o omento nas artérias gastroepiploicas direita e esquerda. Divida a artéria esquerda e verifique a perfusão.
- **Fechamento:** feche o local doador diretamente. Insira o retalho.

Complicações e morbidade do local doador
- Riscos associados a qualquer laparotomia.
- Vólvulo gástrico (minimizado pela sutura da curvatura maior no cólon transverso).
- Ganho ou perda de peso são observados no omento.
- Não se incorpora aos tecidos; portanto, deve ser fixado em posição ou tornar-se gravitacionalmente dependente.
- Problemas de local doador, como adesões ou vólvulo.
- Morbidade mínima a longo prazo.

Dicas
- Pode-se realizar segmentação do retalho entre as arqueadas.
- Transiluminação do omento permite a identificação dos segmentos principais.

Referência
McLean DH, Buncke HJ Jr (1972). *Plast Reconstr Surg* **49**, 268–74.

Retalho lateral do braço

Um retalho fasciocutâneo do braço lateral distal baseado na artéria colateral radial posterior e seus perfurantes (Song et al., 1982; Katsaros et al., 1984 [braço lateral livre]).

Anatomia
Utiliza pele do aspecto lateral posterior distal do braço lateral entre a inserção do deltoide e o epicôndilo lateral do úmero, centrado sobre o eixo do septo intermuscular lateral.

Anatomia vascular: tipo C
A artéria braquial profunda corre posterior ao úmero dentro do sulco espiral e emerge na inserção do deltoide. Além da inserção do deltoide, a artéria continua como colateral radial posterior.

O retalho recebe seu sangue dos numerosos perfurantes pequenos da artéria colateral radial posterior, conforme esta segue ao longo do septo intermuscular lateral entre o tríceps e o braquial. Os perfurantes suprem diretamente a pele correndo dentro do septo. Há perfurantes suprindo a crista supracondilar do úmero. Distalmente, o vaso divide-se em ramos anterior e posterior, permitindo que ele seja baseado distalmente em ambos os casos. O anterior continua bem superficialmente como artéria recorrente radial (o primeiro ramo da artéria radial) entre o braquial e o braquiorradial (lateral ao nervo radial). O posterior faz uma anastomose distal com a artéria interóssea recorrente posterior (recorrente da artéria interóssea posterior) encontrado entre o braquiorradial/epicôndilo lateral e o olécrano.

Suprimento neural
A artéria colateral radial posterior é acompanhada, no septo, pelos nervos cutâneos posteriores do braço e do antebraço.

Território do retalho
Uma elipse de pele de 10 × 15 cm, com um eixo central ao longo da inserção deltoide para o epicôndilo lateral. Para o fechamento mantenha uma largura < 5 cm.

Adequabilidade para a transferência de tecido livre
Sim. Evita o sacrifício de vaso importante. Os vasos colaterais radiais posteriores proximais têm ≥ 1 mm de diâmetro, com um comprimento de pedículo de 7-8 cm. Isso pode ser estendido por meio de coleta do braquial profundo. Geralmente é um retalho mais fino que da virilha, mas pode ainda ter gordura subcutânea espessa.

Indicações
- Somente pele.
- Pele neurotizada.
- Osteofasciocutâneo com crista supracondilar do úmero.
- Pediculado:
    - Usado distalmente para reconstrução de tecido mole do cotovelo (olécrano ou fossa cubital).
    - Proximalmente pode cobrir defeitos da parte superior do braço até o acrômio, coracoide e axila.

- Livre pode ser usado para qualquer indicação acima e, além disso:
  - Para reconstrução de membros superior e inferior.
  - Reconstrução de cabeça e pescoço.

Limitações

O pedículo não é tão longo quanto alguns outros retalhos locais, como o retalho do antebraço radial. Alguns não defenderiam este retalho em mulheres e crianças em razão das consequências cosméticas. O local doador pode não ser fechado se o retalho tiver uma largura > 6 cm. É protuberante em alguns. Pode ter pelos.

Método

- **Posição:** paciente supino ou lateral: torniquete.
- **Incisão:** pele: desenhe uma elipse longitudinalmente centralizada na linha desenhada sobre o septo intermuscular palpado, que corresponde à linha da inserção do deltoide no epicôndilo lateral. O ápice da elipse fica na inserção do deltoide proximal e distalmente no epicôndilo. O desenho pode alterar-se ao longo dessa linha para se adaptar de acordo com o ponto pivô (proximalmente na inserção do deltoide, distal e aproximadamente [dependendo do vaso] ao epicôndilo lateral) e planejando em princípios reversos.
- **Dissecção:** incise ao redor do retalho e longitudinalmente ao longo da linha na direção do ponto pivô. Eleve o retalho de pele no plano suprafascial de anterior a posterior até que seja visto o septo intermuscular. Eleve a pele de posterior a anterior até que o septo intermuscular seja visto. Tracione o braquial anteriormente e o tríceps posteriormente para expor o septo. Visualize os perfurantes e a artéria colateral radial posterior. Siga o vaso proximal e distalmente, de acordo com o plano de desenho do retalho. Mantenha o vaso e o septo com retalho, deixando o nervo radial intacto. Depois que o retalho estiver bipediculado no vaso, divida a ponta não necessária e gire em torno do vaso remanescente, ou divida este também, se estiver usando-o como um retalho livre.
- **Fechamento:** feche o local doador diretamente, se possível sobre drenos. Se apertado, este é preferível ao defeito do enxerto de pele dividida (SSG) ou do enxerto de pele de espessura total (FTSG). Insira o retalho.

Complicações e morbidade do local doador

O nervo radial pode ser danificado no sulco espiral ou pelo fechamento tenso. Perda de sensação/hiperestesia no cotovelo/antebraço lateral. Uma cicatriz esteticamente desagradável no local doador. Entretanto, quando o local doador pode ser fechado primariamente, é favorável, sem comparação com o retalho de antebraço radial.

Descobertas

É utilizado como retalho estendido por meio de extensão da elipse de pele distalmente até chegar à metade do antebraço. Pode ser afinado de modo bastante radical, preservando os perfurantes.

Referência

Song R, Song Y, Yu Y, Song Y (1982). *Clin Plast Surg* **9**, 27–35.

Katsaros J, Schusterman M, Beppu M, Banis JC Jr, Acland RD (1984). *Ann Plast Surg* **12**, 489–500.

Retalho medial do braço

Um retalho fasciocutâneo baseado na pele da porção medial superior que pode ser pediculado (Kaplan e Pearl, 1980) ou livre (Newson, 1981) passível de ter sensação.

Anatomia
A pele medial do braço na metade distal do braço é suprida por uma artéria axial direta para a pele que surge de um ramo da artéria colateral ulnar superior.

Anatomia vascular: tipo B
Baseado na artéria colateral ulnar superior (SUCA) e veias concomitantes (VCs). A SUCA origina-se da artéria braquial a cerca de 6 cm da inserção do peitoral, que é aproximadamente o ponto médio do braço, e envia um ramo axial direto para a pele. Distalmente, a continuação da artéria colateral ulnar superior perfura o septo intermuscular para se unir ao nervo ulnar no compartimento posterior ao longo da cabeça medial do tríceps. A SUCA anastomosa-se com a artéria colateral ulnar inferior (IUCA) proximal ao epicôndilo medial e com a artéria colateral ulnar posterior (PUCA) distalmente, permitindo que o retalho seja baseado distalmente, mas somente se a SUCA for considerada junto com o retalho mais proximalmente do que a origem da artéria cutânea.

Suprimento neural
A pele medial do braço é inervada pelo nervo cutâneo medial do braço que pode ser coletado e o retalho mantido inervado (se for baseado proximalmente) ou reinervado pela anastomose neural, se for baseado distalmente ou livre. O nervo ulnar segue com a artéria e pode ser coletado com o retalho para fornecer um nervo ulnar vascularizado para a reconstrução do plexo braquial.

Território do retalho
Pele medial do braço com um tamanho de 28 × 8 cm (pediculado) ou 13 × 7 cm (livre).

Adequabilidade para a transferência de tecido livre
É usado raramente por ser difícil de levantar, tem anatomia variável, e apenas um pedículo moderado (3-4 cm) e pequenos vasos (< 1-2 mm de diâmetro). Contudo, possui uma pele pálida, sem pelos, flexível, e é uma área muito isolada.

Indicações
- Pediculado proximalmente:
    - Cobertura do nariz (Tagliacozzi).
    - Axila (pós-contratura da queimadura).
- Pediculado distalmente:
    - Fossa antecubital.
    - Cotovelo.
- Livre:
    - Qualquer defeito cutâneo pequeno que necessite de pele fina e flexível, especialmente se for necessário ocultar bem o local doador.

Limitações
Suprimento sensorial mínimo; mínimo volume de tecido; tamanho apenas moderado, se o fechamento do local doador for direto.

Método
- **Posição:** paciente supino; torniquete; braço abduzido no apoio para o braço.
- **Planejamento:** desenhe uma linha coracoide até o côndilo medial e axila posterior até o epicôndilo medial. O retalho será desenhado dentro dessas duas linhas. Palpe a artéria braquial na porção média do braço para localizar a origem do vaso. Este é ponto pivô proximal. O ponto pivô distal está a 5 cm proximal ao epicôndilo medial. Faça um molde do defeito e desenhe o contorno do retalho, fazendo-o em elipse para ajudar no fechamento direto.
- **Incisão:** incise ao redor do retalho e longitudinalmente ao longo da linha na direção do ponto pivô ou do ponto de origem da SUCA.
- **Dissecção:** eleve a pele do retalho no plano suprafascial de lateral a medial até que o septo intermuscular seja visto; procure e preserve o(s) vasos(s) cutâneo(s). Tome cuidado com o nervo mediano e com o nervo musculocutâneo. Eleve a pele posterior a anterior até que o septo intermuscular seja visto. Retraia o tríceps posteriormente para expor a SUCA e o nervo ulnar. Siga o vaso proximal ou distalmente de acordo com o plano de desenho do retalho. Mantenha o vaso e o septo com o retalho, deixando o nervo ulnar atrás. Outros perfurantes para a pele podem ser vistos a partir da SUCA, e a IUCA situada anterior ao braquial. Depois que o retalho é bipediculado no vaso, divida o não necessário (geralmente a ponta distal) e gire-o em torno do vaso remanescente, ou divida este também, se o utilizar como retalho livre. Para segurança, a dissecção inteira poderá ser realizada subfascialmente. Contudo, o risco de lesão dos nervos é, então, maior.
- **Fechamento:** feche o local doador diretamente, se possível sobre drenos. Se estiver tenso, será preferível ao defeito de SSG ou FTSG. Insira o retalho.

Complicações incomuns
Denervação sensorial do braço medial e antebraço ulnar proximal. Sintomas do nervo ulnar geralmente decorrentes de fechamento tenso e manipulação intraoperatória.

Morbidade do local doador
Os sintomas do nervo ulnar geralmente são temporários. Cuidado com o nervo musculocutâneo/lateral do antebraço e nervo mediano.

Descobertas e dicas
Pode ser levantado como um "enxerto" de nervo vascularizado, incluindo cobertura de pele e de tecido mole.

Referências
Kaplan EN, Pearl RM (1980). *Ann Plast Surg* **4**. 205–15.
Newsom HT (1981). *Plast Reconstr Surg* **67**, 63–6.

Retalho radial do antebraço

Retalho fasciocutâneo clássico algumas vezes chamado de retalho chinês (Yang et al., 1981). Pode ser utilizado pediculado proximalmente, distalmente ou como retalho livre. Pode incluir fáscia, pele, nervo, músculo, tendão e osso. Era imensamente popular, mas seu uso diminuiu.

Anatomia
A pele de todo o antebraço pode ser suprida pela artéria radial (e é utilizada, dessa forma, em procedimentos de salvamento).

Anatomia vascular: tipo C
Baseado na artéria radial e nas VCs ou em uma veia superficial (geralmente a veia cefálica). A artéria radial segue sob a cobertura da margem anterior do braquiorradial no antebraço proximal e distalmente sob a fáscia profunda na margem dorsal radial do flexor radial do carpo (FCR). Na superfície profunda, a artéria situa-se no flexor superficial do dedo (FDS) e distalmente no flexor longo do polegar (FPL). Ao longo de seu curso, a artéria radial emite ramos perfurantes para a pele e fáscia que passam ao longo do plano septal. Esses perfurantes são mais abundantes no terço distal do antebraço. Eles suprem o plexo fascial e perfuram diretamente até a pele e assim a fáscia não precisa ser incorporada ao retalho. Existem ramos semelhantes que passam profundos para suprir o periósteo do rádio.

Suprimento neural
A pele do antebraço radial é inervada pelo nervo cutâneo lateral do antebraço, que é uma continuação do musculocutâneo. Este ramo pode ser coletado e o retalho mantido inervado (se for baseado proximalmente) ou reinervado por anastomose neural, se for baseado distalmente ou livre. O nervo radial superficial segue com a artéria e pode ser coletado com o retalho para proporcionar um nervo vascularizado.

Território do retalho
Todo o antebraço pode sobreviver nesses perfurantes e artéria radial. Entretanto, as limitações usuais do retalho são a margem subcutânea da ulna e a margem dorsal do braquiorradial. O menor retalho pode ser de 1 cm^2, mas nesse tamanho existem menos alternativas para ajustes. O nervo radial em todo o seu comprimento, 10 cm do comprimento do rádio e o FCR em um comprimento semelhante ou o tendão do palmar longo (PL) podem ser coletados com o retalho.

Adequabilidade para a transferência de tecido livre
Usado de forma fácil e ampla, por ter um longo pedículo (até 20 cm) com grandes vasos (3-5 mm de diâmetro), é fácil de levantar, sendo saudável e confiável. Pele flexível e fina, ou fáscia, com versatilidade única para reconstrução de múltiplos componentes.

Indicações
- Pediculado proximalmente:
  - Reconstrução do cotovelo (incluindo o tendão para o tríceps, se necessário).
- Pediculado distalmente:
  - Dorso e palma da mão.
  - Cobertura dos dedos/polegar proximais.
  - Punho.

- Livre:
  - Qualquer defeito que necessite de pele fina e flexível, especialmente se um longo pedículo também for necessário.

Limitações
Envolve o sacrifício da artéria radial; mínimo suprimento sensorial; mínimo volume de tecido; pode ter pelos; mau local doador.

Método
- *Posição:* paciente supino; torniquete; mesa ou apoio para o braço.
- *Planejamento:* faça o teste de Allen e contorne as veias superficiais antes da cirurgia. Planeje em reverso. O ponto pivô proximalmente está 3 cm abaixo da artéria braquial na dobra antecubital e distalmente encontra-se a artéria radial ao nível do estiloide radial, ou este pode ser estendido até a artéria radial na "tabaqueira anatômica". Centralize o retalho sobre a artéria radial.
- *Incisão:* incise ao redor do retalho (preservando uma veia superficial) e longitudinalmente ao longo da linha na direção do ponto pivô.
- *Dissecção:* eleve o retalho de pele no plano subfascial de ulnar a radial até o FCR e o septo intermuscular serem vistos. Retraia o FCR na direção ulnar para expor o septo, a artéria radial e suas VCs. Eleve o retalho de pele de dorsal radial a ulnar suprafascialmente sobre o braquiorradial até o septo. Visualize os perfurantes e a artéria radial. Mantenha o vaso e o septo com o retalho, deixando o nervo radial atrás. Depois que o retalho é bipediculado no vaso, divida a ponta não necessária e gire-a em torno do vaso remanescente, ou divida este também, se utilizar um retalho livre. Conserve uma veia superficial e continue na direção do ponto pivô como uma veia de segurança, se possível. A dissecção inteira pode ser realizada com segurança acima da fáscia, o que reduz a morbidade do local doador.
- *Fechamento:* feche o local doador diretamente, se possível sobre drenos. Se tenso, será preferível ao defeito SSG ou FTSG. Insira o retalho.

Complicações incomuns
- Raramente, em razão do comprometimento do suprimento sanguíneo para a mão, ele é necessário para reconstruir a artéria radial, usando-se um enxerto de veia.
- Denervação sensorial do antebraço e hipersensibilidade na distribuição do nervo radial.

Morbidade do local doador
Não é um bom local doador, pois quase sempre precisa receber enxerto de pele. O fracasso parcial do enxerto é alto em razão de exposição e movimento dos tendões (FCR). Intolerância ao frio, redução da força em consequência do sacrifício da artéria.

Descobertas e dicas
É utilizado como um retalho com fluxo através de seu comprimento *(flow-through)*, sendo também levantado como um retalho perfurante, preservando a artéria radial, mas baseando-se distalmente em um ou mais perfurantes. Pode-se levantar o retalho, preservando a veia superficial assim como as VCs mediante dissecção proximal para o interior da fossa antecubital. A veia superficial se unirá à VC profunda, permitindo que a anastomose de uma veia drene em ambos os sistemas. Se for empregado osso, use menos de 1/3 da circunferência, com margens chanfradas para evitar provocadores de estresse e proteger a ulna contra fratura por meio de talas/imobilização gessada durante 6 semanas.

Ao levantar um retalho livre, desenhe-o como uma elipse oblíqua através da artéria radial (ponta proximal ulnar, ponta distal dorsorradial). Isso permite a inclusão da veia cefálica e o fechamento direto do defeito usando um retalho em machadinha.

Referência

Yang GF, Gao YG, Chan BC, *et al.* (1981). *Natl Med J China* **61**, 139.

Retalho ulnar do antebraço

Um retalho fasciocutâneo baseado na artéria ulnar no antebraço (Lovie *et al.*, 1984). Pode ser usado pediculado proximalmente, distalmente, ou como retalho livre. Pode incluir fáscia, pele, nervo, músculo, tendão e osso.

Anatomia

A pele de todo o antebraço pode ser suprida pela artéria ulnar (e tem sido usada dessa forma em procedimentos de salvamento).

Anatomia vascular: tipo C/D

Baseado na artéria ulnar e também nas VCs ou na veia superficial, geralmente a veia basílica. A artéria ulnar origina-se do braquial 1-2 cm distal à dobra cubital e segue sob o nervo mediano, o pronador redondo (PT), FCR, palmar longo (PL) e flexor superficial do dedo (FDS). Ela então prossegue distalmente, inicialmente sob a cobertura do flexor ulnar do carpo (FCU) e FDS. É então acompanhada pelo nervo ulnar em seu aspecto lateral. Ao longo de todo o seu curso, a artéria ulnar emite ramos perfurantes para a pele e fáscia, os quais passam ao longo do plano septal entre o FCU e o FDS. Esses perfurantes são mais abundantes no terço proximal do antebraço. Eles suprem o plexo fascial e perfuram diretamente até a pele e então a fáscia não precisa ser incorporada no retalho. Há retalhos semelhantes que passam profundos ao suprimento do periósteo ulnar, permitindo que um retalho ósseo seja empregado.

Suprimento neural

A pele do antebraço ulnar é inervada pelo nervo cutâneo medial do antebraço. Esses ramos podem ser coletados e o retalho mantido inervado (se for baseado proximalmente) ou reinervado pela anastomose neural, se for baseado distalmente ou livre. O nervo ulnar segue com a artéria, podendo ser coletado com o retalho para fornecer um nervo vascularizado.

Território do retalho

Todo o antebraço pode sobreviver nesses perfurantes e na artéria ulnar. Entretanto, as limitações usuais são a margem subcutânea ulnar e a margem ulnar do braquiorradial. Todo o comprimento do nervo ulnar, uma extensão de 10 cm da ulna, e extensão semelhante do tendão FCU podem ser coletados com o retalho.

Adequabilidade para a transferência de tecido livre

É usado com menos frequência do que o antebraço radial, possui um pedículo longo (até 20 cm) com vasos grandes (diâmetro 3-5 mm) é fácil de levantar, sendo saudável e confiável. Pele flexível e fina (que pode ter menos pelos que a pele radial) ou fáscia com alguma versatilidade para a reconstrução de múltiplos componentes.

Indicações

- Pediculado proximalmente:
    - Reconstrução do cotovelo (incluindo tendão para o tríceps, se necessário).
- Pediculado distalmente:
    - Dorso e palma da mão.
    - Cobertura dos dedos/polegar.
    - Punho.

- Livre:
  - Qualquer defeito que requeira pele flexível e fina, especialmente se um pedículo for necessário.

Limitações
Envolve o sacrifício da artéria ulnar; mínimo suprimento sensorial; pode ter pelos; o local doador é uma área de contato quando o antebraço descansa sobre objetos.

Método
- **Posição:** paciente supino; torniquete.
- **Planejamento:** faça o teste de Allen e marque as veias superficiais antes da cirurgia. Planeje em reverso. O ponto pivô proximalmente (e o pedículo do retalho livre máximo) está 3 cm abaixo da artéria braquial na dobra antecubital e, distalmente, o ponto pivô é a artéria ulnar no pisiforme. Centralize o retalho sobre a artéria ulnar.
- **Incisão:** incise ao redor do retalho (preservando a veia superficial) e longitudinalmente ao longo da linha na direção do ponto pivô.
- **Dissecção:** eleve o retalho de pele no plano suprafascial de ulnar a radial sobre o FCU até que seja visualizado o septo intermuscular. Eleve a pele de radial a ulnar até o FDS até que o septo intermuscular seja visto. Retraia o FCU em direção ulnar para expor o septo e a artéria ulnar e suas VCs na margem distal. Visualize os perfurantes e a artéria ulnar. Siga o vaso proximalmente de acordo com o desenho do retalho. Mantenha o vaso e o septo com o retalho, deixando o nervo ulnar fora dele. Depois que o retalho é bipediculado no vaso, divida a ponta não necessária e gire-a ao redor do vaso remanescente ou divida este também, caso o use como um retalho livre. Mantenha uma veia superficial e siga na direção de um ponto pivô como uma veia de segurança, se possível. Para segurança, a dissecção da veia inteira poderá ser realizada subfascialmente.
- **Fechamento:** feche os locais diretamente, se possível sobre os drenos. Se tenso, será preferível fechar o defeito com SSG ou FTSG. Insira o retalho.

Complicações
- Raramente, é preciso reconstruir a artéria ulnar usando um enxerto de veia.
- Denervação sensorial do antebraço e hipersensibilidade na distribuição do nervo ulnar.

Morbidade do local doador
O local doador é melhor que o retalho radial do antebraço, uma vez que pode fechar as grandes feridas da área doadora, e a falha do enxerto é menos comum, uma vez que o leito é músculo.

Descobertas e dicas
É usado como retalho de fluxo ao longo de seu comprimento *(flow-through)* e também é levantado como um retalho perfurante, preservando a artéria ulnar, mas sendo baseado distalmente em um ou mais perfurantes. Caso empregue osso, use menos de 1/3 da circunferência com bordas chanfradas para evitar provocadores de estresse e proteger a ulna contra fratura por meio de tala/imobilização gessada, durante 6 semanas.

Referência
Lovie MJ, Duncan GM, Glasson DW (1984). *Br J Plast Surg* **37**, 486–492.

Retalho ulnar dorsal

Retalho pediculado axial fasciocutâneo, também conhecido como retalho de Becker (Becker e Gilbert, 1988), utiliza pele do antebraço ulnar medial distal, sendo baseado em um vaso perfurante da artéria ulnar distal.

Anatomia
Anatomia vascular: tipo B
A pele do antebraço ulnar medial na metade distal do antebraço é suprida por uma artéria direta axial para a pele, que surge de um ramo perfurante perpendicular da artéria ulnar chamada artéria ulnar dorsal. Esta é uma artéria altamente consistente que surge da artéria ulnar 2-5 cm proximal ao pisiforme e é encontrada com o ramo dorsal do nervo ulnar profundo ao flexor ulnar do carpo. Ela surge em um ângulo de 90°-120° com a artéria ulnar e corre obliquamente até a superfície profunda do FCU. A artéria ulnar dorsal divide-se em três ramos, um que vai para o pisiforme, um para o FCU e um que continua como artéria cutânea. O ramo cutâneo alcança o nível da fáscia profunda e divide-se em ramos distal e proximal..O ramo distal passa sobre o aspecto dorsal da mão, suprindo os metacarpos ulnares e abdutor do dedo mínimo. O ramo proximal é com frequência encontrado próximo ao nervo cutâneo medial do antebraço e corre na direção do olécrano, emitindo ramos para a pele sobrejacente da margem ulnar do antebraço do PL ao extensor comum dos dedos (EDC) até o dedo anular. Esta artéria suporta um retalho fasciocutâneo com 10-20 cm de comprimento de 5-9 cm de largura no lado ulnar do antebraço.

Suprimento neural
A pele do antebraço medial é inervada pelo nervo cutâneo medial do antebraço que, teoricamente, pode ser reinervado pela anastomose neural.

Território do retalho
Os limites são o tendão do PL anteriormente e os tendões EDC dorsalmente. Distalmente, o ponto pivô é o colo ulnar medial e, proximalmente, o retalho pode-se estender quase até o epicôndilo.

Adequabilidade para a transferência de tecido
Nenhuma, pois os vasos são pequenos e curtos.

Indicações
Pele boa, geralmente sem pelos: nenhum vaso grande é sacrificado.
- Pediculado distalmente:
  - Punho palmar e dorsal.
  - Lado ulnar da palma e dorso da mão.
  - Fáscia somente para revascularização dos nervos mediano e ulnar.
  - Não recomendado, mas pode ser um retalho osseocutâneo com uma porção do córtex ulnar.

Limitações
Suprimento sensorial mínimo; volume mínimo do tecido; tamanho apenas moderado de fechamento direto de local doador.

RETALHO ULNAR DORSAL

Método
- **Posição:** paciente supino; torniquete; braço abduzido no apoio para o braço.
- **Planejamento:** palpe a fossa distal proximal ao pisiforme na cabeça da ulna medial entre o extensor ulnar do carpo (ECU) e flexor ulnar do carpo (FCU) (geralmente 2-3 cm proximal ao pisiforme). Este é ponto pivô, conforme o vaso emerge da artéria ulnar. Desenhe uma linha a partir desse ponto até o lado medial do olécrano (ao longo do sulco entre a ulna e o FCU). Esta linha é o eixo central do retalho. Planeje ao reverso, permitindo um comprimento generoso para a transposição. Desenhe o contorno do retalho em forma de U com o ponto pivô na base do U. Uma elipse completa pode ser desenhada, contanto que o ponto pivô (e o vaso) situe-se dentro da ponta distal da elipse.
- **Incisão:** incise ao redor do retalho.
- **Dissecção:** levante o retalho de palmar até o dorso distalmente ao ponto pivô para confirmar a localização do perfurante. Levante o retalho de pele no plano supra ou subfascial a partir do cotovelo proximal até o punho distal até que o perfurante seja visto (retraia o FCU). Isso envolverá a divisão do nervo medial dos ramos do antebraço, especialmente se o retalho se estender proximalmente. Transponha o retalho perto do ponto pivô. Ele poderá ser girado em 180°, especialmente se for completamente incisado em sentido circunferencial e "distribuído" ao redor. Insira o retalho.
- **Fechamento:** feche o local doador diretamente, se possível sobre dreno. Se tenso, será preferível fechar o defeito com SSG ou FTSG.

Complicações e morbidade do local doador
- Denervação sensorial do antebraço ulnar medial.
- Sintomas do nervo ulnar temporários geralmente devido a fechamento apertado.
- Tenha cuidado com o ramo do nervo ulnar dorsal.

Descobertas e dicas
- Pode ser levantado como um retalho de fáscia somente para revascularização do nervo mediano na síndrome do túnel do carpo refratária.
- Pode ser levantado como uma ilha de pele com um retalho fascial muito maior para reconstrução de superfície de deslizamento para tendões extensores.

Referência
Becker C, Gilbert A (1988). *Eur J. Plastic Surg* **11**, 79–82.

Retalho de artéria interóssea posterior

Um retalho fasciocutâneo do tipo septocutâneo clássico do antebraço dorsal, que é geralmente pediculado proximal ou distalmente (Penteado et al., 1981; Masquelet e Penteado, 1987 Costa e Soutar 1988; Zancoli e Angrigiani 1988) e, ocasionalmente, utilizado como retalho livre.

Anatomia
Os dois terços distais dorsais da pele do antebraço são supridos por numerosos perfurantes para a pele que surgem de um ramo da artéria interóssea posterior.

Anatomia vascular: tipo C
O retalho de artéria interóssea posterior (PIA) é baseado em um ramo descendente da PIA. A PIA surge do ramo interósseo comum da artéria ulnar e entra no compartimento extensor acima da extremidade proximal da membrana interóssea entre as cabeças do supinador e abdutor longo do polegar. Sua superfície, que é marcante no antebraço pronado, encontra-se ao longo da linha entre o epicôndilo lateral do úmero e da articulação radioulnar distal (DRUJ). A artéria entra no compartimento posterior do antebraço na junção dos terços superior e médio dessa linha, entre as camadas profunda e superficial dos músculos extensores. Ela repousa na superfície dorsal do abdutor longo do polegar (APL) e extensores curto (EPB) e longo do polegar (EPL), intercostal interno (II) na membrana interóssea, que leva a uma anastomose com a artéria interóssea anterior (AIA) e, em seguida, sobre o soalho do quarto compartimento extensor. Esta não é a artéria na qual o retalho é baseado! Há outro ramo da PIA que segue distalmente no septo entre os músculos extensor ulnar do carpo e extensor do dedo mínimo. Conforme isso ocorre, ramifica-se para o músculo e em perfurantes muito pequenos para a pele. O suprimento sanguíneo para o retalho distalmente baseado apoia-se na anastomose entre a artéria interóssea anterior (AIA), arco dorsal do carpo e PIA. A PIA só entra no compartimento extensor ao nível da junção do terço proximal e a dois terços distais desse eixo. Portanto, se for desenhado um retalho distalmente baseado, qualquer extensão do retalho situado proximal a esse ponto é aleatoriamente vascularizado. O retalho deverá ser desenhado centralizado sobre essa linha axial ao longo de seu segmento do terço médio.

Um segmento baseado proximalmente tem o ponto de entrada da PIA como o ponto pivô, e o retalho poderá ser desenhado a partir deste ponto distalmente ao longo do eixo até a DRUJ.

Suprimento neural
A pele ulnar dorsal do antebraço é suprida pelo nervo cutâneo medial do antebraço e nervo antebraquial posterior. Nenhum é grande o suficiente para neurotizar o retalho.

Território do retalho
A pele do antebraço dorsal tem um tamanho máximo de 20 × 10 cm. Quanto mais longo o retalho, mais curto o pedículo. A extensão do retalho no terço proximal do antebraço (proximal ao ponto de perfuração da PIA através da membrana interóssea) é aleatória.

RETALHO DE ARTÉRIA INTERÓSSEA POSTERIOR

Adequação da transferência de tecido livre
Usado com pouca frequência, por ser difícil de levantar em razão do conglomerado de vasos e de ramos nervosos na emergência da PIA no compartimento dorsal. Os vasos são pequenos (< 1-2 mm de diâmetro) e a pele tem pelos. Contudo, possui uma pele flexível e fina e evita o sacrifício de um vaso importante.

Indicações

- Pediculado proximalmente:
    - Fossa antecubital.
    - Cotovelo – bom para cobertura do cotovelo, especialmente do olécrano. O doador não é tão bom como no dorso do punho e antebraço, sendo muito visível, não podendo ser fechado diretamente, mas pode ser usado como um retalho de Becker!
- Pediculado distalmente:
    - Mão.
    - Primeiro espaço membranoso.
    - Dorso dos dedos para a articulação interfalângica proximal (PIPJ).
- Livre:
    - Qualquer defeito cutâneo que necessite pele flexível e fina.

Limitações

Tamanho pequeno (4 cm de largura), se efetuado o fechamento direto do local doador. Geralmente tem pelos. Vasos pequenos. Retalhos grandes comprometidos venosamente.

Método

- **Posição:** paciente supino. Torniquete. Não exsanguinar. Braço abduzido no apoio para o braço.
- **Planejamento:** palpe a fossa exatamente proximal à DRUJ; este é o ponto pivô em retalho com base distal. Desenhe uma linha lateral do epicôndilo até a DRUJ com o cotovelo flexionado. Confirme que esta é a linha correspondente ao septo palpável entre o extensor do dedo mínimo (EDM) e extensor ulnar do carpo (ECU). Se não corresponderem, siga o último. Divida a linha em terços. O retalho será desenhado ao longo dessa linha. O ponto pivô proximal é na junção dos terços proximal e médio dessa linha. Este é o ponto do primeiro perfurante mais proximal e de entrada da PIA no compartimento extensor. Molde o defeito; planeje ao reverso, deixando um comprimento adequado de pedículo para a transposição. Desenhe o contorno do retalho centralizado no eixo da linha, tornando-o uma elipse para ajudar no fechamento direto.
- **Incisão:** inicialmente, incise apenas longitudinalmente ao longo da linha a partir do retalho na direção do ponto pivô.
- **Dissecção:** para um retalho com base distal, eleve os retalhos de pele no plano suprafascial, em ambos os lados da incisão longitudinal distal, levando à DRUJ. Isso expõe a fáscia profunda através da qual você poderá ver o septo entre EDM e ECU. Incise pela fáscia longitudinalmente 1 cm paralelamente ao septo em cada lado deste. Retraia o EDM, olhando na direção do septo intermuscular. Procure pelo vaso que corre longitudinalmente pelo septo na junção deste com a fáscia profunda. O vaso é diminuto. Depois que vaso e eixo forem confirmados, incise ao redor, permanecendo em sentido suprafascial. Eleve a pele do retalho suprafascialmente de radial a ulnar até o septo ser visto ou até que você esteja no EDM. Eleve a pele suprafascialmente, de ulnar a radial, até o septo ser visto ou se estiver sobre a metade radial do ECU. Nesse

ponto, incise pela fáscia e conecte-a com as linhas paralelas anteriores. Procure pelos perfurantes e pelo vaso no septo e preserve-os. Siga o vaso de distal a proximal, dividindo quaisquer ramos musculares. Proteja os ramos neurais para ECU e EDM. Ligue a PIA, conforme ela emerge através da membrana interóssea, e então transponha o retalho distalmente, em geral através do túnel subcutâneo.
- Um retalho com base proximal é desenhado em sentido distal e em seguida é elevado em cada lado até o septo ser visto, e em seguida é seguido proximalmente.
- **Fechamento:** feche o local doador diretamente, se possível sobre drenos. Se tenso, será preferível fechar o defeito com SSG ou FTSG. Insira o retalho.

Complicações
Denervação do EDM ou ECU; defasagem do extensor no dedo mínimo.

Morbidade do local doador
Cicatriz visível no aspecto extensor do antebraço. Retalhos moderados a grandes necessitarão de SSG ou FTSG.

Descobertas e dicas
Pode ser inserido com um pedículo exteriorizado para adquirir um alcance extra. Preserve uma veia superficial subcutânea ao longo da linha do pedículo, se possível, para melhorar a drenagem venosa. Alternativamente, mantenha uma veia no retalho para soupercarregá-lo. O erro mais comum é um eixo de retalho muito radial.

Referências
Costa H, Soutar DS (1988). *BR J Plast Surg* **41**, 221.
Masquelet AC, Penteado CV (1987). *Ann Chir Main* **6**, 131–9.
Penteado CV, Masquelet AC, Chevrel JP (1981). *Surg Rad Anat* **8**, 209–15.
Zancolli EA, Angrigiani C (1988). *J Hand Surg (Br)* **13**, 130–5.

Retalhos da ponta do dedo

Amputações distais da ponta do dedo, particularmente amputações oblíquas palmares, preservando a unha, o leito ungueal e um pouco da falange distal, devem ser reconstruídas em vez de encurtadas. Se permanecer polpa suficiente, a cicatrização por segunda intenção ou FTSG poderá ser suficiente. Caso contrário, são opções os dois retalhos aqui descritos, para defeitos grandes, retalho em ilha neurovascular, retalho cruzado de dedo ou retalho em ilha reversa homodigital.

Anatomia

Esses são retalhos em ilha neurovascular, embora baseados em ramos terminais finos dos feixes neurovasculares dos dedos. As artérias digitais dividem-se ao nível da DIPJ em numerosos ramos que se anastomosam em vários padrões (T, H, X etc.) na linha média da polpa. O retalho palmar V-Y é fundamentado nesses diminutos ramos que são únicos para a falange distal, e assim a técnica não deverá ser usada em outra parte. Os retalhos de Kutler laterais são baseados nos vasos digitais adequados.

Retalho de avanço de ponta do dedo V-Y

Descrito pela primeira vez por Tranquilli-Leali em 1934. Modificado por Atasoy *et al.* (1970).

Método

- **Planejamento:** pode ser usada anestesia local (LA). Debride o defeito. Com o corte da ponta distal como base, desenhe um triângulo equilátero com seu ápice na dobra de flexão da DIPJ. A largura distal do triângulo deve ter apenas a largura do defeito da matriz ungueal.
- **Incisão:** incise a pele. Incise descendo para o periósteo na base do triângulo. Incise o ápice, descendo até a bainha do flexor.
- **Procedimento:** divida as inserções fasciais da falange distal até a polpa mediante dissecção aguda no plano supraperiosteal palmar sob o retalho, movendo-se de distal para a DIPJ. Proceda à dissecção romba no terço interveniente das margens laterais do retalho, expondo o vaso fino e os ramos nervosos. Tudo o que for percebido como fibroso deve ser dividido. Deixe um espaço de, pelo menos, 0,5-0,75 cm aberto entre os dois lados. Agora, o retalho deve ser fixado ao dedo apenas por alguns ramos neurovasculares. Avance o retalho e fixe-o na falange distal por meio de inserção de fio K ou de agulha através e dentro da ponta da falange distal. Isso reduzirá a tensão na ponta distal do retalho, permitindo uma inserção livre de tensão. O retalho deverá estar livre de tensão, uma vez que esta o mataria. Se não estiver livre de tensão, disseque mais as bandas fasciais.
- **Doador:** fechado diretamente em forma de V-Y.
- **Pós-operatório:** remova fio/agulha em 2 semanas.

Vantagens

Esse retalho é melhor que o retalho de Kutler, pois não há cicatriz na linha média na polpa. Pode ser feito sob anestesia local. Reconstrução com tecido semelhante há equivalência muito boa de cor e textura. Sensível.

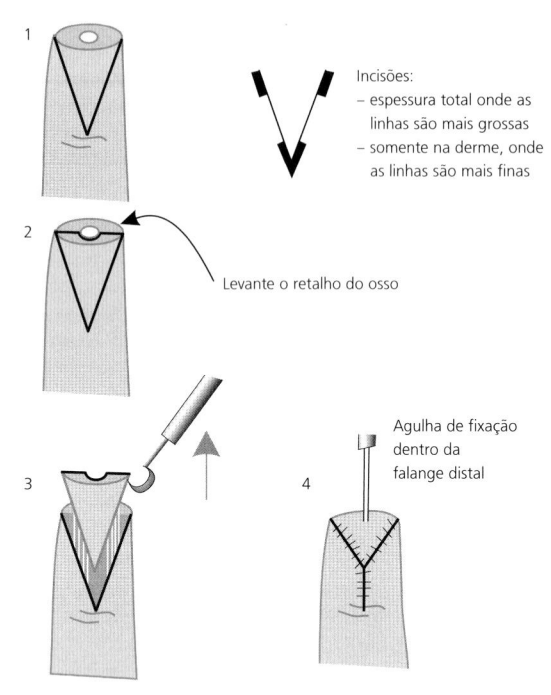

Fig. 22.26 Retalho V-Y de ponta do dedo de Atasoy-Tranquilli-Leali. (1) Incisão em espessura total, na qual as linhas são mais grossas, e a incisão superficial, na qual as linhas são mais finas. (2) Divida as inserções periosteais. (3) Tracione com um gancho de pele e faça a divisão das bandas fasciais entre o retalho e o dedo. (4) Fixação do retalho na falange distal com agulha ou fio.

Desvantagens
Efetuado com frequência em V-V, isto é, sem avanço, visto que insuficiente dissecção e liberação foram realizadas. Isso resulta em contratura e unha em bico.

Retalho de Kutler (Kutler, 1947)
Dois retalhos de avanço lateral triangulares para dar sensibilidade e acolchoamento à ponta do dedo. Dois triângulos são modelados de forma que seus ápices estejam na DIPJ e suas bases na margem do defeito. Assim, o V é convertido em Y em cada lado do defeito. O tecido subcutâneo sobre o qual os retalhos são baseados deve ser protegido, pois contém os perfurantes alimentadores.

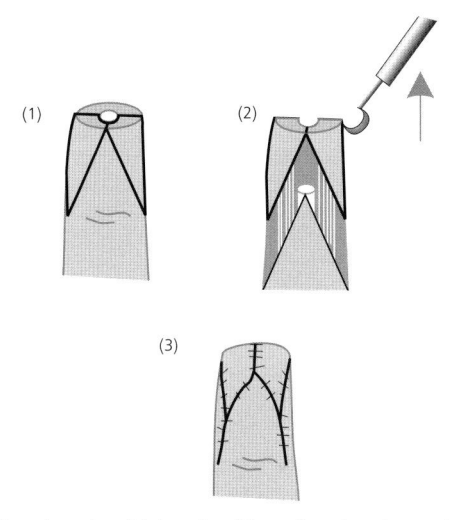

Fig. 22.27 Retalhos de Kutler: (1) desenho; (2) retalhos elevados e retraídos distalmente; (3) inserção.

Método
- **Planejamento:** pode ser usada LA. Debride o defeito. Com o corte da ponta distal como base, desenhe dois triângulos com seus ápices ao nível da dobra de flexão da DIPJ. Os triângulos não são equiláteros, mas têm uma extremidade curta ao longo da linha mediolateral e uma extremidade mais longa a partir da linha média do defeito até o ápice. O ápice pode ser estendido até a falange média, tornando-se cada vez mais um retalho característico em ilha neurovascular.
- **Incisão:** incise a pele. Incise descendo até o periósteo na linha mediolateral.
- **Procedimento:** levante o retalho a partir da lateral no plano da bainha flexora supraperiosteal. Os feixes neurovasculares devem ser vistos na superfície profunda do retalho. A margem da linha média do retalho é, então, incisada até a bainha flexora e o periósteo. Repita do outro lado. Avance os retalhos até a falange distal mediante inserção de um fio K ou agulha através do retalho e dentro da ponta distal da falange distal. Isso reduzirá a tensão na ponta distal do retalho, permitindo uma inserção livre de tensão.
- **Doador:** fechado diretamente na forma de V-Y.
- **Pós-operatório:** *remova fio/agulha em 2 semanas.*

Vantagens
Reconstrução com tecido semelhante, há boa equivalência de cor e textura. Sensível.

Referências
Atasoy E, Ioakimidis E, Kasdan ML, Kutz JE, Kleinert HE (1970). *J Bone Joint Sorg (Am)* **52**, 921–6.
Kutler W (1947). *JAMA* **133**, 29.

Retalho "em pipa"

Um retalho fasciocutâneo em padrão axial, usando pele do dorso do primeiro espaço membranoso, que se estende sobre o dorso da articulação metacarpofalângica e falange proximal do dedo indicador, baseado na primeira artéria metacarpiana dorsal. Em 1952, Higenfield pediculou toda a primeira membrana e o dorso como retalho. Depois, Paneva Holevich estreitou o pedículo e Foucher transformou-o em ilha, criando o retalho "em pipa", como é hoje conhecido (Foucher e Brown, 1979). É usado como um retalho pediculado com um ponto pivô na base do primeiro espaço membranoso, ou distalmente baseado com um ponto pivô na base da falange proximal. Pode incluir os ramos superficiais dorsais do nervo radial, tornando-o um retalho sensível.

Anatomia

A pele sobre o polegar e metacarpo do indicador e o primeiro espaço membranoso interveniente são supridos por um vaso axial, a primeira artéria metacarpiana dorsal.

Anatomia vascular: tipo B

A primeira artéria metacarpiana dorsal continua a partir da artéria radial na "tabaqueira anatômica", conforme a artéria radial imerge profundamente para entrar na palma da mão. A primeira artéria metacarpiana dorsal divide-se em dois ramos: um segue para suprir o metacarpo do polegar, dividindo-se para formar as artérias radial dorsal e ulnar do polegar (sendo a ulnar a base do retalho de Brunelli), enquanto a outra continua distalmente para suprir a articulação metacarpofalângica (MCPJ) do indicador e falange proximal até a articulação interfalângica proximal (PIPJ). Ela segue radial paralela ao metacarpo do indicador. A primeira artéria metacarpiana dorsal em geral corre superficial à fáscia, mas algumas vezes pode ser encontrada profunda à aponeurose/fáscia. Algumas vezes existem dois vasos, um profundo e um superficial. A primeira artéria metacarpiana dorsal possui uma anastomose com um perfurante palmar a partir do metacarpo digital palmar ou artéria digital, ao nível do colo do metacarpo.

A drenagem venosa é para as VCs, veias fasciais e ao longo das veias superficiais.

Suprimento neural

A pele é suprida por um ou mais ramos superficiais dorsais do nervo radial que supre até o colo da falange proximal.

Território do retalho

O território do retalho primário situa-se no primeiro espaço membranoso e metade radial da MCPJ, mas pode ser estendido sobre a falange proximal ao nível da PIPJ, como uma extensão aleatória.

Adequabilidade para a transferência de tecido livre

Raramente usada; local doador inadequado.

Indicações
Sensível, ou não.
- Pediculado proximalmente:
    - Reconstrução do polegar (uma reconstrução especialmente sensível da polpa do polegar).
    - Cobertura do primeiro espaço membranoso.
- Pediculado distalmente:
    - Cobertura das falanges proximal e média.
    - Cobertura do aspecto palmar da MCPJ do indicador.

Limitações
Os limites do arco de rotação alcançam a articulação interfalângica (IPJ) do polegar, mas este pode ser estendido empregando-se retalho estendido e flexionando-se a IPJ e aduzindo o polegar.

Método

Retalho proximal
- **Posição:** paciente supino. Torniquete.
- **Planejamento:** palpe a artéria radial na base do primeiro espaço membranoso. Este forma o ponto pivô. Desenhe uma linha a partir da base do primeiro espaço membranoso, ao longo da lateral do metacarpo do indicador, ao nível do colo metacarpiano. Planeje ao reverso para assegurar o comprimento adequado do pedículo/retalho. Modele o defeito e desenhe seu contorno na extremidade distal de linha. Se o retalho situar-se unicamente na falange proximal, então um pouco de pele da região sobre a MCPJ deverá ser incluído para assegurar suprimento sanguíneo primário ao retalho.
- **Incisão:** incise ao redor do retalho ao longo da linha do pedículo.
- **Dissecção:** levante a pele do primeiro espaço membranoso dorsal sobre o pedículo. Incise ao redor do retalho até o paratendão nas margens lateral e distal do retalho. Continue as incisões laterais do retalho proximalmente, criando o pedículo subcutâneo com a mesma largura do retalho. Comece distalmente e levante o retalho subfascialmente, deixando o paratendão atrás. Continue levantando-o neste plano, ligue ou grampeie o perfurante palmar no colo da MC e continue proximalmente, até ser atingida a base da primeira membrana. Transponha o retalho. Feche a incisão do pedículo.
- **Fechamento:** feche o local doador por meio de FTSG, com a MCPJ flexionada a 90°. Insira o retalho.

Retalho distal
- **Planejamento:** palpe a artéria radial na base do primeiro espaço membranoso. Desenhe uma linha a partir do primeiro espaço membranoso ao longo da lateral do metacarpo do indicador até o nível do colo metacarpiano. Este é eixo do retalho e a linha de acesso ao pedículo em sua metade distal. O ponto pivô é o colo do metacarpo ou ao nível da MCPJ. Planeje ao reverso para assegurar um adequado comprimento de pedículo/retalho. Modele o defeito e desenhe o contorno do mesmo no primeiro espaço membranoso proximal na extremidade proximal da linha.
- **Incisão:** incise ao redor do retalho e ao longo da linha do pedículo.
- **Dissecção:** levante a pele da primeira membrana dorsal em cada lado da linha. Incise ao redor do retalho até o paratendão nas margens lateral e proximal do retalho. Encontre a primeira artéria metacarpiana dorsal, que se origina proximalmente radial, e

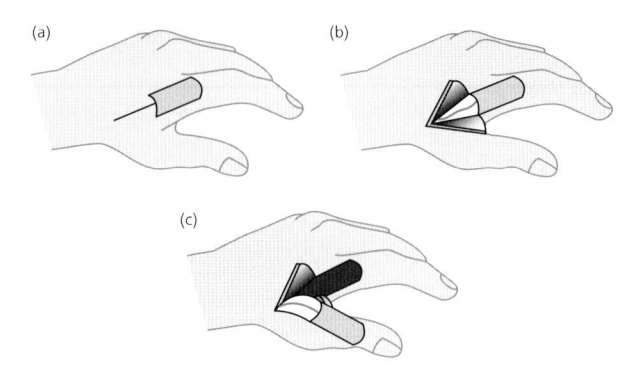

Fig. 22.28 Retalho "em pipa": (a) desenhe; (b) levante a pele da primeira membrana dorsal superficialmente, expondo os tecidos moles profundos, contendo o vaso; (c) retalho transposto. Note o pedículo largo.

ligue-a. Comece proximalmente e levante o retalho subfascialmente, deixando para trás o paratendão. Continue levantando nesse plano até o perfurante palmar no colo da MC. Se este perfurante fornecer adequada extensão de pedículo, pare aqui e transponha o retalho. Caso contrário, ligue este perfurante e continue distalmente até ser alcançada a base da falange proximal. O retalho agora está sobrevivendo em comunicação entre os ramos falangianos dorsais e os ramos da artéria metacarpiana dorsal, o que torna o retalho menos confiável. Transponha o retalho. Feche a incisão do pedículo.
- **Fechamento:** feche o local doador por meio de FTSG, com a MCPJ flexionada a 90°. Insira o retalho.

Vantagens
- Retalho local confiável.

Complicações e morbidade do local doador
- Mau local doador.
- Local doador está em área de contato importante de preensão.
- Local doador pode ser hipersensível em decorrência de neuromas do nervo radial.
- Se usado como retalho sensível, é frequente ocorrer falha em se integrar e diferenciar a sensação transferida do indicador à nova posição no polegar.

Dicas
Para reduzir a morbidade do local doador tente dorsalizar o retalho ao máximo e evite retirá-lo de área importante de preensão. Pode-se tentar deixar o nervo atrás. Pode-se levantá-lo suprafascialmente. Mantenha no pedículo um bom coxim de tecido subcutâneo.

Referência
Foucher G, Braun JB (1979). *Plast Reconstr Surg* **63**, 344.

Retalho em bandeira

Um retalho padrão axial fasciocutâneo usando pele do dorso da falange proximal dos dedos, baseado na artéria metacarpiana dorsal. Creditado a Vilain e Iselin em 1973 (Iselin, 1973; Vilain e Dupuis, 1973), este retalho foi descrito como um retalho padrão aleatório do dorso da falange média, com um pedículo estreitado na base, no qual o plexo vascular é tão rico que é capaz de sustentar um segmento subdérmico distal maior que a clássica proporção 1:1 de padrão aleatório. Isso resultou em um desenho do tipo bandeira com um retângulo distal, na largura total do dedo e um pedículo com 1/3 da largura da margem lateral. Entretanto, o desenho sobre a falange proximal é, de fato, um retalho axial suprido pela continuação da artéria metacarpiana dorsal depois de sua anastomose com o suprimento palmar ao nível do colo metacarpiano. Esta continuação anastomosa-se com o ramo da artéria digital dorsal a partir da artéria digital verdadeira. Ele pode ser usado como um retalho pediculado com um ponto pivô na base do espaço membranoso, ou baseado distalmente com um ponto pivô na base da falange proximal. Em geral, é usado um desenho de falange proximal axial baseado proximalmente mais confiável e o pedículo é incorporado ao retalho.

Anatomia

Anatomia vascular: Tipo A/B

A pele sobre os metacarpos é suprida por vasos axiais, as artérias metacarpianas dorsais que se originam no arco carpiano dorsal. Elas seguem paralelas aos metacarpos em seu interespaço, profundas à fáscia profunda. Ao nível do colo dos metacarpos, as artérias metacarpianas dorsais anastomosam-se com um perfurante carpiano palmar a partir da artéria metacarpiana digital palmar ou da artéria digital. Neste ponto, elas podem ser vistas como tendo três ramos, um dos quais imerge profundo para se unir ao suprimento palmar, um deles continua para se anastomosar com a artéria digital dorsal e outro segue vertical e superficialmente até a pele, onde se ramifica em um ramo ascendente (seguindo para o punho) e um ramo descendente (seguindo até o dorso da falange proximal). A drenagem venosa é para as VCs, veias fasciais e ao longo das veias superficiais.

Suprimento neural

A pele é suprida pelos ramos superficiais dorsais dos nervos radial e ulnar, que suprem até o colo da falange proximal.

Território do retalho

O território do retalho primário situa-se sobre a falange proximal até o nível da PIPJ, pode ser levantado como uma extensão aleatória da pele sobre a falange média.

Indicações

Homodigital ou heterodigital.
- Pediculado proximalmente:
    - Cobertura do dorso da MCPJ.
    - Cobertura da membrana.
    - Cobertura heterodigital da falange proximal adjacente.
- Pediculado distalmente:
    - Cobertura das falanges proximal e média.

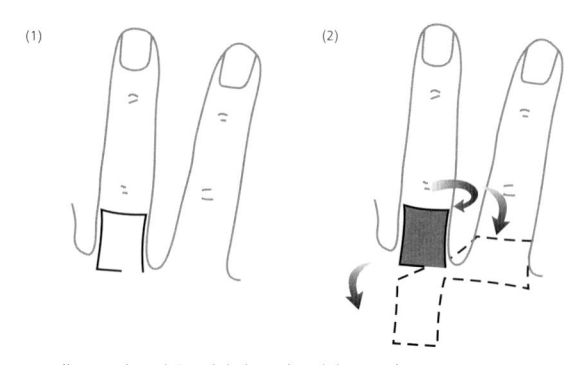

Fig. 22.29 Retalho em bandeira: (1) desenho; (2) arco de rotação.

Limitações
Arco de rotação de alcance limitado. A vascularidade pode ser comprometida por trauma que requeira cobertura.

Método
- *Posição:* paciente supino. Torniquete.
- *Planejamento:* desenhe um retalho retangular abrangendo todo o dorso da falange proximal. Deixe um pedículo com a largura de 1/3 na membrana na qual você planeja basear a rotação. Planeje ao reverso para assegurar um comprimento adequado de pedículo/retalho.
- *Incisão:* incise ao redor do retalho.
- *Dissecção:* eleve a pele do retalho a partir do paratendão extensor começando distalmente e levante o retalho subfascialmente, deixando o paratendão atrás. Não procure pelo pedículo, mas deixe-o intacto no tecido subcutâneo. Transponha o retalho.
- *Fechamento:* feche o local doador por FTSG. Insira o retalho.

Complicações e morbidade do local doador
- Local doador precisa de FTSG.
- Local doador pode ser hipersensível devido a neuromas.

Referências
Iselin F (1973). *Plast Reconstr Surg* **52**, 374.
Vilain R, Dupuis JF (1973). *Plast Reconstr Surg* **51**, 397.

Retalho do polegar ulnar dorsal de Brunelli

Retalho fasciocutâneo em padrão axial distalmente baseado, usando-se pele do dorso ulnar lateral do polegar ao redor do nível da articulação metacarpofalângica e base da falange, com base na artéria do polegar ulnar dorsal. É usado como um retalho pediculado com um ponto pivô na IPJ ou um pouco além.

Anatomia

A pele sobre o dorso do polegar é suprido por dois vasos axiais: artérias dorsal radial e ulnar do polegar.

Anatomia vascular: tipo B

A primeira artéria metacarpiana dorsal continua a partir da artéria radial na "tabaqueira anatômica" como a artéria radial que imerge profundamente entre as duas cabeças do primeiro interósseo dorsal para entrar na palma. A primeira artéria metacarpiana dorsal divide-se em dois ramos: um segue para suprir o metacarpo do polegar e divide-se, formando as artérias radial dorsal e do polegar ulnar (sendo o ulnar a base do retalho de Brunelli). Esta artéria segue suprafascialmente para anastomosar-se com o vaso radial através de um arco distal ao nível do hiponíquio. Ao longo do trajeto ela também se anastomosa com a artéria digital palmar, pouco antes da IPJ e um pouco além da IPJ. A drenagem venosa é para as VCs e veias subcutâneas e fasciais finas. Em vez de dissecar a artéria, o pedículo consiste de tecido subcutâneo da largura do retalho e contendo os vasos, de modo bem semelhante ao retalho em península desepitelizado.

Suprimento neural

A pele é suprida por um ou mais ramos superficiais dorsais do nervo radial os quais suprem até a IPJ. Contudo, como o retalho é baseado distalmente, ele é insensível.

Território do retalho

O território primário do retalho situa-se sobre o primeiro espaço membranoso e na metade ulnar da MCPJ, mas pode estender-se até sobre a falange proximal, ao nível da PIPJ, como uma extensão aleatória.

Indicações

- Pediculado distalmente:
    - Cobertura do aspecto palmar da IPJ e polpa do polegar.
    - Cobertura do aspecto dorsal da IPJ e falange distal.

Método

- **Posição:** paciente supino. Torniquete.
- **Planejamento:** belisque a pele dorsolateral ao nível da MCPJ e da base da falange proximal. Esta é a área do retalho. Desenhe uma linha do canto do leito ungueal até o ponto médio entre o ponto mediolateral e côndilo ulnar dorsal da cabeça metacarpiano. Este é o eixo do retalho. Planeje ao reverso para assegurar um adequado comprimento do pedículo/retalho. Molde o defeito e desenhe o seu contorno na extremidade proximal da linha, ou o mais proximal possível como requer o comprimento do pedículo.
- **Incisão:** incise ao redor do retalho e ao longo da linha do pedículo.

- **Dissecção:** eleve a pele do polegar dorsal no plano subdérmico, em cada lado da linha, para expor o tecido subcutâneo na largura do retalho. Incise através do tecido subcutâneo descendo até o paratendão extensor, paralelo ao eixo, para criar "trilhos de trem" na largura do retalho, a partir da ponta distal do retalho até a PIPJ. Incise ao redor até o paratendão nas margens lateral e proximal do retalho. Levante o retalho subfascialmente, deixando o paratendão atrás, de proximal a distal, até ser alcançada a IPJ. O pedículo pode ser alongado, baseando-se o retalho no perfurante distal para a IPJ ou no arco dorsal no hiponíquio. Transponha o retalho.
- **Fechamento:** feche o local doador e a incisão do pedículo. No ponto pivô, o volume do pedículo poderá impedir o fechamento da pele, nesse caso, deixe-o cicatrizar por segunda intenção. Insira o retalho.

Vantagens
- Retalho local confiável.
- O local doador fecha-se diretamente.

Complicações e morbidade do local doador
- A cicatriz pode contrair a primeira membrana, se o retalho estiver muito proximal.
- Retalho insensível.
- O ponto pivô pode ser volumoso e precisa de revisão secundária.
- Pode conferir ao polegar uma forma semelhante a uma ampulheta.

Retalho em ilha neurovascular

Um retalho confiável, embora intrincado, com base em um dos feixes neurovasculares do dedo.
- Composição: pele e tecido subcutâneo e feixe neurovascular.
- Dimensões: metade triangular da falange média e distal.
- Usos: os retalhos em ilha neurovascular são usados para defeitos maiores da ponta do dedo.

Anatomia
O feixe neurovascular situa-se entre os ligamentos de Cleland e de Grayson no dedo, no aspecto palmar adjacente à bainha do flexor, bilateralmente. A liberação dos ligamentos permite a centralização dos vasos, o que possibilita o avanço do retalho distal. Mais avanço provém da retificação do trajeto ligeiramente tortuoso do vaso normal. Ele supre a pele e o tecido mole por meio de numerosos ramos que se comunicam livremente com o lado oposto do dedo, permitindo a utilização de um retalho de fluxo retrógrado.

Tipos
- Retalho em ilha neurovascular (Venkataswami).
- Retalho de avanço escalonado (Evans).
- Retalho em ilha distalmente baseado (não neurovascular apenas vascular!).

Método
- **Planejamento:** anestesia geral (GA) ou bloqueio braquial são preferidos. Desenhe uma linha mediolateral no lado escolhido para o retalho. Se possível, use o lado sem contato. Começando na dobra de flexão da PIPJ, desenhe uma linha oblíqua pelo lado oposto do defeito, criando um desenho de retalho triangular como visto na Figura 22.30.
- **Incisão:** incise a linha mediolateral até o periósteo. Incise a linha oblíqua, mas não divida o feixe neurovascular! Eleve a pele do dedo proximal superficialmente a partir da linha mediolateral até a linha média. A partir do canto contralateral do retalho levante o retalho desde a bainha do flexor e prossiga proximalmente, o feixe neurovascular permanecerá no retalho levantado. O feixe neurovascular poderá então ser levantado do dedo proximal até o nível da MCPJ. O retalho é feito em ilha.
- **Procedimento:** avance o retalho, fixe-o com fio K através do retalho subterminal dentro do canal medular com extremidade aberta da falange distal e suture no retalho inserido.
- **Doador:** feche diretamente em V-Y, isso pode conferir uma leve aparência em ampulheta à falange média. Substitua a pele proximal.
- **Pós-operatório:** engesse o dedo para manter a MCPJ a 90° e a IPJs totalmente estendida. Mobilize, logo que o conforto permita, mas imobilize a PIPJ em extensão por ≥ 2 meses.

Vantagens
Proporciona uma unidade de tecido glabro sensível e com características equiparadas; um estágio.

Desvantagens
Dissecção difícil, a menos que experiente em anatomia digital.

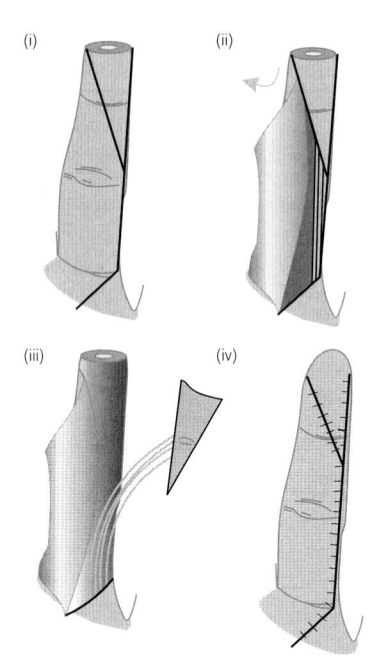

Fig. 22.30 Retalho em ilha neurovascular: (i) o desenho; (ii) eleve a pele proximal expondo o feixe neurovascular; (iii) eleve o retalho desde a bainha do flexor e dedo mantendo o feixe no retalho; (iv) avance o retalho, fechando o local doador de maneira V-Y.

Complicações
- Tome cuidado com o desenvolvimento de contratura de flexão da PIPJ.
- Necrose na ponta do retalho devida à tensão terminal.
- Contratura da cicatriz através da articulação interfalângica distal (DIPJ).

Retalho em ilha neurovascular escalonado de Evans (Fig. 22.31)
Para minimizar a contratura da cicatriz oblíqua, que ocorre algumas vezes, esse desenho converte a linha oblíqua em uma série de degraus ao longo dos quais o retalho escala, deixando uma cicatriz quebrada que é menos suscetível à contratura.

Retalho em ilha homodigital baseado distalmente (Fig. 22.32)
Um retalho semelhante pode ser baseado no fluxo retrógrado do vaso digital. Uma área de pele, a partir da porção lateral da falange proximal, é levantada com a artéria digital e uma boa bainha de tecido mole para incluir os minúsculos vasos de drenagem venosa. O lado proximal do vaso e o tecido mole são divididos e o vaso é seguido distalmente, mantendo sua anastomose com o vaso contralateral, ao nível da DIPJ. Este retalho não é sensível.

RETALHO EM ILHA NEUROVASCULAR

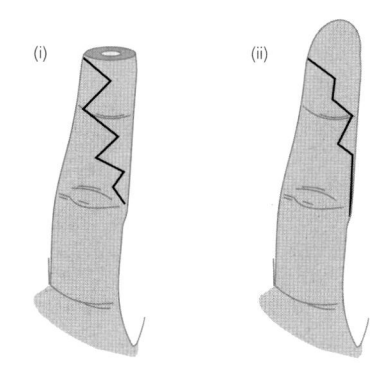

Fig. 22.31 Retalho em ilha neurovascular de avanço escalonado de Evans: (i) desenho usando degraus progressivamente mais largos para romper a cicatriz oblíqua; (ii) avanço mostrando os degraus recebidos distalmente pelo retalho.

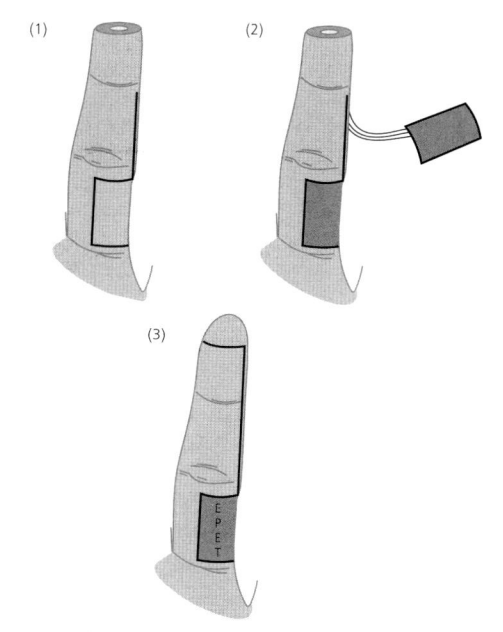

Fig. 22.32 Retalho em ilha neurovascular baseado distalmente: (1) desenho; (2) elevação mantendo o pedículo distalmente; (3) retalho usado para fechar a ponta do dedo e o local doador fechado com FTSG.

Retalho cruzado de dedo

Proposto por Gurdin e Pangman (1950). Um retalho versátil, usado com mais frequência para reconstrução digital. Embora suplantado, em muitas circunstâncias, pelos retalhos homodigitais, o retalho cruzado de dedo continua a ser um procedimento muito útil e simples.
- Composição: retalho cutâneo distante.
- Dimensões: todo o dorso da falange média ou proximal.
- Usos:
  - Defeitos da polpa, ou aspecto palmar do dedo.
  - Como o retalho revertido desepitelizado útil para defeitos digitais dorsais.
- Contraindicações:
  - Pacientes idosos incapazes de tolerar a posição estática fixa da flexão da PIPJ.
  - Outra lesão no dedo lesionado que pode exacerbar a rigidez.

Anatomia
A pele é suprida pelos ramos dorsais das artérias digitais. Ao nível da falange proximal há um vaso que corre obliquamente, enquanto a falange média possui vários vasos transversos menores.

Tipos
- Baseado em padrão lateral.
- Baseado em padrão proximal.
- Padrão neurotizado.
- Reverso ou desepitelizado (Atasoy, 1982).

Método
- **Planejamento:** anestesia local (LA) pode ser usada, mas prefere-se anestesia/bloqueio de plexo braquial (GA/BPB). Modele o defeito e planeje ao reverso. Desenhe o projeto do retalho, conservando-o entre as articulações interfalângicas. A margem distal do retalho deverá estar ao longo da linha mediolateral oposta. Certifique-se de que há retalho suficiente para o pedículo entre os dois dedos. É melhor sempre fazê-lo maior do que muito pequeno.
- **Incisão:** incise ao longo da linha mediolateral e das margens transversais do retalho, dividindo as veias superficiais. Levante o retalho no plano supraparatendão, deixando o paratendão fino no tendão extensor para a colocação do enxerto. Mantenha a elevação até a linha mediolateral, dividindo os ligamentos de Cleland, se necessário, para alongar o pedículo.
- **Procedimento:** depois de levantado o retalho, aplique FTSG ao dedo doador, suturando-o com segurança. Então aplique o retalho ao defeito. Uma sutura de fixação entre os dedos pode acalmar a preocupação do cirurgião sobre deiscência ou tensão inadvertida do retalho no paciente não cooperativo.
- **Pós-operatório:** faça o curativo e deixe-o por 2 semanas. Mobilize todas as possíveis articulações para reduzir a rigidez.
- **Estágio 2:** divida o pedículo do retalho. Alguns cirurgiões não inserem a margem do retalho por temerem a criação de tensão e necrose ao longo desta margem. Entretanto, a tensão poderá ser evitada pela excisão do tecido fibroso que se acumula e preenche o aspecto elevado do pedículo do retalho antes da inserção.

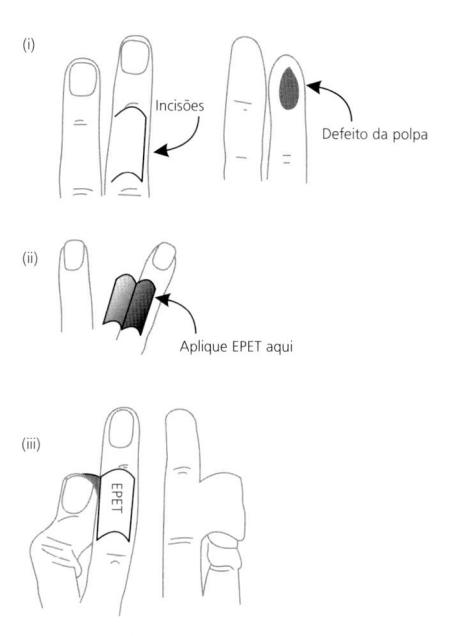

Fig. 22.33 Retalho cruzado de dedo: (i) vista dorsal e palmar da polpa do dedo indicador e retalho desenhado no dedo médio; (ii) retalho levantado e FTSG a ser aplicado ao local doador; (iii) vista dorsal e palmar mostrando a flexão necessária no dedo indicador para inserir o retalho.

Vantagens
Fornece boa confiabilidade do tecido, pode ser sensível e funcional.

Desvantagens
Procedimento em dois estágios com limitada mobilidade dos dedos no período interveniente. Não é adequado para aqueles propensos à rigidez (idosos, lesionado). Pele não glabra para substituição de pele da polpa ou palmar.

Variação: retalho cruzado de dedo reverso desepitelizado
Nessa variante, o epitélio é removido do local doador (em alguns casos conservando-o pediculado no lado distante do dedo), levantando-se o retalho cruzado de dedo de forma habitual (embora ele compreenda somente o tecido subcutâneo). Como este retalho não possui epitélio, cada um de seus lados pode ser aplicado ao defeito. Na circunstância mais comum ele é virado e a superfície dérmica é aplicada ao defeito dorsal no dedo adjacente. A epiderme é recolocada no local doador, e FSTG cobre o retalho.

Referências
Gurdin M. Pangman WJ (1946). *Plast Reconstr Surg* **5**, 368–71.
Atasoy E (1982). *J Hand Surg (Am)* **7**, 481–3.

Retalho de Moberg

Descrito pela primeira vez por Moberg (1964). Um retalho de avanço bipediculado de pele palmar e tecido mole para reconstruir a perda da polpa. Particularmente usado no polegar. Grande parte do ganho no avanço é proveniente da flexão da articulação interfalângica. Existem numerosas variações.
- Composição: retalho de avanço neurovascular bipediculado local.
- Dimensões: pele de todo o aspecto palmar do polegar.
- Usos: defeitos da polpa do polegar, geralmente amputação oblíqua palmar.

Anatomia
A pele palmar é suprida pelos vasos digitais que são incorporados ao retalho. Isso significa que os vasos digitais dorsais não são preservados, pode ocorrer necrose digital. Nos dedos, há um vaso dorsal distinto da falange proximal que surge ao nível da MCPJ, mas distal a esta surgem os vasos digitais dorsais e vasos digitais palmares e, portanto, o dorso da falange média e distal é vulnerável à necrose com essa técnica. A variação de incorporar somente um vaso palmar no retalho e deixar o outro para nutrir o dorso evita este problema. O polegar possui vasos digitais dorsais independentes que se estendem até o eponíquio.

Método
- **Planejamento:** a LA pode ser usada para defeitos pequenos, mas GA/BPB são preferidos para defeitos maiores nos quais o retalho tem de ser estendido proximalmente. Desenhe o projeto do retalho, mantendo as incisões ao longo das linhas mediolaterais. O retalho proximal possui uma série de variações de desenho.
- **Incisão:** debride a ferida. Incise as linhas mediolaterais descendo até o periósteo preservando os feixes neurovasculares no retalho palmar.
- **Procedimento:** a partir da incisão mediolateral levante o retalho no plano superficial até a bainha do tendão e, em seguida, prossiga de distal a proximal. Avance o retalho e insira-o. A inserção pode ser auxiliada com o uso de fio K ou agulha para penetrar através do retalho e dentro da ponta distal da falange proximal, afastando a tensão da margem principal do retalho.
- **Variação de O'Brien:** para obter mais avanço, incise a pele em sentido transversal até o nível da MCPJ e disseque os feixes neurovasculares, sem esqueletizá-los. É enxertado no defeito secundário pele de espessura total.
- **Variação de Foucher:** como na variação de O'Brien, mas o defeito secundário é fechado utilizando-se um retalho de transposição triangular proximalmente baseado a partir da margem ulnar do polegar. (Este retalho de transposição triangular também é chamado de retalho de Gibraiel, quando usado em outras circunstâncias.)
- **Variação V-Y:** a base do retalho é incisada como na variação de O'Brien. Entretanto, a incisão não é transversa, mas em forma de V, permitindo o fechamento V-Y com avanço.
- **Pós-operatório:** quando cicatrizado, terapia para readquirir a extensão da IPJ.

RETALHO DE MOBERG

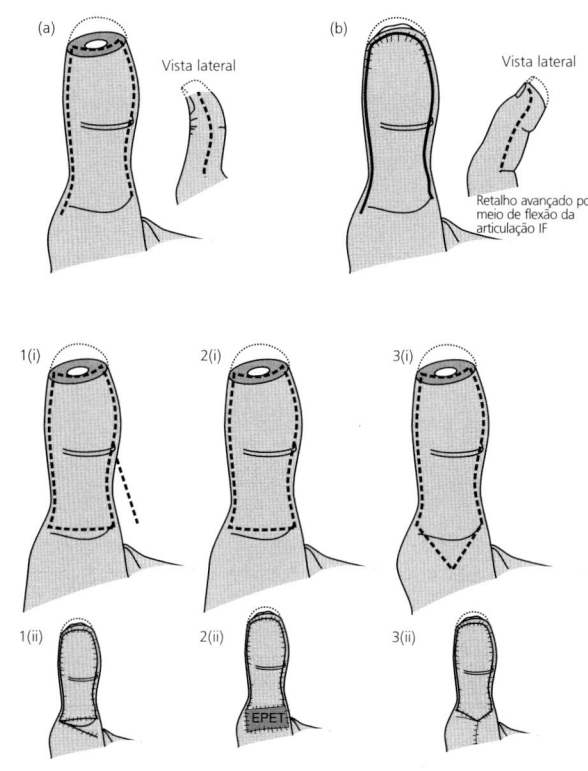

Fig. 22.34 Retalho de avanço de Moberg: (a) incisões mediolaterais ao nível da MCPJ, vista palmar e lateral; (b) retalho avançado, principalmente, por meio de flexão da IPJ, vista palmar e lateral. Outros retalhos de avanço (variações): 1(i) retalho de transposição triangular de O'Brien com Foucher para fechar o defeito secundário; 1(ii) retalho de Foucher transposto e retalho de O'Brien inserido; 2(i) modificação de O'Brien mediante liberação transversa na base do retalho preservando os feixes neurovasculares; 2(ii) retalho de avanço FTSG um defeito secundário; 3(i) retalho de Moberg com base V-Y; 3(ii) retalho avançado e defeito secundário fechado em V-Y.

Vantagens

Substitui o tecido por tecido semelhante. Repõe perdas com pele glabra imediatamente sensível.

Desvantagens

Causa contratura à flexão da IPJ.

Referências

Moberg E (1964). *J Bone Joint Surg (Am)* **46**, 817–25.

Retalho tênar

Descrito pela primeira vez por Gatewood (1926); modificado por Beasley (1969).

- Composição: retalho em padrão aleatório, distante, classicamente, da eminência tênar, mas atualmente da dobra da articulação metacarpofalângica (MCPJ) do polegar, permitindo o fechamento direto do defeito secundário.
- Dimensões: 1,5 × 1 cm.
- Usos: defeitos da polpa de qualquer tamanho no dedo indicador ou médio, especialmente em crianças.

Anatomia
A pele sobre a eminência tênar é suprida por numerosos perfurantes, permitindo que o retalho padrão aleatório seja levantado em qualquer direção.

Tipos
- Em U com base ulnar na eminência tênar (Gatewood).
- Inserção distal com base proximal (Beasley).
- Inserção proximal com base distal (Dellon).
- Retalho tênar em H.

Método
- **Planejamento:** pode ser usada a anestesia local (LA), mas a anestesia geral (GA) é a preferida para crianças. Molde o defeito após desbridamento. Desenhe o projeto do retalho com eixo médio ao longo da dobra de flexão da MCPJ do polegar. Pedículo da base do retalho proximal ou distal. Assegure-se de que o retalho seja 25% maior e 50% mais largo que o defeito. Triangule a ponta distal do retalho para permitir o fechamento sem "orelha de cão".
- **Procedimento:** eleve o retalho a partir de distal até o pedículo no plano subcutâneo. (Tenha cuidado com os feixes neurovasculares subjacentes.) Feche o defeito secundário. Insira o retalho na ponta do dedo. Pode-se desejar outra sutura do dedo até a palma da mão para restringir tentativas inadvertidas de avulsão do retalho pela extensão do dedo.
- **Pós-operatório:** faça o curativo com o máximo de extensão da articulação PIPJ permitida pelo retalho.
- **Estágio 2:** cerca de 10-14 dias depois, divida o pedículo e deixe-o cicatrizar ou complete a inserção e organize o local doador.

Vantagens
Substitui a pele glabra.

Desvantagens
Não é sensível; tem dois estágios; cicatriz desagradável se o retalho for levantado da eminência tênar. Há contratura da articulação interfalângica proximal (PIPJ) se for realizado em adultos, especialmente naqueles com mãos rígidas.

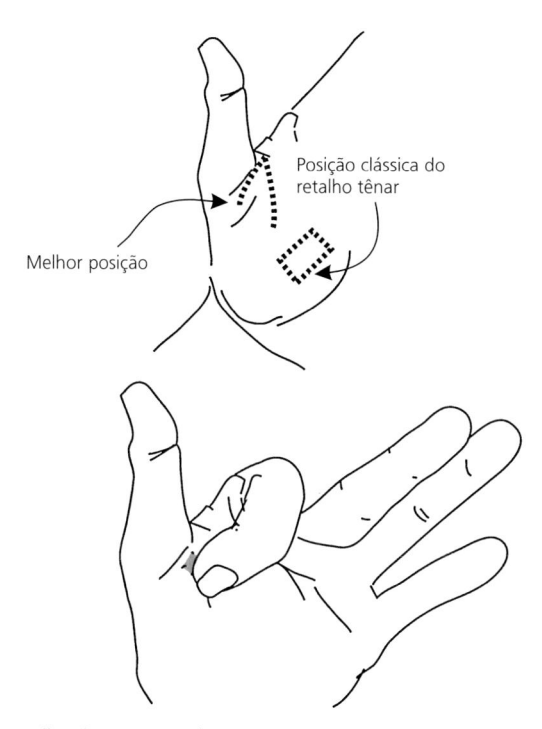

Fig. 22.35 Retalho tênar mostrando a atual posição recomendada, em vez da área clássica, e demonstrando a flexão do dedo necessária para inserir o retalho.

Referências

Beasley RW (1969). *Plast Reconstr Surg* **44**, 349–52.
Gatewood MD (1926). *JAMA* **87**, 1479.

Retalhos dorsais do dedo

Pode ser difícil lidar com os defeitos digitais dorsais. Como muitas vezes eles são decorrentes de lesão por abrasão, a zona de trauma pode ser grande, ainda que seja pequena a área que necessita de cobertura com pele em espessura total. O mecanismo extensor subjacente situa-se muito superficial e é vulnerável a exposição e rigidez. Lesões ao nível articular são comuns em razão de sua protuberância. Se o paratendão estiver íntegro, um enxerto de pele de espessura total (FTSG) pode conferir um resultado estético muito agradável. Tendão, osso ou articulação expostos necessitam de um retalho.

Retalho de transposição dorsal (retalho dorsal de Hueston)
Um retalho de transposição baseado ao longo da margem lateral. Ele utiliza a pele frouxa sobre as articulações para permitir o fechamento direto do defeito secundário.
- Composição: retalho de rotação local, de avanço ou transposição.
- Dimensões: toda a pele dorsal sobre a falange média.
- Usos: lesões no nível de DIPJ ou PIPJ, se pequenas. Defeitos da falange distal. Menos útil para os defeitos proximais a menos que em pequena distância longitudinal.

Anatomia
A pele dorsal é suprida por ramos dorsais provenientes das artérias digitais, que correm transversalmente sobre a falange distal e proximal, mas são mais longitudinais sobre a falange proximal.

Método
- ***Planejamento:*** anestesia local (LA) pode ser usada para os defeitos pequenos. Desenhe um retalho retangular sobre a falange média, estendendo-se da linha mediolateral com os ramos transversos ao longo das dobras dorsais (articulação interfalângica – IPJ) e da ferida.
- ***Incisão:*** excise a lesão e triangule o defeito. Incise ao redor do retalho descendo até o paratendão.
- ***Procedimento:*** eleve o retalho a partir da margem lateral até a linha média no plano do paratendão. Continue na linha média oposta. Avance/transponha o retalho. Insira-o primeiro no local da ferida e, em seguida, suture na direção da base. O fechamento direto geralmente é possível com a extensão do dedo. Se não, use FTSG.
- ***Pós-operatório:*** rotina. Fisioterapia para mobilizar IPJs.

Vantagens
Proporciona uma só unidade de tecido estritamente semelhante às cicatrizes, que coincide com as junções da unidade estética. Mesmo tecido e, portanto, boa semelhança de cor e textura.

Retalho bipediculado dorsal
Retalho de transposição dorsal bilateral, baseado proximal e distalmente e transposto ao longo de uma margem lateral (borda da ferida), deixando outra margem lateral para cicatrizar por segunda intenção ou FTSG.
- Composição: retalho de avanço local.
- Dimensões: pele dorsal.
- Usos: lesões dorsais longitudinais.

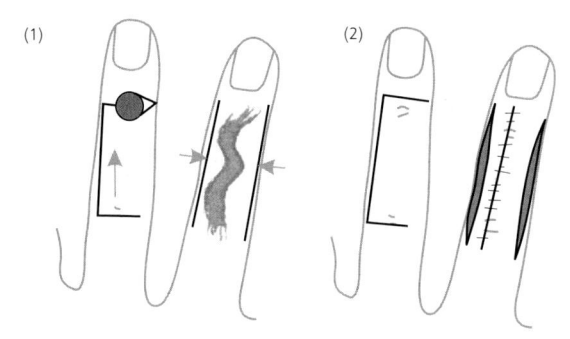

Fig. 22.36 Retalho de avanço dorsal do dedo e retalho bipediculado: (1) dedo médio com um defeito na articulação interfalângica distal (DIPJ) sendo fechado com um retalho de transposição dorsal e o dedo anular com uma lesão de linha média longitudinal sendo fechado por retalhos de avanço bipediculados; (2) segue-se a inserção do retalho.

Método
- *Planejamento:* pode ser usada LA para defeitos pequenos. Desenhe retalhos bipediculados paralelos em cada lado da ferida longitudinal.
- *Incisão:* incise a margem lateral dos retalhos descendo até o paratendão.
- *Procedimento:* eleve o retalho a partir da margem lateral até a linha média no plano do paratendão. Avance o retalho. Insira o retalho.
- *Pós-operatório:* rotina. Fisioterapia para mobilizar as IPJs.

Vantagens
Uso simples e eficaz do local do tecido. Permite a precoce mobilização apesar das feridas laterais.

Variações
É possível fazer esses retalhos longos como retalhos unipediculados, permitindo maior transposição na ponta distal, se necessário.

Retalho falangiano dorsal

Um retalho em ilha com fluxo reverso, distalmente baseado, que utiliza pele falângica, com base nos ramos dorsais da artéria digital.
- Composição: retalho em ilha dorsal.
- Dimensões: toda a pele dorsal sobre a falange média ou proximal.
- Usos: grandes lesões do dedo dorsal.

Método
- *Planejamento:* pode ser usada LA para defeitos pequenos. Desenhe um retalho retangular sobre a falange média, estendendo-se da linha mediolateral até a linha mediolateral com os ramos transversos, ao longo das dobras da IPJ dorsal e da ferida.
- *Incisão:* incise ao redor dos quatro lados do retalho. O lado transverso e distante das incisões do retalho deve descer até o paratendão. O lado do pedículo deve ser apenas pela pele somente.
- *Procedimento:* eleve o retalho a partir da margem lateral distante até a linha média do pedículo no plano do paratendão, assim como você levantaria um retalho cruzado de dedo. Na base do retalho, visualize a artéria digital passando longitudinalmente. Divida a artéria na extremidade proximal. Disseque ao longo do aspecto palmar do vaso deixando a artéria que supre o retalho dorsal e o nervo palmar. O retalho, então, será feito em ilha sobre a artéria somente na extremidade lateral distal. Preserve uma bainha de tecido mole ao redor da artéria para drenagem venosa. Para um pedículo mais longo, disseque mais distalmente ao longo do vaso. Transponha o retalho. Insira o retalho.
- *Fechamento:* feche o local doador com FTSG.
- *Pós-operatório:* rotina. Fisioterapia para mobilizar as IPJs.

Vantagens
Substitui de igual para igual, sem restrição na substituição.

Desvantagens
Pode-se tornar congestionado em razão da precária drenagem venosa. Pode ser volumoso no ponto de rotação do pedículo.

Retalho cruzado de dedo reverso desepitelizado
Ver retalho cruzado de dedo.

Retalho venoso livre
Ver seção de retalhos venosos.

Retalhos da testa

Existem dois tipos principais de retalho da testa baseados em diferentes suprimentos sanguíneos. O primeiro tipo é um dos retalhos cutâneos de padrão axial original, que utiliza pele da **testa lateral**, *poss*ivelmente estendendo-se sobre a linha média e baseado na artéria temporal superficial. Era popular antes da transferência de tecido livre. Geralmente é usado como retalho pediculado para reconstrução da testa, canto lateral, porção média facial e pálpebra superior.

O outro é o retalho da **linha média da testa**, que utiliza a pele da linha média da mesma sobre os vasos supratrocleares ou, com menos frequência, os vasos supraorbitais. Este retalho pediculado é usado geralmente para reconstrução nasal e do canto medial.

Tipos incomuns de retalho da testa são: **retalho frontotemporal**, *um* retalho da testa baseado nos vasos supratrocleares, mas que recebe pele temporal e da pálpebra superior (necessita de autonomização), e **o retalho osseocutâneo frontoparietal**, um retalho da testa que inclui a tábua externa do osso frontal, permitindo a reconstrução óssea do nariz.

Anatomia

As cinco camadas de tecido sobre o crânio são: pele, tecido subcutâneo (contendo vasos e nervos), frontal que se torna a gálea sobre o couro cabeludo, camada subaponeurótica e periósteo.

Anatomia vascular: tipo B

- A artéria supraorbital é localizada encontrando-se o forame supraorbital situado acima do ponto médio da pupila. Este é um ponto de referência óssea palpável.
- A artéria supratroclear situa-se de 0,5-1,5 cm medial à supraorbital.
- O ramo anterior da artéria temporal superficial (retalho da testa lateral) segue o trajeto do ramo frontal do nervo facial na metade deste entre a sobrancelha e a linha média do cabelo.

A drenagem venosa é para as veias comitantes (VCs), Todos os vasos se anastomosam juntos, permitindo um levantamento confiável de qualquer desses vasos.

Suprimento neural

Os músculos faciais frontais (frontal, corrugador do supercílio) são supridos pelo ramo temporal do nervo facial e a sensação cutânea é suprida pelos ramos supratroclear e supraorbital da divisão oftálmica do nervo trigêmeo. Portanto, os retalhos da testa da linha média permanecem com sensação.

Território do retalho

Toda a testa pode ser levantada sobre os vasos temporais superficiais e a testa central bilateral sobre os vasos da linha média. Entretanto, só um máximo de 2-3 cm de largura da testa pode ser removido, caso se vá realizar o fechamento direto. Contudo, a maioria dos retalhos age simplesmente como um portador para a porção distal que é necessária para a reconstrução do defeito.

Capítulo 22 ▪ Retalhos

Adequabilidade para a transferência de tecido livre
Não há realmente; mau local doador e os vasos centrais são pequenos. Os vasos temporais superficiais são usados como base de um retalho livre, mas utilizando a fáscia temporal em vez de pele.

Indicações
- Pediculado da linha média:
  - Reconstrução nasal externa.
  - Reconstrução nasal interna.
  - Reconstrução do canto medial.
  - Reconstrução da pálpebra inferior e porção média da face.
- Pediculado lateral:
  - Reconstrução da testa.
  - Bochecha.
  - Canto lateral, pálpebra.
  - Cobertura da pele no pescoço e porção inferior da face.

Limitações
Arco de rotação com alcance limitado. O tamanho da testa limita o tamanho do retalho. O retalho da linha média da testa pode ser estendido se for projetado como um retalho de cima para baixo, obliquamente através da testa (desenho em asa de gaivota [Gillies]), descendo o ponto pivô com o uso da artéria oftálmica em vez da artéria supratroclear com um corte retrógrado dentro do canto medial.

A expansão pré-operatória do tecido subgaleal pode ser usada para aumentar a área e a vascularidade do retalho e facilitar o fechamento primário do defeito do local doador, contudo têm sido referidos problemas com a contração secundária do retalho transferido.

Método
Retalho de linha média
- **Posição:** paciente supino.
- **Planejamento:** avalie a altura da testa do paciente. Palpe a incisura supratroclear que indica o local do vaso e marque. Desenhe uma linha vertical a partir desse ponto; este é o eixo do retalho. Planeje ao reverso para assegurar o adequado comprimento do pedículo/retalho. Molde o defeito e desenhe seu contorno na extremidade distal do retalho. Se o retalho estender-se para dentro da linha do cabelo, tente encaixá-lo obliquamente ou desça o ponto pivô. Certifique-se de ter um pedículo com extensão extra de 15-20% para o pivô.
- **Incisão:** incise ao redor do retalho.
- **Dissecção:** comece distalmente e levante o retalho sob o frontal e a aponeurose. Seja cuidadoso ao abordar a base do retalho uma vez que artéria entra aqui e portanto cruza o plano de dissecção aproximadamente a 1 cm acima da crista supraorbital. A maneira mais fácil de proteger o vaso é seguir em sentido subperiosteal quando se estiver cerca de 1 cm superior à margem supraorbital e continuar a dissecção nesse plano. Gire o retalho dentro do defeito e suture o local. Caso tensione ou levante o nariz, então estenda o ponto pivô ou retire cuidadosamente volume do pedículo para reduzir desperdício do retalho quando ele girar. O lado de baixo da ponte pode ser enxertado, tubulado ou apenas receber curativo. A porção distal pode ser adelgaçada radicalmente para reduzir volume, uma vez que o suprimento sanguíneo está no plexo

subdérmico. (Seja cuidadoso ao fazer isso se o paciente for tabagista!) Insira o retalho. A superfície profunda pode ser deixada para formar nova mucosa, caso o defeito mucoso seja pequeno. Deixe em posição por 3-4 semanas. Divida o pedículo, excise o excesso ou retorne à testa e insira.
- **Fechamento:** feche o local doador diretamente (isso pode ser facilitado mediante incisão da gálea, escavando-se por baixo e convertendo a testa lateral em dois retalhos de avanço laterais (retalhos em H) ou de rotação. Use enxerto de pele de espessura parcial (SSG) ou deixe a cicatrizar.

Retalho lateral
- **Planejamento:** palpe a artéria temporal superficial que indica o local do vaso e marque. Planeje ao reverso para assegurar um comprimento adequado do pedículo/retalho. Molde o defeito e desenhe o seu contorno na extremidade distal do retalho. Assegure um comprimento extra de pedículo de 15-20% para o ponto pivô.
- **Incisão:** incise ao redor do retalho.
- **Dissecção:** comece distalmente e levante o retalho sob o frontal e a aponeurose. Seja cuidadoso ao abordar a base do retalho, pois a artéria entra aqui e cruza o plano da dissecção no arco zigomático. Gire o defeito e faça uma sutura em posição. O lado de baixo da ponte pode ser enxertado, tubulado ou receber curativo. A porção distal pode ser adelgaçada radicalmente para reduzir o volume, uma vez que o suprimento sanguíneo está no plexo subdérmico. Insira. Deixe em posição por 3-4 semanas. Divida o pedículo e insira.
- **Fechamento:** feche o local doador com SSG. Insira o retalho.

Vantagens
- Retalho fino, grande e geralmente sem pelos.
- Boa semelhança de cor para cabeça e pescoço, nariz.

Complicações e morbidade do local doador
- Mau local doador, especialmente se não for fechado diretamente.
- Procedimento em dois estágios; muitas vezes ocorre linfedema após o segundo estágio. Este é reduzido se o período entre os estágios for mais longo.
- Comprimento insuficiente e contração puxam o nariz para cima.
- Retalho da testa lateral inclui ou divide o ramo temporal do nervo facial.
- Pode ser necessário ajuste adicional da base do pedículo, columela e alas, além disso, o adelgaçamento retardado do retalho.

Dicas
Pode ser pré-expandido para permitir um retalho com tamanho e extensão maiores e ainda permitir o fechamento direto. O pedículo pode ser desepitelizado e inserido para evitar o segundo estágio (mas ainda é volumoso). A ponta do retalho pode ser virada para cima a fim de proporcionar revestimento, mas é volumoso na borda alar. Pode incluir osso da tábua frontal. Uma cicatriz de local doador na linha média da testa é menos visível que uma cicatriz paramediana ou oblíqua.

O retalho em asa de gaivota (Millard, 1974) é uma modificação geométrica do retalho de linha média da testa que incorpora o levantamento de "asas" transversais a partir do local doador que, em geral, pode ser fechado primariamente e ficar dentro das dobras cutâneas naturais da testa. As extensões laterais são utilizadas para reconstruir as alas.

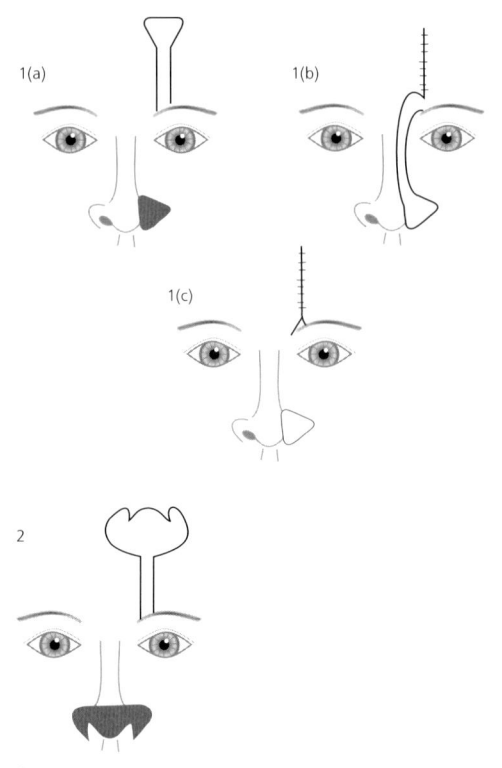

Fig. 22.37 Retalhos da testa: 1(a) linha média supratroclear padrão; 1(b) transposto; 1(c) pedículo dividido e inserção completada; 2. modificação da asa de gaivota de Millard.

Referência

Millard DR, Jr (1974). *Plast Reconstr Surg* **53**, 133–9.

Retalho temporal

Um retalho muscular baseado na artéria temporal superficial. Geralmente é usado como retalho pediculado para reanimação facial ou reconstrução da face desde a órbita até o mastoide.

Anatomia
O músculo temporal, coberto pela fáscia temporal profunda, origina-se da fossa temporal, da fáscia temporal e da linha temporal. Ele insere-se no coronoide anterior e no ramo da mandíbula. Dois suprimentos sanguíneos entram no músculo. O suprimento principal entra em sua superfície profunda, ao nível do arco zigomático, a partir da artéria temporal profunda (um ramo terminal da artéria maxilar). Um suprimento secundário para a parte posterior do músculo vem da artéria temporal média (um ramo terminal da artéria temporal superficial) que perfura a fáscia temporal acima do arco zigomático para suprir o músculo. A drenagem venosa se faz por meio da veia correspondente de mesmo nome.

Anatomia vascular: tipo B
A artéria temporal superficial (um ramo terminal da carótida externa) cruza o temporal situando-se superficial a ele e à fáscia temporoparietal. Na linha temporal ela alinha-se com ele e passa a situar-se no aspecto externo da gálea (uma continuação do sistema musculoaponeurótico superficial – SMAS). Em sua origem emite um ramo facial transverso que se desloca com o ducto parotídeo; posteriormente ela emite a artéria temporal média. Ao nível do canto lateral, a artéria temporal superficial divide-se em dois ramos, um frontal anterior e um parietal. O ramo anterior da artéria temporal superficial posterior (retalho da testa lateral) segue o curso do ramo frontal do nervo facial a meio caminho entre a sobrancelha lateral e a linha do cabelo lateral. O ramo parietal segue quase até o vértice, situando-se superficial à fáscia. A drenagem venosa é para as VCs.

Suprimento neural
Ramo mandibular do nervo trigêmeo.

Território do retalho
O temporal pode alcançar a órbita e a bochecha e mediante divisão do arco zigomático pode-se alcançar o mastoide ou a mandíbula.

Indicações
- Pediculado.
    - Reconstrução orbital ou do canto lateral.
    - Obliteração sinusal.
    - Reanimação facial.

Método
- **Posição:** paciente supino.
- **Planejamento:** palpe ou faça Doppler das artérias temporais superficial e parietal indicando o local dos vasos e marque. Palpe o temporal.
- **Incisão:** incise verticalmente como se fosse para um lado de um retalho bicoronal. Esta pode ser uma incisão em zigue-zague ou em forma de T para melhor exposição.
- **Dissecção:** comece distalmente e levante o retalho do couro cabeludo no plano supramuscular. Destaque a origem e eleve o músculo da fossa temporal de superior para inferior. Se necessário, a artéria temporal média pode ser dividida para melhorar o alcance. O zigoma também pode ser dividido, mas é recomendável uma dissecção cautelosa, uma vez que o pedículo principal penetra na superfície profunda nessa região e o ramo zigomático do nervo facial cruza o zigoma. Um retalho da camada superficial da fáscia temporal profunda pode ser empregado para melhorar o alcance. Tenha o cuidado de não ser muito subdérmico para não resultar em alopecia.
- **Fechamento:** feche o local doador. Insira o retalho.

Vantagens
- Retalho local de músculo funcional suprido por outro nervo que não o facial.
- Sem perda funcional.

Complicações e morbidade do local doador
- Paralisia do nervo facial.
- Alopecia.
- Depressão na fossa temporal.

Descobertas e dicas
Pode-se incluir osso parietal da tábua externa.

Retalho temporoparietal

Baseado na artéria temporal superficial. Era popular antes da transferência de tecido livre. É geralmente usado como retalho pediculado para o seio frontal ou reconstrução da orelha ou como retalho livre para refazer a superfície da mão (Upton et al., 1986).

Anatomia

A fáscia temporoparietal situa-se sobre o músculo temporal, mas não é a fáscia muscular, que é chamada de fáscia temporal profunda. Pode ser vista como uma continuação do sistema musculoaponeurótico superficial (SMAS), inferiormente, e do fronto-occipital superiormente. As camadas nessa região são pele, tecido conectivo, fáscia temporoparietal, fáscias temporal profunda e temporal. É suprida pelos ramos da artéria temporal superficial.

Anatomia vascular: tipo B

A artéria temporal superficial (um ramo terminal da carótida externa) cruza o temporal situando-se superficial a ele e à fáscia temporoparietal. Na linha temporal, ela passa a situar-se no aspecto externo da gálea (uma continuação do SMAS). Em sua origem, emite um ramo facial transverso seguindo com o ducto parotídeo; posteriormente emite a artéria temporal média. Ao nível do canto lateral, a artéria temporal superficial divide-se em dois ramos, um frontal anterior e um parietal posterior. O ramo anterior da artéria temporal superficial (retalho da testa lateral) segue o curso do ramo frontal do nervo facial a meio caminho entre a sobrancelha lateral e a linha do cabelo temporal. O ramo parietal segue quase até o vértice que se situa superficial à fáscia. A drenagem venosa é para as VCs.

Suprimento neural

O nervo auriculotemporal (sensorial) situa-se superficial à fáscia com os vasos, ao passo que os ramos do nervo facial situam-se profundos à fáscia.

Território do retalho

A fáscia temporofascial tem dimensões de 12 × 10 cm.

Adequabilidade para a transferência de tecido livre

Local doador oculto, bons vasos, mas tamanho limitado e somente fáscia.

Indicações

- Pediculado:
    - Reconstrução da orelha.
    - Obliteração sinusal.
    - Reconstrução óssea do zigoma, sobrancelha.
- Livre:
    - Reconstrução do dorso da mão.
    - Reconstrução de tecido deslizante.
    - Qualquer defeito ou reconstrução que requeira essa fáscia.

Limitações

- Tamanho limitado do retalho.
- Fáscia somente, assim requer enxerto.

Método
- **Posição:** paciente supino
- **Planejamento:** palpe ou faça Doppler das artérias temporais superficial e parietal indicando o local dos vasos e marque.
- **Incisão:** incise verticalmente como no caso de um lado de um retalho bicoronal. Esta incisão pode ser em zigue-zague ou em forma de T para melhor exposição.
- **Dissecção:** comece distalmente e levante o retalho do couro cabeludo no plano subfolicular. Seja cuidadoso para não ser muito subdérmico senão resultará em alopecia. Não seja muito profundo, pois pode-se lesionar os vasos temporais. Depois que a pele é elevada, podem-se ver os vasos e a fáscia. Incise ao redor da margem da fáscia necessária e eleve a fáscia temporal. Disseque o pedículo proximalmente (pré-auricular), se for necessário um pedículo mais longo. Para um retalho ósseo, use a gálea sobrejacente e o periósteo em continuidade com a tábua externa; em seguida, faça um o pedículo com o temporal superficial protegido por uma bainha de fáscia.
- **Fechamento:** feche o local doador diretamente. Insira o retalho.

Vantagens
- Retalho fino de fáscia somente.

Complicações e morbidade do local doador
- Paralisia do nervo facial.
- Alopecia.

Descobertas e dicas
Pode incluir a tábua externa do osso parietal.

Referências
Upton J, Rogers C, Durham-Smith G, Swartz WM (1986). *J Hand Surg (Am)* **11**, 475–83.

Retalho auriculotemporal

Um retalho livre da porção anterior superior da hélix da orelha, baseado na artéria temporal superficial, usado para refazer a superfície das alas nasais e ponta nasal (Parkhouse e Evans, 1985). Tem sido usado como retalho pediculado.

Anatomia
A parte anterior da hélix que leva à crista da hélix e a pele sem pelos situada anterior a ela na região temporal pré-auricular podem ser usadas para reconstruir a ponta nasal. A pele fina, com apoio de cartilagem, fornece uma substituição quase perfeita de tecido semelhante da ala e margem nasal. A pele pré-auricular/temporal e a pele pós-auricular podem cobrir o dorso nasal e fornecer revestimento.

Anatomia vascular: tipo B
A artéria temporal superficial, quando passa anterior à orelha, sobre o arco zigomático, emite vários ramos que passam posteriormente para a hélix. A drenagem venosa é para as VCs.

Suprimento neural
O nervo auriculotemporal (sensorial) situa-se superficial à fáscia com os vasos e supre a orelha anterior.

Território do retalho
A pele da orelha anterior superior e a circundante podem ser coletadas sobre esse vaso.

Adequabilidade para a transferência de tecido livre
Este local tem sido utilizado como doador para enxerto composto, mas a transferência vascularizada livre permite maior volume e melhor confiabilidade. Os vasos superficiais possuem tamanho mais moderado; a extensão é curta.

Indicações
- Pediculado:
    - Reconstrução do nariz.
- Livre:
    - Ponta nasal e reconstrução alar.

Limitações
Tamanho limitado de retalho; defeito máximo seria heminasal.

Método
- *Posição:* paciente supino.
- *Planejamento:* palpe as artérias temporais superficiais na região pré-auricular e marque-as. Molde o defeito nasal com papel alumínio e marque o plano na pele da hélix e pré-auricular. A extensão anterior do retalho deve cobrir os vasos palpáveis.
- *Incisão:* incise, verticalmente, ao longo da pele pré-auricular seguindo o contorno da orelha e ao redor do retalho.

- **Dissecção:** incise em toda a espessura através da cartilagem helical e margens distais do retalho. Eleve a pele anterior passando posteriormente aos vasos temporais superficiais. Tome cuidado com o nervo facial situado anteriormente. Disseque o pedículo proximalmente (pré-auricular), se for necessário um pedículo mais longo.
- **Fechamento:** feche o local doador mediante avanço de pele pré-auricular e de fechamento da cunha excisada da hélix. Insira o retalho e revascularize os vasos faciais na dobra nasolabial.

Vantagens
- Pele fina com retalho de apoio de cartilagem.
- Boa semelhança de cor.

Complicações e morbidade do local doador
- Paralisia do nervo facial.
- Deformidade da orelha.

Descobertas e dicas
Pode ser usado para reconstrução da columela.

Referência
Parkhouse N, Evans D (1985). *Br J Plast Surg* **38**, 306–13.

Retalho deltopeitoral

Descrito por Bakamjian (1965), este retalho alterou dramaticamente o conceito em cirurgia de retalho. É um retalho cutâneo de padrão axial, que utiliza pele da parte superior do tórax estendendo-se sobre o deltoide anterior, baseado nos perfurantes torácicos anteriores. Era popular antes da transferência de tecido livre. É geralmente usado como retalho pediculado após um procedimento de autonomização para aumentar a extensão, mas pode ser empregado como retalho livre se a artéria mamária interna for dissecada.

Anatomia

Anatomia vascular: tipo A
A margem superior é a linha infraclavicular. A margem inferior situa-se ao longo da quarta costela até o ápice da axila. É possível avançar tão baixo quanto a quinta costela, se for necessário. A margem lateral é o sulco deltopeitoral, mas uma grande porção aleatória (10-15 cm) pode ser levantada mediante extensão sobre a região deltoide e levantando-se sob a fáscia profunda lateral ao sulco deltopeitoral, se o retalho for retardado. A dissecção medialmente deve ser interrompida 2 cm a partir da margem do esterno. O suprimento sanguíneo é proveniente dos ramos perfurantes superiores do segundo e terceiro (e às vezes do quarto) espaços intercostais, que surgem da artéria mamária e penetram na fáscia peitoral a aproximadamente 1 cm da margem esternal. A drenagem venosa é para as VCs.

Suprimento neural
A pele é suprida em parte pelos nervos intercostais e pode permanecer parcialmente com sensação. A porção superior é suprida pelos nervos supraclaviculares que precisam ser divididos para mobilizar o retalho.

Território do retalho
Um retalho de tamanho 15-20 × 10-15 cm pode ser levantado, se retardado. Entretanto, a maior parte do retalho não é útil para fechar o defeito; ele age simplesmente como um portador para a porção distal, que é necessária para a reconstrução do defeito.

Adequabilidade para a transferência de tecido livre
Realmente não há. Mau local doador e dissecção cansativa de vaso para conseguir o pedículo adequado.

Indicações
- Pediculado proximalmente:
    - Reconstrução da cabeça e do pescoço.
    - Cobertura do plexo na fossa supraclavicular como retalho adiposofascial.
    - Cobertura de pele no pescoço e porção inferior da face.

Limitações
Arco de rotação limita o alcance.

Método
- **Posição:** paciente supino.
- **Planejamento:** desenhe uma linha sob a clavícula. Palpe a margem esternal e marque os espaços intercostais na margem indicando o local dos perfurantes. A margem inferior do retalho, quando encontra a margem esternal, forma o ponto pivô. Planeje ao reverso para assegurar o comprimento adequado do pedículo/retalho. Molde o defeito e desenhe o seu contorno na extremidade distal do retalho. Se o retalho estender-se sobre o deltoide, considere o retardo.
- **Retardo:** retarde o retalho mediante incisão ao redor da pele deste e dividindo os ramos cutâneos do tronco toracoacromial.
- **Incisão:** incise ao redor do retalho.
- **Dissecção:** comece distalmente e levante o retalho subfascialmente. Evite a veia cefálica no sulco deltopeitoral. Continue levantando neste plano até 2 cm a partir da margem esternal para evitar lesão dos perfurantes.
- **Fechamento:** feche o local doador com SSG. Insira o retalho.

Vantagens
- Retalho grande, fino e sem pelos em mulheres.
- Boa semelhança de cor para a cabeça e o pescoço.
- Pode ser dividido e adaptado.

Complicações e morbidade do local doador
- Local doador desagradável, retalho muito visível e que se deforma sobre a clavícula.
- 10% de necrose da ponta, especialmente se não houver retardo.

Descobertas e dicas
Sempre retarde a extensão do deltoide para assegurar a viabilidade.

Referência
Bakamjian VY (1965). *Plast Reconstruct Surg* **36**, 173–84.

Retalho do peitoral maior

Descrito pela primeira vez por Hueston e McConchie (1968) como retalho musculocutâneo e parte do retalho deltopeitoral, este retalho submete-se a contínuo renascimento. Principalmente usado na reconstrução da cabeça e do pescoço e no fechamento de feridas do esterno. Usos menores na reconstrução funcional da porção superior do braço (bíceps). Pode transportar um segmento de costela para reconstrução óssea.

Anatomia
Um retalho muscular largo com distintos segmentos:
- Origem: surge na aponeurose do esterno anterior oblíquo, na segunda à sexta cartilagem costal e metade medial da clavícula.
- A inserção é no lábio lateral do sulco bicipital por meio de um tendão trilaminar achatado.
- Ação: adução, flexão e rotação interna do braço; músculo respiratório externo.

Anatomia vascular: tipo 5
O suprimento sanguíneo dominante é o tronco toracoacromial (a partir da segunda parte da artéria axilar), que se divide em ramo deltoide para a cabeça clavicular e ramo peitoral para a cabeça esternocostal. O peitoral maior também é suprido por segmentos pelos perfurantes segmentares da artéria mamária interna e artéria torácica lateral. A pele sobrejacente ao músculo é suprida por numerosos perfurantes, dispersos o suficiente para permitir uma variedade quase infinita de desenhos de retalho de pele. Os principais perfurantes confiáveis do ramo peitoral estão concentrados no local de penetração do músculo por meio do pedículo e ao longo da margem esternal do músculo.

Suprimento neural
O peitoral maior é inervado pelos nervos peitoral medial e lateral, ramos dos cordões medial e lateral, respectivamente. A pele é suprida em segmentos pelos intercostais.

Território do retalho
O músculo forma aproximadamente um triângulo a partir da axila, ao longo da clavícula, descendo até a margem do esterno, e em seguida ao longo do 5º espaço intercostal. A pele sobre essa área e a que se estende 10 cm inferiormente sobre o reto podem ser utilizadas.

Adequabilidade para a transferência de tecido livre
Possível, mas na prática é raramente usado.

Indicações
- Somente músculo.
- Músculo neurotizado (transferência de músculo funcional).
- Miocutâneo.
- Osteomiocutâneo.
- Pediculado proximalmente (toracoacromial):
    - Usado para reconstrução da cabeça e do pescoço (para arco zigomático).
    - Reconstrução mandibular.

- Defeitos esternais e mediastinais.
- Pode reconstruir, funcionalmente, a flexão/extensão do cotovelo, asas escapulares.
- Pode cobrir defeitos axilares, de parede torácica e da mama.
- Pediculado distalmente (perfurantes mamárias esternais internos):
  - Defeitos do mediastino e do esterno.
- Livre pode ser usado para qualquer indicação acima e além disso:
  - Tanto na reconstrução de membro inferior como superior.
  - Reconstrução da cabeça e do pescoço.
  - Reconstrução do tórax e do tronco.

Limitações
Arco de rotação; retalho de cambalhota *(turnover)* não pode ser usado se empregada artéria mamária interna (IMAs); a pele do local doador não pode ser fechada diretamente com facilidade a menos que o retalho seja estreito.

Retalho miocutâneo pediculado esternocostal para a cabeça e o pescoço
- *Posição:* paciente supino. Braço sobre a mesa/apoio e preparado.
- *Planejamento:* as marcações na superfície da artéria são uma linha vinda do acrômio até o xifisterno e uma linha vertical vinda do ponto médio da clavícula até este. O ponto pivô é o ponto médio infraclavicular. Planeje ao reverso. O comprimento do pedículo aumentará quando dissecado livre de músculo, assim, os usuais 20% não serão necessários. A lâmina de pele é idealmente baseada sobre o músculo na porção distal dessa linha. Ela pode ser 50% maior que o músculo a ser colhido. Desenhe como elipse vertical, oblíqua ou transversa para auxiliar o fechamento direto.
- *Incisão:* incise ao redor do retalho até o músculo e também ao longo da costela transversa até a linha axilar anterior em uma linha defensiva que confere ao retalho uma rotação para ajudar no fechamento.
- *Dissecção:* levante retalhos de pele adjacente para expor e encontrar a margem lateral e inferior do peitoral maior. Levante uma lâmina de pele descontínua com o peitoral maior subjacente em um plano submuscular, de inferior a superior, até que o pedículo seja visto. Disseque o pedículo a partir da cabeça clavicular do músculo. Depois de dissecado o pedículo, corte através do músculo ao redor do retalho, deixando o pedículo intacto. O retalho é então isolado no pedículo, conferindo uma extensão extra e preservando a cabeça clavicular; alternativamente uma bainha muscular poderá ser preservada ao redor do pedículo, ou levantado todo o músculo peitoral maior. Caso seja isolado, tente e deixe o ramo acromial até a cabeça clavicular. Separe a cabeça clavicular da clavícula perto do ponto pivô; passe o retalho através dessa abertura. Geralmente o pedículo passa sobre a clavícula; em raros casos, quando é necessário comprimento extra, a clavícula pode ser dividida.
- *Fechamento:* feche o local doador diretamente sobre drenos, se possível; se não, faça um enxerto. Insira o retalho.

Retalho pediculado com músculo somente para o esterno
- *Posição:* paciente supino.
- *Planejamento:* se usada IMAs para enxertos de desvio de artéria coronária (CABG) deve-se usar eixo toracoacromial. Caso contrário, pode-se usar potencialmente o retalho de cambalhota *(turnover)* com base nos perfurantes esternais.
- *Incisão:* incise ao redor da margem esternal (geralmente ferida aberta) até ser visto o peitoral maior.

RETALHO DO PEITORAL MAIOR

- **Dissecção:** levante a pele em sentido supramuscular para expor as margens lateral e inferior do peitoral maior. Libere as margens inferior e superior do peitoral maior. Disseque o peitoral maior no plano submuscular de lateral a medial. O pedículo não precisa ser visto. Avance o músculo para dentro do defeito esternal. Se for necessário mais músculo, divida a inserção do músculo até o úmero. Fixe o músculo nos dois lados do esterno para conferir parede torácica e suporte respiratório. Ambos os peitorais devem ser utilizados para aumentar o suporte, um (completamente destacado) no defeito e o outro (ainda inserido no úmero e funcional) para dobrar a mama sobre o topo do esterno contralateral.
- **Fechamento:** feche o local doador diretamente sobre drenos.

Complicações e morbidade do local doador
Clinicamente, não há defeito funcional. A cicatriz pode ser evidente. O pedículo pode ser volumoso e evidente. Distorção da papila ou da mama.

Descobertas
Pode ser levantado com costela onde o músculo se origina para reconstruir mandíbula, clavícula.

Peitoral menor
Um retalho muscular livre usado para reanimação facial. Músculo pequeno achatado e de boa qualidade pode ser dividido longitudinalmente para diferentes inserções. Pedículo curto, pequeno, mas adequado para reanimação facial.

- **Anatomia:** um pequeno músculo proveniente da terceira, quarta e quinta costelas e que se insere no coracoide ao longo da cabeça curta do bíceps e coracobraquial. A margem superior é contornada pelo tronco coracoacromial e a margem inferior pela artéria torácica lateral que lhe supre ramos.
- **Ação:** ajuda o serrátil anterior na protração da escápula e adução do braço abduzido; músculo respiratório externo.
- **Anatomia vascular:** tipo 1.
- **Suprimento neural:** o peitoral menor é inervado pelo nervo peitoral medial (um ramo do cordão medial), quando ele passa para o peitoral maior. A pele é suprida em segmentos pelos intercostais.
- **Indicações:** usado como retalho livre.
- **Músculo neurotizado:** transferência de músculo funcional livre.
- **Método**
  - **Posição:** *paciente* supino. Braço na mesa/apoio.
  - **Incisão:** incise ao longo do sulco do deltopeitoral/margem axilar anterior.
  - **Dissecção:** exponha o peitoral menor; libere as margens lateral e superior, preservando o pedículo e o nervo peitoral medial. Em seguida, destaque o coracoide das costelas.
  - **Fechamento:** feche o local doador sobre drenos. Insira o retalho.
- **Complicações e morbidade do local doador:** clinicamente, não há defeito funcional.

Referência
Hueston JT, McConchie IH (1968). *Aust NZ J Surg* **38**, 61–3.

Retalho escapular

Descrito pela primeira vez por Fonseca (1978). Grande retalho fasciocutâneo em padrão axial flexível com bom comprimento de pedículo. Pode ser combinado com um retalho paraescapular e/ou vasos do grande dorsal e subescapular. É geralmente usado como um retalho pediculado, mas pode ser empregado como um retalho livre (Hamilton e Morrison, 1982). Geralmente somente pele, mas pode incluir osso na margem escapular.

Anatomia

Anatomia vascular: tipo B

O retalho escapular consiste de pele situada transversalmente sobre a escápula abaixo da espinha da escápula. A pele é suprida por um vaso cutâneo (artéria cutânea escapular transversa), que se origina do ramo escapular da circunflexa do subescapular que atravessa o espaço triangular, e divide-se em dois ramos terminais, a artéria cutânea escapular transversa e a artéria paraescapular vertical. A artéria escapular transversa segue em um plano acima da aponeurose muscular, paralelo à espinha do escapular, terminando a 2 cm da linha média das costas. A drenagem venosa é por meio das VCs acompanhantes. A artéria paraescapular vertical supre a pele paraescapular e possui ramos ósseos que suprem a margem lateral da escápula. Ela forma o eixo vascular para os retalho ósseos paraescapular e escapular. O retalho escapular pode ser desenhado de forma que o ponto de entrada do vaso correspondente ao espaço triangular (palpável como a depressão abaixo da glenoide, lateral à escápula entre o redondo menor/subescapular superiormente e redondo maior inferiormente e a cabeça longa do tríceps lateralmente) fique sob uma ponta de uma elipse que se estende bem medialmente como a espinha. A margem superior é o topo da escápula. A margem inferior pode estar tão longe quanto a ponta da escápula. Contudo, a largura máxima de retalho, para se conseguir o fechamento direto, provavelmente será de 10 cm. O espaço triangular ou o espaço omotricipital também pode ser encontrado com o uso da fórmula $D = (L - 2)/2$, onde L (cm) é a espinha da escápula até o ângulo inferior e D (cm) é a espinha da escápula até o pedículo (Dos Santos, 1984). Isso aproxima o pedículo em 68% do tempo.

Suprimento neural

A pele é suprida pelos nervos intercostais e não pode ser inervada.

Território do retalho

Pele de até 10 cm de largura para fechamento direto por 24 cm de comprimento (para ou através da linha média). Pedículo de 5-14 cm, incluindo a artéria subescapular que envolve a dissecção cansativa pelo espaço triangular ou, separadamente, pelo da axila. Existem muitos ramos pequenos para dividir aqui e é fácil confundir um ramo com o vaso principal, assim, dobre a verificação antes de cortar quaisquer ramos! Grande diâmetro de vaso!

RETALHO ESCAPULAR

Indicações
- Pediculado:
    - Cobertura axilar.
    - Cobertura do dorso do ombro.
- Livre:
    - Reconstrução da mão.
    - Cobertura do pé.
    - Correção do contorno da face e de outros locais (desepitelizado).

Limitações
Arco de rotação limita o alcance. Tamanho limitado.

Método
- **Posição:** paciente em decúbito ventral ou mediolateral. Verifique novamente as marcações depois de posicionado, pois a escápula é muito móvel.
- **Planejamento:** palpe o espaço triangular e verifique a fórmula para determinar o local da emergência do pedículo. Este é o ponto pivô para um retalho pediculado. Desenhe uma linha a partir desse ponto, 1 cm paralela a e embaixo da espinha da escápula, estendendo-se para a coluna vertebral. Este é o eixo central do retalho. A elipse do retalho deve estar em cima do ponto pivô. Planeje ao reverso para assegurar um comprimento adequado do pedículo/retalho. Molde o defeito e desenhe o seu contorno no retalho. Um retalho pediculado rodará como uma hélice ao redor do ponto pivô. Um retalho livre terá um pedículo curto que permitirá que a anastomose ocorra além dos limites do retalho cutâneo.
- **Incisão:** incise ao redor do retalho.
- **Dissecção:** comece medialmente e levante o retalho suprafascialmente. Continue levantando-o nesse plano até ser visto o perfurante. Persiga o pedículo conforme ele desce profundo dentro do espaço triangular. Será necessário dividir os ramos musculares e o ramo paraescapular vertical para conseguir 6 cm de comprimento do pedículo. Para osso (2-3 × 11 cm) é necessário manter os ramos do periósteo muscular da artéria paraescapular vertical.
- **Fechamento:** feche o local doador diretamente dissecando as margens da pele. Insira o retalho.

Vantagens
- Retalho sem pelos em mulheres, com espessura moderada, derme espessa.
- Vasos grandes, mas pedículo bem pequeno.
- Cicatriz oculta.
- Sem sacrifício de vaso importante, a menos que o pedículo seja procurado proximal ao toracodorsal.

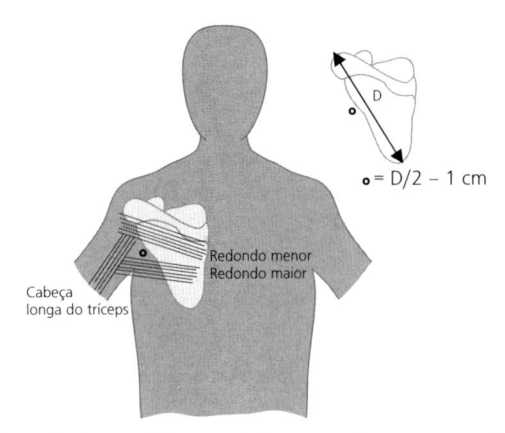

Fig. 22.38 Marcação da superfície para retalhos escapular e paraescapular. Note que a posição do pedículo é na metade da extensão da escápula menos 1 cm.

Complicações
- Tamanho limitado, caso planeje o fechamento direto.
- Para obter um pedículo mais longo é necessária a dissecção através do espaço e/ou dentro da axila.

Dicas
- Levante-o suprafascialmente para evitar se perder em todas as diferentes intersecções e camadas fasciais ao redor do ombro.
- Pode ser levantado escapular e paraescapular combinado, se os defeitos forem grandes.

Referências
Dos Santos (1984). *Plast Recon Surg* **73**, 599–604.
Hamilton SG, Morrison WA (1982). *Br J Plast Surg* **35**, 2–7.

Retalho paraescapular

Retalho fasciocutâneo das costas adequado para retalho pediculado de transferência ou livre (Nassif et al., 1982). Pode incluir margem lateral da escápula.

Anatomia
A pele das costas é muito espessa e durável. Portanto ela fornece uma resistente cobertura. Geralmente, a camada adiposa é menos espessa que o abdome. O retalho usa a pele sobrejacente à margem lateral da escápula, estendendo-se da axila até 10-15 cm além da escápula.

Anatomia vascular: tipo B
O pedículo do retalho paraescapular é o ramo paraescapular da artéria escapular circunflexa. O feixe vascular emerge do espaço omotricipital, na maior parte do tempo com a artéria escapular transversa; raramente ela emerge separadamente abaixo do redondo maior. O espaço triangular ou omotricipital é encontrado utilizando-se a fórmula $D = (L - 2)/2$, onde L (cm) é a espinha da escápula até o ângulo inferior e D (cm) é a espinha da escápula até o pedículo (Dos Santos, 1980). Isso aproxima o pedículo em 68% do tempo. A drenagem venosa é para as VCs.

Suprimento neural
A pele é suprida pelos nervos intercostais e não pode ser inervada.

Território do retalho
Um retalho de 30 × 15 cm pode ser levantado. Um segmento ósseo de até 8 cm de comprimento e 1 cm de largura, mas somente com alguns centímetros de espessura, pode ser levantado.

Adequabilidade para a transferência de tecido livre
Comprimento adequado do pedículo de 7-10 cm com grande diâmetro (2,5-3,5 mm). O comprimento do pedículo pode ser estendido até 15 cm com sacrifício toracodorsal.

Indicações
- Pediculado:
  - Cobertura axilar.
  - Cobertura do dorso do ombro.
- Livre:
  - Reconstrução da mão.
  - Cobertura do pé.

Limitações
Arco de rotação limita o alcance.

Método
- **Posição:** paciente em pronação ou mediolateral. Verifique novamente as marcações depois de posicionado, pois a escápula é muito móvel.
- **Planejamento:** palpe o espaço triangular e verifique a fórmula para determinar o local da emergência do pedículo. Este é o ponto pivô para um retalho pediculado. Desenhe uma linha a partir desse ponto 1 cm paralela a e embaixo da espinha da escápula, estendendo-se para a coluna vertebral. Este é o eixo central do retalho. A elipse do retalho deve estar em cima do ponto pivô. Planeje ao reverso para assegurar um comprimento adequado do pedículo/retalho. Molde o defeito e desenhe o seu contorno no

retalho. Um retalho pediculado rodará como uma hélice ao redor do ponto pivô. Um retalho livre terá um pedículo curto que permitirá que a anastomose ocorra além dos limites do retalho cutâneo.
- **Incisão:** incise ao redor do retalho.
- **Dissecção:** comece medialmente e levante o retalho suprafascialmente. Continue levantando-o nesse plano até visualizar o perfurante. Persiga o pedículo conforme ele desce profundamente dentro do espaço triangular. Existem muitos pequenos ramos a ser cortados nesta área e é fácil confundi-los com o vaso principal. Portanto confira duas vezes antes de cortar qualquer ramo!
- **Fechamento:** feche o local doador diretamente dissecando as margens da pele. Insira o retalho.

Vantagens
- Retalho sem pelos em mulheres, com espessura moderada, derme espessa.
- Vasos grandes, mas pedículo muito pequeno.
- Cicatriz oculta.

Complicações
- Tamanho limitado, caso planeje o fechamento direto.
- Para obter um pedículo mais longo é necessária a dissecção através do espaço e/ou dentro da axila.

Dicas
Levante-o suprafascialmente para evitar se perder em todas as diferentes intersecções e camadas fasciais ao redor do ombro.

Referências
Dos Santos (1984). *Plast Recon Surg* **73**: 599–604.
Nassif TM, Vidal L, Bovet JL, Baudet J (1982). *Plast Reconstr Surg* **69,** 591–600.

Retalho do trapézio

Este foi um retalho popular, mas atualmente é usado com pouca frequência. É baseado no trapézio, um grande músculo superficial triangular da parte superior das costas (28 × 34 cm no homem adulto). Uma ilha de pele pode ser retirada com o músculo, cujas dimensões são governadas pela habilidade de alcançar um fechamento primário ou aceitar área doadora com pele enxertada. A ilha de pele geralmente é orientada, ou verticalmente sobre as fibras musculares inferiores ou lateralmente, o que incorporará as fibras superiores e pode-se estender para incluir retalho cervicoumeral. O retalho pode ser muscular, musculocutâneo, osseomuscular, osseomusculocutâneo ou uma transferência muscular funcional neurotizada. Arco mais largo de rotação e local doador mais oculto (cf. peitoral maior).

Anatomia

O músculo origina-se da protuberância occipital externa, linha da nuca, ligamento da nuca e processos espinhosos da sétima vértebra cervical e todas as vértebras torácicas. A inserção é de fibras superiores até o terço lateral da superfície posterior da clavícula, fibras médias para o acrômio e fibras da espinha escapular, e inferiores para a base medial da espinha escapular. A ação dos músculos é estabilizar a escápula com rotação de modo que a glenoide aponte superiormente. A denervação ou perda de toda a unidade muscular leva à deformidade de queda do ombro, formação de asas escapular e má rotação da escápula. Portanto, é importante manter a inervação para alguma porção de músculo residual via nervo acessório.

Anatomia vascular: tipo 2

O suprimento sanguíneo é proveniente de um pedículo dominante, a artéria cervical transversa, ela própria um ramo do tronco tirocervical (80%) ou direto da subclávia (20%). A artéria cervical transversa corre entre os músculos esternocleidomastóideo e escaleno, cruza o plexo braquial e depois a margem anterior ou trapézio para entrar em sua superfície profunda na base do pescoço, antes de dividir-se em ramos ascendente e descendente, dando origem à orientação do retalho sobre cada um deles. Comprimento do pedículo 4 cm, diâmetro 1,8 mm. Pedículos menores compreendem os perfurantes intercostais adjacentes aos corpos vertebrais cervicais e torácicos, sendo o maior pedículo o da artéria occipital, com 3 cm de comprimento e um diâmetro de 1 mm. A drenagem venosa é para as VCs.

Suprimento neural

A inervação é por meio do nervo acessório espinhal como nervo motor primário, que entra na superfície profunda do músculo 5 cm acima da clavícula. Os nervos cervicais 3 e 4 fornecem propriocepção. A sensação cutânea é via nervos cervicais anteriormente e intercostais posteriores em sentido posterior; portanto, o retalho não é sensível, a menos que se proceda à neurorrafia no local receptor.

Território do retalho

Um retalho de pele com 30-40 cm de comprimento × 10-15 cm de largura pode ser levantado, se desenhado verticalmente com a extensão inferior da ilha de pele capaz de se estender 5-10 cm abaixo da margem distal do músculo na vértebra T12. A ilha de pele vertical é baseada sobre as fibras médias ou inferiores, com as superiores preservadas. Portanto, não há queda do ombro. A ilha de pele lateral, baseada sobre as fibras superiores, com dimensões 6-10 cm de largura × 8-30 cm de comprimento está centralizada sobre o acrômio. O osso transferido pode ser da clavícula lateral ou espinha da escápula.

Adequabilidade para a transferência de tecido livre
Na realidade, não; dissecção cansativa de vaso para obter um pedículo adequado. Existem opções muito melhores.

Indicações
Músculo, musculocutâneo, osseomuscular ou osseomusculocutâneo.
- Pediculado proximalmente:
    - Reconstrução da cabeça e do pescoço, incluindo as regiões occipital e temporal.
    - Reconstrução mandibular.
    - Cobertura do plexo na fossa supraclavicular.
    - Reconstrução das costas.
    - Reconstrução do peito.
    - Reconstrução facial, especialmente órbitas, orelha e parótida.
    - Para transferência funcional do ombro em paralisia obstétrica do plexo braquial (OBPP).
- Pediculado distalmente:
    - Reconstrução das costas.

Método
- **Posição:** paciente em pronação.
- **Planejamento:** a ilha de pele é marcada com o paciente sentado ou em pé com os braços neutros quando a escápula lateral é girada de acordo com a posição do braço. Para uma transferência de ilha de pele vertical ou de músculo somente, desenhe uma linha a partir do ponto médio da clavícula verticalmente em sentido retrógrado para correr paralela entre a escápula e a espinha. Este é o eixo do vaso descendente. Desenhe uma ilha de pele vertical ou um pedículo superiormente baseado, de modo que ele corra entre a escápula e a espinha centralmente sobre o eixo. A fossa supraclavicular posterior forma o ponto pivô. Planeje ao reverso para assegurar um adequado comprimento de pedículo/retalho. Molde o defeito e desenhe o seu contorno na ponta distal do retalho. Para uma ilha de pele transversa palpe a margem anterior do trapézio até o acrômio e marque; isso forma o eixo do retalho. A ilha de pele pode então ser desenhada centralizada sobre esse eixo, podendo estender-se sobre o braço lateral.
- **Incisão:** incise ao redor do retalho descendo até o músculo ou, caso seja somente músculo, desenhe até o eixo.
- **Dissecção:** comece distalmente. Levante a ilha de pele do grande dorsal, caso se estenda além do trapézio. Em seguida, levante circundando a pele até que o trapézio seja identificado. Delineie a margem do trapézio e eleve. Separe-a da espinha. Eleve a unidade miocutânea no plano submuscular de distal a proximal. Tenha cuidado, ao nível do escapular, para não levantar os músculos romboides. Continue levantando nesse plano até visualizar o pedículo sobre o músculo na lateral inferior. Em seguida, siga e proteja o pedículo. O músculo é dividido lateralmente ao nível da ilha de pele, tendo-se o cuidado de preservar as fibras superiores e, portanto, de evitar a queda do ombro.
- **Fechamento:** feche o local doador diretamente se for nas costas; caso seja em padrão transverso, provavelmente será necessário colocação de enxerto. Insira o retalho.

Vantagens
- Boa cobertura local para defeitos occipitais ou cervicais.
- Pode ser uma transferência funcional.

Complicações
- Local doador desagradável, se o retalho for transverso.
- O pedículo pode ser volumoso.
- Maior morbidade que para o grande dorsal, e leva a grave disfunção do ombro.
- O músculo é adequado para preencher o defeito do espaço morto.

Leitura adicional
Demergasso F, Piazza MV (1979). *Am J Surg* **138**, 533—6.
Jaques DA, Hovey LM, Chambers RG (1971) Am J Surg **122**, 744–7.

Retalho do glúteo máximo

Um músculo importante na deambulação e, portanto, usado principalmente em paraplégicos. É principalmente um retalho de rotação musculocutâneo ou de avanço em V-Y para tratamento de úlceras sacrais ou de pressão. O glúteo pode ser usado parcialmente preservando-se alguma função. Ocasionalmente é usado como retalho livre para reconstrução da mama (Fujino et al., 1976). Constitui a base do retalho perfurante de artéria glútea superior (SGAP).

Anatomia
Músculo superficial largo, retangular, grosso, superficial aos glúteos médio e mínimo. Origina-se da linha glútea do ílio, crista ilíaca e sacro. Corre obliquamente a 45° inferior e lateralmente. Insere um quarto na linha glútea inferior à tuberosidade maior do fêmur e três quartos no trato iliotibial. Sua ação é estender e girar lateralmente o quadril e estender o joelho.

Anatomia vascular: tipo 3
Os dois suprimentos sanguíneos dominantes são as artérias glúteas superior e inferior que suprem a porção superior e inferior do músculo, respectivamente. Elas são ramos da artéria ilíaca interna. Entram na superfície profunda do músculo, a superior acima do piriforme e a inferior abaixo via forame ciático. Veias correspondentes de mesmo nome drenam na veia ilíaca externa. A pele sobrejacente ao glúteo máximo, nas nádegas, é suprida por perfurantes musculocutâneos provenientes dos mesmos vasos. Como as grandes áreas dos bons plexos vasculares subdérmicos da pele da nádega podem sobreviver em um perfurante.

Suprimento neural
O nervo glúteo inferior (L5, S1-2), um ramo do plexo sacral que corre em estreita proximidade com a artéria glútea inferior. A pele na fenda natal é suprida pelos ramos primários posteriores de todos os cinco segmentos sacrais. Os três segmentos lombares suprem a pele da nádega superior enquanto a nádega lateral é suprida pelo nervo cutâneo subcostal, ílio-hipogástrico e femoral lateral da coxa. A nádega inferior é suprida pelo nervo cutâneo posterior da coxa que penetra no músculo.

Território do retalho
O músculo constitui uma forma em quadrilátero do sacro até a grande tuberosidade e fêmur proximal. A pele sobre essa área pode ser utilizada. A dobra glútea não representa a margem inferior do músculo, mas é causada pela flexão e extensão articulação coxofemoral. Contudo, é uma dobra útil para desenhar retalhos de rotação. Para a reconstrução da mama, use a pele glútea superior e gordura como retalho livre. A quantidade disponível dependerá das características do paciente.

Adequabilidade para a transferência de tecido livre
Sim, mas usado com pouca frequência. O uso principal é como um retalho SGAP. O pedículo é curto (2-3 cm), mas os vasos são de grande diâmetro. Um retalho perfurante livre 10-15 cm de largura × 25-30 cm de comprimento pode ser coletado com fechamento direto.

RETALHO DO GLÚTEO MÁXIMO

Indicações
- Somente músculo.
- Miocutâneo (pediculado ou livre).
- Somente pele como um retalho SGAP.
- Pediculado:
  - Usado para reconstrução de úlceras de pressão sacrais ou de pressão.
- Livre:
  - Reconstrução da mama.

Limitações
Cicatriz extensa na nádega; pode necessitar de reposicionamento do paciente no intraoperatório.

Método
- *Posição:* paciente em pronação.
- *Planejamento:* retalho de rotação miocutâneo: um retalho de rotação tão grande quanto possível deve ser desenhado, pois isso permite a reelevação e reutilização no futuro. A rotação pode ser baseada inferior ou superiormente. Superior evita lesão aos vasos e nervo da coxa posterior.
- *Incisão:* ao longo do desenho de rotação.
- *Dissecção:* incisão profunda até o músculo localizado nas margens superior e inferior. Divida a inserção e eleve o músculo do glúteo médio via bursa trocantérica com dissecção romba. As artérias passam a ser vistas a aproximadamente 5 cm da margem sacral na superfície profunda do músculo. Pode também ser necessário dividir a origem para se cobrir com eficácia as úlceras de pressão sacrais. A margem principal da rotação pode ser separada em elementos cutâneos e musculares para preencher melhor o espaço morto e fornecer pele para cobertura ao mesmo tempo em que evita cicatrizes nas áreas que contêm pressão.
- *Fechamento:* feche o local doador diretamente sobre drenos, se possível.
- *Retalho livre:* planeje uma elipse transversa sobre os vasos glúteos superiores com os vasos entrando no quarto medial até o ápice do retalho, eleve a pele e a gordura, englobando um segmento do glúteo subjacente que inclui o vaso glúteo superior. Em SGAP disseque o pedículo pelo músculo.

Complicações
Lesão do nervo glúteo superior no deambulante. Lesão do nervo e vasos da coxa, resultando em impossibilidade de usar o retalho posterior da coxa para reconstrução no futuro.

Morbidade do local doador
Excelente no paciente paraplégico. No deambulante, perda de abdução e extensão da coxa. Possível dano do nervo, a menos que a dissecção seja cuidadosa; pedículo vascular curto. Como um retalho perfurante, a dissecção é difícil, com uma taxa significativa de fracasso.

Dicas
Em um paciente deambulante esse retalho ainda pode ser usado com divisão parcial da origem para conferir mais movimento. O grande retalho de rotação da nádega pode também ser destinado a cobrir úlceras de pressão no trocanter, sacro e ísquio simultaneamente.

Referência
Fujino T, Harashina T, Enomoto K (1976). *Plast Reconstr Surg* **58**, 371–4.

Retalho do reto abdominal

Este é um retalho miocutâneo ou músculo somente baseado no músculo reto abdominal e seu suprimento sanguíneo, os perfurantes (encontrados centralizados ao redor do umbigo) dentre os que suprem a pele abdominal. A ilha de pele, se necessária, pode ser desenhada, longitudinalmente, como um retalho miocutâneo vertical do reto abdominal (VRAM) ou transverso como no retalho miocutâneo transverso do reto abdominal (TRAM). Esta seção aborda o retalho com músculo somente.

Anatomia
O reto abdominal é um músculo longo e chato, pareado, que é atravessado por três intersecções tendinosas. É revestido pelas bainhas do reto anterior e posterior e se estende em todo o comprimento da parede abdominal anterior. O músculo possui duas cabeças de origem: a cabeça lateral proveniente da crista pubiana e a cabeça medial proveniente da sínfise pubiana. O músculo é largo em sua inserção. Insere-se por meio de três faixas situadas profundas ao peitoral maior) dentro da cartilagem costal da quinta, sexta e sétima costelas.

Anatomia vascular: tipo 3
O reto abdominal possui dois pedículos importantes, o superior e o inferior. O pedículo superior é uma continuação da artéria mamária interna depois que esta se divide em ramos epigástrico superior e musculofrênico ao nível do sexto espaço intercostal. O ramo epigástrico superior situa-se entre o músculo e a bainha do reto posterior por uma distância variável, antes de correr profunda no músculo. O pedículo inferior é um ramo da artéria ilíaca externa. A artéria epigástrica inferior, exatamente proximal ao ligamento inguinal, corre acima ao longo da parede medial do anel inguinal interno e perfura a bainha do reto posterior para alcançar o reto abdominal. Cada pedículo supre mais da metade do músculo, e existem numerosos ramos anastomóticos entre os ramos terminais dos dois pedículos. Há também a contribuição vascular proveniente dos ramos terminais dos intercostais segmentares.

Suprimento neural
O reto abdominal é inervado de forma segmentar pelos nervos intercostais de T6 a T12.

Território do retalho
O músculo inteiro pode ser levantado em cada um de seus pedículos, superior e inferior. Em casos de deiscência do esterno com perda dos vasos mamários internos, o retalho ainda pode sobreviver quando levantado superiormente no fluxo retrógrado proveniente da divisão musculofrênica.

Adequabilidade para a transferência de tecido livre
Ideal, pois deixa um local doador aceitável, sem perda de função, uma boa cicatriz (uma abdominoplastia simultânea poderá ser realizada com incisão de Pfannanstiel), há vasos de grande calibre para anastomose, ele pode ser coletado com o paciente supino e, em muitos casos, permite uma abordagem de equipe.

Indicações
- Pediculado:
  - Superior: esternal, mediastinal, mama, porção Inferior do peito, porção superior do abdome.
  - Inferior: virilha, períneo, porção superior do quadril e coxa.
- Livre: cobre qualquer lugar.

Limitações
Não pode manter a neurotização. Se pediculado, limitado pelo arco de rotação.

Método
- *Posição:* paciente supino.
- *Incisão:* incisão longitudinal paramediana ou de Pfannanstiel.
- *Dissecção:* eleve a pele abdominal, dividindo os perfurantes, conforme visualizados. Incise a bainha do reto anterior longitudinalmente e eleve o músculo (isso pode ser complicado nas intersecções). Músculo levantado facilmente da bainha do reto abdominal. Veja o pedículo inferior e superior na superfície profunda do músculo e acompanhe o que for apropriado, dividindo o outro. Divida o músculo no lado oposto ao pedículo. Pode-se deixar o músculo pediculado proximalmente, transpondo-se a extremidade muscular distal medialmente ao redor para cobrir o defeito ou dividir a ponta de pedículo do músculo também para ajudar na transposição mediante redução do volume no ponto de rotação.
- *Fechamento:* feche a bainha do reto em camadas com pontos fortes de náilon. Feche a pele diretamente sobre dreno. Insira o retalho; cubra com SSG.

Complicações
- Protuberâncias ou hérnias abdominais (~5%).
- Diminuição da força abdominal.
- Necrose de retalho de abdominoplastia, se for utilizada essa abordagem.
- Necrose umbilical.

Transferência de tecido livre
- Retalho muscular grande disponível para transferência.
- Artérias grandes e resistentes.
- Anatomia confiável.
- Rápido para levantar.
- Boa perfusão da gordura subdérmica.

Morbidade do local doador
O reto abdominal é um músculo relativamente consumível e, portanto, a morbidade do local doador é mínima. A cicatriz abdominal pode ser escondida se uma incisão de Pfannanstiel e uma abordagem de retalho de abdominoplastia forem utilizadas. A hérnia pode ser evitada por fechamento cuidadoso da fáscia, e em casos em que a fáscia é empregada como retalho (isto é, VRAM ou TRAM), use tela para suporte.

Descobertas e dicas
- Tem sido utilizado como retalho de fluxo ao longo de seu comprimento *(flow-through)* para reconstruir o suprimento vascular para um membro assim como para cobertura muscular simultânea.
- Idealmente, duas equipes de pessoal treinado de maneira adequada são necessárias para reduzir o tempo cirúrgico. Na reconstrução perineal, pode-se passar o retalho e o pedículo intrapélvico para aumentar a amplitude de alcance.

Retalho miocutâneo do reto vertical abdominal (VRAM)

Este é um retalho miocutâneo baseado no músculo reto abdominal e seu suprimento sanguíneo, perfurantes (encontrados centralizados ao redor do umbigo) dentre os que suprem a pele abdominal. A ilha de pele, se necessária, pode ser desenhada longitudinalmente como um retalho miocutâneo vertical do reto abdominal (VRAM) ou transverso como no retalho miocutâneo transverso do reto abdominal (TRAM).

Anatomia
📖 Ver retalho do reto abdominal.

Anatomia vascular
📖 Ver retalho do reto abdominal.

Anatomia vascular da pele do VRAM
Vasos perfurantes provenientes das artérias epigástricas, à medida que elas correm através do músculo reto. São predominantemente encontrados na região periumbilical ao longo da linha dos vasos epigástricos. Existem também alguns perfurantes provenientes de intercostais segmentares, que tendem a ser encontrados ao longo da margem do reto lateral. Estes podem ser sacrificados. O retalho pode ser levantado em uma única artéria e veia epigástrica.

Suprimento neural
O reto abdominal e a pele abdominal são inervados por segmentos pelos nervos intercostais da T6 a T12.

Território do retalho
Em um VRAM, a pele diretamente sobre o reto é coletada em um desenho longitudinal. Este, geralmente, é uma longa elipse para ajudar no fechamento direto. Os perfurantes que suprem este retalho possuem um território bem maior, conforme detalhado na seção sobre o retalho TRAM.

Adequabilidade para a transferência de tecido livre
Sim, uma vez que ele deixa um local doador aceitável que pode ser fechado diretamente, um grande volume de tecido pode ser coletado em um único pedículo e pode haver vasos de grande calibre para anastomose.

Indicações
- Pediculado:
    - Superior: esterno, mama, porção inferior do peito, porção superior do abdome.
    - Inferior: abdome, virilha, períneo, porção superior do quadril e coxa.
- Livre: cobertura de qualquer parte.

Limitações
Retalho muito volumoso para ser usado nos membros. Se pediculado, é limitado pelo arco de rotação. Não pode ser neurotizado.

Método
- **Posição:** paciente supino.
- **Incisão:** uma incisão contornando o desenho do retalho de pele que deverá incluir os perfurantes periumbilicais. O retalho de pele pode ser central, superior ou inferior. O retalho de pele pode-se estender sobre a linha média, mas se torna menos confiável à

medida que se estende além da margem lateral do reto contralateral. No lado ipsilateral o retalho pode-se estender até a linha mediolateral. A maioria dos VRAM é de elipses simples da largura do reto, permitindo o fechamento direto. Se forem necessários mais tecidos, o TRAM é preferido para permitir o fechamento direto.

- **Dissecção:** a elevação parcial da pele, a partir dos aspectos superior e inferior da bainha do reto anterior, também pode ser realizada. Os perfurantes centrais devem ser preservados. Os maiores são aqueles encontrados periumbilicais e surgem diretamente das artérias epigástricas, quando elas correm através do reto. Para preservar esses perfurantes com segurança, um quadrante da bainha do reto e da extensão do músculo do reto subjacente é coletado, bem como da pele e do tecido subcutâneo. Se não, apenas um segmento do reto contendo perfurantes é coletado e isolado nos vasos epigástricos escolhidos. Incise a bainha do reto anterior transversalmente acima e abaixo dos perfurantes e longitudinalmente a partir desse nível na direção da origem da artéria epigástrica escolhida. Eleve a bainha do músculo (isso pode ser complicado nas interseções) e levante o músculo da bainha do reto profunda. Veja o pedículo inferior e superior na superfície profunda do músculo e siga o apropriado. O músculo reto e o vaso epigástrico dentro dele podem ser divididos na extremidade oposta do pedículo ao nível do quadrante preservado da bainha. Pode-se deixar o músculo pediculado proximalmente e transpor a extremidade distal do músculo (e pele/gordura que ele está suprindo) ao redor para cobrir o defeito ou dividir o pedículo do músculo ao nível da extremidade proximal do quadrante, sendo cuidadoso para preservar os vasos epigástricos que são então dissecados do músculo para isolar o retalho completamente sobre seu pedículo vascular. Este também pode ser dividido se a transferência livre foi planejada.
- **Fechamento:** feche a bainha do reto em camadas com pontos fortes de náilon. Se o defeito do reto não puder ser fechado, use tela. Feche a pele diretamente sobre drenos; dissecar a pele no plano suprafascial pode ajudar no fechamento. Insira o retalho.

Complicações
- Protuberâncias ou hérnias abdominais (~5%).
- Força abdominal diminuída.
- Necrose dos retalhos de pele.
- Necrose umbilical.

Transferência de tecido livre
- Grande área de superfície e volume disponíveis para transferência.
- Grandes artérias confiáveis e resistentes.
- Boa perfusão da gordura subdérmica.

Morbidade do local doador

📖 Ver retalho do reto abdominal.

Descobertas
Técnicas de preservação do reto podem ser utilizadas para reduzir a morbidade do local doador deixando-se algumas faixas laterais e mediais do reto, ou mediante dissecção do perfurante e vaso epigástrico a partir do músculo reto (retalho de perfurante epigástrica inferior profundo – DIEP).

Retalho miocutâneo transverso do reto abdominal (TRAM)

Este é um retalho miocutâneo baseado no músculo reto abdominal e seu suprimento sanguíneo, perfurantes (encontrados centralizados ao redor do umbigo) dentre os que suprem a pele abdominal. A ilha de pele, se necessária, pode ser desenhada longitudinalmente como um retalho miocutâneo vertical do reto abdominal (VRAM) ou transverso como no retalho miocutâneo transverso do reto abdominal (TRAM).

Anatomia

 Ver retalho do reto abdominal.

Anatomia vascular

 Ver retalho do reto abdominal.

Anatomia vascular da pele TRAM

A pele TRAM é suprida por perfurantes provenientes das artérias, conforme elas correm através do reto. Esses perfurantes são encontrados ao longo da linha dos vasos e especialmente ao redor do umbigo. Os perfurantes penetram na pele e suprem o plexo subcutâneo e subdérmico. Os territórios vasculares são denominados zona 1-4, de acordo com a redução da qualidade de perfusão e maior distância do suprimento sanguíneo principal. A zona 1 localiza-se diretamente sobre o reto e o suprimento epigástrico, a zona 2 é o território adjacente sobre o músculo oblíquo externo, a zona 3 é o território lateral sobre o reto e a zona 4 é o território contralateral sobre o oblíquo externo.

Suprimento neural

O reto abdominal e a pele abdominal são inervados por segmentos pelos nervos intercostais de T6 a T12.

Adequabilidade para a transferência de tecido livre

Sim, uma vez que ele deixa um local doador aceitável, um grande volume de tecido pode ser coletado em um único pedículo, uma abdominoplastia simultânea pode ser realizada para permitir o fechamento direto e há vasos de grande calibre para anastomose.

Indicações

- Pediculado:
    - Superior: esterno, mama, porção inferior do tórax, porção superior do abdome.
    - Inferior: abdome, virilha, períneo, porção superior do quadril e da coxa.
- Livre: cobertura de qualquer parte.

Limitações

Um retalho muito volumoso para ser usado nos membros. Se pediculado, é limitado pelo arco de rotação. Não pode ser neurotizado.

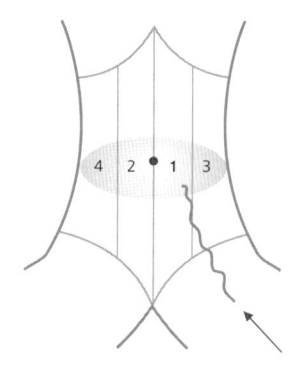

Fig. 22.39 As zonas de perfusão vascular de um retalho TRAM.

Método
- **Posição:** paciente supino.
- **Incisão:** uma incisão contornando o desenho do retalho elíptico que deve englobar os perfurantes periumbilicais. O retalho pode ser central, superior ou inferior. O retalho pode-se estender sobre a linha média, mas se torna menos confiável à medida que se estende além da margem lateral do reto contralateral. No lado contralateral, o retalho pode-se estender até a ponta da escápula.
- **Dissecção:** eleve a pele abdominal no lado contralateral até o pedículo proposto no plano suprafascial até a linha média. Eleve a pele do retalho ipsilateral de lateral a medial onde ele se situa sobre o oblíquo externo, dividindo perfurantes, conforme são visualizados. A elevação parcial da pele dos aspectos superior e inferior da bainha do reto abdominal também pode ser realizada. Os perfurantes centrais devem ser preservados. Os maiores são encontrados periumbilicais e surgem das artérias epigástricas, conforme elas correm através do reto. Para preservar esses perfurantes com segurança, um quadrante da bainha do reto na largura do músculo reto subjacente é coletado assim com a pele e o tecido subcutâneo. Incise a bainha do reto anterior transversalmente acima e abaixo dos perfurantes e longitudinalmente a partir desse nível na direção da origem da artéria epigástrica escolhida. Eleve a bainha do músculo (isto pode ser complicado nas interseções) e levante o músculo da bainha do reto profundo. Veja o pedículo inferior e superior na superfície profunda do músculo e siga o que for apropriado. O músculo reto e o vaso epigástrico dentro dele podem ser divididos na extremidade oposta até o pedículo ao nível do quadrante preservado da bainha. Pode-se deixar o músculo pediculado proximalmente e transpor a extremidade distal do músculo e a pele e gordura que ele está suprindo ao redor para cobrir o defeito ou divida a ponta do pedículo do músculo ao nível da extremidade proximal do quadrante, sendo cuidadoso para preservar os vasos epigástricos que são dissecados livres do músculo remanescente para isolar completamente o retalho em seu pedículo vascular. Este também pode ser dividido, se a transferência livre for planejada.

- **Fechamento:** feche a bainha do reto em camadas com pontos fortes de náilon. Se o defeito do reto não puder ser fechado, use tela. Feche a pele diretamente sobre drenos. Dissecar a pele no plano suprafascial pode ajudar no fechamento.

Complicações
- Protuberâncias ou hérnias abdominais (~5%).
- Diminuição da força abdominal.
- Necrose dos retalhos de pele.
- Necrose umbilical.

Variações
Tem sido utilizado como retalho pediculado em ambas as artérias epigástricas superiores (SEAs) para aumentar o tamanho e o volume do tecido transferido. Ele também tem sido utilizado como retalho supercarregado através do qual tem sido pediculado superiormente para reconstrução da mama e para aumentar o suprimento sanguíneo e a drenagem, os vasos epigástricos profundos são anastomosados na axila.

As técnicas que poupam o reto para reduzir a morbidade do local doador incluem deixar faixas de músculo lateral e medial ou dissecar os perfurantes e os vasos epigástricos, deixando o músculo inteiro atrás (retalho DIEP).

Retalho DIEP (perfurante epigástrico inferior profundo)

Anatomia

📖 Ver retalho do reto abdominal.

Uma variação do retalho TRAM que preserva o músculo reto mediante dissecção dos perfurantes cutâneos em sentido retrógrado pelo músculo até a artéria epigástrica inferior. A base vascular do retalho é a mesma do TRAM, exceto que o volume do retalho é reduzido por conter um número reduzido de perfurantes ou até mesmo um único perfurante.

Anatomia vascular

📖 Ver retalho TRAM.

Indicações

Livre: usado principalmente para reconstrução da mama.

Vantagens

Poupa o reto induzindo a menos hérnia e volume da parede abdominal, retenção de força muscular e simetria.

Limitações

Volume reduzido de tecido de vascularidade primária e áreas maiores de vascularidade marginal.

Método

- **Posição:** paciente supino.
- **Planejamento:** Doppler pré-operatório, manual ou duplex, pode ajudar na localização do perfurante e guiar o planejamento do retalho. Um retalho TRAM padrão é marcado.
- **Incisão:** uma incisão contornando o desenho do retalho elíptico que deve incluir os perfurantes periumbilicais. O retalho pode-se estender sobre a linha média, mas se torna menos confiável, à medida que se estende além da margem do reto contralateral. No lado ipsilateral, o retalho pode-se estender até a linha mediolateral.
- **Dissecção:** incise descendo até a fáscia do reto ao redor do retalho, tendo o cuidado de preservar as veias epigástricas inferiores. Eleve a pele e a gordura contralaterais no plano suprafascial até a linha média. Se for encontrado um perfurante significativo no lado contralateral, pode ser prudente ajustar o plano intraoperatoriamente e basear neste o retalho, quando o comprimento do pedículo com DIEP permitir. Caso contrário, continue a dissecção até ser visualizada a série medial de perfurantes. Eleve a pele e a gordura ipsilaterais de lateral a medial até ser encontrada a série de perfurantes laterais. Decida sobre o uso da série lateral ou medial de perfurantes. Se houver um perfurante dominante em comparação com o retalho, ele poderá ser baseado neste ou junto com um ou dois outros na mesma série por segurança. Divida os perfurantes remanescentes. Os perfurantes escolhidos são seguidos retrogradamente através do reto mediante incisão da bainha do reto anterior e então longitudinalmente, dividindo o músculo em alinhamento com suas fibras. Os ramos laterais são divididos com pinça bipolar ou Ligaclip e o perfurante é seguido em sentido retrógrado à sua ori-

gem do ramo lateral ou medial desde os vasos epigástricos. O ramo é clipado duplamente superior ao perfurante. A artéria epigástrica inferior é encontrada profunda ao reto, abaixo da linha arqueada e seguida em sentido anterógrado para se unir à dissecção transmuscular. Os ramos dos nervos intercostais, que correm anteriores aos vasos, são mantidos intactos para evitar denervação. A artéria e a veia epigástricas inferiores são divididas em sua origem e liberadas através do músculo desde a parte profunda ao longo do trajeto do perfurante.
- **Fechamento:** feche a bainha do reto em camadas com forte laço de náilon. Fechamento com abdominoplastia padrão. Insira o retalho.

Complicações específicas
- Protuberâncias ou hérnias abdominais.
- Necrose dos retalhos de pele.
- Necrose umbilical.
- Necrose parcial do retalho.
- Necrose de gordura.

Morbidade do local doador
Menos morbidade relatada.

Leitura adicional
Allen RJ, Treece P (1994). *Ann Plast Surg* **32**, 32–8.
Koshima I, Soeda S (1989). *Br J Plast Surg* **42**, 645–8.

Retalho do grande dorsal (latíssimo do dorso) (e retalho perfurante da artéria toracodorsal – TAP)

Realizado pela primeira vez por Tansini, em 1892, mas redescoberto e popularizado por Olivari (1976). Um retalho de músculo somente ou miocutâneo, que pode ser um poupador de músculo pelo fato de empregar apenas um segmento muscular ou, mais recentemente, pela dissecção dos perfurantes cutâneos pelo músculo, criando um retalho TAP. Pode também ser usado como transferência de músculo funcional.

Anatomia

Um músculo largo e achatado que une o úmero ao ílio e às costas. Ele surge por meio de fibras tendinosas, a partir do processo espinhoso das seis vértebras torácicas, desde camada posterior da fáscia toracolombar, do lábio externo do ílio, por meio de interdigitações carnosas com as três ou quatro costelas, onde ele se interdigita com o serrátil posterior inferior. Geralmente existe uma faixa que surge da ponta da escápula.

Ele gira ao redor do redondo maior para se inserir como um tendão bilaminar quadrilateral dentro da crista do sulco bicipital medialmente. Em sua inserção, o tendão é cruzado anteriormente pelos vasos axilares e pelos cordões/ramos do plexo braquial. Sua superfície dorsal superficial é subcutânea; contudo, ele é coberto pelo trapézio em seu canto medial superior posterior. Profundo ao músculo encontra-se o serrátil posterior inferior e os romboides (superiormente).

Anatomia vascular: tipo 2

O suprimento sanguíneo dominante é a artéria toracodorsal, uma continuação da artéria subescapular que surge da terceira parte da artéria axilar. A aproximadamente 3 cm de sua origem, a artéria subescapular divide-se em artéria circunflexa escapular (que sai da axila pelo espaço triangular) e artéria toracodorsal. O grande dorsal é também suprido em segmentos por perfurantes intercostais e lombares. A pele sobrejacente ao músculo é suprida por numerosos perfurantes, dispersos o suficiente para permitir uma variedade quase infinita de desenhos de retalhos de pele. Os principais perfurantes confiáveis, a partir da artéria toracodorsal, estão concentrados no lado da penetração do músculo por um pedículo e ao longo da margem anterior do músculo. Os perfurantes que penetram o músculo para suprir a pele, da mesma forma que a artéria toracodorsal entra no músculo, ou logo depois disso, formam a base para o retalho TAP. Se a artéria toracodorsal foi dividida, o retalho poderá sobreviver ao fluxo retrógrado a partir do ramo do serrátil anterior.

Suprimento neural

O grande dorsal (latíssimo do dorso) é inervado pelo nervo toracodorsal, um ramo do cordão posterior A pele é suprida em segmentos pelos intercostais.

Território do retalho

O músculo forma um triângulo da axila até a T7, da T7 ao íleo e do íleo à axila. A pele sobre essa área e em uma extensão de 10 cm anteriormente pode ser utilizada. A ponta distal do músculo pode ser mal vascularizada pela artéria toracodorsal.

Adequabilidade para a transferência de tecido livre

É o "pau para toda obra" para a reconstrução em cirurgia plástica. Um retalho livre muito confiável. O pedículo é longo e os vasos são de grande diâmetro.

RETALHO DO GRANDE DORSAL (LATÍSSIMO DO DORSO) (E RETALHO ...)

Indicações
- Somente músculo.
- Músculo neurotizado (transferência de músculo funcional).
- Miocutâneo.
- Somente pele como um retalho TAP.
- Pediculado:
    - Usado para reconstrução de tecido axilar ou de tecido mole do ombro.
    - Pode cobrir defeitos do membro superior até o cotovelo e incluindo este.
    - Pode reconstruir funcionalmente a extensão/flexão do cotovelo, rotação externa do ombro.
    - Pode cobrir defeitos da parede torácica, espinais e de mama.
    - Pode ser usado na reconstrução da cabeça e do pescoço.
- Livre pode ser usado para qualquer indicação acima e, além disso:
    - Tanto na reconstrução de membro inferior como superior.
    - Reconstrução da cabeça e do pescoço.
    - Reconstrução do tórax e do tronco.

Limitações
- Cicatriz longa nas costas.
- Pode ser necessário reposicionar o paciente intraoperatoriamente.
- Ponta distal do músculo não confiável, pois é um território secundário suprido primariamente pelos perfurantes lombares.

Método
- **Posição:** paciente de lado ou em pronação. Pode ser supino, se experiente.
- **Incisão:** músculo somente: incisão longitudinal oblíqua 5 cm posterior, paralela à margem palpável do músculo anterior a partir da margem axilar até o íleo. Pele: desenhe uma elipse transversa ou oblíqua (seguindo a margem anterior) com o ápice da elipse na margem posterior da axila.
- **Dissecção:** eleve a pele no plano supramuscular anteriormente até ser visualizada a margem anterior. Eleve a pele posteriormente à espinha. Incise ao longo da margem anterior. Encontre o plano entre o grande dorsal e as costelas e divida os perfurantes que atravessam esse plano. Distalmente esse plano funde-se ao serrátil posterior inferior. Divida a origem aponeurótica da espinha e da pelve, e as faixas musculares das costelas. Incise ao longo da margem superior que pode ter inserção na escápula do trapézio. Siga a inserção superficialmente em sentido proximal ao úmero. Na superfície profunda, visualize o pedículo e disseque de distal a proximal. Divida os ramos até o serrátil anterior. Faça pedículo ou divida o retalho livre. Divida a inserção, conforme necessário para mobilidade extra, se for pediculado.
- **Fechamento:** feche o local doador diretamente sobre drenos. Insira o retalho.

Complicações
Seroma comum; pode ser minimizado costurando-se os retalhos de pele até as costas ao fechamento.

Morbidade do local doador
Clinicamente não existe um defeito funcional (devido ao peitoral maior e redondo maior). A cicatriz pode ser evidente.

Descobertas
- Tem sido utilizado como retalho baseado distalmente nos perfurantes distais para cobrir feridas lombares e sacrais.
- Usado como retalho perfurante (livre ou pediculado).

Referência
Olivari N (1976). *Br J Plast Surg* **29**, 126–8.

Retalho do serrátil anterior

Um retalho de músculo somente, que pode ser um poupador de músculo por empregar somente um segmento muscular. Também pode ser usado como transferência muscular funcional.

Anatomia
Músculo multialar que une as costelas 1-8 à escápula. As duas primeiras digitações originam-se dos aspectos externos da primeira e segunda costelas. Elas formam o soalho fora do triângulo posterior do pescoço. A terceira e quarta digitações originam-se da terceira e quarta costelas. As quatro digitações finais originam-se por meio de interdigitações carnosas dos ângulos anteriores da quinta, sexta, sétima e oitava costelas. O serrátil interdigita-se com o oblíquo externo.

As duas primeiras digitações inserem-se no ângulo superior da escápula. A terceira e quarta digitações inserem-se na margem vertebral da escápula em sua superfície costal. As quatro digitações finais inserem-se no ângulo inferior da escápula.

O músculo protrai a escápula e a mantém oposta à parede torácica. As quatro digitações inferiores ajudam o trapézio a girar a escápula de modo que o glenoide aponte para cima e lateralmente. A denervação resulta em escápula alada e má rotação.

Anatomia vascular: tipo 3
Existem dois suprimentos sanguíneos. O primeiro é o ramo do serrátil da artéria toracodorsal, que é uma continuação da artéria subescapular que surge da terceira parte da artéria axilar. A aproximadamente 3 cm de sua origem, a artéria subescapular divide-se em artéria escapular circunflexa (que sai da axila através do espaço triangular) e a artéria toracodorsal. A artéria toracodorsal divide-se em ramos toracodorsal e serrátil a aproximadamente 5-8 cm de sua origem. O ramo serrátil segue posteriormente, situando-se exatamente superficial à fáscia do serrátil antes de entrar no músculo, em geral após dividir-se em vários ramos. Supre principalmente as quatro faixas inferiores. O serrátil também é suprido pela artéria torácica lateral. Este vaso é um ramo da segunda parte da artéria axilar. Ele segue a margem lateral do peitoral menor e supre principalmente as quatro faixas superiores. Se a artéria toracodorsal for dividida proximal ao ramo serrátil, o retalho poderá sobreviver no fluxo retrógrado ao longo do ramo toracodorsal a partir do grande dorsal.

Suprimento neural
As duas primeiras digitações são por meio da vértebra C5, a terceira e a quarta digitações são por meio da C6 e as quatro digitações finais ocorrem por meio da C7. Todos os suprimentos nervosos alcançam o músculo ao longo do nervo torácico. As contribuições da C5 e C6 unem-se dentro do escaleno médio, e o ramo C7 une-se na margem posterior inferior do escaleno médio às primeiras digitações do serrátil anterior. O nervo então continua sobre a superfície superficial do músculo profundo até a sua fáscia. Ele se situa posterior à linha medioaxilar e encontra-se vulnerável nas dissecções axilares, nas simpatectomias transtorácicas e no triângulo posterior dos procedimentos do pescoço.

Território do retalho
O músculo compõe-se em uma forma aproximadamente triangular a partir da axila (10 × 15 cm).

Adequabilidade para a transferência de tecido livre
Um retalho livre muito confiável. O pedículo é longo e os vasos de grande diâmetro. A morbidade do local doador só pode ser minimizada coletando-se três ou quatro faixas e preservando-se o suprimento nervoso para o músculo remanescente.

Indicações
- Somente músculo.
- Músculo neurotizado (transferência de músculo funcional).
- Pediculado:
    - Usado para reconstrução axilar ou de tecido mole do ombro.
    - Pode cobrir pequenos defeitos locais da parede torácica.
- Livre pode ser usado para qualquer indicação acima e, além disso:
    - Tanto para reconstrução do membro inferior como do superior.
    - Reconstrução da cabeça e do pescoço.

Limitações
- Receio de causar morbidade de escápula e membro superior.
- Músculo pequeno e fino.

Método
- **Posição:** paciente de lado ou supino, se experiente.
- **Planejamento:** examine e registre a função escapular e postura da escápula. A escápula é testada pedindo-se ao paciente para flexionar o ombro e empurrá-lo contra a parede, e para abduzir o ombro a 90°. Observe quanto a formação de asas ou má rotação.
- **Incisão:** uma incisão longitudinal de linha média axilar.
- **Dissecção:** incise a pele e encontre a margem anterior do grande dorsal. Retraia o grande dorsal anteriormente. Localize o vaso toracodorsal e seu ramo serrátil na parede medial da axila e os nervos toracodorsais e longos. Divida as três ou quatro faixas musculares inferiores a partir das costelas, trabalhando de inferior a superior. Há um ótimo plano profundo para o serrátil; pode ser útil se você encontrar este plano primeiro e então colocar um dedo dentro dele ajudará a delinear a inserção das costelas. Eleve os vasos do serrátil fora das quatro faixas, dividindo quaisquer ramos pequenos. Divida o serrátil entre a quinta e sexta ou quarta e quinta faixas. Deixe o nervo inserido nos cordões remanescentes, a não ser que planeje um retalho neurotizado, caso em que fará uma dissecção intraneural empregando somente dois fascículos que suprem os segmentos do músculo que está sendo coletado. Siga o músculo posteriormente até sua inserção e divida-o a partir da escápula. Divida os ramos para o grande dorsal, se for necessário um pedículo mais longo. Tente evitar isso para que o grande dorsal possa ser utilizado posteriormente caso o serrátil falhe! Faça pedículo ou divida-o para retalho livre.
- **Fechamento:** feche o local doador diretamente sobre drenos. Insira o retalho.

Complicações
O seroma é comum.

Morbidade do local doador
O defeito funcional pode ser marcado se você empregar todo o serrátil anterior ou denervar de forma desajeitada o músculo remanescente.

Descobertas
Tem sido utilizado como um retalho fascial do serrátil para reconstrução de tecido deslizante ou quando é necessário um retalho superfino.

Grácil

Anatomia
Grácil é um músculo em faixa situado superficialmente no aspecto interno da coxa. Origina-se de uma aponeurose achatada e fina da metade inferior da margem da sínfise e metade anterior do arco pubiano. Ele penetra na tíbia média *(pes anserinus)* e algumas fibras cursam para a patela na porção média.

Anatomia vascular: tipo 2
A artéria femoral circunflexa medial (um ramo da femoral profunda) passa superficial ao adutor curto e profunda ao adutor longo até entrar no grácil a cerca de 8-10 cm abaixo do tubérculo pubiano no aspecto anterolateral profundo do músculo. Existem dois pedículos distais que são ramos da artéria femoral superficial. Todos os ramos entram na superfície profunda.

Suprimento neural
O grácil é inervado por meio de um ramo do nervo obturador.

Território do retalho
O músculo inteiro pode ser levantado sobre o pedículo principal. O território cutâneo não é confiável, mas alguma pele pode ser baseada sobre o perfurante cutâneo que é encontrado no local de penetração do pedículo.

Adequabilidade para a transferência de tecido livre
Favorito pessoal para transferência de músculo livre. Comprimento do pedículo 10 cm. Coleta fácil. Vasos de tamanho moderado.

Indicações
- Músculo pediculado ou miocutâneo:
    - Reconstrução da genitália.
    - Reconstrução da virilha.
    - Cobertura do períneo, púbis, virilha, parede abdominal, ísquio.
- Retalho livre:
    - Retalho muscular para qualquer defeito adequado.
    - Unidade funcional para bíceps, flexores digitais, reconstrução facial.

Limitações
O território cutâneo não é tão confiável como o de outros retalhos. O tamanho máximo é 8-10 cm de largura × 20-30 cm de comprimento × 1 cm de profundidade.

Método
- **Posição:** paciente supino, quadril abduzido e rodado externamente.
- **Incisão:** incise ao redor do músculo a partir do ramo pubiano até a porção média da coxa longitudinalmente, 3 cm atrás de uma linha desenhada desde a inserção do tendão do adutor longo no ramo pubiano e côndilo femoral medial. O erro mais comum é incisar muito anterior e elevar o adutor longo!

GRÁCIL

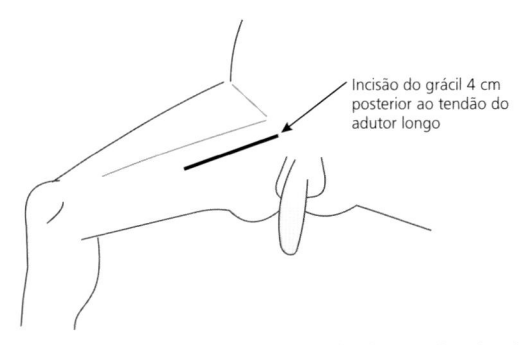

Fig. 22.40 Incisão no grácil 4 cm posterior e longitudinal ao tendão do adutor longo.

- **Dissecção:** incise através da fáscia longitudinalmente. Eleve a fáscia anterior e posteriormente. Incise ao longo da margem muscular posterior e eleve o plano profundo mediante retração do músculo, dobrando-o anteriormente. Veja o pedículo entrar no aspecto anterior profundo. Divida os outros perfurantes que passam dentro do músculo distalmente. Incise ao longo da margem muscular anterior evitando a passagem anterior do pedículo. Distal ao pedículo, incise a fáscia entre o adutor longo e curto (magno distalmente); insira o retrator autostático neste sulco e expanda-o para retrair esses músculos. O pedículo desloca-se nesse plano e agora pode ser dissecado. Divide os ramos do vaso para os adutores. O nervo entra separadamente em um ângulo oblíquo proximal aos vasos. O músculo deverá agora ser liberado, da sua origem, inserção e pedículo. Divida a inserção mediante retração do músculo e divisão da junção tendinosa. Para um retalho pediculado divida a origem completamente, mas deixe pedículo nos vasos e transponha a ponta distal do músculo. Para um retalho livre, divida os três quartos posteriores da origem do ramo pubiano inferior (há um pequeno pedículo vascular a ser diatermizado aqui) para proteger o pedículo enquanto você os divide. Então complete a liberação da origem muscular.
- **Fechamento:** feche o local doador diretamente sobre dreno. Insira o retalho e cubra-o com enxerto de pele de espessura parcial (SSG), se necessário.

Complicações
O pedículo entra no músculo em um ângulo, devendo-se ter cuidado ao planejá-lo e inseri-lo para evitar uma ondulação indevida.

Morbidade do local doador
O local doador cicatriza-se com uma cicatriz bem escondida, quando fechado primariamente. Sem perda funcional.

Variações
Reconstrução funcional de esfíncteres anais. Tem sido dividido longitudinalmente para fornecer dois ramos musculares separados, especialmente para reanimação facial.

Retalho da virilha

O primeiro retalho pediculado em padrão axial, realizado por Wood, em 1862! Entretanto, não foi descrito de maneira adequada até 1972 (McGregor e Jackson, 1972) e a base do primeiro retalho livre foi descrita em 1973 (O'Brien et al., 1973).

Anatomia
Utiliza pele baseada na artéria ilíaca circunflexa superficial (SCIA), alinhada longitudinalmente, lateral aos vasos femorais, ao longo da dobra da virilha em uma linha inferior e paralela ao ligamento inguinal.

Anatomia vascular: tipo B
A SCIA surge da artéria femoral comum no triângulo femoral, 2-3 cm abaixo do ligamento inguinal, próximo da origem das artérias epigástrica superficial, femoral circunflexa e femoral profunda. São encontradas consideráveis variações no padrão exato de origem desses vasos. A SCIA corre profunda à fáscia profunda lateralmente e paralela ao ligamento inguinal até a margem medial do sartório. Aqui o vaso divide-se nos ramos profundo e superficial. O ramo superficial continua mais superficialmente e exatamente suprafascial, suprindo a pele além da espinha ilíaca anterossuperior (ASIS) e conduzindo-se em sentido oblíquo, cranialmente, na direção da linha média. A veia ilíaca circunflexa superficial (SCIV) drena na veia femoral 1-2 cm medial à artéria e pode estar proximal ou distal à origem arterial.

Suprimento neural
A pele é suprida pelo ramo intercostal lateral da T12, que cruza a crista ilíaca 5 cm posterior à espinha ilíaca anterossuperior (ASIS). O nervo cutâneo femoral lateral, quando emerge medial à ASIS, passa exatamente profundo ao retalho. Deve-se ter o cuidado de preservá-lo.

Território do retalho
O retalho estende-se exatamente medial à veia femoral quase tão distante quanto superolateralmente à espinha (35-40 cm). Pode-se estender até 10-12 cm de largura; em geral é elíptico com eixo longo paralelo ao ligamento inguinal, centralizado na linha 2-3 cm abaixo do ligamento inguinal que continua superiormente, à medida que segue as dobras cutâneas ao redor do tronco.

Adequabilidade para a transferência de tecido livre
Excelente. Pedículo curto. A artéria é bastante pequena, em geral tem 1-2 mm de diâmetro. Sem defeito funcional do doador. Cicatriz bem escondida. Retalho grande. Pode incluir outros territórios (epigástrica superficial, artéria ilíaca circunflexa profunda – DCIA).

Indicações
- Somente pele.
- Osteofasciocutâneo com crista ilíaca.
- Pediculado:
    - Para cobrir defeitos da mão, antebraço e braço.
    - Para cobrir parte inferior do abdome, períneo.
- Livre pode ser usado para qualquer indicação acima e além disso:
    - Qualquer reconstrução que requeira pele de boa qualidade e tecido subcutâneo ou sem volume.

Limitações
Pode ser volumoso, quando usado como retalho livre em razão da preservação da gordura subcutânea no pedículo. Pode ser adelgaçado radialmente desde que seja lateral ao sartório. O pedículo é curto e o diâmetro e a anatomia da SCIA tendem a variar. A dissecção do pedículo pode ser difícil. Pode ter pelos. Como um retalho pediculado distante para a mão, dificulta a elevação da mão e a terapia.

Método
- *Posição:* paciente supino.
- *Planejamento:* pele – desenhe uma elipse longitudinalmente centralizada na linha desenhada 2-3 cm abaixo do ligamento inguinal a partir dos vasos femorais até a ASIS e continue a linha conforme necessário ao redor do tronco, mantendo a direção. O ápice medial da elipse é medial aos vasos femorais, de forma que a largura do retalho é alcançada quando os vasos femorais estão palpáveis. Use planejamento em padrões reversos para desenhar o retalho.
- *Incisão:* incise ao redor do retalho a partir dos vasos femorais lateralmente em sentido superior e inferior até o ápice lateral. Em sentido superior, você dividirá os vasos epigástricos superficiais.
- *Dissecção:* eleve o retalho de lateral a medial. Permaneça no plano suprafascial até o sartório ser alcançado. Diminua a velocidade e prossiga sobre o sartório suprafascialmente até ser alcançada a margem medial. O vaso deverá estar visível através da fáscia, e na margem medial pode ser visto o ramo profundo que passa dentro ou medial ao sartório. Disseque ao redor deste vaso para assegurar que você possa visualizar a continuação medial da SCIA e depois divida o ramo profundo. Siga a SCIA na superfície profunda do retalho até a origem da artéria ser visualizada. Essa distância é muito mais curta do que se poderia imaginar. Disseque ao redor da origem arterial e siga a veia medialmente e isole-a. Continue a incisão da pele sobre a face medial do retalho e divida os vasos se for um retalho livre; deixe a pele medial e os vasos intactos, se pediculado.
- *Fechamento:* feche o local doador diretamente, se possível sobre drenos. Se contraído, flexione o quadril. Insira o retalho.

Complicações e morbidade do local doador
Seroma no local doador. A hiperpigmentação tem sido notada como uma complicação. A drenagem venosa é mais provavelmente um problema na transferência livre do que no suprimento arterial, assim mantenha uma veia em segurança lateralmente no retalho para supercarregar a drenagem, se necessário. Pode ser difícil monitorar quando a pele é muito clara. Cicatriz excelente e discreta na linha da dobra inguinal.

Descobertas
O retalho pode ser em sentido longitudinal lateralmente para cobrir os dois defeitos adjacentes (dedos). Pode levar um segmento da artéria femoral com a origem da SCIA, se o lúmen arterial for muito estreito.

Referências
McGregor IA, Jackson IT (1972). *Br J Plat Surg* **25**, 3–16.
O'Brien BM, MacLeod AM, Hayhurst JW, Morrison WA (1973). *Plast Reconstr Surg* **52**, 271–8.

Retalho DCIA (artéria ilíaca circunflexa profunda)

A DCIA é um retalho ósseo em padrão axial denominado segundo seus vasos e também é chamada de "retalho ósseo ilíaco vascularizado" ou "retalho ósseo da crista ilíaca" segundo o segmento ósseo utilizado. Quase sempre é usado como transferência de tecido livre. Descrito por Taylor e Watson (1978). Era mais popular para reconstrução mandibular em razão da forma similar do osso ilíaco.

Anatomia
O retalho de artéria ilíaca circunflexa profunda é usado como "enxerto" ósseo vascularizado. O músculo oblíquo interno pode ser incluído. Um retalho DCIA osteocutâneo pode ser utilizado nas reconstruções apropriadas, mas o suprimento sanguíneo para a pele é considerado menos confiável do que para o osso.

Anatomia vascular
A DCIA origina-se da artéria ilíaca externa exatamente superior ao ligamento inguinal. Ela então corre paralela ao ligamento profunda ao canal inguinal, correndo na junção das fáscias transversal e ilíaca, na direção da ASIS; 1 cm medial à ASIS ela emite um grande ramo ascendente, anastomosando-se também com um ramo ascendente da artéria femoral circunflexa lateral. A DCIA então perfura a fáscia transversal para correr 2 cm abaixo da crista ilíaca no sulco entre as fáscias ilíaca e transversal. A artéria termina no ponto médio da crista aproximadamente 8 cm além da ASIS onde ela se anastomosa com as artérias glútea superior e iliolombar dentro do abdominal transverso. Ao longo de seu curso surgem perfurantes musculocutâneos da DCIA. Os vasos ósseos vêm através do ilíaco, assim é necessário incluir um segmento do ilíaco no retalho. A anatomia da DCIA é consistente. O pedículo do retalho tem em torno de 6 cm de comprimento e 3 mm de diâmetro. As veias comitantes correm com a artéria e drenam na veia ilíaca externa.

Território do retalho
Crista ilíaca da ASIS e estendendo-se posteriormente por até 18 cm.

Adequabilidade para a transferência de tecido livre
Bom contorno; bom osso para implantes osseointegrados para reconstrução mandibular.

Indicações
- Pediculado:
    - Para reconstrução acetabular.
- Livre:
    - Reconstrução da mandíbula.
    - Qualquer defeito que necessite de osso espesso de boa qualidade.

Limitações
Difícil de coletar; muito curvo para reconstrução de osso longo; lâmina de pele não confiável, a menos que a SCIA também seja retirada (mas isso ocasiona uma área doadora desagradável).

RETALHO DCIA (ARTÉRIA ILÍACA CIRCUNFLEXA PROFUNDA)

Método
- **Posição:** paciente supino.
- **Planejamento:** desenhe uma linha que começa medial até o ponto médio do ligamento inguinal que então corre até a margem superior do ligamento e da crista ilíaca. Sua extensão posterior depende das necessidades de reconstrução.
- **Incisão:** incise ao longo da linha. A incisão pode ser estendida medialmente ou ao longo do curso dos vasos femorais. Exponha o ligamento inguinal e a ASIS.
- **Dissecção:** o ligamento inguinal e o oblíquo externo, o oblíquo interno e o transverso são liberados da ASIS, evitando-se lesão ao nervo cutâneo femoral lateral e ao ramo ascendente da DCIA que é encontrado 1 cm acima e lateral à ASIS. A origem da DCIA é identificada mediante exploração dos vasos ilíacos externos ao nível da origem da grande artéria epigástrica inferior (IEA). O ramo ascendente é ligado, a menos que esteja planejado para incluir uma porção do músculo oblíquo interno. O ramo ascendente da femoral circunflexa também é ligado. Os músculos da parede abdominal e o ligamento inguinal são retraídos, expondo a DCIA no músculo ilíaco. A DCIA é rastreada lateralmente ao redor do aspecto interno da crista ilíaca. Note que o nervo cutâneo lateral corre entre o pedículo e o ilíaco. Um segmento de músculo ilíaco a um mínimo de 1 cm abaixo dos vasos é mantido com a crista ilíaca. Uma serra oscilatória é então utilizada para dividir o osso ilíaco conforme necessário para a reconstrução. Em alguns casos, somente o córtex interno é necessário, o que permite uma cosmética mais satisfatória no local doador. Se ambos os córtices forem necessários, o tensor da fáscia lata e o glúteo máximo são descolados do aspecto externo da crista ilíaca. A ASIS é preservada para melhor cosmética e estabilidade funcional. Uma grande lâmina de pele centralizada na crista ilíaca nutrida por perfurantes pode ser incluída no retalho, mas a presença dos perfurantes pode não ser confiável.
- **Fechamento:** feche o local doador em camadas para diminuir o risco de herniação pós-operatória. Insira o retalho.

Complicações
Hérnia, paralisia do nervo femoral, nervo cutâneo lateral da paralisia da coxa.

Morbidade do local doador
Dor ilíaca lateral e abaulamento comuns; perda do contorno do quadril se retirada ASIS; paralisias do nervo conforme acima; hérnia.

Descobertas e dicas
- Pode ser levantado incluindo cobertura de pele e tecido livre, ou com todo o músculo ilíaco e periósteo que pode ser tubulizado. A tábua externa pode ser osteotomizada para contornar o osso, mantendo ao mesmo tempo a perfusão óssea.
- Reparo de um estágio de defeitos compostos da perna com retalhos revascularizados livres de pele da virilha e osso ilíaco.

Referência
Taylor GI, Watson N (1978). *Plast Reconstr Surg* **61**, 494–506.

Retalho TFL (tensor da fáscia lata)

Anatomia
Este músculo com sua longa extensão fascial surge da parte anterior do lábio externo da crista ilíaca e do aspecto externo da espinha ilíaca anterior superior. Situa-se entre o glúteo médio e o sartório. O músculo está inserido entre as duas camadas da fáscia lata a cerca de um quarto do trajeto descendente na coxa, formando o trato iliotibial que continua até à tuberosidade externa da tíbia.

Anatomia vascular: tipo 1
Pedículo: ramos transversos da artéria circunflexa femoral lateral, um ramo da femoral profunda a cerca de 10 cm abaixo da espinha ilíaca anterior superior. Perfurantes musculocutâneos são emitidos proximalmente e suprem a pele sobre o trato iliotibial tão distalmente quanto no joelho. Entretanto, note que a pele distal é realmente um território adjacente, uma vez que é suprida distalmente, principalmente, por perfurantes diretos da artéria femoral profunda.

Suprimento neural
Os suprimentos vascular e neural são de diferentes origens. O suprimento do nervo motor é proveniente do nervo ciático via nervo glúteo superior. A pele sobrejacente ao TFL e trato iliotibial é suprida em segmentos pela continuação do intercostal T12 e nervo cutâneo femoral lateral.

Adequabilidade para a transferência de tecido
Sim, como retalho muscular, miocutâneo, fascial ou osteomiocutâneo composto (utilizando-se 5-8 cm da crista ilíaca).

Indicações
- Parede abdominal anterior.
- Defeitos suprapubianos.
- Defeitos da virilha e períneo.
- Defeitos do trocanter.
- Defeitos acetabulares.
- Quando é necessária fáscia fortemente vascularizada, como nos defeitos das paredes abdominal e torácica.

Limitações
A porção de trabalho é primariamente fasciocutânea e, portanto, não é ideal para o enchimento de volume de defeitos grandes. Pedículo curto para transferência do retalho livre. Problemas de local doador. Limitações do arco de rotação na transferência pediculada.

Método
- **Posição:** paciente de lado ou supino.
- **Incisão:** se músculo e fáscia somente, uma incisão longitudinal ao longo da linha mediolateral que se curva anteriormente em direção proximal. Se for musculofasciocutâneo, desenhe uma linha de ASIS até o côndilo lateral. O músculo e o retalho situam-se posteriores a essa linha. Planeje a lâmina de pele sobre o TFL ou a junção deste e o trato iliotibial. Isso pode ser planejado como ilha de pele elíptica ou em forma de U, deixando-o pediculado proximalmente, como um retalho de transposição. Neste ca-

so, o ápice do U pode-se aproximar do joelho, embora o segmento distal seja aleatório. Incise ao redor do retalho de pele.
- **Dissecção:** encontre o plano entre o sartório e o TFL e siga distalmente, isso o conduzirá ao plano sob o trato iliotibial. Siga e divida-o mais distalmente, conforme necessário. Divida os perfurantes a partir da femoral profunda, atravessando esse plano. Disseque a margem posterior entre o TFL e o glúteo. Divida a origem do TFL a partir da crista ilíaca. Conforme o músculo desce da crista, retraia-o distante do sartório e encontre o pedículo e preserve-o. Deixe-o pediculado proximalmente e transponha a extremidade distal do retalho, ao redor do defeito a cobrir.
- **Fechamento:** feche o local doador diretamente sobre dreno, a menos que uma grande ilha de pele seja empregada, caso em que um enxerto será necessário. Insira o retalho.

Complicações
- O terço distal pode não ser confiável sem um procedimento de retardo. Volumoso no ponto de rotação.
- Pode haver instabilidade genicular em pacientes atléticos.

Morbidade do local doador
- Quando é cutâneo, pode dificultar o fechamento primário do doador.
- Pode ser funcionalmente incômodo, assim é reservado principalmente para tratamento de úlceras de pressão em paraplégicos, enchimento de orifícios em substituição complicada do quadril e quando é necessária uma grande fáscia vascularizada.

Retalho da coxa anterolateral

Um retalho fasciocutâneo da pele da coxa lateral anterior baseado nos perfurantes do ramo descendente da artéria circunflexa lateral. Este retalho está ganhando popularidade por seu bom local doador e variação de usos. Normalmente utilizado como retalho livre.

Anatomia

Anatomia vascular: tipo B/C
É classificado como tipo B, caso seja incluído um perfurante e como tipo C se forem incluídos múltiplos perfurantes.

A artéria circunflexa lateral deriva da femoral profunda e passa sob o músculo reto femoral. Emite um ramo ascendente, um transverso (para TFL) e um descendente. O ramo descendente é a artéria principal desse retalho. No ponto médio de uma linha que se une à ASIS para a porção lateral da patela, a artéria divide-se em um ramo medial e um lateral. O medial retorna sob o reto femoral e o lateral supre os perfurantes para esse retalho. A drenagem venosa ocorre mediante VCs pareadas que se esvaziam dentro das veias femoral ou femoral profunda.

Suprimento neural
Nervo cutâneo femoral lateral que pode ser usado para neurotizar o retalho.

Território do retalho
Até 15 cm de largura × 38 cm de comprimento. O comprimento do pedículo é ≥ 10 cm. O diâmetro do vaso é de 1-3 cm.

Adequabilidade para a transferência de tecido livre
Pele com pelos, fina e flexível, com um pedículo alongado de tamanho moderado,

Indicações
- Pediculado proximalmente:
    - Defeitos da coxa e do quadril.
    - Parede abdominal inferior.
- Pediculado distalmente:
    - Defeitos do joelho.
- Livre:
    - Qualquer defeito cutâneo que necessite de pele fina e flexível.
    - Reconstrução de cabeça e pescoço, intraoral e base craniana.

Limitações
Suprimento sensorial mínimo. Somente tamanho moderado, se o local doador for fechado diretamente. Pode ser impossível fechar o local doador em jovens ou caucasianos obesos. Dissecção cansativa. Área contendo pelos.

RETALHO DA COXA ANTEROLATERAL

Vantagens
Grande quantidade de tecido. Doador acessível e descartável. Sem perda funcional. Neurossensorial. Pode conferir mais volume ou ser adelgaçado onde necessário.

Método
- *Posição:* paciente supino. Saco de areia embaixo do quadril ipsolateral.
- *Planejamento:* desenhe a partir da ASIS até a margem lateral da patela. Desenhe um círculo com raio de 3 cm no ponto médio dessa linha. Doppler fora dos perfurantes no quadrante inferolateral. Ocasionalmente, os perfurantes mais dominantes são mediais ao reto femoral a partir do ramo medial. Nesse caso, um retalho da coxa anteromedial deverá ser considerado. Molde o defeito e desenhe o contorno do retalho com seu longo eixo centralizado sobre a linha na coxa e com o perfurante escolhido sob a junção do terço proximal e médio. Faça-o dentro de uma elipse para ajudar no fechamento direto, se possível.
- *Incisão:* incise ao redor do lado medial do retalho e incise longitudinalmente ao longo da linha na direção da ASIS.
- *Dissecção:* aprofunde a incisão no lado medial através da fáscia profunda. Levante no plano subfascial até ser(em) visualizado(s) o(s) perfurante(s). Se você tiver sorte, eles serão septais vindos entre o vasto lateral e o reto femoral (20%). Entretanto, geralmente eles são encontrados surgindo do músculo vasto lateral (80%). Tendo definido o perfurante, retraia o reto femoral, e o ramo descendente (pedículo) deverá estar visível no espaço intermuscular. Verifique quanto a quaisquer outros perfurantes e, então, desenhe o retalho final. Incise as outras três margens do retalho e levante em um plano subfascial. Os perfurantes devem ser dissecados fora do vasto lateral ou ser empregada uma bainha fina do músculo. Geralmente só um perfurante é necessário, mas um retalho grande é melhor com dois. O pedículo vascular deve ser cuidadosamente separado do nervo até o vasto lateral (motor) que se situa lateral à artéria. Para tornar esse retalho sensorial, o nervo cutâneo femoral lateral pode ser identificado superficial à fáscia profunda na incisão superior. Siga o ramo descendente da artéria femoral circunflexa lateral proximalmente até ser obtido pedículo suficiente.
- *Fechamento:* feche diretamente o local doador, se possível sobre drenos. Se tenso, é preferível ao defeito com SSG. Insira o retalho.

Complicações e morbidade do local doador
Incapacidade para fechar o local doador, necessitando-se de enxerto. Há referências de que defeitos de até 15 cm de largura foram fechados primariamente sem déficit funcional. Entretanto, isso é possível principalmente em pacientes idosos ou naqueles com perda de peso, como os paciente de cabeça e pescoço.

Descobertas e dicas
Esse retalho pode ser afinado para torná-lo um retalho cutâneo, podendo ser levantado no plano suprafascial. O adelgaçamento é mais bem feito enquanto ainda inserido na perna uma vez que pode ocorrer alguma necrose da borda. Verifique a posição do perfurante antes de uma incisão demasiada do retalho já que o Doppler com frequência está errado!

Retalho do bíceps femoral

Um retalho muscular ou musculocutâneo de pele da coxa posterior baseado em perfurantes provenientes da artéria femoral profunda. Esse é um retalho pediculado usado para úlceras de pressão isquiais seja como retalho musculocutâneo de avanço (geralmente V-Y) ou como retalho de rotação muscular (Tobin et al., 1981).

Anatomia
O bíceps femoral origina-se de duas cabeças, a cabeça longa proveniente da tuberosidade isquial e a cabeça curta proveniente da linha áspera do fêmur. Ele insere-se na cabeça da fíbula.

Anatomia vascular: músculo tipo 2
A pele da coxa posterior é suprida pelos perfurantes que surgem da artéria femoral profunda, a qual atravessa o bíceps femoral para a pele. Os proximais são os mais importantes e estão dentro de 5-8 cm da origem. A drenagem venosa é via VCs. O bíceps femoral é suprido por dois ramos principais da artéria femoral profunda e pode sobreviver sozinho no ramo proximal.

Suprimento neural
O bíceps femoral é suprido diretamente a partir do nervo ciático dentro da superfície profunda ou metade proximal do músculo. A pele da coxa posterior proximal é suprida pelo nervo cutâneo femoral posterior.

Território do retalho
Até 12 cm de largura × 30-40 cm de comprimento.

Indicações
- Pediculado proximalmente:
  - Úlceras de pressão isquiais, especialmente se um retalho da coxa posterior (glúteo) falhou.
  - Reconstrução de nádega, trocanter e perianal.

Limitações
Transecção da artéria glútea inferior e de seus ramos que suprem o retalho da coxa posterior (glúteo), tornando-o inútil no futuro. Suprimento sensorial. Local doador.

Vantagens
Grande quantidade de tecido. O músculo pode inserir-se e separar-se da pele até certo ponto. Doador acessível e descartável. Sem perda funcional em paraplégicos e aceitável em outros. Sensorial, se estiver presente a sensação. Pode ser reutilizado por meio de reavanço.

Método: retalho de avanço V-Y
- **Posição:** paciente supino.
- **Planejamento:** desenhe uma linha do ísquio à cabeça da fíbula conferindo um eixo muscular. Marque o pedículo da pele sobre a metade proximal do músculo, em geral imediatamente adjacente ao defeito. Um V estrito não é necessário. Em razão da frouxidão da pele circundante, será permitido um fechamento direto.
- **Incisão:** ao redor da lâmina de pele e estendendo-se distal, descendo até a linha na direção do joelho.

- **Dissecção:** aprofunde a incisão até o músculo. Poupe o nervo cutâneo posterior da coxa. Disseque o músculo a partir do vasto lateral em sentido lateral e o semitendinoso medialmente até o pediculado profundo em seus vasos. Divida a inserção tendinosa, tomando cuidado com o nervo fibular comum que se encontra medial sobre a cabeça da fíbula. Eleve de distal a proximal, dividindo a cabeça curta do fêmur. O nervo ciático situa-se exatamente profundo ao músculo nesse ponto. Pare a dissecção a 10 cm da origem para assegurar-se de que os perfurantes proximais permanecem não danificados. Se algo da origem permanecer intacto, divida-o e avance o retalho dentro do defeito usando o músculo proximal para preencher o espaço morto. Alguma dissecção da margem principal do defeito pode ser efetuada para ajudar o músculo e a inserção do retalho.
- **Fechamento:** feche o local doador diretamente sobre drenos.

Método: rotação muscular
- **Posição:** paciente supino.
- **Planejamento:** desenhe uma linha do ísquio da fíbula sobre o eixo do músculo.
- **Incisão:** incise a linha que desce em direção ao joelho.
- **Dissecção:** aprofunde a incisão até o músculo. Poupe o nervo cutâneo posterior da coxa. Disseque o músculo a partir do vasto lateral em sentido lateral e o semitendinoso medialmente até o pediculado profundo em seus vasos. Divida a inserção tendinosa, tomando cuidado com o nervo fibular comum que se encontra medial sobre a cabeça da fíbula. Eleve de distal a proximal, dividindo a cabeça curta do fêmur. O nervo ciático situa-se exatamente profundo ao músculo nesse ponto. Divida os perfurantes distais. Pare a dissecção a 10 cm da origem quando os perfurantes forem visualizados. Se algo da origem permanecer intacto, divida-o e gire o retalho dentro do defeito como se virasse as páginas de um livro.
- **Fechamento:** feche o local doador diretamente sobre drenos.

Complicações e morbidade do local doador
Alguma perda da flexão do joelho no não paraplégico.

Descobertas e dicas
Desenhe um retalho em V grande o suficiente para evitar pressão em qualquer junção.

Referência
Tobin GR, Sanders BP Man D, Weiner LJ (1981). *Ann Plast Surg* **6**, 396–401.

Solear

Anatomia
Origina-se no aspecto posterior do terço superior da fíbula, linha poplítea e aspecto posterior no terço médio. O flexor longo do hálux situa-se profundo juntamente com o flexor longo dos dedos. Os vasos tibiais posteriores e o nervo estão separados pela fáscia profunda do músculo. É mais seguro levantar o retalho primeiro da porção distal. Não é necessário usar todo o músculo. O músculo insere-se no terço médio do aspecto posterior do calcâneo.

Anatomia vascular: tipo 2
Origem fibular: pedículo proximal dominante na artéria fibular. Origem tibial: pedículo proximal dominante e três ou mais pedículos distais que são ramos da artéria tibial posterior e correm no septo intermuscular. Os ramos entram na superfície profunda. Cada um desses pedículos apoia todo o músculo.

Suprimento neural
O sóleo é inervado proximalmente por um ramo do nervo ciático-divisão tibial posterior.

Território neural
Músculo bastante grande, situado profundo ao músculo gastrocnêmio. Não é usado normalmente como retalho miocutâneo.

Adequabilidade para a transferência de tecido livre
Não é usando normalmente como transferência tecidual.

Indicações
Transposto como um retalho local medial ou lateralmente para cobrir o terço médio da perna em fratura tibial composta ou osteomielite. Tenha cuidado em cada cenário de dano do retalho no momento da lesão original.

Limitações
Retalho vigoroso com limitações decorrentes de lesão preexistente proveniente do trauma original, arco de rotação, retalho volumoso não visível e falta de pele. Não pode cobrir o terço distal da tíbia ao redor da articulação do tornozelo se baseado proximalmente. É necessário SSG para cobrir o retalho muscular.

Método
- *Posição:* paciente de lado ou em pronação. Torniquete.
- *Incisão:* uma incisão longitudinal na metade entre a linha média mediolateral medial e linha média posterior ou uma linha média posterior direta. Um defeito anterior preexistente pode ser estendido obliquamente em direção posterior.

- **Dissecção:** encontre o plano entre o gastrocnêmio e o sóleo e divida os perfurantes que atravessam esse plano. Divida a origem do sóleo desde a tíbia medial. Quando o músculo desce da tíbia, encontre o pedículo e preserve-o. Se for um hemissóleo, divida o músculo longitudinalmente. Se for de todo o sóleo continue a dissecção liberando a origem na fíbula. Incise os perfurantes distais da artéria tibial posterior. Distalmente libere a inserção deste músculo ao tríceps sural/tendão do calcâneo, preservando o tendão e o gastrocnêmio. Deixe-o pediculado proximalmente e transponha a ponta distal do músculo medialmente ao redor da perna para cobrir o defeito no túnel subcutâneo.
- **Fechamento:** feche o local doador diretamente sobre dreno. Insira o retalho. Cobertura com SSG.

Complicações

Com a resistente base vascular proximal, esse retalho apresenta poucas complicações. De início é ligeiramente volumoso, mas em geral assenta-se com o tempo. A dissecção apresenta bastante sangramento em retalhos de hemissóleo.

Morbidade do local doador

Evidente diminuição da força da flexão plantar, mas o local doador cicatriza bem, quando fechado primariamente.

Descobertas

É utilizado como um retalho distalmente baseado nos perfurantes distais da artéria tibial posterior, para cobrir o terço distal e os defeitos do tornozelo.

Retalhos do gastrocnêmio medial e lateral

Anatomia
As duas cabeças do gastrocnêmio inserem-se nos aspectos internos dos côndilos femorais medial e lateral, respectivamente, por meio de grossos tendões. A cabeça medial é maior e se estende a uma distância maior inferiormente. As cabeças fundem-se na linha média com o nervo sural que corre entre elas e, juntamente com o músculo sóleo, formam o tríceps sural ou tendão do calcâneo que se insere no calcâneo posterior. Os vasos poplíteos situam-se profundos ao sóleo. Uma bursa no aspecto interno da cabeça medial do gastrocnêmio comunica-se com a articulação genicular. Localizados no aspecto medial da cabeça medial encontram-se os tendões do semimbranoso e semitendinoso, e o bíceps femoral contorna o aspecto lateral da cabeça lateral ao longo do nervo fibular comum. A dissecção deverá ser distal a proximal.

Anatomia vascular: tipo 1
As artérias surais medial e lateral, que são ramos da artéria poplítea, entram em sentido proximal perto da inserção dos côndilos femorais ao nível da articulação do joelho. Os vasos ramificam-se dentro do músculo e seguem ao longo de suas fibras longitudinalmente. Cada cabeça possui uma rede vascular independente. Um pequeno número de perfurantes musculocutâneos supre a pele sobrejacente.

Suprimento neural
Cada músculo é inervado por um ramo da divisão tibial posterior do nervo ciático.

Adequabilidade para a transferência de tecido livre
Não é empregado com frequência para transferência tecidual, mas pode ser utilizado.

Indicações
A cabeça medial é o retalho de primeira escolha por seu maior volume e extensão e, portanto, maior capacidade de cobertura. Cobertura muscular ou miocutânea para o joelho e terço médio da perna. Útil também para cobrir fraturas compostas do terço proximal da tíbia e osteomielite.

Limitações
Um par de retalhos resistentes com limitações relativas ao arco de rotação e largura da cobertura. A cabeça lateral não pode cobrir o terço médio da tíbia, especialmente em sentido anterior, e a cabeça medial não pode cobrir o terço distal da tíbia nem o aspecto anterior do terço médio.

Método
- **Posição:** paciente de lado ou em pronação. Torniquete.
- **Incisão:** uma incisão longitudinal na metade entre a linha média mediolateral e linha média posterior, ou uma linha média posterior direta. Um defeito anterior preexistente pode ser estendido obliquamente em sentido posterior.

- **Dissecção:** encontre o plano entre o gastrocnêmio e o sóleo. Encontre o plano entre o gastrocnêmio e a fáscia profunda e divida os perfurantes que atravessam esse plano. Encontre o plano entre as duas cabeças do gastrocnêmio. Isso é mais fácil a partir do aspecto proximal superficial e é marcado pelo nervo sural. O plano situa-se oblíquo no plano sagital e se torna menos distinto em sentido distal. O plano profundo é uma bainha contínua de aponeurose. Divida as duas cabeças. Libere distalmente a inserção muscular do tríceps sural/tendão do calcâneo preservando o tendão, outro gastrocnêmio e o sóleo. Siga o músculo superficialmente em sentido proximal até que se torne tendinoso. Circule o tendão, conforme ele se insere no fêmur e divida-o aqui. O pedículo situa-se distal a esse ponto e profundo e, assim, permanece protegido. O músculo está agora inserido somente por meio de seu pedículo neurovascular. Deixe-o pediculado proximalmente e transponha a ponta distal do músculo medialmente ao redor da perna, para cobrir o defeito, através de um túnel subcutâneo.
- **Fechamento:** feche o local doador diretamente sobre dreno, insira o retalho, cubra com SSG. Se for levantado um retalho miocutâneo, os perfurantes do gastrocnêmio para a pele são preservados. É difícil designar uma lâmina de pele no músculo para ser transposta até a posição necessária. A pele em geral é mais grossa que a pele do joelho anterior. O local doador normalmente precisa de enxerto de pele.

Complicações

Desde que o suprimento sanguíneo seja mantido proximal, poucas complicações serão encontradas. O ingurgitamento venoso é a complicação mais provável e é causada pela compressão do retalho, conforme ele passa embaixo da pele e da fáscia para alcançar o aspecto anterior da perna. Evite isso assegurando um túnel amplo, dividindo a fáscia profunda e evitando bandagens apertadas e compressivas e gesso de Paris (POP). Monitore o retalho e libere conforme necessário. A transferência do gastrocnêmio lateral pode causar compressão do nervo fibular.

Morbidade do local doador

Flexão plantar ligeiramente diminuída com pouca morbidade de local doador, se fechado primariamente. Pode haver um contorno volumoso e alguma dor/rigidez na panturrilha.

Dicas

É utilizado como retalho livre neurotizado para transferência de músculo funcional.

Retalho plantar medial

Um retalho fasciocutâneo baseado na pele plantar medial por meio de perfurantes provenientes dos vasos plantares a partir dos quais ele pode ser pediculado ou transferido livre. Ele pode ser sensibilizado e incluir músculo. É um retalho de pele lisa especializado, sendo, portanto, perfeito para reconstrução da palma da mão e sola do pé.

Anatomia
A pele plantar medial do peito do pé não suporta peso.

Anatomia vascular: tipo C
O retalho plantar medial pode ser levantado na artéria plantar medial, artéria plantar lateral ou ambas as artérias. As artérias plantares medial e lateral são ramos terminais da artéria tibial posterior que se bifurca profunda ao músculo abdutor do hálux (AH). A artéria plantar medial é o ramo menor. Ela corre entre o AH e o flexor curto dos dedos (FDB) antes de se anastomosar com a primeira artéria metatarsiana plantar. O ramo terminal maior da artéria tibial (a artéria plantar lateral) desloca-se embaixo da parte proximal do FDB e então corre entre o abdutor do dedo mínimo para se unir à artéria dorsal do pé, formando, assim, o arco plantar. É baseada em perfurantes que se ramificam ao longo da extensão da artéria plantar medial e as VCs. Os perfurantes e os ramos neurais da pele do nervo plantar medial deslocam-se entre AH e FDB.

Suprimento neural
Os nervos plantares medial e lateral, que são ramos terminais do nervo terminal, acompanham as artérias correspondentes e suprem a pele da sola do pé. O nervo medial maior supre os dois terços mediais da sola e dos dedos do pé e o nervo plantar lateral supre o terço lateral. A pele do retalho plantar medial pode ser inervada mediante seu levantamento juntamente com os fascículos e ramos do nervo plantar medial.

Território do retalho
O retalho plantar medial pode abranger toda a área que não suporta peso da sola do pé.

Adequabilidade para a transferência de tecido livre
É raramente usado uma vez que é incomum ser necessária a pele lisa. Além disso, é difícil de levantar e possui uma anatomia variável, com apenas um pedículo de extensão moderada (3-4 cm) e pequenos vasos (< 1-2 mm de diâmetro), a menos que seja coletado com vasos tibiais posteriores, caso em que o comprimento e o diâmetro do pedículo são muito maiores. Entretanto, ele possui uma pele sensível, fina e flexível, lisa e sem pelos.

Indicações
- Pediculado proximalmente:
    - Cobertura de defeitos do calcanhar e da sola que suporta peso.
    - Cobertura de tendão do calcâneo, de tornozelo lateral.
- Pediculado distalmente:
    - Cobertura dos dedos do pé, de cabeças metacarpianas.

- Livre:
    - Qualquer pequeno defeito cutâneo que necessite de pele lisa, fina e flexível, especialmente da palma da mão e pé contralateral.

Limitações
Suprimento de tecido limitado. Mínimo volume de tecido. Local doador não pode ser fechado diretamente, mas precisa de fechamento mediante retalho de rotação (vascularizado por meio de plexo subdérmico plantar) ou enxerto de pele de espessura total (FTSG).

Método
- *Posição:* paciente supino, lateral ou em pronação, dependendo do local receptor. Torniquete.
- *Planejamento:* desenhe a linha de eixo do retalho, que é uma linha a partir do calcâneo medial até a cabeça metatarsiana. Confirme esse eixo mediante palpação da artéria tibial posterior no tornozelo medial para localizar a origem do vaso e rastrear em direção ao AH. Este é o ponto pivô proximal. Palpe a junção entre AH e FDB. O ponto pivô distal é a cabeça metatarsiana do hálux. Molde o defeito e desenhe o contorno do retalho, assegurando que ele se situe sobre o eixo do vaso e permaneça na região que não suporta peso.
- *Incisão:* incise ao redor do retalho e longitudinalmente ao longo da linha na direção do ponto pivô ou ponto de origem da artéria plantar medial ou artéria tibial posterior. Isso poderia ser em zigue-zague para melhorar a cicatriz.
- *Dissecção:* eleve o retalho de pele no plano suprafascial de lateral e medial até que seja visualizado o septo intermuscular com os seus perfurantes. Preserve a fáscia plantar. Eleve a pele sobre o AH de medial a lateral até que o mesmo septo intermuscular seja visualizado. Retraia o AH medialmente para expor a artéria plantar medial e o nervo. Primeiro encontre, alternativamente, o vaso no limite distal do retalho. Divida a extremidade distal dos vasos. Siga o vaso proximal ou distalmente de acordo com o plano de desenho do retalho. Divida os ramos musculares e as anastomoses com o suprimento dorsal. Mantenha o vaso e o septo com o retalho, deixando atrás o nervo plantar medial. Se for necessário um retalho neurotizado, preserve um ramo do nervo superficial e siga proximalmente. Isso pode necessitar de dissecção fascicular intraneural. Gire em torno do vaso ou divida este também, caso seja utilizado como retalho livre, depois que o comprimento necessário for dissecado. Por segurança, toda a dissecção pode ser realizada subfascialmente. Entretanto, isso é mais difícil se houver muitos septos e planos nos quais se perca o trajeto.
- *Fechamento:* feche o local doador por meio de retalho de rotação, se possível sobre drenos. Se não for possível, é preferível fechar o defeito com FTSG. Insira o retalho.

Complicações
Denervação sensorial dos artelhos mediais. O retalho pode-se tornar venosamente congestionado por VC somente, assim, mantenha a veia superficial como uma veia segura para supercarregar, se necessário.

Morbidade do local doador
Falha na cicatrização primária, especialmente se for colocado enxerto. Não é muito ruim se for FTSG, mas pode ser problemático se for SSG em razão de hipertrofia, rachadura e instabilidade. Tente preservar o nervo plantar medial para prevenir dormência do antepé e do artelho.

Transferência do dedo do pé

Técnica versátil, baseada nos vasos dorsais do pé que permite a criação de retalhos compostos (ou de cada hálux ou segundo artelho ou dos segundos e terceiros artelhos), retalhos cutâneos do primeiro espaço membranoso, retalhos de osso metatarsianos e transferências articulares vascularizadas.

Anatomia

Anatomia vascular

O dedo do pé pode ser coletado do sistema plantar ou dorsal, mas o dorsal é usado com mais facilidade. Baseado na artéria dorsal do pé e nas VC. A artéria dorsal do pé é a continuação da tibial anterior. Ela continua profunda ao retináculo extensor no ponto médio entre os maléolos com o extensor longo do hálux (EHL) medialmente e o extensor longo dos dedos (EDL) e nervo fibular profundo lateralmente. Antes que a artéria dorsal do pé passe embaixo do extensor curto do hálux (EHB) ela se ramifica como artérias tarsianas medial e lateral. Embaixo do EHB ela se ramifica formando o arco dorsal. No limite proximal do primeiro espaço intermetatarsiano ela se aprofunda muito como artéria plantar profunda (artéria interóssea [metatarsiana] plantar) para se unir ao arco plantar na sola do pé. A artéria dorsal do pé ou a artéria plantar profunda dá origem à primeira artéria metatarsiana dorsal (interóssea). A primeira artéria metatarsiana dorsal (FDMA) corre distalmente entre o primeiro e o segundo metatarso nas variações listadas a seguir; 80% são de tipos 1 ou 2 e, portanto, dissecáveis a partir do dorso.

- Tipo 1A: único vaso FDMA superficial dorsal ao músculo.
- Tipo 1B: vaso único FDMA intramuscular.
- Tipo 2A: vaso duplicado FDMA, um superficial e o outro profundo.
- Tipo 2B: único vaso FDMA profundo.
- Tipo 3: FDMA ausente, use a artéria interóssea plantar.

No espaço membranoso, a FDMA anastomosa-se com o suprimento plantar e divide-se para suprir os artelhos adjacentes situados próximos aos nervos digitais. A drenagem venosa ocorre através do sistema venoso dorsal superficial que se comunica com o sistema da safena magna.

Suprimento neural

A pele dorsal do pé é inervada pelo nervo fibular superficial, a primeira membrana pelo fibular profundo e os dedos do pé pelos ramos terminais plantares medial e lateral. Os dedos do pé são inervados pela anastomose com os nervos digitais.

Território do retalho

Os vasos dorsais do pé podem suprir o hálux e/ou o segundo artelho, parte do artelho, primeiro espaço membranoso e articulações metacarpofalângica (MCP) ou interfalângica (IP) ou transferência vascularizada.

Indicações

- Livre:
  - Reconstrução do polegar.
  - Reconstrução do dedo da mão.
  - Reconstrução da polpa.
  - Substituição da articulação.

Limitações

A dissecção pode ser difícil em razão das variações anatômicas e da ramificação vascular. A coleta da pele é limitada, necessitando-se de outro retalho ou SSG para cobertura de pele em alguns casos.

Método

- *Posição:* paciente supino. Torniquete.
- *Planejamento:* palpe a artéria dorsal do pé na porção média do tornozelo e lateral ao navicular e marque. Marque as veias superficiais a serem preservadas com alguma extensão como a de veia para transferências. Desenhe uma incisão em forma de V no dorso do pé ao redor do dedo e outra na superfície plantar, criando uma incisão elipsoidal em raquete ao redor da base do artelho. O ápice do V deverá se situar sobre a dorsal do pé ao nível do metatarso proximal.
- *Incisão:* incise ao redor do retalho e incise longitudinalmente ao longo da linha da artéria na direção do tornozelo. Alternativamente, a incisão de acesso ao vaso pode ser um zigue-zague com elevação dos retalhos.
- *Dissecção:* eleve a pele a partir da incisão de acesso. Divida o retináculo extensor para expor a tibial anterior ou a dorsal do pé situadas laterais ao EHL. Tenha cuidado com o nervo fibular superficial e com o nervo fibular profundo. Incise ao redor do artelho; disseque ao longo das veias superficiais proximalmente até que se tornem a safena magna. Disseque do dorso até o plantar entre o segundo e terceiro artelhos (caso empregue o segundo), de modo a separá-los e para pré-visualizar o nível dos vasos de ligação. Divida o ligamento intermetatarsiano. Disseque o nervo digital lateral. Aborde a FDMA a partir do dorso do primeiro espaço membranoso, visualizando inicialmente os vasos de ligação entre artelhos. Siga a FDMA proximalmente, dividindo os ramos muscular e plantar da artéria interóssea até que ela se torne a artéria dorsal do pé. Isso requer a divisão da contribuição do extensor curto dos dedos (EDB) ao mecanismo extensor do hálux e o retináculo extensor. Divida o extensor até o artelho escolhido na extensão necessária. Disseque as interósseas a partir do metatarso e divida o ligamento intermetatarsiano, encontrando profundo a ele o nervo digital. Divida o metatarso em sua base. Eleve o metatarso e em seguida o tendão flexor na extensão necessária. O artelho será, então, pediculado somente na artéria e na veia. Libere o torniquete e verifique a reperfusão.
- *Fechamento:* feche o local doador diretamente, depois de aproximar o primeiro e o terceiro metatarsos, reconstruindo o ligamento intermetatarsiano por meio de sutura circunferencial ao redor dos colos metatarsianos e suturando os remanescentes do ligamento. Insira o retalho.

Complicações e morbidade do local doador

Denervação sensorial do dorso do pé e primeiro espaço membranoso. O local doador do segundo artelho é excelente.

Descobertas e dicas

Algumas vezes a dissecção é descrita como proximal a distal, mas é mais fácil de distal a proximal. Os vasos são muito suscetíveis, portanto evite a tensão e o contato com o vaso e assegure-se de que os ramos sejam clipados ou cuidadosamente diatermizados.

Retalho do envoltório do hálux

Uma variação da transferência usada para reconstrução do polegar que minimiza o defeito do local doador mediante emprego de apenas uma parte do hálux. Descrito como usando os tecidos moles laterais, unha com perioníquio e metade distal da falange distal (Morrison e MacLeod, 1980), seu uso estende-se ao emprego de toda a falange para apoio ósseo ou limitado a um retalho da polpa do artelho somente.

Anatomia

Anatomia vascular

📖 Ver transferência do dedo do pé.

Suprimento neural

O dedo do pé é inervado pelos ramos terminais plantares mediais e o dorso proximalmente pelo nervo fibular profundo. O dedo do pé é inervado pela anastomose com o nervo digital.

Indicações
- Livre:
  ◆ A reconstrução do polegar no ponto em que o esqueleto está intacto, ou o nível de amputação é distal à MCPJ.

Limitações

A dissecção pode ser difícil em razão das variações anatômicas e da ramificação vascular. Pele e osso limitados podem ser empregados; caso seja necessário mais, faça uma transferência de todo o artelho. Se empregada uma falange distal parcial, a epífise é abandonada e, portanto, não pode-se desenvolver em crianças.

Método
- ***Posição:*** paciente supino. Torniquete. Sem Esmarch.
- ***Planejamento:*** palpe a artéria dorsal na parte média do tornozelo e lateral ao navicular e marque. Marque as veias superficiais a partir da base do artelho. Planeje ao reverso o retalho necessário. Mensure a circunferência do polegar normal na base da falange proximal e no ponto médio da falange distal. Planeje essas mensurações no hálux, deixando 5 mm para contração secundária. Marque os contornos na porção lateral do hálux, deixando o excesso como ponte de pele no aspecto medial do artelho. Tente remover um mínimo possível de pele do pé. Considere um meio alternativo de suprir pele, caso seja necessário mais pele na mão ou no polegar. Desenhe uma extensão a partir desse retalho (pode ser em zigue-zague) para ter acesso aos vasos.
- ***Incisão:*** incise ao redor do retalho e longitudinalmente ao longo da linha da artéria na direção do tornozelo.
- ***Dissecção:*** eleve a pele a partir da incisão de acesso. Divida o retináculo extensor para expor a artéria dorsal do pé situada lateral ao EHL. Tenha cuidado com o nervo fibular superficial e nervo fibular profundo. Incise ao redor do retalho do artelho. Identifique a rede venosa dorsal, situada exatamente subcutânea, rastreando-a até a veia safena magna. Aborde a FDMA a partir do dorso do primeiro espaço membranoso, visualizando inicialmente o vaso interligante do artelho. Siga a FDMA em sentido retrógrado dividindo os ramos muscular e plantar da artéria interóssea até que se torne a artéria dorsal do pé. Incise o retalho redondo e eleve de medial a lateral fora do para-

tendão do tendão extensor. Distal à inserção do tendão extensor levante subperiostealmente até a margem próxima da dobra eponiquial. Plantarmente, levante a bainha do flexor. Divida o nervo cutâneo medial bem proximalmente (a menos que não esteja no retalho e possa ser preservada com o artelho remanescente); continue até o feixe lateral e divida o nervo lateral. A osteotomia é realizada ao nível da dobra eponiquial proximal. Se empregar toda a falange distal, divida os tendões extensor e flexor e desarticule a AIF. O artelho será, então, pediculado isoladamente na artéria e na veia. Libere o torniquete e verifique a reperfusão. O estreitamento da unha pode ser alcançado por meio de excisão da matriz germinal nos aspectos laterais da dobra ungueal. Estreite a falange distal, conforme necessário. Se necessário, o enxerto ósseo é coletado da crista ilíaca e fixado com fios K cruzados via falange distal no retalho e dentro do osso residual do polegar. Enrole os retalhos de pele em torno do osso e anastomose os vasos e nervo(s).
- **Fechamento:** corte o coto do artelho para criar uma superfície redonda e descorticar qualquer osso exposto para aplicação de FTSG. Feche o local doador com FTSG ou com retalho cruzado de artelho do segundo artelho para cobrir defeito plantar e FTSG para cobrir defeito dorsal de ambos os artelhos.

Complicações e morbidade do local doador
Denervação sensorial do dorso do pé e primeiro espaço membranoso. O local doador do hálux e segundo artelho é razoável, mas com muita cicatrização e deformado. A cicatrização pode ser demorada. O artelho pode ficar rígido. Reabsorção de enxerto de crista ilíaca.

Descobertas e dicas
Os vasos são muito suscetíveis ao espasmo, assim evite a tensão, contato com o vaso e assegure-se de que os ramos sejam clipados ou cuidadosamente diatermizados. Colete a artéria com uma bainha de tecido conectivo.

Referência
Morrison WA, MacLeod AM (1980). *J Hand Surg (Am)* **5**, 575–83.

Retalho da fíbula

Este é o retalho mais versátil para reconstrução óssea. Ósseo ou osseocutâneo ou osteomusculocutâneo com hemissóleo.

Anatomia
A fíbula suporta 10-15% da carga da porção inferior da perna e pode ser removida sem comprometimento funcional, contanto que permaneça fíbula suficiente distalmente para preservar a sindesmose em adultos ou para fazer uma osteossíntese fíbula-tíbia em crianças para manter a estabilidade do tornozelo.

Anatomia vascular
A fíbula é nutrida pela artéria fibular via uma artéria nutrícia e ramos periosteais. A artéria fibular surge da tibial posterior e segue lateralmente e, em seguida, corre para o lado medial da fíbula entre a tibial posterior e o flexor longo do hálux. No mesmo plano, situado medialmente, encontra-se o feixe neurovascular tibial posterior. O ramo nutrício entra na fíbula entre a junção do terço proximal e terço médio e no centro do osso. A distância e o septo entre o fibular e a fíbula permitem a realização de osteotomias em múltiplos níveis e ainda mantém-se o suprimento sanguíneo. Isso confere grande versatilidade ao retalho que pode ser contornado ou ter duplo sentido. A cabeça e o colo da fíbula são supridos por um ramo circunferencial da artéria tibial anterior. A lâmina de pele é baseada nos perfurantes septocutâneos via septo intermuscular lateral ou perfurantes musculocutâneos via músculos fibular ou sóleo. Uma lâmina de 8 × 18 cm pode ser assinalada, centralizada na junção do terço médio-distal da perna ou sobre perfurantes sob Doppler. A drenagem venosa é para as VCs.

Território do retalho
Até 26 cm de osso. Pele 8 × 18 cm.

Adequabilidade para a transferência de tecido livre
Pedículo 2-4 cm (até 10 cm se empregado osso distal, alongando portanto o pedículo) Vasos grandes. Muitos ramos proximalmente.

Indicações
- Pediculado proximalmente:
    - Defeito tibial ipsolateral.
- Pediculado distalmente:
    - Defeito tibial ipsolateral.
- Livre:
    - Reconstrução óssea.
    - Toda reconstrução mandibular é possível com osteotomias apropriadas para permitir a definição da forma do osso.
    - Defeitos tibiais.
    - Reconstrução de osso longo em qualquer membro.
    - Necrose avascular da cabeça femoral.
    - Osteomielite.

Limitações
O arco de rotação limita o alcance. Se a cabeça da fíbula e a fise forem necessárias, é preciso separar a anastomose vascular para o ramo da circunflexa tibial anterior.

Método
- **Posição:** paciente supino. Saco de areia embaixo da nádega. Flexione o joelho e coloque braçadeira com apoio para o pé. Torniquete.
- **Planejamento:** considere um angiograma pré-operatório ou Doppler dúplex. Isso é essencial se a circulação estiver comprometida no membro. O Doppler é usado para os perfurantes. Desenhe uma linha a partir da cabeça fibular até o maléolo lateral. Marque o vaso nutrício no ponto médio da linha. Palpe o septo intermuscular fibular que indica o local dos perfurantes. Para um retalho osseocutâneo, baseie o eixo central do retalho sobre o septo intermuscular fibular e tente planejar o retalho o mais distal possível, mantendo o perfurante no terço proximal do retalho.
- **Incisão:** incise ao redor do retalho anterior, ou se for osso somente, ao longo do septo intermuscular lateral.
- **Dissecção:** se pele for empregada, eleve o retalho cutâneo de anterior a posterior, procurando os perfurantes no septo. Depois de encontrados, incise a margem do retalho posterior e eleve para encontrar os mesmos perfurantes. Siga os perfurantes entre os compartimentos posterior e lateral descendo até o aspecto lateral da fíbula onde passarão ao redor desse, e então profundamente. Se não for empregada pele, acesse a fíbula via septo intermuscular lateral entre os músculos fibular e sóleo. Tome cuidado com o nervo fibular superficial. A dissecção a partir desse ponto é semelhante. Afaste os músculos fibular e sóleo da fíbula. Continue anteriormente ao redor da fíbula e descole o septo intermuscular anterior e os músculos extensores da fíbula. Deixe 1-2 mm de bainha do músculo no osso anterior e lateralmente. Os locais de osteotomia deverão ser escolhidos deixando 6 cm de fíbula proximal (cuidado com o nervo fibular comum) e distalmente (de preferência 10 cm para preservar a sindesmose do tornozelo). Coloque um retrator maleável adjacente à fíbula para proteger os vasos fibulares e divida o osso. Retraia o osso e encontre e divida os vasos fibulares distalmente. Disseque os vasos proximalmente conservando uma bainha mínima (1-2 mm) de músculo (tibial posterior e flexor longo do hálux) para assegurar que o vaso nutrício e os vasos segmentares periosteais permaneçam intactos. Rastreie os vasos fibulares até sua origem a partir da artéria tibial posterior.
- **Fechamento:** não feche a fáscia profunda. Feche o local doador diretamente, a menos que a lâmina de pele seja grande, haja muita tensão ou risco de síndrome do compartimento; então use SSG. POP como suporte para o pé e tornozelo na posição dorsiflexionada até que o paciente esteja se movimentando. Insira o retalho.

Vantagens
- Osso cortical reto longo.
- Pode ser contornado, dobrado.
- Pouca morbidade do doador.

Complicações e morbidade do local doador
- Paralisia do nervo fibular.
- Síndrome do compartimento.
- Denervação do flexor longo do hálux.
- Contratura do flexor longo do hálux.
- Desvio lateral do tornozelo, especialmente em crianças.
- Lâmina de pele pode não ser confiável.

Dicas
Retire um pouco mais de osso que o necessário e remova o periósteo em cada extremidade e então apare-o para se encaixar. O periósteo pode ser usado então para cobrir o local de osteossíntese para melhorar a cicatrização.

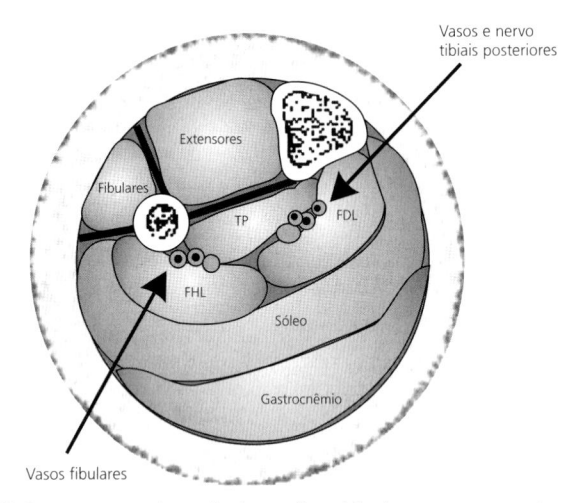

Fig. 22.41 Corte transversal através da porção média da perna para mostrar as relações.

Leitura adicional
Taylor GI, Miller GD, Ham FJ (1975). *Plast Reconstr Surg* **55**, 533–44.

Retalho sural

Um retalho neurocutâneo em padrão axial, que utiliza pele da panturrilha posterior, distalmente baseado na artéria sural. É usado geralmente como um retalho pediculado distalmente baseado para cobertura do aspecto posterior do calcanhar e maléolo lateral, mas pode ser baseado proximalmente.

Anatomia
O retalho é baseado no trajeto do nervo sural na panturrilha posterior. O nervo começa sua profunda descida até à fáscia entre as cabeças do gastrocnêmio e, ao nível da porção média da panturrilha, ele perfura a fáscia profunda para situar-se superficial a ela. Nesse ponto, ele recebe contribuições do nervo fibular comum.

Anatomia vascular: tipo B
O nervo sural é acompanhado por uma pequena artéria (a artéria sural ou artéria safena pequena) que surge da artéria sural medial e possui anastomoses distais com a artéria fibular. A anastomose mais distal fica a três dedos de distância próxima ao maléolo lateral e representa o pivô desse retalho. A drenagem venosa é retrógrada ao longo da veia safena pequena que acompanha o nervo assim como via VCs.

Suprimento neural
A pele é suprida pelo nervo sural, mas não é sensível como no caso de ser distalmente baseada.

Território do retalho
Um retalho de tamanho 15-20 × 10 cm pode ser levantado, a partir da panturrilha superior. Entretanto, esta não pode ser fechada diretamente. A maioria dos retalhos surais é muito menor (geralmente 6 × 5 cm), permitindo o fechamento direto.

Indicações
- Pediculado distalmente:
    - Cobertura do calcanhar e maléolo lateral.
- Pediculado proximalmente (raro):
    - Cobertura da tuberosidade tibial ou do joelho anterior.

Limitações
Arco de rotação limita o alcance. Tamanho limitado, se for necessário o fechamento direto. Não é sensível, se baseado distalmente.

Método
- **Posição:** paciente supino.
- **Planejamento:** encontre o ponto médio entre o maléolo lateral e o aspecto posterior do tendão do calcâneo. Desenhe uma linha a partir desse ponto, ao longo do nervo sural que segue obliquamente até a panturrilha para se unir à linha média aproximadamente no ponto médio, subindo a panturrilha. Ascenda então na linha média no sulco palpável entre as duas cabeças do gastrocnêmio (isso é ocasionalmente visível como veia safena pequena). Essa linha forma o eixo do retalho. Ela forma o ponto pivô a três dedos de distância da parte inferior da linha. Planeje ao reverso para assegurar adequado comprimento de pedículo/retalho. Molde o defeito e desenhe seu contorno na linha sobre o gastrocnêmio.

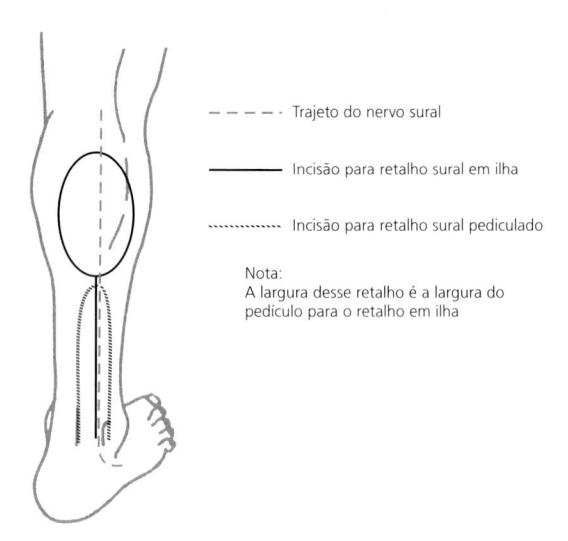

Fig. 22.42 Desenhos de retalho de artéria sural.

- **Incisão:** incise ao redor do retalho e desça a linha do pedículo.
- **Dissecção:** eleve a pele subdermicamente em cada lado da linha do pedículo para expor uma faixa de 4-5 cm de largura de tecido subcutâneo contendo o nervo sural, artéria e a veia safena pequena. Incise através do tecido subcutâneo e fáscia profunda em cada lado do pedículo e ao redor do retalho. Comece proximalmente e levante o retalho subfascialmente. Divida os pequenos perfurantes da artéria fibular à medida que entram no retalho e pedículo. Continue levantando nesse plano até o ponto pivô para evitar lesão à anastomose.
- **Fechamento:** feche o local doador por meio de fechamento direto, FTSG ou SSG. Insira o retalho.

Vantagens
- Retalho local fino.

Complicações
- Local doador desagradável, se não for fechado diretamente.
- O pedículo pode ser muito volumoso e necessitar de revisão secundária.
- Retalho insensível, se baseado distalmente.

Retalhos fasciocutâneos da perna

Esses abrangem numerosos retalhos não baseados em qualquer vaso axial com denominação, mas sim nos perfurantes vasculares provenientes dos vasos principais. Estes alimentam o plexo vascular fascial, permitindo o levantamento e a transferência de retalhos pediculados para fechamento de defeitos cutâneos. Como esses perfurantes se concentram em torno das articulações, esses retalhos tendem a basear-se proximalmente para cobrir defeitos proximais e são distalmente baseados para cobrir defeitos distais. Eles são relativamente pouco confiáveis e sofrem necrose parcial (da porção mais crítica!). Os retalhos iniciais possuíam múltiplos perfurantes basais (Pontén, 1981). Os retalhos septocutâneos tipo C distalmente baseados, a princípio semelhantes ao retalho de antebraço radial distalmente baseado, eram desenhados nas artérias fibular (Dousky), tibial anterior (Wee) e tibial posterior (Hong), pois eram os retalhos tipo B menos destrutivos usando-se perfurantes diretos e vasos axiais (Amarante et al., 1986).

Anatomia

Os perfurantes musculocutâneos e septocutâneos dos vasos com denominação passam em direção à pele e aos tecidos subcutâneos via septos fasciais entre os grupos musculares ou via músculo. Ao nível da fáscia profunda, os perfurantes dividem-se em pequenos vasos que passam centrifugamente para suprir os tecidos superficiais. Eles se conectam nas superfícies convexas dos músculos. Seguem um trajeto mais axial com relação aos nervos (sural e safeno). Na maioria das vezes, esses retalhos são baseados isoladamente nos perfurantes e não envolvem o sacrifício do vaso principal, isto é, eles são do tipo A ou B, e não do tipo C, para minimizar distúrbio da vascularidade do membro inferior.

Anatomia vascular: tipo A (a maioria)/B (retalho maleolar lateral, sural, safeno)

Os perfurantes da artéria tibial anterior passam no septo dividindo os músculos fibulares e os do compartimento anterior. Os perfurantes da artéria fibular são encontrados no septo que divide os músculos fibulares provenientes do compartimento posterior. Os perfurantes da artéria tibial posterior alcançam a fáscia profunda via septo medial que separa os músculos dos compartimentos posteriores superficial e profundo. A maioria dos retalhos baseia-se nos perfurantes tibiais posteriores. Estes são encontrados atrás da tíbia e unem-se ao ramo safeno da artéria genicular descendente que segue com o nervo e a veia safena. Eles são encontrados ao longo da linha da artéria tibial posterior e são mais numerosos perto do tornozelo. A drenagem venosa é ao longo das veias superficial e fascial e VCs.

Suprimento neural

A pele é suprida pelos nervos sural, safeno e fibular superficial. Alguns retalhos com base proximal podem ser sensíveis, mas não os distalmente baseados.

Território do retalho
O tamanho do retalho depende do número de perfurantes mantidos. Um retalho cruzado de perna destinado ao uso em hemicircunferência inteira da perna requer a conservação de todos os perfurantes da tíbia posterior conforme eles são recuperados da tíbia. Contudo, para que possam ser transpostos ou girados, a maioria dos retalhos necessita de um pedículo estreito e um número reduzido de perfurantes ou até um único perfurante. Esses retalhos são necessariamente menores (até 20 × 6-8 cm). Eles abrangem pele, tecido subcutâneo e fáscia somente.

Indicações
- Pediculado distalmente:
  - Cobertura do calcanhar e maléolo lateral.
  - Cobertura do terço distal da tíbia e tornozelo.
- Pediculado proximalmente (raro):
  - Cobertura da tuberosidade tibial e joelho anterior.
  - Cobertura poplítea.

Limitações
Arco de rotação limita o alcance. Tamanho limitado. Sem volume para preenchimento de espaço morto. Não é sensível se baseado distalmente. Visualmente desagradável – assim, evite em mulheres jovens. Pedículo volumoso, especialmente no ponto pivô. Necessita de enxerto no doador. Ponta do retalho não confiável. Não é adequado para defeitos complexos. Não é adequado em lesões em desenluvamento ou grandes zonas de trauma.

Método
- **Posição:** paciente supino, em pronação ou de lado. Perfurantes sob Doppler.
- **Planejamento:** encontre o ponto médio entre o maléolo medial e o aspecto posterior do tendão do calcâneo. Desenhe uma linha a partir desse ponto, paralela à margem posterior da tíbia, ao longo do septo intermuscular. Siga a veia safena, se visível. Essa linha forma o eixo do retalho. Ela forma o ponto pivô a três dedos de distância da parte inferior da linha. Planeje ao reverso para assegurar o adequado comprimento do pedículo/retalho; acrescente 20% para a rotação/transposição. Molde o defeito e desenhe seu contorno na linha proximalmente; continue a largura do retalho distalmente até o ponto pivô.
- **Incisão:** incise ao redor da margem posterior do retalho.
- **Dissecção:** eleve o retalho de pele posterior a anterior subfascialmente até ser visualizado o ponto pivô perfurante. Verifique o comprimento do pedículo agora que o ponto pivô está confirmado. Levante o retalho de distal a proximal, incluindo o nervo safeno, artéria e veia safena magna.
- **Fechamento:** feche o local doador com FTSG ou SSG. Insira o retalho.

Vantagens
- Retalho local fino.
- Mais rápido que outros retalhos livres.
- Não requer habilidades cirúrgicas.

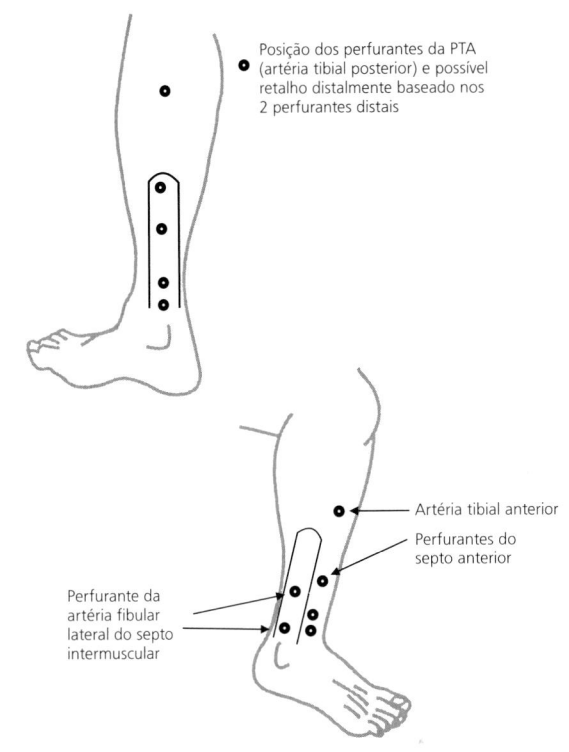

Fig. 22.43 Os perfurantes da perna são assentados ao longo do trajeto dos vasos importantes e seu septo sobrejacente. Eles são mais numerosos mais próximo das articulações. Por essa razão, os retalhos devem ser levantados com sua base na direção da articulação fechada.

Complicações e morbidade de local doador
- Local doador visualmente desagradável se não for fechado diretamente.
- O pedículo pode ser muito volumoso e necessitar de revisão secundária.
- Retalho insensível, se distalmente baseado.
- Mais difícil de ser desenhado de forma adequada.
- Alta incidência de necrose: necrose maior, 7,5% e necrose menor, 30% (Qaba); complicações maiores, 15%; complicações menores, 37,5% (Hallock).
- Taxa de infecção maior quando usado para fraturas abertas.
- Recirurgia geralmente necessária.
- O retardo de cicatrização causado por complicações retarda o tempo de suporte de peso e de união.
- Necrose geralmente parcial, desse modo retardando ou impedindo que se tome a decisão de refazer o retalho. Por outro lado, o fracasso do retalho é completo e a decisão de refazer é fácil.

Dicas
- Fazer o retalho muito maior e mais longo (pelo menos 25%) do que se pensa; os erros habituais são fazer o retalho muito pequeno e depois fechá-lo sob tensão.
- Inclua nervo safeno, veia e artéria safena para torná-lo mais seguro.
- Se o retalho fracassar em alcançar a meta operatória de um fechamento do defeito primário com boa cobertura bem vascularizada, faça outro retalho.

Referência
Amarante J, Costa H, Reis J, Soares R (1986). *Br J Plast Surg* **39**, 338–40.
Pontén B (1981). *Br J Plast Surg* **34**, 215–20.

Capítulo 23

Apêndices

Classificações. 908
Estadiamento e sobrevida nos cânceres comuns 914
Síndromes epônimas 915
Procedimentos epônimos 923
Bibliografia de retalho. 924
Bibliografia 925
Conjunto principal de plástica 927

Classificações

Tipos de pele de Fitzgerald
- Tipo 1 Sensível   Queima-se com facilidade sem bronzear, pele sardenta, fina, seca.
- Tipo 2 Sensível   Queima-se com facilidade, bronzeia-se um pouco, pele sardenta.
- Tipo 3 Normal   Pele que se bronzeia lentamente.
- Tipo 4 Normal   Bronzeia-se facilmente, não é sardenta, pele oleosa, grossa.
- Tipo 5 Insensível Pele escura.
- Tipo 6 Insensível Pele negra ou marrom-escura.

(Quanto mais baixo o tipo de pele, maior probabilidade de câncer de pele.)

Retalhos
- Componente: por exemplo, fasciocutâneo.
- Circulação: por exemplo, aleatória, axial.
- Contiguidade: por exemplo, local, livre.
- Contorno: retalhos que se movem ao longo de um eixo ou giram em torno de um ponto.
- Condicionamento: por exemplo, retalhos retardados.

Retalhos musculocutâneos (Mathes e Nahai)
- Tipo I: pedículo vascular único, por exemplo, gastrocnêmio, tensor da fáscia lata.
- Tipo II: pedículos dominante e menor. Sobrevive somente o dominante, por exemplo, grácil, sóleo, reto femoral.
- Tipo III: pedículos dominantes (geralmente dois), por exemplo, reto abdominal, glúteo máximo.
- Tipo IV: pedículos vasculares segmentares, por exemplo, esternocleidomastóideo, extensor e flexor longo do hálux.
- Tipo V: pedículo vascular dominante e pedículos vasculares segmentares secundários, ambos sobrevivem, por exemplo, peitoral maior, grande dorsal.

Deformidade em botoeira
- Tipo I: passivamente corrigível, articulações interfalângicas proximal (PIPJ) e distal (DIPJ) não envolvidas.
- Tipo II: passivamente não corrigível, articulações interfalângicas proximal (PIPJ) e distal (DIPJ) têm vantagem mais intrínseca.
- Tipo III: passivamente não corrigível, articulações interfalângicas proximal (PIPJ) e distal (DIPJ) em flexão em amplitude passiva total.
- Tipo IV: flexão fixa da articulação interfalângica proximal (PIPJ) e e extensão fixa da articulação interfalângica distal (DIPJ).
- Tipo V: alterações articulares secundárias.

Deformidade em pescoço de ganso
- Tipo I: flexão da articulação interfalângica proximal (PIPJ) presente em todas as posições da mão.
- Tipo II: articulação interfalângica proximal (PIPJ) limitada em algumas posições da articulação metacarpofalângica (MCPJ).
- Tipo III: articulação interfalângica proximal (PIPJ) limitada em todas as posições da articulação metacarpofalângica (MCPJ).
- Tipo IV: articulação interfalângica proximal (PIPJ) rígida com alterações radiológicas de dano.

Artrite reumatoide (Larsen)
0 Normal.
1 Osteoporose, edema de tecidos moles, estreitamento articular mínimo.
2 Erosões ósseas; arquitetura normal mantida.
3 Erosões ósseas; sinais de desarranjo da arquitetura óssea.
4 Grave destruição articular; linha articular visível.
5 Artrite mutilante; linha articular não visível.

Deformidade em Z do polegar (Nalebuff)
- Tipo I: deformidade em botoeira começando na articulação MCPJ.
- Tipo II: deformidade em botoeira (começando com subluxação da articulação carpo-metacárpica (CMCJ) e adução metacarpiana Tipo I).
- Tipo III: deformidade em pescoço de ganso começando na articulação CMCJ.
- Tipo IV: polegar de guarda-florestal.
- Tipo V: deformidade em pescoço de ganso com articulação CMCJ normal.
- Tipo VI: artrite mutilante.

Alterações radiológicas na osteoartrite
- Estreitamento do espaço articular (perda de cartilagem articular).
- Esclerose dos ossos (quando os ossos se tornam desnudados de cartilagem juntamente com aumento de densidade).
- Erosões císticas nas extremidades ósseas.
- Formação de esporões ósseos, osteófitos ou exostoses.

Deformidade em marreta
- Tipo I: lesão fechada ± associada à fratura em lascas da falange distal.
- Tipo II: lesão aberta com laceração somente.
- Tipo III: lesão aberta com perda de pele e tendão.
- Tipo IV: lesão intra-articular.
    - IVA: em crianças.
    - IVB: adultos 20-50% da área articular.
    - IVC: adultos > 50% da área articular.

Dedo em gatilho
- Tipo I: dor e nodularidade.
- Tipo II: formação de gatilho presente, mas autocorrigível.
- Tipo III: formação de gatilho corrigível só manualmente.
- Tipo IV: dedo em gatilho travado.

Lesão de avulsão em anel (Urbaniak)
- Tipo I: circulação adequada.
- Tipo II: circulação inadequada.
    - IIA: reparo arterial necessário.
    - IIB: lesões de artérias e osso, tendão e/ou articular requerem atenção.
    - IIC: somente envolvimento venoso.
- Tipo III: *degloving* completo da pele ou amputação completa do dedo.

Avulsão do flexor profundo dos dedos (Leddy e Packer)
- Tipo 1: avulsão do tendão que se retrai o tempo todo para dentro da palma sem suprimento sanguíneo.
- Tipo 2: avulsão do tendão com ou sem pequeno fragmento ósseo preso na articulação PIPJ; portanto, mantém vínculo com a articulação PIPJ e suprimento sanguíneo.
- Tipo 3: fragmento ósseo preso na polia A4, mantém todo o suprimento sanguíneo e sem retração do tendão.

Classificação de neuroma (Herndon)
1. Neuroma em continuidade.
2. Neuroma final.
3. Neuroma associado a coto de amputação.

Anomalia congênita da mão (IFSSH-Swanson)
- Falha na formação:
  - Transversa (terço superior do braço, metacarpiana, falângica, carpiana etc.)
  - Longitudinal (baqueteamento da mão radial e ulnar).
  - Intercalada (focomelia).
- Falha de diferenciação:
  - Sindactilia, clinodactilia, camptodactilia etc.
- Duplicação:
  - Polidactilia, duplicação ulnar e do polegar.
- Supercrescimento:
  - Macrodactilia (NTOM, macrodactilia orientada pelo território nervoso).
- Subcrescimento:
  - Hipoplasia do polegar.
- Síndrome do anel de constrição.
- Anormalidades esqueléticas generalizadas.

Displasia radial (Bayne e Klug, 1987)
- Tipo I: rádio distal curto.
- Tipo II: rádio hipoplásico.
- Tipo III: ausência parcial.
- Tipo IV: ausência completa.

Sindactilia
- Simples, incompleta.
- Simples, completa (sem fusão óssea).
- Complexa (fusões ósseas).
- Complicada (desarranjo de elementos ósseos de raios, elementos ósseos faltantes etc.).

Duplicação do polegar (Wassel)
- Tipo I: falange distal bífida.
- Tipo II: falange distal duplicada.
- Tipo III: falange próxima bífida.
- Tipo IV: falange proximal duplicada.
- Tipo V: metacarpo bífido.
- Tipo VI: metacarpo duplicado.
- Tipo VII: trifalangismo.

Duplicação ulnar-polidactilia (Stelling)
- Tipo I: terminação duplicada em tecido mole somente (não articulação óssea).
- Tipo II: o dedo articula-se com o metacarpo ou falange normais ou bífidos.
- Tipo III: dedo duplicado com um metacarpo separado.

Polidactilia (Temtamy)
- Pré-axial:
    - Tipo I: duplicação óssea (Wassel I-VI).
    - Tipo II: trifalangismo (Wassel VII).
    - Tipo III: duplicação? Polidactilia do dedo indicador.
    - Tipo IV: simpolidactilia (definida como sindactilia do terceiro/quarto dedos e artelhos ± polidactilia dos mesmos dedos e artelhos).
- Pós-axial:
    - Tipo I: raio extra totalmente desenvolvido.
    - Tipo II: raio extrarrudimentar.

Hipoplasia do polegar (Blauth)
- Tipo I: hipoplasia menor (polegar menor, mas essencialmente normal).
- Tipo II: contratura de adução do polegar, hipoplasia tênar, mas esqueleto normal.
- Tipo III: hipoplasia significativa; hipoplasia esquelética especialmente na articulação CMCJ, hipoplasia de músculo intrínseco, tendões extrínsecos rudimentares.
    - IIIa: articulação CMCJ OK.
    - IIIB: articulação CMCJ ausente.
- Tipo IV: polegar flutuante *(pouce flottant)*.
- Tipo V: ausência total do polegar.

Polegar em gancho (Weckesser)
- Tipo I: extensão deficiente do polegar.
- Tipo II: extensão deficiente do polegar (contratura de flexão).
- Tipo III: hipoplasia do polegar.
- Tipo IV: polidactilia pré-axial com extensão deficiente.

Macrodactilia
- Tipo I: macrodactilia com hamartoma lipofibromatoso.
- Tipo II: NTOM (tipo neurofibroma).
- Tipo III: macrodactilia hiperostótica (hipertrofia esquelética).

Síndrome do anel de constrição (Patterson)
- Tipo I: banda de constrição sem déficit distal.
- Tipo II: banda de constrição com linfedema distal.
- Tipo III: banda de constrição com acrossindactilia distal.
- Tipo IV: autoamputação distal.

Campodactilia (Adams modificado)
- Tipo 1: contratura de flexão da articulação PIPJ.
- Tipo 2: parcialmente fixa.
- Tipo 3: artograficamente fixo:
    - 3a: sem alterações radiográficas.
    - 3b: com alterações radiográficas.
- Tipo 4: mais de um dedo afetado.

Catástrofe cutânea vascular do recém-nascido (Carter)

- Tipo 1: somente pele — curativos.
- Tipo 2: pele e músculos superficiais — curativos/enxerto de pele dividida (SSG, *split thickness skin grat*).
- Tipo 3: pele e um compartimento — fasciotomia de emergência.
- Tipo 4: ambos os compartimentos — como acima ou amputação.

Contratura de Volkmann (Lipscomb)

- Leve: sem mínimos déficits nervoso e muscular, trate por meio de transposição do flexor.
- Moderada: sem disfunção nervosa, alguma disfunção muscular, trate por meio de transposição do flexor.
- Grave: déficit nervoso e pouca função muscular residual, trate por meio de ressecção, neurólise, transferências.
- Muito grave: déficit nervoso completo sem função muscular, trate por meio de transferência livre de músculo em funcionamento.

Trauma de membro inferior (fraturas tibiais)

Fraturas tibiais abertas (Gustilo e Anderson, 1976)

- Tipo I: ferida < 1 cm.
- Tipo II: ferida > 1 cm sem dano extenso a tecido mole, retalhos e avulsões.
- Tipo III: fratura segmentar aberta ou com extenso dano de tecido mole ou amputação traumática.
    - IIIA: cobertura suficiente de tecido mole.
    - IIIB: lesão de tecido mole com tiras periosteais e exposição óssea.
    - IIIC: lesão arterial associada.

Fraturas tibiais abertas (Byrd et al., 1985)

- Tipo I: baixa energia – fratura espiral/oblíqua com ferida limpa < 2 cm.
- Tipo II: energia moderada – fratura cominutiva ou deslocada com > 2 cm de ulceração da pele, com moderada contusão muscular, mas sem músculo viável.
- Tipo III: alta energia – fratura acentuadamente deslocada e cominutiva/fratura segmentar ou defeito ósseo com extensa perda de pele e músculo desvitalizado.
- Tipo IV: extrema energia – tipo III com *degloving*, lesões por esmagamento, ou dano vascular.

Deiscência do esterno

- Tipo I: 2-3 dias de pós-operatório.
    - Secreção serossanguinolenta.
    - Geralmente sem celulite, osteomielite ou costocondrite.
    - Culturas negativas da ferida.
- Raios X de reexploração:
    - Desbridamento mínimo.
    - Colocação de fios metálicos no esterno com secreção.

- Tipo II: 2-3 semanas de pós-operatório:
  - Secreção purulenta.
  - Celulite com culturas positivas da ferida.
  - Costocondrite/osteomielite de base.
- Raios X: Desbridamento completo:
  - Curativos abertos
  - Cobertura de tecido vascularizado.
- Tipo III: 2-3 anos de pós-operatório:
  - Seio com secreção crônica.
  - Cultura positiva de ferida.
  - Condrite/osteomielite.
- Raios X: conforme Tipo II.

Prevenção/política de tratamento de úlcera de pressão de Waterlow

Este sistema de pontuação considera as seguintes categorias que apontam para pontuações a partir de zero em diante em cada categoria.

- Constituição corporal:
  - Média/acima da média/obeso/abaixo da média.
- Tipo de pele:
  - Em "papel de seda"/saudável/seco/edematoso/viscoso/descolorido/roto.
- Sexo e idade:
  - Masculino/feminino.
  - 14 a 49/50 a 64/65 a 74/75 a 80/acima de 81.
- Continência:
  - Completa/ocasionalmente incontinente em urina e fezes/duplamente incontinente.
- Mobilidade:
  - Totalmente móvel/agitado/apático/restrito/inerte/preso à cadeira.
- Apetite:
  - Médio/pouco/sonda nasogástrica/nada por via oral ou anoréxico.
- Riscos especiais:
  - Má nutrição tecidual (fumo/anemia/doença vascular periférica (PVD)/insuficiência cardíaca/caquexia).
  - Déficit neurológico (diabetes, esclerose múltipla (MS)/CVA/paraplegia).
  - Cirurgia extensa/trauma importante (ortopédico/à mesa por > 2 h).
  - Medicação (citotóxicos/esteroides/anti-inflamatórios).

Ponto > 10 indica que o paciente está em risco de desenvolver úlceras de pressão. O uso de cremes de barreira deve ser considerado. O paciente deve fazer mudanças frequentes de posição. Considere colchões especiais. O aumento na pontuação indica que deverá ser instituída maior prevenção da úlcera de pressão.

Estadiamento e sobrevida nos cânceres comuns

Estadiamento da *American Joint Committee on Cancer* (AJCC) das malignidades comuns em cirurgia plástica

Estádio	Mama	Melanoma	Cabeça e pescoço	Parótida
1	T1 < 2 cm	1a) < 0,75 mm 1b) 0,75 mm-1,5 cm	T1 < 2 cm	T1 < 2 cm T2 2-4 cm
2	T2 2-5 cm N1	2a) 1,5-4 cm 2b) > 4 cm	T2 2-4 cm	T3 4-6 cm
3	T3 > 5 cm T4 fixo N2 (fixo ou supraclavicular)	N1 < 5 em metástases em trânsito	T3 > 4 cm	T4 > 6 cm, N0 ou T1, T2, N1
4	Metástases	Metástases ou > 5 em trânsito	T4 (invasão) N1 ou > M1	T3, N1, N2 M1

Sobrevida em 5 anos (%)

Estádio	Mama	Melanoma	Cabeça e pescoço	Parótida
1	80	94-98	70	59
2	65	78-42	50	
3	40	< 50	30	
4	10	12	20	9

Síndromes epônimas

Ainhum
Uma fissura se desenvolve em uma articulação interfalângica (geralmente no quinto dedo do pé). Esta se cura como uma banda fibrosa que causa gangrena distal. Ela pode ser tratada por meio de divisão e Z-plastia da mão, mas pode precisar de amputação. Ocorre em pessoas na África.

Anemia de Fanconi
Baqueteamento radial da mão e anemia aplástica.

Beijos do anjo
Lesões rosa-pálidas planas na nuca, as quais se dissipam lentamente. Também conhecidas como máculas pigmentadas, manchas salmão e marcas da cegonha.

Blefarocalasia
Surtos recorrentes de edema palpebral que levam à hipertrofia da pele na pálpebra e à flacidez dos cantos e das pálpebras.

Cisto de Baker
Herniação da cápsula articular do joelho posteriormente. Pode ser aspirado, mas geralmente recidiva.

Contratura de Dupuytren
Distúrbio fibroproliferativo progressivo da fáscia palmar produzindo fibrose e contratura fasciais.

Contratura de Volkmann
Contratura e paralisia musculares após trauma do membro superior.

Deformidade em botoeira
Ruptura da porção central do tendão extensor ao nível da articulação interfalângica proximal juntamente com movimento volar das bandas laterais. Resulta em perda da extensão na articulação interfalângica proximal e hiperextensão articular na articulação interfalângica proximal distal.

Doença de Behçet
Doença progressiva autoimune com úlceras dolorosas na boca, escroto e lábios. As úlceras se curam com formação de cicatriz. Também afeta as articulações e os olhos.

Doença de Bowen
Carcinoma intraepidérmico *in situ*. Inicialmente é uma placa escamosa de crescimento lento. Posteriormente, pode-se alterar em epitelioma de células escamosas.

Doença de Charcot
Artrite neuropática. Destruição progressiva rápida de uma articulação que não possui propriocepção e sensação.

Doença de Charcot-Marie-Tooth
Atrofia muscular perineal na puberdade ou no início da vida adulta. Dissemina-se para as mãos e os braços. Geralmente a sensação e os reflexos estão diminuídos.

Doença de Lederhosen
Fibromatose plantar.

Doença de Ollier
Encondromas múltiplos; 25% de risco de transformação maligna.

Doença de Paget da papila
Uma lesão escamosa vermelha ao redor da papila. É um carcinoma intraductal intradérmico.

Doença de Peyronie
Fibrose local do eixo do pênis causando angulação. Pode tornar o coito difícil. Associada a contratura de Dupuytren e aterosclerose prematura.

Doença de Romberg
Atrofia hemifacial espontânea de etiologia desconhecida.

Doença de Weber-Christian
Febre e paniculite. Desenvolvimento de nódulos dolorosos de gordura subcutânea resultando em atrofia da camada adiposa subcutânea da pele.

Eritroplasia de Queyrat
Doença peniana de Bowen.

Fenômeno de Kasabach-Merritt
Trombocitopenia devida a consumo de plaquetas dentro de um hemangioma congênito extenso, ou malformação vascular, geralmente nas formas agressivas raras, como hemangioendotelioma, pericitoma e angioma em tufos.

Fratura de Barton
Uma fratura articular deslocada-subluxação do rádio distal. O carpo está deslocado com fragmento de fratura articular. A fratura pode ser dorsal ou volar.

Fratura de Bennett
Fratura da superfície articular palmar da base do primeiro metacarpo.

Fratura de Colle
Rádio distal fraturado com cominuição dorsal, angulação dorsal, deslocamento dorsal e encurtamento radial.

Fratura de Rolando
Fratura intra-articular cominutiva da base do metacarpo do polegar.

Fratura de Seymour
Fratura de falange distal tipo 1 com deslocamento da placa ungueal proximal sobre a dobra ungueal.

Fratura de Smith
Fratura de Colles reversa.

Fratura Le Fort I
A porção que contém os dentes na maxila é separada da parte superior da maxila.

Fratura Le Fort II
O terço médio do esqueleto facial é empurrado para trás e para baixo.

Fratura Le Fort III
A fratura se estende para dentro da fossa anterior via margens orbitais superiores.

Hipertricose
Hiperpigmentação. Aumento hamartomoso das fibras de músculo liso e outros defeitos de desenvolvimento, como hipoplasia ipsolateral da mama. Anormalidades esqueléticas.

Kleeblattschädel
Deformidade craniana em trevo. Deformidade trilobular da abóbada craniana decorrente de suturas estenosadas. Com frequência acompanhada por grave hipertensão intracraniana.

Lesão de Stener
Ruptura completa do ligamento colateral ulnar do polegar com interposição da aponeurose do adutor entre a ponta do ligamento avulsionado e sua inserção na base da falange proximal.

Linhas de Beau
Depressões transversais nas unhas vistas após doença sistêmica ou local em razão de interrupção temporária do crescimento ungueal.

Linhas de Blaschko
Linhas de migração de células epidérmicas embrionárias. Elas são lineares nos membros; em forma de S no abdome e em forma de V no tórax e nas costas.

Neuroma de Morton
Neuroma de nervo interdigital plantar causado por compressão crônica.

Nevo de Jadassohn
Nevo sebáceo linear. Ocorre principalmente no rosto.

Nódulo de Notta
Espessamento nodular do tendão flexor no polegar em gatilho.

Nódulos de Bouchard
Edemas ósseos ou um cisto cheio de hialuronato na articulação interfalângica proximal na osteoartrite.

Nódulos de Heberden
Edemas ósseos ou um cisto cheio de hialuronato na articulação interfalângica distal na osteoartrite.

Orelha de Stahl
Terceiro pedículo anormal que atravessa em sentido radial o terço superior da orelha.

Paralisia de Bell
Paralisia do nervo facial. Ocorre igualmente em ambos os lados. Notada pela primeira vez em macacos.

Sarcoma de Kaposi
Placas purpúreas ou pápulas na pele e mucosa causadas por herpesvírus humano gama. Metastatiza-se para os linfonodos. Comum na África central, em pacientes HIV positivos, e pode ocorrer em alguns grupos étnicos e pacientes transplantados.

Sequência de Pierre Robin
Micrognatia, glossoptose, palato fendido e obstrução respiratória.

Síndrome de Albright
Pseudo-hiperparatireoidismo. Displasia fibrosa poliostótica. Pequena estatura, rosto arredondado, metacarpos e metatarsos curtos, ossificação ectópica subcutânea, paratireoide normal. Pigmentação da pele.

Síndrome de Apert
Sinostose bicoronal, hipoplasia da porção média do rosto, nariz pequeno em bico, oclusão de classe 3, palato fendido (20% dos casos) e sindactilia complexa.

Síndrome de Baze-Dupre-Christol
Atrofoderma folicular ligado ao X, câncer de célula basal (BCCs), hipotricose, hipoidrose.

Síndrome de Bazin
Tuberculose da pele. Áreas localizadas com necrose adiposa e ulceração bem como uma erupção cutânea endurada (chamado de eritema endurado). Especialmente comum nas pernas das adolescentes.

Síndrome de Bean
Também conhecida como "síndrome da bolha azul". Há múltiplas malformações venosas da pele (especialmente nas mãos e nos pés) e trato gastrointestinal.

Síndrome de Beckwith-Wiedemann
Distúrbio do crescimento exagerado. Podem ocorrer exoftalmia, macroglossia e gigantismo. Defeitos da parede abdominal.

Síndrome de Binder
Falha no desenvolvimento nasal.

Síndrome da cabeça ulnar
Deformidade do punho na artrite reumatoide. Subluxação volar do carpo a partir da ulna. Subluxação volar do extensor ulnar do carpo e supinação do carpo.

Síndrome de Carpenter
Sinostose craniana com sindactilia parcial dos dedos e polidactilia pré-axial.

Síndrome de Cowden
Tricolemomas faciais múltiplos. Ceratoses das palmas das mãos e plantas dos pés. Pólipos orais e 50% desenvolvem câncer de mama.

Síndrome de Crouzon
Sinostose bicoronal, hipopolasia da porção média do rosto com exorbitismo e mãos normais.

Síndrome de Eagle-Barret
Também conhecida como síndrome do abdome em ameixa seca. Músculos da parede abdominal ausentes ou hipoplásicos, criptorquidismo bilateral, dilatação do trato urinário.

Síndrome EEC
Ectrodactilia, displasia ectodérmica e fenda labial/palatina.

Síndrome de Ehlers-Danlos
Distúrbios do tecido conectivo resultantes de colágeno defeituoso. Dedos hipermóveis, pele hiperextensível, tecidos conectivos frágeis e má cicatrização de feridas.

Síndrome de Frey
Após cirurgia ou lesão ao redor da glândula parótida, a salivação é acompanhada de rubor e edema da pele.

Síndrome de Gardner
Múltiplos pólipos colônicos pré-malignos, exostoses benignas do osso, tumores dermoides, cistos epidérmicos, fibromas e neurofibromas. A fundoscopia revela manchas e pode detectar os portadores do gene antes que os sintomas se desenvolvam.

Síndrome de Goldenhar
Microssomia hemifacial, dermoides epibulbares e algumas vezes nervo facial anormal.

Síndrome de Gorlin
Múltiplos carcinomas de células basais (BCC), edemas depressíveis palmares, cistos mandibulares (queratocistos odontogênicos), costelas bífidas ou fundidas, calcificação da foice cerebral, cataratas, bossa frontal, pseudo-hipertelorismo, sindactilia, espinha bífida.

Síndrome de Holt-Oram
Baqueateamento radial da mão e anormalidades cardíacas.

Síndrome de Horner
Interrupção do suprimento simpático para o olho. Ptose, miose, dilatação retardada da pupila. Pode também ser afetada ipsolateralmente por rubor e edema e anidrose.

Síndrome de Hurler
Deficiência de α-L-iduronidase que bloqueia a degradação de dermatan sulfato e heparina sulfato causando a excreção de mucopolissacarídeos na urina, cartilagem, periósteo, tendões, valvas cardíacas, meninges e córnea. Apresentam pele grossa, coxa valga, nódulos sobre a escápula e deterioração mental.

Síndrome de Kienbock
Necrose avascular idiopática do lunato.

Síndrome de Klinefelter
Ginecomastia, psicopatia, diminuição da libido, pelos faciais esparsos, testículos pequenos e firmes. Envergadura dos braços maior do que a altura. Defeito genético XXY ou XXYY.

Síndrome de Klippel-Trenaunay
Mancha em vinho do Porto de uma extremidade. Embaixo desta há um fluxo venoso lento ou malformação linfática.

Síndrome de Maffucci
Malformações vasculares venosas em conjunto com múltiplos encondromas, tipicamente nos membros. Desenvolvem malignidades e hemangioendoteliomas dolorosos de células fusiformes.

Síndrome de Marcus Gunn
Pálpebra em repouso em ptose. Uma ptose à abertura da mandíbula convertida em retração palpebral. Isso se deve ao cruzamento aberrante congênito do nervo entre os nervos cranianos trigêmeo e cranial oculomotor.

Síndrome de Mayer-Rokitansky-Küster-Hauser
Agenesia vaginal.

Síndrome de Melkersson-Rosenthal
Paralisia do nervo facial alternada recidivante, língua fissurada (língua plicada) e edema faciolabial.

Síndrome de Möbius
Paralisia congênita do VI e VII nervos cranianos com paralisia facial bilalteral. Nervos cranianos III, V, IX e XII também podem ser afetados. Ocasionalmente apresentam anormalidades de membro e tronco.

Síndrome de Morel-Lavallée
Lesão interna fechada em desenluvamento associada a fraturas pélvicas. Cria uma cavidade cheia de fluido sanguinolento seroso.

Síndrome de Muir-Torre
Malignidades internas múltiplas, lesões sebáceas, queratoacantomas, SCC, câncer de célula escamosa (BCC).

Síndrome de Nagar
Semelhante à síndrome de Treacher Collins, mas com anomalias de membro superior (sindactilia, dedos ausentes e rádio).

Síndrome de Osler-Weber-Rendu
Também conhecida como "telangiectasia hemorrágica hereditária". Malformações arteriovenosas vermelho-brilhantes na pele, membranas mucosas, pulmões e vísceras abdominais.

Síndrome de Parkes-Weber
Como a síndrome de Klippel-Trenaunay, mas os pacientes afetados também têm uma fístula arteriovenosa. Geralmente nos membros.

Síndrome de Parsonage-Turner
Plexite braquial na qual os sintomas em geral se resolvem espontaneamente.

Síndrome de Pfeiffer
Fácies semelhante à da síndrome de Apert com dedos dos pés e polegares largos.

Síndrome de Poland
Parede torácica unilateral e anormalidades do membro superior. A deformidade pode ir de leve a grave.

Síndrome de Preiser
Necrose avascular idiopática do escafoide.

Síndrome de Proteus
Supercrescimento simétrico de osso e tecido mole, bem como desenvolvimento de malformações vasculares.

Síndrome de Ramsay-Hunt
Paralisia facial, disfunção vestibulococlear, vesículas herpéticas na pele e no canal auditivo e/ou aurícula.

Síndrome de Saethre-Chotzen
Sinostose bicórnea, linha do cabelo de implantação baixa, orelhas pequenas e deslocadas em sentido posterior. Sindactilia simples das mãos e dos pés.

Síndrome de Secretan
Edema dorsal autoinfligido e fibrose do dorso da mão ou do pé.

Síndrome de Sjögren
Tríade de olhos secos (ceratoconjuntivite seca), boca seca (xerostomia) e artrite reumatoide.

Síndrome de Stewart-Treves
Malignidade dentro de uma área linfedematosa do braço após mastectomia para câncer de mama.

Síndrome de Stickler
Palato fendido com anormalidades oculares (descolamento da retina, cataratas, miopia grave), porção média do rosto plana, perda auditiva e leve displasia espôndilo-epifiseal.

Síndrome de Sturge-Weber
Hemangioma facial e convulsões focais contralaterais. As convulsões são causadas por um hemangioma capilar no cérebro. Também apresenta QI baixo e anormalidades oculares.

Síndrome TAR
Trombocitopenia e ausência do rádio.

Síndrome de Treacher Collins
Condição hipoplásica que afeta a parte lateral do rosto devido ao desenvolvimento anormal do primeiro e segundo arcos braquiais.

Síndrome de Turner
Pequena estatura, ângulo entre o antebraço e o quadril aumentado quando o braço está ao longo do corpo, mamilos espaçados, pescoço alado, coarctação da aorta e linfedema das pernas.

Síndrome de van der Woude
Lábio ou palato fendido e/ou fossetas características nos lábios inferiores. Também podem apresentar hipodontia (ausência dos dentes).

Síndrome de Vaughan-Jackson
Dilaceração dos tendões extensores dos dedos na artrite reumatoide que pode levar à sua ruptura.

Síndrome de Wartenburg
Compressão do nervo radial superficial no punho.

Síndrome de Watson
Lesão por esmagamento da palma da mão induzindo aderências e contratura dos intrínsecos, causando dor à preensão forte.

Síndrome de Werner
Condição autossômica recessiva com alterações cutâneas semelhantes à esclerodermia. Envelhecem de forma precoce e apresentam má cicatrização de ferida, diabetes e cataratas.

Síndrome do nevo de Becker
Desenvolvimento de nevo epidérmico no ombro ou tronco superior em crianças ou adolescentes, especialmente em homens.

Síndrome VATER
Anomalias vertebrais, atresia nasal, fístula traqueoesofágica, anormalidades renal e radial.

Síndrome velocardiofacial
Também conhecida como síndrome de DiGeorge e síndrome CATCH 22. Apresentam anomalias cardíacas, rosto anormal (longo), aplasia tímica, palato fendido, hipocalcemia e anormalidade do cromossomo 22.

Úlcera de Marjolin
Transformação maligna em uma ferida crônica, por exemplo, úlcera ou seio osteomielítico.

Procedimentos epônimos

Incisão de Weber-Fergusson
Incisão do lábio superior paranasal subciliar para acesso maxilar.

Osteotomia de Gaenslan
Técnica de divisão longitudinal de tecidos moles calcâneos e excisão do calcâneo permitindo o fechamento direto dos defeitos do calcanhar posterior.

Procedimento de Carlioz
Tratamento de contratura rotacional interna do ombro decorrente de paralisia do plexo braquial obstétrico (OBPP) mediante liberação de origem do subescapular.

Procedimento de Gibson
Técnica de incisão de uma superfície da cartilagem liberando-a de estresses e fazendo com que a cartilagem se dobre ou se curve.

Procedimento de Hoffer
Tratamento da recuperação inadequada da rotação externa e da abdução em PPBO mediante transferência da inserção do grande dorsal (± redondo maior) para os rotadores externos e tuberosidade maior do úmero.

Procedimento de Nirschl
Tratamento do cotovelo de tenista pela liberação da origem do extensor curto radial curto do carpo (ECRB) do epicôndilo lateral.

Procedimento de Routledge
Adesão do lábio na sequência de Pierre Robin. A língua é suturada à frente do lábio inferior e do alvéolo para impedir que caia para trás e obstrua a via aérea.

Procedimento de Skoog
Escavação de tecido adjacente no plano subdérmico para denervar as glândulas pelo cruzado ou duas incisões paralelas (modificadas).

Procedimento de Snow-Littler
Método de reconstrução do primeiro espaço membranoso da mão fendida por meio de transposição da pele membranosa fendida em sentido palmar, baseada na primeira membrana enquanto ao mesmo tempo a fenda é fechada pela transposição do indicador em sentido ulnar.

Retalho de Pontén
Retalhos fasciocutâneos proximalmente baseados ao redor do joelho para cobertura de membro inferior.

Transferência de Oberlin
Método de reinervação do músculo bíceps na paralisia do plexo brquial mediante transferência do nervo do ulnar intacto para o bíceps na parte superior do braço. Use fascículos que vão para o flexor ulnar do carpo (FCU). Não use se a C7 estiver lesionada.

Bibliografia de retalho

Livros
Aston SJ, Beasley RW, Thorne CHM (eds) (1997). *Grabb and Smith's Plastic Surgery* 5th edn. Lippincott-Raven, Philadelphia, PA.

Cormack GC, Lamberty BGH (1994). *The Arterial Anatomy of Skin Flaps*. 2nd edn. Churchill Livingston, London.

Masquelet AC, Gilbert A (2003). *An Atlas of Flaps of the Musculoskeletal System*. Martin Dunitz, Paris.

Strauch B, Yu HL (1993). *Atlas of Microvascular Surgery: Anatomy and Operative Approaches*. Thieme; Stuttgart.

Strauch B, Vasconez LO, Hall-Findlay E (1990). *Grabb's Encyclopedia of Flaps*. Little, Brown, Boston, MA.

Artigos
Atasoy E, Ioakimidis E, Kasdan ML, Kutz JE, Kleinert HE. (1970). Reconstruction of the amputated finger tip with a triangular volar flap. *J Bone Joint Surg (Am)* **52**, 921.

Bakamjian VY (1965). A two stage method for pharyngoesophageal reconstruction with a primary pectoral skin flap. *Plast Reconstr Surg* **36**, 173.

Baker GL, Newton ED, Franklin JD (1990). Fasciocutaneous island flap based on the medial plantar artery: clinical applications for the leg ankle and forefoot. *Plant Reconstr Surg* **85**, 47.

Becker C, Gilbert A (1998). Le lambeaucubitall. Ann Chirurg Main **7**, 136-42.

Costa H, Soutar DS (1988). The distally based island posterior interosseous flap. *Br J Plast Surg* **41**, 221.

Demergasso F, Piazza MV (1979). Trapezius myocutaneous flap in reconstructive surgery for head and neck cancer. an original technique. *Am J Surg* **138**, 533-6.

Foucher G, Braun JB (1979). A new island flap transfer from the dorsum of the index to the thumb. *Plant Reconstr Surg* **63**, 344.

Iselin F (1973). The flag flap. *Plast Reconstr Surg* **52**, 374.

Kaplan EN, Pearl RM (1980). An arterial medial arm flap-vascular anatomy and clinical applications. *Ann Plast Surg* **4**, 205-15.

Katsaros J, Schusterman M, Beppu M, Banis JC, Jr, Acland RD (1984). The lateral arm flap: anatomy and clinical applications. *Ann Plast Surg* **12**, 489.

Kutler W (1947). A new method for fingertip reconstruction. *JAMA* **133**, 29.

Lovie MJ, Duncan GM (1984). The ulnar artery forearm flap. *BrJ Plast Surg* **37**, 486-92.

McCraw JB, Furlow LT (1975). The dorsalis pedis arterialized flap: a clinical study. *Plast Reconstr Surg* **55**, 177-85.

McGregor IA, Jackson IT (1972). The groin flap. *BrJ Plast Surg* **25**, 3-16.

Morrison WA, MacLeod AM (1980). Thumb reconstruction with a free neurovascular wraparound flap from the big toe. *J Hand Surg* **5**, 575.

Nassif TM, Vidal L, Bovet JL, Baudet J (1982). The parascapular flap: a new cutaneous microsurgical free flap. *Plant Reconstr Surg* **69**, 591-600.

Olivari N (1976). The latissimus dorsi flap. *Br J Plot Surg* **29**, 126.

Pontén B (1981). The fasciocutaneous flap: Its use in soft tissue defects of the lower le.g. *Br J Plast Surg* **34**, 215-20.

Song R, Gao Y, Song Y, Yu Y, Song Y (1982). The forearm flap. *Clin Plast Surg* **9**, 21.

Taylor GI, Watson N (1978). One-stage repair of compound leg defects with free, revascularized flaps of groin skin and iliac bone. *Plast Reconstr Surg* **61**, 494-506.

Taylor GI, Miller GD, Ham FJ (1975). The free vascularised bone graft: clinical extension of microvascular techniques. *Plast Reconstr Surg* **55**, 533.

Taylor GI, Townsend P, Corlett R (1979). Superiority of the deep circumflex iliac vessels as supply for free groin flaps. *Plant Reconstr Surg* **64**, 745.

Upton J, Rogers C, Durham-Smith G, Swartz WM (1986). Clinical applications of temperoparietal flaps in hand reconstruction. *J Hand Surg (Am)* **11**, 475.

Vilain R, Dupuis JF (1973). Use of the flag flap for coverage of a small area on a finger or the palm. *Plast Reconstr Surg* **51**, 397.

Zancolli EA, Angrigiani C (1988). Posterior interosseous island forearm flap. *J Hand Surg (Br)* **13**, 130.

Bibliografia

Achauer BM, Eriksson E, Guyuron B, Coleman JJ, 3rd, Russell RC, Vander Kolk CA (2000). *Plastic Surgery Indications, Operations, and Outcomes*. Mosby, St Louis, MO.

Aston SJ, Beasley RW, Thorne CHM (eds) (1997). *Grabb & Smith's Plastic Surgery*, 5th edn. Lippincott-Raven, Philadelphia, PA.

Bailey H, Love RJM, Williams NS, Bulstrode CJK (2000). *Bailey & Love's Short Practice of Surgery*, 23rd edn. Arnold, London.

Baron S (ed.) (1996). *Medical Microbiology*, 4th edn. University of Texas Medical Branch, Galveston, TX.

Beard JD, Gaines PA (eds) (2001). *A Companion to Specialist Surgical Practice: Vascular and Endovascular Surgery*, 2nd edn. W.B. Saunders, Philadelphia, PA.

Block JA, Sequeira W (2001). Raynaud's phenomenon. *Lancet* **357**, 2042–8.

Bowen TE, Bellamy R (1988). *Emergency War Surgery, Second United States Revision of the Emergency War Surgery NATO Handbook*. US Government Printing Office, Washington, DC.

Bradley L (2001). Pretibial lacerations in older patients: the treatment options. *J Wound Care* **10**, 521–3.

Bremnes RM, Kvamme JM, Stalsberg H, Jacobsen EA (1999). Pilomatrix carcinoma with multiple metastases: report of a case and review of the literature. *Eur J Cancer* **35**, 433–7.

Burget GC, Menick FJ (1994). *Aesthetic Reconstruction of the Nose*. Mosby, St Louis, MO.

Burnand K, Young AE (1998). *The New Aird's Companion in Surgical Studies* 2nd edn, Churchill Livingstone, London.

DeFranzo AJ, Marks MW, Argenta LC, Genecov DG (1990). Vacuum-assisted closure for the treatment of degloving injuries. *Plast Reconstr Sorg* **104**, 2145–8.

Dibbell DG, Jr, Mixter, RC, Dibbell, DG, Sr. (1991). Abdominal wall reconstruction (the 'mutton chop' flap). *Plast Reconstr Surg* **87**, 60–5.

Doolabh N, Horswell S, Williams M, et al. (2004). Thoracic sympathectomy for hyperhidrosis: indications and results. *Ann Thorac Surg* **77**, 410–14.

Du Vivier A (2002). *Atlas of Clinical Dermatology*, 3rd edn. Churchill Livingstone, London.

Dunkin C, Elfleet D, Ling C-A, Brown TLH (2003). A step-by-step guide to classifying and managing pretibial injuries.*J Wound Care* **99**, 58–61.

Elliott DC, Kufera JA, Myers RAM. (1996). Necrotising soft tissue infections: risk factors for mortality and strategies for management. *Ann Surg* **224**, 672–83.

emedicine (www.emedicine.com).

Gorbatch SL (1993). Clostridia. In *Mechanisms of Disease*, 2nd edn. (eds M Schaechter, G Medoff, BI Eisenstein). Williams & Wilkins, Baltimore, MD.

Haiart DC, Paul AB, Chalmers R, Griffiths JMT (1990). Pretibial lacerations: a comparison of primary excision and grafting with 'defatting' the flap. *Br J Plast Surg* **43**, 312–14.

Hak DJ, Olson SA Matta JM (1997). Diagnosis and manangement of closed internal degloving injuries associated with pelvic and acetabular fractures: the Morel-Lavallée lesion. *J Trauma* **42**, 1046–51.

Holzheimer RG, Mannick JA (2001). *Surgical Treatment Evidence-Based and Problem-Oriented*. Zuckschwerdt, Munich.

Josty IC, Ramaswamy R, Laing JHE (2001). Vacuum-assisted closure: an alternative strategy in the management of degloving injuries of the foot. *Br J Plast Surg* **54**, 363–5.

Julian CG, Bowers FM/(1998). A clinical review of 209 pilomatricomas. *J Am Acad Dermatol* **39**, 191–5.

King RA Hearing VJ, Creel DJ, Getting WS (2001). Albinism. In *The Metabolic and Molecular Basis of Inherited Disease*, 8th edn (eds CR Scriver, AL Beaudet, WS Sly, D Valle), pp. 5587–627. McGraw-Hill, New York.

Kokoska ER, Kokoska MS, Collins BT, Mackay B (1997). Early aggressive treatment for Merkel cell carcinoma improves outcome. *Am J Surg* **174**, 688–93.

Kudsk KA, Sheldon GF, Walton RL (1981). Degloving injuries of the extremities and torso.*J Trauma* **21**, 835–9.

Lau YS, Yeung JMC, Lingam MK. (2003). Vascular disease of the upper limb. *Mod Hypertens Manage* **5**, 9–12.

Meleney FL (1924). Hemolytic streptococcus gangrene. *Arch Surg* **9**, 317–31.

Moore K (1992). *Clinically Orientated Anatomy*, 3rd edn. Williams & Wilkins, Baltimore, MD.

Moore K. Agur A (eds) (1995). *Essential Clinical Anatomy*. Williams & Wilkins, Baltimore, MD.

Nahai F, Rand RP, Hester TR et al. (1989). Primary treatment of the infected sternotomy wound with muscle flaps: a review of 211 consecutive cases. *Plast Reconstr Surg* **84**, 439.

Nyamekye IK (2004). Current therapeutic options for treating primary hyperhidrosis. *Eur J Vasc Endovasc Surg* **27**, 571–6.

O'Donnell M, Briggs PC, Condon KC (1992). The horn flap: a curved advancement flap with lateral pedicle. *Br J Plast Surg* **45**, 42–3.

Ojimba TA, Cameron AEP (2004). Drawbacks of endoscopic thoracic sympathectomy. *Br J Surg* **91**, 264–9.

Ramirez OM, Ruas E, Dellon AL (1990).'Components separation' method for closure of abdominal wall defects: an anatomic and clinical study. *Plast Reconstr Surg* **86**, 519–26.

Rang HP, Dale MM, Ritter JM (1995). *Pharmacology*, 3rd edn. Churchill Livingstone, London.

Ravitch MM (1977). *Congenital Deformities of the Chest Wall and Their Operative Correction*. W.B. Saunders, Philadelphia, PA.

Rybka FJ (1982). Reconstruction of the nasal tip using the nasalis myocutaneous sliding flaps. *Plast Reconstr Sorg* **71**, 40–4.

Scottish Intercollegiate Guidelines Network (SIGN) (1998). *Drug Therapy for Peripheral Vascular Disease. SIGN Publication No. 27*. SIGN, Edinburgh.

Silk J (2001). A new approach to the management of pretibial lacerations. *Injury* **32**, 373–6.

Simon DA, Dix FP, McCollum CN (2004). Management of venous leg ulcers. *BMJ* **328**, 1358–62.

Sinnatamby CS (ed.) *Last's Anatomy Regional and Applied* 10th edn. Churchill Livingstone, London.

Slade DE, Powell BW, Mortimer PS (2003). Hidradenitis suppurativa: pathogenesis and management *Br J Plast Sorg* **56**, 451–61.

Smith AL (1993). Central nervous system. In *Mechanisms of Microbial Disease*, 2nd edn. (eds M Schaechter, G Medoff, BI Eisenstein). Williams & Wilkins, Baltimore, MD.

Smith J, Grooves I (2003). Crush injury and crush syndrome: a review. *J Trauma* **54**(Suppl), S226–30.

Stark RB (ed.) (1987). *Plastic Surgery of the Head and Neck*, Vols 1 and 2. Churchill Livingstone, London.

Stewart C (2004). Crush injuries. In *The Emergency Medicine Reports Textbook of Adult and Pediatric Emergency Medicine* (ed. G. Bosker). Thomson American Health Consultants.

Strauch B, Vasconez LO, Hall-Findlay EJ (1990). *Grabb's Encyclopedia of Flaps*, Vol. 1. Little, Brown, Boston, MA.

Suit HD, Mankin HJ, Wood WC *et al.* (1988). Treatment of the patient with stage MO soft tissue sarcoma, *J Clin Oncol* **6**, 854.

Thompson IM (1934). The diagnostic application of our knowledge of the normal variability of cutaneous nerve areas, exemplified by the median and ulnar nerves. *J Anat* **69**, 159–64.

Trott A (ed.) (1997). *Wounds and Lacerations: Emergency Care and Closure*, 2nd edn. Mosby, St Louis, MO.

Veves A, Giurini JM, LoGerfo FW (eds) (2002). *The Diabetic Foot Medical and Surgical Management*. Humana Press, totowa, NJ.

Weinzweig J (ed.) (1999). *Plastic Surgery Secrets*. Hanley & Belfus, Philadelphia, PA.

Weinzweig N, Yetman R (1995). Transposition of the greater omentum for recalcitrant stemotomy wound infections. *Ann Plast Surg* **34**, 471.

Weiss SW, Goldblum JR (2001). *Enzinger and Weiss's Soft Tissue Tumors* 4th edn. Mosby, St Louis, MO.

Conjunto principal de plástica

Pinça de artéria

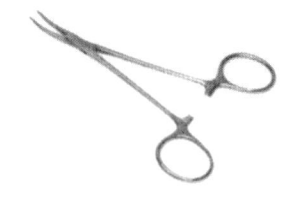

Fig. 23.1 Halsted.

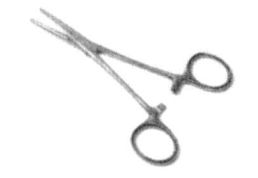

Fig. 23.2 Spencer-Wells.

Elevadores

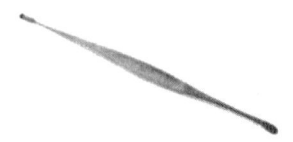

Fig. 23.3 Howarth.

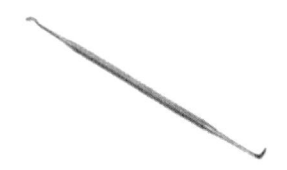

Fig. 23.4 Desbastador de Mitchell.

Pinça de dissecção

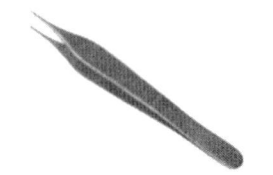

Fig. 23.5 Adson.

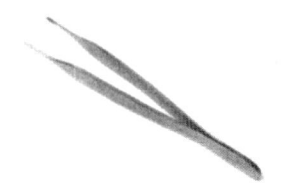

Fig. 23.6 Adson-Browne.

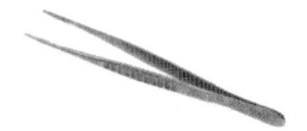

Fig. 23.7 DeBakey.

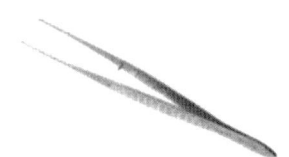

Fig. 23.8 Gillies.

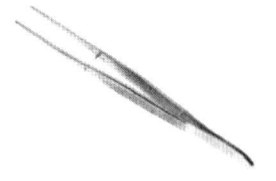

Fig. 23.9 McIndoe.

Pinças de tecido

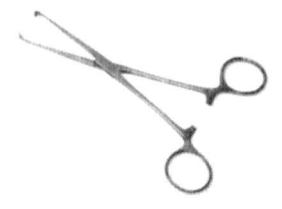

Fig. 23.10 Allis.

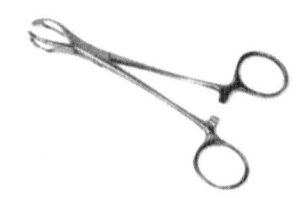

Fig. 23.11 Lanes.

Pinça para segurar gaze/para curativos

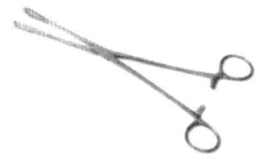

Fig. 23.12 Rampley.

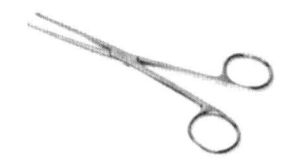

Fig. 23.13 Sinus.

Porta-agulhas

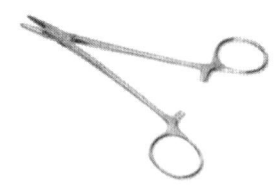

Fig. 23.14 Crile Wood.

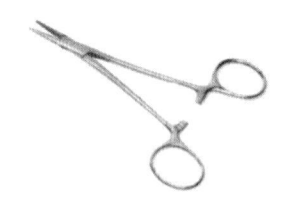

Fig. 23.15 Halsey.

CONJUNTO PRINCIPAL DE PLÁSTICA   929

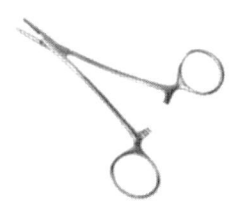

Fig. 23.16 Neivert.

Canetas

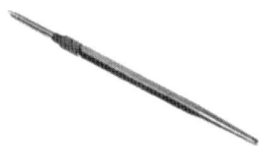

Fig. 23.17 Eckhoff.

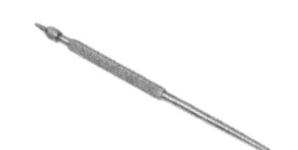

Fig. 23.18 Sommerlad.

Afastadores

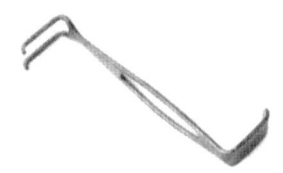

Fig. 23.19 Czerny.

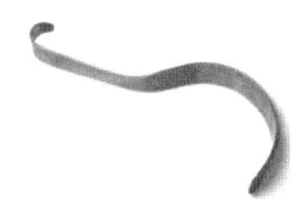

Fig. 23.20 Deaver.

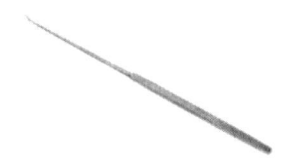

Fig. 23.21 Gillies.

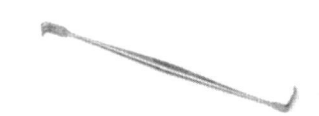

Fig. 23.22 Kilner (Senn).

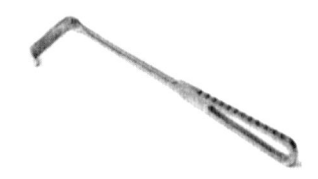

Fig. 23.23 Langenbeck.

Cabo de bisturi

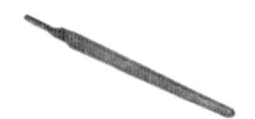

Fig. 23.24 Barron.

Tesouras

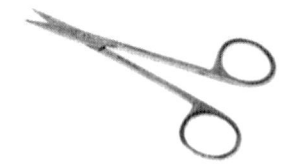

Fig. 23.25 Íris.

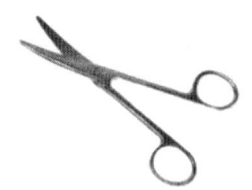

Fig. 23.26 Mayo.

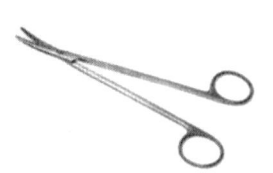

Fig. 23.27 McIndoe.

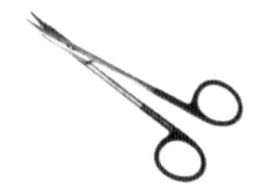

Fig. 23.28 Stevens (Tenotomia).

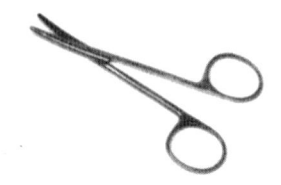

Fig. 23.29 Estrabismo.

Índice Remissivo

Números de páginas acompanhados por *f* ou *t* indicam Figuras ou Tabelas, respectivamente.

%ASCT (Porcentagem da Área de Superfície Corporal Total)
avaliação da, 607
5-Fluorouracil, 111

A

Abbé
retalho de, 331
Abbé-Estlander
retalho de, 331
Abdome, 383-388
fechamento espinhal, 387, 388
parede abdominal, 384-386
reconstrução da, 384-386
Abdominoplastia, 713-715
incisões de, 716f
ABJ (Amputação Abaixo do Joelho), 445-447
Abrasão
na orelha externa, 316
Ácido(s)
queimadura por, 626
clorídrico, 626
crômico, 627
nítrico, 626
sulfúrico, 626
ACJ (Amputação Acima do Joelho), 448
ACMCs (Articulações Carpometacárpicas), 90
ACP (Abdutor Curto do Polegar), 535
Acrocórdone, 273
Adams
classificação de, 200
modificada, 200
Adenoma
papilar, 274
écrino, 274
pleomórfico, 354
ADM (Abdutor do Dedo Médio), 535, 573
AM (Amplitude de Movimento), 564
Adução
de flexão, 225
contratura de, 225
Afastador(es), 929
Aforismo(s)
na cirurgia plástica, 3,4
Agente(s)
químicos, 685
clareamento da pele, 685
AICP (Artéria Ilíaca Circunflexa Profunda)
retalho, 880,881

AIF (Articulações Interfalângicas), 90, 200, 535, 546
AIFD (Articulação Interfalângica Dorsal), 391, 535
AIFP (Articulação Interfalângica Proximais), 199, 390, 535
fratura de, 567
deslocamento de, 567
Ainhum, 915
AIP (Artéria Interóssea Posterior)
retalho de, 810-812
AL (Anestesia Local), 106, 107
definição, 106
dosagem, 106
efeitos tóxicos, 107
cardíacos, 107
neurológicos, 107
farmacologia, 106
Albinismo, 236, 237
Albright
síndrome de, 915
Álcalis
queimadura por, 627
betume, 627
cimento, 627
hidróxido, 627
de potássio, 627
de sódio, 627
Almofada
de alfinete, 739
retalho com, 739
Alongamento
por distração, 30
na mão, 30
Alopecia
do couro cabeludo, 622
por queimadura, 622
ALP (Abdutor Longo do Polegar), 92, 425, 566
Alteração(ões)
imunológica, 53
por radiação UV, 53
vasculares, 5
e cicatrização, 5
AMC (Artrogripose Múltipla Congênita), 224
AMCF (Articulações Metacarpofalângicas), 90, 199, 231, 390, 535, 546, 623
do polegar, 553, 554
lesão de LCU da, 553, 554
Amputação
ABJ, 445-447
ACJ, 448
da orelha externa, 316
de membro inferior, 446f
linha de, 446f
níveis de, 446f

de membro superior, 418-421
do raio, 420
proximais, 421
acima do cotovelo, 421
antebraço, 421
através do carpo, 421
através do cotovelo, 421
desarticulação do punho, 421
no pé, 625
queimadura e, 625
traumática, 418
da mão, 418
AMTF (Articulação Metatarsofalângica)
úlceras na, 440
sem envolvimento ósseo, 440
Anaplasia, 48
Anatomia Clínica
avaliação e, 71-104
básica da mão, 90
da orelha externa, 84
da pálpebra, 82
de cabeça e pescoço, 74-77
do nariz, 78
do nervo facial, 87
do pênis, 101
do punho, 99
sistema nervoso
parassimpático, 103, 104
suprimento neural para a mão, 97
vascular da pele, 72, 73
Anel
de constrição, 911
síndrome do, 911
lesão de avulsão em, 909
Anemia
de Fanconi, 917
Angiossomo(s), 72
Angle
classificação de, 185, 186f
de oclusão, 185, 186f
Anoftalmia, 291, 292
Anomalia(s)
congênitas, 133-232, 910
artrogripose, 224, 225
braquidactilia, 216, 217
camptodactilia, 200, 201
clinodactilia, 202, 203
craniossinostose, 141
cirurgia para, 147
não sindrômica, 142, 143
sindrômica, 144, 145
da mão, 910
dedo em gatilho, 205
deformidade, 226, 227, 232
da parede torácica, 232

932 ÍNDICE REMISSIVO

de Madelung, 226, 227
deslocamento congênito, 211
  da cabeça do rádio, 211
displasia, 191-196
  radial, 191-194
  ulnar, 195, 196
do membro superior, 189, 190
EOA, 187, 188
epispadia, 138-140
  complexo de extrofia, 138-140
fendas, 155
  braquiais, 155
fístula palatal, 182, 183
FLP, 156-161
FP, 175-177
  rinoplastia de, 175-177
hipospadia, 134-137
IVF, 178-181
macrodactilia, 220-222
mão fendida, 197-199
microssomia hemifacial, 148, 149
microtia, 154
ortodontia, 184-186
polegar, 204, 210, 214, 215
  duplicação de, 210
  em garra, 204
  hipoplasia do, 214, 215
policização, 231
polidactilia, 209
PWS, 146
reparo de fendas, 162-167
  bilateral, 166, 167
  palatina, 162-165
  unilateral, 162-165
simbraquidactilia, 218, 219
sindactilia, 206-208
síndrome, 150-153, 223, 228, 229
  da banda amniótica, 223
  de Pierre Robin, 152, 153
  de Poland, 228, 229
  de Treacher Collins, 150, 151
sinostose radioulnar, 212, 213
transferência não vascularizada, 230
  da falange do dedo do pé, 230
vasculares, 457, 458
Antebraço
amputação do, 421
fasciotomia no, 518
  dorsal, 519
  palmar, 519
retalho do, 803-807
  radial, 803-805
  ulnar, 806-807
seção transversal do, 519f
Antepé
reconstrução do, 440
Antibiótico(s)
profiláticos, 126
  na terapia com sanguessugas, 126
Anular

lesão do, 548
  de avulsão, 548
Apêndice(s), 907-930
  cânceres comuns, 914
    estadiamento nos, 914
    sobrevida nos, 914
  classificações, 908-913
  plástica, 927-930
    conjunto principal de, 927-930
  procedimentos epônimos, 923
  síndromes epônimas, 915-922
Apert
  síndrome de, 144, 915
Aponeurose
  cirurgia da, 296
AR (Artrite Reumatoide), 551, 632-635, 909
  administração, 635
  aspectos clínicos, 633
  classificações, 632
  deformação do polegar, 633
  diagnóstico, 634
  etiologia, 632
  incidência, 632
  investigações, 635
  patogênese, 633
Arco
  conteúdo do, 64t
  e estruturas derivadas, 64t
Arma de Fogo
  lesões por projétil de, 522, 523
Artéria(s)
  da mão, 92
  mediano, 91
  radial, 92
  ulnar, 92
  pinça de, 927
  sural, 902f
    retalho de, 902f
    desenhos de, 902f
Articulação(ões)
  do dedo, 424t
    fusão dos ângulos para, 424t
  interfalangianas, 398
    proximais, 398
    distais, 398
  metacarpofalangianas, 398
  na AR, 633
Artrite
  inflamatória, 110
    drogas na, 110
      Azatioprina, 110
      Ciclofosfamida, 110
      Cytoxan, 110
      Folex, 110
      Gamimune, 110
      Gammagard, 110
      imunoglobulinas, 110
      Imuran, 110
      Infliximabe, 110
      intravenosos, 110
      Metotrexato, 110
      Prednisona, 110
      Remicade, 110
      Rheumatrex, 110
      Sandoglobulin, 110

Artrodese
  digital, 423, 424
  ulnocárpica, 194
    na displasia radial, 194
Artrogripose, 224, 225
ARUD (Articulação Radioulnar Distal), 100, 421, 425, 581
  distúrbios da, 582
  instabilidade da, 426, 583
  teste da, 426
ATA (Artéria Tibial Anterior), 431
Atasoy-Tranquilli-Leali
  retalho V-Y de, 814f
  de ponta do dedo, 814f
ATP (Artéria Tibial Posterior), 431
Aumento
  da bochecha, 704
  da panturrilha, 720, 721
  malar, 704
Autoenxerto(s), 31
Avaliação
  da mão, 533-536
    no trauma, 533-536
  de paciente, 657-659
    para cirurgia estética, 657-659
  de queimaduras, 606-609
Avulsão
  da orelha externa, 316
  do FPD, 910
  do tendão flexor, 544, 545
    profunda, 545f
      sutura transfixante para, 545f
  lesão de, 548
    do anular, 548
Azatioprina
  Imuran, 110
  na artrite inflamatória, 110

B

Bainha
  do tendão, 543
    reparo da, 543
  sinovial, 93
    da mão, 93
Baker
  cisto de, 915
Banda
  amniótica, 223
    síndrome da, 223
  de tensão, 423
  fios K em, 423
Bandeira
  retalho em, 819, 820
Banner
  retalho de, 785, 786
Bardac
  retalho duplo de, 173f
  palatoplastia com, 173f
Barton
  fratura de, 915
Baze-Dupre-Christol
  síndrome de, 915
Bazin
  síndrome de, 915

ÍNDICE REMISSIVO

Bean
  síndrome de, 915
Beau
  linhas de, 915
Becker
  nevo de, 915
  síndrome do, 915
Beckwith-Wiedemann
  síndrome de, 916
Behçet
  doença de, 916
Beijo(s) de Anjo(s), 915
Bell
  paralisia de, 916
Bennett
  fratura de, 566, 569f, 916
Betume
  queimadura por, 627
Bíceps
  femoral, 886, 887
  retalho do, 886, 887
Binder
  síndrome de, 916
Biópsia
  aberta, 249, 485
  com agulha grossa, 483
  de linfonodo sentinela, 249
  excisional, 485
  incisional, 485
Bisturi
  cabo de, 930
Blaschko
  linhas de, 916
Blefarocalasia, 916
Blefaroplastia, 686-691
  subciliar, 287f
    incisão da, 287f
  superior, 689, 691f
  palpebral, 691f
Bloqueio
  epidural, 116
  espinhal, 116
Boca, 305-337
  deglutição, 336, 337
  paralisia de nervo facial, 318-322
  queimadura na, 622
  reconstrução, 323-326, 329-335
    da bochecha, 323-326
    do lábio, 329-335
  salivação, 327, 328
  soalho da, 349
  tumores no, 349
Bochecha(s)
  aumento da, 704
  na laceração facial, 526
  reconstrução da, 323-326
  retalho de avanço da, 326f, 755f
  retalho de rotação da, 298f
    de Mustardé, 298f
      e enxerto condromucoso, 298f
  subunidades da, 324f
    estéticas, 324f
Bolo
  tamanho do, 336
  e deglutição, 336

Bomba
  lacrimal, 82
  mecanismo da, 82
Botoeira
  deformidade em, 549, 550, 623, 908, 916
Bouchard
  nódulos de, 916
Bowen
  doença de, 250, 916
BPES (Síndrome de Blefarofimose, Ptose e Epicanto Inverso), 290
Braço
  redução do, 711, 712
  retalho do, 799-802
    lateral, 799, 800
    medial, 801, 802
Branemark
  prótese de, 422
Braquidactilia, 216, 217
Broders
  classificação histológica de, 262t
  de diferenciação, 262t
  em CCE, 26t
Brunelli
  retalho do polegar de, 821, 822
  ulnar dorsal, 821, 822
Burrow
  triângulos de, 751f, 752, 754f
  e Z-plastias, 751f
BXO (*Balanitis Xeotica Obliterans*), 136

C

Cabeça, 339-362
  anatomia de, 74-77
    drenagem linfática, 77
    níveis de linfonodos, 77t
    e áreas de drenagem, 77t
  da ulna, 584
    procedimentos de, 584
  do rádio, 211
    deslocamento congênito da, 211
  nervos de, 103t
    parassimpáticos, 103t
  queimaduras na, 621, 622
    boca, 622
    couro cabeludo, 622
      alopecia, 622
    lábios, 622
    nariz, 622
    orelha, 622
    pálpebras, 621
  reconstrução de, 351-353
    após câncer, 351-353
  tumores, 340-343, 354-356
    da cavidade nasal, 340-343
    da glândula salivar, 354-356
    nasofaringe, 340-343
    seios, 340-343
  ulnar, 426, 916
    estabilidade da, 426
    síndrome da, 916
Cabo

  de bisturi, 930
Calcificação
  de Malherbe, 276
  epitelioma de, 276
Camada(s)
  da pele, 11
Campbell
  mancha de, 277
  de Morgan, 277
Camptodactilia, 200, 201, 911
Câncer(es)
  comuns, 914
  estadiamento nos, 914
  sobrevida nos, 914
  de cabeça e pescoço, 351-353
    reconstrução após, 351-353
  de mama, 364-366
Caneta(s), 929
Cantólise
  lateral, 301
    retalho de Tenzel e, 301f
    semicircular, 301f
  técnica, 301
CAP (Complexo Areolopapilar)
  reconstrução do, 373, 374
    da papila, 373
    enxerto de pele, 373
    retalho, 374f
      em quatro pilares, 374f
    tatuagem, 373
Carcinoma
  adenoide cístico, 355
  das células de Merkel, 263, 264
  maxilar, 341, 342
  microcístico anexial, 266
  mucoepidermoide, 355
  nasofaríngeo, 342
  sebáceo, 266
Carpenter
  síndrome de, 917
Carpo
  amputação através do, 421
Cartilagem, 31, 32
  cicatrização, 31
  composição, 31
  crescimento, 31
  da orelha externa, 84
  defeitos de, 311
    do heminasal, 312
    no nariz, 311
      na asa do, 311
      na ponta do, 311
  enxertos, 31, 32f
    cartilaginosos, 31
    fontes dos, 32f
  nutrição, 31
  tipos, 31
Cascata
  digital, 534f
Catástrofe
  cutânea, 912
  vascular, 912
    do recém-nascido, 912
Cavidade
  nasal, 340-343
    tumores da, 340-343

ÍNDICE REMISSIVO

oral, 344-350, 528
  nas lesões faciais, 528
  tumores da, 344-350
    anatomia, 344
    características clínicas, 345
    classificação, 344
    definições TNM, 345
    epidemiologia, 344
    estadiamento, 346
    fatores, 344, 347
      de mau prognóstico, 347
      de risco, 344
    investigações, 345
    lesões pré-malignas, 344
    patologia, 344
    recidiva, 347
    sobrevida, 347
CCB (Carcinoma de Células Basais), 258, 259
CCE (Câncer de Células Escamosas), 136, 260-263, 340, 497
CDI (Carcinoma Ductal Invasivo), 469
Célula(s)
  da pele, 11
  de gordura, 38
    cicatrização da, 38
  de Merkel, 263-265
    carcinoma das, 263-265
  gigantes, 416
    tumor ósseo de, 416
  névicas, 238, 242
    lesões de, 242
      composta, 242
      intradérmica, 242
      juncional, 242
      tratamento de nevos celulares, 242
  suscetibilidade das, 49
    na terapia de radiação, 49
Celulite, 468
  na mão, 395
Centralização
  na displasia radial, 193
Ceratina, 11
Ceratoacantoma, 251
Ceratose
  seborreica, 272
  solar, 250
CFCT (Complexo da Fibrocartilagem Triangular), 579
  carga do, 426
    teste da, 426
  distúrbios do, 585, 586
Charcot
  doença de, 917
  pé de, 439
    colapso do, 439
Charcot-Marie-Tooth
  doença de, 917
CHART (Radioterapia Acelerada Hiperfracionada Contínua), 51
Cicatriz(es), 19-22
  de queimadura plantar, 625
  definição, 19
  fisiopatologia, 19

hipertróficas, 20, 21
minimização da, 10, 14
  na pele, 14
queloide, 20-21
sintomáticas, 19-21
Cicatrização
  cutânea, 13
    da lesão, 13
    tipos de, 13
  da célula, 38
    de gordura, 38
  da pele, 13, 14
    definição, 13
    fases da, 13
    fisiologia da, 13
    minimização da cicatriz, 14
    tipos de, 13
  das feridas em fetos, 41
    fatores, 41
      extrínsecos, 41
      intrínsecos, 41
  de enxerto de gordura, 38
    teorias sobre, 38
  de fratura, 574
    do escafoide, 574
  do nervo periférico, 35, 36, 598
    administração, 36
    anatomia, 35
    cuidado pós-operatório, 36
    degeneração, 35
    fatores que afetam a, 36
    local da ferida, 35
    regeneração, 35
    velocidade da, 36
  do osso, 23, 24
    primária, 23
    secundária, 24
  do tendão, 33-34
    fatores que afetam a, 34
    inflamação, 33
    intrínseca, 33
    versus extrínseca, 33
    nutrição, 33
    proliferação, 33
    relevância, 34
    remodelação, 33
    suprimento sanguíneo, 33
  fatores que afetam, 8
    de cicatrização, 8
    de crescimento, 8
    na cicatrização, 9
    gerais, 8
    locais, 8
    minimização da cicatriz, 10
    taxa de, 10
  geral, 5
    colágeno, 6
    definição, 5
    depósito, 6
    fases da, 5
    ligação cruzada, 6
    mecanismos da, 5
      alterações vasculares, 5
      coagulação, 5
      inflamação, 5
    remodelagem do, 6

    síntese do, 6
      fatores de crescimento, 6
    sistemas envolvidos na, 5
    tipos de, 5
      osteonal, 24
      por segunda intenção, 307
        na reconstrução nasal, 307
  retardada, 123
    do ferimento, 123
    tabagismo e, 123
Ciclofosfamida
  na artrite inflamatória, 110
  Cytoxan, 110
Cierny
  classificação de, 471, 472*f*
  para osteomielite, 471, 472*f*
Cilindroma, 274
Cimento
  queimadura por, 627
Cirurgia(s)
  classificação de, 115*t*
  craniofacial, 30
  da aponeurose, 296
  da mama, 662-665
    de redução, 664, 665
    estética, 662, 663
    avaliação em, 662, 663
  da orelha média, 154
  para craniossinostose, 147
    indicações, 147
    momento da, 147
    opções cirúrgicas, 147
  secundária, 371
    na reconstrução da mama, 371
Cirurgia Estética, 656-659
  abdominoplastia, 713-715
  aumento, 704, 705, 720, 721
    da panturrilha, 720, 721
    do esqueleto facial, 704, 705
  avaliação do paciente, 657-659
  blefaroplastia, 686-691
  contorno, 709, 710, 717, 718
    corporal, 709, 710
    da coxa, 717, 718
    das nádegas, 717, 718
  da mama, 662
    aumento da, 670-673
    avaliação em, 662
    de redução, 664-669
    ginecomastia, 679-681
    mamilos invertidos, 677
    ptose da, 674-676
    tuberosa, 678
  definição, 656
  genioplastia, 706-708
  lifting, 692, 693, 700-703, 719
    da coxa medial, 719
    da sobrancelha, 692, 693
    facial, 700-703
  lipoaspiração, 722-725
  procedimentos, 656
  redução do braço, 711, 712
  rinoplastia, 694-697
  RSM, 698, 699
Cirurgia Plástica

ÍNDICE REMISSIVO

ciência da, 1-59
  cartilagem, 31
  cicatrização, 5, 8, 13, 23, 33, 35, 41
    da pele, 13
    das feridas, 41
    em fetos, 41
    do nervo periférico, 35
    do osso, 23
    do tendão, 33
    fatores que afetam, 8
    geral, 5
  cicatrizes, 19
    hipertróficas, 19
    queloide, 19
    sintomáticas, 19
  clostridia, 57
  danos solares, 52
  enxerto, 25, 37, 38
    compostos, 37
    de gordura, 38
    ósseo, 25
  expansão do tecido, 42
  fenômeno de autonomização, 45
  microbiologia, 55
  osso, 23
  osteogênese, 27
    por distração, 27
  outros aforismos, 3
  patologia, 48
    fundamentos de, 48
  pele, 11, 15
    enxertos de, 15
    estrutura básica da, 11
  princípios de Gillies, 2
  PTN, 46, 47
  radioterapia, 49
    princípios da, 49
  profilaxia antibiótica em, 114, 115
    classificação de cirurgias, 115t
    infecção do sítio da injeção, 114
    fatores de risco, 114
    prevenção de endocardite, 114
  tabagismo e, 123, 124
    benefícios, 123
    fisiopatologia, 124
    histórico, 123
    incidência, 123
    por que parar de fumar, 123
    quantificação, 123
    relevância à, 123
      cicatrização retardada, 123
      comorbidades clínicas, 124
      defeitos de nascimento, 123
      efeitos carcinogênicos, 124
      queimaduras, 124
      transferência de tecido livre, 124
    riscos, 123
  tromboprofilaxia em, 116, 117
    bloqueio, 116
      epidural, 116
      espinhal, 116
    ETVs, 116
      fatores de risco, 116
    HRT, 117
    métodos, 116
    pílula anticoncepcional, 117
Cisto(s), 268
  de Baker, 915
  dermoide, 269
  do pilar, 268
  epidermoide, 268
  ósseo, 415
    aneurismal, 415
    unicameral, 415
  sinovial, 405, 406
  triquilêmico, 268
Cistoadenoma, 275
Clearance
  ilioinguinal, 502
  radical, 502
Clinodactilia, 202, 203
Clique
  mediocarpiano, 426
Clostridia, 57-59, 468-470
  Clostridium, 57, 58
    botulinum, 58
    difficile, 59
    tetani, 57
    welchii, 57
  espécies de clostrídio, 59
  perfrigens, 57
Clostrídio(s)
  espécies de, 59, 470
Clostridium
  botulinum, 58, 469
  difficile, 59, 470
  perfrigens, 468
  tetani, 57, 468
  welchii, 57, 468
Coagulação
  cascatas de, 6f
  e cicatrização, 5
Cobertura
  com tecido, 431
  momento correto para, 431
  tecido mole para, 431
  seleção de, 431
Colágeno
  aplicações, 112
  complicação, 112
  depósito, 6
  ligação cruzada, 6
  remodelagem do, 6
  síntese do, 6
  técnica, 112
Coleta
  de nervo sural, 599f
Colle
  fratura de, 917
Columela
  alongamento da, 177f
  técnicas para, 177f
  reconstrução da, 312
Comorbidade(s)
  clínicas, 124
  tabagismo e, 124
Compartimento
  síndrome do, 514, 515-517
    tratamento da, 514
Compressão Dinâmica, 562f

técnicas de, 561
  banda de tensão, 561
  com placa, 561
    de neutralização, 561
  fio K, 561, 562
    oblíquos, 563
  fios intraósseos, 563
    metálico, 563
  lag screw, 561
Condrodermatite
  nodular, 252
    da hélice, 252
      aspectos clínicos, 252
      patologia, 252
      tratamento, 252
Congelamento, 508, 509
  perda de tecido por, 315
    da orelha externa, 315
Conjunto Principal
  de pástica, 927-930
    afastadores, 929
    cabo de bisturi, 930
    canetas, 929
    elevadores, 927
    pinça, 927
      de artéria, 927
      de dissecção, 927
      de tecido, 928
      para curativos, 928
      para segurar gaze, 928
    porta-agulhas, 928
    tesouras, 930
Constrição
  anel de, 911
    síndrome do, 911
Contorno
  corporal, 709-725
    abdominoplastia, 713-716
    aumento da panturrilha, 720, 721
    da coxa, 717, 718
    das nádegas, 717, 718
    lifting, 719
      da coxa medial, 719
    lipoaspiração, 722-725
    redução do braço, 711, 712
Contratura(s)
  articulares, 623
  de adução de flexão, 225
  de Dupuytren, 917
  de extensão do cotovelo, 225
  de rotação interna do ombro, 225
  de Volkmann, 596, 597, 912, 922
    isquêmica, 596, 597
Coração
  na AR, 634
Corno
  cutâneo, 252
  retalho em forma de, 783, 784
  nasal, 784f
Cotovelo
  amputação do, 421
    acima do, 421
    através do, 421
  prótese de, 475
    exposição de, 475

infecção de, 475
Couro
  cabeludo, 74, 622
    alopecia de, 622
      por queimadura, 622
    drenagem, 74
      de linfa, 74
      venosa, 74
      relevância clínica, 74
      suprimento, 74
        arterial, 74
        neural, 74
Cowden
  síndrome de, 917
Coxa(s)
  anterolateral, 884, 885
    retalho da, 884, 885
  contorno da, 717, 718
  medial, 719
    lifting da, 719
  reconstrução da, 443, 444
CPAAF (Citologia de Aspiração com Agulha Fina), 249
Craniossinostose
  cirurgia para, 147
  classificação, 141
  definição, 141
  etiologia, 141
  incidência, 141
  não sindrômica, 142, 143
    sinostose, 142
      bicoronal, 143
      metópica, 142
      sagital, 142
      unicoronal, 142
      unilambdoide, 143
  patogênese, 141
  sindrômica, 144, 145
Crescimento
  mediofacial, 169
CREST (Escleroderma Cutâneo Limitado)
  síndrome de, 636, 637
Crista
  ilíaca, 187
    colheita aberta da, 187
Cross-face, 321
  para inervação funcional, 322
    de retalho livre muscular, 322
Crouzon
  síndrome de, 144, 917
CSAG *(Clinical Standards Advisory Group)*, 161
Cuidado(s)
  com retalho, 748, 749
  emergenciais, 602, 603
    de queimaduras, 602, 603
Curativo(s), 118, 119
  pinça para, 928
Cutler-Beard
  retalho de ponte de, 300*f*
    da pálpebra inferior, 300*f*
Cytoxan
  na artrite inflamatória, 110

D

Dano(s)
  solares, 52-54
    envelhecimento, 53
      histologia do, 53
    fotocarcinogênese, 53
    fotoenvelhecimento, 53
    FPS, 54
    gravidade do fotodano, 53
      fatores que afetam a, 53
    protetor solar, 54
    radiação, 52
d'Arion
  mola de, 302
DCI (Doença Cardíaca Isquêmica), 443
Dedo(s)
  amputação do, 420
    anular, 420
    indicador, 420
    médio, 420
    mínimo, 420
  articulações do, 424*t*
    fusão dos ângulos para, 424*t*
  do pé, 230, 894, 895
    falange do, 230
      transferência não vascularizada da, 230
    transferência do, 894-895
  em gatilho, 205, 919
  flexão do, 225
  fraturas do, 565
    resultados de, 565
  mecanismo extensor dos, 390-393
    anatomia do, 390, 391
    anular esquerdo, 391*f*
  polpa do, 396*f*
    incisão da, 396*f*
    em boca de peixe, 396*f*
  ponta do, 813-815
    retalhos da, 813-815
      em V-Y, 813, 814*f*
  retalho de, 826, 827
    cruzado, 826, 827
Defeito(s)
  da bochecha, 324
    etiologia dos, 324
  da orelha externa, 315
    cutâneos, 316
    da hélice, 316
    do terço, 317
      inferior, 317
      médio, 317
      superior, 317
    etiologia dos, 315
      adquirida, 315
      congênita, 315
    totais, 317
    tratamento, 315
  da parede abdominal, 384
    etiologia dos, 384
    problemas com, 384
  da parede do tórax, 375
    adquiridos, 376
      opções para os, 376
    etiologia dos, 375
    problemas com os, 375
  de membro inferior, 442
    etiologia dos, 442
  de nascimento, 123
    tabagismo e, 123
  do esterno, 378
    adquiridos, 379
      opções para os, 379
    etiologia dos, 378
    problemas com os, 378
  do tornozelo, 441
  dos lábios, 329
    etiologia dos, 329
Deformidade(s)
  da parede torácica, 232
  de Madelung, 226, 227
  de pé equino, 625
  do polegar, 633, 909
    na AR, 633
    em Z, 909
  em botoeira, 549, 550, 623, 908, 916
  em marreta, 909
  em martelo, 550*f*
  em pescoço, 551, 552, 908
    de cisne, 551, 552
    de ganso, 908
Degenerativo, 631-641
Deglutição, 336, 337
  estágio 1, 336
    língua, 336
    movimento, 336
      da faringe, 336
      da laringe, 336
    palato mole, 336
    soalho da boca, 336
    tamanho do bolo, 336
  estágio 2, 337
    esôfago, 337
Deiscência
  do esterno, 912-913
Dentição
  permanente, 185
  primária, 184
    decídua, 184
  transicional, 185
    mista, 185
Dermabrasão, 682
Dermatofibroma, 270
Derme, 12
  mudanças na, 12
Dermoide
  de implantação, 407
Desbridamento
  de lesões, 297
    às pálpebras, 297
  no trauma, 431
    de membro inferior, 431
Desfiladeiro
  torácico, 599*f*
Deslocamento
  congênito, 211
    da cabeça do rádio, 211
  do perilunato transescafoide, 577*f*
    linha de, 577*f*

ÍNDICE REMISSIVO

lunato, 578f
  ossos carpianos no, 578f
Desvio
  ulnar, 225
DFSP (Dermatofibrossarcoma Protuberante), 267
DIEP (Perfurante Epigástrico Inferior Profundo), 369
  retalho, 868, 869
  TRAM versus, 370
Displasia, 48
  craniana, 145
    frontonasal, 145
  radial, 191-194, 910
  ulnar, 195, 196
Dissecção
  axilar, 497-499
  inguinal, 500-502
  pinça de, 927
Dissociação
  do escafolunar, 426
  do escafolunato, 576
Distonia, 400
Distração
  de partes moles, 193
    na displasia radial, 193
  osteogênese por, 27-30
    complicações, 29
    contraindicações, 29
    desvantagens, 29
    formação do novo osso, 28
      fatores que afetam a, 28
    geração óssea, 27
    indicações, 29
    na cirurgia craniofacial, 30
    na mão, 30
      alongamento por, 30
    princípios gerais, 27
    processo de, 27
      etapas do, 27
    técnicas de, 27
    vantagens, 29
Distúrbio(s)
  da ARUD, 582
  diversos, 643-654
    hidradenite, 649, 650
    hiperidrose, 651, 652
    lesões por pressão, 644-646
    mudança de sexo, 653, 654
    síndrome complexa, 647, 648
      da dor regional, 647, 648
  do CFCT, 585, 586
DMF (Disostose Mandibulofacial Bilateral), 150
Dobra(s)
  ungueais, 624
Doença
  de Becker, 240
  de Behçet, 916
  de Bowen, 250, 916
  de Charcot, 917
  de Charcot-Marie-Tooth, 917
  de Lederhosen, 919
  de Meige, 454
  de Ollier, 920
  de Osler-Rendu-Weber, 464

  de Paget, 253, 920
    da papila, 920
    da pele, 253
  de Peyronie, 920
  de Romberg, 149, 921
  de von Recklinghausen, 492
  de Weber-Christian, 922
  metastática, 249
  recorrente, 348
  vascular periférica, 437
Dorso
  do pé, 441
  latíssimo do, 870-872
    retalho do, 870-872
  nasal, 310
    defeitos de pele, 310
DP (Dissecção do Pescoço), 359-362
Drenagem
  áreas de, 77t
    níveis de linfonodos e, 77t
  linfática, 77
    de cabeça, 77
    do pescoço, 77
  venosa, 769, 770
    em retalhos com fluxo reverso, 769, 770
Droga(s), 105-131
  cirurgia plástica, 114-117, 123, 124
    profilaxia antibiótica em, 114, 115
    tabagismo e, 123, 124
    tromboprofilaxia em, 116, 117
  na artrite inflamatória, 110
    azatioprina, 110
      Imuran, 110
    ciclofosfamida, 110
      Cytoxan, 110
    imunoglobulinas, 110
      Gamimune, 110
      Gammagard, 110
      Sandoglobulin, 110
    infliximabe, 110
      Remicade, 110
    intravenosos, 110
      Gamimune, 110
      Gammagard, 110
      Sandoglobulin, 110
    metotrexato, 110
      Folex, 110
      Rheumatrex, 110
    prednisona, 110
  oncológicas, 111
    5-Fluorouracil, 111
    Efudix, 111
    Imiquimod, 111
    Interferon, 111
Dufourmental
  retalho de, 780
Duplicação
  de polegar, 210, 910
  ulnar-polidactilia, 911
Dupuytren
  contratura de, 917

E

Eagle-Barret
  síndrome de, 917
EBD (Epidermólise Bolhosa Distrófica), 234
EBJ (Epidermólise Bolhosa Juncional), 234
EBS (Epidermólise Bolhosa Simples), 234
EBV (Vírus Epstein-Barr), 481
ECD (Extensor Comum dos Dedos), 231, 390
ECM (Esternocleidomastóideo), 75
ECP (Tendões Extensores Curtos do Polegar), 92, 425
ECRC (Extensor Curto Radial do Carpo), 518
Ectrópio, 284-287
EDM (Extensor do Dedo Mínimo), 535
EEC
  síndrome, 917
EEP (Enxerto de Espessura Parcial), 15
  na reconstrução nasal, 307
Efeito(s)
  carcinogênicos, 124
    do tabagismo, 124
  da radiação, 51, 52
  de Gibson, 32f
  do laser cirúrgico, 131t
Efélides, 240
Efudix, 111
Ehlers-Danlos
  síndrome de, 917
ELCR (Extensor Longo Radial do Carpo), 518
Elétrica(s)
  queimaduras, 628, 629
Elevador(es), 927
ELP (Extensor Longo do Polegar), 231, 425
Embriologia, 61-69
  da face, 63
  da genitália externa, 62
  da mão, 68, 69
    crescimento, 69
    desenvolvimento, 69
    eixo, 68
      anterior-posterior, 68
      dorsal-ventral, 68
      proximal-distal, 68
    morfogênese, 68
  da orelha, 67
    externa, 67
    interna, 67
  do lábio, 66
  do nariz, 65
  do palato, 66
EMST (Tratamento Precoce no Trauma Grave), 430
Encondroma, 412, 413
Endocardite
  prevenção de, 114
Endócrino, 631-641
Entrópio, 288, 289
Envelhecimento

ÍNDICE REMISSIVO

facial, 660
histologia do, 53
Envoltório
  do hálux, 896, 897
  retalho do, 896, 897
Enxerto(s)
  cartilaginosos, 31
    área, 31
    doadora, 31
    receptora, 31
    características técnicas, 31
    classificação, 31
    imunogenicidade, 31
    usos, 31
  compostos, 37, 307
    na reconstrução nasal, 307
  condromucoso, 298f
    retalho de rotação da bochecha e, 298f
    de Mustardé, 298f
  de cartilagem, 32f
    fontes dos, 32f
  de gordura, 38
    autógeno, 38
    célula de gordura, 38
      cicatrização da, 38
    cicatrização de, 38
      teorias sobre, 38
    complicações, 40
    dérmica livre, 39
    injeção de gordura, 40
    retalhos de gordura, 39
  de interposição, 321
    ao nervo, 321
      na reconstrução da orelha, 321
  de pele, 15-18, 299, 373
    anestesia, 15
    classificação, 15
    definição, 15
    EEP, 15
    EPET, 17
    local doador, 15
    na reconstrução, 299, 373
      da pálpebra, 299
      do CAP, 373
  ósseo, 25, 26, 187, 575
    classificação, 25
    colheita de, 187
    materiais, 26
    sobrevivência do, 26
      fatores que influenciam na, 26
    substitutos ósseos, 26
    tipos de, 25
    vascularizado, 575
  transfacial, 321, 322
    para inervação funcional, 322
    de retalho livre muscular, 322
EOA (Enxertia de Osso Alveolar), 187, 188
  complicações, 188
  enxerto ósseo, 187
    colheita de, 187
      aberta da crista ilíaca, 187

gengivoperiosteoplastia, 187
  objetivos, 187
  planejamento, 187
  técnica cirúrgica, 188
    do sítio receptor, 188
  tratamento, 188
  pós-operatório, 188
EOV (Enxerto Ósseo Vascularizado), 766-768
EP (Embolia Pulmonar), 463
EPEP (Enxerto de Pele de Espessura Parcial), 316
EPET (Enxerto de Pele de Espessura Total), 15, 17, 316, 525, 623
  na reconstrução nasal, 307
Epicanto, 293, 294
  procedimentos para, 294f
  tratamento, 293
Epiderme
  células da pele, 11
  ceratina, 11
  mudanças na, 12
Epidermólise
  bolhosa, 234, 235
Epispadia
  apresentação, 138
    feminina, 138
    masculina, 138
  classificação, 138
  complexo de extrofia, 138-140
    da bexiga, 139
    da cloaca, 139
    complicações 140
  controvérsias, 140
  definição, 138
  etiologia, 138
  incidência, 138
  patogênese, 138
  tratamento cirúrgico, 139
Epitelioma
  de calcificação de Malherbe, 276
ERCC (Extensor Radial Curto do Carpo), 412
Eritema, 52
Eritroplasia
  de Queyrat, 921
ERLC (Extensor Radial Longo do Carpo), 412
Escada
  reconstrutora, 728
Escafoide
  fratura do, 573-575
Escafolunar
  dissociação do, 426
Escafolunato
  dissociação do, 576
Escarotomia, 610-612
  desenho de, 612f
Escleroderma, 636, 637
Esclerose
  sistêmica, 636, 637
Esfíncter
  faringoplastia do, 179
Esmagamento
  lesões por, 513, 514
  síndrome de, 513

indicadores de gravidade da, 513
Esôfago
  e deglutição, 337
Espaço
  infecções no, 398, 399
    da mão, 398, 399
    membranoso, 398
    palmar, 399
  morto, 443
    preenchimento de, 443
    princípios de, 443
Esqueleto
  da mão, 90
  e displasia radial, 191
  facial, 704, 705
    aumento do, 704, 705
  nasal, 79f
    vista lateral do, 79f
  suporte do, 309
    na reconstrução nasal, 309
Estafilococo(s)
  microbiologia, 467
Esterno
  deiscência do, 912, 913
  reconstrução do, 378-381
Estética, 655-725
  cirurgia, 656, 657-659
    avaliação de paciente para, 657-659
  contorno corporal, 709-725
    abdominoplastia, 713-716
    aumento da panturrilha, 720, 721
    da coxa, 717, 718
    das nádegas, 717, 718
    lifting, 719
      da coxa medial, 719
    lipoaspiração, 722-725
    redução do braço, 711, 712
  envelhecimento facial, 660
  facial, 686-708
    aumento do esqueleto, 704, 705
    blefaroplastia, 686-691
    genioplastia, 706-708
    lifting, 692-693
      da sobrancelha, 692-693
      facial, 700-703
    ressecção submucosa, 698, 699
    rinoplastia, 694-697
  mama, 661-681
    aumento da, 670-673
    cirurgia de redução da, 664-669
    ginecomastia, 679-681
    mamilos invertidos, 677
    ptose da, 674-676
    tamanho da, 661, 662
    sutiã, 661, 662
    tuberosa, 678
  pele, 682-685
    clareamento da, 685
      métodos de, 685
    técnicas não cirúrgicas, 682, 683
    toxina botulínica, 684

ÍNDICE REMISSIVO

Estilo Livre
　de retalho, 739
Estreptococo
　microbiologia, 467
Estresse
　teste do, 426
　　carpoulnar, 426
　　manual, 426
Estrutura
　óssea, 528
　　nas lesões faciais, 528
Etmoide
　naso-orbital, 528
　　padrão de fratura, 528
ETT (Escafolunato e Escapotrapezio-Trapezoidal), 573
ETVs (Episódios Trombóticos Venosos)
　fatores de risco, 116
EUC (Extensor Ulnar do Carpo), 581
Excisão
　da orelha de cão, 754f
　em cunha, 299, 300f
　　da pálpebra, 299, 300f
　margens da, 346, 402, 403t
　　e com grau cirúrgico do tumor, 403t
Exostose, 414
Expansão
　do tecido, 42-44
Explosão
　lesões por, 522, 523
Exposição
　na DP, 360
Extravasamento, 506, 507
Extrofia
　complexo de, 138-140
　　da bexiga, 139
　　da cloaca, 139

F

Face, 305-337
　deglutição, 336, 337
　embriologia da, 63
　paralisia de nervo facial, 318-322
　porção média da, 529
　　abordagens cirúrgicas, 529
　reconstrução, 306-313, 315-317, 323-326, 329-335
　　da bochecha, 323-326
　　da orelha, 315-317
　　do lábio, 329-335
　　nasal, 306-313
　rinofima, 314
　salivação, 327, 328
Fala
　avaliação da, 178
　　na IVF, 178
Falange
　do dedo do pé, 230
　　transferência não vascularizada da, 230
Fanconi
　anemia de, 917
Faringe
　movimento da, 336
　　e deglutição, 336
　posterior, 180
　　retalho da, 180
Faringoplastia
　de Hynes, 181f
　do esfíncter, 179
Fasanella-Servat
　procedimento de, 296
　tarsectomia de, 296
　　da borda superior, 296
Fáscia(s)
　da mão, 90
Fasciotomia, 518-521
Fascite
　pseudossarcomatosa, 480
　nodular, 480
Fator(es)
　de crescimento, 6
　　cicatrização e, 6
FAV (Fístula Arteriovenosa), 457
FCD (Flexor Curto do Dedo), 520
Fechamento
　da ABJ, 447
　da ACJ, 448
　da dissecção, 498, 501
　　axilar, 498
　　inguinal, 501
　da DP, 361
　da fasciotomia, 520
　da ferida, 443
　　princípios de, 443
　direto, 729-733
　espinhal, 387, 388
　primário, 307, 331, 332f
　　na reconstrução, 307, 331, 332f
　　do lábio, 331, 332f
　　nasal, 307
Fenda(s)
　braquiais, 155
　　dermoide, 155
　　nasal, 155
　rinoplastia de, 175-177
　　anatomia, 175
　　cirurgia nasal, 175
　　　objetivos da, 175
　　nariz fendido, 175, 176f
　　　deformidade de, 175, 176f
　　planejamento da cirurgia, 175
　　　primária, 175
　　　secundária, 175
　　primária, 176
　　　de FLB, 177
　　　de FLU, 176
　　secundária, 177
Fenol
　queimadura por, 627
Fenômeno
　de Kasabach-Merritt, 918
　de autonomização, 45
　mecanismo de retardo, 45
Ferida(s)
　de queimadura, 613-615
　　patologia fisiológica da, 613-615
　em fetos, 41
　　cicatrização de, 41
Ferimento
　cicatrização do, 123
　　retardada, 123
　　tabagismo e, 123
Feto(s)
　feridas em, 41
　　cicatrização de, 41
Fibrinólise
　cascatas de, 6f
Fibroepitelioma
　pré-maligno, 253
Fibromatose(s)
　agressiva, 480
　definição, 480
　digital, 480
　juvenil, 480
　fascite pseudossarcomatosa, 480
　　nodular, 480
　musculoaponeuróticas, 480
　　do reto, 480
　plantar, 480
　tumores desmoides, 480
Fíbula
　retalho da, 898-900
Fígado
　na AR, 634
Fio(s)
　de Kirschner, 423, 561, 562, 568f
　　e banda de tensão, 561
　　em banda de tensão, 423
　metálicos, 568f
　　transmetacarpianos, 568f
　oblíquos, 563
　intraósseo, 563
　　metálico, 563
Fístula
　palatal, 182, 183
Fitxgerald
　tipos de pele de, 908
Fixação
　com triplo lag screw, 562f
　　de fratura em espiral, 562f
　de fraturas da mão, 558, 563
　　escolha da, 558
　　fixação externa nas, 563
　　indicações de, 558
　　técnicas de, 558
　interna, 559
　　técnicas de, 559
　　lag screw, 559, 560f
　óssea, 431
　　no trauma, 431
　　de membro inferior, 431
FL (Fenda Labial), 156
　associação familiar, 159t
　　risco nos filhos de, 159t
　diagnóstico de, 159
　　pré-natal, 159
　etiologia de, 158
　FLU, 158
　　classificação de, 158
　reparo de, 162-167
　　de FLB, 166, 167
　　de FLU, 162, 165

ÍNDICE REMISSIVO

de Millard, 165f
de Tennison-Randall 165f
FLB (Fenda Lateral Bilateral)
　reparo de, 166, 167
　rinoplastia primária de, 177
FLD (Flexor Longo do Dedo), 520
Flexão
　adução de, 225
　contratura de, 225
　do dedo, 225
　do punho, 225
FLP (Fenda Labial e Palatina)
　audição, 160
　classificação, 156-158
　　de FL unilateral, 158
　　de Veau, 156, 157f
　　geral, 156
　　Striped Y, 157
　cuidados, 159
　　neonatais, 159
　　pré-natais, 159
　diagnóstico de, 159
　　pré-natal, 159
　embriologia, 158
　equipe multidisciplinar, 159
　etiologia de, 158
　　FL, 156
　　FP, 156
　incidência, 156
　tratamento cirúrgico, 160
FLP (Flexor Longo do Polegar), 519
FLU (Fenda Lateral Unilateral)
　classificação de, 158
　reparo de, 162-165
　rinoplastia primária de, 176
　　técnica, 176
　　de McComb, 176
　　de Tajima, 176
Fluido(s)
　ressuscitação com, 604, 605
　de queimaduras, 604, 605
Fluxo
　craniossacral, 103
　de pressão, 178
　　medições de, 178
　　na IVF, 178
　reverso, 769, 770
　　retalho com, 769, 770
　　　drenagem venosa em, 769, 770
　　retrógrado, 770f
　　venoso, 770f
　　　retrógrado, 770f
FNV (Feixe Neurovascular)
　palatino maior, 169
Folex
　na artrite inflamatória, 110
Folículo(s)
　pilosos, 12, 276
　　tumores dos, 276
　　　epitelioma de calcificação de Malherbe, 276
　　　pilomatrixoma, 276
Fotocarcinogênese, 53
Fotodano
　gravidade do, 53

fatores que afetam a, 53
Fotoenvelhecimento, 53
Fotossensibilidade, 52
FP (Fenda Palatina)
　associação familiar, 159t
　　risco nos filhos de, 159t
　isolada, 158
　reparo de, 162-165, 168-174
　　anatomia, 168
　　complicações pós-operatórias, 174
　　crescimento mediofacial, 169
　　objetivo, 168
　　plastia em Z, 170, 173f
　　　de oposição dupla, 170, 173f
　　programação do, 168
　　recuperação pós-operatória, 174
　　submucosa, 174
　　técnica cirúrgica, 169
FPD (Flexor Profundo do Dedo), 519, 535
　avulsão do, 910
FPS (Fator de Proteção Solar), 54
FR (Fenômeno de Raynaud), 450-452
　condições associadas, 451t, 452t
　teste de triagem para detecção de, 452t
Fratura(s)
　complicações nas, 570-572
　　falangianas, 570-572
　　metacarpianas, 570-572
　condilares, 564
　　classificação de Londres das, 564
　da mão, 555-569
　　alinhamento aceitável, 557
　　critérios radiográficos de, 557
　　classificação, 555, 556f
　　do dedo, 565
　　resultado de, 565
　　específicas, 566
　　　abertas, 567
　　　de AIFP, 567
　　　de Bennet, 566, 569f
　　　de Rolando, 567
　　　metacarpal, 566
　　estáveis, 557
　　falangianas, 564
　　　intra-articulares, 564
　　fixação externa nas, 563
　　incidência, 555
　　método de fixação, 557
　　direção da instabilidade, 557
　　patologia mecânica da, 555
　　personalidade da, 556
　　　do cirurgião, 556
　　　do paciente, 556
　　técnicas, 559
　　　de compressão dinâmica, 561
　　　de fixação interna, 559
　　tratamento, 557-559
　　　cirúrgico, 558, 559
　　　conservador, 557, 558

objetivo do, 557
de Barton, 915
de Bennett, 916
de Colle, 917
de Rolando, 921
de Seymour, 921
de Smith, 921
do escafoide, 573-575
do rádio distal, 579-581
em espiral, 562f
　fixação de, 562f
　　com triplo *lag screw*, 562f
estável, 580
etmoide nasolabial, 528, 530
extra-articulares, 580
instáveis, 580
intra-articulares, 580
Le Fort, 530f, 919
　I, 919
　II, 919
　III, 919
　padrões de, 530f
maxilar, 529, 531
nasal, 528, 530
orbitárias, 297
soalho, 528, 531
　orbital, 528, 531
　zigomático, 528, 531
tibiais, 430, 912
　abertas, 430, 912
FRC (Flexor Radial do Carpo), 92, 519, 399
Frey
　síndrome de, 917
Froment-Robert
　variante anatômica de, 98
FSD (Flexor Superficial dos Dedos), 94, 519, 535
FUC (Flexor Ulnar do Carpo), 399, 519
Furlow
　oposição dupla de, 173f
　Z-plastia de, 173f
FVF (Fechamento Velofaríngeo)
　padrão de, 179

G

Gamimune
　na artrite inflamatória, 110
Gammagard
　na artrite inflamatória, 110
Gancho
　polegar em, 911
Gangrena
　do pé diabético, 439, 440
　gasosa, 468
Gardner
　síndrome de, 917
Garra
　mão em, 197, 199
　polegar em, 204
Gastrocnêmio
　retalho do, 890, 891
　　lateral, 890, 891
　　medial, 890, 891
Gatilho

ÍNDICE REMISSIVO

dedo em, 205, 909
Gaze
  pinça para segurar, 928
Gengiva
  tumores na, 349
Gengivoperiosteoplastia, 187
Genioplastia, 706-708
Genitália
  externa, 62
    embriologia da, 62
  queimaduras na, 621, 622
    períneo, 621
Geração
  óssea, 27
Gibson
  efeito de, 32f
Gillies
  princípios de, 2
    da cirurgia plástica, 2
  retalho de, 331
    ventilador, 331
Ginecomastia, 679-681
  incisões de, 681f
Glândula(s)
  salivar, 354-356
    tumores da, 354-356
  sudoríparas, 12, 274
    tumores das, 274
      adenoma papilar écrino, 274
      cilindroma, 274
      cistoadenoma, 275
      em turbante, 274
      hidrocistoma apócrino, 275
      siringoma, 274
Glúteo Máximo
  retalho de, 858-860
Goldenhar
  síndrome de, 918
Gordura
  enxerto de, 38
    autógeno, 38
      célula de gordura, 38
        cicatrização da, 38
    cicatrização de, 38
      teorias sobre, 38
    complicações, 40
    dérmica, 39
      livre, 39
    injeção de gordura, 40
    retalhos de gordura, 39
Gorlin
  síndrome de, 255-257, 918
Gota, 640, 641
Grácil, 876, 877
Gradil
  costal, 229
    e síndrome de Poland, 229
Granuloma, 411
  piogênico, 277

H

Halo
  nevo em, 243
Hálux
  envoltório do, 896, 897
  retalho do, 896, 897
Hamartoma, 48
Hatchet
  retalho de, 754f
Heberden
  nódulos de, 918
Hemangioma(s), 457, 459, 460
  e malformações vasculares, 458t
    comparação entre, 458t
  senil, 277
Hematoma
  na orelha externa, 315
Heminasal
  reconstrução do, 312
    defeitos de pele, 312
    e de cartilagem, 312
Hidradenite, 649, 650
Hidrocistoma
  apócrino, 275
Hidroquinona(s), 683
  clareamento da pele, 685
Hidróxido
  queimadura por, 627
    de potássio, 627
    de sódio, 627
Hiperfracionamento, 51
Hiperidrose, 651, 652
Hiperplasia, 48
Hipertelorismo, 293, 294
Hipertricose, 916
Hipofaringe
  tumores da, 344-350
Hipoplasia
  do polegar, 214, 215, 911
Hipospadia, 134-137
  apresentação clínica, 134
  classificação, 134
  complicações, 136
  controvérsias, 137
  definição, 134
  etiologia, 134
  incidência, 134
  patogênese, 134
  tratamento, 135
Hipotelorismo, 293, 294
  causa, 293
  tratamento, 293
Holt-Oram
  síndrome de, 918
Horner
  síndrome de, 918
Hoshi-Ogino
  método de, 222
  redução de macrodactilia, 222
HRT, 117
Hueston
  retalho de, 832
Hughes
  retalho de, 299f
    tarsconjuntival, 299f
Hurler
  síndrome de, 918
Hynes
  faringoplastia de, 181f

I

Içamento
  do retalho, 739
    princípio do, 739
IE (Intercostal Externo), 231
Imiquimod, 111
Impacto
  ulnocarpal, 587, 588
    síndrome do, 587, 588
Implantação
  dermoide de, 407
Implante(s), 120-122
  cerâmica, 121
  complicações dos, 122t
  materiais, 120
    aloplástico, 120
  metais, 121
  monômeros, 121
  polímeros, 121
  tecido autógeno, 120
Imunoglobulina(s)
  na artrite inflamatória, 110
    Gamimune, 110
    Gammagard, 110
    Sandoglobulin, 110
Imuran
  na artrite inflamatória, 110
Incisão(ões)
  da blefaroplastia, 287f
    subciliar, 287f
  da DP, 360
  de ginecomastia, 681f
  de lifting facial, 702f
  em boca de peixe, 396f
    da polpa do dedo, 396f
      da mão, 396f
  na ABJ, 445
  na ACJ, 448
  na biópsia, 503
    de linfonodo sentinela, 503
  na dissecção, 498, 501
    axilar, 498
    inguinal, 501
  T, 287f
    deitada, 287f
Indução
  vascular, 739
Inervação Nasal
  nariz, 79
    externo, 79
    interno, 79
Infecção(ões), 465-477
  clostridia, 468-470
  da mão, 394-399
    articulares, 398
    da bainha do flexor, 397
    no espaço, 398, 399
      membranoso, 398
    palmar, 399
  da queimadura, 616, 617
  de prótese, 475
  do sítio da injeção, 114
    fatores de risco, 114
  microbiologia, 466, 467
  nas fraturas, 572

ÍNDICE REMISSIVO

falangianas, 572
   metacarpianas, 572
necrosante, 476, 477
   dos tecidos moles, 476, 477
   osteomielite, 471-474
Inflamação
   e cicatrização, 5
Infliximabe
   na artrite inflamatória, 110
      Remicade, 110
Injeção
   de gordura, 40
Injetável(is), 112, 113
   colágeno, 112
   toxina botulínica, 112
Instabilidade
   características radiológicas da, 580
   carpiana, 576-578
   crônica, 554
      na AMCF, 554
      do polegar, 554
   da ARUD, 583
   lunar-piramidal, 426
Instrumento(s), 105-131
   AL, 106, 107
   cirurgia plástica, 114-117, 123, 124
      profilaxia antibiótica em, 114, 115
      tabagismo e, 123, 124
      tromboprofilaxia em, 116, 117
   curativos, 118
   implantes, 120
   injetáveis, 112, 113
   lasers, 130, 131
   microcirurgia, 127-129
   terapia com sanguessugas, 125, 126
   transfusão de sangue, 108, 109
Intenção
   primária, 729-733
   secundária, 734
Interferon, 111
Intravenoso(s)
   na artrite inflamatória, 110
      Gamimune, 110
      Gammagard, 110
      Sandoglobulin, 110
Ito
   nevo de, 241
IVF (Incompetência Velofaríngea), 178-181
   avaliação, 178
   complicações, 180
   definição, 178
   etiologia, 178
   faringoplastia, 179, 181*f*
      de Hynes, 181*f*
      do esfíncter, 179
   FVF, 179, 181*f*
      padrão de, 179, 181*f*
   resultado, 180
   retalho, 180
      da faringe posterior, 180
   tratamento, 179

J

Jadassohn
   nevo de, 918
      síndrome do, 918
Joelho
   ABJ, 445-447
   ACJ, 448
   prótese de, 475
      exposição de, 475
      infecção de, 475
   reconstrução do, 444

K

Kapandji
   avaliação de, 91*f*
   de oposição, 91*f*
Kaposi
   sarcoma de, 265, 266, 918
Karapandzic
   técnica de, 333
Kasabach-Merritt
   fenômeno de, 918
Kessler
   sutura de, 543*f*
   e ponto epitendinoso, 543*f*
Kienbock
   síndrome de, 918
Kirschner
   fio de, 423
Kleeblattschädel, 918
Kleinert, 547
Klinefelter
   síndrome de, 918
Klippel-Trenaunay
   síndrome de, 457, 463, 919
Kuhnt-Zymanowsky
   procedimento de, 287*f*
Kutler
   retalho de, 814, 815*f*

L

Lábio(s)
   embriologia do, 66
   inferior, 330
      na laceração facial, 526
      queimadura na, 622
      reconstrução do, 329-335
   superior, 330
   tumores nos, 348
   vermelhão, 330
Laceração(ões)
   faciais, 524-526
      lesão em para-brisa, 525
   na orelha externa, 316
   pré-tibial, 435, 436
Lag Screw
   placa de neutralização e, 561
   técnica, 559, 560*f*
   triplo, 562
      fixação com, 562*f*
      de fratura em espiral, 562*f*
Lagoftalmia, 286, 302
Lags
   screw, 423

Landsmeer
   LRO de, 391
Laringe
   movimento da, 336
   e deglutição, 336
Lasers (Light Amplification by the Stimulated Emission of Radiation), 130, 131
   cirúrgico, 131*t*
      efeitos do, 131*t*
   clareamento da pele, 685
   conceitos de energia, 130
      fluência, 130
      irradiância, 130
      potência, 130
         densidade de, 130
   máquina de, 130
   mecanismos de ação, 131
   propriedades, 130
      coerência, 130
      colimação, 130
      monocromaticidade, 130
LAU (Lipoaspiração Assistida por Ultrassom), 680
LCR (Ligamento Colateral Radial), 553
LCT (Ligamento Carpal Transverso), 94
LCU (Ligamento Colateral Ulnar)
   da AMCF do polegar, 553, 554
   lesão de, 553, 554
   roto, 554*f*
Le Fort
   fratura, 530*f*, 919
      I, 919
      II, 919
      III, 919
      padrões de, 530*f*
Lederhosen
   doença de, 919
Leiomiossarcoma, 267
Leito
   ungueal, 537-539
      anatomia do, 538*f*
      lesões de, 537-539
LEN (Nevo Epidérmico Linear), 254, 255
Lentigem
   maligna, 245, 247
   senil, 240
   simples, 240
Lepra, 55
   microbiologia, 466
Lesão(ões)
   ao nervo facial, 320
      aguda, 320
      crônica, 320
   às pálpebras, 297
      reparo das, 297
         desbridamento, 297
         fraturas orbitárias, 297
   cicatrização cutânea da, 13
      tipos de, 13
   de avulsão, 548, 909
      do anular, 548
      em anel, 909

ÍNDICE REMISSIVO

de células névicas, 242
　composta, 242
　intradérmica, 242
　juncional, 242
　　tratamento, 242
　　de nevos celulares, 242
　de LCU, 553, 554
　　da AMCF do polegar, 553, 554
　de leito, 537-539
　　ungueal, 537-539
　de nervo, 598, 599, 601
　　mediano, 601
　　　inferiores, 601
　　　superiores, 601
　　periférico, 598, 599
　　　cicatrização, 598
　　　classificação, 598
　　　consequências, 598
　　　diagnóstico, 598
　　radial, 601
　　ulnar, 601
　　　inferiores, 601
　　　superiores, 601
　de Stener, 553, 921
　dérmicas, 241
　　mancha mongólica, 241
　　　azul, 241
　　nevos, 241
　　　azul, 241
　　　de Ito, 241
　　　de Ota, 241
　　　tratamento, 241
　　　　para nevos dérmicos, 241
　do tendão flexor, 540, 541
　em *degloving*, 511, 512
　　internas fechadas, 512
　em desluvamento, 511, 512
　em para-brisa, 525
　epifiseais, 555, 556f
　　classificação de Salter-Harris de, 555, 556f
　faciais, 527-532
　　do terço médio, 527-532
　melanocíticas, 238, 240
　　embriologia, 240
　　epidérmicas, 240
　　　doença de Becker, 240
　　　efélides, 240
　　　lentigem simples, 240
　　fisiologia, 240
　　pigmentadas, 238
　　　benignas, 238
　　　malignas, 238
　　tratamento, 240
　　　de nevos epidérmicos, 240
　perioniquiais, 537-539
　por esmagamento, 513, 514
　por pressão, 644-646
　por projétil de arma de fogo, 522, 523
　　e explosão, 522, 523
　pré-malignas, 344
　químicas, 626
　　locais de, 626
Lifting
　da coxa medial, 719

　da sobrancelha, 692, 693
　facial, 700-703
　　incisão de, 702f
Ligamento(s)
　da orelha externa, 84
　ulnocarpianos, 426
　　estabilidade dos, 426
Limpeza
　ilioinguinal, 502
　　radical, 502
Linfedema, 453-456
Linfonodo(s)
　axilares, 497
　　grupos de, 497
　do pescoço, 347
　　tratamento dos, 347
　inguinais, 500
　　profundos, 500
　　superficiais, 500
　níveis de, 77t
　　e áreas de drenagem, 77t
　regionais, 249
　　tratamento de, 249
　ressecção de, 486
　sentinela, 503, 504
　　biópsia de, 503, 504
Língua
　e deglutição, 336
　tumores na, 349, 350
　　base da, 350
　　terços anteriores da, 349
Linguagem
　avaliação da, 178
　　na IVF, 178
Linha(s)
　de Beau, 915
　de Blaschko, 916
Lipoaspiração, 680, 722-725
Lipoma, 408, 495, 496
Londres
　classificação de, 564
　　das fraturas condilares, 564
LPB (Lesão do Plexo Braquial), 589-592
　anatomia, 589
　apresentação clínica, 589
　classificação, 589
　controvérsias, 592
　definição, 589
　diagnóstico, 590
　etiologia, 589
　exame, 590
　história natural, 591
　incidência, 589
　indicação operatória, 591
　tratamento, 591
LRO (Ligamento Reticular Oblíquo)
　de Landsmeer, 391
Lund-Browder
　gráficos de, 608, 609f
　　para queimaduras, 608, 609f

M

Macrodactilia, 220-222, 911
　apresentação clínica, 221

　classificação, 220
　definição, 220
　etiologia, 220
　incidência, 220
　indicações cirúrgicas, 222
　opções cirúrgicas, 222
　patologia, 221
　princípios da cirurgia, 222
　redução da, 222
　resultados, 222
　tratamento, 221
Madelung
　deformidade de, 226, 227
Maffucci
　síndrome de, 464, 919
MAGPI (Procedimento de Avanço do Meato e Glanoloplastia Incorporada), 135
Malformação(ões)
　vasculares, 409, 410, 457, 461-464
　　hemangiomas e, 458t
　　　comparação entre, 458t
　　linfática, 463
　venosa, 463
Malherbe
　epitelioma de, 276
　　de calcificação, 276
Mama
　aumento da, 670-673
　câncer de, 364-366
　　características clínicas, 364
　　classificação, 364, 366t
　　　TNM, 366t
　　diagnóstico, 364
　　epidemiologia, 364
　　estadiamento, 366t
　　fatores de risco, 364
　　fisiopatologia, 364
　　sobrevida, 366t
　　tratamento, 365
　　　carcinoma invasivo, 365
　　　CDIS, 365
　　　CLIS, 365
　　　mastectomia profilática, 365
　cirurgia da, 662-665
　　de redução, 664, 665
　　estética, 662, 663
　　　avaliação em, 662, 663
　e síndrome de Poland, 229
　opções cirúrgicas, 229
　ptose da, 674-676
　queimadura na, 621
　reconstrução da, 367-372
　　cirurgia secundária, 371
　　escolha da, 370
　　exame, 367
　　história, 367
　　investigações, 368
　　momento da, 368
　　objetivos, 367
　　opções de, 368
　　princípios, 367
　　TRAM, 370
　　　versus DIEP, 370
　redução da, 666, 667, 669

ÍNDICE REMISSIVO

com pedículo inferior, 667
com pedículo medial, 666
e cicatriz vertical, 666
em padrão Wise, 669f
tamanho do sutiã e da, 661
tuberosa, 678
volume da, 661
Mamilo(s)
invertidos, 677
Mancha
de Campbell, 277
de Morgan, 277
mongólica, 241
azul, 241
Mandíbula
no tratamento, 151
da síndrome de Treacher Collins, 151
tumores na, 349
Manske
classificação de, 198
da mão fendida, 198
Mão
amputação da, 418
traumática, 418
anatomia básica da, 90-96
anomalia congênita da, 910
distração na, 30
alongamento por, 30
e síndrome de Poland, 229
opções cirúrgicas, 229
embriologia da, 68, 69
fasciotomia na, 519
fendida, 197-199
apresentação clínica, 198
associações, 197
classificação, 197
de Manske, 198
definição, 197
etiologia, 197
mão em garra, 197
fatores a considerar, 198
no prognóstico, 198
no tratamento, 198
incidência, 197
indicações para cirurgia, 199
opções cirúrgicas, 199
para fechamento de mão em garra, 199
princípios cirúrgicos, 199
sinônimos, 197
tratamento, 199
fraturas da, 555-569
alinhamento aceitável, 557
critérios radiográficos de, 557
classificação, 555, 556f
do dedo, 565
resultado de, 565
específicas, 566
abertas, 567
de AIFP, 567
de Bennet, 566, 569f
de Rolando, 567
metacarpal, 566
estáveis, 557
falangianas, 564

intra-articulares, 564
fixação externa nas, 563
incidência, 555
método de fixação, 557
direção da instabilidade, 557
patologia mecânica da, 555
personalidade da, 556
do cirurgião, 556
do paciente, 556
técnicas, 559
de compressão dinâmica, 561
de fixação interna, 559
tratamento, 557-559
cirúrgico, 558, 559
conservador, 557, 558
objetivo do, 557
infecções da, 394-399
queimaduras na, 623, 624
suprimento para, 93f, 97, 98
neural, 93f, 97, 98
trauma da, 533-597
avaliação da, 533-536
complicações nas fraturas, 570-572
falangianas, 570-572
metacarpianas, 570-572
contratura isquêmica, 596, 597
de Volkmann, 596, 597
deformidade, 549, 550
em botoeira, 549, 550
em pescoço de cisne, 551, 552
distúrbios, 582, 585, 586
da ARUD, 582
do CFCT, 585, 586
fraturas, 555-569
do escafoide, 573-575
do rádio distal, 579-581
impacto ulnocarpal, 587, 588
síndrome do, 587, 588
instabilidade, 576-578
carpiana, 576-578
da ARUD, 583
lesões, 537-541, 548, 553, 554, 589-592
de avulsão do anular, 548
de LCU, 553, 554
da AMCF do polegar, 553, 554
de leito ungueal, 537-539
de perioniquiais, 537-539
do tendão flexor, 540-541
LPB, 589-592
paralisia obstétrica, 593, 594
do plexo braquial, 593, 594
procedimentos, 584
de cabeça da ulna, 584
sequelas de paralisia braquial, 595
obstétrica, 595
tendão flexor, 542-547
avulsão do, 544, 545
reabilitação do, 546, 547
reparo do, 542, 543
tumores da, 401-404, 412-416

graduação dos, 404t
ósseos, 412-416
cisto ósseo, 415
aneurismal, 415
unicameral, 415
de células gigantes, 416
encondroma, 412
exostose, 414
osteocondroma, 413
osteoma osteoide, 414
Marcus Gunn
síndrome de, 919
Margem(ns)
da excisão, 346, 402, 403t
e com grau cirúrgico do tumor, 403t
Marjolin
úlcera de, 919
Marreta
deformidade em, 909
Martelo
deformidade em, 550f
Martin-Gruber
variante anatômica de, 98
Massa(s)
da parótida, 356
tratamento das, 356
Mastectomia
reconstrução depois da, 369
da mama, 372f
métodos de, 372f
opções de, 369
Mastócito(s)
tumores dos, 278
mastocitoma, 278
Mastocitoma, 278
Mastopexia
técnicas de, 675, 676f
cicatriz, 675
em T invertido, 675
vertical, 675
de aumento, 675
periareolar, 675, 676f
MAV (Malformação Arteriovenosa), 457
de alto fluxo, 463
Maxila
no tratamento, 151
da síndrome de Treacher Collins, 151
Maxilar
avanço do, 185
padrão de fratura, 529
Mayer-Rokitansky-Küster-Hauser
síndrome de, 919
Mayfield
paradoxo de, 577
McComb
técnica de, 176
rinoplastia de FLU, 176
McGregor-Nakajima
retalho de, 333
Mecanismo
da cicatrização, 5
extensor, 390-393
digital, 392, 393

ÍNDICE REMISSIVO

avaliação do, 392, 393
defeitos do, 392, 393
dos dedos, 390, 391
anatomia do, 390, 391
anular esquerdo, 391f
Mediopé
reconstrução do, 440
Meige
doença de, 454
Melanina
pigmento da, 239
Melanócito, 238
Melanoma
acompanhamento, 249
aspectos clínicos, 246
classificação, 247
definição, 246
doença metastática, 249
fatores de risco, 246
in situ, 245
incidência, 246
investigação, 247
maligno, 248
estadiamento para, 248
classificação TNM, 248t
clínico AJCC, 248t
prognóstico para, 249t
patologia, 246
prognóstico, 249
fatores, 249
recorrência local, 249
terapia adjuvante, 249
tratamento, 247, 249
de linfonodos regionais, 249
Melkersson-Rosenthal
síndrome de, 919
Membro Inferior
etiologia dos defeitos de, 442
função do, 442
secção transversal do, 521f
compartimentos, 521f
fasciotomias, 521f
trauma de, 429-448, 912
ABJ, 445-447
ACJ, 448
laceração pré-tibial, 435, 436
pés diabéticos, 437-441
reconstrução do, 442-444
ulceração do, 433, 434
Membro Superior, 389-427
amputações de, 418-421
do raio, 420
proximais, 421
anomalias congênitas do, 189, 190
artrodese digital, 423
distonia, 400
exame do punho, 425
mão, 394-399, 401-404
infecções da, 394-399
tumores da, 401-404
mecanismo extensor, 390, 393
digital, 392, 393
avaliação do, 392, 393
defeitos, 392, 393
dos dedos, 390, 391

anatomia do, 390, 391
próteses, 422
testes provocativos, 426
tumores, 405-417
de tecido mole, 405-408
metastáticos, 417
ósseos, 412-416
vasculares, 409-411
Merkel
carcinoma das células de, 263, 264
Metabólico, 631-641
Metacarpo
pescoço do, 568f
fraturas do, 568f
manobra de Jahss para reduzir, 568f
Metástase(s), 486
Metatarso(s)
expostos, 440
úlceras com, 440
Metotrexato
na artrite inflamatória, 110
Folex, 110
Rheumatrex, 110
Microbiologia, 55, 56
lepra, 55
Pasteurella multocida, 55
piocianose, 55
Pseudomonas aeruginosa, 55
Staphylococcus spp, 56
Streptococcus spp, 56
Microcirurgia, 127-129
anatomia microvascular, 127
aplicações, 127
cicatrização, 127
de parede de vaso, 127
definição, 127
fisiologia microvascular, 127
instrumentos, 128
técnica, 128
Microftalmia, 291, 292
Microssomia
hemifacial, 148, 149
etiopatogênese, 148
genética, 148
incidência, 148
patologia, 148
tratamento, 149
Microtia, 154, 155
Millard
reparo de, 164, 165f
da FL, 164, 165f
por avanço, 164
por rotação, 164
Mioneurotização, 321
Miosite, 468
Moberg
retalho de, 828, 829
de avanço, 829f
Mobilização
do tendão flexor, 546, 547
ativa precoce, 546
passiva, 546
retardada, 546
mediocarpiana, 426

teste da, 426
Möbius
síndrome de, 919
Mola
de d'Arion, 302
Molusco
sebáceo, 251
Monitoração
do retalho, 748, 749
Morel-Lavallée
síndrome de, 512, 919
Morgan
mancha de Campbell de, 277
Morton
neuroma de, 919
Movimento
na deglutição, 336
da faringe, 336
da laringe, 336
Mucosa
tumores na, 349
alveolar, 349
bucal, 349
Mudança
de sexo, 653, 654
Müllerectomia
via abordagem da conjuntiva, 296f
Muenke
síndrome de, 144
Muir-Torre
síndrome de, 920
MUM (Cristais de Urato Monossódico Monoidratado), 640
Musculatura
nasal, 78
Músculo(s)
da mão, 93
extrínsecos, 93, 96
bainha sinovial, 93
extensores, 94
polias, 93
tendão extensor, 96
zonas do, 96
tendão flexor, 93, 94
zonas do, 94
vínculos, 94
intrínsecos, 96
da orelha externa, 84
de Müller, 83
do lábio, 330f
exame do, 368
na reconstrução da mama, 368
frontal, 296
suspensão do, 296
grande dorsal, 371
inserção do, 371
na reconstrução da mama, 371
levantador, 83
da pálpebra superior, 83
na AR, 634
orbicular, 82
do olho, 82
superficiais, 75

ÍNDICE REMISSIVO

do pescoço, 75
  ECM, 75
  platisma, 75
  trapézio, 75
transposição de, 322
  dinâmica, 322
    na reconstrução da orelha, 322
Mustardé
  retalho de rotação de, 298f
    da bochecha, 298f
    e enxerto condromucoso, 298f
MVP (mancha em vinho do porto), 279, 280,457

N

Nádega(s)
  contorno das, 717, 718
Nagar
  síndrome de, 920
NAI (Lesão Não Acidental)
  em queimaduras, 630
Não Melanoma, 250-257
  ceratoacantoma, 251
  ceratose solar, 250
  condrodermatite nodular, 252
    da hélice, 252
  corno cutâneo, 252
  doença, 250, 253
    de Bowen, 250
    de Paget, 253
      da pele, 253
  fibroepitelioma pré-maligno, 253
  LEN, 254
  molusco sebáceo, 251
  nevos, 254
    organoides, 254
    sebáceos, 254
  poroceratose, 252
  síndrome de Gorlin, 255
  tumor de Pinkus, 253
  xerodermia pigmentosa, 252
Nariz, 305-337
  anatomia do, 78-81
    camadas do, 78
    componentes primários, 78
    inervação nasal, 79
      externo, 79
      interno, 79
    musculatura nasal, 78
    relevância clínica da, 80
    subunidades nasais, 80, 81f
      estéticas, 81f
    unidades estéticas, 80
    válvulas nasais, 80
    vasculatura nasal, 78, 80
      interna, 80
  asa do, 311, 312f
    defeito da borda da, 312f
      retalho de avanço alar, 312f
    defeitos de pele, 311
      e de cartilagem, 311
  embriologia do, 65

fendido, 175, 176f
  deformidade de, 175, 176f
  laterais do, 310
    defeitos de pele, 310
  na laceração facial, 526
  nas lesões faciais, 527
  paralisia de nervo facial, 318-322
  ponta do, 311
    defeitos de pele, 311
    e de cartilagem, 311
  proeminente, 151
    no tratamento, 151
      da síndrome de Treacher Collins, 151
  queimadura no, 622
  reconstrução, 306-313
    nasal, 306-313
  rinofima, 314
  subunidades estéticas do, 307f
  vista lateral do, 79f
Nascimento
  defeitos de, 123
  tabagismo e, 123
Nasoendoscopia
  flexível, 178
  na IVF, 178
NC (Nervo Craniano), 494
Nervo(s)
  acessório, 77
  da mão, 91
    mediano, 91
    radial, 92
    ulnar, 91
  facial, 87-89, 302
    anatomia do, 87-89
      como localizar, 88
      zona de perigo, 88, 89f
    paralisia de, 302, 318-322
      reconstrução da pálpebra em, 302
      cross-face, 321, 322
      diagnóstico, 319
      enxerto, 321
        de interposição ao, 321
        transfacial, 321
      etiologia da, 318
      exame, 319
      investigações, 319
      lesão ao, 320
        aguda, 320
        crônica, 320
      mioneurotização, 321
      objetivos da reconstrução, 320
      problemas da, 318
      procedimentos estáticos, 320, 322
        de suporte, 322
      reparo direto do, 321
      transferência de, 321
      transposição dinâmica de músculos, 322
      tratamento, 320
  frênico, 77
  mediano, 601
    lesões do, 601

    inferiores, 601
    superiores, 601
  na AR, 634
  parassimpáticos, 103t
    de cabeça, 103t
    de pescoço, 103t
  periférico, 35, 36, 598-601
    cicatrização do, 35, 36
      administração, 36
      anatomia, 35
      cuidado pós-operatório, 36
      degeneração, 35
      fatores que afetam a, 36
      local da ferida, 35
      regeneração, 35
      velocidade da, 36
    lesão de, 598, 599
      cicatrização, 598
      classificação, 598
      consequências, 598
      diagnóstico, 598
      transferências de tendão, 600, 601
      trauma, 598-601
        transferências de tendão, 600, 601
  plexo cervical, 77
  radial, 601
    lesões do, 601
  sensitivo, 86
    da orelha externa, 86
    suprimento do, 86
  sural, 599f
    coleta de, 599f
  ulnar, 601
    lesões do, 601
      inferiores, 601
      superiores, 601
  vago, 103
Neurilemoma, 407, 408, 488, 489
Neurofibroma, 490, 491
Neurofibromatose, 492-494
Neurologia
  nas lesões faciais, 528
Neuroma
  classificação de, 910
  de Morton, 919
Neuropatia
  periférica, 437
Neurotransmissor(es), 104
Nevo(s)
  azul, 241
  celulares, 242
  de Ito, 241
  de Ota, 241
  dérmicos, 241
  displásicos, 245
  epidérmicos, 240
  especiais, 243, 244
    balão, 243
    congênito, 244
    de Spitz, 243
    em halo, 243
    fusiforme, 243
  flâmeo, 463
  organoides, 254

ÍNDICE REMISSIVO

sebáceos, 254
síndrome do, 915, 918
  de Becker, 915
  de Jadassohn, 918
NF 1 (Neurofibromatose 1), 492
NF 2 (Neurofibromatose 2), 492, 494
Nódulo(s)
  de Bouchard, 916
  de Heberden, 918
  de Notta, 920
  reumatoides, 633
    na AR, 633
Nomenclatura
  da orelha externa, 85f
  nasal, 79f
Notta
  nódulos de, 920

O

OA (Osteoartrite), 638, 639
  alterações radiológicas na, 909
Oclusão
  de Angle, 185, 186f
    classificação de, 185, 186f
Olho(s)
  na AR, 634
  nas lesões faciais, 527
Ollier
  doença de, 920
Ombro
  prótese de, 475
    exposição de, 475
    infecção de, 475
Oposição
  de Kapandji, 91f
  avaliação de, 91f
Órbita
  no tratamento, 151
    da síndrome de Treacher Collins, 151
Orelha Externa
  anatomia da, 84-86
    cobertura, 84
      de partes moles, 84
      de pele, 84
    ligamentos, 84
    linfáticos, 85
    músculos, 84
    relevância clínica, 86
    suprimento, 85, 86
      arterial, 85
      do nervo sensitivo, 86
      venoso, 85
  defeitos da, 315
    etiologia dos, 315
      adquirida, 315
      congênita, 315
      tratamento, 315
  embriologia da, 67
  funções da, 315
  nomenclatura da, 85f
Orelha Interna
  embriologia da, 67
Orelha, 305-337
  anterolateral, 84
  cartilagem, 84
  de cão, 754f
    excisão da, 754f
  lobular, 84
  média, 154
    cirurgia da, 154
  na laceração facial, 526
  no tratamento, 151
    da síndrome de Treacher Collins, 151
  paralisia de nervo facial, 318-322
  posterolateral, 84
  queimadura na, 622
  reconstrução da, 315-317
    abrasão, 316
    amputação, 316
    avulsão, 316
    defeitos, 316
      cutâneos, 316
      da hélice, 316
      dos terços, 317
      totais, 317
    hematoma, 315
    laceração, 316
    perda de tecido, 315
      por congelamento, 315
    queimaduras, 315
Orofaringe
  tumores da, 344-350
Ortodontia, 184-186
  anatomia, 184
  classificação de oclusão, 185, 186f
    de Angle, 185, 186f
  definições, 184
  dentição, 184, 185
    permanente, 185
    primária, 184
      decídua, 184
    transicional, 185
    mista, 185
  equipe multidisciplinar, 184
  infância, 184
  procedimentos ortognáticos, 185
    avanço do maxilar, 185
Ortognatia, 184
Osler-Rendu-Weber
  doença de, 464
Osler-Weber-Rendu
  síndrome de, 920
Osso(s), 23, 24
  carpianos, 577f, 578f
    no deslocamento lunato, 578f
  cicatrização do, 23
  composição, 23
  fisiologia, 23
  novo, 28
    formação do, 28
      fatores que afetam a, 28
    reconstrução do, 444
    suprimento sanguíneo, 23
  tipos de, 23
  zonas do, 23
Osteocondroma, 413
Osteogênese
  por distração, 27-30
    complicações, 29
    contraindicações, 29
    desvantagens, 29
    formação do novo osso, 28
      fatores que afetam a, 28
    geração óssea, 27
    indicações, 29
    na cirurgia craniofacial, 30
    na mão, 30
      alongamento por, 30
    princípios gerais, 27
    processo de, 27
      etapas do, 27
    técnicas de, 27
    vantagens, 29
Osteoma
  osteoide, 414, 415
Osteomielite, 471-474
  aspectos clínicos, 473
  bacteriologia, 472
  classificação, 471, 472
  complicações, 474
  controle, 473
  definição, 471
  etiologia, 471
  investigação, 473
  prevalência, 471
  tratamento cirúrgico, 474
    princípios, 474
Osteotomia
  de avanço, 708
    horizontal, 708
  ulnar, 193
    na displasia radial, 193
Ota
  nevo de, 241

P

PAAF (Punção Aspirativa por Agulha Fina), 340, 402, 483
Paget
  doença de, 253, 920
    da papila, 920
    da pele, 253
Palato
  embriologia do, 66
  musculatura do, 169f
    anatomia da, 169f
Palatoplastia
  com retalho duplo, 173f
  de Bardac, 173f
Palma
  polegar na, 225
Pálpebra, 283-303
  anatomia da, 82, 83
  anoftalmia, 291
  BPES, 290
  ectrópio, 284-287
  entrópio, 288, 289
  epicanto, 293
  excisão em cunha da, 300f
  fisiologia da, 82, 83
  hipertelorismo, 293
  hipotelorismo, 293

ÍNDICE REMISSIVO

inferior, 300f, 689
  blefaroplastia na, 689
  retalho de ponte da, 300f
  de Cutler-Beard, 300f
microftalmia, 291
  na laceração facial, 525
  no tratamento, 151
  da síndrome de Treacher Collins, 151
ptose, 295
queimadura nas, 621
reconstrução das, 297-301, 302
telecanto, 293
Panarício
  na mão, 395
  herpético, 396
Panturrilha
  aumento da, 720, 721
Papila
  reconstrução da, 373
Paradoxo
  de Mayfield, 577
Parafusos(s), 424
Paralisia
  de Bell, 916
  de nervo facial, 318-322
    cross-face, 321, 322
      para inervação funcional, 322
    de retalho livre muscular, 322
    diagnóstico, 319
    enxerto, 321
      de interposição ao, 321
      transfacial, 321
    etiologia da, 318
      central, 318
      parótida, 318
      temporal, 318
    exame, 319
    investigações, 319
    lesão ao, 320
      aguda, 320
      crônica, 320
    mioneurotização, 321
    problemas da, 318
    procedimentos estáticos, 320, 322
    de suporte, 322
    reconstrução, 320
      objetivos da, 319
    reparo direto do, 321
    transferência de, 321
    transposição de músculos, 322
      dinâmica, 322
    tratamento, 320
  obstétrica, 593, 594
    do plexo braquial, 593, 594
Parassimpático(s)
  da pelve, 104
  vagais, 103
Parede
  abdominal, 384-386
    reconstrução da, 384-386
  do tórax, 375-377
    reconstrução da, 375-377
  faríngea, 350

tumores na, 350
  posterior, 350
torácica, 232
  deformidades da, 232
Parkes-Weber
  síndrome de, 457, 464, 920
Paroníquia
  na mão, 396
Parótida
  anatomia da, 357
  massas da, 356
Parotidectomia
  superficial, 357, 358
Parsonage-Turner
  síndrome de, 920
Parte(s) Mole(s)
  da orelha externa, 84
    cobertura de, 84
  distração de, 193
  e displasia radial, 191
  exame das, 367
    na reconstrução da mama, 367
Pasteurella
  multocida, 55, 466
    microbiologia, 466
    tratamento, 55
Patologia
  fundamentos de, 48
    anaplasia, 48
    displasia, 48
    hamartoma, 48
    hiperplasia, 48
PBO (Paralisia Braquial Obstétrica), 593, 594
  sequelas de, 595
PD (Palato Duro), 156
  tumores no, 349
Pé(s)
  de Charcot, 439
    colapso do, 439
  dedos do, 230, 894, 895
    falange do, 230
      transferência não vascularizada da, 230
    transferência do, 894, 895
  diabéticos, 437-441
    reconstrução do, 440
  dorso do, 441
  equino, 625
    deformidades de, 625
    queimaduras no, 625
    reconstrução do, 444
    ulceração do, 438
Pedículo, 740
  redução de mama com, 666
    inferior, 667
    medial, 666
    e cicatriz vertical, 666
Peelings
  químicos, 682
Peitoral Maior
  retalho do, 847-849
Pele, 233-282
  albinismo, 236, 237
  anatomia vascular da, 72, 73
    fisiologia vascular, 72

    vascularidade, 72
      angiossomos, 72
  células da, 11
  cicatrização da, 13, 14
    definição, 13
    fases da, 13
    fisiologia da, 13
    minimização da cicatriz, 14
    tipos de, 13
  cistos, 268
  clareamento da, 685
    métodos de, 685
  da orelha externa, 84
    cobertura de, 84
  defeitos de, 310-312
    do heminasal, 312
    no dorso nasal, 310
    no nariz, 310, 311
      na asa do, 311
      na ponta do, 311
      nas laterais do, 310
  enxertos de, 15-18, 299, 373
    anestesia, 15
    classificação, 15
    definição, 15
    EEP, 15
    EPET, 17
    local doador, 15
    na reconstrução, 299, 373
      da pálpebra, 299
      do CAP, 373
  epidermólise bolhosa, 234, 235
  estrutura básica da, 11, 12
    camadas, 11
    danificada pelo sol, 12
    derme, 12
    epiderme, 11
    folículos pilosos, 12
    glândulas, 12
  exame da, 367
    na reconstrução da mama, 367
  instável, 625
  lesões, 238, 240-242
    de células névicas, 242
    dérmicas, 241
    melanocíticas, 238, 240
    pigmentadas, 238
  maligno, 258
    carcinoma, 263, 266
      das células de Merkel, 263
      microcístico anexial, 266
      sebáceo, 266
    CCB, 258
    CCE, 260
    DFSP, 267
    leiomiossarcoma, 267
    sarcoma de Kaposi, 265
    tumores de baixo risco, 259
  MVP, 279
  melanoma, 246
    não melanoma, 250
  nas lesões faciais, 527
  nevos especiais, 243
  piodermia gangrenosa, 281, 282
  pré-maligno, 245
  tipos de, 908

ÍNDICE REMISSIVO

de Fitzgerald, 908
tumores, 239, 270, 272, 274, 276-278
  classificação, 239
    melanocíticas, 239
    não melanocíticas, 239
  das glândulas sudoríparas, 274
  dos folículos pilosos, 276
  dos mastócitos, 278
  epidérmicos, 272
  fibro-histiocíticos, 270
  vasculares, 277
Pelve
  parassimpáticos da, 104
Pênis
  anatomia do, 101, 102
    camadas fasciais, 101
    drenagem venosa, 101
    linfáticos, 102
    pele, 101
    suprimento, 101, 102
      arterial, 101
      neural, 102
Perfrigens
  administração, 57
Perfusão
  de membro isolado, 486
Perilunato
  transescafoide, 577*f*
    deslocamento do, 577*f*
    linha de, 577*f*
Períneo
  queimadura no, 621
Perna
  porção inferior da, 520
    fasciotomia na, 520
  retalhos da, 903-906
    fasciocutâneos, 903-906
Pescoço, 339-362
  anatomia de, 74-77
    drenagem linfática, 77
    músculos superficiais, 75
    nervos, 77
    níveis de linfonodos, 77*t*
    e áreas de drenagem, 77*t*
    planos fasciais, 75
    triângulos do, 75, 76*t*
  de cisne, 551, 552
    deformidade em, 551, 552
  de ganso, 908
    deformidade em, 908
  do metacarpo, 568*f*
    fraturas do, 568*f*
      manobra de Jahss para reduzir, 568*f*
  linfonodos do, 347
  nervos de, 103*t*
    parassimpáticos, 103*t*
  parotidectomia superficial, 357, 358
  queimaduras no, 621, 622
  reconstrução de, 351-353
    após câncer, 351-353
  tumores, 344-350
    da cavidade oral, 344-350
    da hipofaringe, 344-350

    da orofaringe, 344-350
Peyronie
  doença de, 920
Pfeiffer
  síndrome de, 144, 920
PID (Primeiro Interósseo Dorsal), 399
Pierre Robin
  sequência de, 920
  síndrome de, 152, 153
Pigmento
  da melanina, 239
Pilomatrixoma, 276
Pílula
  anticoncepcional, 117
Pinça
  de artéria, 927
  de dissecção, 927
  de tecido, 928
  para curativos, 928
  para segurar gaze, 928
Pinkus
  tumor de, 253
Pino(s)
  intramedulares, 424
  percutâneo, 580
Piocianose, 55, 56
Piodermia
  gangrenosa, 281, 282
PL (Palmar Longo), 519
Placa(s), 424
  do tarso, 82
Plagiocefalia
  de deformação, 146
  de posição, 146
  de postura, 146
Plastia em Z
  de oposição dupla, 170, 173*f*
Plástica
  conjunto principal de, 927-930
    afastadores, 929
    cabo de bisturi, 930
    canetas, 929
    elevadores, 927
    pinça, 927
      de artéria, 927
      de dissecção, 927
      de tecido, 928
      para curativos, 928
      para segurar gaze, 928
      porta-agulhas, 928
    tesouras, 930
Plexo
  braquial, 589-594
    lesões do, 589-592
    paralisia obstétrica do, 593, 594
PM (Palato Mole), 156
  e deglutição, 336
  tumores no, 350
Poland
  síndrome de, 228, 229, 920
Polegar
  deformidade do, 633, 909
    em Z, 909
    na AR, 633
  duplicação de, 210, 910
  em gancho, 911

  em garra, 204
  hipoplasia do, 214, 215, 911
  na palma, 225
  retalho do, 821, 822
    ulnar dorsal, 821, 822
    de Brunelli, 821, 822
Polia(s)
  da mão, 93
Policização, 231, 232
Polidactilia, 209, 911
Pólipo(s)
  fibroepiteliais, 273
Ponta
  do dedo, 813-815
    retalhos da, 813-815
      em V-Y, 813, 814*f*
Poroceratose, 252
Porta-Agulha(s), 928
Pós-cricoide
  tumores no, 350
Potássio
  hidróxido de, 627
  queimadura por, 627
PPC (Pressão de Perfusão Capilar), 515
Prednisona
  na artrite inflamatória, 110
Preenchedor(es)
  autólogos, 683
  não autólogos, 683
Preenchimento
  de espaço morto, 443
    princípios de, 443
Pré-fabricação
  de retalho, 739
Prega(s)
  axilar, 229
    reconstrução da, 229
  cutâneas, 273
Preiser
  síndrome de, 920
Pré-laminação
  de retalho, 739
Pré-maligno
  lentigem maligna, 245
  melanoma *in situ*, 245
  nevos displásicos, 245
Pressão
  lesão por, 646-646
  medições do fluxo de, 178
    na IVF, 178
  úlcera de, 913
    de Waterlow, 913
      política de tratamento de, 913
    prevenção de, 913
Procedimento(s)
  da DP, 361
  de ABJ, 445, 446
  de ACJ, 448
  de biópsia, 503
    de linfonodo sentinela, 503
  de cabeça da ulna, 584
  de dissecção, 498, 501
    axilar, 498
    inguinal, 501
  de Fasanella-Servat, 296

ÍNDICE REMISSIVO

de Kuhnt-Zymanowsky, 287f
epônimos, 923
   de Carlioz, 923
   de Gibson, 923
   de Hoffer, 923
   de Nirschl, 923
   de Routledge, 923
   de Skoog, 923
   de Snow-Littler, 923
   incisão de Weber-Fergusson, 923
   osteotomia de Gaenslan, 923
   retalho de Pontén, 923
   transferência de Oberlin, 923
na reconstrução da orelha, 320, 322
   estáticos, 320, 322
      de suporte, 322
ortognáticos, 185
   avanço do maxilar, 185
Pronação
   do punho, 225
Prótese(s)
   de membro superior, 422
      de Branemark, 422
      osseointegrada, 422
   exposição de, 475
   infecção de, 475
   reconstrução nasal com, 312
Protetor
   solar, 54
Proteus
   síndrome de, 920
Pseudomonas
   aeruginosa, 55, 466
      microbiologia, 466
PTN (Pressão Negativa Tópica), 46, 47
Ptose, 295, 296
   da mama, 674-676
      classificação de Regnault, 675f
Pulmão(ões)
   na AR, 634
Punho
   anatomia do, 99, 100
   desarticulação do, 421
   dor no, 427
      centro-transversal, 427
      lado radial do, 427
      lado ulnar do, 427
   exame do, 99, 100, 425
   flexão do, 225
   pronação do, 225
Pushback V-Y
   reparo, 171f
   técnica de, 170
PWS (Plagiocefalia sem Sinostose)
   história natural, 146
Pyocynea
   microbiologia, 466

Q

Quadril
   prótese de, 475
      exposição de, 475
      infecção de, 475
Queimadura(s), 602, 630
   avaliação de, 606-609
   choque por, 614
   cuidados emergenciais de, 602, 603
   da orelha externa, 315
   dorsal, 625
      contratura por, 625
   edema da, 614
   efeito da, 614
      no sistema imune, 614
   elétricas, 628, 629
   escarotomia, 610-612
   ferida de, 613-615
      patologia fisiológica da, 613-615
   gráficos de Lund-Browder para, 608, 609f
   infecção da, 616, 617
   liberação por, 622f
      de ectrópio, 622f
   na cabeça, 621, 622
      boca, 622
      couro cabeludo, 622
         alopecia, 622
      lábios, 622
      nariz, 622
      orelha, 622
      pálpebras, 621
   na genitália, 621, 622
      períneo, 621
   na mão, 623, 624
   NAI em, 630
   no pé, 625
   no pescoço, 621, 622
   no tronco, 621, 622
      mama, 621
   plantar, 625
      cicatriz de, 625
   por ácidos, 626
      cloridrico, 626
      crômico, 627
      nítrico, 626
      sulfúrico, 626
   por álcalis, 627
      betume, 627
      cimento, 627
      hidróxido, 627
         de potássio, 627
         de sódio, 627
   por fenol, 627
   químicas, 626, 627
   reconstrução da, 620
   regra dos noves, 607f
      de Wallace, 607f
   resposta a, 614
      hipometabólica, 614
   ressuscitação com fluidos de, 604, 605
   tabagismo e, 124
   tratamento da, 618, 619
Queixo
   implantes de, 706
   na laceração facial, 526
Queyrat
   eritroplasia de, 921
Química(s)
   queimaduras, 626, 627
Quimioterapia, 348, 486

R

Radiação
   base da terapia de, 49
   danos solares, 52
   efeitos da, 51, 52
Radialização
   na displasia radial, 193
Rádio
   cabeça do, 211
      deslocamento congênito da, 211
   distal, 579-581
      fratura do, 579-581
Radioterapia, 486
   acelerada, 51
   indicações para, 346, 347
      pós-operatória, 347
      primária, 346
   princípios da, 49-51
      base da, 49
      complicações, 51
      definição, 49
      efeitos da radiação, 51
      física, 49
      função da, 50
      o futuro, 51
      planejamento, 50
RAFI (Redução Aberta e Fixação Interna), 544, 561
   objetivos da, 565
Raio
   amputação do, 420
Ramsay-Hunt
   síndrome de, 921
Reabilitação
   do tendão flexor, 546, 547
      Kleinert, 547
      mobilização, 546, 547
         ativa precoce, 546
         passiva, 546
         retardada, 546
Recém-Nascido
   catástrofe cutânea do, 912
   vascular, 912
Rechaço
   lunar-piramidal, 426
Recidiva
   do tumor, 347
Reconstrução, 727-734
   após câncer, 351-353
      de cabeça e pescoço, 351-353
   carcinoma, 341
      maxilar, 341
   da bochecha, 323-326
      anatomia, 323
      classificação, 323
      controvérsias, 326
      etiologia dos defeitos da, 324
      objetivos, 324
      opções, 325
      princípios, 324
      seleção, 326
   da coxa, 443, 444
   da mama, 367-372

ÍNDICE REMISSIVO

cirurgia secundária, 371
escolha da, 370
exame, 367
   da mama, 367
   músculo, 368
   partes moles, 367
   pele, 367
   sítios doadores, 368
história, 367
inserção, 370, 371
   do grande dorsal, 371
   do retalho abdominal, 370
investigações, 368
métodos de, 372f
   após mastectomia, 372f
momento da, 368
   imediato, 368
   tardia, 368
objetivos, 367
opções de, 368
   após excisão local ampla, 368
   após mastectomia, 369
   após quadrantectomia, 368
princípios, 367
TRAM, 370
   versus DIEP, 370
da mão, 402
da orelha, 315-317
   abrasão, 316
   amputação, 316
   avulsão, 316
   defeitos, 316
      cutâneos, 316
      da hélice, 316
      dos terços, 317
      totais, 317
   hematoma, 315
   laceração, 316
   perda de tecido, 315
      por congelamento, 315
   queimaduras, 297
da parede abdominal, 384-386
da prega axilar, 229
da tíbia, 444
das pálpebras, 297-301, 302
   cantólise lateral, 301
   em paralisia de nervo facial, 302
   tarsorrafia, 302
   enxerto de pele, 299
   excisão em cunha, 299
   fechamento direto, 299
   reparo das lesões, 297
   tamanho do defeito, 298
do CAP, 373, 374
do esterno, 378-381
do joelho, 444
do lábio, 329-335
   anatomia, 329, 830f
   aspectos, 330f
   músculos do, 330f
   nomenclatura do, 330f
   etiologia dos defeitos dos, 329
   função dos, 329
   objetivos, 329
   opções, 330
   por fechamento primário, 332f

retalhos livres, 333
   seleção, 331
do membro inferior, 442-444
do osso, 444
do pé, 440, 444
   diabético, 440
do suporte ósseo, 194
   na displasia radial, 194
escada reconstrutora, 728
fechamento direto, 729-733
intenção, 729-734
   primária, 729-733
   secundária, 734
labial, 332f
   por técnicas de retalho, 332f
na queimadura, 620
nasal, 306-313
   anatomia, 306
   asa do nariz, 311
   columela, 312
   com prótese, 312
   do revestimento, 308
   dorso nasal, 310
   escolha dos métodos de, 310
      determinantes da, 310
   etiologia, 306
   heminasal, 312
   laterais do nariz, 310
   objetivos da, 306
   perspectivas históricas, 306
   ponta do nariz, 311
   retalhos distantes, 308
   suporte do esqueleto, 309
   tecido livre, 308
      transferência de, 308
   técnicas de, 307
   total, 312
Recuperação
   do tendão, 542
Redução
   da mama, 664-669
      cirurgia de, 664, 665
      com pedículo inferior, 667
      com pedículo medial, 666
      e cicatriz vertical, 666
      em padrão Wise, 669f
   de macrodactilia, 222
   do braço, 711, 712
   mamária, 667f
      vertical, 667f
Regnault
   classificação de, 675f
      da ptose da mama, 675f
Remicade
   na artrite inflamatória, 110
Reparo
   das lesões, 297
   às pálpebras, 297
   de FL, 165f, 166, 167
      bilateral, 166, 167
      de Millard, 165f
      de Tennison-Randall 165f
   de FLU, 162-165
   de FP, 168-174
      anatomia, 168

complicações pós-operatórias, 174
crescimento mediofacial, 169
objetivo, 168
plastia em Z, 170, 173f
   de oposição dupla, 170, 173f
programação do, 168
recuperação pós-operatória, 174
submucosa, 174
técnica cirúrgica, 169
do nervo direto, 321
   na reconstrução da orelha, 321
do tendão flexor, 542-544
   da bainha, 543
   de zona 1, 544
Resposta
   hipometabólica, 614
      à queimadura, 614
   imune, 438
      deprimida, 438
Ressecção
   de linfonodo, 86
   submucosa, 698, 699
Ressuscitação
   de queimaduras, 604, 605
      com fluidos, 604, 605
Retalho(s), 735-906
   abdominal, 370
      inserção do, 370
      na reconstrução da mama, 370
   AICP, 880, 881
   AT, 755f
   auriculotemporal, 843, 844
   bilobado, 781, 782
   cervicofacial, 793, 794
   classificação dos, 736, 741, 742, 908
   com fluxo reverso, 769, 770
      drenagem venosa em, 769, 770
   combinado, 388
      do latíssimo do dorso-glúteo, 388
   cruzado, 826, 827
      de dedo, 826, 827
   cuidados com o, 748, 749
   da coxa, 884, 885
      anterolateral, 884, 885
   da faringe posterior, 180
   da fíbula, 898-900
   da ponta do dedo, 813-815
   da testa, 835, 838
   da virilha, 878, 879
   de Abbé, 331
   de Abbé-Estlander, 331
   de AIP, 810-812
   de avanço, 326f, 750-755
      da bochecha, 326f, 755f
   de Banner, 785, 786
   de Dufourmental, 780
   de gordura, 39
   de Hatchet, 754f
   de interpolação, 757
   de Kutler, 814, 815f
   de McGregor-Nakajima, 333
   de Moberg, 828, 829
      de avanço, 829f
   de músculo local, 432

ÍNDICE REMISSIVO

de pedículo, 760
  tubulado, 760
de ponte, 300f
  da pálpebra inferior, 300f
  de Cutler-Beard, 300f
de rotação, 298f, 757-759
  da bochecha, 298f
  de Mustardé, 298f
de transposição, 756
definição, 736
deltopeitoral, 845, 846
desenho do, 737
DIEP, 868, 869
diretos, 760
distantes, 760, 761
do antebraço, 803-807
  radial, 803-805
  ulnar, 806, 807
do bíceps, 886, 867
  femoral, 886, 867
do braço, 799-802
  lateral, 799, 800
  medial, 801, 802
do envoltário, 896, 897
  do hálux, 896, 897
do gastrocnêmio, 890, 891
  lateral, 890, 891
  medial, 890, 891
do glúteo máximo, 858-860
do grande dorsal, 870-872
do latíssimo do dorso, 388
  desenhos do, 388
do peitoral maior, 847-849
do polegar, 821, 822
  ulnar dorsal, 821, 822
  de Brunelli, 821, 822
do reto abdominal, 861, 862
do serrátil anterior, 873-875
do trapézio, 855-857
dorsais, 832-834
  do dedo, 832-834
duplo, 173f
  de Bardac, 173f
    palatoplastia com, 173f
em bandeira, 819, 820
em forma de corno, 783, 784
em ilha, 761, 823-825
  neurovascular, 823-825
em pipa, 816-818
em quatro pilares, 374f
  na reconstrução do CAP, 374f
EOV, 766-768
escapular, 850-852
escolha do, 738
fasciocutâneos, 432, 742f, 762, 763, 903-906
  da perna, 903-906
grácil, 876, 877
jejunal, 795, 796
latíssimo do dorso, 870-872
livres, 333, 432
  na reconstrução do lábio, 333
  seleção de, 432
monitoração do, 748, 749
musculares, 742f, 764, 765
musculocutâneos, 908

na reconstrução nasal, 308
nasal, 787-790
  dorsal, 787, 788
nasolabial, 791, 792
notas, 737
omental, 797, 798
paraescapular, 852f, 853, 854
pediculado, 761
pivô, 756, 757
planejamento do, 737
  e das incisões, 737
plantar medial, 892, 893
por que morrem, 737
rodados para baixo, 309f
  para reconstruir, 309f
rodados para baixo, 309f
  o revestimento nasal, 309f
romboide, 778, 779
semicircular, 301f
  de Tenzel, 301f
    e cantólise lateral, 301f
solear, 888, 889
sural, 901, 902
TAP, 870-872
tarsconjuntival, 299f
  de Hughes, 299f
técnicas de, 332f, 333f, 335f
  reconstrução labial por, 332f, 333f, 335f
temporal, 839, 840
temporoparietal, 841, 842
tênar, 830, 831
terminologia do, 739, 740
  com almofada de alfinete, 739
  com fluxo, 739
    ao longo do comprimento, 739
  estilo livre, 739
  indução vascular, 739
  neurocutâneo, 740
  pedículo, 740
  pré-fabricação, 739
  pré-laminação, 739
  princípio do içamento, 739
  quimérico, 739
  subfascial, 740
  supercarregado, 740
  superdrenado, 740
  suprafascial, 740
TFL, 882, 883
TRAM, 865
transferência, 743-747, 894, 895
  de tecido livre, 743-747
    lições de, 746, 747
  do dedo do pé, 894, 895
  ulnar dorsal, 808, 809
  venosos, 771, 772
ventilador, 331
  de Gillies, 331
vomerianos, 172
VRAM, 863, 864
V-Y, 753f, 814f
  de ponta do dedo, 814f
  de Atasoy-Tranquilli-Leali, 814f
W-plastia, 776-779
Z-plastia, 773-775

Retardo
  mecanismo de, 45
Retin A, 682
Reto
  abdominal, 861, 862
    retalho do, 861, 862
  fibromatoses do, 480
    musculoaponeuróticas, 480
Retropé
  reconstrução do, 440
Revestimento
  nasal, 308, 309f
RFTP (Retalho da Fáscia Temporoparietal), 155, 316
Rheumatrex
  na artrite inflamatória, 110
Riche-Cannieu
  variante anatômica de, 98
Rigidez
  nas fraturas, 572
    falangianas, 572
    metacarpianas, 572
Rim(ns)
  na AR, 634
Rinofima, 314
Rinoplastia, 694-697
  de fenda, 175-177
RM
  na IVF, 178
Rolando
  fratura de, 567, 921
Romberg
  doença de, 921
Rotação
  retalho da bochecha de, 298f
  de Mustardé, 298f
    e enxerto condromucoso, 298f
RSM (Ressecção Submucosa), 698, 699

S

Saethre-Chotzen
  síndrome de, 145, 921
Salivação, 327, 328
Salter-Harris
  classificação de, 555, 556f
    de lesões epifiseais, 555, 556f
Sandoglobulin
  na artrite inflamatória, 110
Sangue
  na AR, 634
  outros produtos do, 109
  transfusão de, 108, 109
Sanguessuga(s)
  terapia com, 125, 126
Sarcoma(s)
  de Kaposi, 265, 918
  de tecido mole, 403t, 481-487
    características clínicas, 481
    classificação, 481, 482t
    definição, 481
    estadiamento, 482, 484t
    etiologia, 481

ÍNDICE REMISSIVO

incidência, 481
investigação, 483-485
prognóstico, 486
sistema de estadiamento AJCC
   para, 403t
tratamento, 485, 486
SAVT (Suporte Avançado de Vida em Trauma), 430
Schobinger
  classificação de, 463
    das MAVs, 463
    de alto fluxo, 463
Schwannoma, 407, 408
  benigno, 488, 489
Schweckendiek
  técnica de, 172
    de reparo palatino, 172
    em dois estágios, 172
SCRD (Síndrome do Complexo Regional Doloroso), 558
SDCR (Síndrome Complexa da Dor Regional), 647, 648
Secretan
  síndrome de, 921
Seio(s)
  paranasais, 340-343
    tumores dos, 340-343
  piriforme, 350
    tumores no, 350
Septo
  orbital, 82
  suporte do, 309
    na reconstrução nasal, 309
Sequência
  de Pierre Robin, 920
Serrátil Anterior
  retalho do, 873-875
Sexo
  mudança de, 653, 654
Seymour
  fratura de, 921
SFS (Sistema de Fáscia Superficial), 717
Simbraquidactilia, 218, 219
Sindactilia, 206-208, 623, 910
  apresentação clínica, 207
  cirurgia de, 207
    planejamento da, 207
    princípios da, 207
  classificação, 206
    de Temtamy e McKusick, 207
  complicações, 208
  definição, 206
  distúrbios associados, 206
  etiologia, 206
  incidência, 206
  opções cirúrgicas, 208
Síndrome(s)
  da banda amniótica, 223
  de Apert, 144
  de CREST, 636, 637
  de Crouzon, 144
  de esmagamento, 513
  indicadores de gravidade da, 513
  de Gorlin, 255-257
  de Klippel-Trenaunay, 457, 463
  de Maffucci, 464
  de Morel-Lavallée, 512
  de Muenke, 144
  de Parkes-Weber, 457
  de Pfeiffer, 144
  de Pierre Robin, 152, 153
  de Poland, 228, 229
  de Saethre-Chotzen, 145
  de Sturge-Weber, 464
  de Treacher Collins, 150, 151
    apresentação clínica, 150
    classificação, 150
    embriologia, 150
    etiologia, 150
    genética, 150
    incidência, 150
    investigação, 151
    tratamento, 151
  do anel de constrição, 911
  do compartimento, 514, 515-517
    tratamento da, 514
  do impacto, 587, 588
    ulnocarpal, 587, 588
  epônimas, 915-922
    Ainhum, 915
    anemia de Fanconi, 917
    beijos de anjos, 915
    blefarocalasia, 916
    cisto de Baker, 915
    contratura, 917, 922
      de Dupuytren, 917
      de Volkmann, 922
    da cabeça ulnar, 916
    de Albright, 915
    de Apert, 915
    de Baze-Dupre-Christol, 915
    de Bazin, 915
    de Bean, 915
    de Beckwith-Wiedemann, 916
    de Binder, 916
    de Carpenter, 917
    de Cowden, 917
    de Crouzon, 917
    de Eagle-Barret, 917
    de Ehlers-Danlos, 917
    de Frey, 917
    de Gardner, 917
    de Goldenhar, 918
    de Gorlin, 918
    de Holt-Oram, 918
    de Horner, 918
    de Hurler, 918
    de Kienbock, 918
    de Klinefelter, 918
    de Klippel-Trenaunay, 919
    de Maffucci, 919
    de Marcus Gunn, 919
    de Mayer-Rokitansky-Küster-Hauser, 919
    de Melkersson-Rosenthal, 919
    de Möbius, 919
    de Morel-Lavallée, 919
    de Muir-Torre, 920
    de Nagar, 920
    de Osler-Weber-Rendu, 920
    de Parkes-Weber, 920
    de Parsonage-Turner, 920
    de Pfeiffer, 920
    de Poland, 920
    de Preiser, 920
    de Proteus, 920
    de Ramsay-Hunt, 921
    de Saethre-Chotzen, 921
    de Secretan, 921
    de Sjögren, 921
    de Stewart-Tre, 921
    de Stickler, 921
    de Sturge-Weber, 921
    de Treacher Collins, 922
    de Turner, 922
    de van der Woude, 922
    de Vaughan-Jackson, 922
    de Wartenburg, 922
    de Watson, 922
    de Werner, 922
    deformidade em botoeira, 916
    do nevo, 915, 918
      de Becker, 915
      de Jadassohn, 918
    doença, 916, 917, 919-922
      de Behçet, 916
      de Bowen, 916
      de Charcot, 917
      de Charcot-Marie-Tooth, 917
      de Lederhosen, 919
      de Ollier, 920
      de Paget da papila, 920
      de Peyronie, 920
      de Romberg, 921
      de Weber-Christian, 922
    EEC, 917
    eritroplasia de Queyrat, 921
    fenômeno de Kasabach-Merritt, 918
    fratura, 915-917, 919, 921
      de Barton, 915
      de Bennett, 916
      de Colle, 917
      de Rolando, 921
      de Seymour, 921
      de Smith, 921
      Le Fort I, 919
      Le Fort II, 919
      Le Fort III, 919
    hipertricose, 916
    Kleeblattschädel, 918
    lesão de Stener, 921
    linhas, 915, 916
      de Beau, 915
      de Blaschko, 916
    neuroma de Morton, 919
    nódulos, 916, 918, 920
      de Bouchard, 916
      de Heberden, 918
      de Notta, 920
    paralisia de Bell, 916
    sarcoma de Kaposi, 918
    sequência de Pierre Robin, 920
    TAR, 922
    úlcera de Marjolin, 919
    VATER, 922

ÍNDICE REMISSIVO

velocardiofacial, 922
outras, 145
Sinostose
   bicoronal, 143
   metópica, 142
   radioulnar, 212-213
   sagital, 142
   unicoronal, 142
   unilambdoide, 143
Sinovioma
   nodular viloso, 406, 407
      pigmentado, 406, 407
Sinovite
   nodular viloso, 406, 407
      pigmentado, 406, 407
Siringoma, 274
Sistema(s)
   de estadiamento, 403t, 482
      AJCC, 403t, 482
         para sarcoma, 403t,482
      da *Muskuloskeletal Society*, 482
      de Enneking, 403t, 482
         para sarcoma, 482
         para tumores, 403t
   de polias, 95f
      do tendão flexor, 95f
   envolvidos na cicatrização, 5
   imune, 614
      efeito no, 614
      da queimadura, 614
   nervoso, 103, 104
      parassimpático, 103, 104
         anatomia, 103
         da pelve, 104
         de cabeça, 103
         de pescoço, 103
         fisiologia, 104
         neurotransmissores, 104
         relevância clínica, 104
         vagais, 103
   venoso, 769
      anatomia do, 769
Sjögren
   síndrome de, 921
SLAC (Lesão de Ligamento Escafolunato), 575
SMAS (Sistema Musculoaponeurótico Superficial), 322
   suspensão do, 322
Smith
   fratura de, 921
SNAC (Artrose Relacionada à Não União), 575
SNC (Sistema Nervoso Central), 492
Soalho
   da boca, 336, 349
      e deglutição, 336
      tumores no, 349
   padrão de fratura, 528
      orbital, 528
      zigomático, 528
Sobrancelha
   lifting da, 692, 693
   na laceração facial, 525
Sobrevida, 347

Sódio
   hidróxido de, 627
      queimadura por, 627
Sol
   pele danificada pelo, 12
Solear, 888, 889
Spitz
   nevo de, 243
Staphylococcus spp., 56
Stener
   lesão de, 553, 921
Stewart-Tre
   síndrome de, 921
Stickler
   síndrome de, 921
STJ (Substituição Total do Joelho), 444
STQ (Substituição Total do Quadril), 444
Streptococcus spp., 56
Sturge-Weber
   síndrome de, 464, 921
Subunidade(s)
   estéticas, 80, 81f, 307f, 324f
      da bochecha, 324f
      do nariz, 307f
      nasais, 81f
Suporte
   do esqueleto, 309
      na reconstrução nasal, 309
   ósseo, 194
      reconstrução do, 194
         na displasia radial, 194
Sural
   retalho, 901, 902
Sutiã
   tamanho do, 661
   e da mama, 661
Sutura
   de Kessler, 543f
      e ponto epitendinoso, 543f
   de Wies, 289f
   transfixante, 545f
      para avulsão profunda, 545f

T

Tabagismo
   e cirurgia plástica, 123, 124
      benefícios, 123
      fisiopatologia, 124
      histórico, 123
      incidência, 123
      por que parar de fumar, 123
      quantificação, 123
      relevância à, 123
      riscos, 123
Tajima
   técnica de, 176
   rinoplastia de FLU, 176
TAP (Retalho Perfurante da Artéria Toracodorsal), 870-872
TAR
   síndrome, 922
Tarsectomia
   da borda superior, 296f

de Fasanella-Servat, 296f
Tarso
   placas do, 82
Tarsorrafia
   circunscrição, 302
   lagoftalmia, 302
   permanente, 302, 303f
   temporária, 302, 303f
Tarsotomia
   transversal, 289f
TATA (Artrólise Total do Tendão Anterior), 201
Tatuagem
   na reconstrução, 373
   do CAP, 373
   traumática, 510
Tecido(s)
   livre, 124, 308, 743-747
      transferência de, 124, 308, 743-747
         lições de, 746, 747
         na reconstrução nasal, 308
      tabagismo e, 124
   mole, 403t, 405-408, 431, 476, 477, 481-487, 527, 625
      infecção necrosante dos, 476, 477
      instável, 625
      nas lesões faciais, 527
      para cobertura, 431
      seleção de, 431
      sarcoma de, 403t, 481-487
         características clínicas, 481
         classificação, 481, 482t
         definição, 481
         estadiamento, 482, 484t
         etiologia, 481
         incidência, 481
         investigação, 483-485
         prognóstico, 486
         sistema de estadiamento AJCC para, 403t
         tratamento, 485, 486
      tumores de, 403t
         cisto sinovial, 405
         dermoide de implantação, 407
         lipoma, 408
         neurilemoma, 407
         schwannoma, 407
         sinovioma nodular viloso pigmentado, 406
         sinovite nodular vilosa pigmentada, 406
         sistema de estadiamento de Enneking para, 403t
   pinça de, 928
Técnica(s)
   de Karapandzic, 333
   de retalho, 332f, 333f, 335f
      reconstrução labial por, 332f, 333f, 335f
   de Webster-Bernard, 333
   estéticas, 682, 683
      não cirúrgicas, 682, 683
         dermabrasão, 682

ÍNDICE REMISSIVO

hidroquinonas, 683
peelings químicos, 682
preenchedores, 683
  autólogos, 683
  não autólogos, 683
retin A, 682
TEGI (Tumor Estromal Gastrointestinal), 485
Telangiectasia
  hemorrágica, 464
  hereditária, 464
Telecanto, 293, 294
Temtamy e McKusick
  classificação de, 207
  da sindactilia, 207
Tendão(ões)
  cicatrização do, 33, 34
    fatores que afetam a, 34
    inflamação, 33
    intrínseca, 33
      versus extrínseca, 33
    nutrição, 33
    proliferação, 33
    relevância, 34
    remodelação, 33
    suprimento sanguíneo, 33
  da mão, 93, 95f, 96
    extensor, 95f, 96
      zonas do, 95f, 96
    flexores, 93, 95f
      sistema de polias do, 95f
      zonas do, 94, 95f
  flexor, 540-547
    avulsão do, 544, 545
    lesões do, 540, 541
    reabilitação do, 546, 547
      mobilização, 546, 547
      Kleinert, 547
    reparo do, 542, 543
  na AR, 633
  transferências de, 600, 601
Tennison-Randall
  método de, 164
  reparo do, 164, 165f
    da FL, 164, 165f
Tenzel
  retalho de, 301f
    semicircular, 301f
      e cantólise lateral, 301f
Terapia
  com sanguessugas, 125, 126
    antibióticos profiláticos, 126
    contraindicações, 125
    cuidados com, 125
    definição, 125
    fisiologia, 125
    histórico, 125
    indicações, 125
    método de uso, 126
Tesoura(s), 930
Testa
  na laceração facial, 525
  retalhos da, 835-838
Teste(s)
  da instabilidade, 426
  da ARUD, 426

da tecla de piano, 426
provocativos, 426, 427
  da mobilização mediocarpiana, 426
  de mobilidade do escafoide, 426
    de Watson, 426
  do estresse, 426
carpoulnar, 426
  manual, 426
  rechaço lunar-piramidal, 426
TFH (Testes da Função Hepática), 679
TFL (Tensor da Fáscia Lata)
  retalho, 882
Tíbia
  reconstrução da, 444
TMBN (Tumor Maligno de Bainha de Nervo), 408
Tonsila(s)
  tumores nas, 350
Tórax, 363-381
  câncer de mama, 364-366
  reconstrução, 367-381
    da mama, 367-372
    da parede do tórax, 375-377
    do CAP, 373, 374
    do esterno, 378-381
Tornozelo
  defeitos do, 441
Toxina
  botulínica, 112, 113, 684
TRAM (Retalho Miocutâneo Transverso do Retoabdominal), 229, 865, 867
  livre, 124
  versus DIEP, 370
Transferência
  de nervo, 321
    na reconstrução da orelha, 321
  de tecido livre, 124, 308, 743-747
    lições de, 746, 747
    na reconstrução nasal, 308
    tabagismo e, 124
  de tendão, 600, 601
  do dedo do pé, 894, 895
  não vascularizada, 230
    da falange do dedo do pé, 230
Transfusão
  de sangue, 108, 109
    administração, 108
    consentimento, 108
    efeitos colaterais, 108
      tratamento, 109
    indicação, 108
Transposição
  de músculos, 322
    dinâmica, 322
      na reconstrução da orelha, 322
Trapézio
  retalho do, 855-857
Trauma, 505-630
  congelamento, 508, 509
  da mão, 533-597
    avaliação da, 533-536
    complicações nas fraturas, 570-572
      falangianas, 570-572
      metacarpianas, 570-572

contratura isquêmica, 596, 597
  de Volkmann, 596, 597
deformidade, 549, 550
  em botoeira, 549, 550
  em pescoço de cisne, 551, 552
distúrbios, 582, 585, 586
  da ARUD, 582
  do CFCT, 585, 586
fraturas, 555-569
  do escafoide, 573-575
  do rádio distal, 579-581
impacto ulnocarpal, 587, 588
  síndrome do, 587, 588
instabilidade, 576-578
  carpiana, 576-578
  da ARUD, 583
lesões, 537-541, 548, 553, 554, 589-592
  de avulsão do anular, 548
  de LCU, 553, 554
    da AMCF do polegar, 553, 554
  de leito ungueal, 537-539
  de perioniquiais, 537-539
  do plexo braquial, 589-592
  do tendão flexor, 540, 541
paralisia obstétrica, 593, 594
  do plexo braquial, 593, 594
procedimentos, 584
  de cabeça da ulna, 584
sequelas de paralisia
  braquial, 595
  obstétrica, 595
tendão flexor, 542-547
  avulsão do, 544, 545
  reabilitação do, 546, 547
  reparo do, 542, 543
de membro inferior, 429-448, 912
  ABJ, 445-447
  ACJ, 448
  laceração pré-tibial, 435, 436
  pés diabéticos, 437-441
  reconstrução do, 442-444
  ulceração do, 433, 434
extravasamento, 506, 507
facial, 524-532
  lacerações, 524-526
  lesões do terço médio, 527-532
fasciotomia, 518-521
lesões, 511-514, 522, 523
  em *degloving*, 511, 512
  em desluvamento, 511, 512
  por esmagamento, 513, 514
  por explosão, 522, 523
  por projétil de arma de fogo, 522, 523
nervo periférico, 598-601
  lesão de, 598, 599
  transferências de tendão, 600, 601
queimaduras, 602, 630
  avaliação de, 606-609
  cuidados emergenciais de, 602, 603
  elétricas, 628, 629

ÍNDICE REMISSIVO

escarotomia, 610, 612
ferida de, 613-615
    patologia fisiológica da, 613-615
infecção da, 616, 617
na cabeça, 621, 622
na genitália, 621, 622
na mão, 623, 624
NAI em, 630
no pé, 625
no pescoço, 621, 622
no tronco, 621, 622
químicas, 626, 627
reconstrução da, 620
ressuscitação com fluidos de, 604, 605
tratamento da, 618, 619
síndrome do compartimento, 515-517
tatuagem traumática, 510
Treacher Collins
síndrome de, 150, 151, 922
    apresentação clínica, 150
    classificação, 150
    embriologia, 150
    etiologia, 150
    genética, 150
    incidência, 150
    investigação, 151
    tratamento, 151
Triângulo(s)
de Burrow, 751f, 752, 754f
e Z-plastias, 751f
do pescoço, 75, 76t
    anterior, 75
    posterior, 75
Trígono
retromolar, 349
tumores no, 349
Tromboprofilaxia
em cirurgia plástica, 116, 117
    bloqueio, 116
        epidural, 116
        espinhal, 116
    ETVs, 116
    HRT, 117
    métodos, 116
    pílula anticoncepcional, 117
Tronco, 383-388
fechamento espinhal, 387, 388
parede abdominal, 384-386
    reconstrução da, 384-386
queimaduras no, 621, 622
    mama, 621
Tumor(es), 479-504
da cavidade nasal, 340-343
    anatomia, 344
    características clínicas, 345
    classificação, 344
    definições TNM, 345
    epidemiologia, 344
    estadiamento, 346
    fatores, 344, 347
        de mau prognóstico, 347
        de risco, 344
    investigações, 345

    lesões pré-malignas, 344
    patologia, 344
    recidiva, 347
    sobrevida, 347
da glândula salivar, 354-356
    adenoma pleomórfico, 354
    carcinoma, 355
        adenoide cístico, 355
        mucoepidermoide, 355
    classificação, 354, 355
        da OMS, 354
        TNM, 355
    estadiamento, 355
    incidência, 354
    investigações, 355
    malignos, 355
        características clínicas dos, 355
    massas da parótida, 356
        tratamento das, 356
    prognóstico, 356
    tumor de Warthin, 354
da hipofaringe, 344-350
da mão, 401-404
    graduação dos, 404t
da nasofaringe, 340-343
da orofaringe, 344-350
da pele, 239
    classificação, 239
        melanocíticas, 239
        não melanocíticas, 239
    fibro-histiocíticos, 270
das glândulas sudoríparas, 274
de baixo risco, 259
de Pinkus, 253
de tecido mole, 403t, 405-408
    cisto sinovial, 405
    dermoide de implantação, 407
    lipoma, 408
    neurilemoma, 407
    schwannoma, 407
    sinovioma nodular viloso, 406
        pigmentado, 406
    sinovite nodular viloso, 406
        pigmentado, 406
    sistema de estadiamento para, 403t
    de Enneking, 403t
de Warthin, 354
desmoides, 480
dissecção, 497-502
    axilar, 497-499
    inguinal, 500-502
dos folículos pilosos, 276
dos mastócitos, 278
dos seios, 340-343
    paranasais, 340
em turbante, 274
epidérmicos, 272
fibro-histiocíticos, 270
    dermatofibroma, 270
    XGJ, 270
fibromatoses, 480
grau cirúrgico do, 403t
    margens de excisão, 403t
linfonodo sentinela, 503, 504

    biópsia de, 503, 504
lipoma, 495, 496
metastáticos, 417
neurilemoma, 488, 489
neurofibroma, 490, 491
neurofibromatose, 492-494
ósseos, 403t, 412-416
    da mão, 412-416
        cisto ósseo, 415
            aneurismal, 415
            unicameral, 415
        de células gigantes, 416
        encondroma, 412
        exostose, 414
        osteocondroma, 413
        osteoma osteoide, 414
    sistema de estadiamento para, 403t
    de Enneking, 403t
sarcoma, 481-487
    de tecido mole, 481-487
schwannoma benigno, 488, 489
vasculares, 277, 409-411
    glômicos, 410
    granuloma, 411
    malformações vasculares, 409, 410
Turbante
tumor em, 274
Turner
síndrome de, 922
TVP (Trombose Venosa Profunda), 116, 463
Úlcera(s)
de Marjolin, 919
de pressão, 913
    de Waterlow, 913
        política de tratamento de, 913
    prevenção de, 913
em membro inferior, 433, 434
    arteriais, 433, 434
    infectadas, 434, 439
    isquêmicas, 438, 439
    neuroisquêmicas, 438, 439
    neuropáticas, 433, 438
    venosas, 433, 434
no antepé, 440

U

Ulceração
do pé, 438, 439
Ulna
cabeça da, 584
    procedimentos de, 584
distal, 581
Unha
base da, 538f
    deslocamento da, 538f
Unidade(s)
estéticas, 80

V

Válvula(s)
nasal, 80
    interna, 80

ÍNDICE REMISSIVO 957

van der Woude
  síndrome de, 922
Vascular, 449-464
  anomalias vasculares, 457, 458
  FR, 450-452
  hemangiomas, 459, 460
  linfedema, 453-456
  malformações vasculares, 461-464
Vascularidade
  da pele, 72
Vasculatura
  nasal, 78, 80
    suprimento, 78
      arterial, 78
      venoso, 78
Vasculite
  na AR, 633
VATER
  síndrome, 922
Vaughan-Jackson
  síndrome de, 922
Veau-Wardill-Kilner
  reparo de, 170
Videofluoroscopia
  na IVF, 178
Vínculo(s)
  dos músculos extrínsecos, 94
  da mão, 94

Virilha
  retalho da, 878, 879
Volkmann
  contratura de, 596, 597, 912, 922
    isquêmica, 596, 597
Von Langebeck
  reparo de, 171f
    palatino, 171f
    técnica de, 170
Von Recklinghausen
  doença de, 492
VRAM (Retalho Miocutâneo Vertical do Reto Abdominal), 342, 863, 864

W

Wallace
  regra dos nove de, 607f
Wartenburg
  síndrome de, 922
Warthin
  tumor de, 354
Waterlow
  úlcera de pressão de, 913
  política de tratamento de, 913
  prevenção de, 913
Watson
  síndrome de, 922
Weber-Christian
  doença de, 922
Webster-Bernard
  técnica de, 333
Weiland
  classificação de, 472
  para osteomielite, 472
Weiss e Hastings
  classificação de, 564
Werner
  síndrome de, 922
Wies
  sutura de, 289f
W-plastia, 776-779

X

Xerodermia
  pigmentosa, 252, 253
XGJ (Xantogranuloma Juvenil), 270, 271

Z

Zigoma
  no tratamento, 151
    da síndrome de Treacher Collins, 151
Z-plastia(s), 773-775
  de oposição dupla, 173f
  de Furlow, 173f
  triângulos de Burrow e, 751f